安阿玥

安阿玥，教授，主任医师，博士研究生导师，中央保健会诊专家（曾数次获中央保健先进个人称号），全国老中医专家学术经验继承工作指导老师，中国中医科学院首席研究员，全国名老中医药传承工作室建设项目专家，京津冀协同发展项目肛肠方向负责人，教育部学位委员会特邀评审专家。

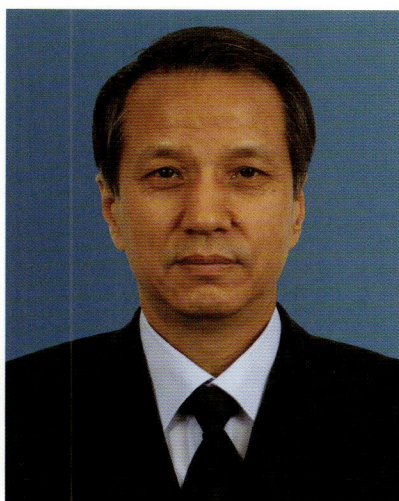

1993 年开始享受国务院政府特殊津贴，现任中国中医科学院望京医院肛肠科暨肛肠病安氏疗法中心主任、中华预防医学会肛肠病预防与控制专业委员会主任委员、全国医师定期考核肛肠专业编委会主任委员、《中国肛肠病杂志》常务编委、《中国临床医生》特邀编委等职。中国人民政治协商会议第十一届、十二届、十三届全国委员会委员，全国政协民宗委委员。连续三任中国医师协会肛肠专业委员会主任委员。美国肛肠外科协会会员，同时被聘为国际肛肠理事会理事、美国南加州医药大学客座教授、解放军总医院（301 医院）普外科特聘专家、北京中医药大学教授。三届北京市朝阳区政协常委，民进中央科技医卫委员会委员。

安阿玥教授致力于肛肠专业学术研究和临床工作 40 余年，在肛肠内科和肛肠外科均有较高的学术造诣，发明国家二类痔疮新药"芍倍注射液"；创立的肛肠病"安氏疗法"被列为国家级继续医学教育项目，2004 年被卫生部批准为"卫生部面向农村和基层推广适宜技术十年百项计划"，连续 2 届共 6 年向全国推广，2015 年被国家中医药管理局中国中医药科技开发交流中心列为"中医适宜技术成果包"。安阿玥教授编有《肛肠病学》《肛肠病诊疗图谱》《实用肛肠病学》《安氏疗法入门导读》《安阿玥临床经验集》等多部著作，发表专业论文 60 余篇。2004 年获中华中医药学会科学技术二等奖，2006 年获中华医学会科技三等奖，2015 年获望京医院"突出贡献奖"，2017 年获得中央人民广播电台"大国名医奖"。2017 年国家中医药管理局成立安阿玥名老中医药专家传承工作室。另外，1991 年获第四十届布鲁塞尔世界发明博览会"社会事务部奖"、个人研究最高奖"军官勋章"、项目"金牌奖"三项大奖（彩图 1），这是我国历届医学参展中获奖最高的一次，他本人也被聘为该届医学专家组评委，并载入第四十届尤里卡名人录。

现代中医
肛肠病学

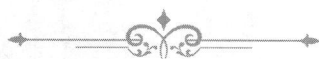

主　编　安阿玥

中国健康传媒集团
中国医药科技出版社

内 容 提 要

　　本书系统介绍肛肠病，先全面地阐述了肛肠病的发展史和解剖、生理病理、肛肠疾病的诊断方法与思路，以及肛肠疾病检查方法。再介绍肛肠疾病的证候诊断、手术麻醉方法、术前准备、术后以及并发症的处理，详述各种具体肛肠疾病的中西病因、病理、临床表现、诊断、治疗和国内外的一些现代研究进展等，其中还详细介绍了"安氏疗法"的内容，以中西医结合为特色，附以各类图片或照片，图文并茂，使读者阅读时更加方便明了。本书适合普通外科、肛肠专科医师借鉴使用。

图书在版编目（CIP）数据

现代中医肛肠病学 / 安阿玥主编 . — 北京：中国医药科技出版社，2019.9
ISBN 978-7-5214-1295-6

Ⅰ . ①现… Ⅱ . ①安… Ⅲ . ①肛门疾病—中医外科学 ②直肠疾病—中医外科学
Ⅳ . ① R266

中国版本图书馆 CIP 数据核字（2019）第 175353 号

美术编辑 陈君杞
版式设计 也 在

出版 **中国健康传媒集团** | 中国医药科技出版社
地址 北京市海淀区文慧园北路甲 22 号
邮编 100082
电话 发行：010-62227427　邮购：010-62236938
网址 www.cmstp.com
规格 787×1092mm $\frac{1}{16}$
印张 57 $\frac{3}{4}$
字数 1262 千字
版次 2019 年 9 月第 1 版
印次 2019 年 9 月第 1 次印刷
印刷 三河市万龙印装有限公司
经销 全国各地新华书店
书号 ISBN 978-7-5214-1295-6
定价 **238.00 元**

获取新书信息、投稿、为图书纠错，请扫码联系我们。

编 委 会

序 言

　　中医肛肠病学是中医学的重要组成部分，我国先秦古籍《山海经》中即有对于痔的相关描述。经过长期的发展，中医肛肠病学形成了独特的理论体系，医家们积累了丰富的临床经验，总结了诸多行之有效的治疗方法，形成了内外同治、保守与手术相互补充的重要特点。

　　新中国成立后，中医肛肠病学又有了长足的发展和进步，在这一过程中，他通过不断汲取西医学在解剖、生理、病理、基础外科等方面的知识和理论，使自身诊疗方法日益完善和规范。许多新的药物和手术方法也相继应用于临床，使临床效果大幅提高。我国著名肛肠疾病专家安阿玥教授自20世纪70年代开始从事肛肠病科研、诊疗工作，学术经验俱丰，研制了以国家二类新药"芍倍注射液"为代表的一系列药物，创立完善了多种手术方法，临床效果卓越，并形成了以"创伤小、痛苦少、恢复快"为特点的"安氏疗法"，将肛肠疾病的治疗推向了新的高度。此次由安阿玥教授主编，全国各地知名肛肠病专家协作编著的《现代中医肛肠病学》即将出版，该书对中医学治疗肛肠疾病的理论、方法、药物均有详细的介绍，对于西医学治疗肛肠疾病的新理论、新方法亦进行了全面的论述，内容涵盖古今、博采中外，书中所述内容不囿于一家一派之言，系统、全面、客观是该书的重要特点；安阿玥教授及各位肛肠疾病专家将自己多年临床经验、诊疗技巧融汇于著作当中，使该著作既内容充实又鲜活灵动，有血有肉有灵魂，便于医生将书中知识应用于临床实践。

　　安阿玥教授及各位专家同仁注重临床实践，认真做学问，总结经验，著书立说，传道于后学，尤为难能可贵，有感于此，在著作付梓之际，为之作序。

殷大奎

二〇一七年三月

前　言

近些年随着人们生活水平的提高和健康意识的增强，肛肠病作为一类多发疾患，正在逐渐受到更多的关注，而中、西医关于肛肠疾病诊治的新观点、新理论、新方法也随之不断涌现，层出不穷，呈现出百家争鸣的局面。这一方面促进了学术理论及临床实践的发展，另一方面也使部分初学者及临床医生无所选择。

我从医近 50 年，把肛肠病作为自己的主要研究方向，总结创立了治疗各种肛肠疾病的系列方法。20 世纪 90 年代，全国人大副委员长、医学泰斗吴阶平在观摩、了解这一系列方法后，欣然为我题词"医无止境，再攀高峰"，并以我的姓氏"安"将该系列方法命名为"安氏疗法"，这是认可，更是激励。在此基础之上，为了更好地服务于广大患者，我又继续深入总结和研究，使"安氏疗法"不断改进完善，并发明了国家二类新药"芍倍注射液"，使肛肠科最常见的痔病在治疗上开启了一个新的篇章。这期间我还受聘担任中央保健会诊专家、301 医院特聘专家、国际肛肠理事会理事、美国南加州大学客座教授等职务，创建了中国医师协会肛肠分会、中华预防医学会肛肠病防控专委会，并分别担任主任委员。"安氏疗法"也被列为国家级继续医学教育项目，并于 2004 年被卫生部批准列入面向农村和基层推广适宜技术的"十年百项计划"，于 2015 年被国家中医药管理局中国中医药科技开发交流中心选为向全国推广"中医适宜技术成果包"，并于 2017 年成立了"安阿玥全国名老中医药专家传承工作室"。

现受邀主编的这部《现代中医肛肠病学》，主要有以下内容和特点。

1. 系统而全面地阐述了肛肠病的发展史和解剖、生理病理、肛肠疾病的诊断方法与思路，以及各种具体肛肠疾病的中西医病因、病理、临床表现、诊断、治疗和国内外的一些现代研究进展。

2. 重点介绍各种疾病的中医内、外治法，西医保守治疗和手术治疗方法，以及不同方法的优缺点。其中还详细介绍了"安氏疗法"的内容。

  3.深恐言不尽意，故详加图示，附有各类图片或照片，使读者阅读时更加方便明了。一些疾病的图片可使初学者对诊断一目了然，适合普通外科、肛肠专科医师借鉴使用。

  总之，本书以中西医结合为特色，涵盖了近年来所有中西医结合治疗肛肠病的新理论、新技术及诸多参编人员的临床经验，中西并举，是一本实用性较强的参考书。

安阿玥

2019 年 2 月

目 录

第一章 肛肠学科发展史 ①

肛肠疾病是人类的常见病、多发病，种类繁多，涉及人群面广，历代医务工作者持续的努力、执着的探索，推进了肛肠学科学术的发展，回顾肛肠学科发展历史，对于更好地继承前人的经验，明确未来的发展方向，有着重要的意义。

第一节 古代肛肠学科的发展

一、中医古代肛肠学科的发展

中医肛肠学科是中医学伟大宝库中极为珍贵的一部分。中医学对肛肠疾病很早就有了深刻的认识，在肛肠疾病的诊断和治疗中，历代都涌现出不同的方法和技术，经过数千年的发展，逐渐成为一门独立的学科，形成了系统的理论和独特的医疗技术。

（一）萌芽奠基阶段

肛肠学科在远古至春秋时期（公元前 476 年）属于萌芽阶段，在这一阶段，古人在对肛肠疾病的认识和治疗方面取得了一定的成就，其中许多内容对后世有着深远的影响。战国至五代十国（公元前 476 年～公元 979 年），古代医家对肛肠及其疾病的认识趋于深入，对肛肠疾病的病因病机以及辨证论治的基本方法有了初步的总结，为肛肠学科的成熟、分化奠定了基础，属于奠基阶段。

春秋以前，有见记载的主要是对肛肠疾病的初步认识及简单治疗方法。

甲骨文是 3000 余年前商代古人在占卜时镌刻于龟甲或兽骨上的卜辞。甲骨文中有"疾腹""腹不安""疛""下痢""病蛊"等。"疛"是指包括大肠病在内的肠道疾病。"蛊"字在《说文解字》中解释为"腹中虫也"，指肠道寄生虫。

我国最早记载肛肠疾病的书籍是成书于商周时期的《山海经》，《山海经》记载了我国上古时代社会和自然界的许多宝贵的原始资料。这一古老文献中对肛肠疾病进行了初步的分类，最早明确提出"痔""瘘"等病名，并对肛肠病的防治积累了一些经验。

《山海经·南山经》：南流注于海，其中有虎蛟，其状鱼身而蛇尾，其音如鸳鸯，食者不肿，可以已痔。

《山海经·西山经》：天帝之山，有鸟焉，其状如鹑，黑文而赤翁，名曰栎，食之已痔。

---

① 中国史与世界史在历史阶段划分上有差异，为了便于描述，本章统一按中国史划分，公元 1840 年之前划分为古代，公元 1840 年至 1949 年为近代，1949 年之后为现代。

001

《山海经·中山经》：合水多鰧鱼……食者不痈，可以瘘。

《山海经·中山经》：劳水出焉……是多飞鱼，其状如鲋鱼，食之已痔衕①。

1973年长沙马王堆汉墓出土的帛书《五十二病方》系春秋时期医学著作，反映了我国春秋以前的医学成就，此书的记载反映出我国在春秋以前对肛肠疾病的认识和治疗已相当丰富。《五十二病方》中强调预防破伤风，并开始用疝带和疝罩治疗腹股沟疝，载有“牡痔”“牝痔”“脉痔”“血痔”“朐痒”（肛门痒）、“巢者”（肛门瘘管）、“人州出”（脱肛）等多种肛肠病病名，证明在西汉以前中医学对肛肠疾病的分类已经有了明确的认识。其记载的肛肠病治疗方法非常丰富，有内治法、结扎术、切除术、敷药法、药浴法、熏法、砭法、灸法、按摩法、角法等多种方法。其中比较突出的是书中记载显示我国是在世界上最早应用结扎切除法、牵引切除法治疗痔瘘的国家，且最早记载枯痔法等。

结扎切除法：“牡痔……系以小绳，剖以刀。”

牵引切除法：“巢塞直（脏，直肠）者，杀狗，取其脬，以穿龠（竹管），入直（脏）中，炊（吹）之，引出，徐以刀去其巢，治黄黔（芩）而娄（屡）傅之。”利用器具，将病变引出肛外，直视下用刀将病变切割去除，术后中药外敷治疗。

肛门探查术及熏治法：“牡痔之有数窍，蛲白徒道出者方，先道（导）以滑夏挺（探针）令血出……坐以熏下窍。”

敷布法和热熨法：“牡痔……与地胆虫相半，和以傅之。燔小隋（椭）石，淬醯中，以熨。”地胆虫即地胆，外用有腐蚀作用。《名医别录》言地胆能“蚀疮中恶肉”，此处用地胆外敷的方法，类似于后世的枯痔法。

坐浴法：治疗牝痔“未有巢者”采用“煮一斗枣、一斗膏，以为四斗汁，置般（盘）中而居（踞）之”的方法。《五十二病方》最早记载坐浴疗法。

战国（公元前475年～公元前221年）出现了有记载的第一个外科名医医竘，《尸子》中说：“曾为宣王割痤，为惠王割痔，皆愈”。

目前认为成书于秦汉时期的《黄帝内经》初步奠定了中医外科、肛肠学科的理论基础。《素问·生气通天论篇》已经记载了关于肛肠疾病病因的描述：“因而饱食，筋脉横解，肠澼为痔。”这是已知的世界上最早的关于痔病因的认识，而且与西医学对痔的病因认识基本一致。

同时，《黄帝内经》对肛肠疾病解剖、生理、病理、治疗等都有详细论述。

《灵枢·经水》：“若夫八尺之士，皮肉在此，外可度量切循而得之，其死可解剖而视之，其脏之坚脆，腑之大小，谷之多少，脉之长短……皆有大数。”《黄帝内经》提出了回肠、大肠、广肠、魄门等解剖概念，对这些脏器的位置、形态、大小作了较为准确的记述。《灵枢·肠胃》篇记述了回肠（结肠）、广肠（直肠）的长度、大小、走行：“回肠当脐，左环回周叶积而下，回运环反十六曲，大四寸，径一寸寸之少半，长二丈一尺。广肠传脊，以受回肠，左环叶积上下，辟大八寸，径二寸寸之大半，长二尺八寸”。

《素问·五脏别论篇》：“魄门（肛门）亦为五脏使，水谷不得久藏”，认识到了肛门功能与脏腑的关系。《素问·灵兰秘典论》记载：“大肠者，传导之官，变化出焉”，对大肠、肛门的主要功能已有正确认识。

---

① 衕（tòng痛）：通“瘘”。

《灵枢·水胀》篇有："寒气客于肠外，与卫气相搏，气不得荣，因有所系，癖而内著，恶气乃起，息肉乃生"，最早提出了肠道息肉的病名和发病机制。《灵枢·刺节真邪》篇有："寒与热相搏，久留而内著……有所结，气归之，卫气留之，不得反，津液久留，合而为肠瘤，久者数岁乃成，以手按之柔。已有所结，气归之，津液留之，邪气中之，凝结日以易甚，连以聚居，为昔瘤，以手按之坚"，是关于肠道肿瘤及发病机制的最早描述。

《素问·举痛论》："热气留于小肠……则坚干不得出，故痛而闭不通矣"，是指热邪内犯所致的肠燥便秘而痛。

《灵枢·玉版》篇曰："病之生时，有喜怒不测，饮食不节，阴气不足，阳气有余，营气不行，乃发为痈疽。"《素问·生气通天论》记载："膏粱之变，足生大丁……营气不从，逆于肉理，乃生痈肿。"《灵枢·刺节真邪论》记载："虚邪之中人也，洒淅动形，起毫毛而发腠理，其入深……血闭不通则为痈。"《灵枢·痈疽》篇是一篇关于痈疽的专论，对外科化脓性疾病的形成机制作了精辟的论述："血脉营卫，周流不休，上应星宿，下应经数。寒邪客于经络之中则血泣，血泣则不通，不通则卫气归之，不得复反，故痈肿。寒气化为热，热胜则腐肉，肉腐则为脓"。这些理论直到今天仍然指导着外科临床。《灵枢·痈疽》篇明确记载了肛周脓肿，如"发于尻，名曰锐疽，其状赤坚大，急治之"。在治疗方面，《黄帝内经》则记载应用铍针放脓、截趾治疗脱疽。

《灵枢·邪气脏腑病形》提出"大肠合入于巨虚上廉"，"大肠病者，肠中切痛，而鸣濯濯，冬日重感于寒即泄，当脐而痛，不能久立，与胃同候，取巨虚上廉"。《灵枢·四时气》："腹中常鸣……邪在大肠，刺肓之原、巨虚、上廉、三里"，这种针刺足三里等治疗大肠病的方法现代仍被广泛应用。《灵枢·厥病》："病注下血，取曲泉"，曲泉系足厥阴肝经穴，肝失藏血而致下血者，针刺曲泉有效。

《黄帝内经》还对便血、泄泻、肠澼等肛肠疾病作了论述。

秦汉时期在外科临床实践方面也是名家辈出，《史记·扁鹊仓公列传》叙述了扁鹊、仓公外科临床实践，也记载了俞跗的手术实践。

汉代成书的《金创瘛瘲方》（已佚）是我国最早的外科专著。

我国最著名的汉代外科学家华佗精通内、外、妇、儿、针灸各科，尤擅长外科技术，最突出的成就是发明了全身麻醉药——"麻沸散"，首创剖腹术。《后汉书·方技传》载："若疾发结于内，针药所不能及者，乃令先以酒服麻沸散，既醉无所觉，因刳破腹背，抽割积聚。若在肠胃，则断截湔洗，除去疾秽，既尔缝合，傅（敷）以神膏，四五日创愈，一月之间皆平复。"书中同时还记载三个开腹病例，这对中医外科学的发展有着重大的贡献，后世称华佗为外科鼻祖，其剖腹术技术及围手术期管理已达到较高的水平。据《医藏目录》记载，华佗尚著有《华氏外科方》10卷，此后《华氏外科方》佚失，"麻沸散"失传。

东汉，医圣张仲景所著《伤寒杂病论》在继承先秦、秦汉时期医学理论的基础上确立了辨证论治的完整体系。《伤寒杂病论》在后世流传过程中，分为《伤寒论》及《金匮要略》。其中《金匮要略·疮痈肠痈浸淫病脉证并治第十八》中"大黄牡丹汤"以其深邃的理论功底、严谨的审证求因、规范的制方原则、显著的临床疗效而成为千古名方。《金匮要略·惊悸吐衄下血胸满瘀血病脉证并治第十二》将下血分为"远血"和"近血"两类，"下血，先便后血，此远血也，黄土汤主之"，"下血，先血后便，此近血也，赤小豆当归散主之"，初步提出以黄土汤治疗远血、赤小豆当归散治疗近血的治则治法方药，现仍广泛应用。《伤寒杂病论》还对下利、便秘、肠痈等大肠肛门病确立了辨证论治、立方用药的原则，其中有关"狐惑病"的描述是世界医学史上首次报道。《伤寒论》记载了最早的肛门栓剂及灌肠术："阳明病，自汗出，若发汗，小便自利者，此为津液内竭，虽硬不可攻之，当须自欲大便，宜蜜煎导而通之。若土瓜根及大猪胆汁，皆可为导。食蜜七合，上一味，于铜器内，微火煎，膏须凝如饴状，搅之勿令焦著，欲可丸，并手捻作挺，令头锐，大如指，长二寸许。当热时急作，冷则硬。以内谷道中，以手急抱，欲大便时，乃去之。疑非仲景意，已试甚良。又大猪胆一枚，泻汁，和少许法醋，以灌谷道内，如一食顷，当大便出宿食恶物，甚效。"

汉以后至宋朝，有关肛肠疾病的新认识及治法屡见不鲜，肛肠学科有了极大的发展。

晋代皇甫谧所著《针灸甲乙经》中有外科专论3篇，记载了近30种病证，特别是对痔疮论述较为详尽；记载了直肠尿道或阴道瘘这种较为复杂的肛肠疾患，对其复杂性已有足够的认识，但尚无行之有效的治法；针灸方面则列出"足太阳脉动发下部痔脱肛"，详细地叙述了运用针灸治疗肛肠疾病的方法。书中共列出攒竹、会阴、商丘等7个治疗痔的穴位，还有刺气街治脱肛的记载。

晋代葛洪所著《肘后备急方》亦有灌肠的记载，并出现了灌肠器具——筒："治大便不通，土瓜采根捣汁，筒吹入肛中，取通。"

南北朝龚庆宣所著《刘涓子鬼遗方》是我国现存最早的外科专著，书中对辨别有脓无脓和脓肿切开方法的描述，很有实用价值，其提出的"所破之法，应在下，逆上破之，令脓得易出"与现代切开排脓原则一致。此外，书中记载的运用外治消（消散）、蚀（食恶肉）、收（收口生肌）的三种治则，外伤中止血、收敛、止痛药的应用，痈疽用大黄汤、脓成不可服，都是符合临床实际的，体现了作者内外合治的比较丰富的经验，对我国外科学非手术疗法的发展有相当大的影响。

隋代巢元方所著《诸病源候论》是我国第一部病原病理学专著，对瘿瘤、痈疽、疔疮、金疮、损伤、皮肤等外科病的病因脉证都有详细记载。认为漆疮"人有禀性畏漆，但见漆便中其毒"，肯定了漆疮与人体体质有关。明确指出疥疮有疥虫，癣病有癣虫，在当时的条件下，认识到了病原体的存在，这是一项重大的突破。《诸病源候论》对肛肠疾病进行了较全面的记述。巢元方指出了五痔包括牡痔、牝痔、脉痔、肠痔、血痔，同时又记载了气痔、酒痔；正确地提出了瘘是由脓肿日久不愈演变而成，"寒气客于经络，血涩不通，壅结成痈。发痈之后，热毒未尽，重有风冷乘之，冷搏于肿，蕴结不消，故经久一瘘一发，久则变成瘘也"。巢元方指出气虚下陷或腹压过高是脱肛的主要病因，如《脱肛候》中说："大肠虚冷，其气下冲者，肛门反出。亦有因产用力努偃，气冲其肛，亦令反出也"。在论述小儿脱肛时指出："多因利久大肠虚冷，兼用努气，故肛门脱出。"此外，《诸病源候论》还详列"痢病诸候"40种，"大便病诸候"5种以及《大肠病候》《大便下血候》等篇。《诸病源候论》首次记载了多种导引预防肛肠疾病的方法，例如："一足踏地，一足屈膝，两手抱犊鼻下，急挽向身极势，左右换易四七。去痔、五劳、三里气不下"。《诸病源候论》中记载的外科肠道手术也已有相当的水平。其中记载了"金疮肠断"手术接续的方法（肠吻合术），认为"肠两头见者，可速续之"。对伤口有污染或有异物者，提出必须给予清洗等处理，否则极易导致"疮永不合"或"纵合常令疼痛"。缝合时"当次阴阳，上下顺逆，急缓相望……"，对于网膜脱出者，指出应先用丝线结扎血管，然后再截除。

"金疮肠断"预后方面，"若腹痛短气不得饮食者，大肠一日半死，小肠三日死"。术后护理方面，主张"作米粥饮之"，否则有致"肠痛决漏"的危险。当时腹部外科已有相当的水平。

唐代孙思邈在《备急千金要方》《千金翼方》中首载用鲤鱼汤、刺猬皮等治痔的脏器疗法，并在世界医学史上首创导尿术治疗尿潴留，使用的是"葱管"，这是早于欧洲一千多年的创新。《备急千金要方》设有肛肠病专篇，如卷18《大肠腑》、卷23《痔漏》等，记载有大量肛肠专科内容。在《大肠腑·肛门论》中提出"热则通之，寒则补之"的治疗原则，如"脏伤热"则"大行不通"而便秘，或肛门"肿缩入生疮"，治疗以清泄通润为主；"脏伤寒"则"大行洞泄，肛门凸出"，治疗以温补固托为主。在《痔漏·五痔》中系统论述了痔的分类、证候及主药。《备急千金要方》还有针灸治疗肛肠病的丰富记载。

王焘《外台秘要》中引许仁则论痔："此病有内痔，有外痔，内但便时即有血，外有异"，已经将痔分为内、外两种。《外台秘要》中更出现了盐水灌肠治疗便秘的记载："以水三升，煮盐三合使沸，适寒温，以竹筒灌下部，立通也。"

五代末年所著《内境图》是我国最早的人体解剖图。

（二）发展阶段

宋元时期，中医外科学发展较快，表现在更加重视整体与局部相结合，辨病与辨证相结合，使辨证论治进一步应用于临床，扶正与祛邪相结合，内治与外治相结合，重视善恶预后，进一步确定了消、托、补内治三大治则，发明和发展手术器械，以及全身麻醉药的临床应用。中医外科学有了重大发展。在这一阶段，中医肛肠学科逐渐成为一个完整的独立学科，有专科医师和专科著作，在理论和实践上亦有突破，为后世中医肛肠学科的成熟奠定了基础。

宋代王怀隐所著《太平圣惠方》中有关外科疾病的部分，除了对病因、病机、治疗、预后等详加论述外，还对不同的症状，详列不同的治法，充分体现了辨证论治在外科疾病上的具体应用。在诊断方面，总结了前人的经验，第一次系统提出了"五善七恶"学说。在治疗上，创立了"内消"和"托里"的方法，并首先提出用烧灼法消毒手术器械。书中单独分卷论述肛肠疾病，其中详细记载了肛瘘的形成及症状："夫痔瘘者，由诸痔毒气结聚肛边，有疮或作鼠乳，或生结核，穿穴之后，疮口不合，时有脓血，肠头肿痛，经久不瘥，故名痔瘘也"。内治方面，《太平圣惠方》不但提出了"内消"和"托里"的方法，并记载了大量有关治疗肛肠疾患的有效方剂，其中治五痔者213首，食疗方20余首。在外治上书中记载了结扎法和枯痔钉疗法："用蜘蛛丝，缠系痔鼠乳头，不觉自落"，将砒溶于黄蜡中，捻为条子，纳痔瘘疮窍。

《欧希范五脏图》《存真图》成书于宋代，是我国较早的解剖学著作。

肛肠专科的出现大概是在宋代。《普济方》中有临安（今杭州）痔科专家曹五为宋高宗治痔的记载，其年代不晚于公元1163年，采用的是枯痔药物——取痔千金方。这说明当时枯痔疗法的运用已相当成熟。宋代出现的专科著作有定斋居士的《五痔方》（已佚）、滑寿的《痔瘘篇》（已佚）、王伯学的《痔瘘论》（已佚）。专科医师的出现和专科著作的不断刊出，对中医肛肠学科的形成和学术发展有巨大的推动作用。

东轩居士所著的《卫济宝书》上卷专论痈疽，并附有简图，下卷专言治法，对应用范围较广的方剂，一一列出其加减方法。书中还记载了很多医疗器械，如灸板、消息子、炼刀、竹刀、小钩等。

南宋魏岘所著《魏氏家藏方》详载了使用枯痔散的具体方法和过程，并指出治疗痔核时，先在其周围涂以膏剂，避免灼痛，这使枯痔疗法更为完善。

陈自明所著《外科精要》强调对痈疽的辨证施治，区分寒热虚实，不可拘泥热毒内攻之说而专用寒凉克伐之剂，强调了疮疡的整体疗法，载有托里排脓汤等很多方剂，至今仍在沿用。

金元时期对肛肠疾病的病机认识有了充分的发展。刘完素在《河间六书》中提出"风湿邪热"致病说，并且强调热邪为患在其中的关键作用；张从正认为伤于"湿热"，郁而下注是引起肛肠病的主要机制；李东垣在《兰室秘藏》中提出"湿热风燥四气相合而为病"，并阐释了其致病机制；朱丹溪强调内因在肛肠病发病中的重要性，认为脏腑本虚是肛肠病发病的基础，除内因外，还提到了外感、饮食所伤、房室劳伤、情志所伤等多种致病因素，较全面地对肛肠病病因作了概括。

元代齐德之总结了30多种外科著作，结合自己的临床经验撰成《外科精义》，他从整体观出发，提出外科病多为阴阳不和、气血凝滞所致，指出治其外而不治其内，治其末而不治其本的方法是不全面的。主张治疗疮疡应辨别阴阳虚实，脉证结合，采取内外结合的综合方法，内治以消、托、补三法为主，外治则有追蚀法、溻渍法、针烙法、灸疗法、砭镰法等的全面应用。书中《论将护忌慎法》则突出了对外科护理的重视。

元代危亦林所著《世医得效方》和《寿亲养老新书》记载了治疗肛瘘、五痔的食疗方。《世医得效方》对全身麻醉药的组成、适应证、剂量、注意事项等均有具体说明，是现今世界上已知最早的麻醉文献，比日本华冈青州在1805年用曼陀罗汁麻醉要早400多年。《世医得效方》描述了使用铁凿、剪刀、桑白线等进行手术。

（三）成熟阶段

明清是中医外科成熟时期，外科专著大量涌现，名医辈出，学术思想活跃，出现了不同的学术流派，最有代表性的三大主要学术流派分别是以明代陈实功《外科正宗》为代表的正宗派、清代王维德《外科证治全生集》为代表的全生派、清代高秉钧《疡科心得集》为代表的心得派。这一时期也是中医肛肠学科的成熟时期。

这一时期肛肠疾病有了极大发展，其标志就是肛瘘挂线疗法的出现，其较好地解决了肛瘘术后肛门失禁等后遗症问题，挂线法至今临床仍有应用，徐春甫在《古今医统大全》引《永类钤方》（已佚）的肛瘘挂线术："予患此疾十七年，遍览群书，悉遵古治，治疗无功，几中砒毒，寝食忧惧。后遇江右李春山，只用芫根煮线，挂破大肠，七十余日，方获全功。病间熟思，天启斯理，后用治数人，不拘数疮，上用草探一孔，引线系肠外，坠铅锤悬，取速效。药线日下，肠肌随长，僻处既补，水逐线流，未穿疮孔，鹅管内消。"《古今医统大全》记载了肛肠专科医生鲁秋泉（"渐衢鲁秋泉专门痔漏"）。

《古今医统大全》记载了先天性肛门闭锁的手术及换药方法，并提出及早手术的原则，"小儿初生无谷道者，必须及早用力刺之，切开肠孔，后用棉卷指以香油浸透擦之，使其不合缝，四旁用生肌散擦之自愈。"《证治准绳·幼科》一书中则对手术深度进行了研究："肛门内合，当以物透而通之……须刺入二寸许，以苏合香丸纳孔中，粪出为快。"

《疮疡经验全书》记载："人生素不能饮酒亦患痔者，脏虚故也。亦有父子相传者，母血父精而成。"最早提出肛肠病的遗传因素，是中医对肛肠病病因认识的进展。

明代王肯堂《证治准绳》将川乌、草乌、南星、半夏和川椒制成糊剂用于体表手术，开创了药物局部麻醉的先例。

明代申斗垣强调外科器械使用前要经过煮沸处理，比西方人的消毒观念早二百余年。

《简明医彀》指出先天性肛门闭锁"罕有"，预后不良，手术应耐心细致，切开肠孔要恰到好处。

陈实功在《外科正宗》中提出了一整套辨证论治、内外兼治的方法，内治应用消、托、补三法，外治讲究多种剂型和刀针手术。学术思想上，陈实功重视脾胃，他说"疮全赖脾土"，重视气血在外科疾病中的作用。在外治和手术方面成就也很突出，认为升丹等腐蚀药品或刀针清除坏死组织，使毒外泄，是"开户逐贼"。《外科正宗》记载了多种手术方法，如自刎断喉吻合术、腹腔穿刺排脓术、食道异物取出术等。倡导脓成切开，位置宜下，腐肉不脱则割，肉芽过长则剪，这些至今仍沿用。肛肠病方面，提出了许多新的内服、外用方药，整理、发展了枯痔疗法，使用三品一条枪（明矾、白砒、雄黄）、枯痔散、护痔膏、起痔汤、生肌散等一整套完善的方法。

薛己《薛氏医案》云："臀，膀胱经部分也，居小腹之后，此阴中之阴。其道远，其位僻，虽太阳多血，气运难及，血亦罕至，中年后尤虑此患（脏毒、痔、疹）。"已经认识到肛肠疾病的发生与肛周局部气血不足有密切关系。这种观点与西医解剖学相一致。

明代的《外科十三方考》中有用三品一条枪插入瘘管脱管的记载，采取"先施以翻肛药物使痔头翻出"，再行结扎的方法，扩大了结扎疗法的适用范围。

清代总结了前人的治疗经验，并在整理文献、深入观察方面做出了贡献。

清代《外科大成》将肛周痈疽分为10类，并附有大量内治方药。外治方面，"有漏者插以药丁"，详述了"退管锭子"的配制方法、使用方法及注意事项。《外科大成》中记述了肛肠专科医生——"专科赵真子"。

清代陈士铎《洞天奥旨》善于使用内服药消散疮疡，其组方结构严谨，主药突出，颇有特色。

清朝陈梦雷《古今图书集成·医部全录》集前人之大成，系统地整理了历代文献，其所收录的治痔方法就有内治、外治、枯痔、结扎、熏洗、熨帖、针灸、导引等10多种。所载内服方就有242首，单验方317首，共559首。其中《后阴门》专论肛肠疾病，内容多达4卷，详载了有关肛肠病的医论、成方、单方、医案，以及针灸、导引、熏洗、枯痔、结扎、挂线等疗法。

清代王维德继承了张景岳《外科钤》外证的阴阳辨证，受到《外科理例》的影响，结合其家祖孙三代丰富的临床经验编写成《外科证治全生集》。该书创立了以阴阳为主的辨证论治法则。所谓凭经治证，天下皆然，分别阴阳，唯余一家，把复杂的外科疾患分为阴阳两类，如痈阳、疽阴。主张"以消为贵，以托为畏"的观点，除治疗用刺外，反对滥用刀针，禁用腐蚀药物。主张以"阳和通腠，温补气血"法治疗阴证，自拟阳和汤、醒消丸、犀黄丸、小金丹等名方，至今仍为临床所常用。王维德大胆创新，另辟蹊径，提出不同的学说观点，对阴证的治疗取得突破性成就，成了一家之言。

《医宗金鉴·幼科心法要诀》提出"小儿初生，肛门内合"，大便不通，并非皆为肛门闭锁，亦有因"热毒太甚，壅结肛门"所致者。"如肛门壅结者，急服黑白散，外用苏合香丸，作枣核状纳入孔中，取其香能开窍，又能润泽，大便一下庶可望生；如脂膜遮瞒，无隙可通者，先以金玉簪透之，刺破脂膜，再以苏合香丸照前法导之，庶可挽回于万一耳"。至晚清，肛门闭锁的手术方法又有了较大的改进，如《医门补要》提出应用剪刀进行手术，并指出术中应"以药速止其血"，此类手术更加精细和完善。

高秉钧所著《疡科心得集》继承了温病学派的学术思想，将其应用于外科学中，结合审证求因之辩证观，创立了上中下三部分因说；在理论创新的同时，其把一些温病方剂引进外科临床，使用犀角地黄汤、紫雪丹、至宝丹等治疗走黄、内陷等外科重症，显著提高了疗效，开拓了思路，在临床治疗特别是抢救急危重症方面，丰富了外科的内治法。《疡科心得集》在编写体例上以两种相似病证互编一篇，详加鉴别，这是中医外科学中有鉴别诊断的重要文献。

王清任重视解剖研究，在其著作《医林改错》中绘有"亲见改正脏腑图"，纠正前人解剖中的错误。

高文晋所辑的《外科图说》绘有多种肛肠科手术器械：弯刀、钩刀、柳叶刀、笔刀、尖头剪、小烙铁、探肛筒、过肛针等，这些器械设计独特，精巧实用，其中不少器械设计独特合理，至今仍有沿用。

吴师机所著的《理瀹骈文》是以内科理法方药为理论依据，又以外治法为主的专书，是我国第一部外治法专著。

清朝有"马氏痔瘘科"的记载，其有肛肠专著《马氏痔瘘科七十二种》流传。

二、西医古代肛肠学科的发展

目前已知的西医肛肠学科最早的文字记录见于公元前18世纪巴比伦王朝的《汉谟拉比法典》，该法典因镌刻在玄武岩石柱上得以保存下来，其中有一条法规："如果医生给自由民治好肠患，患者应付5枚银"。

距今约3500年的古埃及纸草书亦记载了许多肛肠疾病以及治疗方法、药物。其中较为著名的有Smith纸草书、Ebers纸草书和Chester Beatty纸草书。Smith纸草书记录了一位名叫Irvy的宫廷医生，他的头衔是"王朝直肠病监护官"；Ebers纸草书主要记载了乌萨法埃斯王朝时期流传下来的肛肠药物及疗法；Chester Beatty纸草书现藏于大英博物馆，书中列举处方和治疗的肛肠疾病共41条，还有一些疾病和药物未能破译。

希波克拉底被称为"西方医学之父"。他关于肛肠病的理论和方法对后世影响深远。对于痔的病因，他认为这是来自"脾血"和"胆液"的废物积聚而成。痔出血就是这些积聚物的排泄。他认为"痔流"排出体外可以预防胸膜炎、丘疹、脓肿和癫痫等症。"痔流"也与腹水之间有某种联系。他认为肛瘘是由于外伤或骑马、划船引起的损伤使血液积聚于接近肛门的臀部，先形成结节，然后化脓、破溃成瘘。这些观点的影响一直持续到17世纪。

公元79年，庞贝古城毁于维苏威火山大爆发，在对其进行发掘过程中发现了一些完好的手术器械，其中的双叶肛门窥器与现在的窥器几乎没有区别。

中世纪是欧洲（主要是西欧）历史上的一个时代，是指自西罗马帝国灭亡（公元476年）到东罗马帝国灭亡（公元1453年）的这段时期。此时期欧洲没有一个强有力的政权，战争频繁，生产力发展停滞，被称为欧洲的"黑暗时期"，传统上认为这是欧洲文明史上发展缓慢的时期。中世纪的整个医学特别是肛肠学科发展非常缓慢，但是也有一些零散的、有价值的材料被保留下来。拜占庭帝国的御医 Etirs（公元 527~565 年）提出治疗痔疮彻底的切除术是最好的治法。14 世纪英国医生 Arderne 曾著有关于痔、肛瘘的论文，认识到坐骨直肠窝脓肿最终可以形成肛瘘，主张在脓肿破溃之前切开排脓，并提出沿导向探针切开肛瘘。但是这些观点都未得到重视和推广应用。

1543 年，比利时人 Vesalius 著《人体结构》一书，构成近代人体解剖学的基础。

16 世纪，朝鲜出版《东医宝鉴》，系统介绍了我国的内治、外用药物。

1686 年 11 月，外科医生 Felix 和他的助手 Bessier 在没有使用麻醉的情况下成功地为法国皇帝路易十四完成了肛瘘手术。他用特制的"球头探针刀"顶端探针由外口伸入瘘管，并由内口引出，迅速切开瘘管。这是标准的敞开式瘘管切开术。一般认为，这次手术的成功意义非凡，促使外科医生包括肛肠外科医生的社会地位、学习条件和工作环境得到改善，甚至有人认为这次成功的手术促进了法国甚至欧洲的外科事业复兴。

普鲁士宫廷医生 Stahl E（公元 1660~1734 年）提出，痔出血是一种"自身净化"的生命现象而不是疾病，是人体多血时的一种安全阀门。这仍然没有摆脱希波克拉底有关肛肠病学理论的影响。

1729 年，Stahl 通过解剖学观察提出了门静脉回流受阻而导致痔静脉曲张生痔的学说。1733 年，Wirrnslor 提出了肛门小窝的命名。1749 年，Morganegui 根据动物无痔病，提出了痔是人类直立行走后出现的特有疾病的病因学说。

1754 年，外科医生 Crima 在狗身上成功完成实验性结肠吻合术，这标志着结肠外科进入了科学时代。

1760 年出版的《詹姆士大词典》对内痔做出了解释："由于痔静脉没有静脉瓣，因而从垂直的痔静脉输送血液到门脉遇到了困难。"1761 年 Morgagni 著《从解剖学研究致病原因和疾病部位》，认为人类生痔是身体直立的结果，并且可能与遗传有关。他详细研究了肛管的解剖，肛瓣和肛柱就是以他的名字命名的。

1774 年，Petit 改进了痔切除术。

1776 年，法国医生 Pilore 做了第一次肠造口的尝试，患者于术后第 28 天死亡。做此手术的还有 Dubois、Desant 等人，均未成功。1793 年，法国 Duret 医生为一个出生后 3 天的先天性肛门闭锁患者做了乙状结肠造口术，并获得成功。为了防止肠襻回缩，他用两条涂蜡的麻线穿过结肠系膜，将肠管固定于外，立即在翻出的乙状结肠肠管一侧纵行切开，大量气体和胎粪随之排出，患者术后一直活到 45 岁。这一份完整的手术记录记载于 Dinnick 的文章中并流传后世，使 Duret 的创举载入史册。1794 年，Daguescean 发明造口袋，此后结肠造口术不断改进，包括手术适应证、切口位置等，19 世纪结肠造口术得到推广。结肠造口术的开展具有非常重要的意义，对结肠外科的发展起着很大的推动作用，为结肠外科打下了基础。19 世纪出现了浆肌层内翻缝合（Lembert，1826 年）、全层内翻缝合（Connell，1892 年），这使结肠手术进一步完善。

1794 年，Hunter 的《论血液、炎症和枪伤》一书出版，炎症逐渐成为外科第一原理。

1805，年 Hey 在他的报告中推荐用烧灼的办法离断脱出的直肠黏膜，这是近代直肠脱垂手术治疗的第 1 次完整记录。

1818 年，Boyen 提出肛裂的侧方切断括约肌手术方法。

1826 年，法国 Lisfrance 对低位直肠肿瘤患者实施了经肛门直肠肿瘤切除术。手术是在会阴部进行，在腹膜返折以下将肿瘤切除。他解释说，此方法只适用于那些经肛门指诊就能触到肿瘤的病例。据后来考证，Lisfrance 的这种手术虽然称为直肠切除，但实际上只不过是附带少许下段直肠的肛门切除而已，这种非根治性手术效果很差，患者大多数在 2 年内死于癌复发或转移。

1830 年，HuSton 首先报道了直肠瓣的分布。

英国医生 Salmon 于 1835 年在伦敦创建了肛门直肠病专科的"贫民救济医院"（1854 年更名为圣·马克医院），该院名医辈出，对肛肠解剖、生理、病理、治疗做了大量研究工作，成为世界肛肠学科研究的一个中心。肛肠专科医院的出现促进了肛肠病学的发展和专科化进程。

1835 年，Brodie 在他所著《直肠病讲义》第三章"肛门括约肌异常痉挛"中阐述了括约肌痉挛与肛裂的关系，详细描绘了临床症状和体征。他介绍用球头刀切开肛门括约肌，并且提出在肛门侧方切开括约肌要比在后方切开好。

1838 年，法国医生 Recamier 最先采用扩张肛门括约肌的方法治疗肛裂。

1839 年，Boryggery 提出直肠末端的内衬呈增厚现象，类似口唇的特性。他认为消化管开口处的这种衬垫结构有助于孔腔的闭合。

第二节 近代肛肠学科的发展

近代中国受社会环境因素影响，包括中医学在内的各项科学技术发展缓慢，中医肛肠学科的发展也举步维艰，学术上多以家传或师承为主。

同期，随着西方医学教育体系的改革及推广、现代工业和科学技术的崛起，医学迎来了重要的发展时期。近代随着解剖学、生理学、病理学（尤其是细胞病理学）、医学影像学的发展，麻醉、止血、缝合、输血、术后感染等问题的解决，对外科及肛肠外科疾病的认识和治疗均有了极大的进步。

一、解剖

1855 年，Gerota 报告了直肠周围的淋巴分布。德国学者 Chiari 和法国学者 Desfosses 与 Hermann 分别报道了肛腺的形态学和肛腺可能与肛门周围组织感染有某种联系的假说。

1881 年，Burey Von 在他所著《直肠和大肠疾患外科讲义》中，对直肠脱垂常用缩入或嵌入等字眼。但是套叠的观点直到 20 世纪 60 年代才被普遍接受。

1888 年，Syminton 提出了肛管的命名。

1889 年，Holl 对肛门外括约肌排列的层次提出了自己的见解。1897 年，他又报道了联合纵肌的分布和肌纤维的转化。

1934 年，英国学者 Milligan 与 Morgan 发表了《肛管外科解剖学》，密切结合临床，填补了肛管应用的一些空白，把肛肠外科推向了一个新阶段。

二、麻醉

1846 年，美国医生 Morton 首先采用乙醚作为全身麻醉药，成功协助实施手术。1847 年，Peter Parker 首次在中国应用乙醚麻醉施行外科手术。

1847 年，爱丁堡的 Simpson 用氯仿进行麻醉获得成功。1848 年，Peter Parker 在中国第一次试用氯仿麻醉法。

1874 年，Ore 应用水合氯醛进行静脉麻醉获得成功，至此，外科进入了一个崭新时代，手术速度再也不是作为评价外科医生是否高明的金标准。

1887 年，德国的 Schleich 开始用可卡因作局部浸润麻醉，但由于其毒性大，很快被普鲁卡因代替。

三、输血

大出血是造成创伤和手术死亡的重要原因，输血可以挽救患者的生命。

1901 年，美国病理学家 Landsteiner 发现血型，此后输血有了一定的安全性，初期采用直接输血法，但操作复杂，输血量不易控制。1915 年，德国 Lewisohn 提出了混加枸橼酸钠溶液，使血不凝固，可采用间接输血法，为以后建立血库奠定了基础。血库建立后，输血较方便易行。输血技术的进步，有重要的意义。

四、术后感染

1846 年，匈牙利人 Semmelweis 首先提出在检查产妇前用漂白粉洗手，使产妇死亡率明显下降，此为抗菌技术的开端。英国的 Lister 是公认的抗菌外科的创始人，他所使用的主要抗菌剂是石炭酸，用以浸泡器械、喷洒手术室，他使用此方法，使患者死亡率明显下降。1877 年，德国医生 Bergmann 开始进行外科手术伤口周围的清洁和消毒后包扎，并逐渐采用蒸汽灭菌布单、敷料、手术器械等措施，这使抗菌法演进至灭菌法。1887 年，Mikulicz-Radecki 倡议手术者戴口罩。1889 年，德国的 Furbringer 提出了手臂消毒法。1890 年，美国的 Halsted 提倡戴灭菌橡皮手套。至此，无菌术得到完善。1929 年，英国微生物学家 Fleming 发明了青霉素，将预防和治疗术后感染提高到了一个新的水平。

五、止血

1872 年，英国人 Wells 在术中正式用止血钳止血。Carrel 于 1902 年通过三定点缝线将血管断端的圆口变为三角形，以方便缝合，并因此于 1912 年获得诺贝尔奖。自此，术中控制出血和止血技术逐渐更加完善。

六、肛肠疾病的诊治

（一）肛门病

1869 年，都柏林医生 Morgan 用过硫化铁液注射内痔，但当时这一方法未能得到广泛应用。1871 年，美国人 Mitchell 用高浓度苯酚杏仁油直接注射到脱出的内痔上，他用这种方法治疗了大量患者。1892 年，Whitehead 首创痔环状切除术，虽未被大多数医生采用，但激发了众多医生对痔手术方法的研究。1898 年，Pennigton 介绍了他创用的开放式痔切除术，这种术式成为以后各种改良手术的基础。1935 年，Milligan ECC 和 Morgan CN 联名发表文章《肛管外科解剖和痔的手术治疗》，他们的痔切除术至今仍在全球范围内被采用。

1873 年，维也纳 Dittel 教授介绍了用弹性橡皮条对肛瘘作绞勒性结扎。这是采用橡皮条挂线法治疗肛瘘的最早记录。伦敦圣·马克医院的 Allingham 学习了这一方法，并于 1874 年发表论文，报道他用这种方法治愈 60 例肛瘘患者的良好疗效。

1895 年，Kelley 制成带光源的乙状结肠镜，为肛肠科医生提供了一个非常得力的诊断工具。

（二）结直肠疾病

1847 年，Cuersant 报告了青年性直肠息肉病。1863 年，Virchow 指出家族性结肠息肉病的家族性。1881 年，Cripps 证实了家族性结肠息肉病的遗传性并指出其腺瘤性息肉可能有癌变倾向。

1874 年，瑞士医生 Koeher 引入了经骶尾部入路的直肠外科手术，术中保留了肛门括约肌的完整。

1879 年，奥地利医生 Gussenbauer 首次实施了经腹腔入路切除近端直肠、将远端直肠封闭后留置原位的手术。此后，法国外科医生 Hartmann 将此术式逐渐应用于乙状结肠癌和上端直肠癌中。

1884 年，Vincenz Czerny 完成第 1 例腹会阴联合切除术。在他进行一次会阴入路的手术时，发现肿瘤向高位发展，无法继续手术，被迫切开腹腔，在盆腔继续完成切除手术。真正有计划地进行腹会阴联合切除术是 1896 年 Giordano 报道的。此后 1908 年，英国圣·马克医院 Miles 对该手术方法和切除范围做了深入的研究，并对手术结果进行了分析，最终使他的手术方法成为标准术式，即 Miles 手术。该手术降低了患者的局部复发率，提高了患者的长期生存率。

1892 年，Cooper 和 Edward 认为直肠脱垂是由于直肠下半部分缺乏正常的骶骨前屈曲度的支持。

1892 年，新西兰医生 Maunsell 提出了从肛门拖出肠管的方法。他报告了乙状结肠和肛门外翻出肠段的吻合法。他先做剖腹探查，游离乙状结肠和直肠，然后扩张肛门，经扩大了的肛门把乙状结肠和肿瘤一并拖出，切除肿瘤后两端加以吻合。1901 年，Weir R 改良了上述方法，他是在肛门缘以上 7.6cm 处切断已经游离了的直肠，然后翻出直肠，将带肿瘤的肠段经肛门和直肠残株内拉出。切去肿瘤，将断端和翻出的直肠在肛门外吻合，最后再推回盆腔。1903 年，Ball C 创用的方法与上述方法类似，但须先剥除直肠残端黏膜，拖出的乙状结肠断端缝合固定在肛门的皮肤上，直肠残株像套袖一样包绕在拖下的乙状结肠末端。这一方法后来演变成 Bacon H 手术。

1896 年，Krukenberg 指出卵巢癌可能是消化道肿瘤转移而来，这是当时一些疾病被深入研究的典型事例。

1897 年，Cripps H 有计划地完成了直肠癌的前切除术。

1914 年，Quervain 与 Case 首先报道了大肠憩室症。

1932 年，Crohn 报道了克罗恩病。

1932 年，病理学家 Dukes 发表了直肠癌分期法，给现代外科提供了治疗直肠癌和估计其预后的有效依据。

七、肛肠协会

1899 年，在美国 Mathews 倡议和组织下成立了美国肛肠外科协会。1909 年以后，会议文献以汇编形式出版，作为协会的"学报"，其后世界上许多国家和地区相继建立了肛肠专业学术组织，例如：日本于 1940 年成立了"大肠肛门病学会"，巴西于 1945 年成立了"结肠直肠外科协会"。肛肠专业学术组织的建立是肛肠专科化的一个重要标志，专业学术组织进一步促进了肛肠病学科的交流发展和专科化进程。

第三节　现代肛肠学科的发展及展望

一、中医肛肠学科的崛起

20 世纪中期以后，肛肠学科真正进入了高速发展阶段。新中国成立以后，中医肛肠学科的发展进入了一个全新阶段，在继承、总结传统疗法的基础上，取得了突出的成就，巩固了中医肛肠学科在医学中的地位。

在党和政府的关怀和支持下，中医药研究所、高等院校等分别设立了肛肠病学专业，并建肛肠专科、肛肠专科医院、肛肠学会，举办肛肠学习班，创办肛肠期刊，出版和重印专著，肛肠学者各承家技，联合协作，积极进取，在教学、临床、科研等方面都取得了显著成效，开辟了中医肛肠事业发展的新纪元，培养了一代新人。

二、肛肠病安氏疗法的创立

20 世纪 80 年代末，安阿玥教授总结前人经验和教训，致力于肛肠专业学术研究和临床工作，并结合自身临床工作体会，创立了肛肠病安氏疗法，以软化萎缩剂——芍倍注射液收敛化瘀法治疗内痔、外剥内扎加收敛化瘀法治疗混合痔、芍倍注射加黏膜结扎法治疗直肠脱垂、病理组织切除括约肌松解法治疗肛裂、主灶切开对口引流术治疗肛周脓肿和复杂性肛瘘、非挂线疗法治疗高位肛周脓肿和肛瘘为代表。安氏疗法疗效确切，痛苦轻，损伤小，恢复快。

安阿玥教授发明了国家二类痔疮新药——芍倍注射液（原名 86-AN 注射液、安氏化痔液、安痔注射液），并于 1995 年获个人非职务发明专利，于 2003 年由国家食品药品监督管理局颁发新药证书。其创立的肛肠病"安氏疗法"被列为国家级继续医学教育项目，2004 年被卫生部批准为"卫生部面向农村和基层推广适宜技术十年百项计划"，连续 2 届共 6 年向全国推广，2015 年被国家中医药管理局中国中医药科技开发交流中心列为"中医适宜技术成果包"。安阿玥教授自 2005 年起至今一直担任中央保健委员会会诊专家，他也是肛肠界唯一的中央保健会诊专家。2006 年组建了中国医师协会肛肠专业委员会，并连续三届担任主任委员。2015 年组建了中华预防医学会肛肠病预防与控制专业委员会，并担任首届主任委员。安阿玥教授同时担任第四、五、六批全国名老中医药专家学术经验继承指导老师。

安阿玥教授编有《肛肠病学》《肛肠病诊疗图谱》《实用肛肠病学》《安氏疗法系列丛书》等多部论著，发表专业论文60余篇，其中2014年撰写的论文《Comparing the effect of An's Shaobei Injection with Xiaozhiling Injection in Patients with internal Hemorrhoids of Grade Ⅰ－Ⅲ：A Prospective Cohort Study》发表于《中国中西医结合杂志（英文版）》，这也是中医肛肠学唯一发表于SCI期刊的文章。其所承担的课题于2004年获中华中医药学会科学技术二等奖（第一完成人，部级），2006年获中华医学会科技三等奖（第一完成人，部级）。安阿玥教授曾为多位国家领导人、省部级干部及外国友人诊治疾病（中央保健处为其出具证明，曾先后以安氏疗法为100多名部级以上干部诊治疾病），多次被中央电视台、《健康报》等国内外主流媒体宣传报道。安阿玥教授先后出访20余个国家讲学和进行手术示范，并在第四十届布鲁塞尔世界发明博览会上获"社会事务部奖""个人研究最高奖""军官勋章"、项目"金牌奖"多项大奖，这是我国历届医学参展中获奖最高的一次，他本人也被聘为该届医学专家组评委，并被载入第四十届尤里卡名人录。安阿玥教授许多技术在治疗肛肠病方面处于国际、国内领先水平。

三、手术技术的微创化发展

结直肠疾病方面，随着吻合器、内镜、腹腔镜乃至机器人技术的进步，结直肠手术逐步向微创化发展，无痛、无血、快速康复理念深入人心。20世纪60年代后期逐步有吻合器诞生，1979年，Ravitch等首先在直肠癌手术中使用吻合器进行结肠—直肠端端吻合，此后吻合器不断改进、优化。吻合器的诞生优化减低了操作难度，缩短了手术时间，降低了手术并发症，提高了保肛率，促进了结直肠外科的发展。消化内镜技术不仅能观察病变，还能取得病理学证据，随着放大内镜、色素内镜和超声内镜等设备逐步进入临床，诊断准确度得到进一步提高。内镜除用于诊断之外，还成为癌前灶及早期胃肠道癌的一种微创治疗手段，如有内镜黏膜切除术、内镜黏膜下剥离术等。20世纪90年代首次有腹腔镜辅助结直肠手术的报道，经过20余年的研究发展，腹腔镜结直肠手术不断规范，临床应用也越来越广泛。机器人辅助外科手术突破了腔镜技术的局限性，将手术精度和手术质量提升到了新的高度，并且可用于远程外科手术。

四、展望

中医肛肠学科是从实践中产生的一门科学，是非常具有中医优势的特色学科，具有中医药理论指导下的独特肛肠病学理论体系和临床特色优势。目前，中医肛肠学科取得了丰硕的成果，但如何顺应潮流、顺应学科特点，提高发展学科水平及疾病防治能力，在原有成果的基础上更进一步，值得深思。

1. 继承和发扬肛肠病中医疗法，保持中医特色

中医肛肠学科中手术是重要的组成部分，不乏精湛的理论阐发和丰富的宝贵经验。中医理论指导下的，以中医内治、外治为代表的保守治疗也具有其优势的病种与范畴，例如在放射性肠炎、炎症性肠病、功能性肠病、肛肠病围手术、围放化疗等所做出的贡献也不可忽视。应进一步继承和发扬前辈的学术经验，同时立足临床，不断总结中医药治疗肛肠疾病的临床经验，凝练学术观点。

2. 专业化、专科化发展，注重科学研究、学术交流

随着医学在广度和深度方面的迅速发展，医生需要将有限的精力集中在某一领域，掌握该领域的进展，提高医疗水平。专业化、专科化发展成为必由之路。肛肠学科从业人员亦应遵循专业化、专科化发展之路，扩大肛肠学科的临床诊疗范围，深入研究，提高医疗技术水平。学术交流在一定程度上推动专业化、专科化发展，助力人才成长，值得重视。在此基础上，科研也是一个需要注意的方面，从事科研的人才通常熟练掌握本专业的专门知识，而且还掌握基本的科研方法，这样的人，更能推动学科未来的发展。

3. 加强防控工作

随着我国国民人均收入和防病意识的不断提高，人们对疾病的认识也从被动接受治疗转向主动预防、追求健康上来。这将极大地促进我国预防医学事业的发展。

预防为主的大健康体系，能够有效减少疾病的发生，也能有效减少医疗成本。大健康观念的转变要将"治已病"的思路转向中医学"治未病"的理念，这是医学发展的趋势。

肛肠疾病为常见病、多发病，大多可以预防。肛肠学科从业人员在提高自身医学技术的同时，应重视对大众的科普工作，增强人们的防病治病意识，为有效预防肛肠病的发生、发展，积极行动，为提高广大人民群众的健康水平，做出实实在在的贡献，为提高我国肛肠疾病的防治水平、助力健康中国贡献一份力量。

第二章 大肠解剖与生理

第一节 中医对大肠解剖和生理的认识

中医学的形成和发展是建立在对人体解剖和生理研究基本认识基础之上的，对一切生命现象和疾病变化的认识都离不开有关解剖和生理的认识，并由此逐渐发展形成了脏象学说、经络学说、精气血津液学说、病因病机理论、四诊理论、辨证施治理论等。由于文化、历史等因素，中医学对人体解剖、生理有着自成一体的独到认识。早在 2000 多年前的古文献中就有许多关于人体解剖和生理的记载。大约成书于战国时代的《黄帝内经》中有大量相关论述，如《灵枢·经水》篇说："若夫八尺之士，皮肉在此，外可度量切循而得之，其死可解剖而视之。其脏之坚脆，腑之大小，谷之多少，脉之长短，血之清浊，气之多少，十二经之多血少气，与其少血多气，与其皆多血气，与其皆少血气，皆有大数。"中医对大肠解剖和生理的认识具有丰富的内容，是中医认识和诊治大肠疾病的重要理论基础。

一、中医对大肠解剖的认识

中医学中，大肠属六腑之一，位居腹中，环腹腔分布，其上口在阑门处与小肠相接，其下端为肛门（又称魄门），包括了回肠、广肠、魄门等，为传导之官，变化出焉，主司津液，其功能如容盛食物的器皿，能化糟粕转味而司入出，其气象天，泻而不藏，故又名曰传化之腑。大肠属于阳明经，其经脉络肺，与肺通过经脉的相互络属构成表里关系，与肺共应皮毛，是人体消化道的最下段。《黄帝内经》中将结肠称为"回肠"，将直肠称为"广肠"，将"回肠"和"广肠"并成为"大肠"，对大肠肛门的解剖已有相当详细、精确的描述。《灵枢·肠胃》篇载："小肠后附脊，左环回周迭积，其注于回肠者，外附于脐上，回运环十六曲，大二寸半，径八分分之少半，长三丈二尺。回肠当脐，左环回周叶积而下，回运环反十六曲，大四寸，径一寸寸之少半，长二丈一尺。广肠传脊，以受回肠，左环叶积上下，辟大八寸，径二寸寸之大半，长二尺八寸"。《灵枢·平人绝谷》篇云："回肠大四寸，径一寸寸之少半，长二丈一尺，受谷一斗，水七升半。广肠大八寸，径二寸寸之大半，长二尺八寸，受谷九升三合八分合之一。"

在之后的《难经》中将结直肠称为"大肠"，《难经·四十二难》云："大肠重二斤十二两，长二丈一尺，广四寸，径一寸半，当齐（脐）右回十二曲，盛谷一斗，水七升半。"

肛门一词首见于《难经》，《难经》中对肛门的解剖形态有明确记述。《难经·四十二难》中记载："肛门重十二两，大八寸，径二寸大半，长二尺八寸，受谷九升二合八分合之一"，"大肠小肠会为阑门，下极为魄门。"这里说的"阑门"是指回盲瓣，"魄门"即是指肛门。

肛肠一词首见于五代末年的《内境图》，《内境图》是我国现存最早的解剖图谱，图中有关小肠、大肠、魄门等位置的描绘与现代认识非常接近。宋代庆历年间吴简的《欧希范五脏图》，对大小肠之分布、形态、位置关系，以及阑门的功能都做了较详细的记载和描述。（图 2-1-1）

明代李梴在其所著《医学入门》中指出："大肠又名回肠，长二丈一尺而大四寸，受水谷一斗七升半，魄门上应阑门，长二尺八寸大八寸，受谷七升三合八分（魄门者肺藏魄也，又曰广肠，言广阔于大小肠也，又曰肛门，言其处似车缸形也）。肛之重也，仅十二两，肠之重也再加二斤，总通于肺，而心肾膀胱联络系膈（肛门亦大肠之下截也，总与肺为表里，大小肠之系自膈下与脊脊连心肾膀胱，相系脂膜筋络散布包裹，然各分纹理罗络大小肠与膀胱，其细脉之中乃气血津液流走道）。"详细描述了大小肠系膜的走行以及与周围脏器的关系，认识到系膜是大小肠气血津液运行的路径。

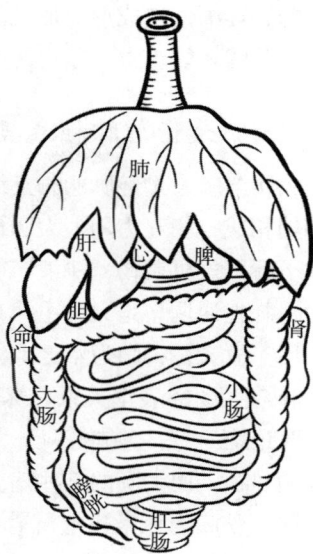

图 2-1-1　欧希范五脏图

明代马莳在其所著《黄帝内经素问灵枢注证发微》中说："回肠者，大肠也……又广肠者，直肠也。"

明代李中梓在其所著《医宗必读》中说："回肠者，以其回迭也，广肠即回肠之更大者，直肠又广肠之末节也，下连肛门，是为谷道后阴，一名魄门，总皆大肠也。"书中所绘大肠形态图与现代的描绘已经非常接近了。

综上所述，历代医家都很重视结直肠、肛门的解剖研究，并形成了较为准确和系统的解剖认识，这些研究成果为中医研究大肠肛门疾病提供了科学的依据。

二、中医对大肠、肛门生理的认识

中医认为，包括结直肠在内的大肠，在五行属金，与肺相表里，主要功能包括传输、排泄糟粕，吸收饮食物残渣中的水分，使肠中糟粕变化成形等。正如《素问·灵兰秘典论》中所言："大肠者，传道（导）之官，变化出焉"。这里所说的传导，即是指传输、排泄糟粕，变化则是指使糟粕成形。中医认为大肠吸收糟粕中的水分，也是人体津液代谢过程中的重要环节，故有"大肠主津"之说。

（一）传输排泄糟粕

大肠与小肠相接于阑门，承接经过小肠泌别清浊后形成的饮食物糟粕，大肠通过蠕动将糟粕逐渐向肛门方向传输，直至排出体外，故言"大肠者，传导之官"。大肠的传导功能正常，则大便定时排出，如传导失常则表现为便秘或腹泻，且常伴有腹胀、腹痛等症状。

（二）吸收糟粕中的水分

饮食物的糟粕以水样或稀糊状进入大肠，大肠在缓慢的蠕动过程中，不断吸收糟粕中的水分，逐渐使之成形而形成粪便，传送至大肠的末端，经肛门有节制地排出体外。大肠吸收水分的功能正常，则大便成形、质软，排出顺畅，反之，则会出现便秘或泄泻。

（三）大肠与肺相表里

大肠与肺通过经脉的相互络属而成表里相合的关系。大肠的传导功能与肺气的肃降功能相辅相成，相互为用。大肠传导正常，糟粕下行，则有助于肺的肃降和呼吸功能；肺气清肃下行，气机调畅，津液布散，则可促进大肠传导下行。肺主肃降，是大肠传导功能的动力，肺主通调，是大肠主津功能的保障。肺通调水道，有促进水液代谢和维持水液平衡的作用，故又称"肺为水之上源"。

肺与大肠的表里关系临床表现明显，如肺有热则常便秘、大肠气机不利等。故《素问·咳论篇》有："肺咳不已，则大肠受之，大肠咳状，咳而遗矢。"肺与大肠共应皮毛多为人们忽视，而大肠的某些病变，如多发性肠道息肉可见有口唇周围、颊黏膜、手指和足趾皮肤、黏膜黑色素斑点沉着症，即所谓的 Peutz-Jeghers Polyp 综合征。再如痔、息肉病常见腰骶部及口唇带处红斑及肥大颗粒等，此都是大肠应皮毛的征象，值得进一步地观察和验证。

（四）肛门功能与五脏相关

肛门是控制和排泄粪便的重要器官。中医认为，人是一个有机的统一整体，五脏均对肛门控便功能起着重要作用，故《素问·五脏别论篇》中说："魄门亦为五脏使，水谷不得久藏"。五脏之中脾气升提作用和肾气固摄作用对肛门控便和排泄有着重要的影响，同时，肺、肝、心三脏的作用也不容忽视。肺与大肠表里相合，肺气充足，则肛门开合有度；若肺气虚弱或宣降失常，可致浊气不降，肛门失司，或肛门失禁，或大便困难。肝主疏泄，调畅气机，有助于脾胃之气升降，肝失疏泄可致大肠肛门气机不利，出现排便障碍。心为"五脏六腑之大主"，大肠传导、肛门开合均在心的主宰下进行，心血不足，大肠、肛门失养，心气不足，大肠、肛门血行不畅均可导致排便障碍而发生大便不畅。

第二节　大肠和肛门的胚胎发生、发育

在胚胎发育早期，整个消化道为一个单一的直管，悬挂在腹正中线上，称为原肠。原肠随着胚胎的生长和发育，根据位置逐渐分为前肠、中肠和后肠三部分（表2-2-1）。结肠、直肠以及肛门的发生，主要与中肠、后肠和部分外胚层有关。

表 2-2-1　原肠各部分发育后形成的器官

前肠	咽、食管、胃、十二指肠的前 2/3 部分
中肠	十二指肠的后 1/3 部分和空肠、回肠、盲肠、阑尾、升结肠以及横结肠的前 2/3 部分
后肠	横结肠后 1/3 部分以及降结肠、乙状结肠、直肠和肛管的上段

1. 结肠的发生和发育

结肠的发生源自原肠的中肠及后肠部分。

胚胎的第 5 周，十二指肠以下的中肠生长较快，并弯向腹一侧形成"U"字形的中肠襻。襻的背系膜内有肠系膜上动脉，襻顶与卵黄管相连。卵黄管以上的肠襻称头支，卵黄管以下的肠襻称尾支。

胚胎第 6 周，在尾支近侧段又发生一囊状的盲肠突。它是盲肠和阑尾的原基，也是大肠和小肠的分界标志，由于中肠襻发育迅速，肝和中肾不断增大，腹腔暂时不能容纳全部肠襻，致使肠襻突入脐带内的胚外体腔（也称脐腔），形成生理性脐疝。此时肠襻在脐腔内开始旋转，它以肠系膜上动脉为轴逆时针旋转 90°（从腹面观），使头支转向右侧，尾支转向左侧。头支在脐腔内迅速增长，形成盘曲的空肠和回肠大部。

在胚胎的第 10 周，腹腔增大，脐腔内肠襻退回腹腔时，又发生旋转，逆时针旋转 180°，这样肠襻共旋转 270°，头支逐渐转到腹腔左下方，使空肠和回肠盘曲在腹腔中部，尾支逐渐转到腹腔右上方，形成横结肠和降结肠。盲肠突最后退回腹腔，最初位于肝右叶的下方，以后逐渐下降到右髂窝处，升结肠随之形成。盲肠突远侧端形成一狭窄的憩室即为阑尾，近侧端膨大为盲肠。降结肠的尾端移近中线，形成乙状结肠。

2. 肛门和直肠的发生发育

肛门与直肠的发生来源不同，肛门来自外胚层，由外胚层的原肛发育而来；直肠则源自内胚层的后肠。

（1）直肠的发育：在胚胎第 4~5 周，由尿囊根部、后肠和尾肠共同形成泄殖腔，泄殖腔的腹侧壁内胚层和外胚层直接相贴，其间无中胚层，成为泄殖腔膜，与体外相隔。在胚胎第 5 周，泄殖腔的两侧，有中胚层的皱褶和内胚层的嵴融合形成尿直肠隔。尿直肠隔继续生长，直到与泄殖腔膜相连，同时将泄殖腔分为直肠和尿生殖窦两部分，背侧即为直肠，腹侧为尿生殖窦。泄殖腔膜亦被分为尿生殖膜和肛膜两部分，两膜之间的部分成为将来的会阴。直肠向下发育伸延中断或发育不良，可形成直肠闭锁或直肠狭窄。

（2）肛门的发育：在胚胎的第 7 周，肛膜的周围由外胚层形成数个结节状隆起，称为肛突，以后肛突融合而形成中央凹陷的原肛。在人胚第 8 周时，肛膜破裂，原肛与直肠相通，原肛的开口即为肛门。肛门膜未破裂，造成肛门闭锁，破裂不全，造成肛门狭窄。如果破裂位置异常，男性在尿直肠中隔穿通，位置高者，可造成直肠膀胱瘘，位置较低者，可造成直肠尿道瘘或直肠会阴瘘。女性在尿直肠中隔穿通，位置高者，可造成直肠膀胱瘘或直肠子宫瘘，位置较低者，可造成直肠阴道瘘或直肠舟状窝瘘。

（3）会阴肌肉的形成：肛门外括约肌是肛周最主要的肌肉，从来源上看，它是泄殖腔括约肌的一部分，与尿生殖肌群同源，而且它们的血供来源和神经支配也是一致的。二者在功能和结构上具有很多共同联系。肛提肌来自脊柱尾部肌节，肛门内括约肌由直肠壁横肌纤维延续到肛管部增厚变宽而成，属平滑肌，受自主神经支配。

第三节 直肠解剖与功能

一、直肠解剖

直肠是消化道的末端，位于盆腔底部，上端平第 3 骶骨上缘平面，与乙状结肠相连，向下沿骶尾骨屈曲，穿过盆底终于齿线，与肛管连接，长约 12~15cm。直肠与乙状结肠连接处最窄，向下扩大成直肠壶腹，是大肠最阔部分，下端又变狭窄，形成两头狭小，中间宽阔。

1. 直肠的弯曲

直肠并不是垂直状，在矢状面和额状面上都有不同程度的弯曲。在矢状面上，直肠沿骶尾骨的前面下降，形成一个弓向后方的弯曲，称直肠骶曲。向下直肠绕过尾骨尖，转向后下方，又形成一弓向前的弯曲，称直肠会阴曲。会阴曲呈直角，又称肛管直肠角，此处是最高肠内压区的中枢地带。直肠在额状面上还有三个侧曲：上方的侧曲凸向右，中间的凸向左，是三个侧曲中最显著的一个，而最后直肠又越过中线形成一个凸向右的弯曲，因而直肠侧曲呈右—左—右的形式。但直肠的始末两端则均在正中平面上。由于直肠和肛管形成的角度，因此直肠壶腹内存积的粪便不达到相当的数量，不能压迫齿线引起排便反射。

直肠的这种弯曲现象决定了在临床上行乙状结肠镜检查时，方向先指向脐部，过肛管再改向骶骨岬，才能顺利到达直肠壶腹。

2. 直肠瓣

在直肠壶腹内有三个呈半月形的黏膜横皱襞，称直肠瓣，又称 Houston 瓣。直肠瓣平均宽度约 1.4cm，平均长度约 3cm，约相当于直肠圆周的三分之二。直肠瓣的数目因人而异，1978 年 Abramson 分析了 400 例成人乙状结肠镜检查资料，结果表明：直肠瓣有的人可以缺如，有的可多达 7 个，其中以 3 个瓣的出现率为最高，占 45.5%。3 个瓣中以左–右–左样式排列者，占 20.5%，三瓣平均距肛缘距离各为 7.9cm、9.4cm、11.3cm，相邻两瓣间的距离不固定。直肠瓣由黏膜、环肌和纵肌共同构成，向腔内突入。最上的直肠瓣位于直肠、乙状结肠交界部，距肛门 11.0~12.2cm，位于直肠的左壁或右壁上，偶尔该瓣可环绕肠腔 1 周。中间一条直肠瓣是 3 个瓣中最大的一条，其位置相对固定，距肛门 8.5~9.6cm，相当于腹膜反折平面，该瓣内部环肌较发达，位于直肠壶腹稍上方的前后侧壁。最下一个瓣位于中瓣的稍下方，位置最不稳定，一般位于直肠的左侧壁，距肛缘 6.2~8.8cm。当直肠充盈时，该瓣常可消失，而排空时较显著。直肠检查时，可触及此瓣，易被误认为新生物。

直肠瓣的功能尚未完全明确，目前认为其主要功能是支撑直肠内粪块，并使粪便回旋下行以减慢其运行至肛门的时间。在行乙状结肠镜检查时，可见正常的直肠瓣缘薄而柔软；若瓣的边缘变厚，常是炎症的反应；若瓣萎缩，常表现过去有慢性感染历史。了解直肠瓣的数目、位置、大小及距肛缘的距离，便于作乙状结肠镜检时避免损伤此瓣，从直肠瓣的改变也可初步判断直肠黏膜炎症的程度。

3. 直肠与腹膜的关系

直肠前面的上 2/3 有腹膜覆盖，两侧上 1/3 有腹膜覆盖，且向两侧形成腹膜反折，直肠后壁无腹膜覆盖。

具体而言，大约在距肛门 12.5cm 处开始，直肠的前面和两侧被以腹膜，向下约至第 4 或第 5 骶椎平面，腹膜仅覆盖于直肠的前面。在男性，直肠前面的腹膜，约在距肛门 8~9cm 处，向前反折到膀胱的上面及侧面，形成直肠膀胱陷凹。在女性，约在距肛门 5~8cm 处，直肠前面的腹膜向前反折于阴道后壁，转而向上覆盖于子宫表面，形成直肠子宫陷凹。腹膜的反折位置有明显的个体差异，没有一个固定的标志。女性较男性的腹膜反折位置为低，直肠全脱垂的女性患者，直肠子宫陷凹可异常地深，甚至突入直肠由肛门脱出。直肠指诊时，上述两个陷凹均可探达。胃癌患者如有盆腔转移时，癌细胞可移植在这些陷凹中形成所谓"直肠架"（recta stalks），表现为陷凹底部的硬结，对诊断和预后有重要意义。此外，直肠下 1/3 段完全在腹膜之外，无腹膜覆盖。直肠上部与腹膜结合较紧，向下由于脂肪组织增多而二者结合逐渐疏松。据上所述，临床上常依靠腹膜与直肠的关系，将直肠分为腹膜内直肠和腹膜外直肠，或高位直肠和低位直肠两部分。

4. 直肠与筋膜的关系

直肠下 1/3 段在腹膜和肛提肌之间，周围充满纤维脂肪组织，这些纤维成分是盆筋膜的一部分，在这里介绍盆筋膜组成的几个特殊结构。

（1）直肠侧韧带：由直肠下段两侧连至盆壁的筋膜隔，它是使直肠固定于骨盆的最坚固的支持物。在女性，此韧带分两层，一层在直肠后方，另一层在直肠及阴道之间。在男性，侧韧带包绕直肠、前列腺和膀胱。直肠下血管经侧韧带达直肠。切除直肠时，必须将侧韧带切断，方可将直肠游离，由于其中有直肠下动脉通过，因而会引起不同程度的出血。

（2）直肠筋膜囊：直肠的外面包有结缔组织，称直肠固有筋膜，或称直肠筋膜囊，它是盆筋膜脏层的一部分。筋膜囊可分内、外两层。外层不与直肠壁粘连，易分离。内层不易自直肠壁剥离，呈不完整的膜状结构，称直肠纤维膜。此两层同是盆膈上筋膜向直肠壁的延续，沿直肠壁向上延伸，逐渐变薄，向下在肛周融合插入联合纵肌。直肠纤维膜的纤维与肠轴并行，模拟试验研究证明，此层能够限制直肠弹性，保持直肠硬筒状形态，限制直肠容积长度，维持并传导直肠内压力。这些功能对排便反射及粪便形态与排出均很重要。手术中切断直肠纤维膜可使直肠原长度平均增长 102.2%，有利于校正肛门畸形的尾路直肠拖出术的成功。

（3）Waldeyer 骶前筋膜：在直肠筋膜囊的后面，骶骨的前面，有一层非常坚韧的筋膜，是盆筋膜壁层增厚的部分，称 Waldeyer 骶前筋膜。该筋膜与骶骨之间夹有骶中动脉和骶前静脉丛。其上方附着骶骨（第 3、4 骶椎），下方向前至直肠肛管交接处与直肠固有筋膜连接，称直肠骶骨筋膜。在直肠筋膜鞘与骶前筋膜之间有疏松的结缔组织，易被钝性分开，所以直肠切除分离直肠后方时，应在直肠筋膜与骶前筋膜之间分开，不应将骶前筋膜自骶骨前向剥离，否则极易撕破骶前静脉丛，引起难以控制的出血。在直肠肛管经腹会阴联合切除术中的会阴手术阶段，在靠近骨盆壁切断肛提肌后，应当再在骶前横行切开骶前筋膜下部的直肠骶骨筋膜，才能进入盆腔与腹部手术部分会合；否则如将此筋膜自骶骨前剥离过高，就可能损伤骶部副交感神经的分支，而导致长期尿潴留。

（4）Denonvillier 筋膜：腹膜外直肠的前面与膀胱、前列腺之间（女性在直肠与阴道之间）有一额状位的筋膜板，临床上称为 Denonvillier 筋膜，也叫直肠膀胱筋膜或腹膜会阴筋膜，它是盆筋膜脏层最坚硬部分，上自直肠膀胱陷凹的底部开始，向下伸至尿生殖膈的后缘，在直肠切除术时很容易见到。从发生上看，此筋膜板来源于胚胎期将泄殖腔分隔为两半（后肠及尿生殖窦）的尿直肠隔。它与直肠膀胱陷凹或直肠子宫陷凹的深度有关，有的陷凹偶可达距肛门 1~2cm 或更低。胎儿第 4、5 个月，陷凹达盆底，新生儿则达前列腺底部。在胚胎发育过程中，陷凹的前后壁由下而上互相靠近并融合一起，即形成此筋膜。若陷凹位置过低，肠襻直接压迫直肠前壁，则陷凹腹膜可随肠脱出肛门形成一腹膜囊。

Denonvillier 筋膜分前后两层：前层与前列腺囊和精囊腺的附着处极易分离，后层与直肠前壁附着较紧。故分离直肠前方时，将其自前列腺、精囊腺分离，或在筋膜两层之间分离，而不应将其自直肠分离，以免撕破直肠壁。

5. 直肠的肌肉

直肠壁肌层由上到下逐渐增厚，接近肛管时尤为显著。直肠壁分为 4 层：最内一层称为黏膜层，是肠腔壁；其深面为黏膜下层，最外一层称为浆膜层；黏膜下层和浆膜层之间即为直肠肌层。直肠的肌层是直肠壁的最厚部分，分为环肌和纵肌两层，环肌在内，纵肌在外。纵肌在直肠前后比在两侧稍厚，上连乙状结肠纵肌，下与肛提肌和内、外括约肌相连。环肌肌纤维在直肠上部较少，下部较发达，到肛管形成肛门内括约肌。

6. 直肠的毗邻

直肠的前面与全部盆腔脏器相邻，这些脏器大都包有腹膜。直肠新生物直接向前伸展，可累及邻近器官或腹膜腔，故有人称直肠的前面为"直肠的危险面"。在男性，腹膜反折线以下的直肠前面相邻的器官，由下向上是：前列腺、精囊腺、输精管壶腹、输尿管和膀胱壁。所以外科常通过指肛检查，隔着直肠前壁，触摸上述诸器官以诊断疾病。腹膜反折线以上的直肠前面，隔着直肠膀胱陷凹与膀胱底的上部和精囊腺相邻，有时回肠襻和乙状结肠沿着直肠壁伸入到直肠膀胱陷凹内。在女性，腹膜反折线以下，直肠直接位于阴道后壁的后方。腹膜反折线以上，直肠隔着直肠子宫陷凹与阴道后穹窿及子宫颈相邻，陷凹内也常有回肠襻和乙状结肠伸入。

直肠下端的前方由纵肌层分出二条细束，称 Roux 直肠尿道肌（尿道缩肌），水平向前附着于尿道膜部、前列腺尖或阴道的后面，其位置恰夹在两个耻骨直肠肌内侧缘之间。经会阴做直肠切除术时，在分离耻骨直肠肌，打开直肠与前列腺之间的平面时，须分离、切断此肌。

直肠的后面借疏松结缔组织与下三个骶椎、尾骨、肛提肌和肛尾韧带等相连。在疏松结缔组织内有骶丛、交感干、骶中血管、直肠上血管和骶淋巴结等。直肠下部纵肌向后连于尾骨前韧带，称 Treitz 直肠尾骨肌。其作用是，当排便时使直肠下端固定不动。直肠后壁与骶骨间距离，据 Chrispin X 线测量，正常为 0.2~1.6cm，多数在 1.0cm 以下，平均为0.7cm，如超过 1.5cm，应疑有病变，超过 2cm 肯定为异常。但是 Cardiner 统计 2500 例，直肠骶前距离为 2~4cm 者 75 例，其中仅 4 例异常。因此，不能单纯根据直肠骶前距离的宽度来确定有无病变，还要看肠管是否光滑整齐和有无破坏等。

直肠两侧的上部为腹膜形成的直肠旁窝，窝内常有回肠襻或子宫附件伸入，左侧更容易有乙状结肠。直肠两侧的下部即直肠旁窝的下方，与交感神经丛、直肠上动脉的分支、直肠侧韧带、尾骨肌及肛提肌接触。

二、直肠功能

直肠有排便、吸收和分泌功能。可以吸收少量的水、盐、葡萄糖和一部分药物，也能分泌黏液以利排便。在正常情况下，直肠内无粪便，肛管呈关闭状态。排便时，结肠蠕动，储存于乙状结肠内的粪便下行进入直肠，使直肠壶腹膨胀，引起便意和肛管内括约肌反射性松弛，机体自主松弛肛管外括约肌，同时屏气增加腹压，粪便排出体外。

第四节　肛管解剖与功能

一、肛管的概念

肛管的概念有解剖学肛管和外科学肛管两种。解剖学肛管是指由齿状线到肛缘的部分，成人平均长约 2.5cm；外科学肛管指肛缘到肛管直肠环平面的部分，成人平均长约 4cm。解剖学肛管与外科肛管的区别即是否把末端直肠包括在内。解剖学肛管是从胚胎发生角度上看，由于末端直肠是胚胎期的原肛发育而成，来自外胚层，与人体的皮肤为同一来源，因此不包括此部分。外科肛管则是从临床的角度出发而提出来的，其范围较解剖肛管大，包括了末端直肠，理由是：①肛管直肠肌环附着线以上肠腔呈壶腹状膨大，而线以下的肠腔（外科肛管）呈管状狭小，二者的分界线在肛门指诊时易明确辨认；②肛管直肠肌环附着线以下有耻骨直肠肌，肛门内、外括约肌呈圆筒状包绕，故外科肛管的括约功能容易理解，直肠癌的部位（癌肿下缘）与肛提肌之间距离也易于测量，便于施行括约肌保存术。

1975 年 Shafik 将外科学肛管进一步细分，将肛提肌内侧缘至齿线的部分称为直肠颈，将解剖肛管称为固有肛管。这种划分方法既保证了外科肛管功能上的一致性，又明确区分了外科肛管的不同部分，既反映了解剖学的特点，又能有效地指导临床工作，得到一致认可。因此从临床角度出发，本章中所提到的"肛管"，如无特殊说明，均为外科学肛管。

二、肛管解剖

外科学肛管是直肠壶腹下端至肛门之间的狭窄部，前壁较后壁稍短。由于括约肌经常处于收缩状态，故肛管呈前后位纵裂状，排便时则扩张成管状。肛管的上界，男性与前列腺尖齐高，女性与会阴体齐高。肛管的前方与会阴体接触，在男性借会阴体与尿道膜部、尿道球和尿生殖膈后缘相邻；在女性借会阴体与阴道前庭、阴道下 1/3 部相邻。肛管的后方借肛尾韧带连于尾骨，两侧为坐骨直肠窝。肛管周围包有内外括约肌、联合纵肌和肛提肌。肛管的长轴指向脐，它和直肠壶腹之间形成向后开放的 90°~100° 的夹角，称为肛管直肠角。

肛管部位皮肤及黏膜组织特殊，上部是移行上皮，下部是鳞状上皮。肛管表面光滑色白，没有汗腺、皮脂腺和毛囊。若手术不当，切除肛管皮肤过多，会造成肛管皮肤缺损、黏膜外翻、肛腺外溢等不良后果。即使移植其他部位的皮肤也不能恢复原来的功能，因此在行肛门手术时要注意尽量保护肛管皮肤，避免不必要的损伤。肛管还是连接直肠与肛门的肌性通道，在胚胎发生学上处于内、外胚叶层的衔接区域，所以构造复杂。肛管壁由内向外分为五层：黏膜层、黏膜下层、内括约肌、联合纵肌、外括约肌。其肌束的排列方向是：内环、中纵、外环，中间的联合纵肌分出许多纤维向内外穿插，将肛管的各部组织捆扎在一起，构成一个完整的功能整体。

外科学肛管有四个与解剖密切相关的界限：肛缘，也叫肛门口，是消化道于体表的开口；括约肌间沟，即肛白线，在肛门缘与齿线之间，距肛缘约 1cm，处于内外括约肌连接处，如将食指伸入肛管，可摸到肛门内括约肌和肛门外括约肌皮下部之间有一下陷的沟，即括约肌间沟；齿线，在肛白线上方皮肤黏膜交界处，距肛缘约 2.5cm 有一环锯齿状的线称为齿线，齿线和肛白线之间表面光滑，光泽发亮，称为肛门梳；肛管直肠线（肛直线），在齿线上方约 1.5cm 处，肛门指诊时所触及坚硬的肌肉环上缘即是肛直线的位置。

除以上四条分界线外，肛管上尚存在"直肠柱""肛窦"等特殊解剖结构，多与肛肠疾病的发病密切相关。

1. 齿线

在肛管内面，距离肛门口 2.5~3cm，皮肤黏膜的交界处，沿肛瓣的根部，有一锯齿状的环形线，称为齿线，又叫梳状线、皮肤黏膜线。作为皮肤黏膜的分界线，齿线上下组织结构截然不同，胚胎期来源也不同，在解剖及临床上都有重要意义（表 2-4-1、2-4-2）。

表 2-4-1 齿线上下发育及构造差异

	上皮	动脉	静脉	淋巴	神经	来源
齿线上	黏膜：柱状上皮	直肠上动脉、直肠下动脉	内痔静脉丛，经直肠上静脉，入门静脉	经肠系膜下淋巴结，入腰淋巴结	自主神经	内胚层
齿线下	皮肤：扁平上皮	肛门动脉	外痔静脉丛，经肛门静脉、髂内静脉入下腔静脉	入腹股沟淋巴结	脊神经	外胚层

表 2-4-2 齿线上下生理、病理差异

	痛觉	肿瘤	肿瘤转移
齿线上	无痛	直肠癌（腺癌）	腹腔内转移
齿线下	痛觉敏感	肛门癌（鳞状细胞癌）	先至腹股沟淋巴结

齿线是排便反射的诱发区，具有重要的生理意义。齿线区域分布着高度特化的感觉神经末梢，感觉灵敏。当粪便下行，到达齿线区时，神经末梢感受器受到刺激，冲动通过感觉神经传入大脑，大脑发出指令，令内外括约肌舒张，肛提肌收缩，肛管扩张，粪便得以排出。内痔脱出、直肠黏膜脱垂、肛乳头瘤等肛肠疾病会造成脱出物对齿线产生刺激，造成排便感，使患者误以为仍有大便未排净从而用力努挣排便，使得脱出物脱出更甚，从而导致病情加重。若手术或者其他原因导致齿线神经末梢受损，引起排便感异常或者消失，

造成排便困难。

2. 肛直线（Herrmann 线）

距齿线上方约 1.5cm，是直肠柱上端的连线。指诊时，手指渐次向上触及狭小管腔的上缘，即达该线的位置。此线与内括约肌上缘、联合纵肌上端以及肛管直肠肌环上缘的位置基本一致。

3. 直肠柱

直肠末端肠壁上有 6~10 条垂直的黏膜皱襞，长约 1~2cm，宽约 0.3~0.6cm，称为直肠柱，也称肛柱，位于齿线和肛直线之间，在儿童时期比较明显。直肠柱上皮对触觉和温觉刺激的感受比齿线下部肛管更敏锐。直肠柱是肛门括约肌收缩的结果，当直肠扩张时此柱可消失。各柱的黏膜均有独立的动、静脉和肌组织。直肠柱越向下越显著，尤其是左壁、右后壁、右前壁最明显，直肠柱内静脉曲张时，常在以上三处发生原发性内痔，亦称母痔区。直肠柱常被误认为早期内痔，其鉴别点是：直肠柱呈直条形，黏膜光滑，粉红色；内痔呈圆形或椭圆形，黏膜粗糙或有糜烂，色鲜红或紫红。

4. 肛瓣

相邻直肠柱下端有一半月形黏膜皱襞相连接，这种半月形的黏膜皱襞称为肛瓣。根据直肠柱数目的不同，肛瓣可有 6~12 个。肛瓣的组织是厚的角化上皮。当大便干燥时，肛瓣可受粪便硬块的损伤而撕裂。有人认为肛瓣是肛膜的残留物，也有人根据肛瓣是人类所特有，不见于其他哺乳动物，提出是由于直立体位而出现的结构。肛瓣没有瓣的功能，目前对其具体功能的认识尚不明确。

5. 肛隐窝

又称肛窦，是位于直肠柱之间肛瓣之后的小憩室。肛隐窝的数目、形状、深度不固定，一般有 6~8 个；呈漏斗形状，肛隐窝的上口朝向肠腔内上方，底部指向外下方；深度约 0.3~0.5cm。肛隐窝在前侧由于前列腺或者阴道的影响，相对发育不良，大而深的肛隐窝主要位于肛管后壁。1980 年 Shafik 提出，肛隐窝是胚胎发育遗留的痕迹，是后肠与原肛相套叠而形成的环状凹陷，由于直肠柱的发育，将其分隔成许多小憩室。随着年龄的增长，肛隐窝也逐渐变浅、消失，在婴幼儿可见数目多且发育良好的肛隐窝，而成人肛隐窝数目减少，变浅、变小或者缺如。

肛隐窝的功能尚不明确，肛隐窝下有肛腺的开口，故目前认为肛隐窝主要功能是储存黏液并润滑排便。一般情况下，排便时肛隐窝呈闭合状，粪渣不易进入，腹泻或者其他原因会导致肛隐窝内积存粪便，隐窝受到刺激而失去收缩能力，导致细菌等入侵肛腺管而引起肛腺感染，若持续感染得不到控制，则引发肛周脓肿，最终形成肛瘘。根据临床观察，绝大部分的肛瘘内口在肛隐窝，因此，肛隐窝的感染是形成肛周脓肿、肛瘘的潜在原因。

6. 肛腺

肛腺是连接肛隐窝内下方的腺体，与肛隐窝相通。成人约有 4~10 个，新生儿多达 50 个。连接肛隐窝与肛腺的管状部分叫肛门腺导管。多数肛腺集中在肛管后部，两侧较少，前部缺如，肛腺常局限于肛管栉膜区的黏膜下层、内括约肌内或联合纵肌层。通常一个肛腺连接一个肛隐窝，但是有半数肛隐窝没有肛腺，也有多个肛腺可同时开口于一个肛隐窝的情况。肛门腺导管和肛腺的走行弯曲多变。约有 65% 的肛门腺开口与肛门腺导管在一条垂直线上，35% 的不在一条垂直线上。肛腺的功能是分泌多糖类黏液，润滑粪便，保护肛管。

7. 肛乳头

在直肠柱的下端与肛管连接的区域，有圆锥形或者三角形的小隆起，沿齿线排列，称为肛乳头。肛乳头基底部色红，间断色白或者淡红。不是所有人都有肛乳头，根据临床观察，约 28% 的人有肛乳头。肛乳头的数目不固定，可为 1 个或者数个。肛乳头的大小也不固定，平常很小，约 0.1~0.3cm，当有感染、损伤或者其他慢性刺激时，肛乳头会增生变大，达到 1~2cm，或者更大，并脱出肛门以外，影响排便，称为肛乳头肥大或者肛乳头瘤。增生肥大的肛乳头有明显症状时需要手术切除，一般不发生癌变。

8. 栉膜

栉膜是指齿线与括约肌间沟之间的肛管上皮，平均宽度约 1.0cm。栉膜颜色呈浅蓝色，因其下有丰富的痔血管丛所致。栉膜是皮肤和黏膜的过渡区，皮薄而致密，颜色苍白，表面光滑，从肛管纵剖面看，与其上的直肠柱及齿线相连，形似梳子，栉膜为梳背，故也称梳状区。当肛门内括约肌收缩时，可使栉膜呈环状隆起，而高于肛管表层，又称之为痔环。栉膜有重要的解剖及临床意义，栉膜下有结缔组织及内括约肌附着，有丰富的动静脉、淋巴及神经末梢，还有肛腺、肛腺导管等结构，与肛周疾病的发病密切相关。而且栉膜是肛管的最窄处，先天或后天造成的肛管狭窄症、肛管纤维样变、肛裂等疾病均好发于此。

9. 括约肌间沟

括约肌间沟，又称肛门白线，位于肛缘上约 1cm 处，正当内括约肌下缘和外括约肌皮下部交界处。指诊可触及，但直视看不到，故临床多称之为括约肌间沟，很少称肛门白线。外括约肌皮下部与内括约肌之间的间隙很小，有来自联合纵肌的纤维在此呈放射状附着于括约肌间沟附近的皮肤，故该处皮肤较固定，有支持肛管的作用。另外，在括约肌间沟下方，即为正常的皮肤。该部位及肛周的郎格线（Langer's lines）大致以肛门为中心呈放射状分布，所谓朗格线，是指皮下纤维组织排列产生的皮肤纹理线。手术时沿着朗格线做切口，愈合快且瘢痕轻。肛门局部朗格线为放射状，因此混合痔、肛瘘、肛周脓肿等肛肠手术亦采用放射状切口，可使术后创口愈合达到最佳效果，这一点已在临床上得到了验证。

三、肛管功能

肛管的主要功能是排泄粪便。排便过程是非常复杂的神经反射。直肠下端是排便反射的主要发生部位，是排便功能中的重要环节。肛管对粪便的括约功能体现在肛管压力的维持，肛门内、外括约肌是构成肛管压力的解剖学基础。在静息状态下，肛管压力的约 80% 是由内括约肌张力收缩所形成，其余 20% 是外括约肌张力收缩所构成。在主动收缩肛门括约肌的情况下，肛管压力显著升高，其产生的压力主要由外括约肌收缩所形成。因此，在静息及收缩状态下测定肛管压力，可了解肛门内、外括约肌的功能状态。

第五节　肛门直肠周围血管

一、肛门直肠动脉

　　肛门直肠部的血管十分丰富，动脉供应主要来自直肠上动脉、直肠下动脉、肛门动脉和骶中动脉。这些动脉之间有很丰富的吻合。（图 2-5-1、2-5-2）

1. 直肠上动脉

　　直肠上动脉又称痔上动脉，是肠系膜下动脉的终末分支。起于乙状结肠动脉最下支起点的下方，在第三骶骨水平面与直肠上端后面分为两支。循直肠两侧穿过肌层到黏膜下层。直肠上动脉是直肠血管最大、最主要的一支，沿途分出许多分支，分布于直肠上部各层和全部肠黏膜，供应直肠和齿线以上的肛管，其毛细血管丛与直肠下动脉、肛门动脉吻合。直肠上动脉在肛管上方的右前、右后和左侧三处，即截石位 3、7、11 点有主要分支。这些分支处是内痔的好发区域，指诊时可以在肛管上方摸到动脉搏动，也是痔手术后大出血的部位所在。

2. 直肠下动脉

　　直肠下动脉又称痔中动脉，是髂内动脉的一个分支，大部分起自阴部内动脉，也有少数直接起自髂内动脉或者膀胱动脉。左右各一，位于骨盆两侧。在骨盆直肠间隙内沿直肠侧韧带分布于直肠前壁肌肉，在黏膜下层与直肠上动脉、肛门动脉吻合。直肠下动脉主要供给直肠前壁肌层和直肠下部各层。直肠下动脉的管径在 0.1~0.25cm 之间不定，且分布及分支不规律，大部分患者在切断此动脉后不会引起严重出血，但是约有 10% 的患者直肠下动脉较

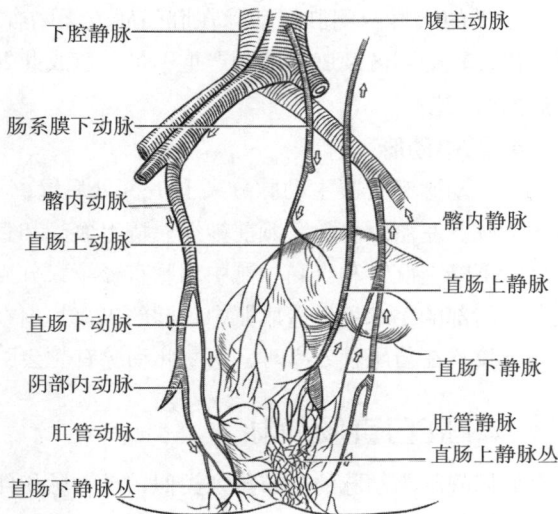

图 2-5-1　肛门直肠的血管

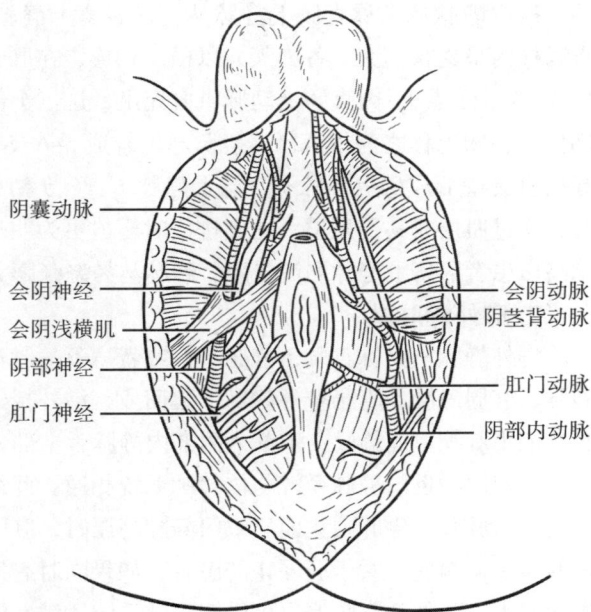

图 2-5-2　直肠动脉侧面观

大，手术时出血如不结扎可有严重后果。故手术中对直肠下动脉应保持警惕，避免不必要的损伤。

3. 肛门动脉

肛门动脉又称痔下动脉，起自坐骨棘上方的阴部内动脉，行于会阴两侧，经坐骨直肠窝坐骨棘上方阴管，分支分别到肛门内外括约肌及肛管末端，有的分支通过内外括约肌之间或外括约肌的深浅两部之间，到肛管黏膜下层与直肠上下动脉吻合。最主要的分支有三支：第一支向后上，分布于肛提肌；第二支痔动脉至肛门后方，分布于肛尾韧带和外括约肌的后部；第三支最粗大，分布于外括约肌中部。肛门动脉主要为肛提肌、内外括约肌和肛周皮肤供血，也有部分血供到下部直肠。肛门局部的血供主要来自肛门动脉，但是约80%以上的人群两侧肛门动脉在肛门后方无吻合，因此，肛门后方区域组织血管分布不足，供血较会阴区及肛门两侧严重不足，造成此处肛裂好发，且发生在此处的肛瘘及脓肿术后愈合较慢。

4. 骶中动脉

骶中动脉起自腹主动脉分叉上 1cm 处后壁，沿第 4、5 腰椎和骶尾骨前面下降，行于腹主动脉、左髂总静脉、骶前神经、痔上血管和直肠的后面，部分终末分支可沿肛提肌的肛尾缝下降至肛管和直肠。骶中动脉直径小，分支不定，对直肠血液供给的价值甚微，因此，肛门部的手术不会造成骶中动脉的出血，但在直肠手术中，切除直肠时将直肠由骶骨前面下拉，在与尾骨分离时，切断此动脉有时会引起止血困难。

二、肛门直肠静脉

肛周静脉与动脉的分布排列类似，动静脉相伴而行。以齿线为界将肛门直肠静脉分为两个静脉丛：痔内静脉丛、痔外静脉丛。

1. 痔内静脉丛

痔内静脉丛又称直肠上静脉丛，或者痔上静脉丛，位于齿线上黏膜下层，静脉丛在直肠柱内呈囊状膨大，各膨大并以横支相连，在肛管的右前、右后、左前三个区域（截石位 3、7、11 点），因直肠上动脉供血充足，这三个部位直肠静脉丛更显著，是内痔的好发部位，临床上称之为母痔区。静脉丛汇合成 5~6 支集合静脉垂直向上，行约 8cm 的距离，穿出直肠壁形成痔上静脉（直肠上静脉），经肠系膜下静脉汇入门静脉。这些静脉无静脉瓣，穿过肌层时易受压迫，尤其排便时压迫更为明显，这也是形成内痔的因素之一。门静脉高压患者因痔上静脉回流受阻，静脉丛易怒张膨大形成痔。

2. 痔外静脉丛

痔外静脉丛又称直肠下静脉丛，或者痔下静脉丛，位于齿线下方的皮下，由肛管内壁静脉、肛周静脉、直肠壁外静脉汇集而成，沿外括约肌外缘连成一个边缘静脉干。痔外静脉丛汇集肛管里面静脉，下部入阴部内静脉，中部入髂内静脉。

在肛门附近门静脉系统与体静脉系统相通，此结构在一些疾病的发生和发展中有重要作用。当肝脏发生肝硬化而导致门静脉高压时，肛门附近的吻合支成为门－腔静脉侧支循环的通路，因此，对于肝硬化的患者，如果同时有痔疮出血，应保守谨慎处理，以防大出血的发生。此外，直肠癌也可沿门静脉系统播散，转移至腹腔和肝内，造成转移癌，而致病情加重。

第六节 肛门直肠周围淋巴系统

直肠肛门区的淋巴系统结构复杂，部位不同淋巴流向不同，对肿瘤的扩散、炎症的蔓延等有重要作用，同时若手术造成淋巴回流受阻，将造成术后恢复不良。根据肛管的淋巴流向，以齿线为界，可分上、下两组。上组在齿线上方，起于直肠和肛管上部，流入腰淋巴结；下组在齿线下方，起于肛管和肛门，流入腹股沟淋巴结。（图2-6-1）

上组淋巴组织汇集全部直肠和肛管上部的淋巴管，分为三个方向引流：向上、向两侧和向下。向上沿直肠上血管到直肠后方结肠系膜下部淋巴结，这些淋巴结在直肠上动脉分叉处或直肠与乙状结肠交界附近显著，称为直肠主要淋巴结。由此沿肠系膜下静脉向上，在左髂总血管分叉处入结肠系膜上部淋巴结，然后在腹主动脉前面和两侧入腰淋巴结。向两侧淋巴汇集到直肠下段的淋巴管内，并与肛管淋巴管吻合，沿肛提肌与直肠中动脉并行至闭孔，成闭孔淋巴结，入髂内淋巴结群，然后沿髂内血管到腰淋巴结。向下的淋巴沿肛门、肛门周围皮肤，入坐骨直肠窝内淋巴结，穿过肛提肌到髂内淋巴结。

下组淋巴组织汇集齿线以下的肛管、肛门、内外括约肌及周围的淋巴，经会阴、大腿内侧至腹股沟淋巴结群，最后汇入髂外、髂总淋巴结。

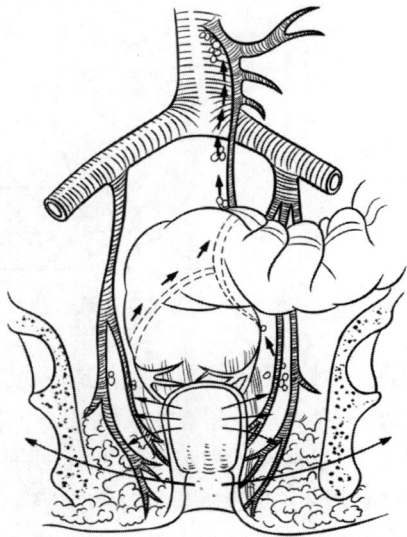

图 2-6-1 肛门直肠的淋巴回流

直肠癌可借肛周淋巴系统转移，向下可遍及坐骨直肠窝、肛门括约肌和肛门周围皮肤，向两侧扩散，侵及肛提肌、髂内淋巴结、膀胱底，男性可侵犯精囊、前列腺，女性可侵及直肠后壁、子宫颈和周围韧带。向上蔓延侵及盆腔腹膜、结肠系膜及左髂总动脉分叉处的淋巴结，即腹腔转移。因此，肛门、直肠癌根治术应注意清除腹股沟淋巴结、盆内淋巴结、直肠周围及部分结肠淋巴结。

第七节 肛门直肠神经系统

一、直肠神经

直肠的神经受交感神经和副交感神经支配，属自主神经系统。（图2-7-1）

交感神经来自骶前神经丛，该丛在主动脉分叉下前方，于直肠固有筋膜之外分为左右两支，各向下与骶部副交感神经会合，在直肠侧韧带两旁组成骨盆神经丛。交感神经的功能是抑制直肠蠕动，减少腺体分泌，使内括约肌收缩，控制排便。

副交感神经来自第2、3、4骶神经前根。在直肠两侧壁的盆内脏神经与交感神经吻合。副交感神经的功能是增强直肠蠕动，促进腺体分泌和内括约肌松弛，排出气体和粪便。

骶前神经还支配着排尿、阴茎勃起和射精，损伤后可引起阳痿等，所以肛门直肠部手术特别要注意避免损伤骶前神经。齿线以上受自主神经支配，所以直肠痛觉不敏感，故不需麻醉可进行各种检查、治疗，如各种内窥镜检查、电灼、内痔注射等。

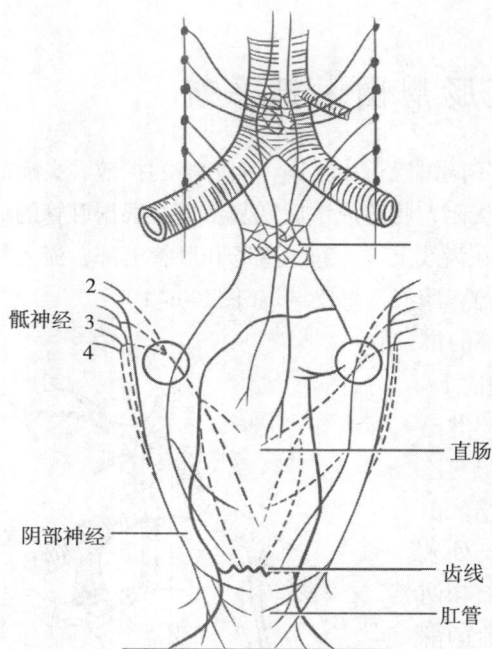

图 2-7-1　肛门直肠的神经分布

二、肛管神经

肛周的皮肤内有丰富的神经末梢，肛管的神经来源众多，痛觉、温觉、触压觉等特别敏锐，造成痛、胀、牵拉等多种神经刺激信号。肛管的神经从性质上可分为自主神经和脊神经两类。

自主神经（内脏神经）：自主神经较迟钝，故临床上称肛管黏膜部为无痛区。肛管的交感神经主要是骶前神经和交感干上的骶部神经节以及尾神经节发出的纤维，分布于肛周皮肤内的腺体和血管。交感神经的作用是抑制肠蠕动和收缩内括约肌，故骶前神经被认为是内括约肌的运动神经。肛管的副交感神经是由直肠壁内肠肌丛连续而来，形成联合纵肌神经丛，分布于肛周皮肤。黏膜下神经丛与肛周皮肤的神经丛连接，分布于肛周皮内汗腺、皮脂腺和大汗腺。副交感神经的作用是增加肠蠕动，促进分泌，并开放内括约肌。

脊神经（躯体神经）：肛管的脊神经支配共有六个来源，包括阴部神经发出的肛门神经，阴部神经发出括约肌前神经，会阴神经的肛门支，第2、3、4骶神经后支，由 S_5 与 C_0 合成的肛门尾骨神经，股后皮神经的长会阴支。在这些神经中，对肛门功能起主要作用的是肛门神经。

肛门神经由阴部神经的 S_{2-4} 后支组成，与肛门血管伴行，通过坐骨直肠窝，分布于外括约肌、肛管皮肤部和肛周皮肤。肛门神经虽主要分布在齿线以下，但齿线上方1.0~1.5cm 的黏膜区也有肛门神经分布，局部麻醉时应注意这一特点，保证进针深度，将麻醉面提高至齿线上方。由于肛门神经与尿生殖系统神经同起自阴部神经，所以肛门手术及肛门疾病容易引起反射性排尿困难或其他尿生殖系统的功能紊乱，临床上应引起重视。此外，肛门神经是外括约肌的主要运动神经，损伤后会引起肛门失禁，术中应避免损伤。（图 2-7-2）

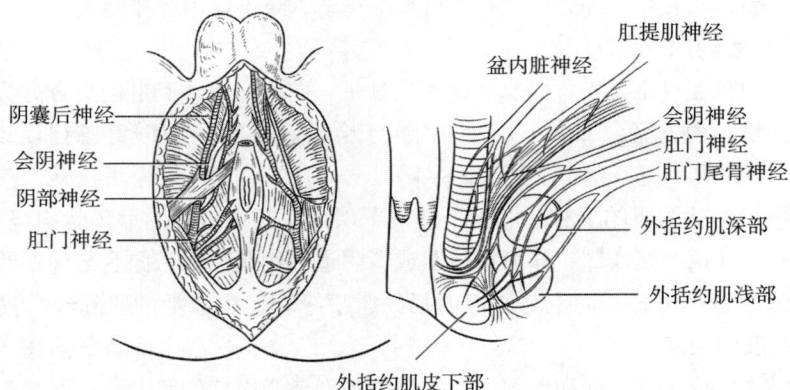

图 2-7-2　肛门部神经及其在括约肌的分布

第八节　肛门直肠部肌肉

肛门直肠部周围环绕着许多肌肉组织，参与构成盆底，起到承载腹盆内的器官、控制排便等作用，具有十分重要的生理功能。主要包括肛门外括约肌、肛门内括约肌、耻骨直肠肌、肛提肌、联合纵肌、肛管直肠环。

1.肛门内括约肌

肛门内括约肌起于肛管直肠环平面，向下到括约肌间沟，包绕肛管的上三分之二，属于平滑肌，由自主神经支配，是不随意肌，由直肠环肌延伸到肛管部分增厚变宽而形成，高度约 1.8cm，厚度约 0.5cm。肛门内括约肌的肌束呈椭圆形，连续重叠排列如覆瓦状，上部肌纤维斜向内下，中部肌纤维呈水平，下部肌纤维稍斜向上，下端形成一条环状游离缘，构成括约肌间沟的上缘，指诊可触及。（图 2-8-1）

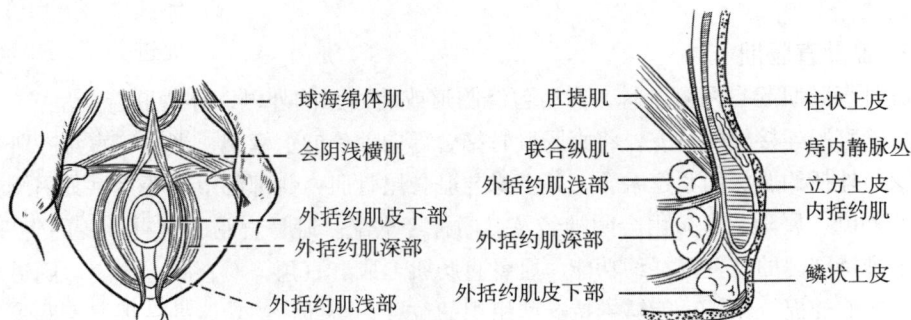

图 2-8-1　肛门内、外括约肌

肛门内括约肌的主要功能是参与排便反射。未排便时，内括约肌呈持续性不自主的收缩状态，闭合肛管，保持一定张力，蓄积粪便。当直肠内粪便达到一定量时，通过直肠内的压力感受器和齿线区的排便感受器，可反射性引起内括约肌舒张，排出粪便。排便中止时，内括约肌恢复收缩状态，使肛管迅速排空。内括约肌是消化道环肌层，属不随意肌，在受到有害刺激时容易痉挛。肛裂、肛门狭窄等都可以导致内括约肌持续痉挛，造成排便困难和剧烈疼痛，此时切断部分内括约肌可解除痉挛，且不会引起排便失禁。

2. 肛门外括约肌

肛门外括约肌起自尾骨尖背侧及肛门尾骨韧带，向前向下，到肛门后方分为两部，围绕肛管两侧到肛门前方又合二为一，再向前止于会阴。被直肠纵肌和肛提肌纤维直穿过，分为皮下部、浅部和深部三部分。（图 2-8-1）

皮下部位于内括约肌的下方，肛管下端皮下层内，肌束呈椭圆形环状围绕肛管下部，向前在会阴部与外括约肌浅部、球海绵体肌或者阴道括约肌相连，向后与外括约肌浅部肌纤维相连，未附着于尾骨，向上与肛门内括约肌下缘相连构成括约肌间沟。仅切断皮下部，不会引起肛门失禁。

外括约肌浅部位于皮下部和深部之间，呈椭圆形环绕内括约肌，向后附着于尾骨，向前附着于球海绵体肌和会阴浅横肌的中央腱缝或阴道括约肌。外括约肌浅部与尾骨相连部分形成强力的韧带，称为肛尾韧带。外括约肌浅部是外括约肌中最大最长和收缩力量最强的部分。

外括约肌深部位于浅部的外上方，环绕肛门内括约肌和直肠纵肌层，后部与耻骨直肠肌相连，界限不明显，前侧大部分肌束与耻骨尾骨肌沿直肠前壁延伸的纤维连合，构成肛管直肠肌环的前部，另有部分肌纤维交叉延伸至对侧坐骨结节。

外括约肌是随意肌，受脊神经支配，当直肠内蓄存一定量粪便、产生便意后，若无排便条件，外括约肌在大脑皮层控制下可随意地抑制排便，加强收缩，阻止粪便排出，并使直肠产生逆蠕动，将粪便推回乙状结肠，便意消失。若外括约肌受损或松弛时，这种随意自控作用就会减弱。

1980 年，Shafik 根据肌束方向、附着点和神经支配的不同，将外括约肌分为三个"U"形肌襻，即尖顶襻、中间襻和基底襻。尖顶襻是深部外括约肌与耻骨直肠肌，中间襻是外括约肌浅部，基底襻是外括约肌皮下部，当外括约肌收缩时，尖顶襻及基底襻向前牵拉肛管后壁，中间襻向后牵拉肛管前壁，使肛管紧闭。3 个环可反复蠕动收缩，排出肛管内存留的粪便。

3. 耻骨直肠肌

耻骨直肠肌起自两侧耻骨，向后包绕阴道或前列腺的外侧，环绕肛管，呈"U"型相接于肛管直肠连接处的后方，将直肠肛管结合部向前、向上牵引，形成肛直角。耻骨直肠肌下缘与外括约肌深面紧密融合，其上缘与耻骨尾骨肌内侧部的下面相接，其内侧为联合纵肌的外侧。属随意肌，由会阴神经及肛门神经支配。耻骨直肠肌具有重要的生理意义，有助于维持肛门的位置及括约功能。耻骨直肠肌形成肛直角，对直肠、尿道、阴道均起到向上、向前的提拉作用，能够维持这些组织的位置，协助括约功能的实现。若耻骨直肠肌受损或被切断，肛直角无法维持，可导致稀便、排气无法控制，严重者大便完全失禁，肛管后移，或者直肠脱垂。以往曾认为耻骨直肠肌是肛提肌的一部分，但是根据临床研究，肛提肌和耻骨直肠肌来源、神经支配、功能、形态均有明显不同，故应予以区分。

4. 肛提肌

肛提肌是构成盆底的重要肌肉，左右各一，起自骨盆两侧壁，斜行向下至两侧直肠壁下部，呈漏斗形，由第 3、4 骶神经支配。肛提肌的肌纤维方向朝向内下方，两侧肛提肌肌纤维在中线处与对侧交叉，交叉处为腱性纤维，交叉线称为肛尾缝。肛提肌由耻骨尾

骨肌、髂骨尾骨肌两部分组成。（图2-8-2）

髂骨尾骨肌起于坐骨棘的内面和白线的后部，止于尾骨，向下向后在肛尾缝处与对侧结合，附着于肛门和尾骨之间。耻骨尾骨肌起于耻骨的背面和肛提肌腱弓的前部，肌束向后下延伸，围成盆膈裂孔，绕到直肠后部中线与对侧肌束相交叉形成肛尾缝，向后止于尾骨尖。

肛提肌对于维持盆腔的功能、承托盆腔内脏、帮助排便、括约肛管有重要作用。肛提肌是构成盆底的重要肌肉，起到维持盆腔形状、承载盆腔脏器的作用。两侧同时收缩可提高盆底，并能保持肛管直肠角度，使直肠

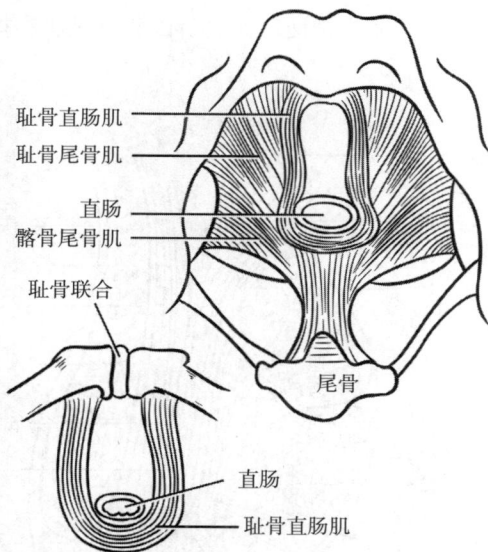

图 2-8-2　肛提肌构造

下端及肛管上端提高，随意闭合肛门。围绕直肠的肌纤维可压迫直肠，帮助排便。通过括约肌之间的肌纤维，可使肛门松弛，开始排便，排便时肛提肌收缩，压迫膀胱颈，闭合尿道，令粪便排出。同时肛提肌与直肠纵肌纤维联合，可使直肠固定，防止脱垂。

5. 联合纵肌

联合纵肌起于肛管直肠连接处，止于肛门外括约肌上方，由直肠纵肌与肛提肌的肌束在肛管上端平面汇合形成，是集平滑肌纤维、少量横纹肌纤维以及大量弹力纤维于一体的肌束。联合纵肌根据起源不同可分内侧、中间和外侧三层。内侧纵肌是直肠纵肌的延长，属平滑肌；中间纵肌是肛提肌悬带，属横纹肌；外侧纵肌是耻骨直肠肌与外括约肌深部向下的延伸，属横纹肌。三层在内括约肌下方形成中心腱，由腱分出很多纤维隔，这些纤维隔成为肛管结缔组织，将肛管的各种组织缚在一起，保持肛管位置，维持肛门功能，对排粪起重要作用。联合纵肌的肌束下降后分为三束：一束向外，行于外括约肌皮下部与浅部之间，形成间隔将坐骨直肠窝分成了深浅两部；一束向内，行于外括约肌皮下部与内括约肌下缘之间，形成肛门肌间隔，止于括约肌间沟处的皮肤，在内括约肌的内侧皮下形成肛门黏膜下肌；再一束向下，穿外括约肌皮下部，止于肛周皮肤，形成了肛门皱皮肌。

联合纵肌在临床上有重要意义。

（1）固定肛管：由于联合纵肌分布在内、外括约肌之间，属肛管各部分的中轴，似肛管的骨架一般，借助放射状纤维把内外括约肌、耻骨直肠肌和肛提肌联合等箍紧在一起，形成一个功能整体，并将其向上外方牵拉，所以就成了肛管固定的重要肌束。这些纵肌纤维，不仅能固定括约肌，而且通过肛周脂肪等附着于骨盆壁和皮肤，对防止直肠黏膜脱垂和内痔脱出有很大作用，如联合纵肌松弛或断裂，就会引起肛管外翻和黏膜脱垂。

（2）协调排便：联合纵肌在括约肌内部呈网状，与肌纤维相粘连，把内、外括约肌和肛提肌连结在一起，形成控制排便的肌群。这里联合纵肌有着协调排便的重要作用。虽然它本身对排便自控作用较小，但内、外括约肌的排便反射动作是依赖联合纵肌形成的弹性

网与括约肌一起活动的结果。当括约肌放松时，依靠弹性网的弹力作用，使得肛门张开，粪便下降，完成排便动作。所以联合纵肌在排便过程中起着统一动作、协调各部的作用。可以说是肛门肌群的枢纽。

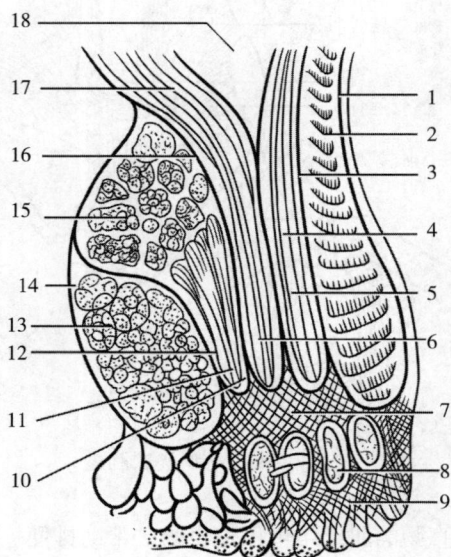

图 2-8-3　联合纵肌和肛周间隙

1. 黏膜下间隙；2. 内括约肌；4. 纵肌内层；
6. 纵肌中间层（肛门悬带）；7. 中央间隙和中央腱；
8. 外括约肌皮下部；9. 皮下间隙和皱皮肌；11. 纵肌外层；
13. 外括约肌浅部；14. 肛外侧膈；15. 外括约肌深部；
16. 坐骨直肠间隙；17. 提肌板；18. 骨盆直肠间隙；
3.5.10.12. 括约肌间隙

（3）肛周感染的蔓延：联合纵肌在分隔各肌间的同时，也在肌间形成了间隙和隔膜（图 2-8-3），这就有利于肌群的收缩和舒张运动，但也给肛周感染提供了蔓延的途径。联合纵肌之间共有四个括约肌间间隙，最内侧间隙借内括约肌的肌纤维与黏膜下间隙交通，最外侧间隙借外括约肌中间襻内经过的纤维与坐骨直肠间隙交通。内层与中间层之间的间隙向上与骨盆直肠间隙直接交通，外层与中间层之间的间隙向外上方与坐骨直肠间隙的上部交通。所有括约肌间间隙向下均汇总于中央间隙。括约肌间间隙是感染沿直肠和固有肛管蔓延的主要途径。

联合纵肌下端与外括约肌基底襻之间为中央间隙，内含中央腱。由此间隙向外通坐骨直肠间隙，向内通黏膜下间隙，向下通皮下间隙，向上通括约肌间间隙，由此进而可达骨盆直肠间隙。中央间隙与肛周感染关系极为密切。所有肛周脓肿和肛瘘，最初均起源于中央间隙的感染：先在间隙内形成中央脓肿，脓液继沿中央腱各纤维隔蔓延各处，形成不同部位的脓肿和肛瘘。中央间隙感染多数由大便过硬擦伤肛管黏膜所致。由于此处黏膜与中央腱相连，较坚硬，缺乏弹性，黏膜深面是内括约肌下缘与外括约肌基底襻之间的间隙，缺乏肌肉支持，故最易致外伤感染而累及中央间隙，感染可短期局限于该间隙内，如不及时处理，即会向四周扩散。

6. 肛门黏膜下肌

肛门黏膜下肌位于肛管黏膜与内括约肌之间，是一种含有大量弹性纤维的平滑肌组织，其中纤维成分占 62%，肌组织占 38%，1853 年由 Treitz 首先报道，故又称 Treitz 肌。关于该肌的来源问题：Fine-Lawes 认为是直肠黏膜肌层的延续；Parks 等认为，除黏膜肌层外还融汇了部分内括约肌纤维，以及穿过内括约肌而来的部分联合纵肌纤维。从发生上看，Shafik 认为黏膜下肌是肛直窦闭合而成的胚胎剩件，他命名为肛直带。该肌层厚约 0.15~0.53cm，长 0.3~0.8cm，其下界不超过栉膜下缘，通常齿线附近发育最佳。黏膜下肌的分布形式大约有以下 4 种。

（1）纤维肌组织是网状缠绕痔静脉丛，构成静脉的支持架。

（2）绕内括约肌下缘或穿其最下部肌束与联合纵肌再次连合。

（3）部分来自联合纵肌的纤维穿内括约肌直接附着于齿线以下的栉膜区皮肤。

（4）终末部纤维沿内括约肌和外括约肌皮下部的内侧下行，附着于肛周皮下，或穿入内括约肌下部肌束间，或穿入外括约肌皮下部的肌束间，形成网状，附着于肛周皮肤。

其作用是将肛管皮肤固定于内括约肌上，故 Parks 称此种纤维为"黏膜悬韧带"。悬韧带将栉膜下层分隔为上下两部：上部为黏膜下间隙，内含内痔丛；下部为肛周间隙，内含外痔丛。两部之间由韧带牵引形成一环形的痔间沟，位于白线与齿线之间。故有人主张内、外痔应以痔间沟分界较为合理。

黏膜下肌是肛管的重要支持组织，它有使排便结束后肛黏膜回缩的作用。此种作用在有些动物上表现得很明显，如马排粪时肛管黏膜几乎全部脱垂，排粪后可全部缩回。临床上，在脱垂性内痔中可发现肛管黏膜下肌有肥大或断裂现象，因此 Treitz 提出：肛管支持组织的变性，将会引起部分黏膜及黏膜下组织下移而成痔，这就是成痔的黏膜滑动学说。1982 年 Gemsenjager 在 100 例痔切除时施行 Treitz 肌保存手术，获得较好疗效。近年来，越来越多的学者主张痔手术中应尽量保存肛管黏膜下肌，并出现了一些新的术式，可以说是痔认识和治疗上的一大进步。

7. 肛管直肠环

外括约肌的深、浅二部围绕直肠纵肌及肛门内括约肌并联合耻骨直肠肌，环绕肛管直肠连接处，组成直径约 2.5cm 的肌环，称为肛管直肠环，可简称直肠环。肛管直肠环对肛门有括约作用，在直肠下端后方及两侧，是括约肛门的最重要部分，其中主要的肌肉是耻骨直肠肌和外括约肌深部。指诊时，在直肠后方及两侧可触及此环，形如绳索，后部比前部发达，前方比后方稍低。如嘱患者吸气并收缩肛门时，则更为明显。以食指伸入肛管内反复检查，可以确定其位置，并可以发现此环呈 U 形，在肛门后方明显，两侧稍差，前侧则不明显。

关于直肠环的位置，认识尚不一致。有学者认为此环居齿状线以上，亦有人认为居齿状线下至白线间。临床检查，齿状线处并无具有较强括约作用的肌环（图 2-8-4）。我们认为，由于直肠环的组成并非单一肌束，其范围可能比较宽些。但其主要组成肌束为耻骨直肠肌，故其括约作用最强处，位于齿状线以上正居肛管与直肠壶腹的交界处，亦即会阴直肠的始端，因此肛管直肠环的上缘成了"外科肛管"的上界。肛管较短者其与齿状线可能相重，或仅有较小距离。指诊时此环在后部和两侧有绳索感，如令患者缩肛，因用力反复内收肛门，故更易触知此环。环前部比后部稍低。黄乃健从临床角度将位居齿状线具有较强括约作用的区域称为直肠环区，并将此区分为三部分，即下部、中部和上部。下部即直肠环肛管面，肛管较短者此部不太明显；中部即直肠环中间的隆起部，为肛管上口的缩窄部分；上部即肛管与壶腹交会之斜坡处。

肛管直肠环有括约肛门、维持肛门功能的作用。在肛门后方外括约肌借肌纤维附于尾骨，如在后正中将其切断，断端不能缩回，两端不能分离，因而不会造成肛门失禁。而如肛管直肠环的其他部位完全被切断，则必将导致断端回缩，引起肛门失禁。因此，肛管直肠环为手术切割的警界区，对其必须有充分认识。

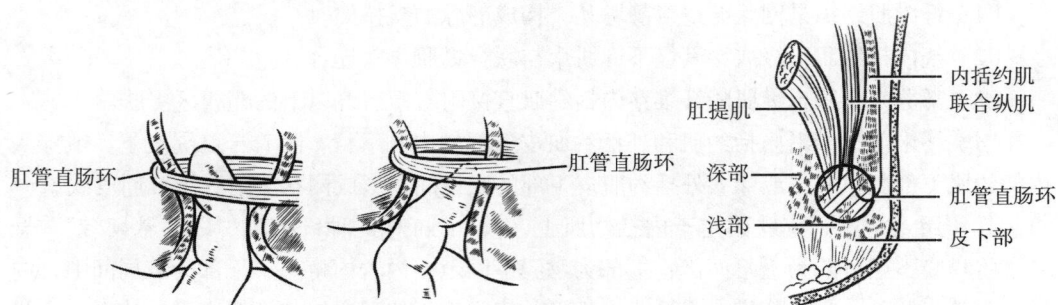

图 2-8-4　肛管直肠环

第九节　肛门直肠周围间隙

人体的组织器官之间并不是紧紧连在一起的，而是存在着一些间隔、空隙，这样才能保障器官的运动。肛门直肠周围同样存在着一些间隙以保障肛管直肠的正常活动，如排便运动。在肛提肌上方有骨盆直肠间隙和直肠后间隙等，下方有坐骨直肠间隙和肛门后间隙等。（彩图 2-9-1、彩图 2-9-2）

肛门直肠周围的间隙中充满了脂肪组织，并由很多纤维肌性隔将其分成许多小房。当发生脓性感染时，脂肪很快坏死，并通过纤维隔蔓延扩大，甚至蔓延至其他间隙；间隙中神经分布少，感觉相对迟钝，在发生感染时，患者一般无剧烈疼痛，病情不受重视，往往就医不及时，最终发展成严重的肛周脓肿和肛瘘。间隙内组织再生慢，影响病后及术后的愈合。可见肛门直肠周围间隙与肛周感染性疾病的发病有很大关系。

以肛提肌为界限，肛门直肠周围间隙可以分为两部分，肛提肌以上部分及肛提肌以下部分。

一、肛提肌上间隙

1. 膀胱前间隙

膀胱前间隙位于耻骨联合与膀胱之间。此间隙内男性有耻骨前列腺韧带，女性有耻骨膀胱韧带，该韧带是女性在耻骨后面和盆筋膜腱弓前部与膀胱颈之间相连的两条结缔组织索。此外，此间隙中还有丰富的结缔组织和静脉丛。耻骨骨折时可能在膀胱前间隙内发生血肿。如损伤膀胱前壁或尿道前列腺部时，尿液可渗入此间隙内。如间隙内有积液，可经腹壁作耻骨上正中切口，在腹膜外进行引流。

2. 直肠膀胱间隙

直肠膀胱间隙位于膀胱和直肠之间，男性分为膀胱后间隙、前列腺后间隙和直肠前间隙。女性分为膀胱宫颈间隙、膀胱阴道间隙、阴道后间隙。

3. 骨盆直肠间隙

骨盆直肠间隙位于上部直肠与骨盆之间的左右两侧。下为肛提肌，上为腹膜，前面在女性以阔韧带为界，在男性以膀胱和前列腺为界，后面是直肠侧韧带。其顶部和内侧是软组织，且此间隙位置高，处于自主神经支配区，痛觉反应不敏感，一旦感染化脓，红肿疼痛等症状均不明显，不易被发现，加之此间隙容积较大，故形成的脓液量多，若不及时引流，可以穿入直肠、膀胱或阴道，也可穿破肛提肌，进入坐骨直肠窝，造成病情加重。骨盆直肠间隙与坐骨直肠间隙无直接交通，骨盆直肠间隙感染是通过内侧纵肌和中间纵肌之间的括约肌间间隙蔓延至其他间隙的。来自骨盆直肠间隙的脓液沿括约肌间间隙先至中央间隙，再从中央间隙至坐骨直肠间隙。

4. 直肠后间隙

直肠后间隙又称骶前间隙，位于骶骨与直肠之间。前界为直肠外侧韧带，后为骶尾骨，下为盆膈，上界在骶骨岬处直接与腹腔后间隙相通，下界在盆膈上筋膜。直肠后间隙内有骶神经丛、交感干神经节以及骶中、痔中血管等。腹会阴手术中破坏了这些神经节及其与腹下丛的联系，将会引起盆腔脏器的功能失调。发生在此间隙的脓肿易于向前溃入直肠内，或向下穿破肛提肌，且此间隙上方是开放的，故发生感染，也可向腹膜后间隙扩散，造成全身感染症状，但很少向外蔓延到其他间隙。肛门直肠指诊时，在后方肠壁外侧有压痛，可触及隆起或有波动感。

二、肛提肌下间隙

1. 坐骨直肠间隙

坐骨直肠间隙即坐骨直肠窝，在肛管两侧，左右各一，呈楔形，容积约 70ml，是肛提肌以下最大的间隙。向上为盆膈下筋膜与闭孔筋膜的会合处；底部为肛门三角区的皮肤和浅筋膜；内侧为肛门外括约肌、肛提肌、尾骨肌及盆膈下筋膜；外侧为坐骨结节、闭孔肌及其筋膜；前壁为尿生殖膈；后壁为臀大肌和骶结节韧带。间隙内有脂肪组织和痔下血管、神经通过。内外两侧壁的前后端均以锐角相接，形成前后两个隐窝。前隐窝位于肛提肌与尿生殖膈之间，后隐窝在尾骨肌、骶结节韧带和臀大肌之间。左右坐骨直肠间隙的内侧壁在后方相连续，借肛管后深间隙相交通。

坐骨直肠间隙内有大量的血管及神经通过，包括括约肌神经、第 4 骶神经、第 2 和 3 骶神经的后支、阴茎背神经、阴部神经及股后皮神经的分支等。因此，在肛周手术局部麻醉时，对坐骨直肠窝间隙内组织的充分浸润就非常重要。由于坐骨直肠间隙较大，脂肪组织丰富，肛周的感染极易造成此处脓肿的形成。若积脓过多导致间隙内压力升高，脓液可穿破肛提肌，进入骨盆直肠间隙内，骨盆直肠间隙亦容积较大，而连接的两个间隙的瘘管较细，就形成了"哑铃状"脓肿。坐骨直肠间隙的脓肿还可沿联合纵肌的中央腱扩散至中央间隙，再通过中央间隙向其他间隙继续蔓延，造成病情加重。

2. 中央间隙

中央间隙位于联合纵肌下端与外括约肌皮下部之间，环绕肛管下部一周，内含中央腱。中央间隙通过中央腱的纤维隔与其他间隙相连通。中央间隙向内通往黏膜下间隙，向外通往坐骨直肠间隙，向上通往括约肌间间隙，进而与骨盆直肠间隙相通，向下通往皮下间隙。中央间隙是肛门直肠周围各间隙沟通的枢纽，与肛周感染性疾病的发病密切相关。根据肛隐窝感染的理论，肛隐窝处感染首先侵犯中央间隙，形成中央脓肿，继而脓液通过中央腱蔓延至其他间隙，引发其他间隙脓肿形成。

3. 括约肌间间隙

在内外括约肌之间，被联合纵肌的三层分为四个间隙。内括约肌与内侧纵肌之间为是内侧间隙，通过内括约肌的纤维与黏膜下间隙连通；内侧纵肌和中央纵肌之间是中内间隙，向上与骨盆直肠间隙连通；中央纵肌和外侧纵肌之间为中外间隙，向外向上与坐骨直肠间隙连通；外侧纵肌和外括约肌之间是外侧间隙，通过外括约肌浅部的纤维与坐骨直肠间隙连通。四个括约肌间间隙均向下汇入中央间隙，因此括约肌间间隙也是肛周感染扩散的重要途径。

4. 黏膜下间隙

黏膜下间隙位于肛管齿线以上，黏膜与内括约肌之间，向上与直肠的黏膜下层连续，向下止于肛管栉膜区。黏膜下间隙内有丰富的血管、淋巴及结缔组织，动静脉于此处吻合形成内痔静脉丛，同时间隙内有大量弹性纤维、结缔组织、淋巴管丛和黏膜下肌等。黏膜下间隙通过联合纵肌的纤维穿过肛门内括约肌，从而与括约肌内侧间隙相连通。此间隙与内痔的形成有密切关系，此外，若发生感染则可形成黏膜下脓肿。

5. 皮下间隙

皮下间隙位于外括约肌皮下部与肛周皮肤之间。内侧为肛缘内面，外侧是坐骨直肠窝。皮下间隙通过中央腱的纤维隔向内通往黏膜下间隙，向外通往坐骨直肠间隙，向上通往中央间隙。此间隙内有皱皮肌、外痔静脉丛、浅淋巴管和神经丛以及脂肪组织。与外痔以及皮下脓肿的形成有密切关系。

6. 肛管后浅间隙

肛管后浅间隙位于皮肤和外括约肌浅层之间，肛尾韧带的浅部。发生在此处肛管皮肤的肛裂，易引起皮下脓肿，因其上是坚固的肛尾韧带，故此处脓肿一般较局限，不易蔓延至坐骨直肠间隙及其他深部间隙。间隙内有骶神经后支的神经末梢，故对应部位肛管出现肛裂或者脓肿形成时，疼痛显著。

7. 肛管后深间隙

肛管后深间隙位于外括约肌浅层和肛提肌之间，肛尾韧带的深部，并与两侧坐骨直肠窝相通。发生在一侧的坐骨直肠窝脓肿可通过此间隙蔓延至对侧，从而形成马蹄形肛瘘。

8. 肛管前浅间隙

肛管前浅间隙位于会阴体的浅面，与肛管后浅间隙相连通，发生感染时，一般仅局限于邻近的皮下组织，不会向其他间隙扩散。

9. 肛管前深间隙

肛管前深间隙位于会阴体深面，容积比肛管后深间隙小，与两侧坐骨直肠间隙相通，但肛管前部组织更致密，故坐骨直肠窝的脓肿很少沿此间隙蔓延到对侧，临床上前马蹄型肛瘘很少见。

第十节　盆底和会阴

盆底和会阴在解剖学上是两个不同的形态概念，盆底即为盆膈（diaphragma pelvis），会阴是指盆膈以下封闭骨盆下口的全部软组织结构。盆膈是由盆底的一对肛提肌、一对尾骨肌、盆膈上筋膜和盆膈下筋膜构成的肌筋膜膈。此膈将上面的盆腔和下面的会阴分开。盆膈前部有盆膈裂孔，由会阴部的尿生殖膈将其封闭加固。尿生殖膈由尿生殖三角肌（包括会阴深横肌和尿道膜部括约肌）及其筋膜构成。通过盆膈和尿生殖膈自盆内至会阴开口于外界的结构有直肠、尿道，在女性还有阴道。盆膈和尿生殖膈封闭整个骨盆下口，是支持盆腔脏器，使之保持正常位置的重要支柱。但是从临床观点来看，盆底（Pelvic floor）的范围包括盆膈和会阴两个部分，系指封闭骨盆下口的全部软组织而言，即自盆腔腹膜以下会阴皮肤的全部肌肉筋膜层，由上而下，该层包括：①腹膜；②盆内筋膜形成的韧带组织；③盆膈；④尿生殖膈；⑤肛门外括约肌和尿生殖肌群浅层。

随着肛肠外科的发展，盆底病的病理生理学日益受到重视。盆底病是因盆底功能紊乱而显示的多种功能性疾病，目前借助于电子技术，通过排粪造影、压力测定、肌电图（EMG）、结肠运输试验以及神经刺激和酶组化（ATPase）染色等方法为盆底病的诊断提供了可靠的依据，而且对于评价这类疾病的治疗效果提供了客观指标，美国和英国等国外一些医院都设有盆底生理学实验室，专门研究盆底的基础理论与盆底功能性疾病的关系，在此基础上有形成一门新的学科即盆底外科的趋势。

（一）盆底肌

盆底肌群集中分布于直肠肛管和尿生殖器出口的周围，根据肌的位置、神经走行及其入肌形式的不同，盆底肌可分会阴肌、盆膈肌两类。盆底肌所涉及的部分肌肉在前第七节中有介绍，这里，为了使本部分的内容叙述连贯，相关肌肉在这里做进一步的叙述，相互补充。

会阴肌是环绕肛门及尿生殖口周围的肌肉，其神经起自阴部神经丛，出坐骨大孔再经坐骨小孔达坐骨直肠窝，从会阴肌的外面入肌。会阴肌可分前、后两群，后会阴肌为肛门外括约肌，前会阴肌包括球海绵体肌、坐骨海绵体肌、会阴浅横肌、会阴深横肌。

盆膈肌：支配盆膈肌的神经由其上面进入。比较解剖学上，该肌原是连结髋骨和尾骨的肌肉，包括肛提肌（髂骨尾骨肌、耻骨尾骨肌）、耻骨直肠肌、尾骨肌。

现简述如下。

1. 会阴肌

（1）后会阴肌：即肛门外括约肌，传统概念将肛门外括约肌分为皮下部、浅部和深部三层组织，实际上三者之间的绝对分界线并不是非常清楚。

皮下部：宽 0.3~0.7cm，厚 0.3~1.0cm，肌束环绕肛门呈圆形，位于皮下，触摸肛门周围皮肤时往往可以触及。皮下部肌束稍向外侧排列，与内括约肌在同一垂直平面构成肛管的下端，皮下部的上缘与肛门内括约肌下缘相邻，两者之间有联合纵肌纤维构成肌间隔穿行至肛管皮下。在皮下部前方，有部分肌纤维交叉与外括约肌浅部肌束相连续，过去的传统观念认为切断皮下部不会引起肛门失禁，但近年来有人认为女性肛门外括约肌皮下部在肛门前方和后方处与浅部无联系，如在前方切断此层可能发生肛门关闭功能减弱。

浅部：宽约 0.8~1.5cm，厚 0.5~1.5cm，位于皮下部外侧稍上方，肌束呈梭状环形包绕肛管中部，为肛门外括约肌中收缩能力最强的部分，其后部肌束附着于尾骨后外侧面，构成肛尾韧带的重要部分。

深部：宽 0.4~1.0cm，厚 0.5~1.0cm，环绕内括约肌和直肠纵肌层的外面，肌束呈圆形。深部后方肌束的上缘与耻骨直肠肌后部密切连接，其前方游离，有部分纤维交叉向外延伸与会阴深横肌连续，止于坐骨结节。深部的大部分肌束与耻骨尾骨肌联合构成肛管直肌环的前部。

（2）前会阴肌

①球海绵体肌：位于肛门前方，包围尿道球。女性的球海绵体肌亦名阴道括约肌，起于会阴中心腱，其一部分肌纤维为肛门外括约肌的直接连续，沿阴道两侧前进，环绕阴道口，覆盖前庭大腺、前庭球及阴蒂海绵体表面，抵止于阴蒂海绵体白膜及其周围的纤维组织。

②坐骨海绵体肌：成对，起于坐骨结节内面，向前内侧走行，最后肌腱抵止于阴茎海绵体下面及外侧面的白膜，女性此肌比较小，覆盖阴蒂脚的表面。

③会阴浅横肌：成对，有时一侧或双侧缺如。位于会阴皮下，起于坐骨结节，向内横行止于会阴中心腱。此肌发育与外括约肌关系密切，有时该肌是外括约肌的直接连续，有部分纤维可过正中线与对侧的会阴浅横肌、球海绵体肌相连续。女性该肌多缺如。

④会阴深横肌：成对，居会阴浅横肌的深部。起自耻骨支外侧面，肌纤维向内行与对侧来的同名肌在中线交织，附着于会阴中心。女性会阴深横肌较薄弱，个体差异显著。

2. 盆膈肌

（1）肛提肌：过去一般认为肛提肌由耻骨直肠肌、耻骨尾骨肌和髂骨骨尾管肌三部分组成，是附着于骨盆内壁的成对薄片状肌群。每片肌肉左右各一，两侧在肛管处联合成一个漏斗状盆底，承载着腹、盆腔的器官。近年来，有人提出肛提肌主要由髂尾肌和耻尾肌两部分组成，耻骨直肠肌与肛提肌在形态上有一定差别，当区别另论。耻尾肌又可分为提肌板和肛门悬带二部。

①髂尾肌：起自坐骨棘和盆筋膜腱弓（白线）的后部，其前部肌束在肛尾缝处与对侧相连，后部肌束附着于骶骨下端，正中肌束附着于肛门和尾骨之间。髂尾肌在人类中是退化性器官，一般较薄弱，甚至完全缺如，或大部分被纤维组织所代替。

②耻尾肌：是肛提肌的重要部分。起自盆筋膜腱弓的前部和耻骨体背面，两侧肌束在肛尾缝处交叉，少数纤维不交叉直接附着于尾骨尖。

耻尾肌又分为提肌板和肛门悬带二部。

a. 提肌板：分内外两部，其内侧部称提肌脚，脚的内缘呈"U"形，围成提肌裂隙，并与隙内的直肠颈借裂隙韧带相连，提肌脚的后方有肛尾缝。以往学者认为该缝是提肛肌的附着点，实际上是左右提肛肌腱纤维的交叉线，因而两侧提肌板不是独立的，而是呈"二腹肌"样，可同时收缩。肛尾缝在排便活动中起重要作用，因该缝如同"宽紧带"一样，提肌脚收缩时，它变窄拉长，结果提肌裂隙扩大，拉紧裂隙韧带，间接地开大了直肠颈内口，使直肠内粪便进入直肠颈。

b. 肛门悬带：提肌板在提肌裂隙的周缘急转向下形成垂直方向的"肌袖"，称肛门悬带，它包绕直肠颈和固有肛管，下端穿外括约肌皮下部，附着于肛周皮肤。提肌板收缩时，悬带相应地向外上方退缩，上提并扩大直肠颈和固有肛管，外括约肌皮下部也被拉至内括约肌下端的外侧，肛门张开以利排便。

提肌板、肛门悬带、提肌裂隙和裂隙韧带等总称为提肛肌复合体，对肛管的固定起重要作用。肛门悬带固定直肠颈于垂直位，而裂隙韧带提供水平方向的支持。当用力排便时，提肌板收缩，裂隙韧带紧张，密闭了提肌裂隙，防止腹内压的升高。但在慢性腹内压增加，超过了上述结构的负荷极限时，将会导致尾部过度伸展，提肌裂隙扩大，提肌板下陷，裂隙韧带松弛以及肛门悬带断裂，肛管因失去支持而发生脱垂。

肛提肌的上表面即骨盆面，膀胱与前列腺之间和子宫与阴道之间以及直肠和腹膜之间仅由筋膜（即盆膈上筋膜、脏层筋膜和腹外筋膜）所分隔。下表面即会阴部的表面形成了坐骨直肠窝的内壁和其前隐窝的上壁，两者都被盆膈下筋膜所覆盖。后界被网型组织从层骨分隔开来。两块肛提肌的内侧界被脏器出口所分隔，这个出口有尿道、阴道和直肠肛管通过。

肛提肌血供主要来源于臀下动脉、膀胱下动脉和阴部内动脉的分支。神经支配主要来自第 2、3、4 骶段分支，通常情况下，第 2、3 骶段通过阴部神经支配耻骨尾骨肌（耻骨直肠肌和耻骨阴道肌或者耻骨尿道肌），由第 3、4 骶段形成的骶丛直接分支支配坐骨尾骨肌和髂骨尾骨肌。

（2）耻骨直肠肌：耻骨直肠肌是肛门括约肌群中最重要的组成部分，对维持肛门自控起关键作用。提肛肌的耻尾部主要起自耻骨体和提肌腱弓的前部，而耻骨直肠肌则位于耻尾肌内侧部的下面，联合纵肌的外侧。其起点是耻骨联合下支背面及其邻近筋膜，向后下方行，绕过阴道或者前列腺外侧，于肛管直肠连接处的后方，左右二肌连合成"U"形，像一条坚强的吊带将肛管直肠连接部向前牵引形成肛直角，对肛门起强有力的支持固定作用。耻骨直肠肌在形态、功能和神经支配方面，均与提肛肌有显著差别，所以 Shafik 等认为它不应当是提肛肌的一部分，而应当作为独立的肛管括约肌看待。

耻骨直肠肌的作用有两个方面：一方面，它提托、支持着肛管直肠，使肛管直肠固定于一定位置和角度，对粪便下降起着机械屏障作用；另一方面，它收缩可将肛管向外向上提拉，使肛管张开，粪便排出，它舒张可使肛管闭紧，暂时使粪便蓄存，从而随意控制排便。耻骨直肠肌受损后，可使肛管直肠的成角形态变直，发生排便失禁和直肠脱垂，所以手术中不能切断耻骨直肠肌，一旦切断就会形成完全性排便失禁，失去对干、稀便和排气的控制，使肛管向后移位，出现肛门畸形，并发肛腺外溢、黏膜脱出和直肠脱垂等严重后遗症。

（3）尾骨肌：起自坐骨棘的内面，向后止于骶骨下部和尾骨前面的外侧缘。尾骨肌与骶棘韧带呈表里关系，其发育情况及抵止极不恒定，有的发育较好，有的较差，甚至以少量肌纤维混入骶棘韧带内。尾骨肌构成盆膈后部，作用是承托盆内脏器，固定骶尾骨。

另外，盆膈肌中尚存在以下小肌，予简要介绍。

（1）直肠尿道肌：直肠尿道肌亦称尿道提肌，最初由 Kohlrausch 提出，后经 Rouy 对该肌进行详细描述，并强调指出，该肌虽小但临床意义很大。直肠尿道肌为起自下部直肠纵肌层的平滑肌束，向前延伸至尿道膜部，与尿生殖膈上筋膜连接，并与膀胱外括约肌相融合。该肌跨越前列腺后间隙的底，所以它是到达直肠前列腺分裂平面的重要标志。直肠尿道肌极易与耻骨尾骨肌向前延伸至尿道和前列腺的肌纤维（直肠前肌）相混淆。

Smith 将上述的直肠尿道肌又改称肛管尿道肌，他把起自直肠纵肌层止于前列腺尖和 Denonrilliers 筋膜下面的平滑肌束，称为直肠尿道上肌。Morgan 也认为有两条直肠尿道肌，上面的一条在 Denonvilliers 筋膜后方，向前下行至前列腺体和底部。

直肠尿道肌将肛门直肠与尿生殖括约肌紧密连系在一起，因而它对术后固定有重要意义。须注意的是该肌变异较大，有时缺如。由于直肠纵肌层延伸纤维的起源和发育程度变化很大，以致造成解剖学上有上、下和外侧直肠尿道肌之称。

（2）直肠阴道肌：女性的直肠尿道肌又称直肠阴道肌，位于直肠阴道间隙的底部，肌纤维混入会阴体，不如直肠尿道肌清楚，不易辨认，无临床意义。

（3）直肠尾骨肌：为一薄而小的平滑肌束，起自直肠纵肌层，与盆膈上筋膜的反折纤维融合，止于尾骨下端和第一尾椎。亦可换句话说，此平滑肌束起自骶尾前韧带，与直肠壁的纵肌层融合。直肠尾骨肌变异很大，当排便时，它对直肠有支持作用。Courtney 根据该肌与盆膈上筋膜的纤维相连合，特称其为"髂骨直肠尾骨肌"。它组成肛提肌后间隙的顶，在直肠周围化脓性炎症时具有重要临床意义。

（二）盆底的局部结构

盆底有一些在形态和功能上具有特征性的局部结构，位于肛门直肠周围，多数为肌组织的复合体，它们在临床上有重要实用意义。

1. Minor 三角

外括约肌浅部呈梭形，其上下面由呈环形的皮下部和深部夹着，因而在浅部附着于尾骨部分形成三角形间隙，即 Minor（或 Brick）三角。该处在肛门后壁正中，适与括约肌间沟相对应。由于此三角区的存在，致使肛门后方不如前方保护严密，肛门过度扩张时易于后方裂伤。尤其是肛管后壁为隐窝炎的好发部位，持续性的炎症造成组织脆弱，易为硬便擦伤，形成肛门溃疡。溃疡底部深向三角区的凹窝内，伴有粪便杂质的贮留，外括约肌皮下部收缩可阻止其引流，以致经久不愈而成慢性炎症。此外，肛门后方由外括约肌和肛提肌双重固定于骶尾骨，较前方缺乏移动性，加之耻骨直肠肌牵引肛管上部向前，外括约肌拉肛门向后，致使直肠下部和肛管的长轴形成突向前的角度，肛管后壁凸向肠腔，因此排便时，后壁受到的碰击和摩擦力较大，易发生创伤，肛门后壁上的肛隐窝因损伤而致隐窝炎的机会也较多，因而肛周脓肿和肛瘘的原发部位，80%发生于肛管后壁。

2. 肛尾韧带

肛尾韧带是含义比较模糊的名词。外括约肌和肛提肌借其筋膜肌性或腱性板附着于尾骨和骶骨。此板可分两层，即肛提肌层和肛门肌层。此处有两个重要的临床间隙，即肛管后浅、深间隙。

肛提肌层含有下列成分：①耻骨尾骨肌的后束纤维（直肠后肌）止于尾骨前面和骶骨下部的骶前韧带；②髂骨尾骨肌纤维向内下止于尾骨；③耻骨直肠肌上缘分出少量纤维至尾骨；④肛提肌层上下面分别覆以盆膈上下筋膜。

肛门肌层含有下列成分：①外括约肌深部少量纤维，但不恒定；②外括约肌浅部止于尾骨的肌束；③后三角间隙浅层的蜂窝组织；④会阴浅筋膜和皮肤；⑤有时外括约肌皮下部有少量纤维参加。

上述两层，从临床观点分别给予两个名词，比较清楚，即将肛门肌层称为肛尾韧带，肛提肌层称为肛尾缝。两者之间为一充满疏松结缔组织的间隙，称肛管后深间隙，或后交通间隙，两侧坐骨直肠间隙经此处交通，为后蹄铁形肛瘘必经之路。

3. 尾骨体

尾骨体或称 Luschka 腺，有时常被错误地认为是肛尾韧带。尾骨体（腺）很小，直径约 3mm，位于尾骨尖的下方，可能是胚胎剩件，与骶中动脉的终末分支、嗜铬神经以及尾肠有关。在解剖学上或临床上无重要意义。它与肛管毫无关系，不可与重要的肛尾韧带相混淆。在极少见的情况下，尾骨体与此区的先天性肿瘤形成有关。

4. 会阴体

男性位于肛管与尿道球之间，女性位于肛管与阴道之间。长约 1.25cm，呈楔状，其尖向上，底向盆底，深约 3~4cm。胚胎期，该处是由两侧肛结节融合的地点，并由此将泄殖腔括约肌分为肛门部和尿生殖部。所以会阴体是来自各个方向的筋膜肌肉相互交织的结合点，也是肛门外括约肌与尿生殖肌群附着于此的固定点。参与会阴体组成的肌和筋膜，由上向下，计有：①直肠尿道肌（男）或直肠阴道肌（女）；②来自肛提肌前缘的盆膈上筋膜和提尿道肌纤维或阴道纤维（女）；③盆膈下筋膜；④三角韧带的后缘；⑤球海绵体肌、会阴浅横肌、会阴深横肌及尿道阴道的部分纤维；⑥会阴深筋膜（Buck 筋膜）的反折部；⑦ Colles 筋膜反折部；⑧肛门外括约肌和联合纵肌的纤维；⑨皮肤及皮下浅筋膜。

会阴体有加固盆底的作用，在女性此处撕裂伤可引起外括约肌收缩力降低。分离肛提肌破坏了筋膜反折部，容易发生直肠膨出、膀胱疝以及脱垂。会阴体作为到达前列腺直肠间隙的手术入路具有重要临床意义。在肛瘘或前列腺手术时，破坏会阴体将会引起肛门直肠的严重变形。

5. 横纹肌复合体（SMC）

De Vries 认为在正常情况下，外括约肌皮下纤维和深部纤维与肛提肌最下部纤维，在肛提肌前方解剖上不易区分，统称为横纹肌复合体（striatd muscle complex）。横纹肌复合体在控制排便中起着重要的作用。1983 年 Pena 的报告旨在彻底恢复横纹肌复合体完整性的"后纵入路直肠肛门成形术（PSARP）"，以治疗肛门失禁。这一手术是肛门括约肌成形术的新发展。手术要点是：①拖出的直肠应放在正中线；②必须通过横纹肌复合体的全过程；③通过复合体时形成直肠角；④直肠远端显著扩张时应行尾状整形，因为扩大的直肠不易放入整个复合体之中。

6. 肛提肌复合体（LMC）

肛提肌复合体包括提肌脚、肛尾缝、裂隙韧带、肛门悬带、提肌裂隙和提肌隧道等。

7. 肛直肠角（ARA）

肛直肠角系指耻骨直肠肌将肛管直肠交界处向前上方牵拉而成的夹角。耻骨直肠肌收缩时，肛直肠角变小，可控制排便，反之，该肌松弛时，肛直肠角增大有利于排便，故肛直肠角反映了耻骨直肠肌的活动。

（三）盆筋膜

盆筋膜是腹内筋膜的直接延续，可以简单地划分为盆筋膜壁层和盆筋膜脏层。前者主要形成了盆部肌肉的被膜，而后者形成了盆内脏器及支配其的血管和神经的被膜。闭孔内肌盆面的壁层盆筋膜分化为闭孔筋膜。在上方，它与髂骨弓状线后部相连接，并且与髂筋膜相延续。在前方，当其沿着闭孔内肌的起始线走行时，它逐渐地与髂筋膜分离，髂骨和耻骨的一部分骨外膜在它们之间跨过。盆筋膜在闭孔血管和神经的下方弓形弯曲，覆盖闭膜管并向前附着于耻骨后。在闭膜管的后方，筋膜明显地呈腱性，并且为肛提肌提供了强大的附着点。在肛提肌附着点的下方，筋膜变细并且在会阴形成了部分的坐骨直肠窝外侧壁。它与骨盆的骨膜和覆盖在梨状肌的筋膜相延续。

（四）盆膈筋膜

盆膈筋膜覆盖着盆膈的上下两面。在下方的是薄的盆膈下筋膜，它在外侧与闭孔筋膜相延续，覆盖了坐骨肛门窝的内壁，并且向下与尿道括约肌和肛门外括约肌相结合。盆膈上方的筋膜称盆膈上筋膜，在临床上通常称为盆内筋膜。在前方，盆膈上筋膜与耻骨体后方相附着，高出其下缘 0.2cm，并且向外侧伸展穿过耻骨上支，与闭孔筋膜相融合，并且沿一条不规则的线直到坐骨棘。向后方，梨状肌表面筋膜和骶尾韧带前部相延续。在内侧，其与盆膈上筋膜和脏层盆筋膜相融合。这样，在肛提肌附着处上方的闭孔内肌筋膜是由闭孔筋膜和盆膈上、下筋膜和肛提肌发出的纤维组成的。这些结构融合增厚，成为肛提肌腱弓。在其下方，在盆膈上筋膜内有盆筋膜的腱弓，它是一条自耻骨联合下部到坐骨棘下缘的白色条带（骨盆弓形腱筋膜），与外侧的膀胱固有韧带相附着。在前方，同一筋膜形成两条厚的条带，在男性为成对的耻骨前列腺韧带，在女性则称为耻骨尿道韧带。

第十一节　结肠

结肠起自盲瓣，止于直肠，全长约 130~150cm，约为小肠长度的四分之一，结肠平均直径约 7cm，较小肠更粗，且向远心端逐渐变细，到乙状结肠末端直径仅有 2cm 左右。结肠分为盲肠、升结肠、结肠肝曲、横结肠、结肠脾曲、降结肠及乙状结肠七个部分。其中横结肠及乙状结肠有肠系膜，活动范围较大，其他部分比较固定。结肠有三种特殊的解剖结构：结肠带、结肠袋、脂肪垂。结肠带是在结肠表面，由肠壁纵肌形成的三条间距相等的纵行带，每条结肠带宽度约 6cm。结肠带比结肠短 1/6，因此使结肠肠壁收缩形成了一列袋状突起，称为结肠袋。三条结肠带将结肠分成三行，在结肠外面结肠带的两侧有肠壁黏膜下脂肪聚集，形成脂肪垂，脂肪垂在乙状结肠较多并有蒂。

1. 盲肠

盲肠位于右髂凹，腹股沟韧带外侧上方，下端为膨大的盲端，左侧与回肠末端相连，向上接于升结肠，长约 6cm，宽 7cm，是结肠壁最薄、位置最表浅的部分。在盲肠与升结肠连接处有回盲瓣，其顶端内侧有阑尾，有腹膜包绕，阑尾的系膜长短不一，较长者阑尾活动度大，系膜短小者阑尾活动受限。在回肠进盲肠壁入口处有回盲瓣，回盲瓣由上下两个唇状皱襞组成，具有括约功能，既可防止大肠内容物反流进入小肠，也可控制食糜，使之不致过快地进入大肠，从而使食物在小肠内得以充分的消化和吸收。

2. 升结肠

升结肠位于盲肠和结肠肝曲之间，长约 12~20cm，由盲肠向上到肝右叶下面，下端与髂嵴相平，上端在右第 10 肋横过腋中线止。前面及两侧有腹膜遮盖，使升结肠固定于腹后壁与腹侧壁，约 1/4 的人有升结肠系膜，成为活动的升结肠，可引起盲肠停滞。有的因向下牵引肠系膜上血管蒂可将十二指肠压迫在腰椎体上，造成十二指肠横部梗阻。前方有小肠及大网膜和腹前壁。后方借疏松结缔组织与腹后壁相连，由上向下有右肾、腰背筋膜，内侧有十二指肠降部、右输尿管、精索或卵巢血管，手术分离时需注意防止损伤。升结肠的功能是推动食物的消化、吸收。

3. 结肠肝曲

结肠肝曲又称结肠右曲，是结肠经升结肠转为横结肠的部位。位于右侧第 9 和第 10 肋软骨下面，起于升结肠，在肝右叶下面与右肾下极前面之间向下向前，然后向左与横结肠连接，有腹膜遮盖，内侧前方有胆囊底，内侧后方有十二指肠降部及右肾，因紧靠胆囊，胆结石可穿破胆囊到结肠内。肝曲比脾曲位置较低也浅，也不如脾曲固定。当结肠肝曲由肝前间隙或肝后间隙进入肝脏与膈之间，可引起右季肋部隐痛、腹胀甚至消化道梗阻等症状，称为间位结肠综合征，也称为 Chilaiditi 综合征。

4. 横结肠

横结肠是结肠肝曲和脾曲之间的部分，位于胃大弯下方，长约 40~50cm，两端固定，中间凸向前下方，有腹膜完全包绕，并有较长的横结肠系膜，是结肠最长、活动度最大的部分，有时甚至可降至盆腔。横结肠上方有胃结肠韧带连于胃大弯，下方续连大网膜。横结肠系膜根部与十二指肠下部、十二指肠空肠曲和胰腺关系密切，在胃、十二指肠及胰腺等手术时，应注意防止损伤横结肠系膜内的结肠中动脉，以免造成横结肠的缺血坏死。分离横结肠右半部时，应防止损伤十二指肠和胰腺。女性横结肠位置较低，容易受盆腔内炎症侵犯而与盆腔器官粘连。

5. 结肠脾曲

结肠脾曲是横结肠末端与降结肠连接的部分。脾曲位置高而深，是结肠最固定的部分，手术分离困难。除其后面与胰腺尾连接处以外，都有腹膜遮盖。前方有胃体及肝左叶的一部分，后与左肾及胰腺尾相连。脾结肠韧带为三角形，在脾曲外侧，向上向内与膈肌相连。韧带内有少数血管，如横结肠远段和降结肠近段有病变时，韧带内血管常增多。游离脾曲时，应先结扎、切断胃结肠韧带，再分离降结肠，将左半横结肠牵紧即可看清脾结肠韧带，结扎切断，以免损伤脾脏。由于横结肠过长、下垂，脾曲部解剖位置过高，弯曲角度太小、太急而导致肠腔狭窄，使肠内气体或粪便积滞，称为脾曲综合征。

6. 降结肠

降结肠是由脾曲到髂嵴的一段结肠，上与横结肠相接，下与乙状结肠相连，长约 20cm，由起点向下向内，横过左肾下极，然后垂直向下到髂嵴。前面及两侧有腹膜遮盖，有的有降结肠系膜。后方借疏松结缔组织与左肾下外侧、腹横肌腱膜起点及腰方肌相接触，有股神经、精索或卵巢血管及髂外血管。内侧有左输尿管，前方有小肠。

7. 乙状结肠

乙状结肠是降结肠与直肠之间的一段结肠，因肠管呈"乙"字形弯曲而得名。位于盆腔内，起于降结肠下端，向下在第 3 骶椎前方，正中线左侧，止于直肠上端。乙状结肠的长度变化范围很大，平均约 25~40cm，短者 10~13cm，长者甚至达到 80cm 左右。乙状结肠分上下两段，上段较短，位于左髂凹内，常无系膜，比较固定，又叫髂结肠，在髂肌前面向下，平髂前上棘转向内，与腹股沟韧带平行，到盆缘与下段盆结肠相连。下段较长，又称盆结肠，在髂结肠与直肠之间。

乙状结肠系膜多较长，活动度大，有时可发生肠扭转。乙状结肠的脂肪垂多而明显。腹膜包绕全部乙状结肠，并形成乙状结肠系膜。系膜在肠中部较长，向两端逐渐变短并在两端消失，因此乙状结肠两端在降结肠与直肠连接处固定，中部活动范围较大。乙状结肠系膜呈扇形，根部斜行附着于盆腔，有升降两部。升部由左腰大肌内缘横过左侧输尿管及左髂外动脉，向上向内至正中线，然后在髂骨前方垂直向下，成为降部，止于第3骶椎前面。乙状结肠前方与膀胱或子宫之间有小肠，后有骶骨，左侧输尿管由其后方经过，手术时应避免损伤。

一、结肠动脉

结肠的血液供应主要来自肠系膜上动脉和肠系膜下动脉。其中右半结肠的动脉由肠系膜上动脉而来，有结肠中动脉、结肠右动脉和回结肠动脉。左半结肠的动脉由肠系膜下动脉而来，有结肠左动脉和乙状结肠动脉。另外还有边缘动脉和终末动脉。

1. 右半结肠的动脉

（1）结肠中动脉：在胰腺下方自肠系膜上动脉分出，在横结肠缘附近分出左右两支，分布于横结肠右三分之一，并分别与左、右结肠动脉吻合。约有3%的人无结肠中动脉，横结肠由左、右结肠动脉的分支供血；另有10%的人有副结肠中动脉，发自肠系膜上动脉的左侧壁和肠系膜下动脉，偏左侧进入横结肠系膜内，供应横结肠左半部及结肠脾曲的血液。

（2）结肠右动脉：在结肠中动脉起点下方1~3cm处，起于肠系膜上动脉，在腹膜后、右肾下方，向右行，横过下腔静脉、右精索或卵巢血管及右输尿管，分成升降两支。升支多与结肠中动脉的右支吻合，降支与回结肠动脉升支吻合。整个右动脉供给升结肠和脾曲。

（3）回结肠动脉：为肠系膜上动脉的终末支，在结肠右动脉稍下方发出，在十二指肠横部下方腹膜后，向下向右分成升降两支，升支与结肠右动脉降支吻合，降支到回盲部分成前后二支，与肠系膜上动脉的回肠支吻合。回结肠动脉供给回肠末端、盲肠和升结肠下段血液。

2. 左半结肠的动脉

（1）结肠左动脉：在十二指肠下方，从肠系膜下动脉左侧发出，在腹膜后向上向外，横过精索或卵巢血管、左输尿管和腰大肌前方走向脾曲，分成升降两支。升支在左肾前方进入横结肠系膜，与中结肠动脉左支吻合，分布于脾曲、横结肠末端；降支下行与乙状结肠动脉吻合，沿途分支，分布于降结肠和脾曲。

（2）乙状结肠动脉：数目不定，约2~6条，一般分第一、二、三乙状结肠动脉，其起点也不一致。有的是单一的动脉，起于肠系膜下动脉，分成数支，有的每支分别起于肠系膜下动脉，有的第一乙状结肠动脉起于结肠左动脉。在乙状结肠系膜内向下向左，互相吻合，形成动脉弓和边缘动脉。在上部与结肠左动脉降支吻合，在最下部与直肠上动脉之间无边缘动脉连接，但在此区内动脉吻合丰富。乙状结肠动脉主要供给乙状结肠。

3. 边缘动脉和终末动脉

供应结肠血液的各动脉之间在结肠内缘相互吻合，形成一动脉弓，此弓即结肠边缘动脉。如边缘动脉完好，在肠系膜下动脉由主动脉起点结扎切断，仍能维持左半结肠血液供应。这种吻合可由单一动脉连接，或由一、二级动脉弓连接，对结肠切除有重要关系。但其保持侧支循环大小和距离不同，有的在结肠中动脉与结肠左动脉之间缺乏吻合，有的在结肠右动脉与回结肠动脉之间缺乏吻合。因此结肠切除时，应注意检查边缘动脉分布情况、结肠断端血循环是否充足。终末动脉是由边缘动脉分出的长短不同的小动脉，与结肠垂直到肠壁。其短支由边缘动脉或由长支分出，分布于近系膜侧的肠壁。长支由边缘动脉而来，在浆膜与肌层之间，到结肠带下方，穿过肌层，分布于黏膜下层，与对侧长支吻合，脂肪垂根部常有终末动脉，切除时不可牵拉动脉，以免损伤。

二、结肠静脉

结肠的静脉属门静脉系统，结肠壁内静脉丛汇集成小静脉，在肠系膜缘合成较长静脉，与结肠动脉并行，成为与结肠动脉相应的静脉。分布在右半结肠的静脉有结肠中静脉、结肠右静脉和回结肠静脉。这些静脉与同名动脉伴行，合成肠系膜上静脉，入门静脉。左半结肠静脉经过乙状结肠静脉和结肠左静脉，入肠系膜下静脉，在肠系膜下动脉外侧向上，到十二指肠空肠曲外侧转向右，经过胰腺右方，入脾静脉，最后入门静脉。

三、结肠淋巴组织

结肠的淋巴组织分布不均匀，以回盲部最多，乙状结肠次之，肝曲和脾曲较少，降结肠最少。结肠的淋巴由壁内淋巴结、结肠上淋巴结、结肠旁淋巴结、中间淋巴结、主结肠淋巴结五部分组成。肠壁的淋巴经过这五部分逐级引流，最后汇入肠系膜上淋巴结，再经肠干汇入乳糜池。同级淋巴结之间和不同级淋巴结之间都可能存在直接通路，所以结肠癌患者可发生跳跃性转移或逆向播散。

四、结肠的神经

结肠主要由肠系膜上、下神经丛支配，它们所含的交感神经纤维来自腰交感神经节，分布于全部结肠。迷走神经纤维仅分布于结肠脾曲以上的结肠，降结肠和乙状结肠则由骶2~4脊髓节的副交感神经分布。支配结肠的交感和副交感神经属自主神经系统。交感神经作用使腹腔内脏血管收缩，抑制结肠平滑肌和腺体分泌。副交感神经作用促进结肠平滑肌活动和腺体分泌。两类神经相互作用，相互协调。

第三章 大肠肛门生理病理学

第一节 大肠肛门生理学

西医学研究认为，大肠肛门对于保持人体正常生理功能及正常的内环境起着重要作用。大肠肛门具有以下基本生理功能：肠内菌群对摄入物质的分解代谢，水和电解质的吸收，黏液和电解质的分泌，储存粪便及排出粪便。

一、大肠的消化

人的正常消化作用是在胃和小肠中进行，主要是各种酶的消化作用，大肠不分泌消化酶，无消化作用，但大肠有细菌的存在，使大肠间接获得了特殊的消化功能。

健康人群中，结肠内环境呈中性或弱碱性，适合细菌生存，故细菌大量繁殖。由于结肠内缺氧，因此细菌以厌氧菌为主。肠道内细菌的总重量可达 1~1.5kg，其中大肠埃希菌占 70%，厌氧杆菌占 20%，此外还有链球菌、变形杆菌、葡萄球菌、乳酸杆菌、芽孢和酵母，也有少量的病原微生物和螺旋体。肠道细菌可合成多种对机体重要的物质：①维生素类，肠细菌如双歧杆菌、乳酸杆菌等消化纤维素合成多种人体生长发育必需的维生素，如B 族维生素（维生素 B_1、B_2、B_3、B_5、B_6、B_{12}）、维生素 K 等；②必需氨基酸，利用蛋白质残渣合成必需氨基酸，如天门冬氨酸、苯丙氨酸、缬氨酸和苏氨酸等，并参与糖类和蛋白质的代谢，同时还能促进铁、镁、锌等矿物元素的吸收。

这些营养物质对人类健康有着重要作用，如食物中缺乏维生素，则结肠内合成的维生素可予以补偿。但因细菌作用也形成吲哚、粪臭素、硫化氢等有害物质，使粪便具有臭味，如果长期大量使用广谱抗生素，造成肠道菌群失调，可导致维生素合成、吸收不良，引起 B 族维生素和维生素 K 的缺乏。

人体结肠内约含有 100ml 气体，约 60%~70% 的结肠内气体是经口吞入空气的残余，其余则为正常细菌发酵的产物。正常成人每天一共有约 1000ml 的气体排出体外。如果大肠发生梗阻或运动停滞，则很快发生肠内气体积存而引发气胀。由于大肠细菌发酵产生的气体中含有氢气及甲烷，他们为易爆气体。据文献报道，未经肠道准备经纤维结肠镜作电灼等操作可引发致命的爆炸事故；若术前行肠道准备，则结肠内无爆炸性气体；若在电切前吸净肠段内的气体，或再注入一些 CO_2，则更安全。

二、大肠的吸收

结肠的主要功能是吸收水分和电解质、储存粪便，主要吸收钠及少量钾、氯、尿素、葡萄糖、氨基酸和胆酸等物质，但不能吸收蛋白质和脂肪。大肠有一定的吸收功能，但各部位吸收能力大小不一，以右半结肠的吸收能力最大，其余依次为横结肠、降结肠，吸收能力逐渐减弱，直肠几乎没有吸收功能。

大肠对水分的吸收能力次于小肠，据研究，成人每天约有800~1000ml液体进入大肠，其中仅有150ml左右随粪便排出。大肠以被动的方式吸收水分，肠道与肠壁之间的渗透压是大肠吸收水分的主要动力。当壁细胞吸收钠、氯离子后，肠黏膜细胞间隙组织液渗透压升高，与肠腔形成渗透梯度，使水分从肠腔透过黏膜被吸收入肠道组织细胞。如结肠功能发生紊乱，如溃疡性结肠炎则可影响吸收，使水钠排出增多，发生腹泻。

大肠对钠的吸收为主动过程，结肠黏膜上的钠泵可以将细胞内的钠离子泵出细胞外，使细胞内的钠离子浓度下降，造成肠腔与细胞内钠离子浓度出现较大梯度，从而使钠被主动吸收。大肠对氯的吸收也是主动吸收，逆着浓度梯度和电位梯度把肠腔的氯离子运到血液中。直肠癌全盆腔清除时，如以乙状结肠代膀胱，术后尿液中排出的氯在乙状结肠可再吸收，故可引起高氯性酸中毒。

镁的吸收主要在小肠，醛固酮可减少肠道对镁的吸收，增加尿中镁的排出，相反，维生素D可使肠道对镁的吸收增加。钙以离子的形式才能被人体吸收，肠黏膜上有钙结合蛋白，通过钠-钙交换进入细胞及血液。

大肠对氨及胆汁酸的吸收也对人体具有重要意义。大肠是氨产生的主要场所，大肠中残留的蛋白质和其他含氮物质，经肠道细菌分解，最终生成氨，大部分被结肠吸收，进入肝脏合成尿素，然后参与蛋白质的合成或经汗液、尿液排出体外。大肠也是肠-肝循环的重要组成部分，肝脏分泌的胆汁进入肠腔后大部分在回肠吸收，剩余的从粪便排出。被吸收的胆汁酸经门静脉入肝，重新组合成胆汁酸，再排入小肠，这个过程称为胆汁酸的肠-肝循环。（图3-1-1）

三、大肠的分泌

大肠黏膜内有杯状细胞，均具有分泌功能。分泌的碱性液体具有保护大肠黏膜、润滑大便、有助于排便的作用。直肠内杯状细胞较多，分泌黏液量也多，结肠远段分泌黏液更多。如炎症、化学刺激和机械性刺激，都可导致黏液分泌增加。如直肠绒毛乳头状瘤、多发性息肉，常排出大量黏液。由于大肠以HCO_3^-和Cl^-交换扩散的方式进行分泌，故大肠液呈碱性。食物残渣在肠道细菌的作用下发酵，产生酸性物质，肠液与其中和，使得粪便表面可维持中性，以保护肠黏膜，避免过酸、过碱对肠道刺激。大肠黏液中有丰富的黏液蛋白，它既能润滑粪便，使粪便易于下行，保护肠壁免受机械损伤，又能隔离细菌的侵蚀，起到保护肠黏膜的作用。大肠的分泌主要是由食物残渣对肠壁的机械性或

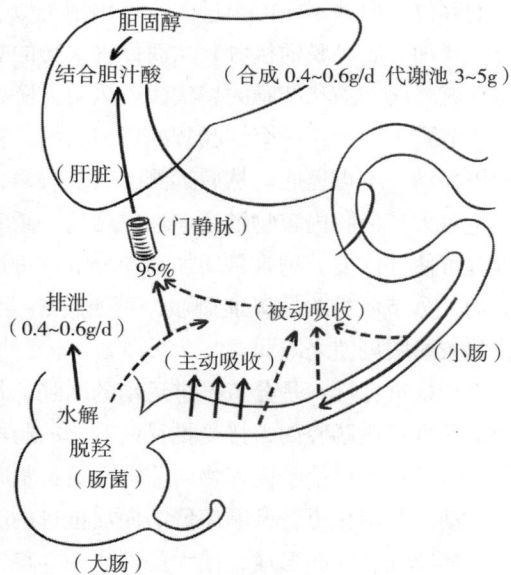

图3-1-1　胆汁酸的肠-肝循环示意图

化学性刺激引起，这种作用是通过局部反射来完成的，与外来神经无关。副交感神经兴奋，大肠分泌黏液增加，同时大肠蠕动增强，血流量增加；交感神经兴奋则引起相反的变化，大肠分泌减少，运动减弱，血管收缩使血流量减少。因此，人在情绪改变时，会出现排便次数和粪便内容物的相应改变。

近年来研究发现，大肠的分泌活动可能与胃肠激素有关。肠黏膜中含有较高浓度的血管活性肽，能刺激大肠分泌，调节肠腔水、电解质的转运。黏膜中的前列腺素与结肠中水和电解质的转运变化有关，前列腺素可能是引起结肠分泌的中介。所以，抑制前列腺素合成的药物能有效地治疗溃疡性结肠炎。

四、大肠的运动与排便

1. 运动

大肠的运动依赖大肠肌肉的活动来完成，具有独特的运动方式和特点。大肠的运动形式有：袋状往返运动、分节推进运动、多袋推进运动、蠕动和集团推进运动五种。这些运动的作用主要是对结肠内容物进行搅拌和缓慢地搓揉，或将肠内容物向肛门方向推移。这些运动的频率根据人体的生理情况而不同。空腹时，袋状往返运动产生频率较高，而餐后或副交感神经兴奋时，分节推进运动、多袋推进运动和蠕动产生的频率增加。

袋状往返运动：由大肠壁的环肌无规律的收缩引起，使肠壁各个不同部位的黏膜向肠腔褶皱，肠壁形成袋样外观，称为结肠袋。它的主要作用是使肠腔内容物向两个方向做短距离的移位，但并不向前推进。这种作用类似于缓慢地搓揉，能促进肠腔内容物互相均匀混合，增加与肠黏膜的接触，从而促进大肠的吸收作用。当进食或副交感神经兴奋时，这种运动就减弱。乙状结肠的袋状往返运动可使粪便形成卵圆形。

分节推进运动：一个结肠袋的肌肉收缩，将袋内的肠内容物推入下一段肠内，并继续向远段移动，不再返回。然后远侧结肠袋收缩，将肠内容物挤向远侧和近侧，但推进远侧的力量较大，使肠内容物继续向远侧移动。睡眠时，分节推进运动立即减少或消失，散步和进食可使其恢复。进食是增加结肠分节推进运动的主要生理性刺激，进食可立即引起分节运动。分节收缩为胆碱能刺激，可通过 5- 羟色胺、前列腺素 E 和摄食而增强，而阿托品、儿茶酚胺可使之减弱。

多袋推进运动：是分节推进运动的增强，相邻多个结肠段同时发生袋状收缩，将肠内容物推移到下段肠腔内，接受推移内容物的肠段也以同样的方式进行收缩，称为多袋推进运动。这种运动可使肠内容物向前进行更长距离的推移。

蠕动：是消化道管壁顺序舒缩向前推进的一系列波形运动，由大肠的纵行肌和环形肌协调、连续性收缩而形成，使大肠形成一些稳定向前的肠壁收缩波，将肠内容物不断推向前进。蠕动的特点是，肠段受到充胀时，纵行肌首先收缩，接着是环形肌收缩，这样就形成了舒张在前、收缩在后的蠕动波。蠕动常从肝曲开始，正常的结肠内容物向肛门端推进的速度平均为8cm/h，进食后可增至10cm/h。降结肠的内容物比较干燥，故蠕动比较明显。

集团推进运动：是起自横结肠，由胃肠反射引起的行进速度快、推进距离长、收缩强烈的运动，每天发生约 3~4 次。通常见于进食后，因胃充盈食物所引发胃结肠反射，当谈论、联想食物或排便相关事情时，也会引发。集团推进运动可使肠内容物迅速进入乙状结肠和直肠，从而引起排便感。纤维素可以促进集团推进运动，从而使大便顺利、通畅，膳食中适量的纤维素有助于大肠正常运动。此外，睡眠时集团推进运动消失，因此，长期卧床患者易出现便秘。

2. 排便

排便是人体内部错综复杂而协调动作的结果，是由多个系统参与的，既协调又准确的生理反射功能，包括不随意和随意可控制的活动，良好的排便功能是由感觉、运动和反射共同完成的。排便反射弧包括感受器、传入神经、神经中枢、传出神经和效应器。平时粪便储存于乙状结肠内，直肠内无粪便，当结肠出现蠕动时，粪便下行至直肠，使直肠扩张，刺激感受器而引发便意。如粪便稠度正常，肛门节制功能和本体感受作用以及反射功能正常时，排便活动先由胃结肠反射引起，或由习惯，如起床时或食物通过幽门等引起。粪便进入直肠，使直肠扩张，刺激直肠下部肠壁内和肛管直肠连接处的感受器，感受会阴深处或骶尾部沉重，引起冲动，有排便感。

这种冲动沿内脏传入神经、骶副交感纤维，经过后根到脊髓。脊髓内排便中枢在第1对腰椎体脊髓圆锥内。冲动沿脊髓丘脑前束和侧束向上到下丘脑内大脑皮层感觉区，再向前止于额叶扣带回和额叶眶部的运动前区。在此可以识别是否需要排便。正常情况下，排便反射是在大脑皮层的控制下进行的。直肠的充胀刺激引起的传入冲动，同时还上传到大脑皮层的高级中枢，并引起便意。在大脑皮层高级中枢的参与下，其下传冲动一方面可以加强骶髓排便中枢的活动，另一方面还可以使一些骨骼肌如腹肌、膈肌等的收缩加强，腹内压增强，促进排便。但如果这时环境情况不允许，大脑皮层下传的冲动可以抑制骶髓排便中枢的活动，使括约肌的收缩增强，结肠稍为宽息，排便暂时受到控制。病理情况下，如中枢神经系统损伤，骶髓排便中枢与大肠的神经联系被离断以后，排便动作虽然仍可发生，但变为无力而不完全，而且不受意识的控制。

结肠蠕动，结肠各部收缩，将粪便由横结肠推入左半结肠，进入直肠，使直肠扩张、内括约肌松弛、外括约肌收缩。粪便在直肠内蓄积到足够数量，一般约150~200ml，产生5.9~6.6kPa（45~50mmHg）的压力时，则开始排便。直肠收缩，外括约肌松弛，肛提肌收缩将括约肌向外牵拉，并向粪块上方牵拉，肛管直肠角度加大，使粪便通过肛管。在排便过程中，还有全身辅助作用。即先深呼吸，然后紧闭声门，增加胸腔内压力，膈肌收缩下降，腹部肌肉收缩，弯曲两臂，夹紧腹壁，增加腹内压力，压迫乙状结肠，使粪便继续进入直肠，帮助排便。然后腹肌松弛，肛门括约肌收缩，夹断一节粪便。因粪便重量自然下落，然后肛管再次闭合，肛门皱襞肌收缩清除剥离留在肛门周围的粪渣。粪便排出后，内括约肌松弛，肛门周围皮肤皱褶变浅，又可清除皮肤皱襞内存留的粪渣。一次排便完毕后，可再开始另一排便活动。正常的排便时可排空乙状结肠、降结肠、结肠脾区或更上部的结肠。

排便次数因人而异，一般每日排便1次。健康人群中，有些人每餐后排便1次，也有的每周排便1次，且都不感到排便困难，另外排便后都有舒适和愉快的感觉，因此，不能只按排便次数多少确定便秘。腹泻和排便规律的改变应按个人排便习惯来确定。例如出现便秘症状，同时伴有精神抑郁、烦躁、头痛、食欲缺乏、恶心、舌苔厚、腹胀和下坠感时，才可认为是便秘。

如有排便感觉时而不去排便，可随意使肛门外括约肌收缩，制止粪便排出。外括约肌收缩力比内括约肌收缩力大30%~60%，因而经过短时间制止粪便由肛门流出，直肠内粪便又可返回乙状结肠或降结肠内，排便感觉则可暂时消失。如果屡次不去排便，可使排便感觉失灵，有时可引起便秘。因此有便时，应即刻去排便，养成习惯，以防便秘。排便感觉是由各种冲动而引发的，有精神的、机体的，也有由外来对直肠壁压力引起的假性排便感觉，如前列腺肿瘤、膀胱结石、分娩时胎儿压迫直肠、直肠肿瘤、外痔、局部炎症，均可刺激性引起假性排便感觉。

粪便节制现象有两种：①储存器节制作用，或称为结肠节制；②括约肌节制作用。左侧结肠能蓄积一定的粪便，如超过某一数量时，可刺激结肠，使粪便进入直肠。括约肌节制作用即是肛门括约肌抵抗结肠蠕动向前推进力的作用。括约肌收缩力必须胜过结肠推进力量，才有节制作用，否则出现肛门失禁现象。当结肠切除后，回肠与直肠吻合，括约肌虽然完整，但因上方推进力太大，节制作用不良可有肛门失禁现象。

直肠与内括约肌之间、直肠与肛门外括约肌之间都有神经反射作用存在。肛门括约肌随意收缩，对结肠收缩无直接作用。外括约肌反射与大脑皮层有密切联系。脊髓损伤患者，外括约肌收缩力可以保留 40%~80%，但稀便不能节制，干粪则会便秘。排粪时肛门张开，并不是外括约肌失去紧张力的真正松弛，而是由上方向下的推进力使有紧张力的肌纤维扩张，同时再加以内括约肌反射功能的作用而致。如外括约肌无紧张力时，即可发生肛门失禁。因此排粪也是一种抵抗外括约肌紧张力的作用力。

若想保持完好的节制作用，必须保留齿线以上 4~7cm 的一段直肠，因为此区域内的本体感觉感受器可引起内括约肌反射功能作用。如将这一段直肠切除，手术后可发生肛门失禁，必须等结肠节制功能形成后肛门失禁才可好转。只保留外括约肌及其运动神经，不能保证节制作用。如切除时保留直肠远段不足时，也不能引起反射冲动，使外括约肌增加紧张力。因而常在无排粪感时粪便即自行流出。如在会阴部或直肠手术时损伤肛门神经，虽然肛门括约肌完整，但可发生暂时失禁现象。肛门瘙痒症作皮下切除手术时，因失去自体感觉，亦可发生暂时肛门失禁，有时需数月后方可恢复。

肛管和直肠连接形成的角度，有时比直角还小。因此直肠内存积粪便，不达到相当数量，不能压迫齿线引起排粪反射。肛提肌的耻骨直肠部常向上向前牵拉肠管上部，以增加肛管和直肠所形成的角度。如手术时在肛门后方切开过深或因其他原因改变这一角度，使直肠与肛管成一垂直管状，破坏了直肠的容器作用，可造成肛门失禁。

第二节　大肠肛门病理学

大肛肠门疾病的发生是多种因素造成的，归纳起来可分为内因、外因两大类。内因有解剖、遗传、胚胎发育异常等因素，外因有不良的排便习惯、排便异常、慢性疾病、饮食及职业因素。而发病机制则各有特点，有解剖变异、炎症病变、病理增生、肠道动力改变及免疫、内分泌与神经功能障碍等诸多因素。

一、先天畸形

（一）结直肠憩室病

结直肠憩室病（diverticulosis of the colon and rectum）是指结直肠壁存在缺损而导致的临床结果，结直肠黏膜和黏膜下组织穿过肌层到达浆膜并疝出肠壁。病变可散在分布于整个结肠，亦可局限于左半结肠的某一段，乙状结肠是最常见的发病部位。

结直肠憩室病在西方国家较为多见，且发病率与年龄因素关系密切。40 岁以上者发病率为 10%，60 岁以上高达 50%，80% 岁人群中高达 65%，尸体解剖和放射学检查统计说明，结直肠憩室病在西方发达国家发病率为 10%。亚洲发病率较低，约为 1%，我国乙状结肠憩室最常见，约占 95%，盲肠与升结肠憩室较少。患有结肠憩室病的患者当中，大多数人缺少临床症状，有 4%~5% 患者可出现明显的临床症状，1%~2% 的患者需住院治疗，0.5% 患者需手术治疗。

结直肠憩室病一般常见于乙状结肠，大多数为假性憩室，真性憩室较罕见。结肠憩室的数量可以从单个至数百个不等。直径大小也不一样，可以小至数毫米，也可大至数厘米。较小的憩室多为球形开口宽；较大者呈烧瓶形状，颈部窄。结肠在解剖上因肠壁纵行肌不完全覆盖结肠，形成 3 条纵行的结肠带。1 条结肠带在肠系膜附着处，另 2 条在对系膜的两侧。因此，在结肠壁上形成 2 个缺少纵行肌的区域。其中结肠系膜带的两侧是憩室好发的部位。结肠的血管内膜系两叶之间进入肠管后分别为两支，然后分别穿过环形肌进入到黏膜下。血管穿过肠壁环肌部位就构成了肠壁的薄弱环节，当肠腔内压升高时，黏膜容易在此部位疝出形成憩室。在结肠对系膜缘部位仅有最小的血管穿过肠壁，所以发生憩室的机会较少。在憩室形成的早期，憩室小，开口大，肠内容物容易自由进出。憩室的平均直径为 0.5~1cm。憩室平均直径在 0.5~1cm。呈球形或锥形，其结果使粪便嵌顿于憩室内，形成粪团块。

结肠黏膜的疝出形成憩室至少需要两个因素：① 肠壁的一处或多处出现薄弱或缺损；② 肠壁与腹腔存在着压力差。

（1）肠腔内压力增高：腔内压力增高是憩室形成的重要因素。慢性便秘、肠痉挛、低纤维少渣饮食等都可增加结肠内压力，是促成发病的因素，其中饮食习惯被认为是重要的因素。

（2）肠壁的异常：结肠憩室形成的主要部位是环形肌层上血管穿过之处所形成的裂隙。目前认为与肠壁肌层中弹力蛋白的持续降解有关。

（3）运动能力异常：结肠壁肌间神经丛发生变化，导致神经肌肉运动不协调，使正常蠕动的收缩和松弛顺序发生紊乱。肌层异常和持续的痉挛，使得肠肌肥厚和肠腔压力增高，肠管痉挛使局部肠腔压力进一步升高。

（4）肥胖：肥胖者脂肪沉淀在肠壁肌间，削弱了肠壁强度，从而使黏膜更易疝出。

当结直肠憩室发生了憩室炎、憩室出血、穿孔、瘘管形成及肠梗阻等一系列并发症时，可出现各种临床症状。结肠憩室的炎症通常发生在狭窄的颈部，憩室腔内容物排出不畅。粪便内细菌进一步繁殖造成炎症、积脓、出血和穿孔。患者常主诉突发的左侧或右侧腹痛，多为持续性疼痛。如为盲肠憩室炎，常因与急性阑尾炎不易区别而误诊。部分憩室炎可形成结肠膀胱瘘，其次是结肠阴道瘘与结肠小肠瘘等。憩室炎急性发作期因严重的憩室周围炎或结肠壁炎症、结肠管壁纤维化、肥厚缩窄成管状，可引起结肠部分性或完全性梗阻。临床上注意与结肠肿瘤、克罗恩病、溃疡性结肠炎、阑尾炎及缺血性结肠炎相鉴别。

（二）结直肠子宫内膜异位症

1908 年，Meyer 报道子宫内膜异位症发生于消化道。本病在欧美发病率较高，但术前诊断困难，多误诊为结直肠肿瘤，开腹手术后才能确诊。妇科疾病中，子宫内膜异位症并不少见，约占 8%~10%，最易累及直肠及乙状结肠。好发于 30~40 岁，也可发生于绝经后 70 岁以上患者。剖宫产或分娩时作会阴切开的患者，子宫内膜可移植到手术瘢痕内。结直肠子宫内膜异位症常先侵犯肠段浆膜，然后累及肌层，引起炎症和纤维变性，造成肠腔狭窄和肠梗阻。受累的肠段长约 5cm 甚至更长。

子宫内膜异位症的发生机制主要有以下学说：①Sampson 转移学说，认为月经期间子宫黏膜细胞经输卵管反流到盆腔是腹膜内异位的重要原因；②Ferguson 化生学说，认为是体腔上皮转变成为与子宫内膜形态和功能相同的组织；③免疫学说，目前认为与患者的免疫功能低下有关。

大肠子宫内膜异位症临床上可表现为腹痛、便血、黏液血便、腰痛、腹泻及便意亢进等，也有排便困难、排便形状变细及腹部胀满等。痛经是另一个重要症状，在月经前 1~2 天出现盆腔内疼痛不适，月经早期疼痛加重，常放射到直肠、会阴，月经结束后疼痛缓解，月经后 2~3 天症状可以完全消失。本病的特征是这些症状在月经期间加重。

临床上与结、直肠癌症状相类似，后者男性好发，年龄大、体重减轻、便秘、便血及排便习惯改变症状更为明显，而妇科症状仅见于子宫内膜异位症。对于育龄妇女出现以下症状，应考虑本病的可能：①不能解释的肠道症状；②盆腔子宫内膜异位者出现肠道症状；③出现周期性便血、不完全性肠梗阻；④肠道肿块位于黏膜外或月经后肿块缩小；⑤术中意外发现邻近盆腔的肠道肿块。需要妊娠的年轻患者多以姑息治疗为主，发生肠梗阻及疼痛严重者需手术治疗。

（三）巨结肠症

先天性巨结肠症（Hirschsprung's disease HD），又称无神经节细胞症（Aganglionosis），由于直肠结肠远端的肠管持续痉挛，粪便淤积近端，使该肠管肥厚、扩张。是一种比较常见的小儿先天性消化道畸形，本病的发生率为 1/（2000~5000），男女之比为 4∶1。

目前认为，先天性巨结肠症是胚胎发育障碍和基因突变作用的结果，与胚胎期用药、病毒或胎内感染有关，常与其他先天畸形并存。

先天性巨结肠症的病理改变是由于结肠远端位于黏膜下的神经丛（Meissner 神经丛）和位于肌层的神经丛（Auerbach 神经丛）缺乏神经节细胞，导致部分肠段发生痉挛性收缩，肠蠕动消失，肠内容物积聚潴留，肠腔发生代偿性扩张和肠壁代偿性扩张肥厚，形成巨结肠症。90% 以上病变发生在直肠和乙状结肠的远端部分。

在大多数病例中，无神经节细胞的肠段是从肛管齿线起至直肠及乙状结肠的远端部分，可延伸至降结肠或横结肠，少数病例累及全结肠乃至回肠末端。近端肠管明显扩张，肠壁各层明显增厚如皮革状，结肠带不明显，袋形也消失，浆膜变厚而粗糙。以常见型为例，右半结肠极度扩张，肠壁变薄，肠腔内积粪，形成粪石，扩张肠段的黏膜可因长期受压而发生炎症和溃疡。

在狭窄痉挛的肠段内，壁内 Auerbach 和 Meissner 神经丛神经节细胞完全消失或数量大减，节细胞较正常者小，且有空泡变性，神经纤维由于胶原化而增粗，许旺细胞数目增加，根据无神经细胞的范围及长度分为超短段型、短段型、常见型、长段型、全结肠型和全肠型六型。

先天性巨结肠症患儿出生后 48 小时不排胎粪，或胎粪排出延迟，需灌肠后才能排出胎粪。于出生 2~3 天后，出现腹胀、拒食、呕吐等急性低位性肠梗阻表现，以后即有顽固性便秘。由于功能性肠梗阻，可出现呕吐、长期腹胀、便秘，可致患儿食欲下降，影响营养吸收可致营养不良、发育迟缓。直肠指诊：可排出恶臭大便及气体。常并发小肠结肠炎、肠穿孔，继发感染。根据临床症状，查腹部平片可见结肠充气扩张，年长儿童可看到扩张的横结肠。钡剂灌肠示：狭窄肠管及扩张肠管交界处呈"鸟嘴形"。直肠活体组织检查经病理证实无神经节细胞存在。

二、炎症

（一）溃疡性结直肠炎

溃疡性结直肠炎（ulcerative，UC）又称非特异性溃疡性结直肠炎（NSUC），是一种病因不明的炎症性肠病。该病病程很长，伴有多次缓解和加重，常常伴有营养缺乏和贫血。病变主要侵犯结直肠黏膜和黏膜下层，表现为炎症和溃疡，以累及直肠和乙状结肠为主，有些病例局限于直肠，大多数播散于近端结肠，可累及整个结肠。溃疡性结直肠炎的病因及发病机制至今尚不清楚。目前认为，本病的发生与多种致病因素的综合作用有关，包括免疫紊乱、环境因素及遗传背景等，其中免疫紊乱可能是主要原因。慢性溃疡性结肠炎癌变的概率为 3%~5%，并且随病变范围及病程的增加而递增，是大肠癌重要的癌前病变。

免疫病理研究表明：①溃疡性结直肠炎患者的胸腺增生，肿大的淋巴滤泡及上皮旁 B 细胞聚集；②炎症性肠病患者肠黏膜单核细胞分泌大量 IgG，且患者血中 IgG_1、IgG_3 升高；③患者血浆内组胺升高，肥大细胞脱粒增加及嗜酸性细胞和结肠内含 IgE 的细胞增多，免疫复合物沉积，参与其肠外并发症的发病；④肠黏膜的炎症认为与该肠黏膜花生四烯酸经脂氧化酶和环氧化酶生成白三烯和前列腺素有关，后者对中性、嗜酸性粒细胞有趋化作用，并增加血管通透性。内源性前列腺素 PGE_2、PGI_1 有扩张血管、增强组胺和缓激肽的作用，并刺激肠液和电解质分泌，从而引发炎症、腹泻和脓血便。⑤在溃疡性结肠炎中，细胞免疫占相当的比重，其中 T 细胞的活化在溃疡性结直肠炎早期起到了重要作用，改变了固有层其他炎性细胞，如巨噬细胞、中性及嗜酸性细胞的活性和功能信息，加速了结肠黏膜的损伤作用。

溃疡性结直肠炎时结肠丧失正常生理功能，不能吸收回肠粪便中的水分和电解质，也不能将粪便缓慢推进直肠，造成粪流快速下移，加剧腹泻。一般病变越近肛门，则便意越急、次数越多。如结肠受累吸收不良，病变处的结肠可能还会有分泌增加，造成钠、钾等电解质丧失。急性重症患者由于蛋白质从渗出液中丢失，常造成低蛋白血症。

本病为全身性疾病，部分病例可伴有类风湿性关节炎、皮肤结节性红斑、口腔溃疡、虹膜炎和角膜炎等肠外病变。好发于女性，青年和老年人都可发病。临床表现主要以腹痛、腹泻、排脓血黏液样便为主，直肠炎反应严重时可出现里急后重及大便失禁。重症患者可引发中毒性巨结肠、肠穿孔、大出血，迁延不愈者有癌变的危险。

结肠镜检查：结直肠病变呈连续性、弥漫性分布，表现为：①黏膜血管纹理模糊、紊乱、充血水肿、易出血及脓性分泌物附着，常见黏膜粗糙，呈细颗粒状；②可见弥漫性多发糜烂或溃疡；③慢性病变者可见结肠袋囊变浅、消失，肠腔狭窄，假性息肉及桥形黏膜等。

钡剂灌肠检查：溃疡性结直肠炎发展到相当程度时，主要改变为：①黏膜粗乱和颗粒样改变；②肠管边缘呈锯齿状或毛刺样，肠壁有多发性小充盈缺损；③肠管缩短，结肠袋囊消失呈铅管样。

黏膜病理组织学检查：病变多从直肠向上累及乙状结肠、降结肠以及全结肠。肠壁炎症局限于黏膜层或延伸到黏膜下层，较少到达肌层。早期病变黏膜呈弥漫性改变，可见黏膜水肿、充血、出血、糜烂，肠腺隐窝底部中性粒细胞浸润，伴有腺上皮变性、坏死而形成小的隐窝脓肿；脓肿逐渐扩大，局部黏膜表层坏死脱落，形成表浅小溃疡。病变发展，溃疡融合扩大，肠黏膜成片坏死。残留肠黏膜充血、水肿变肥厚。

（二）克罗恩病

克罗恩病（Crohn's disease）又称肉芽肿性结肠炎。是一种病因不明的肠道慢性非特异性、溃疡坏死性炎症，常伴有肉芽组织增生。本病主要为侵犯年轻人消化道，伴有溃疡和纤维化的肉芽肿性病变，是一种年轻人胃肠道的慢性、反复发作性非特异性的全结肠炎，病变呈节段性分布，好发于回肠、结肠（包括回盲部）和肛周。此病属全身性疾病，有时可伴有关节炎、葡萄膜炎、结节性红斑和其他肠道以外的病变。可发生于任何年龄段，尤以20~40余岁的人群多发，男女发病率基本相同。早期且持久的发病是克罗恩病癌变的危险因素。

克罗恩病发病原因尚不清楚，目前认为与免疫紊乱、环境因素及遗传背景等多种致病因素综合作用有关，其中免疫紊乱可能是其主要原因。本病的慢性反复发作和炎性细胞浸润的特征，淋巴细胞的毒性作用，浆细胞产生 IgG 增多等，提示克罗恩病可能为免疫反应性炎症；多种肠外表现，如虹膜炎、关节炎等均代表自身免疫现象；皮质甾体激素、硫唑嘌呤等治疗上的良好效果亦支持本病属免疫调节异常。炎症性肠病的发病可能是由多种持续存在的刺激因素引起肠道 T 辅助细胞亚群失衡，促炎症细胞因子与抗炎性细胞因子的平衡破坏，导致组织损伤而产生的一系列临床症状。

克罗恩病一般慢性起病，临床上患者常有右下腹痛或脐周腹痛、腹泻，并伴有腹部肿块、肠瘘等肛门病变以及出现发热、贫血、体重下降、发育迟缓等全身症状。部分可合并有胃肠道梗阻和肠穿孔、肠内瘘及消化道出血、吸收不良等。

影像学检查是诊断克罗恩病的主要方法之一。根据临床表现确定钡剂小肠造影或钡剂灌肠。早期 X 线表现为结肠黏膜皱襞增粗、变平或拉直，病变肠段无狭窄，溃疡周围黏膜呈小息肉样或鹅卵石样充盈缺损，此即为典型的"鹅卵石征"。病变后期，X 线表现为肠腔不规则狭窄，肠壁僵硬，背景充盈呈不规则的线状狭窄。克罗恩病的特征性 X 线表现为可见多发性、节段性炎症伴有僵硬、狭窄、裂隙状溃疡、瘘管、假息肉形成及鹅卵石样改变等。

早期肠段病变始于黏膜下层，向黏膜层、肌层、浆膜层乃至全层肠壁发展。肠道表现为黏膜水肿、充血，浆膜层渗出纤维状物，肠系膜淋巴结肿大，肠系膜对侧的肠道黏膜面有浅溃疡形成。组织学改变为肠壁各层水肿，伴有炎性细胞浸润、充血、淋巴管扩张及淋巴管内皮细胞增生。

慢性期由于黏膜下层水肿与炎性细胞浸润，黏膜肉芽肿性增生，隆起呈鹅卵石状，病变的肠壁增厚而变硬，肠腔狭窄，呈管状或圆柱状，近段肠管常明显扩张。深裂隙状溃疡、全肠壁炎症纤维化和肉芽肿形成是克罗恩病的三项主要病理特征。

（三）肠结核

肠结核是由结核分枝杆菌侵入肠道引起的慢性特异性感染。临床上绝大多数病例原发开放性肺结核，呈继发性肠结核；无肠外结核病灶者称为原发性肠结核，约占肠结核的10%。肠结核常见于青少年及壮年，女性多于男性。

结核分枝杆菌具有含脂外膜，故可不被胃酸杀死，进入肠道后容易在回盲部致病。回盲部淋巴组织丰富，易受结核杆菌侵犯，因此回盲部成了肠结核的好发部位，约占胃肠道结核的80%，其次为升结肠、回肠，也见于横结肠、降结肠和乙状结肠等部位。当入侵的结核分枝杆菌数量较多，毒力较大，机体免疫状态异常及肠道功能紊乱等引起肠道局部抵抗力减弱时，才可以造成机体发病。

肠结核的病理变化随机体对结核分枝杆菌的不同反应而异。如果机体的过敏反应强，病变以炎症细胞渗出为主，特别是感染菌量多、毒力高，可出现干酪样坏死，形成溃疡，称为溃疡型肠结核。若机体免疫力较高、菌量少、毒力低，表现为肉芽组织增生，主要含有类上皮细胞和巨细胞，形成结核结节，进一步纤维化，即成为增生型肠结核。兼有溃疡与增生两种病变者，称为混合型肠结核，其病理所见兼有两型的特征。

1. 溃疡型肠结核

临床较多见，病变部位在肠壁的集合淋巴组织和孤立淋巴滤泡，呈水肿充血，渗出性病变逐渐加重，常伴有干酪样坏死。肠黏膜因坏死脱落而形成小溃疡，其深浅不一，形态不规则，累及周围可引发局限性结核性腹膜炎或肠系膜淋巴结核。溃疡发展较慢，易与肠外组织发生粘连，因此急性穿孔少见。

2. 增生型肠结核

临床上较少见，病变多局限于回盲部，优势可累及升结肠近端或回肠末端。黏膜下层及浆膜层大量的结核性肉芽组织和纤维组织增生，使肠壁局限性或弥漫性增厚变硬，常导致肠腔狭窄而引发肠梗阻。镜下主要特征为结核性肉芽肿和干酪样坏死。

3. 混合型肠结核

肠黏膜不仅有溃疡，也有结核性肉芽肿及瘢痕形成，故增殖性狭窄与瘢痕性环形狭窄同时存在。

三、良性肿瘤及肿瘤样病变

（一）大肠息肉

根据组织学结构特点，任何大肠肠腔内的凸起性病变，均可称为大肠息肉。包括黏膜上皮源性和非上皮源性的各类良性和恶性肿瘤样病变。

目前临床上多指肠黏膜上皮源性的瘤样病变和良性肿瘤。国内将大肠息肉分为腺瘤性、错构瘤性、炎症性、化生性和黏膜肥大性五类。大肠息肉于直肠最为常见，乙状结肠次之，其次是为横结肠、升结肠和降结肠。

1. 腺瘤

腺瘤性息肉是大肠黏膜腺体的异常增生，是大肠息肉中最为常见的组织学类型，占到各类息肉的45%~80%，随着年龄的增长有上升的趋势。可发生于整个消化道，特别是直肠和乙状结肠为最多见，小肠少见。腺瘤由异型增生的腺上皮所构成，根据生长方式与组织学结构特点，可分为管状腺瘤、绒毛状腺瘤及绒毛管状腺瘤三种类型，其中管状腺瘤最为常见，绒毛管状腺瘤最少。大肠黏膜的腺体呈管状，正常时大肠管状腺体的细胞分裂和DNA合成主要局限在腺管的下1/3，然后沿腺管向上逐渐分化为成熟的杯状细胞和吸收细胞，当细胞分裂和DNA合成失控后即形成腺瘤。

（1）管状腺瘤：管状腺瘤体积通常较小，大多直径<1cm，呈圆形、椭圆形或不规则分叶状，表面光滑。腺瘤表面为正常黏膜所覆盖，中心为血管纤维组织。颜色粉红或暗红，质软，随着瘤体增大，质地逐渐变实。在肉眼上可分为两种，一种是带蒂的腺瘤，相对多见，另一种是呈广基型，少见。组织学上，可仅呈轻度腺体增生，即腺体数量增多，但其上皮细胞的大小、形状，细胞核的位置、染色深浅以及杯状细胞数等均无异常。如病变进展，除腺体数量增多外，可见腺管明显增生、分支和扩张，同时伴有上皮细胞形态与染色的不同程度改变和核分裂。间质有少量结缔组织、小血管和炎性细胞浸润。

（2）绒毛状腺瘤：绒毛状腺瘤通常较大，直径2~4cm，多数广基无蒂、质软，呈绒毛状或粗颗粒隆起的菜花状，颜色苍白发黄，质地脆而软，可伴有出血坏死或溃疡形成。伴有宽广的基底，可侵占肠腔大部分，表面覆盖有一层黏液，质地较管状腺瘤柔软。组织学上，腺瘤呈典型的纤维绒毛状结构，中心为血管结缔组织，表面覆盖有单层柱状或假复层上皮和杯状细胞，细胞大小不等、排列规则、染色变深、核仁明显、核分裂增多，腺体成分较少。

（3）绒毛管状腺瘤：形态学和组织学上兼有管状腺瘤和绒毛状腺瘤的特征，又称"混合型腺瘤"，并随着成分的变异而有所不同。

腺瘤的不典型增生程度对判断腺瘤的病变程度及预后有重要意义。重度不典型增生往往被视为原位癌或癌交界性病变，又被称为"高级别上皮内瘤变"。腺瘤癌变的危险因素目前认为主要与腺瘤大小、绒毛状成分的多少、腺瘤的形态和数目以及患者年龄性别等相关。

2. 幼年性息肉

幼年性息肉（Juvenile polypsis，JP），为非先天性疾病，是儿童最常见的大肠息肉，其中尤其以10岁以下儿童占多数。幼年性息肉多数发生在距肛缘10cm以内的直肠内，通常表现为直肠出血，息肉常常自行脱落并经直肠排出。传统上将其描述为位于直肠、乙状结肠部位的单发性息肉。内镜检查发现很高比例的息肉发生于乙状结肠近侧。形态上，息肉通常呈圆形或椭圆形，大小约1cm，带蒂，呈鲜红、粉色或暗红色，表面光滑，或略呈粗糙颗粒状。

组织学上，JP息肉由分化良好的腺管构成，腺管呈不同程度扩张，形成大小不一的囊腔。囊壁衬以黏液柱状上皮，无异型性；胞核小，位于上皮基底侧；胞质丰富，清晰透亮。依其囊状扩大的程度不同，内衬上皮可呈高柱状、低柱状或扁平状。有些囊腔上皮可部分或完全脱落，形成黏液囊腔。囊腔内充满黏液及中性粒细胞。囊腔间有丰富间质，常伴有充血、水肿及大量炎症细胞浸润，主要有嗜酸性细胞、中性粒细胞、淋巴细胞及浆细胞。息肉表面常伴有糜烂及肉芽组织增生。息肉蒂部为正常大肠黏膜，中心索为血管组织。传统认为，幼年性息肉并不是肿瘤性病变，与癌的关系并不密切，但偶尔可见重度非典型增生，故应予以结扎或电灼切除，以减轻症状，避免并发症发生。

3.Peutz–Jeghers 息肉

Peutz–Jeghers 息肉又称黑斑息肉，黑斑息肉综合征是一种由LKB1/STK11胚系突变引起的、以胃肠道多发错构瘤性息肉和皮肤、黏膜特定部位色素沉着为特征的常染色体显性遗传性疾病。本病可发生于任何年龄，多见于儿童和青少年，男女发病率大致相同。黑斑息肉的主要病理改变为黏膜、皮肤色素斑和胃肠道息肉。黏膜、皮肤色素斑有真皮基底内黑色素细胞数量增加、黑色素沉着形成；息肉为多发错构瘤性，部分伴有腺瘤样结构，大多数腺瘤样结构与息肉同存一体。

组织学上，息肉由分化良好的腺上皮组成，上皮组成成分及其细胞形态特点与周围黏膜相似，但组织结构上排列较紊乱。腺体常呈分支状或葡萄状，腺腔可轻度扩张。腺管排列较紧密，间质较少，炎症反应不明显。黏膜肌增生呈树枝状穿插于腺管之间，较具特征，是病理诊断的重要依据。本病主要特征：①口唇、颊黏膜、颜面部、指趾和手足掌底部皮肤等处，颜色为黑色或褐色，常紧凑出现，形态上不统一，边界清晰，不高出皮肤黏膜。②息肉为多发错构瘤，分布于整个胃肠道，大小不一，表面光滑，质硬，蒂的长短、粗细不一。绝大多数病例色素沉着和消化道息肉同时存在。

4. 炎症性息肉

炎症性息肉指单发的非特异性炎症所引起的黏膜上皮瘤样病变。通常由肠道长期慢性炎症引起，组织学结构为炎症刺激形成的肉芽肿，周围黏膜亦常有炎症改变。炎症性息肉大多无蒂，呈圆形或椭圆形，颜色苍白无光泽，大部分仅几毫米大小，质脆，炎症消退后可自行消失。常见于慢性溃疡性结肠炎、克罗恩病、细菌性痢疾、阿米巴结肠炎及缺血性结肠炎等，也可见于手术吻合口附近。在溃疡性结肠炎患者中，10%~20%伴有炎症性息肉，其好发部位在直肠及乙状结肠。

炎症性息肉是由黏膜溃疡导致残存的黏膜上皮岛及肉芽组织增生而形成的。组织学上，息肉由增生的黏膜构成，间质水肿，或单纯由增生的肉芽组织组成，或由上述两种成分及纤维组织按不同比例混合组成。息肉中腺管常伴囊状扩张，间质慢性炎症细胞浸润。

5. 血吸虫卵性息肉

血吸虫卵性息肉（schistosome egg polyg）由血吸虫虫卵沉积于肠壁，引起黏膜腺体和黏膜下结缔组织增生而成。分布部位以乙状结肠为最多，直肠次之，降结肠及横结肠左半部也较常累及。形态学上，在血吸虫虫卵沉积初期，息肉通常较小，呈球状或条索状、成簇分布的小结节，中央橘黄色，周围灰白色。在长期慢性刺激后，可逐渐成为大小1cm左右、顶尖、底宽、无蒂、较狭长的息肉，表面光滑，充血发红。周围黏膜常伴有慢性血吸虫性肠炎改变。息肉中有大量变性血吸虫卵沉着，伴有纤维组织增生。

组织学上，血吸虫卵性息肉可分为黏膜型和混合型两类，前者主要由正常黏膜腺体增生形成，在间质内有数目不等的血吸虫卵沉积；后者由黏膜腺体增生和黏膜下结缔组织增生混合构成，结缔组织中亦可见到虫卵沉积。大肠血吸虫卵性息肉具有很大癌变倾向，临床上对血吸虫感染引起的肠炎不可忽视。

6. 淋巴样息肉

淋巴样息肉又称息肉样淋巴增生，好发于回肠末端及腹膜返折下直肠。其病因尚不清楚，多数认为属慢性炎症所致的反应性增生。可发生于任何年龄，但以11~50岁最多。临床上多无症状，常为偶然发现，也可出现便血等症状。息肉多为单发广基，多发时一般不超过5枚，大小多在1~3cm之间，呈圆形结节状，表面光滑，少数息肉表面有浅溃疡。切面息肉呈灰白色，分叶状，有纤维间隔。

组织学上，息肉由增生的、活跃的淋巴样组织构成，主要分布于黏膜及黏膜下层。增生的淋巴组织边界清楚，但无包膜，也无淋巴窦结构。淋巴滤泡生发中心常明显扩大，有较多核分裂及吞噬现象，周围淋巴细胞分化正常，滤泡间常混杂各类炎症细胞。本病一般不引起症状，系良性，不会发生恶变，往往可自行消退。

7. 增生性息肉

增生性息肉又称化生性息肉，是一种原因不明的黏膜肥厚增生性病变，以直肠和乙状结肠为多见，发病者多为40岁以上中老年人，男性多于女性，一般不产生症状，故多在检查时偶然发现。形态上，增生性息肉大多 < 5mm，很少超过1cm，多为多发性，呈半球形隆起，无蒂，偶有分叶，表面光滑，颜色淡红。组织学检查，见其黏膜肥厚、增生，结构基本正常，腺管增生延长，形态规则或呈囊状扩张趋势，早期病变多在腺管浅层，以后累及整个腺腔。腺上皮杯状细胞数量减少，柱状吸收上皮细胞胞浆呈酸性，有刷毛缘。上皮细胞核均位于基底部，无异型性。本病不需治疗，可自行消退。稍大的增生性息肉偶可引起直肠出血。纯粹的增生性息肉不会恶变，传统上认为，增生性息肉是增生性而不是肿瘤性病变。

（二）结肠和直肠息肉病

1. 家族性腺瘤性息肉病

家族性腺瘤性息肉病（familial asenomatouspolyosis，FAP）是一种常染色体显性遗传疾病，又称结肠腺瘤息肉病、结肠家族性息肉病、多发性腺瘤病。本病由结肠腺瘤性息肉病（APC）基因发生胚系突变而引起，该基因位于5号染色体的长臂上（5q21—55），能抑制正常细胞增殖过度，突变可导致肿瘤的发生。

FAP发病年龄多在15~25岁，亲代单方患病，有50%的子代获得致病基因成为携带者，其中70%~95%发病。FAP是一种公认的癌前病变，癌变倾向高，如不予治疗，有90%以上可在发病15年后转变为癌，癌变年龄多在30岁以后。

家族性腺瘤性息肉病，腺瘤数目多发，会随年龄增长而增加，一般发现时均在100枚以上，多达数千枚。腺瘤大小不一，分布不均，密集排列，数目较多者腺瘤间几乎无正常黏膜存在。分布在左半结肠和直肠多见，部分累及胃和十二指肠，偶累及回肠末端。形态上，FAP腺瘤既有广基的，又有带蒂的，既有表面光滑的，又有糜烂出血的，既有规则椭圆形的，又有分叶、绒毛状等不规则形状的。组织学上，显微镜下既可观察到管状腺瘤，又可见少部分绒毛状或绒毛管状腺瘤，既可见单纯的腺体增生，又可见到重度不典型增生甚至癌变。FAP腺瘤具有高癌变率特点，影响癌变的因素包括腺瘤的大小、绒毛状成分的多少。早期FAP腺瘤不引起症状，特殊的症状有间歇性大便带血和腹泻，常伴有黏液便和腹痛、肛门坠胀等症状。症状呈渐进性，容易被忽视。根据症状被诊断为FAP的患者，其中2/3已经存在结肠癌和直肠癌。明确的FAP家族中的无症状者，应安排合理时间进行预防性内镜筛查，并行病理检查，明确腺瘤性质和有无癌变。每个大肠腺瘤性息肉都是一种癌前病变，都可能以无法预见的方式发展成癌。

遗传学上，FAP是一种常染色体显性遗传疾病，患者到40岁时几乎外显。国外研究人员发现，APC胚系突变是导致FAP的唯一已知原因。在大约95%的FAP患者中可发现存在一个有害的APC突变。剩下的患者中，碱基剪切基因MYH的突变是导致FAP的原因。95%的APC基因突变是无意义或移码突变，可产生一种功能异常的分子缩短蛋白。10%的突变是大的中间缺失，这会涉及整个基因。对于FAP家族成员进行基因检测是一种筛查手段。最常见的FAP遗传检测方法是一种蛋白检测法，它通过体外检测缩短的APC蛋白来证实存在APC等位基因的突变，这种方法称为体外蛋白合成（IVPS）检测法。IVPS检测法能够检测出大约80%的有价值的突变携带者。如经全结肠镜筛查息肉病明显，需行预防性全结肠切除。

2.Gardner 综合征

Gardner综合征属常染色体显性遗传性疾病，由于与多发腺瘤性息肉（FAP）伴随出现，并在遗传特性、腺瘤组织学类型、分布规律、肠道症状等方面二者基本相同，因此大部分学者认为该综合征属于FAP的肠道外表现。但与FAP相比，本病的癌变倾向更大，肠道症状出现的年龄更晚，一般在40岁左右，并且大肠腺瘤的数目较少，局限或散在分布，类似于散在性腺瘤。因此，也有少数反对者认为本病为独立的遗传性综合征，与FAP联系并不紧密。

除具有与FAP类似的肠道症状外，本病的特征性表现还包括以下的一种或几种：①皮肤囊性病变，如皮脂囊肿或皮样囊肿，多见于面部、背部和四肢，且可呈多发性，可发生于儿童期或在腺瘤出现前发病；②结缔组织肿瘤，如间皮瘤，可见于前腹壁、腹腔内或肩脚部；③骨瘤，主要发生在面骨和颅骨，常是多发性骨瘤、外生骨疣等；④软组织肿瘤有纤维瘤、脂肪瘤及韧带样纤维瘤；⑤牙齿病变，如阻生牙、额外牙或牙囊肿等。

3.Cowden 综合征

Cowden综合征（Cowden syndrome，CS），即PTEN错构瘤综合征，为常染色体显性遗传病。特征为皮肤、黏膜及胃肠道多发性错构瘤性息肉，累及所有源自3个胚层的器官。合并Gardner综合征的经典错构瘤是毛鞘瘤。患病的家族成员具有发展成乳腺癌和非髓样甲状腺癌的高度危险。临床表现还包括黏膜与皮肤的病变、非恶性病变的甲状腺异常（如腺瘤或多结节甲状腺肿）、乳腺纤维囊性变、胃肠道错构瘤、早发性的子宫平滑肌瘤、大头畸形（megen畸形）、智力低下（IQ ≤ 75）以及小脑发育不良性神经节细胞瘤。

CS 在大肠中的息肉直径常为 0.3~1cm，有时可达 2cm。病变内的黏膜腺体或正常，或被拉长或不规则，但上皮是正常的，内有杯状细胞和柱状细胞。由于 CS 具有多样性及广泛性表现，在 CS 中，两个最被认可的癌是乳腺癌和甲状腺癌，最重要的良性肿瘤是毛鞘瘤和皮肤乳头状瘤样丘疹。CS 常发生于 30 岁以内，尽管可能已经存在任何其他的症状，但 99% 的患者均发生黏膜和皮肤红斑。

Cowden 综合征是由 PTEN 基因突变所引起，CS 易感基因 PTEN 位于 10q23。有研究显示，PTEN 蛋白在皮肤、甲状腺、中枢神经系统及易发生 CS 相关肿瘤的器官中存在高水平表达。PTEN 是肿瘤抑制因子，在维持细胞周期、细胞凋亡、细胞极性、细胞迁移、染色体稳定方面起着重要作用。

4.Cronkhite-Canada 综合征

Cronkhite-Canada 综合征为伴有外胚层病变的非家族性错构瘤胃肠道息肉病。其特点为胃肠道多发性息肉伴脱发、指甲萎缩及皮肤色素沉着。临床上表现为腹痛、腹泻、食欲缺乏、体重减轻、全身软弱及便血等。起病可缓可急，数周或数月后出现外胚层病变，包括皮肤出现棕色斑、毛发脱落和指甲营养不良、甲床分离及味觉减退，有时嗅觉减退。腹泻严重者，常可出现严重电解质紊乱及低蛋白血症等，还可出现免疫缺陷。

内镜下可见息肉累及全消化道，以胃和结肠为多，食管罕见，一般为多发，大部分广基，小部分带蒂，表面光滑或充血糜烂，大小数毫米至几厘米不等。组织学特征：镜下可见息肉为囊肿性腺体，被覆单层柱状上皮，腺管囊肿性扩张，伴间质水肿和炎性浸润，黏膜上皮正常。

5.Lynch 综合征

Lynch 综合征又称为遗传性非息肉病性大肠癌（HNPCC），是由于 DNA 错配修复引起的一种常染色体显性遗传失调。Lynch 综合征患者可患有多发腺瘤，肠外病变有子宫内膜、卵巢、肾、盆腔、输尿管、胃、小肠、脑以及皮脂腺的肿瘤。

Lynch 综合征相关性癌好发于近端结肠，包括盲肠、升结肠、肝曲以及横结肠。肿瘤呈息肉状、扁平状、溃疡或区块型。肿瘤通常边界清、高或中等分化，淋巴细胞浸润较少见，但在非黏液区伴随上皮内淋巴细胞浸润的肿瘤很易见。癌肿周边可见管状-绒毛状或绒毛状腺瘤样区域。

四、大肠癌

大肠癌（colorectal cancer，CRC）是胃肠道中常见的恶性肿瘤之一。与北美、西欧及澳大利亚等高发地区相比，亚洲、非洲地区发病率较低。近 30 年来，我国大肠癌发病率有升高趋势。

大肠癌病因复杂，流行病学研究显示，大肠癌的发病与饮食环境和遗传等因素有关，高脂饮食、高热量饮食、低纤维饮食、维生素与钙摄入不足等与大肠癌发病关系密切。实验证明，高脂肪、高蛋白饮食可明显增加肠道内胆汁酸浓度，并可促进肠黏膜对致癌物质3-甲基胆蒽的吸收，进一步影响肠道上皮细胞增殖和凋亡，破坏肠道屏障，改变肠道菌群等，促进大肠癌的发生。另外，大肠癌与大肠慢性炎症、绒毛状腺瘤、家族性多发性息肉病恶变以及遗传因素有关。

病理分型上，西医学将癌肿病理改变大体分为肿块型、溃疡型和浸润型。①肿块型：

肿瘤的主体向肠腔内突起，可呈乳头状、结节状或菜花状隆起，有蒂或广基，与周围组织界限清楚，浸润较为浅表、局限。②溃疡型：肿瘤向肠壁深层浸润生长，深达或超过肌层，表面隆起不明显，中心有溃疡，边界多不清楚。③浸润型：肿瘤向肠腔内各层弥漫浸润，使局部肠壁增厚，但表面常无明显溃疡或隆起，肿瘤可累及肠管全周，常伴纤维组织异常增生，肠管形成环状狭窄，转移较早。

（一）大肠癌组织学分型

大肠癌主要由柱状细胞和杯状细胞组成。偶尔可见内分泌细胞，Paneth 细胞极为罕见。癌肿引起炎症和纤维组织增生性反应，在肿瘤的边缘尤其明显。根据肿瘤细胞的组成及其结构特点，大肠癌可分为以下类型。

1. 乳头状腺癌

癌细胞呈粗细不等的乳头状分支结构，乳头中心索为少量纤维血管组织，表面癌细胞呈柱状，具有不同程度异型性。根据其生长方式又分为两种类型：一为腺癌组织向黏膜表面生长呈绒毛状；另一则为肿瘤深部腺腔扩大呈囊状，囊内呈乳头状增生。乳头状腺癌预后较好，故从一般腺癌中划分出来。

2. 管状腺癌

癌组织呈腺管状结构，根据其分化程度分为 3 级。

（1）高分化腺癌：癌组织由大小不一的腺管构成。癌细胞分化好，柱排列为单层，核多位于基底部，胞质内常有较多黏液，可出现散在的杯状细胞。

（2）中分化腺癌：癌细胞分化较差，大小不甚一致，呈假复层，细胞核大，排列不整齐，呈直达胞质顶端。胞质少，胞质内缺乏或仅有少量黏液。癌细胞构成大小不一、形态不规则的腺管。有时部分肿瘤细胞呈实性条索状或团块状结构。

（3）低分化腺癌：癌组织中腺管结构不明显，仅有小部分（小于 1/3）可呈腺管状结构。癌细胞分化更差，异型性明显，胞质甚少。

3. 黏液腺癌

此型癌瘤以癌组织内出现大量黏液为特征。细胞外黏液中存在具有腺样结构的、条状的或单个的恶性上皮细胞。根据其形态又可分为两种亚型：一种表现为大片"黏液湖"形成，其中漂浮小堆癌细胞；另一种表现为囊腺状结构，囊内充满黏液，囊壁衬覆分化较好的黏液柱状上皮。后者可伴有高分化腺癌或乳头状腺癌。

4. 印戒细胞癌

肿瘤由弥漫成片的印戒细胞构成，不形成腺管状结构。大部分或全部黏液均位于细胞内，细胞内黏液聚集成细胞核移位，细胞形成典型的印戒样外观。

5. 未分化癌

罕见。癌细胞不具有腺上皮或其他上皮的分化特征。细胞可呈多形性或较一致，常弥漫成片生长，或呈团块状或条索状排列。诊断此型癌瘤应作黏液染色体及神经分泌细胞免疫组化标记，排除低分化腺癌及神经内分泌肿瘤。

6. 腺鳞癌

镜下腺癌与鳞状细胞癌见于同一肿瘤内，两种成分混杂相间并可见移行过渡。其中鳞癌一般分化较差，侵袭性较强，而腺癌分化一般较好，与普通型腺癌相同。如腺管内仅见小灶性鳞癌分化，仍属于腺癌。

7. 鳞状细胞癌

肿瘤全部或绝大部分由鳞状细胞组成，诊断此型癌瘤应见到明确的细胞间桥及角化。

8. 类癌

细胞大小一致，呈现小多边形或小圆形，胞质中等量，核圆或卵圆，染色质颗粒较细，核分裂较少，细胞大小、形状、染色均匀。细胞排列呈梁状、岛状或假腺样。

9. 其他

如神经内分泌癌等。

五、大肠间叶肿瘤

大肠间叶肿瘤，即指原发于大肠的良性和恶性间叶肿瘤。

1. 大肠平滑肌肿瘤

少见，平滑肌瘤发生于肌层，界限清楚，呈小息肉状，直径通常＜5cm，常是单个，也可多个；平滑肌瘤细胞分化成熟，细胞呈长梭形，胞质嗜酸，核长杆状位于胞质中央，大小不等，染色淡，无核分裂象。瘤细胞排列呈束状或漩涡状，束间常有厚壁血管。当黏膜下平滑肌瘤发生表面溃疡时，肌瘤间内有炎性细胞浸润。

2. 大肠脂肪瘤

肿瘤多为单发性，大小平均为3cm左右。脂肪瘤由成熟脂肪组织组成，有纤维被膜围绕。但溃疡形成时，脂肪细胞不规则及深染，常可见纤维间隔自溃疡部向肿瘤组织插入，有时可见有多形性及星形细胞构成的肉芽组织。

3. 大肠血管瘤

非常少见，光镜下观察有两种组织学形态：①毛细血管瘤，较为多见；②海绵状血管瘤。

4. 其他

如直肠黑色素瘤等。

参考文献

［1］安阿玥. 肛肠病学［M］. 第三版. 北京：人民卫生出版社，2015.

［2］陆金根. 中西医结合肛肠病学［M］. 北京：中国中医药出版社，2009.

［3］韩少良，朱冠保，张启瑜. 结直肠疾病的外科治疗［M］. 上海：第二军医大学出版社，2004.

［4］高春芳，王仰坤. 消化系统肿瘤学［M］. 北京：人民军医出版社，2012.

［5］任建国. 中医肛肠病学［M］. 北京：科学出版社，2013.

第四章 肛肠病诊断方法与思路

第一节 诊断方法

一、辨病诊断

肛肠疾病的诊断是医生将通过询问病史、专科检查、辅助检查所获得的各种临床资料经过整理分析后，对患者所患疾病做出的判断。诊断疾病的过程是一个逻辑思维过程，只有正确的诊断才可能有正确和恰当的治疗。能否正确、及时地诊断疾病，反映了医生的水平、能力和素质。

中医自古以来都重视辨病，常常将具有自身发病规律和证治特点的病症归为一病。清代徐灵胎在《兰台轨范·序》中说："欲先治，必先识病之名，能识病名而后求其病之所由生，知其所由生又当辨其所生之因各不同，而病状所由异，然后考其治之之法，一病必有主方，一方必有主药。"

诊断肛肠疾病的一般方法是，先详细询问病史，然后针对患者的叙述进行必要专科检查，必要时再做进一步的辅助检查。如检查过程中发现异常，再补充做进一步的检查。然后从病史和症状特点结合体征和理化检查结果，对患者的病情进行分析、评价，得出疾病的诊断。有些疾病，还需要在诊治过程中进一步检查、观察，必要时还要对诊断进行修正或补充。

对于大部分肛肠疾病是比较容易明确诊断的，如肛门湿疹、外痔、内痔、混合痔、肛周脓肿和肛瘘、肛裂等；有的是需要借助一定的检查和手段，但也能确诊，如结直肠的息肉和肿瘤；有的肛肠疾病一定能明确诊断，如很多克罗恩病的诊断主要依据临床特点，大部分都难以在病理切片上见到肉芽肿而有确切的病理依据；肠易激综合征、肛门直肠痛等的有症状、无明显体征的疾病，本质上是症状诊断，将来随着认识和治疗的深入，或许会有进一步的发现和新的诊断。功能性便秘、直肠前膨出等疾病，将来随着诊断标准的变化，其疾病诊断也必将发生变化。也就是说，对于目前解剖、生理、病因、病理比较明确，疗效比较确切的肛肠疾病，容易诊断和明确诊断，对于在解剖、生理、病因、病理、治疗方面尚存在争议的疾病，诊断也存在一定的争议性，有变化、发展的可能；对于诊断依据、治疗不充分或处于疾病早期的疾病，有可能随着疾病的发展或检查和治疗的深入而发生诊断方面的变化。

大多数的肛周疾病、肛管疾病和少部分直肠疾病，因看得见或摸得着，甚至不用问诊，或仅凭医生的专科检查就能做出正确诊断或初步诊断，如血栓性外痔和皮赘外痔、内痔、混合痔、肛瘘、肛裂、肛周脓肿、直肠息肉、肛乳头纤维瘤、肛门湿疹等。

有的肛肠疾病虽然依据专科检查和辅助可以初步诊断，但仍需要结合病史，才能明确诊断或对疾病进行分期。如一、二期内痔和Ⅰ、Ⅱ度直肠脱垂，需要以有无脱出和脱出后能否自行回纳肛内作为分期依据，这就需要询问患者而知道。

有的肛肠疾病主要依靠患者的病史及症状的描述做出诊断，再进一步结合专科检查和各种辅助检查排除其他疾病。这类疾病患者虽然有病痛，但不一定能在专科检查和各种辅助检查中发现异常，如肛门瘙痒症、肛门直肠痛、肛门直肠神经官能症、非特异性的肛门坠胀症等。但即使是这类疾病，专科检查和各种辅助检查是重要的鉴别诊断依据，如肛门直肠痛需要排除各种导致肛门直肠痛的疾病原因。

有的肛肠疾病需要将病史、专科检查和辅助检查紧密结合才能明确诊断。如功能性便秘的诊断分型，症状是一方面，结肠运输试验、排粪造影等都是重要的诊断依据；如肠易激综合征需要依据症状，结合结肠镜检查排除肠道炎症性疾病。

有的肛肠疾病的确诊最终依赖于辅助检查，特别是有些无症状的肛肠疾病，如结直肠疾病和早期的结直肠癌的确诊，有赖于病理。溃疡性结肠炎、缺血性结肠炎等炎症性肠病的确诊有赖于结肠镜检查。这些疾病即使有症状，症状也最多只能引导做出初步诊断。

肛肠疾病辨病诊断的过程是一个分析、推理、归纳、总结的过程。辨病诊断的依据是患者的症状特点、体征变化和辅助检查的报告，还有疾病的诊断标准。因此，辨病诊断不但需要正确的逻辑思维方法，更重要的是对肛肠疾病病因、病理、症状、体征、检查依据、诊断路径、诊断标准等知识了解和掌握，对肛肠疾病专业知识和检查技能的掌握是不可缺少的前提条件。

只有全面掌握了肛肠专业的必要基础知识、必要技能，才有可能对肛肠疾病进行正确诊断，若要提高诊断正确率还有赖于知识的全面和临床经验的积累。

需要指出的是，即使是同一疾病，中医和西医各有其病名。从中医辨证和西医辨病来看，两者各有主次侧重，而中医的病证诊断是必不可少的。中医的辨病不能完全混同于西医学的辨病，中医的辨病不能单纯理解成辨西医的病。中医的病名内容很多，有些至今仍有特殊意义。如便秘，传统中医的便秘是指大便干结、排便间隔时间延长、排出困难的疾病，而西医的便秘还包括了一些便次较多、粪质虽软但排出困难或有排出不尽感的疾病。虽然最新的中医便秘概念已经与西医的慢性功能性便秘的概念趋同，但这种变化不能体现中医便秘的传统意义，即不能改变前人的认识。再如腹痛，中医腹痛是指胃脘以下、耻骨毛际以上部位发生疼痛为主要表现的一种脾胃肠病证，概念比较宽泛，有腹痛症状的疾病几乎均可包括在内，如胃痛、直肠癌、结肠炎、肠易激综合征均可包括在内，而西医的腹痛则主要指查不出明确病因的以腹痛为主要症状的病症。

中医辨病与西医辨病的着重点也有所不同。中医辨病主要依据的是症状特点，相对笼统，辨病的目的是指导辨证，与辨证密切相关，在大方向的把握上有其优势。如中医讲的便血包括西医学的内痔、直肠癌、直肠息肉、溃疡性结肠炎，甚至上消化道出血在内。如果对于上述疾病单纯运用中医学的便血概括之，显然过于粗疏，对疾病的治疗难以做到准确精致。而西医辨病主要依据的是病因、病理等，与辨证关系不大，但与明确疾病发生、发展、治疗、预后相关，在局部病情的认识和控制上更为精确。如同为内痔，根据西医的理论，针对一期内痔主要以药物治疗为主，针对三、四期内痔则需要考虑手术治疗。因此中医辨证与西医的辨病结合，方能全面、准确地认识和治疗疾病，提高疗效，保障医疗安全。

中医病名长期存在"一病多名，多病同名"，以现在的医学角度看来，如果经过标准规范的整理后，中医病名其实并不多。肛肠疾病的中医病名也存在中医病名远远跟不上西医病名的步伐。目前，有些肛肠疾病仍没有确切的中医病名，像西医的肛门狭窄、肛窦炎、直肠间质瘤、直肠黏膜内脱垂、慢性非特异性溃疡性肠炎和克罗恩病等，中医都找不到相应的病名，临床上遇到有症状的就以症状特点命名，而无症状者就往往笼统地命名为"肛肠病"。

中医辨病不能根据西医病名生搬硬套。当前，中西医病名对照已成为中西结合诊疗的普遍形式。无论是临床大家还是初学中医者，都已经默认这样的诊治程序：对于某一疾病，先用西医确诊，再找到对应的中医疾病，然后以中医疾病为参考进行辨证论治。这种方式用西医学把握了疾病的普遍规律，临床医生可以对疾病的治疗、预后清清楚楚，同时运用中医辨证论治，对疾病现阶段的主要矛盾进行调整。可以说总得来说保证了医疗安全，又发挥了中医的优势。但是，这种方式造成了临床上一些中医病名的生搬硬套。于是在临床上经常可以见到这样的情况：溃疡性结肠炎＝肠澼，直肠癌＝锁肛痔。这样的辨病未必正确。须知古人辨肠澼的条件是患者有脓血便的症状，而目前很多患者并没有脓血便症状，而仅仅表现为腹泻、腹痛或排便不畅等。此时应根据症状特点辨为"泄泻""腹痛""滞下"等疾病。中医的"锁肛痔"特指直肠癌发展到晚期时出现溃烂和肛门闭锁症状时的状态，是指晚期直肠癌，所以讲"此无治法"，用"锁肛痔"指代所有直肠癌似有不妥。

另外，要充分发挥中医辨"未病"在肛肠疾病诊治中的特色。诊治"未病"是中医有别于西医的一个特色，虽然目前在规范化等方面存在一定的争议，但肛肠疾病的"未病"同样值得重视，辨"未病"的特色应该得到发扬。笔者发现，很多肛肠肿瘤患者在发病前5~7年已经有神疲乏力、腹泻、结直肠息肉或有轻中度异型增生、脉芤弱等表现，实际上就是结直肠肿瘤的"未病"状态，如果能早期发现、早期诊断、早期治疗的话，就会将一些疾病消灭在萌芽阶段。

每个肛肠疾病均有自身的症状特点、体征特点和辅助检查下的表现，将在各论中详细论述。

二、辨证诊断

证是对机体在疾病发展过程中某一阶段病理反映的概括，包括病变的部位、原因、性质以及邪正关系，反映这一阶段病理变化的本质。"辨证"就是把四诊（望诊、闻诊、问诊、切诊）所收集到的症状和体征等资料，通过分析、综合、归纳后，明确疾病的病因、性质、部位，以及邪正之间的关系等，概括、判断为某种性质的证。辨证即是认证、识证的过程。

肛肠疾病的辨证包括整体辨证和症状辨证以及局部辨证三个方面。整体辨证是从整体上把握患病机体的证型特点，这是每个中医都必须掌握的基础技能，已经在中医诊断等著作中多有阐述。肛肠疾病的辨证重点是针对肛肠病的症状辨证和局部辨证。

1. 便血

便血是内痔、肛裂、息肉痔、锁肛痔等的共有症状。血不与大便相混，附于大便表面，或便时点滴而下，或一线如箭。凡血多而无疼痛者，多为内痔；凡便血少而有肛门疼痛者，多为肛裂；凡儿童便血，大便次数和性质无明显改变者，多为直肠息肉；凡血与黏液相混，色晦暗，肛门有重坠感者，应考虑有直肠癌、直肠溃疡的可能。

凡便血鲜红，血出如箭，多因风邪引起，有时伴有口渴、尿赤、便秘、舌红、脉数等症状，这是属于风热肠燥的证候；凡便血色鲜红，量较多，肛门肿物外脱、肿胀、灼热疼痛或有滋水，便干或溏，小便短赤，舌质红，苔黄腻，脉浮数，则属于湿热下注的证候；凡肿物脱出肛外、水肿，内有血栓形成，或有嵌顿，表面紫暗、糜烂、渗液，疼痛剧烈，触痛明显，肛管紧缩，大便秘结，小便不利，舌质紫暗或有瘀斑，脉弦或涩，则属于气滞血瘀证；凡肿物脱出肛外，不易复位，肛门坠胀，排便乏力，便血色淡，面色少华，头晕神疲，食少乏力，少气懒言，舌淡胖，苔薄白，脉细弱，则属脾虚气陷证。

2. 肿胀

肿胀多由局部经络阻塞、气血凝滞或渗出所形成。邪客于经络之中就会引起血行不利，瘀阻不通，不通则气血瘀滞，阻于局部经络组织，故发生肿胀。《素问·阴阳应象大论篇》中说："先痛而后肿者，气伤形也，先肿而后痛者，形伤气也。"由此可见，先痛后肿，其病多在肉分，病位较深；先肿后痛，其病多搏于皮肤，病位表浅。

凡局部肿胀，肿处高起，根脚收束，颜色赤红，肿块软硬适度，这是属于阳证、实证，多见于肛门痈疽实证；局部肿胀，患处塌陷，根脚散漫，颜色紫暗或皮色不变，肿块柔软如棉，这是属于阴证、虚证，多见于肛门痈疽虚证。所以，《外科证治全书·论肿篇》中说："故火毒壅滞则红肿焮痛而成痈，寒痰壅滞则白塌木肿而成疽。"

3. 疼痛

疼痛的发生，多为局部气血壅滞不通所致。凡寒、热、虚、实、脓、瘀、风、气，皆能为痛。患处色赤有烧灼痛感的，属于热证；患处色白有酸痛感的，属于寒证；患处不胀不闷，揉按反而疼痛减轻的，属于虚证；患处又胀又闷，稍一触按即感疼痛的，属于实证；患处痛如肌肉撕裂，微有肿胀的，属于瘀证；患处痛无定处，上下走动的，属于风证；痛如针刺而又肿胀的，属于气滞血瘀证。

此外，还可进一步根据疼痛伴有的不同症状进行辨证。如肿胀高突，并有胸闷腹胀、体倦身重、食欲不振、发热、苔黄腻、脉濡数等症状的，多为湿热阻滞，常见于肛门周围痈疽、肛裂或外痔感染患者。如微痛微肿，常伴有低热、神疲乏力、头晕心悸、便溏或便秘、舌质淡红、苔黄或腻、脉濡细等症状的，多因气血不足，兼湿热下注，常见于肛门周围痈疽而症状不明显的患者。

4. 脱垂

为内痔脱出、直肠脱垂、息肉痔和肛乳头肥大的共有症状。多因气血虚衰，中气下陷，摄纳无力而形成脱垂不收。患者常伴有面色无华、头晕眼花、心悸气短、自汗盗汗、舌质淡、脉沉细弱等症状。若脱出嵌顿肛门而肿痛的，则为湿热下迫，局部感染发炎，气血瘀滞（局部血液循环和淋巴回流障碍），热盛熏灼，就会引起局部糜烂，患者常伴有寒热并作、口干喜饮、大便秘结、小便短赤、舌质红、苔黄或腻、脉弦数等症状。

5. 流脓

常见于肛门周围痈疽或肛瘘患者。凡脓出黄稠带粪臭的，多为湿热蕴阻肛门，热盛肉腐而成（多属大肠杆菌感染），患者常伴有口苦身热、身重体倦、食欲不振、小便赤、苔黄或腻、脉滑数等症状；凡脓出稀薄不臭或微带粪臭味，多因气血虚衰，抗病力减弱，兼湿热下注肛门而成；患者常伴有疮缘潜行呈空壳状、疮面凹陷，一般无发热或仅有低热、咳嗽、咯血、骨蒸潮热、盗汗、面色萎黄、神疲乏力、舌质淡红、苔黄腻、脉细数或濡缓等表现，多为结核杆菌感染。

6. 便秘

凡腹满胀痛、拒按而大便秘结的，多为燥热内结，患者常伴有面赤、口臭、身热、心烦、小便短赤、舌质红、苔黄燥、脉数等症状。凡腹满作胀、喜按而大便秘结的，患者常伴有面色㿠白、头晕心悸、神疲乏力、舌质淡、脉细无力等症状，多为血虚肠燥。

7. 肛门潮湿

多见于内痔脱出、直肠脱垂、肛瘘等患者，常有肠黏液溢出或脓性分泌物流出，多为湿热下注或热毒蕴结所致。患者常伴有局部肿痛、口干、食欲不振、胸闷不舒、大便稀溏或秘结、小便赤、苔黄或腻、舌质红、脉弦或数等症状。

三、辨病与辨证相结合

辨证的"证"，是中医的病理概括，这种概括是不同的疾病在某一发展阶段上的共性。疾病通常是反映人体功能或形态异常变化或病理状态的诊断学概念。"病"是对某种疾病发展变化全过程的综合概括，而这种过程有其自身独特的规律。所谓辨病就是辨明是何种疾病，以便针对疾病的发展规律进行治疗。所以辨证与辨病各有所长，各有所短，应把二者结合起来，互相取长补短，这样既有利于认识疾病的共性，又能认识到每个患者所患疾病和疾病不同阶段的变化特点的个性，从而全面、准确地认识与治疗疾病。

一般情况下，"病"与"证"是相随的，一种疾病有一定的临床表现，就能总结其证型特点。如患者大便滴血、射血或带血，血色鲜红，无脱出症状，兼见大便干结，肛门瘙痒，口干咽燥，舌红，苔黄，脉浮数。肛门镜检查发现齿线上黏膜样隆起充血，或有糜烂出血点，直肠指诊未及新生物。即可诊断为内痔一期，证型为风伤肠络证。

目前肛肠科辨病与辨证相结合的主要形式是在辨病的前提下分型辨证。在明确西医学的"病"的诊断之后，将病划分为若干证型，然后分型论治。如目前《中医肛肠科常见病诊疗指南》中将痔分为风伤肠络证、湿热下注证、气滞血瘀证、脾虚气陷证四种证型。这种方式的优点是大体总结了某一种病演变的主要证候特征，便于对某病的证候有大致的了解。不足之处是证候为动态演变的过程，不是几个固定证型能全面概括的。分型辨证容易使辨证论治刻板化、简单化，束缚思维。临床不应该为这些常见证型所拘，知常达变，细心辨证分型，方能充分发挥中医学的长处。

对于某些无症可辨的疾病，如体检发现的直肠息肉、结直肠早期癌（这些病在被发现之前可能并无疾病本身的症状）要从身体的其他症状和舌象、脉象上把握其证型。

同时，某些疾病虽一时难以明确诊断，如不明原因的腹泻，大便镜检与培养呈阴性，但可从中医辨证上明确是脾胃虚弱或脾肾阳虚证，可分别采用参苓白术散和附子理中汤之类加减治疗。暂时的无明确疾病诊断也并不影响疾病的辨证和治疗。

第二节 诊断思路

一、明病识证，病证结合

肛肠疾病的诊断过程首先就是明病和识证的过程。明病就是先根据疾病的症状特点及检查结果等明确其中医病名诊断和西医病名诊断。识证就是辨证。从中医的发展历程来看，是从辨病论治为主演变到辨证论治为主的。古代中医所依托的科学理论和技术，以及封建政治对医学研究的限制，使得对疾病的辨识长期停留在症状和体征的鉴别上，大量的疾病尚不能辨识，只能通过依据主症进行不同证候的论治。近现代以来，随着对疾病认识的深入、中医学对西医学知识和近现代科学技术的吸收，中医对疾病诊断也越来越重视，现在中医病历规范已经明确要求西医诊断、中医病和证的诊断都必须具备。甚至有人提出"辨病为先，辨证为次"才是现代中医应具备的临床思维模式。

辨证和辨病是两种不同的认识疾病的方法和过程，辨病有利于认识病的特异性，掌握病变发生发展的特殊规律。辨证可以揭示疾病阶段性的主要矛盾，把握疾病的病机，加强治疗的针对性。辨证考虑到患者个体特点、疾病阶段、治疗变化等多种因素的影响，能弥补辨病的不足。辨病与辨证是互补的关系，只有将二者结合起来，才能做出更好的诊断，提高治疗针对性和有效性。如中医辨证同属湿热证，治疗原则为清热利湿，但在不同的疾病，各有其特殊性，选方用药也有差异。如湿热下注证见于肛瘘，用三妙丸，见于结肠炎，用葛根芩连汤。

辨病有助于认识和治疗没有症状的疾病，能从病的基本辨治原则出发对所谓的"潜证"采取对应措施，避免辨证的局限性。

一般情况下是先明病，再识证。但在病名诊断不明确的情况下，有时也可先辨证，再在进一步的检查治疗过程中去识病。所以辨证要识病，但辨证不能拘泥于病，不是让辨证服从于辨病。

临床上在辨证与辨病相结合时，需要注意避免重视辨病，忽视辨证。目前在肛肠科临床上有一种倾向，认为一旦明确了病的诊断，辨证就简单了，常常在肛肠病名后制定几个协定处方，然后不管患者的具体情况，"对号入座"，选方用药。如诊断为内痔便血，就辨证为风热证，就用清热疏风、凉血止血的方法治疗；诊断为便秘，就辨证为肠燥便结，就用清热通便的方法治疗。

在肛肠疾病的诊治中，辨证与辨病相结合的关键是提高中医师学术水平，娴熟掌握辨证论治技巧，同时掌握一定水平的肛肠疾病的西医学知识，科学运用并有机结合中西医的长处弥补各自的不足。

二、审病度势，把握演变规律

任何一种疾病都有它特定的发生发展规律，肛肠疾病也是一样。致病因素在一定条件下作用于人体后，随着疾病的发展、演变，根据个体抗病能力的强弱，会产生相应的、特有的证候表现，即症状与体征。随着疾病的进一步发展与继续治疗作用，疾病出现不同的转归、结局。每种疾病的过程都有一定的规律，由于个体正邪的盛衰、治疗手段及治疗是否及时等的影响，又会存在一定的差异性。如同样为肛周脓肿，如果早期发现，早期治疗，病变就能局限、缩小，形成低位、很小的肛瘘，个别病例甚至不形成肛瘘而获愈；如果任其发展，就可向周围和深部蔓延、扩大，形成大范围或高位的脓肿，最后形成高位或复杂性的肛瘘。

作为医生应该认识并掌握每一种疾病的发生发展规律，这样，不仅可预防疾病的发生，并且可预测疾病的发展、走向，还能控制疾病的演变过程。

三、审证求因，把握病机

辨证就是辨析、识别证候，是在全面而有重点地搜集四诊素材的基础上，运用中医理论进行分析、推理，去粗取精，去伪存真，由表及里，综合判断，得出证候诊断。

治病求本是中医的基本特点，求本不是针对表象缓解痛苦，而是针对病因、病机予以根除。抓住了病机，就抓住了病变实质，也就是抓住了根本，抓住了疾病的本源或者病因，治疗也有了更强的针对性。中医病因学的最大特点是辨证求因，即不仅用直接观察的方法来认识病因，更重要的是以疾病的临床表现为依据，通过分析疾病的症状、体征来推求病因，为治疗用药提供依据。审证的过程也是求因的过程，因此，中医学的病因实际上寓有病机的含义。

从某种意义上而言，审证求因的核心是求病理因素，现代称之为"第二病因"，以区别于导致疾病发生的"第一病因"。因为许多疾病发生以后，在众多的证候群中，往往已找不到"第一病因"的依据，疾病的病机实质由病理因素所决定。另一方面，临床上如特定病因的证据不足，也可依据病位、病理因素的发病特点，进行推理定性。如临床当灵活审察病理因素的来龙去脉，即从何而生，有何发展趋势，有何危害，如何防治，这对认识疾病的性质、抓住主要矛盾、阻断和控制病情的发展有重要价值。

需要指出的是，在求得发病原因及病理因素后，辨证的主要过程并未结束。临床在确定病理因素后，当进而分析病理变化，从气血病机和脏腑病机联系考虑。气血病机之虚证较为单纯，无非气虚、血虚或气血两虚；实证多为气滞气逆，导致血郁血瘀，升降出入乱其常道，影响脏腑功能活动。同为气滞，治法有疏泄、柔养、辛通的不同；同为气逆，治法有潜镇、泄降、酸收、甘缓诸法，须分清原委，选择应用。求脏腑病机是辨证的核心，必须熟练掌握，准确运用。尤其应该弄清常用脏腑病机的基本概念和类证鉴别。认识脏腑病机一般应从脏腑的生理功能和特性入手，结合脏腑相关理论。

审证求机是辨证的基本要求，还要在审证求机中做到知常达变。在临证中抓住个别有代表性的主症，如症状、体征、舌苔、脉象等来确定疾病的性质，这便是知常。在临床具体运用时，除遵法以外，有时更需要的是"圆机活法"、常中求变，这样才能真正掌握中医辨证学的实质和灵魂。因此，临床上求变比知常更为重要，它要求我们善于从疾病的多变中考虑问题。

中医的"证"有"五性"。一是特异性，指证候的独特主症和特异性体征，即"但见一证便是，不必悉具"之谓，这对临床辨证有重要的意义。二是可变性，在疾病发展过程中，证并不是一成不变的，随着时间的推移，这一证可以转化或传变为另一证。在急性病中，甚者旦夕可变。三是证的交叉性，特别是疑难杂病证情复杂，一般均表现有证的交叉，要从症状上认清主次，从病机上把握因果关系，以确定证与证之间的轻重缓急，明确治疗的先后主次。四是证的夹杂性，既可因同时患有数病，也可见于同一疾病。其辨治要点是"间者并行，甚者独行"，把握标本主次，或标本兼顾，或突出重点。五是证的非典型性，是指某一证应该出现的特异性表现在程度上和数量上不足，与常见的、典型的症状和体征不全相符。对于非典型性证的辨识，应注意证的发生、发展、转归的全过程，把握初期性证、过渡性证、隐伏性证与轻型性证，避免辨证的局限。

四、注重引进诊断新技术

医学作为科学技术群体中的一个组成部分，从来都是和整个科学技术发展水平密切相联的。近代科学技术的发展和当今世界范围内正在进行的新技术革命，给现代医疗技术带来了深刻的变化。医学主要凭经验和个人技巧的时代已一去不复返，西医学的一个重要特点就是高科技成果在医学各个领域中的广泛应用。借助于日新月异的先进工具和诊断仪器，使医生对疾病的认识，从宏观到微观，都能进行快速准确的观测，可以更清楚、更准确地观察正常和异常情况下人体生理病理的动态变化，使许多疾病的早期发现、早期诊断和早期治疗成为可能。

肛肠外科作为医学的一部分，肛肠外科发展的历史，本身也是一个不断引进新技术的历史，如以前肛瘘术曾作为肛瘘检查的重要技术，目前因其诊断准确性差而逐渐被腔内超声检查和核磁共振检查等所代替。在肛肠科应用的超声诊断技术也逐渐由低分辨率的直线式扫描超声检查、普通的 B 超、彩超等向高分辨率能够进行计算机重建的腔内超声检查方向发展。为了提高肛肠学科的诊断与治疗水平，必须不断引进诊断技术。

五、预后转归

预后是指预测疾病的可能病程和结局，转归是指病情的转移和发展，即疾病的结局。2000 多年前，希波克拉底撰写过论文《论预后》。希波克拉底认为：要通过临床观察和分析来判断疾病预后，"对于医生，最要紧的是关心其预见能力的培养"，治疗预后的情况，是衡量医术水平高低的一种尺度。正确的医学建议取决于对有关预后的知识掌握。

预后和转归的判断与诊断密切相关，正确诊断是正确判断预后和转归的前提。提高预后和转归判断的准确性还十分依赖于医生个人的知识积累与医疗经验。因此，不断学习知识与积累经验对于正确判断预后十分重要。

预后与转归的判断可以从病的发展规律（病势）和证的发展规律（证势）两个方面着手进行，二者结合有助于更全面地把握疾病的预后和转归。

早期发现、早期诊断、早期治疗是改善预后和转归的前提。其次，诊疗观念更新、诊断技术和治疗方法不断改善是提高预后和转归的重要条件。西医学为很多疾病实现"三早"提供了可能性，如健康体检日益受重视、结肠镜检为许多无症状直肠癌和结肠癌的早期诊断和早期治疗提供了可能性。

参考文献

［1］何光明，李晓鹤. 浅谈辨证、辨病、辨症论治三结合诊疗体系［J］. 江苏中医药，2015，（5）：13-14.

［2］过伟峰. 审证求机知常达变——周仲瑛教授谈中医临床辨证的思路与方法［J］. 南京中医药大学学报（自然科学版），2000，16（3）：133-136.

［3］张子明. 辨病与辨证相结合在临床中的应用［J］. 河北中医，2012，34（2）：216-217.

［4］仝小林. 论症、证、病结合辨治模式在临床中的应用［J］. 中医杂志，2010，51（4）：300-303.

［5］王毅力，潘建辉，车盼芬，等. 临诊辨病、辨证琐谈［J］. 中国中医急症，2013，22（8）：1358-1359.

［6］苗凌娜. 谈辨证与辨病相结合［J］. 现代中西医结合杂志，2011，20（15）：1889-1890.

［7］吴伟，卿立金. "辨病为先，辨证为次"——现代中医临床思维模式的思考［J］. 中医杂志，2010，51（12）：1061-1063.

［8］汤仁智，潘新，唐为勇. 认识中医病证发生发展规律是辨证论治理论的升华［J］. 上海中医药杂志，2001，35（4）：6-7.

第五章　肛肠疾病检查法

第一节　检查体位

　　肛肠专科的检查，为了能充分暴露病变位置，便于观察病情，临床上常采用特殊的体位，同时应根据患者的病情、患者身体状况再选择最合适的体位，常用的体位如下。（图 5-1-1）

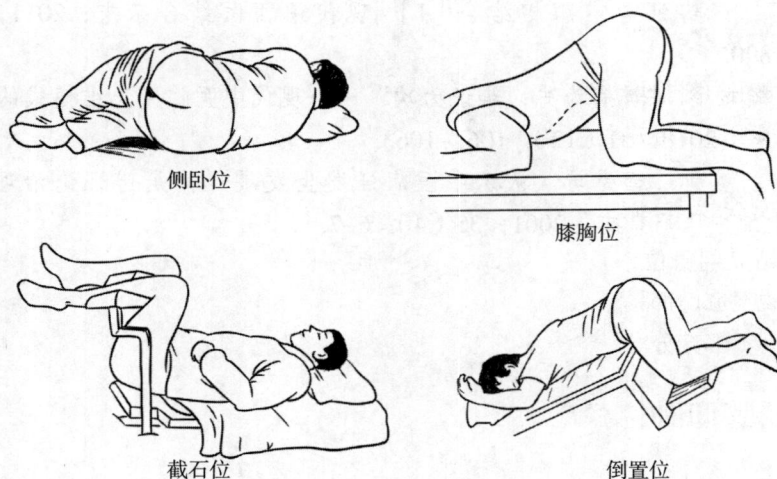

图 5-1-1　检查体位

一、侧卧位

　　患者侧卧，两腿屈起靠近腹部，小腿稍伸直。左侧、右侧均可，一般取右侧卧位。这是检查肛门、直肠疾病及治疗时最常采用的体位。侧卧位相对较舒适，体弱者或者需要较长时间操作情况下都可以采用。适用于内痔注射、切开浅部脓肿以及不能起床、有疼痛、关节活动障碍和心脏病患者。

二、膝胸位

　　患者俯卧，双膝屈起90°跪伏床上，胸部着床，臀部抬高，头偏向一侧，两上肢沿床面前伸，使双膝、胸部与臀部形成一个三角形，而以前两者为支撑点。这时脊柱与床呈45°角。膝胸位是乙状结肠镜检查的常用体位，对身体短小、肥胖患者，此种检查体位最为适合。但此种体位舒适度差，患者难以耐受长时间检查，对病重或年老体弱者不很适用。

三、截石位

又称膀胱截石位，患者仰卧，两腿放在腿架上，将臀部移至手术台边缘。加强截石位，患者仰卧在床上，两大腿分开向腹部侧曲，使双膝尽量靠腹壁。两侧小腿下段近于踝关节的稍上方放在腿架上，臀部靠近床边。对于肥胖患者，因侧位不易暴露其肛门，因此常采用此种体位。但此体位上下台费时，如做示教手术，观察空间亦较小。又因患者两腿抬高，助手活动不便。

四、倒置位

又称颠倒位或折刀式，患者俯卧，两臂舒适地放于头前，两膝跪于床端，臀部高起，头部稍低。这种体位在施行肛门直肠手术时可以减少因静脉充血引起的出血或其他病理改变，利于暴露直肠下部，手术方便，可以避免肛门直肠内容物流出污染手术区，术者操作方便，生殖器暴露少。也适用于直肠窥器和乙状结肠镜检查。

五、蹲位

患者下蹲用力努挣增加腹压。此种姿势可以用来检查低位息肉、肛门乳头瘤、晚期内痔和静脉曲张型混合痔并有肛管外翻者，以及直肠脱垂等。

六、弯腰扶椅位

又称为站立躬身位，患者上身向前弯腰，双手扶椅子，髋关节呈 90° 屈曲，头稍抬高，裤子下脱至肛门部暴露良好为度。此体位不需特殊设备，简便易行，适用于人数多的检查，但暴露不够充分。

七、屈膝仰卧位

患者仰卧在床上，两腿屈膝向腹侧弯曲，患者两手搬扶两腿关节，此体位可增加腹压，使乙状结肠、直肠下降。一般只适用于肛门的检查。

第二节　肛门直肠局部检查方法

肛门直肠疾病具有特殊性，病变往往只发生在局部，只在严重情况下才影响全身。因此，对局部的视诊、指诊、肛门镜检查等，是诊断和鉴别肛肠疾病的重要手段，是肛肠科医师必须掌握的技巧。

一、视诊

检查时，嘱患者脱去外衣，解去腰带，侧卧于检查床上，对好灯光。在肠腔内病变检查之前，最好不要灌肠或冲洗肛门，以免改变肛门直肠内的分泌物性状和数量以及分泌物的气味。

1.肛门的形态和位置

正常情况下，肛门应该在两个坐骨结节连线的中点。观察肛门有无位移或者变形。如肛肠术后，更应注意有无肛门的变形、肛门前移。小儿患者应注意观察有无先天肛门闭锁或者肛门畸形。

2. 肛周皮肤及肛毛

观察肛周皮肤的颜色、润燥、瘢痕、溃疡、脱屑、分泌物、肛毛的分布。肛门瘙痒症多可见肛周皮肤色白，有抓痕，分泌物增多。肛门术后者，可见手术瘢痕。有红肿及破溃者，应考虑肛周脓肿及肛瘘。肛管皮肤有裂痕、血迹，应考虑肛裂。

3. 肛周肿物

应注意观察肿物的大小、形态、颜色、位置、有蒂无蒂等情况。与皮肤色同，形状不规则者，多为外痔；色红，椭圆形隆起者，可能是脱出的内痔；颜色暗红，伴坏死者，多为嵌顿痔；有蒂，色粉红或白，多是肛乳头瘤；小乳头状，集群分布，色灰白，多为肛门尖锐湿疣。

4. 肛周污物

查看肛门部有无血、脓、粪便和黏液，可判断疾病的性质。如内痔、肛裂常有血迹，肛瘘和肛周脓肿常有脓汁和波动的肿块，肛门失禁则见肛周内裤有粪便，直肠脱垂、内痔嵌顿、脱肛常有黏液。肛门湿疹、肛管上皮缺损或肛门松弛多见肛门潮湿、渗液较多。

二、指诊

检查前嘱患者排空大便，选择适当体位后，医者右手戴消毒手套或食指戴指套，先触诊肛周病变，再行肛内指诊（图 5-2-1）。肛内指诊前先在食指端涂少许润滑剂，食指与肛门平面呈 45° 角，轻轻按摩肛缘，使肛门括约肌松弛，然后沿脐部方向将手指缓缓插入肛管。检查时，动作轻柔、仔细，避免暴力操作造成肛门括约肌受刺激而产生痉挛疼痛，既影响检查效果，又给患者带来痛苦。从下至上，左右前后各壁凡手指可及范围，均应触摸，以防遗漏。指诊完毕，应注意指套有无脓性分泌物或血迹，必要时取样做化验检查。

肛裂患者检查时，食指进入肛门内，则可感到肛门紧缩，若进一步将手指探入肛管，则可引起疼痛。一般不再深入肛管直肠指诊，如确实需要再进一步检查，应在麻醉下进行。

手指进入肛管后，在皮下部可扪得肛门外

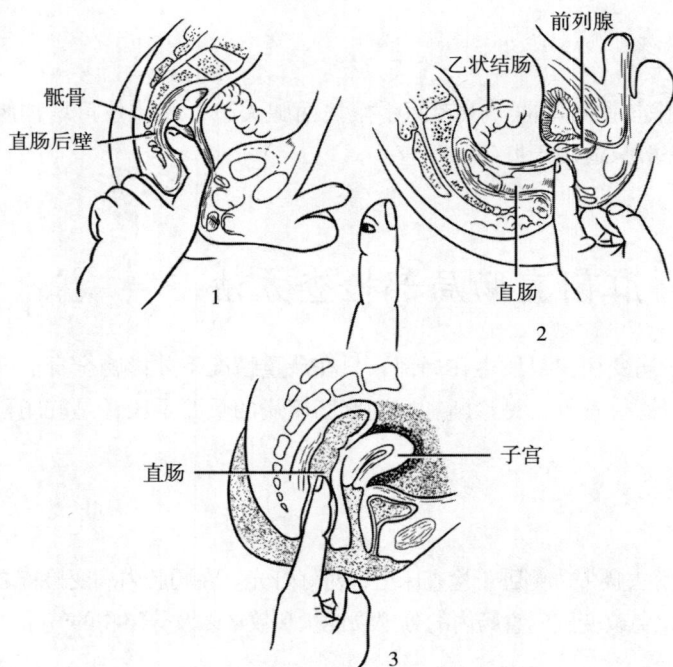

图 5-2-1　肛门指诊

括约肌皮下部，在此部位的上缘可扪得一沟，即括约肌间沟。此沟是内、外括约肌交界的临床标志。

指诊时可以了解到肛管皮肤有无硬结、齿线处有无凹陷、括约肌的紧张度，正常时肛管仅能伸入一成人食指，若括约肌松弛，说明有肛门失禁，应查明原因。

再向上检查肛管直肠环，此环由肛管内括约肌及外括约肌深浅两部和耻骨直肠肌共同构成，呈环状，由于耻骨直肠肌在后方发达，故指诊时，在肛管后方易于触及。破坏此环可引起肛门失禁。

到达直肠壶腹时，应呈环状扣诊。检查直肠黏膜下是否有颗粒状改变，黏膜的质度，直肠腔内是否狭窄及有无占位性病变，但注意占位与粪嵌塞的区别。

在男性可扪及前列腺及膀胱，检查前列腺时，应注意其大小、硬度、有无压痛及硬结，中央沟是否存在。正常前列腺外形如栗子，底向上而尖向下，底部横径约 4cm，纵径 3cm，前后径 2cm，包绕于膀胱颈下方。触诊时，应边界清楚、光滑，无结节，无压痛。在女性可扪得子宫颈，有时可在直肠前壁触及到质硬的子宫颈，要与病理性肿块区别。两侧可触及到坐骨直肠窝、骨盆侧壁，其后方可扪到骶骨和尾骨，指诊可以触到瘘管走行方向和内口部位及肿块大小等。也可用双合诊法，即一指在直肠内，一指在肛门周围或阴道内，检查有无肿块、异物、阴道直肠瘘。

指诊的高度，一般可达 8cm 左右。也可因检查者手指的长短而异，麻醉下可达 10cm。手指的感觉敏锐，活动灵活，可以在直肠黏膜、肛管皮肤区发现很小的结节，指套上带血迹、脓液，可以帮助早期发现直肠癌、肛裂、肛瘘、痔核等，是器械不可代替的检查方法。通过指诊，我们可以初步鉴别以下肛肠疾病。

（1）直肠癌：在肠壁上可扪及高低不平的硬块，其表面可有溃疡，肠腔常伴有环状或半环状狭窄，指套有黏液，质稠味腥是其特点。

（2）内痔：位于直肠末端，有柔软的小隆起，于 3、7、11 点位明显，若行硬化剂注射后，可触及光滑的硬结。

（3）直肠息肉：可扪及质软而可推动的圆形肿块，常有蒂，指套上常染血迹。低位息肉可被手指拉出肛外。

（4）直肠脱垂：在肛门内可触及柔软而松弛的直肠黏膜堆积在肠腔内，伴有肛门括约肌松弛。

（5）直肠间质瘤：在直肠内可触及光滑的肿物，表面无溃疡及出血，不活动，偶有压痛。间质瘤生长速度较快，大便形状变细是其突出症状。

（6）肛瘘：可扪及瘘管自肛缘向肛内潜行呈索条状，肛门内齿线处可触及瘢痕、凹陷，有压痛。

（7）肛门直肠周围脓肿、骨盆直肠脓肿及直肠后间隙脓肿：在直肠内可扪到压痛性肿块。其他间隙脓肿可用拇、食指作双指触诊检查，即食指在直肠内，拇指放在肛周皮肤上，拇、食两指触诊，可以发现坐骨直肠间隙脓肿或肛周脓肿。

肛肠疾病不同于其他疾病，仅凭检验、仪器检查不能做出完全准确的判断，而指诊是肛肠科医师最基本、最有效的检查手段，任何肛肠疾病，均需要指诊定位才能做到心中有数，我们在临床中经常发现，一些医生将普通的肛瘘定为高位肛瘘，而且内口定位不准确，从而采用不必要的挂线术，不仅给患者造成痛苦，还因原发灶未治疗而导致复发。因此，指诊是肛肠科医师的基本功，每个肛肠专科医师均应该熟练掌握和运用。

三、探针检查

探针有四种，即棒状圆头探针、棒状有钩探针、有槽探针、镰状有槽挂线探针。前三种质软，用于检查瘘管内口、窦道走行方向；后者用于检查在直肠环以上的腔道较大的瘘管及挂线时使用。

探针主要适用于肛瘘瘘管走行及内口位置的探查，常用棒状圆头探针。操作时选择正确体位，必要时局部麻醉。一般用银质柔软探针，从瘘管的外口轻轻探入，沿瘘管走行探到内口，另一手食指在肛门内作引导。常规情况下，探针应轻松探至内口，如遇阻力时，说明管道狭窄或阻塞，或管道弯曲复杂，此时不宜强行探查，以免形成假道。

探针检查时，应绝对禁止暴力操作，部分患者肛周局部组织疏松，探针探查时，任何方向稍微用力，都能通过，此时应停止探查，避免人为制造内口。

四、肛瘘内口定位特殊检查法

美蓝检查：先将纱布卷成如食指大小的纱布卷，涂上水溶性油剂后，放入肛门直肠腔，然后将输液管由瘘管外口插入管内，用装有美蓝液的注射器徐徐注入美蓝，直到药液全部充满，以手指按压管道以助美蓝充满管道。等待片刻，取出纱布，纱布上染有美蓝，说明有内口存在，内口位于纱布卷染色对应肛管部位，手术时将染有美蓝的管道一并切除。

双氧水检查法：骶管麻醉后，先将肛门镜置入肛内，助手扶住肛门镜，取下镜芯，在肠腔内置入纱布以免液体进入肠腔引起不适；术者以输液管的一头放入瘘管外口，另一头接好装有双氧水的注射器，徐徐注入液体，切勿用力过猛，如有内口存在，可以明显看到带有气泡的双氧水自内口溢出，注射完液体后，可以将空注射器再次注入空气，这时，内口部位仍有气体自内口溢出，这种检查能确保内口的准确无误性。

第三节　内窥镜检查

一、肛门镜检查

肛门镜检查是肛门直肠疾病的常规检查方法之一，适用于肛管、齿线附近及直肠末端的病变。常用的肛门镜的长度约7cm，内径有大（2.2cm）、中（1.75cm）、小（1.43cm）三型，是观察直肠黏膜下段的很好仪器。

根据形状，临床又分为喇叭状圆形肛门镜和分叶肛门镜两种。喇叭状圆形肛门镜包括圆口镜、斜口镜、缺边镜、螺旋口镜、喇叭口镜、直筒镜，均用于检查肛管、直肠、内痔、息肉、肛乳头肥大，也可用于内痔注射和直肠内用药等。分叶肛门镜包括四叶镜、三叶镜、二叶镜，用于检查直肠及肛瘘内口和手术时较大、较深区域的操作，有利于暴露手术部位，尤其是挂线时的内口显露和直肠内出血灶的定位和处理。

操作时，一般采用左侧或右侧屈膝位。检查前选好合适的肛门镜，检查肛门镜筒、栓是否配套，并在肛门镜头及前部涂抹一层水溶性油剂或用含凡士林类药膏涂抹。首先在肛门口轻柔数下，同时令患者呼气放松。医生右手握住肛门镜的柄，左手紧压筒芯徐徐向肚脐方向插入，顶端越过肛管直肠环再向骶骨方向前进，直至肛门镜全部插到壶腹部，取出镜芯，借助光源观察有无充血、糜烂、水肿、溃疡、出血点，黏膜松弛的程度以及肿物等情况。然后将肛门镜慢慢退至齿线处，观察肛窦有无发炎、充血、凹陷、分泌物等。如需要可反复进退肛门镜以利于更好的检查。若筒状肛门镜观察不理想，可选择分叶镜、斜口镜帮助检查。

肛门镜主要用于常规肛肠科检查、肛管直肠手术时暴露手术视野、术后复查及局部取活检。但是，肛门狭窄、肛裂及女性月经期，不宜行肛门镜检查。

二、直肠乙状结肠镜

直肠乙状结肠镜在肛门直肠疾病中的诊断中具有很重要的地位，它可以早期发现直肠和乙状结肠的疾病。根据临床统计和观察，60%~70%的结肠和直肠癌变都是发生在距离肛门 20~25cm 以内的肠段，此区域乙状结肠镜可以直接看到。在常规的乙状结肠镜检查中可发现腺瘤、息肉、肿瘤，在溃疡性结肠炎疾病方面可以发现溃疡、假性息肉、出血点、肠腔黏膜水肿或萎缩缺乏弹性等。通过乙状结肠镜可以直接观察直肠及乙状结肠的肠壁黏膜等的形态，并可实施活体组织采取术，所以此种检查方法较指诊、X 线检查更具优越性。

常用的乙状结肠镜有两种：普通型和带照相机型。普通型乙状结肠镜较为普遍，基层医疗单位易掌握。普通型乙状结肠镜长 25~35cm，直径 1.5~2cm。光源灯泡装于前后端均可。接目镜为一低倍放大镜，装于镜管后端，上有通气管连接橡皮球。有的附带吸管，可吸出血和黏液，镜筒内有闭孔器（即芯子），当镜管放入肛门内 5~7cm 后即可取出。另外还有棉球夹、活组织钳、导线和电源等。

（一）适应证

（1）大便次数频繁增加或形状改变。

（2）肛门排出明显的异常黑便或流出新鲜和陈旧的混合血迹。

（3）距肛门 8cm 以上直肠内有肿块。

（4）慢性腹泻和习惯性便秘。

（5）自肛门内流出脓液和黏性分泌物。

（6）会阴部、下腹部或腰骶部原因不明的长期胀痛。

（7）直肠和乙状结肠疾病作细菌或活组织检查。

（8）原因不明的慢性贫血或长期发热。

（9）用于肛门直肠术前和体检。

（二）禁忌证

（1）感染，如腹膜炎患者、肠穿孔伴有腹膜刺激症状；肛管直肠周围急性感染或疼痛剧烈，如肛裂和肛周脓肿。

（2）肛管、直肠狭窄，乙状结肠梗阻或扭转。

（3）肠内异物未取出。

（4）精神病患者和不合作者。

（5）孕妇和妇女月经期。

（6）严重的心、肺、肾疾患患者以及高血压患者、高龄患者均应严格掌握适应证。

（三）检查前的准备

（1）做好术前解释工作，消除患者的紧张情绪，讲明检查目的。

（2）细致了解病情和病史及以往检查情况。

（3）病变部位不详、胃肠道有手术史者，最好参照钡剂灌肠拍摄的X线片，以利于掌握镜体的操作。

（4）患者检查前2小时或检查前当日早上作清洁灌肠。亦可于检查前一天晚上用番泻叶10g，泡水200ml内服，以加快排便，清洁肠道。

（5）检查使用器械物品是否准备齐全、取用是否方便，电源是否安全，有无漏电现象。

（6）仔细询问患者平时服用过何种药物，如阿司匹林长期服用者，活检时要注意出血问题。

（7）必要时可使用解痉和镇静药物。

（四）操作方法

患者大多采用膝胸位或倒置位，术者先用食指检查肛门直肠后，再将涂有滑润剂的镜筒插入肛内。开始时指向脐部，进入肛门后，放入直肠内5~6cm的深度时，拿掉闭孔器，开亮电源，装上接目镜和橡皮球，打气。一边看一边把镜体缓缓放入，切勿用力过大。再将镜端指向骶骨，进入直肠壶腹部。在距离肛缘6~8cm处可见到直肠瓣。当镜体进入14~16cm处，可见肠腔变窄和黏膜皱折，为直肠与乙状结肠交界处。此处弯曲，多偏向右下，循此方向前进，常需充气，使肠腔充盈，此处是穿孔的好发部位，要十分小心。当进入乙状结肠下段时，患者常感下腹不适或微痛。进入乙状结肠的标志是：①黏膜皱折较小而数目多，呈环形走向；②可见左髂动脉的搏动（传导至乙状结肠壁）。

当镜体进入到需查看的部位后，要以螺旋式慢慢退出，同时观察肠腔四周以下情况。

（1）脓血、黏液是否由上向下流，若由上方向下流，表示病变位置大多在上方。

（2）黏膜的颜色、瘢痕，是否发炎、充血，有无出血点，脓性分泌物和黏膜下结节。

（3）溃疡的位置、形状、大小，是否分散或簇集以及周围黏膜的情况。

（4）肠壁周围如有瘘口，大多表示有憩室或脓腔。

（5）肿瘤、息肉或肠外肿瘤是否压迫直肠壁。

（6）直肠黏膜是否光滑、肥厚，血管纹理是否清晰。

（五）注意事项

（1）操作应轻柔，一定要在直视下看清肠腔后才可以将肠镜向前推进。切忌盲目和用暴力操作，以免造成肠壁损伤甚至穿孔。要知道乙状结肠镜不能插至25cm的原因是乙状结肠和直肠连接处急性弯曲，因未先作指诊扩张和润滑肠管，以及时间过长导致肠痉挛，或因手术及先天原因所致的解剖变异，以及体位不好和患者配合不力等。据 Madgan 统计，肠镜不能插入 25cm 的占 15% ~58%，所以肠镜不能全部插入并不能反映操作者水平的高低，反之，不要勉强暴力插入是防止肠穿孔的一个重要措施。

（2）影响检查结果和对病变观察的原因有肠镜插入深度不够、粪块堵塞视野、肠内分泌物过多等。这样，小的息肉和细微病变隐藏在黏膜皱折中（应在灌肠后再进行检查），小的粪渣可擦去，或将肠镜越过。分泌物过多可用吸引器吸净。为了观察细小病变，可注入少量气体使肠腔扩张。黏膜舒展后才能检查清楚。一旦发现可疑病灶应作活检，取活体时应注意避开血管，不要切割过深至黏膜下层，严禁撕拉，以防出血或穿孔。

（3）检查完毕，嘱患者卧床休息片刻。如取活检后应平卧 24 小时，并注意当日大便有无便血或持续性下腹部疼痛。

（六）常见并发症及处理

（1）腹膜反应：由于检查刺激腹膜，患者感觉下腹部胀痛。应注意操作时轻柔，尽量避免不必要的刺激。

（2）穿孔：这是一种严重的并发症。原因有：暴力操作，未在直视下将镜体推入直肠；肠腔狭窄，如有肿瘤炎症；充气过度，张力太大；肠壁较薄，取活检时钳夹过深或撕拉；肠吻合口瘢痕挛缩，强行将镜体通过所致。一旦发现穿孔，应立即开腹做手术修补，必要时做肠造瘘，更要注意采用抗感染治疗。

（3）出血：经常是发生在取活检后，由于钳夹时损伤黏膜下血管或患者患有高血压、出血性疾病、血小板减少、凝血机制障碍，再因操作不当、镜筒内壁口擦伤黏膜所致。一旦发现出血，应立即采取止血措施，运用止血药物，如酚磺乙胺注射液（止血敏）、6- 氨基己酸或进行局部止血。可根据情况采用电灼、气囊压迫、明胶海绵压迫，以及用止血粉等方法止血。

三、纤维结肠镜检查

纤维结肠镜可以在直视下观察全部大肠，为采取活检标本进行病理分析和疾病的早期诊断提供了重要的手段。近年来介入疗法的发展在纤维镜的应用上也十分突出，如对有蒂息肉的切除、结肠内的给药治疗、在手术中帮助术者探查肠腔内的病变、避免误诊和遗漏等起到了不可或缺的作用。

（一）适应证

（1）原因不明的急慢性腹泻。

（2）原因不明的便血（主要指下消化道出血），颜色鲜红或呈柏油便或鲜血和咖啡色血迹相混。

（3）黏液脓血便，潜血试验阳性者。

（4）原因不明的体重下降并伴有大便次数增加和大便形状异常者。

（5）原因不明的下腹痛及触摸到左右下腹包块者。

（6）钡剂灌肠拍片后怀疑结肠有占位性病变者，如肿瘤、息肉、狭窄等。

（7）对于各类炎性结肠疾病进行诊断与鉴别。

（8）对已明确的结肠病变进行随访观察，如结肠肿瘤术后的复查等。

（二）禁忌证

（1）患者患有严重的心肺功能不全，如严重的高血压、心律失常、冠心病、脑供血不足，包括冠心病的发作期和高血压的不稳定期。若必须检查，应做好术前准备并在内科医生监护下进行。

（2）精神病患者和幼儿不宜。

（3）急性腹膜炎穿孔者，肠道手术吻合口愈合不佳者。

（4）直肠结肠的急性炎症期，由于肠壁黏膜水肿质脆容易造成损伤和穿孔。

（5）术前准备不充分，肠道不够清洁影响视野和镜体插入者。

（6）妇女月经期和孕期，肛门狭窄、肛裂、肛周急性炎症等情况均应注意。

（三）检查前的准备

向患者交代肠镜事宜，为患者解释操作的必要性，解答患者疑问，为患者消除顾虑和紧张情绪。肠道准备：目前常用聚乙二醇电解质散，用2000~2500ml温水冲服，应在3个小时内全部饮用完，提前4小时开始肠道准备。嘱患者小口慢吞咽，至多次排出纯水样便。

（四）操作方法

由于整个结肠区域弯曲部位较多，所以结肠镜的头端到达盲肠必须通过这些弯曲处。如果经验不足，随时有穿破肠壁的危险，为此必须看清肠腔再进镜。要看清肠腔，往往要注气使之扩大，注气过多又可使结肠膨胀而折成锐角，使通过更困难，所以要少注气，使锐角变钝角才能通过。人们总结了以下几种插镜方法。

（1）进退法：结肠皱襞弯曲很多，进镜时镜头易碰在肠壁和皱襞上而看不清肠腔，稍稍后退即可看清肠腔和前进的方向。这种进退的推入镜体法在结肠镜的检查中很重要，进镜的分寸和尺度可随着临床操作的经验积累而逐渐掌握。

（2）滑移法：又叫滑镜或盲目插镜。当肠镜到达结肠弯曲处时，继续前进镜头就会碰在肠壁上，看不见肠腔而仅可见到模糊的肠壁血管。此时将前端对准肠腔方向，放松运动调节旋钮（如同汽车拐弯后，司机放松方向盘恢复原位一样），继续进镜，但动作要轻，见到肠壁血管后寻腔进入。

上述方法应用的结果是，据有关文献介绍，有70%~80%可达盲肠。实践证明以上方法也不能都到盲肠。在应用上述方法的同时，利用适当的体位和手法防绊，可以大大提高成功率。

插镜过程一般由术者、助手（帮助腹部推压防止结圈）和扶镜助手三人组成。后者在术者指挥下扶镜做进退和旋转等操作。经验丰富和熟练后也可一人操作，由术者本人做肠镜的进退等动作。插镜过程要灵活地运用上述方法。

一般在左侧卧位下将镜体插入肛门，直肠长约15cm。到肛直角向后，再从骶骨角向上，左右转动下通过直肠瓣。由于直肠弯曲皱襞多而固定，应缓慢通过。乙状结肠从15cm到30~40cm降结肠乙状结肠交界处，由于系膜长而肠管游离，肠腔内皱襞多，易于结圈使插镜通过困难。在仰卧透视下插镜通过乙状结肠的方式有：N型、a型、P型、双圈等向后移去，而镜头在肠壁上滑行通过，让先端去适应肠道的弯曲。一般短暂滑行后，肠腔即可复现。这种盲目插镜有穿孔的危险，但若在进镜时，视野见到黏膜血管向后移动就比较安全。若黏膜或血管纹不动或变苍白时，表明镜头已压在对侧肠壁上，应立即停止进镜，否则有可能穿孔。此时应立即退镜到肠腔复现时再进镜。这种方法在结肠急性炎症和有憩室时，应特别谨慎或放弃使用。

（3）钩拉嵌进法：又叫钩拉法。当肠镜通过一弯曲后，继续进镜可使肠袢不断延长、扩大，患者有痛感。视野发现随插镜而肠腔向后退的现象，此时可将先端钩住肠曲，拉直成袢肠曲，使之折迭于镜身上，就可前进了。可用于乙状结肠和横结肠。

（4）α手法：当纤维结肠镜通过乙状结肠形成P圈时，先端在降结肠、乙状结肠交界处形成锐角而不能前进，继续插镜只能使P圈扩大，仍不能前进，患者感觉疼痛。此法是将肠镜退到20~30cm处，镜身作逆时针旋转180°，助手在腹部将先端由左搬向右侧，形成α圈，肠镜因降结肠乙状结肠交角变钝而通过，进入结肠。到脾曲以后，镜身再作顺时针旋转180°，并牵拉镜身，可将形成的α圈变直，再继续前进。

（5）滑管的应用：肠镜到横结肠以后，往往乙状结肠又可弯曲，插镜只能加大弯曲而不能前进。此时可置一较硬的滑管并放入乙状结肠以防弯曲，就可继续前进，但临床亦有由于经验不足，插滑管时动作粗暴使乙状结肠发生穿孔的报道。

乙状结肠走行复杂，大体有如图（图5-3-1）所列的几种走向。前两者均可用钩拉法自行通过，通过后N型走向拉直即可，而a型走向则应到脾曲以后采用前述a圈解圈法以后才能继续前进。

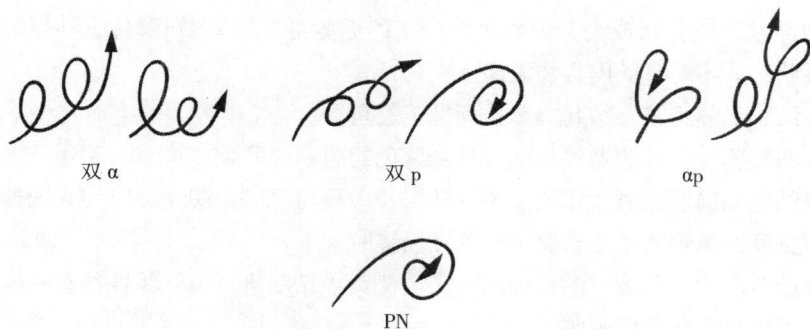

图 5-3-1 上述双圈通过结肠的形式变换

后两者的通过十分困难，多数不能自然通过。P型结圈可采用前述a手法转为a圈后通过，到脾曲再解圈前进。但多数P圈和各种复杂的双圈不能用此手法。其原因是乙状结肠及系膜均太长而松弛，在左侧和仰卧位下都不能解决降结肠乙状结肠交界角变钝的问题。此时若将患者改换为右侧卧位或膝胸位，由于腹前壁松弛，乙状结肠可变为一大弧形，而降结肠乙状结肠交角可以变钝，经反复钩拉法即可通过乙状结肠，但通过以后应采用不同方法解圈，取直乙状结肠才能继续前进。降结肠比较固定，由降结肠通过脾曲一般比较容易。

横结肠系膜较长而又松弛，多数下垂，甚至入盆腔并形成一下垂角，使插镜造成困难，为肠镜检查的另一难关。若横结肠较短、下垂轻，先端通过下垂角后，反复用钩拉手法和进退等方法，即可通过。但大多横结肠长且下垂明显的患者，在插镜中易形成 M 形甚至 r 形的结圈，可在通过下垂角后用钩拉手法将横结肠拉直，再由助手压迫腹部，顶推横结肠以防止横结肠下垂而通过横结肠和脾曲。若顶推失败或患者过胖而不能采用顶推手法者，可采用膝胸位，使横结肠自动退回到上腹部，经钩拉手法即可通过横结肠及肝曲，而且有结成 r 圈者可在钩拉手法中自行解圈。此外，实践中还发现，横结肠成 r 圈者，右侧位更容易通过横结肠和肝曲。过肝曲以后到盲肠一般比较容易，但困难的病例，要在助手协助或保持上述体位的情况下，方能达到。

插镜的长度不一定代表进入的深度，虽然一般情况下到达盲肠时只有 75~90cm 的深度，然而若在途径中结圈则可能达到 100~180cm，有时乙状结肠结圈，肠镜进入 100cm 以上仍不能到达降结肠。因此肠镜到达何处的定位是以镜头的光点在腹部的位置和方向来决定，即左下腹部出现光点在乙状结肠，转至左腰部即入降结肠，到左季肋部即到脾曲，上中下腹转动在横结肠，右肋缘即到肝曲，而后转有腰部并消失时表明已入升结肠，光点出现在右下腹并固定在右髂窝表明已入盲肠。另外，也可以靠 X 线透视，它既可定位又可以判断结肠结圈的形式，并可由此决定解圈的方法。然而 X 线应尽量少用，用 X 线照射可使光导纤维老化断裂，又可使操作者受到一定的射线影响。体质较差者，不宜长时间用 X 线。

（五）结肠腔内的正常表现

镜下见到整个结肠黏膜均湿润光滑，有稀疏的血管分支。回肠黏膜则如天鹅绒状，有环形皱襞，回肠末段可见到分散的淋巴滤泡突起。特征性结构如下。

（1）盲肠由升结肠到盲肠可见鱼骨状皱襞，末端分叉呈 Y 形或三叉状。阑尾开口在其中，可呈裂隙状、圆孔状或突起内翻。在分叉的近侧可见回盲瓣开口，呈唇状、裂隙状、宫颈或乳突状，并不时有肠内容物溢出。

（2）升结肠如隧道状，结肠皱襞排列呈正三角形。

（3）肝曲较膨大，外侧透过肠壁可见到紫色的胆囊或肝脏。

（4）横结肠如筒状，皱襞排列呈倒三角形，中段可见到由腹主动脉传来的搏动。在下垂角附近可见到一纵形的崤状皱襞（尤其在插镜时）。

（5）脾曲较膨大，肠腔可随呼吸活动，内侧为横结肠进口，下缘往往有一半月形的皱襞，上方常可透见紫蓝色的脾脏。

（6）降结肠如筒状，皱襞少。

（7）乙状结肠从降结肠乙状结肠交界开始，皱襞变得宽大，并相互掩盖，盲区较多，要仔细、反复检查。

（8）直肠黏膜下血管增多成网状，并可透见黏膜下的紫蓝色静脉。直肠内有三个宽大的直肠瓣，瓣膜反面是盲区，应仔细检查，痔的静脉是否充血往往要将肠镜倒转 180° 才能作仔细观察。退到肛门可见黏膜皱襞入肛管，并可见齿状线和皱缩的皮肤。

（六）纤维结肠镜疾病表现

（1）溃疡性结肠炎：镜下病变呈弥漫性与连续性分布，开始于直肠。活动期可见黏膜充血、水肿，血管纹理消失，脆性增加和颗粒样改变。有时见脓血渗出物及小溃疡。慢性期肠黏膜呈恢复性和增生性病变，肠壁僵硬，皱襞变形，有假性息肉形成。

（2）克罗恩病：黏膜有纵行溃疡，鹅卵石征及肠狭窄。纵行溃疡多呈沟状或线状，溃疡周围黏膜呈铺路石样。克罗恩病的病变呈跳跃式分布，病变之间肠黏膜多无异常改变。早期病变多累及肠管的一侧，晚期肠壁可出现广泛纤维化而引起环行狭窄。

（3）结肠息肉：镜下可见息肉的形态大多为圆形或椭圆形，分无蒂和有蒂两种。无蒂息肉基底部宽广，呈半球形隆起。有蒂息肉有细长的蒂，基底小，末端大。息肉外表色泽与肠黏膜色泽一致。由于粪便的污染，表面可发生充血、水肿、糜烂及出血。结肠息肉可单发及多发，多发数目不一，少则数个，多则成百上千，又称为家族性息肉病。

（4）结肠憩室：纤维镜检查憩室检出率为 0.2%~4%。以回肠末端、盲肠及升结肠多见。一般直径为 0.5~1cm，边缘清楚，呈圆形或椭圆形洞口。周围黏膜正常，有的憩室内有粪渣。

（5）肠结核：以回盲部多见。病段有多个大小不等的溃疡，溃疡呈环行潜行性，深浅不一，深的可达肌层。溃疡不规则，边缘隆起，周围黏膜有充血、糜烂，常伴有假性息肉形成，使肠壁僵硬、肠腔狭窄。

（6）缺血性结肠病：病变随肠系膜缺血程度而异，通常呈区域性分布，境界清楚。黏膜出现水肿、出血、脆性增加及黏膜溃疡。少见的为节段性蓝黑色坏疽。随着侧支循环的建立，短时间内可以好转或完全恢复，故应定期行肠镜复查。病变迅速愈合为本病特点。

（7）慢性结肠炎：病变可呈连续性或区域性。黏膜有充血、水肿或有散在细小出血点，血管纹理增粗、紊乱、网状结构消失，黏膜皱襞变浅或消失，有的有乳白色黏膜，肠管易痉挛。

（8）结肠癌：结肠癌大多数为腺癌，少数直肠及肛门癌为鳞癌。常发生在直肠及乙状结肠，其次为盲肠、升结肠。大体分为肿块型、溃疡型、浸润型三种。

①肿块型：肿瘤呈菜花状突向肠腔，表面有糜烂、出血坏死，组织脆，易出血。如肿瘤较大，可导致肠腔狭窄。该型肿瘤在早期表面较光滑，易误诊。

②溃疡型：溃疡较大，不规则，溃疡边缘呈结节状的围堤样翻起，似火山口状，溃疡底常有黄白色苔，组织脆，易出血。

③浸润型：该型肿瘤因结缔组织明显增生，使病变区变硬，肿瘤呈环行浸润型生长，肠腔狭窄，表面糜烂，有散在的小溃疡。

（七）常见并发症

由于结肠长而且弯曲很多，活动范围大，在检查中有一定的危险性。可能发生的并发症有如下五个方面。

（1）穿孔：为最严重的并发症。发生率约为 0.2%~0.5%。原因可能有：①手法粗暴；②未能掌握好操作要领，如盲目插镜、手法的应用不当；③肠道有某些病变，如肠壁的炎性水肿和憩室等，尤其憩室本身是肠壁薄弱的膨出部分，甚至压力过高都可引起破裂；④活检穿破或电切烧伤也可引起穿孔。

穿孔可引起剧烈疼痛。若肠镜穿入腹腔可见到大网膜、肠系膜和脂肪垂等。若为电切或压力升高所致穿孔，由于发现较晚，则有典型腹膜炎的表现。X 线腹部透视可发现膈下游离气体。前者多在检查中即可诊断，后者往往术后 10~24 小时才发现，临床症状较严重。治疗原则是尽早手术修补。由于术前已做了肠道准备，可作一期肠切除或修补。若诊断已晚并已形成了全腹膜炎，则应做外伤肠道外置造瘘，3 个月以后再二期处理造瘘。

（2）出血：出血多在活检和电凝电切后发生。一般情况下，肠壁息肉和癌组织活检后有少量出血，不必处理。但息肉电切后和息肉活检损伤蒂部（蒂部血管破裂而出血不止）则可能引起严重的出血。对低位者可以用直肠局部灌注去甲肾上腺素液，也可通过肠镜做电凝止血。

（3）肠内可燃气体爆炸：由于碳水化合物在无氧代谢以后可产生烷类气体，可自燃。电凝电切的火花可使之燃烧而爆炸，以致引起肠穿孔。预防方法是准备做电切时则不能以甘露醇做准备。电切前尽可能地吸出肠内的气体，而换入氮气或二氧化碳气体，防止电切时爆炸。

（4）恶心、呕吐：由于插镜中结肠结圈不断扩大，牵拉系膜可引起呕吐反射，也可能是注气过多肠道膨胀的反应。应尽量在插镜过程中将结圈解除和少注气体入肠腔。术前适当用镇静剂。

（5）手足抽搐：多是在检查过程中患者怕痛而紧张或呼喊，引起过度换气，进而造成患者呼吸性碱中毒所致。主要表现为手脚麻木、四肢抽搐及头昏等。令患者抑制呼吸即可控制症状。

（八）并发症的预防

首先要严格掌握好适应证，审视术前各项必要的检查以及患者的全身状况。术前行钡剂灌肠摄片，了解病变部位和肠曲走行，可以作为结肠镜检查时的参考。对于初学者，必须有上级大夫指导，最好在 X 线透视台上进行。在进镜时可随时在 X 线监护下观察镜体走向。其原则是：循腔进镜，反复抽气。采用钩拉、旋镜、交换体位等手法，不断积累经验。另外，术者操作时要轻柔，禁止粗暴动作和盲目插镜是防止穿孔的必要措施。插镜时在快要到达受检位置时，如肿瘤部位、狭窄段、大的溃疡型肿瘤的位置，取活检或电灼时要十分小心，穿孔大多发生在这里。要有防止发生意外情况的心理准备，减少或避免出现并发症。

（九）纤维结肠镜在治疗上的应用

（1）肠内腺瘤和息肉的切除：用电圈套器通过肠镜套住肿瘤或息肉的蒂部，用电凝电切切除息肉。用光导纤维引入激光将肿瘤气化而清除。

（2）止血：对出血灶和活动性的出血点，将电凝电极通过肠镜对出血病灶处作电凝止血，也可用导管通过肠镜对出血灶注入止血剂。

（3）取出异物：可以利用肠镜用圈套器套住异物而取出，取出异物的容易与复杂取决于异物的形状性质和术者的经验。

（4）寻找病变位点：手术中，外科医生可通过肠镜从肠道内部直接寻找病灶和出血点，尤其是对散在的孤立病变，通过肠镜，明确位置，便于手术顺利进行。

第四节　大肠肛门 X 线检查

X 线检查是临床常用的检查手段，具有费用低廉、操作方便等优点，肛肠科 X 线检查有以下几种应用。

（1）胸腹透视：腹透对胃肠道穿孔、肠梗阻、肠扭转等急腹症很有诊断价值。通过胸部透视，可以观察有无与疾病有关的表现，如肺炎、肺结核等。

（2）腹平片：对观察有无肠梗阻、巨结肠、间位结肠、肠气囊肿、胃肠道穿孔、肾结石、胆结石以及其他腹部疾病的钙化等很有帮助。也可显示慢性血吸虫病有无结肠壁钙化。

（3）钡餐：用于观察功能性和伴有功能性改变的疾病，如过敏性结肠炎、回盲部病变、阑尾炎等。肠坏死、肠穿孔、巨结肠禁用。慢性肠梗阻、老年顽固便秘者慎用，检查后应设法帮助将钡排出。

（4）钡灌肠：了解大肠器质性病变、直肠狭窄，特别是阻塞性病变，如大的肿瘤，盲肠、乙状结肠扭转等，小的肿瘤则容易漏诊。肠坏死、穿孔禁用。

（5）气钡双重造影：对显示大肠细小病变（小息肉、早期癌变、小溃疡等）、溃疡性结肠炎、克罗恩病、结肠壁浸润性病变等效果很好，为普通钡灌肠所不及。

（6）结肠壁造影：为腹腔和结肠同时充气（或结肠气钡双重）以显示结肠壁的造影方法。用于结肠壁内外病变的诊断和鉴别诊断。对判断肿瘤是否侵及肠壁外等有帮助。

（7）碘油造影：主要用于复杂性肛门直肠瘘的检查诊断。瘘管注入碘化油后，根据管道外口分布选择拍片位置，充分显示瘘管的走行、分支情况与骶尾骨和邻近脏器的关系，为诊断、治疗提供客观依据。

（8）大肠造口的检查：为经造口钡灌肠或气钡双重造影或加钡餐同时检查的方法。用以了解大肠造口近、远段肠管的情况和是否有造口旁疝及其他情况等。

（9）瘘管造影：为用碘剂注入瘘管的造影方法。用于对肛瘘及其他有关瘘管的诊断。可以了解瘘管的位置、数目、大小、形态、深度及走向。

（10）骶前 X 线片：一般用于不明原因的骶前窦道检查，用以鉴别是否为骶前囊肿或先天性畸胎瘤，根据各自特征进行鉴别诊断。

第五节　大肠肛门 CT 检查

一、CT 的基本原理

CT 是用高度准直的 X 线束围绕身体的某一部位作轴向横断扫描。准直器的功能是将射线束限制在一定大小范围内。计算机断层的功能是将人体中某一薄层中的组织分布情况，经过射线对该薄层的扫描，从各方面探测射线所受到的衰减情况。扫描中的 X 线源和检测器始终保持相对静止状态。检测器将射线的光量子信息转变为相应电信号，测量电路将电信号放大并转换为数值，然后输入电子计算机，按所设计的建像方程，对数字信号加以一系列的处理，输出人体薄层组织密度值的分布情况。CT 图像逼真程度的优劣，主要取决于线源和检测器的质量、原始数据的精度及其数量、数据获取的速度、信息处理技术优良的程度、机械系统的性能以及显示装置的分辨能力等。衡量性能的重要指标是密度分辨率、空间分辨率、扫描速度、图像重建速度、图像矩阵尺寸、扫描孔径、球管热容量、管理计算机的功能等。

二、CT 应用于临床的主要特点

（1）CT 具有很高的密度分辨率，能将人体内各种组织的不同密度显示出其差别，将普通线片上不能区分的组织显示出来。

（2）测量 CT 值可估计不同密度的阴影所代表的不同组织，因而推测出病变中的组织成分。

（3）CT 是横断面图像，可避免体内各器官组织的相互重叠，并可显示彼此间的关系。

（4）CT 检查可自静脉内注入造影剂增强，这样可使某些器官和组织强化，也可使某些病变内的细微结构得以显示，可以进一步明确病变的性质。

三、CT 的读片基础

（1）熟悉正常的横断面解剖。

（2）CT 图像是大体解剖、大体病理解剖和生理变化的反映，理解图像也应以解剖、病理和病理生理为基础。

（3）CT 最大的优点是密度分辨率高、显示横断面解剖和可以自静脉内注入造影剂作增强检查，最大的缺点是不同的病理变化可以形成相同或相似的图像，因而诊断必须密切结合临床，结合其他影像学的检查结果，相互补充，彼此印证，才能取得较高的诊断正确率，CT 检查不能取代传统的 X 线检查或其他影像学检查，这是 CT 诊断必须遵循的原则。

（4）CT 值是图像像素内组织结构线性衰减系数相对的读数，现采用 HU，一般反映了该组织的密度，但受到很多因素的影响。阅读 CT 图像要注意观察 CT 图像的 CT 值，作为分析诊断的参考，但不能完全依靠 CT 值，还要同时注意分析影响 CT 值的各种因素。

（5）正常结构的改变如移位、挤压、变形、扩大或消失，常提示附近有占位性病变。

四、正常大肠的 CT 表现

CT 是横断面图像，与传统的 X 线片不同，故应首先熟悉大肠在检查时的正常位置、形状、密度，以及常见的正常变异。升结肠和降结肠由于周围有肾旁前间隙的腹膜外脂肪，通常容易清楚显示。横结肠位于中腹部的前面，因其含气体和粪便以及有特殊的袋形，容易与小肠相混淆。横结肠自腹膜后胰腺的前面开始与肠系膜相连，从乏特壶腹下方沿胰腺伸延，到达 Treitz 韧带的上方。正常情况下，横结肠系膜即表现为水平增厚的带状阴影，位于横结肠上方。横结肠的上面与胃结肠韧带、胃大弯相连，此亦可作为病变蔓延的通道。横结肠近端与肝曲、胆囊的下缘相贴近，并到达十二指肠的前面和右肾的上极。这些相邻器官的病变均可直接蔓延侵犯结肠。正常结肠内可有气体和液体聚集，所见结肠扩张和气液面形成的临床意义与腹部平片所见相同。肠腔内充满气体、液体或造影剂后可显示出肠壁的厚度，正常情况下一般不超过4mm。横结肠的位置可低至骨盆内，亦可升至肝脏的前上方。升结肠和降结肠可由肠系膜悬吊，缺乏腹膜外固定亦可向内移位于近中腹部。结肠旋转不全可导致高位盲肠。左肾先天缺如或左肾切除术后，部分左侧结肠可充填至左肾窝内。右肾窝内空虚时，亦可由右侧结肠和十二指肠或肝脏充填。当结肠充满造影剂后，这些解剖上的变异即容易识别。

乙状结肠起自小骨盆入口，上连降结肠，下接直肠。乙状结肠为腹膜所包绕，有乙状结肠系膜。乙状结肠通常位于真骨盆内，如过长则可达脐窝。乙状结肠与直肠连结处呈锐角，为肠系膜所固定，是结肠最狭窄处。直肠起于第3骶椎平面直肠壶腹部位，与盆腔出口水平的正中肠壁周围的脂肪层较厚，故在扫描时容易清楚显示其肠壁，脂肪层内的低密度亦是观察炎性浸润、癌性浸润和淋巴结的良好对比。肠腔内经常有少量气体和粪便，与肠壁周围的脂肪相衬托将直肠外壁显示清楚。直肠脂肪层外是提肛肌和尾骨肌。外科将直肠分为三段，各段反映直肠的血供和淋巴引流。直肠无系膜，其上端为腹膜包绕，直肠背侧无腹膜，在直肠前方反折，形成直肠膀胱窝或直肠子宫窝。男性直肠与前列腺之间的筋膜为直肠膀胱筋膜，女性则为阴道直肠筋膜。两侧的腹膜隐窝形成直肠旁间隙，其下界左侧较右侧低，其外侧为坐骨直肠窝，为一尖端向上的锥形间隙，外界为闭孔内肌和提肛肌外缘，盆腔两侧的肌肉是对称的，有利于比较观察、早期发现病变。

肛管为腹膜外结构，止于肛门。外科学肛管长约5~8cm，上界为肛门直肠线，但解剖学上肛管长2~3cm，上界为齿线。肛提肌于外侧附于肛管，是辅助的括约肌，亦是外科学的分界线。

五、CT 应用于肛肠外科的主要内容

钡剂造影检查和内镜检查对评价肛肠病变应是首选的主要方法，但 CT 在某些方面仍有其独特价值。钡剂和内镜两者都主要限于检查肠腔的内表面、管径和形态，对壁内或腔外的病变仅能提供间接征象。CT 则不仅能显示管腔内病变，更重要的是可直接看到肠壁及其附近的组织和器官。由于 CT 显示的是横断面解剖平面，故可避免体内各种组织的相互重叠。因此，对评价腔外病变显然 CT 较钡剂的"腔内造影"优越。目前肛肠外科中的 CT 检查主要用于以下几点。

（1）确定大肠肿瘤的性质，明确恶性肿瘤的分期，以便做出治疗计划。

（2）发现复发的大肠肿瘤，并明确其病理分期，便于临床上及早处理。

（3）明确大肠肿瘤对各种治疗后的反应。

（4）评价引起大肠移位的原因。

（5）阐明钡剂检查或内镜所发现的肠壁内和外压性病变的内部结构，便于进一步明确其性质。

（6）对钡剂检查发现的腹部肿块作出评价。明确肿块的起源及与周围组织的关系。通过增强检查还能显示出肿块内部的细微结构。

（7）测定 CT 值可鉴别囊性或实质性病变、脂肪瘤、血管瘤等。还可判断病变有无出血、坏死、钙化和气体存留，这是一般放射学检查所不及的。

第六节　肛肠病的 MRI 检查

磁共振成像技术是随着计算机技术、电子技术和超导技术的迅速发展而出现的一门新的影像诊断技术。事实上，核磁共振作为一种物理现象，用于物理、化学、生物学和医学领域中，从 1946 年算起已经 70 余年，当时美国哈佛大学的 Purcell 和斯坦福大学的 Bloch 发现了在外加磁场作用下，正在旋进的某些原子核，会发出一定频率的无线电电波。同时，他们还证明用适当的射频电波，从与主磁场垂直的方向上对旋进的原子核进行激励，可使旋进角度加大，在激励电波被截断后，原子核又会恢复到原来的位置，并发射与激励波频率相同的射频信号，他们将这一现象称为核磁共振现象。

此后，核磁共振主要被化学家和物理学家用来研究分子结构。1973 年，英国学者才在主磁场内附加一个不均匀的磁场，并逐点地诱发核磁共振无线电波，然后对这些一维投影值进行组合，从而获得一幅二维的核磁共振图像。此后，又有不少学者在研制核磁共振图像系统方面取得了较大进展，到 1978 年取得了第一幅清晰的脑内图像，1980 年获得了胸腹部图像。为了与使用放射性元素的核医学相区别，突出这一检查技术不产生电离辐射的优点，建议将"核"字去掉称为磁共振成像术。从 1984 年 3 月 MRI 机器正式通过 FDA 批准作为商品进入市场至今，磁共振成像术发展十分迅速，已在世界范围内得到推广。

MRI 是在 CT 已相当普及的情况下进入医疗设备市场的。MRI 具有无可争辩的优点，主要表现在：①可直接作横断、矢状、冠状和各种斜面的图像；②无电离辐射，对机体无不良影响；③伪影少；④可使心血管在不注射造影剂的情况下显影；⑤软组织密度分辨率高，对脑的白质和髓质可明显区分，肾的皮质和髓质也能区别，对四肢软组织如肌肉、肌腱、脂肪、筋膜等均能清楚显示。其主要缺点在于：①扫描时间长，每天检查的患者较少，但最近几年的机器已改善了扫描时间；②图像的空间分辨率不如 CT 高；③设备较庞大，特别是磁体相当笨重，价格昂贵，对场地要求较高；④运动伪影会影响某些部位的图像质量和诊断能力。

一、磁共振成像的基本原理

人的身体是由原子组成，原子由原子核和电子组成，而原子核又由带正电的质子和不带电的中子所组成。在正常情况下，质子围绕一中心轴自旋产生一小磁场，它的取向是杂乱无章的。在外加磁场的影响下，这些质子就会沿磁场方向取向排列，大部分顺磁场方向，仅一小部分逆磁场方向排列。当接触一定频率的无线电电波后，原子核吸收一定能量并进行共振，这就是核磁共振。这时，整齐取向排列的质子就会偏离磁场方向像陀螺一样运动起来。无线电波信号一停止，质子又回复到原来取向排列的位置，并释放出能量，即磁共振信号。当信号足够强时，可以将一些异常现象检查出来。如将许多信号进行空间分辨，就可得到一个运动中的原子核的分布图像。质子因其信号强，在人体中的组织内分布丰富，因而目前最常用的是质子 MR 图像。信号的强弱从理论上说决定于三个参数，即 T1、T2 和 P。T1 和 T2 都是质子回复原来状态所需时间，T1 为自旋一点阵或纵向回复时间，相当于与外磁场平行的磁化强度的幂数衰减，T1 反映了质子将能量传递给周围质子所需时间。T2 为自旋—自旋或横向回复时间，相当于与外磁场垂直的磁化强度的幂数衰减。P 为检查部位相关质子的密度。将这些产生出来的较强的磁共振信号，用接收线图来测量，以及将质子回复到原来平衡位置所需的时间，通过电子计算机进行处理，可重建一幅组织机构图像，使之显示在荧屏上，也可录到磁带或磁盘上或摄成照片作永久记录保存起来。

MRI 显像的技术相当复杂，虽然一定程度上取决于 T1、T2 和 P，但采用不同技术可得到不同图像。对于不同的组织，以及处于不同生化环境中的质子，所发出的信号是不同的。对于质子 MRI 系统，就软组织对比而言，T1 和 T2 较之 P 是一种远为敏感的参数，所以通常强化 T1 和 T2，特别是对信号强度的作用，因为包含更多有用的临床资料。

MRI 在医学领域中的应用目前主要在临床诊断和科研方面。后者可以逐点显示人体氢和其他原子的磁共振波谱，对细胞生化学和细胞生理学的发展具有重大意义，对生理生化信息和人体新陈代谢等方面的研究有许多特殊要求，仅少数研究单位使用。前者应用面广，目前仍然以提供解剖图像显示病理改变为主，对某些病变组织有特定的价值。MRI 不同于 CT，CT 是单一测定人体断面不同组织所通过的线吸收量，而磁共振质子成像是受几个参数影响且由不同的成像技术、不同的序列得出不同的图像。有的适合于观察解剖结构，有的适合于观察病理改变。在磁共振成像诊断中，医生必须对数据采集、各种系列技术和参数的变化对于图像的影响有所理解，而且能根据诊断的需要灵活地应用这些序列技术和参数。而要看懂磁共振的照片，对 MRI 图像进行临床分析时，除了脉冲序列和技术参数外，还必须注意扫描系统对不同类型图像的数据显示。

对于水和一般液体，T1 和 T2 几乎相等，T1/T2 近于 1，所得信号最强，在图像上呈白色。固体和骨皮质的 T2 明显小于 T1，T2/T1 近于 0，信号最弱，图像上呈黑色。肌肉和内脏等软组织的信号强度介于液体、脂肪和骨骼之间。流动中的液体和血管中的血液和脑脊液等几乎测不出信号，图像上也呈黑色。

二、肛肠外科疾病的磁共振成像

应用磁共振成像来检查肛肠外科疾病发展较慢，这是由于扫描的效果不佳，也和 CT 一样，腹部磁共振成像也必须有良好的造影剂充盈肠管。至今为止，文献上研究胃肠道磁共振成像的文章数量不多，在肛肠外科疾病中大多是有关肿瘤的研究。但应用新的扫描技术和良好的造影剂后，MRI 在检查肛肠疾病的肠壁和附近肠系膜的病变中也已逐渐显示出其优越性。

（一）扫描技术和造影剂的选择

任何扫描技术的目的在于减少运动对 MRI 图像的影响，呼吸运动可使肠曲的边缘模糊，人工伪影进一步减低影像的清晰度，肠曲的蠕动也可使肠壁显示模糊，有很多技术可用来减少这类因素的影响。由肠蠕动引起的运动性伪影可应用抗蠕动的药物如高血糖素静脉注射 1mg，抗蠕动作用可持续 30 分钟，肌内注射作用持续时间更长。若在检查前注射，可有足够时间用来进行检查。减少由蠕动引起的伪影可使肠曲的影像显示更清晰。注射高血糖素还可使肠曲张力减低，扩张良好，进一步改善扫描的质量。也有各种技术应用来减少呼吸运动的伪影，自动控制的呼吸周期可用来配合扫描，很多快速屏气梯度回波序列已引入使用，包括快速获得自旋回波、梯度回波小角度快速拍照等，都成功地被应用来减少运动性伪影。这一技术特别适用于 T1 加权的图像。

肠道外脂肪的高信号强度与肠壁的低信号形成天然的良好对比，但必须在肠道内被气体或 MRI 的造影剂充分扩张后才能很好显示。所以，在扫描前还必须应用造影剂使肠曲扩张，并使之张力减低，这对显示正常肠曲和发现病变均十分有用。已证明水不适用于作造影剂，因为其信号强度与肠壁相同且不能改善肠曲的清晰度。肠腔内自然的气体是一良好的阴性造影剂，因其本身无信号，但通常肠内并无足够的气体在整个肠内分布并能使肠腔充分显示。为提高 MRI 在肠道病变中的应用，超顺磁粒子口服造影剂也应用于临床。口服磁化粒子是由超顺磁粒子组成的一种造影剂，具有显著的短 T2 弛豫时间，造影剂充盈肠腔的信号强度明显减低，在 MRI 影像中呈黑色。运动伪影常见，呼吸伪影没有减少，血管伪影 T2 在加权序列上稍有减少，蠕动伪影在质子加权和 T2 加权序列上，干扰数字分别由 43% 减至 23%，69% 减至 46%，造影剂本身并无伪影产生。OMP 的造影性质不随浓度而改变，能很好地勾画胃肠道，副反应少，通过胃腔时在胃酸作用下转化为可溶性铁离子的量极少，口服后能很快通过胃肠至结肠。硫酸钡混悬液也是很好的胃肠腔阴性造影剂，其显示低信号的机制是通过 T2 弛豫增强作用，同时由于这类物质的自由氢离子含量减少。

（二）肛门直肠畸形的 MRI 表现

MRI 在肛门直肠畸形中能清楚显示直肠肛门括约肌结构，Taccone 对 14 例肛门直肠畸形患者进行检查，其中行 CT 检查 9 例，行 MRI 检查 5 例，患者年龄为 2 天至 36 个月。4 例在 MRI 检查前经结肠造瘘口注入凡士林至远端结肠，例如在结肠造瘘前进行检查，凡士林通过置于周围瘘管鼻饲管注入凡士林，均采用带气囊的 Foley 管，便于在注入造影剂时增加结肠末端压力，获取包括脊髓和腹部横断面、冠状面和矢状面层厚 3mm 的图像。为获得清楚的解剖结构细节，采用自旋回波序列，T1 加权短 TR 和 TE 像。应用 8 次采集代替 2 次或 4 次采集，以增强声噪比。结果见到，13 例中 11 例通过结肠造瘘口加压灌肠显示了充盈造影剂的直肠瘘管，2 例术中发现有瘘管，造影未显示。MRI 发现 5 例括约肌发育不良，1 例直肠膀胱瘘患者括约肌结构未能显示，同时有一"平底"会阴。仅矢状面 MRI 图像就能很好显示直肠盲端与会阴之间的距离，直肠盲端与尿道之间瘘管由于含有凡士林，MRI 图像显示高信号。2 例 MRI 同时显示未预料到的伴发畸形。加压灌肠和注入凡士林后 MRI 检查是肛门直肠畸形术前评价的最好方法。

（三）非肿瘤性病变的 MRI 表现

MRI 在肛肠病变中的主要变化是肠壁增厚，当肠壁厚度超过 5mm 时一般在 MRI 检查时均可发现，特别是当肠曲内含有气体或造影剂并被扩张时。至今尚无可靠的征象来区分肠壁增厚是由于炎症或肿瘤的水肿引起，看来应用现代的自旋回波或梯度回波技术是不可能进行鉴别的，因为水肿或炎症以及肿瘤都具有长 T1 和 T2 的弛豫时间。

由溃疡性结肠炎引起的肠壁增厚在 T2 加权像上呈高信号，这种情况也同样见于由局限性肠炎引起的肠壁增厚、阑尾脓肿、缺血性肠炎和出血，所有这些情况的肠壁均在 T2

加权像上表现信号增高。在家兔上研究了急性肠系膜缺血的 MRI 表现，在动脉梗阻 1 小时内，早期的缺血性变化表现为肠壁增厚，在 T2 加权像上出现信号强度增加，T1 加权像上肠壁为等信号或信号强度轻度增高。

（四）肛瘘的 MRI 检查

肛瘘的手术治疗在术前需要准确定位，而目前各种术前的肛瘘检查方法对复杂性肛瘘的确诊尚难以达到手术的要求。Lunniss 等使用 MRI 对 35 例肛瘘患者进行检查，并将 MRI 的检查结果分别与肛门内超声扫描结果、手术结果进行对比，分析后认为对有复杂性继发瘘管、脓肿尤其是坐骨直肠窝深部脓肿、蹄形瘘、脓毒症的病例和肛瘘手术失败、临床难以确诊的疑难病例，MRI 有其优越性，并有很高的准确率。对复杂性继发肛瘘的确诊，MRI 优于 AES，而对一般无支管的原发性瘘管和肛瘘内口的确诊，MRI 与 AES 无明显的统计学差异。同时，AES 仅对括约肌间瘘有确诊价值，而无法确诊括约肌外瘘、括约肌瘘和坐骨直肠窝内脓肿。MRI 还发现手术时遗漏的瘘 3 例，其中复发脓毒症 2 例，蹄形瘘长期不愈者 1 例。因此，MRI 检查对手术的成功具有很大价值。对原发性肛瘘和内口的确诊，MRI 检查的准确性优于 AES，对复杂性继发瘘的确诊，准确率为 100%。

（五）肿瘤的 MRI 表现

近来应用轴位、矢状位和冠状位 MRI 来评价原发性和复发性结直肠癌的报告增多，已较前引起更多的注意。CT 用来发现曾作局部切除处的肿瘤复发，但 CT 很难正确诊断复发性肿瘤的淋巴结转移，并不易对复发性肿瘤与手术后的纤维化进行鉴别，而 MRI 对这种鉴别颇有价值。直肠的 MRI 检查，应特别注意改进技术以提高图像质量，必须在检查前清洁肠道，避免因粪便附于肠壁被误认为肿瘤，必须注入空气，给予高血糖素扩张直肠，使直肠壁与黏膜之间的界面清楚。若使患者俯卧，此位置更有利于使直肠内的空气得到充分扩张。T1 加权像上显示直肠周围的脂肪最为清楚，可以早期发现肿瘤向腔外扩展的征象，T2 加权像用来评价肿瘤向附近肌肉侵犯的征象，这是由于肿瘤的信号强度较肌肉为高。但肿瘤本身在加权像上很难与直肠周围的脂肪相区分。冠状位和矢状位有助于明确直肠括约肌和肛提肌与肿瘤的关系。这些资料是制定外科手术计划所需要的。

MRI 应用于直肠癌手术前的诊断和分期，早期的研究结果很不一致。有学者认为诊断直肠周围的侵犯 MRI 优于 CT，但大多数病例均属晚期，肿瘤均较大。另一学者认为对直肠癌的术前分期，CT 优于 MRI，但此学者使用的是低磁场 MRI，且对此缺少经验。此两组病例研究的结论均认为，仅仅是肠壁的侵犯时不易确定，肿瘤已引起盆腔淋巴结的肿大时 MRI 也不易发现。最近一组资料显示，应用 MRI 进行诊断，19 例中 17 例诊断正确，15 例分期正确，术前明确了直肠周围的生长和侵犯到附近肌肉和盆腔器官。局部淋巴结侵犯以超过 8mm 以上为异常，发现 5 例中有 2 例增大。直肠周围的侵犯的诊断敏感性为 75%，特异性为 100%。此一研究提出，MRI 对肿瘤的分期有用，但 MRI 不能明确肿瘤侵犯肠壁的层次，所以 MRI 不能早期发现肿瘤，在肿瘤很小时难以发现。

当有邻近脏器侵犯时，MRI 三维成像可更清楚地显示病变。应用直肠内线圈 MRI 可像超声一样清晰地显示肠壁层次。由于较常规的体线圈提高了信噪比，其诊断准确率明显提高。

在手术切除直肠癌后，纤维化与复发肿瘤之间的鉴别，MRI 表现出超越 CT 的优越性。很多研究表明，纤维化 T1 在 T2 加权的图像上都保持低信号，而复发性肿瘤在 T2 加权图像上高信号强度为其特征。有一组 22 例复发性肿瘤的研究中正确发现其中的 18 例，而 CT 在 22 例复发性肿瘤中仅发现 10 例。几乎所有的复发性肿瘤在 T2 加权图像上均表现为高信号强度。其他的发现也与此相同。但在 T2 加权时有可能出现假阳性，包括慢性炎症中夹杂着纤维化、残留的血肿以及手术前或手术后的放射治疗。肿瘤可引起结缔组织增生的反应，在 T2 加权图像上形成低信号强度，这会解释为纤维化。这些资料说明，若以往有过结肠癌手术切除的患者，在 T2 加权图像上，盆腔内肿块出现低信号强度，若已手术后数月，应考虑为纤维化。若此均质性肿块表现为高信号强度，则可能为复发性肿瘤。若肿块为异原性或 T2 加权图像上呈中等信号强度，则两种可能性均存在。直肠癌的 MRI 检查一般情况下 T1 加权像能清楚显示盆腔正常结构和病变范围，是比较理想的成像方法，当 T1 加权图像疑有邻近脏器或盆腔壁受侵犯时，T2 加权像可增加对比度，便于更好地显示病变。对直肠前后壁或侧壁的肿瘤，可加作矢状位或冠状位，可进一步清楚显示附近组织和器官的毗邻关系。常规体部线圈 MRI 也不能区分肠壁内肿瘤侵犯的层次和深度，但 MRI 在 T1 加权像上肿瘤与肠周脂肪对比良好，邻近脏器或盆腔壁受侵犯时，可加扫矢状位或冠状位，可以更明确地显示病变范围，因此，MRI 对直肠癌的术前分期，其准确率等于或略优于 CT。肠周淋巴结的信号强度无特异性，MRI 只能凭淋巴结的大小和形态来判断有无转移，与 CT 价值相似。应用 Gd—DTPA 增强可提高肠周脂肪的诊断敏感性，使肿瘤显示更清楚，但降低了肠周脂肪受侵犯的特异性，对肌肉和淋巴结的诊断无影响，因此，对直肠癌总的分期准确率没有提高。对肝转移灶，MRI 与 CT 的诊断价值相似。正在临床上试用的一些造影剂将有可能提高 MRI 对肝内转移的诊断正确率。

虽然 MRI 在肛肠外科中的应用仍处于发展阶段，但对肿瘤的发现和分期显然还具有很大潜力，会超过其他检查方法，尤其是 CT。应用适当的造影剂以减少运动性伪影并改进扫描序列，MRI 还可提供肿瘤组织与炎性组织的不同信号特点，这在目前的 CT 检查是难以达到的。MRI 的多平面扫描对评价肿瘤的范围及其扩散均较为优越。今后，MRI 在肛肠外科中的应用范围必将更进一步扩大，特别是在恶性肿瘤的早期发现和正确分期，以及术后复发的鉴别诊断方面会有更多的贡献。

第七节 直肠腔内超声检查

近年来超声技术的发展，使直肠内超声检查得以推广，直肠内超声检查对肛门及周围的炎性病变诊断有一定帮助，肛门直肠脓肿在直肠周围组织中见相对低回声区，有瘘管形成时可能显示不规则的强回声，对肛周肌肉组织有较好的显影。

一、适应证

（1）便血、腹泻、腹痛，除外肛门疾患，其原因不明，怀疑肛管直肠或盆腔病变者。

（2）占位性病变需要明确与肠壁的关系，区别是肠腔内、肠壁间还是肠壁外者。

（3）实质性肿瘤需明确形态大小、病变范围、有无浸润、浸润的层次、肛周有无肿大淋巴结及对恶性肿瘤判断分期等。囊性病变除判断位置、形态、大小外，疑脓肿者需了解有无窦道形成及寻找内口。

（4）会阴部组织病变者，在直肠腔内引导下定位取组织活检。

（5）需判断病变组织关系及与括约肌或腹腔的比邻是否受累。

二、检查前准备

排便，必要时清洁灌肠，适当充盈膀胱。常规肛诊检查，了解有无肿块、出血、狭窄或肛门周围异常。腔内探头套避孕套，排出套内气体，在套外涂用超声耦合剂。

三、操作方法

患者左侧卧位，双腿紧贴胸前，在肛门松弛状态下，探头缓缓插入，其晶体面对耻骨联合。插入深度一般为探头的顶端达到充盈膀胱的中部，这样，前列腺、精囊或子宫均可显示。探头的晶体与直肠壁可直接接触，随着探头手柄的转动，各方位直肠均可探查。

四、正常直肠超声图像

横切面：肠壁呈环状，直肠瓣向腔内突起，纤维柔软、光滑、回声均匀，高频探头可显示内部的层次。肠壁自内而外为同心圆样，依次为黏膜层－肌层－浆膜层。以周围脏器作为定位标志，男性可见精囊、前列腺，女性可显示子宫体、宫颈、阴道或偶见卵巢。

五、肛门直肠周围脓肿及肛瘘超声图像

肛门直肠周围脓肿是常见的肛周疾病，这些脓肿绝大部分是由肛管、直肠周围间隙发生急、慢性化脓性感染的结果。临床上较为常见。

在超声图上，肛门括约肌显示为：内括约肌呈圆弧形，围绕肛门显示为低回声图像，该层非常薄；外括约肌皮下部在内括约肌的最内侧，因此呈明显的圆弧形低回声图像；外括约肌浅部，其形状与内括约肌回声明显不同，容易鉴别；外括约肌深部，显示在外括约肌浅部的同一位置，在外括约肌浅部的内侧呈圆弧形围绕肛门。

肛周脓肿及肛瘘声像图特征为：急性期病变区域呈略低回声，菱形或不规整形，边界不清楚，当脓肿形成时边界倾向清晰，壁厚薄不均匀，自中部向周边液化，内部回声杂乱伴强回声光点。肛瘘瘘道直肠腔内超声显示纵切面为低回声条状暗带暗区回声，横切面呈圆形或椭圆形低回声光团，波及腔隙早期伴有脓液者呈囊形，晚期因纤维蛋白析出，呈低回声与高回声混合存在的不均质光团，边缘模糊。部分肛瘘可直接探查到肛瘘内口，少数肛瘘内口亦可在内括约肌上显示为连续性中断之小缺损。当脓肿破溃或切开引流后脓腔消失，局部区域逐渐呈相对强回声，有时呈气体样强回声。慢性复发者病变区可呈相对强回声或低回声，通常为不规整管腔结构，为窦道形成所致。

六、直肠癌腔内超声特点

直肠癌多好发于 40 岁以上的男性，病变多在直肠下 2/3 部位。血便是直肠癌的主要症状之一，伴有排便习惯的改变、腹泻、黏液血便，常被误认为是肠炎、肛裂或痔。

其声像图表现为：肠壁呈环状或半环状增厚及强弱不等的实质性光团影，内部回声极

不均匀，表面凹凸不平，边界不规整。形态上可分为溃疡型、菜花型、狭窄型或弥漫浸润型，底部浸润肠壁较深，基底部几乎与突入肛内的肿块等宽，肠壁层次消失，周边呈碟状增厚，边缘隆起向外翻，此声像图需与内痔、肛瘘、肠炎鉴别。

第八节　肛管直肠压力测定

肛管直肠压力测定是利用压力测定装置，放置于直肠内，令肛门收缩和放松，检查肛门内外括约肌、盆底、直肠功能与协调情况，检测直肠肛管内压和直肠肛门间存在的某些反射来评定直肠肛门的功能状态及用于肛管直肠疾病的诊断等。

一、检查前准备

检查前 2 小时嘱患者自行排便，以免直肠中有粪便而影响检查。同时，不要进行灌肠、直肠指诊、肛门镜检查，以免干扰括约肌功能及直肠黏膜而影响检查结果。

二、检查方法

（1）肛管静息压、收缩压依肛管高压区长度测定：患者取左侧卧位，右髋关节屈曲，将带气囊的测压导管用石蜡油润滑后，轻轻分开臀缝，将导管缓慢插入肛管，使肛管测压孔进入达 6cm。用仪器定速缓慢拉出测定。

（2）直肠肛管抑制反射（RAIR）：向连接气囊的导管快速注入空气约 50ml，使直肠感觉如同粪便的刺激，出现排便反射，仪器记录放射过程中的压力变化。出现上述变化即称为直肠肛管抑制反射。

（3）直肠感觉容量、最大容量及顺应性测定：向气囊内缓慢注入生理盐水，当患者出现直肠内异样感觉时，注入的液体量即为直肠感觉容量（Vs），同时记录下此时直肠内压（P1）。继续向气囊内缓慢注入液体，当患者出现便意急迫、不能耐受时，注入的液体量即为直肠最大容量（Vmax），同样记录下此时的直肠内压（P2）。直肠顺应性是指在单位压力作用下直肠顺应扩张的能力。

三、临床意义

（1）先天性巨结肠患者直肠肛管抑制反射消失，巨直肠患者直肠感觉容量、最大容量及顺应性显著增加。

（2）肛门失禁患者肛管静息压及收缩压显著下降，肛管高压区长度变短或消失。

（3）盆底肌失迟缓症等盆底肌痉挛性疾病，可见排便动作时肛管压力不能下降，有时可见直肠、肛管静息压异常，直肠感觉容量及顺应性改变。

（4）直肠肛管周围有刺激性病变，如肛裂、括约肌间脓肿等，可引起肛管静息压升高。

（5）直肠脱垂者该反射可缺乏或迟钝；直肠炎症性疾病、放疗后的组织纤维化均可引起直肠顺应性下降。

（6）肛管直肠测压还可以对术前病情及手术前、手术后肛管直肠括约肌功能评价提供客观指标，为临床上疗效判断提供客观依据。

第九节　常规实验室检查

常规实验室检查，如血常规、出凝血时间、大便检查、血沉、肝功能等，用于协助诊断肛肠疾病病情，了解有无手术禁忌。

一、血常规

血红蛋白和红细胞计数不仅能反映患者的贫血程度、贫血种类，还能指示有无继续出血及是否需要及时输血。如下消化道大出血时，血红蛋白常下降至 5g 以下，提示有失血性休克的可能，需补充血容量。白细胞的计数与分类对感染性肛肠疾病、肠寄生虫病、指导放化疗等均有重要意义。肛肠感染性疾病，如肛周脓肿等均会出现白细胞增高，提示需配合抗生素治疗。癌术后放化疗的患者都能使骨髓受到抑制，使白细胞降低，如白细胞降至 4.0×10^9/L 以下时，需配合升白细胞药物治疗。

二、尿常规

包括尿量、比重、颜色、酸碱反应、尿蛋白、尿糖的检测及显微镜检查等。患者小便红赤，伴有排尿时疼痛，红细胞增加，提示有尿道感染；如尿液中带血，应注意是否有肾结石、膀胱或肾肿瘤的存在，需进一步检查。尿糖出现阳性提示糖尿病；尿中出现蛋白或管型，需进一步查肾功能；大出血后，观察尿量有很重要的价值，如尿比重在 1.020 以上，每小时尿量又少于 20ml，提示血容量不足，应迅速补液。

三、便常规

大便检查在肛肠科尤为重要，有时通过大便的外观即能做出诊断。粪便检查包括观察外形、硬度、颜色、气味以及有无黏液、脓血及肉眼所见的寄生虫等。此外，需做显微镜检查。习惯性便秘者，大便为球形；慢性肠炎患者大便不成形；溃疡性结肠炎者大便伴有黏液、脓血；上消化道出血，大便为柏油色；下消化道出血，大便为鲜红色；直肠癌患者的大便变细，常伴有黏液暗血；患细菌性痢疾的患者，排便次数多量少而含脓血；阿米巴痢疾便为果酱样。粪便的颜色还有助于疾病的鉴别，如阻塞性黄疸，粪便为灰白色；结核性腹膜炎患者大便为油灰色。显微镜检查有助于潜血检查和对寄生虫的了解。

四、生化及免疫学检查

生化检查主要包括肝、肾、心脏、胰腺等器官检查，如肝功、血糖、尿糖、肌酐等检查对辅助治疗有很大意义。此外，近年由于艾滋病、梅毒的出现，有条件的医院，应在术前行 HIV、梅毒血清检测。免疫检查主要是自身抗体的检测，如类风湿因子检测等。CEA、CA-724、CA-199、CA-125 等主要用于肿瘤的检测。

第十节　病理检查

一、脱落细胞检查

早期诊断是治疗恶性肿瘤的关键，在各种早期诊断方法中，脱落细胞检查以其方法简便、迅速，成为肿瘤早期诊断及肿瘤普查的重要方法。其原理是癌细胞生长迅速，细胞间的黏合力较低，其脱落的速度比正常细胞快，因此收集含有这种脱落细胞的液体或分泌物作涂片镜检，往往易发现癌细胞。

脱落细胞学最初应用于女性生殖道肿瘤的诊断，此后广泛应用于痰、胃液、尿、腹水等方面肿瘤细胞的检查，以及观察治疗后的细胞形态变化，以了解治疗的效果。

脱落细胞学检查有方法简便、不需做外科手术并可多次重复检查等优点。但在用于诊断癌肿时有一定的局限性，一般只做初步诊断，如对于浅表性肿瘤细胞学检查阳性后，还要根据活组织检查做最后诊断，对深部肿瘤应结合其他临床症状和其他检查，才能做出确诊。另外，脱落细胞学检查对于肿瘤的位置尚不能确切定位，因此脱落细胞学最重要的作用是用于防癌普查，达到早期发现、早期诊断、早期治疗的目的，是控制某些肿瘤的有效方法。

脱落细胞学检查在肛肠疾病的诊断方面应用甚少，对于不能活检或病变范围很小的患者，可采用此法。

二、病理活体组织检查

病理活体组织检查用来明确疾病性质、程度，是判断预后的一种检查方法。主要包括术前的活体组织检查和手术切除标本的病理检查。

1. 术前活体组织检查

在肛门部的病变可以采取直接钳取或部分切除来获取活体组织，在大肠内的病变则需借助内窥镜来钳取活体组织进行病理切片检查，以明确诊断。钳取组织时，活检钳必须锐利，取材部位要合适，不要太浅，避免钳取表面的腐烂坏死组织，影响病理检查结果。如溃疡型肿物，应在肿物与正常黏膜交界处咬检，同时在病灶的不同部位多点取材亦可提高活检阳性率。活检时钳取组织不宜过小，取材后应及时将组织固定于福尔马林液或乙醇中。

2. 手术切除标本的病理检查

手术后切除的标本进行病理切片检查可进一步明确疾病的性质、病变的范围。如为恶性肿瘤，则可了解肿瘤浸润的深度、范围、有无转移等，对于术后治疗及推测患者预后有重要意义。

为了获得理想的病理检查结果，送检标本时应注意以下几点。

（1）标记切除肠管的上、下端，以便明确病变距上、下端的距离及病变是否累及某一断端。

（2）切除的肠管如需剪开，应尽量避免损伤病变处。

（3）将手术中清除的淋巴结分别装瓶内固定，并注明清扫的各组淋巴结的分布情况，这对于了解癌肿有无转移及推测预后有重要意义。

（4）切除的标本应及时固定于福尔马林液中，固定液的多少以能完全没过标本，并使之呈漂浮状为宜，必要时还可将切除的肠管内灌注福尔马林液至正常充盈程度。

三、常见肛肠疾病的主要病理学特点

1. 痔

痔是肛门边缘及直肠下端发生的血管瘤样改变。镜下其形态像海绵状血管瘤形成，有的血管平滑肌较多。周围组织有出血、表面黏膜增厚或鳞状上皮化生。鳞状上皮可有血栓形成，有的血管平滑肌较多。周围组织有出血、表面黏膜增厚或鳞状上皮化生。

2. 溃疡性结肠炎

大体标本病理改变显示活动期黏膜充血、水肿，血管纹理紊乱，以后黏膜变得粗糙，呈细颗粒样改变，组织变脆，有自然出血或接触性出血。病变进一步发展，隐窝脓肿形成，表面有黄色脓液，拭去后可见表浅的小溃疡。缓解期若病变呈慢性持续型或复发缓解型，则黏膜出现萎缩性改变，色彩苍白，正常光泽丧失，血管纹理紊乱，由于上皮和纤维组织增生可形成假息肉。若病情反复发作严重者，晚期尚可出现肠管缩短、结肠袋消失和肠腔狭窄等。

3. 大肠息肉

（1）炎性息肉：主要由于肠黏膜在某些肠炎如溃疡性结肠炎、克罗恩病时形成溃疡，溃疡边缘黏膜潜行、隆起并突入肠腔而成。镜下可见炎性细胞或淋巴细胞浸润及增生的肉芽组织。

（2）腺瘤：腺瘤是大肠最常见的良性肿瘤。根据其组织学结构可分为如下几型。

①管状腺瘤：由排列密集的腺体构成，腺上皮呈不典型增生，蒂部由正常的黏膜及黏膜下层构成。

②绒毛状腺瘤：体积较大，表面粗糙，有无数绒毛状突起。组织学呈典型的纤细绒毛状突起结构，绒毛常直接连接黏膜面。表面有单层或多层柱状上皮细胞，细胞大小不等，排列规则。

③绒毛管状腺瘤：具有管状腺瘤和绒毛状腺瘤的结构，但绒毛较短而宽。

4. 大肠癌

大肠癌的组织学分类为腺癌、黏液性腺癌及未分化型癌。

（1）腺癌：癌细胞的排列呈腺泡状或腺管状。根据其分化程度可分为高分化、中分化及低分化三种。

（2）黏液性腺癌：其特点为有大量黏液形成和储积，黏液可存在于腺腔内和间质中，癌细胞呈条索状或小团块状，为黏液组织包绕。其预后较腺癌差。

（3）未分化癌：组织弥漫浸润，不形成腺体，癌细胞较小，呈圆形或不规则型，易侵入淋巴管或小静脉，其预后最差。

5. 肛门区癌

（1）肛管鳞癌：主要有两种形态，即非角化的大细胞鳞癌和基底细胞样癌，其预后较差。

（2）疣状癌：镜下为粗大外生性乳头状瘤样肿瘤，乳头中心无结缔组织核心，分化好，癌的底部界限清楚呈膨胀性生长，浸润不明显。

第十一节　全身检查

肛门直肠疾病虽然表现为局部病变，但与人体各个脏器密切相关。其中不少疾病有明显的全身变化，如痔核长期便血可以引起贫血症状；肺部活动性结核可同时并有结核性肛瘘；糖尿病合并肛周感染等。所以对肛门直肠疾病的诊查，必须要重视局部和全身症状，综合分析而下结论。

一、望诊

医生用望诊方法初步了解患者全身情况，往往可以帮助诊断，为决定治疗方案、判断预后提供依据。如内痔便血的患者，并有面无血色，这就提示医生不仅要进行局部治疗，而且要采取全身治疗法来改善贫血症状。肛门直肠肿瘤患者出现恶病质时，对判断肿瘤的病期、预后以及决定治疗方法有很大帮助。如肛门局部外伤、肛周脓肿、内痔嵌顿等疾患，伴有走路困难、痛苦面容、步态异常的改变，这就反映出疾病一般比较严重。婴儿哭闹不安、大便排泄异常或困难，要想到肛门闭锁、肛门狭窄、异位肛门或炎症。一般来说，肛肠科除望全身的神色形态外，应重点观望以下两个局部内容。

1. 望排出物

主要望二便及脓液的色、质、量及其变化情况，以帮助诊断。

（1）大便：大便稀溏如糜，色深黄而黏，多属肠中湿热；大便稀薄如水，挟不消化食物，多属寒湿；便如黏冻，挟有脓血，多为痢疾；色白为病在气分，色赤为病在血分，赤白相加为气血俱病；先血后便，其色鲜红为近血，先便后血，其色暗红为远血；中年以上便带暗血并有肛门下坠者应考虑为直肠癌。

（2）小便：小便清澈而量多者，属虚寒；量少而色黄，属热证；尿血者属热伤血络。

（3）脓液：脓液稠厚、味臭者，表示身体较好；味淡薄者，表明身体虚弱。薄脓转为厚脓，为体质恢复；若厚脓转为薄脓，为体质渐弱。若溃后脓水直流，其色不晦，味不臭者，不属败象；若脓稀似粉浆污水，或挟有败絮、色晦腥臭者，为气血衰竭。脓液色绿多为铜绿假单胞菌感染；脓液色黄白而臭，多为大肠杆菌感染；脓液稀薄，呈米泔样或挟有败絮状物，多为结核菌感染。脓中带血表示溃破不久。

2. 望肛门

首先望肛外有无肿物、赘生物，并判断其属性。如便时有柔软肿物脱出，色紫暗，便后能还纳者为内痔；如脱出物为樱桃状带蒂的鲜红肿物为直肠息肉；若脱出物为环状，外观呈球形、圆锥形、牛角形并伴有表面黏液或溃疡糜烂者，多为直肠脱垂；如脱出物质硬、色白、带蒂、不易出血为肛乳头瘤；如肛门出现单个或多个皮肤色柔软肿物为结缔组织外痔；如突然出现光滑色紫暗的肿物考虑为血栓外痔；若环状伴有水肿甚或糜烂者应注意嵌顿痔的可能；如肛门外有不规则的毛刺样肿物，形如菜花者考虑为尖锐湿疣。

其次，望肛门有无裂口及溃破口，并注意位置、数目、与肛门距离。如肛门前后有梭形溃疡，或出现溃疡口皮赘时多为肛裂；肛门外有溃口伴有脓性分泌物者为肛瘘。

第三，观察肛门皮肤情况。若肛周出现皮肤糜烂或有密集的小丘疹，潮湿发痒多为肛门湿疹；如肛周出现大块的皮肤颜色蜕变并苍白者为肛门白斑。

二、闻诊

包括嗅气味、闻声音两方面。医生通过鼻的嗅觉分辨分泌物和脓液的气味以帮助诊断。恶臭的脓汁多为大肠杆菌感染；分泌物多有臭味，往往是急性炎症，少而无味为慢性炎症。脓液略带腥味质稠，无异常臭味者，病轻邪浅为顺证，脓液腥秽，恶臭质薄的，病重邪深为逆证，分泌物恶臭伴有脓血便，应考虑肠道内癌变。听声音，如肛门脓肿患者毒素吸收、高热，可有谵语、狂言。肛门癌患者剧烈疼痛，可有呻吟呼号。实证多声高气粗，虚证多声低气微。直肠癌晚期肠腔出现不完全梗阻时，则听诊可闻及气过水声。

三、问诊

问诊在肛肠疾病中占有很重要的位置。通过问诊了解病史，可以帮助做出诊断。

（1）问病因：主要询问本次发病的原因或诱因。如是否酗酒、过食辛辣，或工作劳累、休息不佳，或排便干燥、腹泻等。如患者连日便干，后出现便血伴有肛门撕裂样疼痛，考虑为肛裂发作；如腹泻后出现便血、肛门内肿物脱出，往往提示痔核或直肠脱出；如连日酗酒再加身体疲劳，出现肛门骤痛，伴有发热者，考虑为肛门脓肿。

（2）问发病时间：一般来说，患病时间短，病轻易治；发病时间长，甚至多次手术未愈者，病重难治。如肛瘘在肛门周围有多个外口，要问是哪一个外口先破溃化脓的。通过原发外口可查到主管与内口。问脓肿初起至破溃或前次手术的时间，可以根据时间的长短来判断脓肿部位的深浅。时间长表明部位深，反之脓肿表浅。

（3）问既往史：问患者以往有无结核、肝硬化、酒精性肝病疾患，是否有出血体质及过敏史等，对决定治疗方案有帮助。此外了解患者有无高血压和血液系统的疾患，尤其是凝血机制的障碍，以便防止术中、术后发生意外和出血。糖尿病可影响创面的愈合，故应询问有无糖尿病史。对严重的心肺疾病患者和老年患者，通过问诊选择麻醉方法。如心电图提示室性心动过速，麻醉最好选用利多卡因。对胃肠疾病，如腹泻一日两次以上，或习惯性便秘等要注意通过问诊了解病情后，选择适当的手术时期和治疗方法。对高热、肛门灼痛，但肛门红肿热痛局部症状不够明显的患者，要考虑到直肠周围有无深部脓肿。反复低烧，肛门局部流稀薄脓液，如米泔水样，要考虑到结核性肛瘘。对长期原因不明的黏液便，不仅要考虑溃疡性结肠炎，还要考虑到阿米巴痢疾。对老年男性患者伴有慢性前列腺炎和前列腺肥大的患者，要注意术后防止尿潴留。

（4）问局部症状：如便血，应分前后。先便后血为远血，色紫暗，见于上消化道出血。先血后便，为近血，色鲜红，多为肛门直肠疾病。疼痛与大便有密切关系，每于便后出现灼热样疼痛为肛裂；肛门骤然疼痛，体温增高，伴有搏动性跳痛多为肛周脓肿；疼痛呈持续性，发病急剧与大便无明显关系，伴有肛周肿块者为血栓外痔；晚期直肠癌疼痛，则多呈慢性进行性钝痛，且多放射到腰骶部。

（5）问全身情况：局部病变严重者可影响全身。如长期便血，可致头晕、心悸、面色苍白、乏力、舌质淡、脉细数等贫血症状；局部感染重者可出现发热、面色潮红、口渴、舌质红、脉弦数等实热症状；结核性肛瘘有全身乏力、盗汗、低热、脉细数等全身症状。

四、切（叩、触）诊

通过切脉和检查，来了解患者全身各部情况。

1. 切脉

主要通过切脉了解患者全身虚实情况。脉沉细无力多为虚证；脉弦有力多为实证；脉紧多为寒证和痛证；脉数有力多为热证；脉数无力常见于贫血、体弱和阴虚内热、低烧者。

2. 触诊

检查除常规一般触诊外，主要对肛门局部进行触诊。

（1）温度：如肛管皮肤灼热、局部肿痛者，属阳证，见于肛旁脓肿、坐骨直肠窝及直肠后脓肿；若局部漫肿隐痛、皮肤不发热者，多为阴证，见于肛门或直肠疽症。

（2）肿块：注意肿块部位、范围、大小、硬度、活动度等，如肛缘外有圆形或椭圆形紫色肿块，压之疼痛，多为血栓外痔；肿块红肿疼痛，压之有波动感，表示有脓肿形成；肛内如触及带蒂肿块，且活动范围较大，多为直肠息肉；齿线处有米粒大小的硬结，多为肛乳头肥大；如直肠内触及有肿块，不活动，质硬而脆，易出血，表示为直肠癌。

（3）触及患者是否有瘘管及肛门括约肌的功能。如有瘘管应查明其走向、深浅、内口的位置等。

第六章 肛肠疾病证候诊断

第一节 便血

便血是指消化道出血，血液经由肛门排出。排出血液的颜色、性质、数量、与排便的关系在临床上具有重要意义。一般消化道出血分高位出血和低位出血两种，便血为低位出血，中医学又称下血或后血。《诸病源候论·大便下血候》说："此由五脏损伤所为，脏气即伤，则风邪易入，热气在内，亦大便下鲜血而腹痛。冷气在内，亦大便血下其色如豆汁。"

便血是消化道疾病的主要症状之一。引起便血的常见原因有下消化道疾病、上消化道疾病及全身性疾病。一般认为消化道出血，每日在 3~7ml 的出血量即可使粪便隐血反应呈阳性，25~30ml 的出血量可使粪便呈黑色，100ml 的出血量可使粪便呈柏油色，肉眼可见的鲜血或血块多数病变在肛门或直肠。

一、病因

1. 下消化道出血

下消化道出血是指距十二指肠悬韧带 50cm 以下的肠段，包括空肠、回肠、结肠以及直肠病变引起的出血，其临床表现以便血为主，轻者仅呈粪便潜血或黑粪，出血量大则排出鲜血便，重者出现休克。纤维结肠镜检和小肠钡灌造影有利于早期诊断。

（1）出血特点：直肠下段出血则血色鲜红，与排便有密切关系，排出的粪便与血液并不混杂。内痔出血的特点是用力排便时血液可从肛门内呈射出状或点滴状，有时仅在便后见手纸上带血，一般出血量不定。肛裂引起的出血，一般量小，但排便时常伴有撕裂样疼痛。小儿排便时有血液污染肛门或有鲜红血液滴出（有时在粪便表面有线形血痕），可能是直肠息肉存在的指征。对于成年人，若便中带血且混有黏液或脓性分泌物，气味奇臭，很可能是直肠或结肠下段有癌变。倘若粪便带血，黏液较多，里急后重，大便次数增多，则首先考虑痢疾或慢性肠炎，禁食 3 天荤食后，仍发现粪便隐血阳性，须进一步检查，排除结肠或消化道肿瘤的可能。

（2）常见病因

①肛管疾病：痔、肛裂、肛瘘、肛门创伤。

②直肠疾病

直肠炎症：细菌性痢疾、血吸虫病、阿米巴肠病、肠结核、溃疡性结肠炎、放射性直肠炎等。

直肠肿瘤：癌、类癌、乳头状腺瘤、息肉病、家族性息肉等。

直肠损伤：异物、刺伤、坚硬粪块、器械和活组织检查致损伤等。

③结肠疾病

感染与寄生虫：细菌性痢疾、血吸虫病、阿米巴肠病、肠结核等。

炎症：溃疡性结肠炎、放射性结肠炎、克罗恩病、结肠憩室炎和憩室溃疡。

肿瘤：结肠癌、类癌、恶性淋巴瘤、平滑肌肉瘤、纤维肉瘤、黏液肉瘤等。

④小肠疾病

感染：伤寒与副伤寒、结核病。

炎症：急性出血性坏死性肠炎、克罗恩病、憩室炎及憩室溃疡。

肿瘤：恶性淋巴瘤、癌、平滑肌肉瘤、类癌、脂肪瘤、血管瘤等。

⑤血管病变：缺血性大肠炎、过敏性紫癜、维生素 C 及维生素 P 缺乏、遗传性毛细血管扩张症等。

2. 上消化道出血

上消化道出血是指屈氏韧带以上的消化道，包括食管、胃、十二指肠或胰胆等病变引起的出血，胃空肠吻合术后的空肠病变出血亦属这一范围。大量出血是指在数小时内失血量超出 1000ml 或循环血容量的 20%，其临床主要表现为呕血和（或）黑便，往往伴有血容量减少引起的急性周围循环衰竭，是常见的急症，病死率高达 8%~13.7%。

（1）出血特点：食管下端静脉曲张破裂引起的出血、消化性溃疡出血、胆道出血等，血液离开血管后进入肠腔存留时间较长，与消化后的残渣混合均匀，排出体外时粪便乃呈柏油状，色黑而亮，有时为咖啡色、黏稠成浆糊状。

（2）常见病因：食管炎、食管癌、食管消化性溃疡、食管损伤、消化性溃疡、急性胃炎、慢性胃炎、胃黏膜脱垂、胃癌、急性胃扩张、十二指肠炎、卓－艾综合征、胃手术后病变、空肠克罗恩病、胃肠吻合术后空肠溃疡等。

3. 全身性疾病

（1）出血特点：颜色可为黑色、暗红、鲜红或者粉红，持续性出血，血红蛋白持续下降。与排便无明确关系，有时可见血液自行从肛门流出。

（2）常见病因

①凝血机制障碍：维生素 K 缺乏、血友病及血管性假血友病。

②血小板因素：原发性及继发性血小板减少性紫癜、白血病、再生障碍性贫血、血小板无力症等血小板减少或血小板功能异常。

③尿毒症。

④结缔组织病：系统性红斑狼疮、皮肌炎及结节性多动脉炎等。

⑤急性传染病：钩端螺旋体病、流行性出血热等。

二、常用检查

1. 肛门指诊

首先完善肛门指诊，肛门指诊是便血体检中最简便易行的项目，对于发现直肠癌有特殊意义。若指诊扪及肿物，指套染血或脓血，则应考虑直肠癌、息肉等。

2. 全身检查

以腹部检查为重点。溃疡性结肠炎可在左下腹触及呈香肠形肿块，系挛缩而增厚的结肠。克罗恩病可有右下腹固定性肿块。腹部坚硬而边缘不整齐的肿块常见于晚期结肠癌。乙状结肠血吸虫性肉芽肿在左下腹可触及增厚变硬的肠管。若伴有全身性皮下出血及其他部位出血，应考虑出血性疾病。手、前壁、唇、口腔黏膜有褐黑色色素沉着，应考虑白塞氏病（贝赫切特综合征）。

3. 实验室检查

（1）粪便检查：包括粪便常规检查，镜检阿米巴原虫、血吸虫卵，粪便致病细菌培养等。

（2）血液及骨髓检查：应注意血小板计数、出血及凝血与血块退缩时间、凝血机制的有关检查，对这些项目应该列入常规。对可疑出血性疾病应考虑骨髓穿刺。

4. 肛门镜

肛门镜是诊断直肠出血性病变如肛裂、溃疡或内痔的有效检查方法，在便血时，肛门镜应与结肠镜检查结合使用。

5. 结肠镜检查

凡有便血而诊断不明者均为结肠镜检查的重要适应证。因结肠镜不仅可做出病因诊断、准确的定位诊断，且可对部分原因的出血进行治疗。

6. X 线钡餐及钡剂灌肠检查

对于严重下消化道出血的患者，紧急钡灌检查并无意义，且所显示的肠道病变可能并非出血原因，因而很少用作诊断。如果经钡剂灌肠发现可疑病变，应复查结肠镜并活检。气钡双重造影可提高阳性率。此外，钡剂灌肠检查对于门诊普查结肠溃疡、憩室、息肉、肿瘤、狭窄等很有帮助，钡剂空气双重造影尤具价值。

7. 选择性动脉造影

持续严重的出血患者不能做上述检查或上述检查不能明确出血灶时，应及时做选择性血管造影，不仅可明确活动性出血部位，而且对小肠病变内镜不能抵达处帮助做出诊断。选择肠系膜上、下动脉造影对确定结肠血管畸形、结肠憩室和某些出血部位及原因不明的出血有一定意义。

8. 放射性核素扫描

如结肠镜检查未发现出血灶，可静脉注入标记的红细胞做腹部扫描。本法能初步确定出血部位，为进一步血管造影提供线索。如肠内血液排空较快时，则易出现假阳性结果。

9. 胶囊内镜

胶囊内镜是应用一种医用相机，内有闪光装置及影像捕捉系统，安置在直径 11~26mm 大小的胶囊内，由患者直接吞下，借助于胃肠道蠕动而向下推进，在胃肠道内进行自动拍摄，通过悬于患者腰间的接收传感器传送彩色图像至电脑中并贮存。胶囊内镜是一项无创性检查，检查时允许患者自由走动，无需住院。胶囊内镜检查的唯一绝对禁忌证是消化道梗阻。目前主要用于小肠疾病的诊断。

10. 手术探查以及术中肠镜检查

经各种检查仍不能明确出血原因而又有持续大出血者应考虑剖腹探查，并可考虑术中肠镜检查。不过术中肠镜检查的并发症发生率较高，主要是黏膜溃疡、穿孔和迟发性小肠缺血。

三、鉴别要点

1. 年龄与性别

内痔出血多见于成年人，肛裂出血多见于青年妇女和便秘患者。结直肠息肉大多见于儿童与青年，结肠、直肠癌的便血则多发于壮年及老年，青年亦不可忽视。

2. 便血颜色

鲜红色的滴血、喷血、粪便带血或手纸带血见于痔、肛裂、肛瘘、直肠息肉及肛门直肠损伤等。脓血便或黏液血便见于细菌性痢疾、血吸虫病、阿米巴肠病、克罗恩病、溃疡性结肠炎、大肠癌等。柏油色便多是回肠以上疾病出血，但当急性大出血时也可见暗红色血便或紫色血块。口腔及呼吸道出血被吞咽后，或进食大量动物血、动物肝脏及瘦肉，也可出现柏油色便或黑褐色便。

3. 便血经过及伴随症状

（1）内痔、肛裂、肛瘘的出血发生在排便中。肛裂伴有剧痛。肛瘘有脓汁及外口，内痔则不痛，血量较多。

（2）细菌性痢疾、流行性出血热、出血坏死性肠炎、钩端螺旋体病、阿米巴肠病多起病急，伴有发热、腹痛。

（3）溃疡性结肠炎、结肠憩室、克罗恩病多起病缓，呈间歇性便血。

（4）大肠癌则多为持续性少量便血，伴贫血和体重减轻。

（5）血小板减少性紫癜、再生障碍性贫血、白血病等便血同时会有全身性出血倾向。

4. 便血量

少量便血多来源直肠、乙状结肠和降结肠疾病，如痔、肛裂、肛瘘、结肠直肠息肉与癌等；中等量便血多见于肠系膜及门静脉血栓形成；大量便血应考虑上消化道大出血、急性出血性坏死性肠炎、肠伤寒等疾病，有时也可见于肺结核、回肠远端憩室溃疡等。

5. 与大便关系

血与粪便不相混杂者，常见疾病为痔、肛裂、肛瘘、直肠肛门损伤、直肠息肉与癌。血与粪便相混杂者，应考虑结肠息肉与癌，夹有脓血、黏液者，多为细菌性痢疾、血吸虫肠病、肠结核、溃疡性结肠炎、阿米巴肠病等。一般上段结肠出血，血与粪便常相混杂，乙状结肠和直肠出血，血与粪便多不混杂，而是新鲜血液附着于成形大便的表面。

此外，口服铁剂、铋剂、药用炭及熟地等中草药，大便也可呈黑色或褐色，但联苯胺实验为阴性，停服后粪便则转为正常色。口服酚酞制剂，大便可呈鲜红色，应注意鉴别诊断。

四、大量便血时的急救处理

（1）建立有效的静脉输液通道：遵医嘱进行各种止血药物治疗，并输入血液、新鲜血浆以补充血容量，维持有效循环血量。

（2）禁食：禁食期间每日口腔护理 2 次，保持口腔清洁无异味。

（3）留置胃管：保持胃管通畅，遵医嘱胃管内注入冰盐水加去甲肾上腺素止血。

（4）监测病情变：定时测量患者生命体征，包括体温、脉搏、呼吸、血压、意识状态，记录便血的次数、量、颜色等。注意观察患者便血时的伴随症状，同时观察患者有无休克的早期表现，如发现问题应及时采取有效的处理措施。

（5）生活护理：患者大量出血时应卧床休息，减少活动，护理人员应加强巡视，满足患者的基本生活需要，保持患者床单清洁干燥，使患者舒适感增加，利于疾病恢复。

（6）心理护理：创造一个安静、整洁的休养环境，减少探视人员。护理人员应多关心、体贴患者，认真倾听患者诉说，对患者给予充分的理解，以缓解大量出血导致的紧张、焦虑、恐惧等心理反应。

第二节　坠胀和脱出

一、肛门坠胀

肛门坠胀，轻者局部胀满、下坠，重者里急后重、频频登厕，便后重坠依然，十分痛苦。肛门坠胀是直肠病损刺激局部引起的症状。《河间六书》云："风热不散，谷气流溢，传于下部，故令肛门肿满。"肛门坠胀是临床常见的肛周不适，也是肛肠疾病初期易出现的症状。

［病　因］

（1）炎症刺激：如细菌性痢疾、慢性结肠炎其直肠病变较重者、肛窦炎、肛周脓肿等。

（2）癌肿刺激：如晚期肛管直肠癌等。

（3）肛内积滞压迫：如粪嵌塞等。

（4）感觉异常：如肛门直肠神经官能症等。

（5）其他：如内痔脱垂、内痔嵌顿、直肠脱垂，内痔结扎、注射、肛门手术后创面刺激等。

（一）常见疾病

（1）直肠、肛窦炎症：炎症是引起肛门坠胀的主要原因之一。病程长短不一，表现为便意频繁，排便时坠胀加重，或放射至骶尾部导致酸痛坠胀，或粪便稀薄，或带有少量黏液血丝。在直肠指检时，若系直肠炎，则可见直肠中下段黏膜充血水肿，或有大量分泌物附着，或有溃疡、出血；若为肛窦炎，则病变的肛窦口充血，或有少量脓性分泌物溢出，按压此处有酸胀感。

（2）直肠黏膜内脱垂：直肠黏膜内脱垂是指在排便过程中近侧直肠肠壁全层或单纯黏膜层折入远侧肠腔或肛管内，不超出肛门外缘，并在粪块排出后持续存在者。直肠内脱垂的症状以排便费时费力、肛门坠胀、便次增多、直肠排空不尽最为突出，其他常见症状有黏液血便、腹痛、腹泻、排尿异常等。

（3）肛管直肠恶性肿瘤：多在病程中、晚期出现肛门坠胀，伴有便意频繁、里急后重或有脓血便、形体消瘦、倦怠乏力。指诊于肛管或直肠内触及硬性肿物，或有压痛，指套上多有脓血，有恶臭，组织活检可帮助诊断。

（4）肛周脓肿：急性深部肛周脓肿起病急，且容易误诊。由于部分脓肿位置较深，病变多发生在自主神经支配的区域，疼痛常不明显，表现为坠胀、坠痛或直肠刺激症状。

（二）鉴别诊断

（1）后位子宫：有不少女性因肛门直肠坠胀到肛肠科就诊。经专科检查后既没有痔核，又无炎症等其他疾患，但患者总觉得肛内坠胀，便意频繁。经妇科检查后为子宫后位，而且后位的程度与坠胀的轻重成正比。经膝胸位煅炼后症状可缓解。

（2）慢性盆腔炎：慢性盆腔炎是引起盆腔疼痛最常见的原因，亦可表现为会阴、肛门的坠胀疼痛。其引起的盆腔疼痛的特点主要为持续性钝痛及隐痛，可表现为下腹隐痛、肛门坠胀或腰骶部坠痛、胀痛，劳累或月经期疼痛加重。

（3）盆腔淤血症：盆腔淤血症是由于慢性盆腔静脉淤血所引起的一种独特疾病，其临床特点为慢性下腹坠胀疼痛、自主神经功能紊乱等。亦常表现为肛门坠痛，以排便及经前期明显，尤以Ⅲ度后倾子宫者多见。症状晨轻晚重，长久站立加重，侧卧减轻或消失。虽然肛门坠胀较重，但阳性体征往往较少，妇科检查可见大阴唇静脉异常充盈，阴道、宫颈黏膜常呈紫蓝色，宫颈肥大，宫颈后唇可见充盈的小静脉，子宫后位，宫旁、附件区有明显的压痛及饱满感，但无明显增厚及块状物。

（4）直肠子宫内膜异位症：是具有生长活力的子宫内膜累及直肠壁，在直肠壁内非癌性生长，受卵巢激素周期性影响，产生肛门坠胀、里急后重、经期便血等临床症状的疾病。

二、肛门肿物脱出

肛门由内外括约肌的收缩而紧闭，肛门周围仅有一些浅的放射状纹。如果肛缘发现有突起和脱出的包块，皆属病态。可以根据突起或脱出包块的性质、包块与排便的关系、排便后肛缘包块能否还纳入肛门进行鉴别。

（一）病因

（1）痔：除Ⅰ期内痔外，Ⅱ期、Ⅲ期内痔，结缔组织型外痔，炎性外痔和血栓外痔均可脱出肛门外。

（2）肛乳头肥大：除小的三角状、米粒状肥大的肛乳头不易脱出肛门外，较大的肛乳头均可随排便或活动脱出肛外。

（3）直肠脱垂：除直肠内脱垂，即乙状结肠套叠入直肠不脱出肛门外，直肠黏膜脱出，直肠全层脱出和直肠、乙状结肠全层脱垂均可脱出肛门外。

（4）肿瘤：直肠下端的息肉、直肠腺瘤、绒毛状乳头瘤以及晚期肛管直肠癌均可脱出肛门外。

（5）肛周皮肤病：肛管疣、肛门皮肤增厚、肛周尖锐湿疣亦可见肿物隆起。

（二）鉴别诊断

主要依靠病史和脱出物特征做出鉴别诊断，临床结合病理还可以判断肿物性质，常见鉴别如下。

（1）内痔脱出：Ⅱ期内痔排便时脱出，便后可还纳，Ⅲ期内痔脱出后不能自行还纳，须用手送回肛内。排便时可出血，痔块多呈紫红色，痔核之间可见凹陷的正常黏膜。指诊时，括约肌收缩力正常。内痔脱出呈颗粒状，表面紫红；直肠黏膜脱出和全层脱出，一般无出血，呈环状皱襞，为充血的痔疮黏膜，指诊可见括约肌松弛。

（2）血栓性外痔：多急性发作，疼痛明显，发于肛门两侧皮下，呈圆形，可扪及血栓形成。结缔组织性外痔多位于肛管和肛缘，如鸡冠样隆起，平时不痛、不出血，发炎时可有肿胀、疼痛。肛管疣也位于肛管和肛缘，但形如米粒、黄豆，突起于皮肤之下，基底小，色粉红兼紫或紫暗。

（3）直肠息肉和肛乳头肥大：息肉位于齿线上直肠黏膜，有蒂，质软，不痛，易出血，覆盖着直肠黏膜，呈球形，鲜红或红紫，如樱桃状。肥大的乳头则位于齿线，质硬，有压痛，不出血，覆盖着肛管上皮，色白。

（4）肛管直肠癌：脱出物多为菜花样肿块，质硬，中间有溃疡，疼痛，有脓血和特殊恶臭。

此外，根据脱出物质地进行鉴别：内痔、直肠脱垂触之柔软；直肠黏膜全层脱出有弹性；直肠息肉稍硬而脆，触之易出血；肛乳头瘤质硬而不出血。

第三节　肛周疼痛

肛周疼痛是指发生在肛门直肠周围的疼痛，疼痛性质可以是刺痛、胀痛、灼痛、撕裂痛、坠痛等，疼痛发生时间可在排便时、便后、任意时间，疼痛原因可以是各种肛肠疾病。中医称为"肛门痛"或"魄门疼痛"。《太平圣惠方》即有记载："治五痔下血疼痛，里急不可忍"，可见肛周疼痛给患者造成了极大的痛苦。

一、病因

肛门直肠疼痛的原因有多种。由于个体的差异、病种的不同、发病部位不一，对疼痛的敏感程度也不尽相同。

（1）手术后疼痛：肛门直肠手术往往刺激、损伤齿线以下的肛管组织，创面神经末梢暴露，受到如粪便、分泌物、药物等外界刺激，引起剧烈疼痛。手术后肛门水肿、血栓形成，或受创口内异物刺激、便秘、粪便嵌顿等均可引起疼痛。由于术前麻醉不好、术中暴力操作、术后填塞敷料过紧，引起肛门括约肌痉挛性疼痛等。

（2）炎症性疼痛：由于局部感染导致发炎、溃烂、肿胀、化脓引起的疼痛。

（3）排便疼痛：不健康的排便习惯，或者有肛周原发疾病如肛裂的存在，使排便时粪便冲击造成疼痛。

（4）瘢痕性疼痛：各种原因导致肛周瘢痕形成，瘢痕压迫神经导致阵发性疼痛。

（5）血栓性疼痛：血栓性外痔、内痔血栓形成，均会导致肛周疼痛。

（6）神经精神因素：自主神经紊乱、阴部神经综合征等都会导致疼痛。

二、鉴别诊断

（1）肛裂：引起的疼痛呈周期性，多发于大便时或大便后，主要由粪便刺激、溃疡裂口扩张所致。其疼痛为阵发性灼痛或刀割样疼痛，可持续数分钟；待粪便通过后，疼痛减轻。另外，由于排便的刺激，内括约肌可呈持续性痉挛，引起溃疡裂口剧烈而持久的疼痛，往往可持续数小时之久，患者坐卧不安，十分痛苦，严重者可疼痛24小时以上。除了疼痛，肛裂者常伴有出血、便秘、肛乳头脱出等症状。

（2）肛窦炎：一般为肛门部微痛、坠胀，排便时因粪便压迫发炎的肛窦而致肛门部灼痛，若括约肌因受刺激而挛缩，疼痛则加剧，并向臀部及股后部放射。常伴有少量脓性或黏液性分泌物外溢，气味臭，日久可致肛周潮湿、瘙痒等不适。

（3）血栓性外痔：轻者患者仅表现为自觉异物感，大多伴有胀痛。由于肛周静脉血管破损，血块凝结而成血栓，在肛门外皮下出现青紫圆形硬结节，好发于截石位3点、9点处。

（4）肛周脓肿：以胀痛为主，酿脓时疼痛呈鸡啄样。由于肛周脓肿的发生部位、脓肿大小、致病菌和患者机体抵抗力等种种因素不同，出现的症状和体征也各有差异。常见的有肛门周围皮下脓肿、坐骨直肠窝脓肿、骨盆直肠窝脓肿、直肠后脓肿以及结核性脓肿等。这些脓肿除主要症状有所不同外，一般均伴有发热、寒战、便秘、排尿不畅等。与其他部位脓肿不同的是，约90%以上的肛周脓肿均可形成肛瘘，病程较长。

（5）内痔嵌顿：以胀痛、灼痛为主，多由痔静脉曲张、血络破损、血栓形成，造成组织循环受限而脱出肛门外，无法回纳，好发于Ⅱ、Ⅲ期内痔，故需尽早回纳或手术治疗，否则表面黏膜极易出血、破损，甚至并发感染。

（6）外痔水肿：以坠胀、灼痛为主，表现为肛门边缘局限性肿块，质硬、光滑、晶亮、触痛明显。多由于劳累、大便时努挣或手术刺激等造成。

（7）直肠癌：早期无疼痛，以后由于肿块增大破溃，可出现肛门部坠胀、隐痛，常见有大便习惯改变、脓血便、腹胀、腹痛、消瘦等症状。

（8）肛门异物损伤：多为外伤异物残留或饮食不当，鱼刺、骨片嵌插肛管直肠所致，故需仔细检查，取出异物，疼痛即能缓解。若滞留时间过长，可引起局部感染。

第四节　肛门周围分泌物及脓液

肛门周围脓性分泌物及脓液是指肛周脓肿破溃及溃后久不愈合或愈而复发、脓血淋漓不断的症状。脓液多为感染性疾病成脓所致，往往伴发热等全身症状。《医宗金鉴》云："破溃而出脓血，黄水浸淫，淋沥久不止者为漏，难痊。"肛门周围分泌物与脓液一般性质不一样，多由局部疾病导致，分泌物与感染无关。

一、肛周分泌物

肛周分泌物一般伴有局部皮肤或黏膜的炎症。最常见的原因是器质性疾病，也有很多患者是由肛周的卫生不佳所致。分泌物的异味常是患者就诊的主要原因。分泌物的原因需要详细的检查，如查其来源的部位以及伴随的症状如瘙痒、便血、疼痛、失禁、脱垂等。分泌物可分为水样、黏液样、脓液样、粪便样，可以来自肛缘、肛管或直肠。指诊、结肠镜、微生物检查或血液检查一般可发现分泌物来源。

（一）病因

（1）肛周：出汗、肛管卫生清洁差（擦拭不净）、皮肤抓痕、湿疹、肛裂、尖锐湿疣、肿瘤、脓肿、肛瘘、疖等。

（2）肛管：尖锐湿疣、痔、黏膜脱垂、肛瘘、脓肿、失禁等。

（3）结直肠：直肠脱垂、炎性疾病、孤立性溃疡、腺瘤、肠易激综合征等。

（二）鉴别诊断

水样分泌物常由肛腺分泌，与肛门炎症或绒毛状腺瘤有关。清亮黏液性分泌物常来自直肠上皮，与直肠脱垂、孤立性溃疡有关。混有粪便的棕色分泌物常与括约肌关闭不严有关。脓性分泌物常来自肛瘘。脓血性分泌物常为结肠炎。淡血性分泌物常为痔脱垂、黏膜脱垂或内脱垂、溃疡性结肠炎。血性渗出的伤口常见于痔术后黏膜脱垂。血性分泌物伴有瘙痒、灼热感或异物感，疼痛常与嵌顿性的脱垂有关。

二、肛周脓性分泌物

（一）病因

（1）肛门直肠周围感染：肛窦炎引起的肛门周围脓肿、肛裂感染、痔感染、会阴部手术感染（痔注射或手术后感染，产后会阴缝合后感染，前列腺、尿道手术后感染等）、骶尾骨骨髓炎或骨结核等。

（2）肛门周围皮肤病：化脓性汗腺炎、毛囊炎、肛门腺炎、蜂窝织炎、肛门湿疹、粉瘤、尖锐湿疣、平滑肌瘤、血管瘤感染等。

（3）全身性疾病：结核病、溃疡性结肠炎、克罗恩病、糖尿病、白血病、再生障碍性贫血等并发肛周脓肿。

（4）外伤：刀枪伤、直肠内异物损伤后感染。

（5）肿瘤：肛管直肠癌破溃或波及深部、平滑肌瘤、血管瘤、皮脂腺囊肿等感染、骶骨前畸胎瘤等。

（6）其他：性病性淋巴肉芽肿、放射菌病、直肠憩室炎等感染等。

（二）常见部位

肛周脓性分泌物一般依据病变位置深浅分以下四个部分：①肛门周围皮肤及皮下脓肿；②肛管及坐骨肛门窝脓肿；③直肠内脓肿；④骨盆直肠窝脓肿。

（三）诊断依据

（1）视诊：观察局部脓液及皮肤状态。脓液厚稠，色黄量多，多是金黄色葡萄球菌等所致的急性炎症；混合绿色脓液，应考虑铜绿假单胞菌感染；脓液色黄而臭，多属大肠埃希菌感染；脓液清稀呈米泔样，多属结核分枝杆菌感染；脓血相混，夹有胶冻样物，应考虑癌病。皮肤红、肿、热、痛是急性炎症的表现，皮肤不变色或色暗，无明显热、痛，多是慢性炎症，如结核等。

（2）指诊：指诊对查清脓肿的形态、性质、有无瘘管、瘘管走行、波及肌肉层次等都有重要作用。

（3）探针检查和双氧水检查确定瘘管走行、内口位置。

（4）内镜检查观察直肠内有无内口、瘘道及其他病变。

（5）X线碘油造影。

（6）脓液细菌培养和活组织检查。

（四）鉴别诊断

（1）毛囊炎：好发于尾骨及肛门周围，有排脓的外口和短浅窦道，特征是在外口内有毛发和小毛囊。

（2）化脓性汗腺炎：好发于肛周皮下，有广泛的病区和多个流脓的疮口，疮口间可彼此相通，形成皮下瘘道，但瘘道不与肛门齿线或直肠相通，有广泛慢性炎症和瘢痕形成。

（3）骶尾骨骨结核：病程较长，有全身性结核病史及结核症状，X线检查可见骨质损害，与肛门直肠病无关。

（4）骶骨前畸胎瘤：临床有时与直肠后脓腔相似，但直肠后肿块光滑，无明显压痛，有囊性感及分叶。X线检查可见骶骨前有肿物，将直肠推向前方或一侧，可见散在的牙齿等钙化阴影。

（5）肛门直肠瘘：是肛周皮肤外口与齿线附近或直肠壁内口相通的瘘性管道，详见肛瘘。

（6）依据分泌物的量、色、质、味，亦可做出鉴别。脓液色黄稠量多，多是金黄色葡萄球菌感染；黄白相间，稠厚而臭，多是大肠埃希菌感染；稀薄呈米泔样多是结核分枝杆菌感染。

第五节　肛周瘙痒

肛门周围皮肤产生痒意，常需要搔抓，称之为瘙痒。瘙痒是一种自觉症状，机制尚不十分清楚。有人认为是局部受到刺激后，组织释放一些化学介质，如组胺、激肽之类作用于体表或真皮浅层内的游离神经末梢而引起冲动，经过痛觉神经纤维、脊髓丘脑束、丘脑，达皮质感觉区，产生了痒的感觉。《医门补要》中有记载："肛门内生虫奇痒……流入大肠，盘踞肛门，奇痒异常。"

一、病因

瘙痒有全身性及局部性因素两个方面。

1. 全身因素

（1）内分泌和代谢性疾病：糖尿病、尿崩症、甲状腺功能低下、痛风症、妇女及男性更年期等。

（2）肝肾疾病：肝肾疾病、梗阻性胆道疾病、胆汁性肝硬化、慢性肾盂肾炎及慢性肾小球性肾炎所致的慢性肾衰竭。

（3）血液病：缺铁性贫血、红细胞增多症等。

（4）胃肠疾病：慢性及急性腹泻、便秘、胃肠自主神经功能紊乱等。

（5）恶性肿瘤：霍奇金病、胃癌、结肠癌、白血病等。

（6）寄生虫：血吸虫、钩虫、蛔虫，特别是蛲虫病。

（7）神经和精神疾病：神经衰弱、焦虑症等。

（8）药物：如可卡因、吗啡、砒剂、某些抗生素、口服避孕药等。

（9）食物：对某些食物，如鱼、虾、鸡蛋等的变态反应。酒类、辣椒、芥末、大蒜等对直肠黏膜及肛门皮肤的刺激。

（10）其他：某些原因不明的肛门瘙痒，有人认为与遗传有关或对知觉异常敏感。

2. 局部性因素

（1）皮肤病变：肛门湿疹、皮炎、疣、癣、性病，以及皮肤、汗腺、皮脂腺分泌的脂肪、蛋白质堆积，粪便留附肛周皮肤皱襞，接触异物（动物毛发、植物细毛、玻璃纤维、干硬纸张及油画等）。出汗过多亦常致肛门瘙痒。

（2）肛门直肠及会阴疾病：痔、肛裂、肛瘘、肛窦炎、肥大肛乳头、直肠脱垂、直肠炎、绒毛乳头状瘤、腺瘤、直肠癌、阴道炎、阴道分泌物增多、尿道炎、前列腺炎等。

（3）环境因素：肛门经常摩擦，冬季皮肤因皮脂分泌减少而干燥皲裂，夏季高温多湿妨碍汗液发散，均可使肛门瘙痒。

（4）皮肤寄生虫及感染：疥蛾、阴虱及真菌、滴虫感染。

（5）创面愈合过程瘙痒：主要是创面肉芽组织生长，创面内血管相互接通而致，一般属于生理现象。

肛门瘙痒可分为原发性瘙痒与继发性瘙痒。

原发性瘙痒不伴有原发性皮肤损害，以瘙痒为主要症状，典型疾病如肛门瘙痒症，老年性瘙痒症，冬季瘙痒症，肝、肾、内分泌疾病的瘙痒症及精神性瘙痒症等。

继发性瘙痒产生于原发性疾病及各种皮肤病后，伴有明显的特异性皮肤损害和原发病变，瘙痒常是原发病变的一个症状。痔、肛瘘、肛裂、直肠脱垂等肛门直肠病的肛门瘙痒，肛门湿疹、湿疣、神经皮炎、肛门白斑症以及蛲虫、蛔虫等引起的肛门瘙痒均属此类。

二、诊断

瘙痒是自觉症状，其机制尚不清楚。一般认为，表皮内及真皮浅层的游离神经末梢是痒觉感受器，这些感受器受物理、化学刺激后先导致局部组胺、激肽和蛋白分解酶等化学性介质的释放，后者作用于神经末梢，引起冲动。痛觉神经纤维中无髓鞘 C 组纤维传导，经由脊髓丘脑束至丘脑，最后达皮质感觉区，产生痒觉。由于目前尚无测量痒的性质和程度的客观方法，各人对痒的感受程度不同，受精神因素影响很大，个体差异和表述不同，因此，诊断时不能单听自觉症状，需进行全面体检和病史询问，有针对性地做必要的实验室检查，包括血、尿常规，粪及虫卵检查，肝、肾功能检查，尿糖、血糖及糖耐量试验，皮肤活组织检查等。

三、鉴别诊断

1. 全身性瘙痒症

（1）老年性瘙痒症：常见于 60 岁以上老人，瘙痒以躯干四肢为主，亦可波及肛门，长期搔抓后皮肤可发生湿疹样改变。可能与老年皮肤萎缩、干燥和变性有关。

（2）冬季瘙痒症：特点是秋、冬季发作，春、夏季好转。多发生于躯干、小腿屈面、关节周围、股内侧及肛门，常在脱衣就寝前发作，与皮肤温度骤变有关。

（3）肝、肾疾病：黄疸伴瘙痒，常提示有梗阻性胆道疾病。服氯丙嗪、睾酮后出现的瘙痒，常是肝内胆汁淤滞的早期症状。原发性胆汁性肝硬化、机械性胆道梗阻等瘙痒强烈而持久，其原因与胆盐在血中和皮肤内含量增高有关。慢性肾盂肾炎和肾小球肾炎在尿毒症阶段，常伴有瘙痒，血液透析不能减轻症状，但行甲状旁腺切除术后可好转。

（4）内分泌性瘙痒：糖尿病的瘙痒可波及全身和会阴、肛门，其原因系皮肤含糖量增高，刺激神经末梢所致。甲状腺功能亢进的皮肤瘙痒，可能系精神紧张、多汗、基础代谢增高等引起。

（5）精神性瘙痒：瘙痒可泛发全身或局限于肛门及会阴。痒部无明显皮肤损害及抓痕，瘙痒常被夸大，伴有精神、神经症状或皮肤寄生虫恐惧症。

2. 肛门瘙痒症

瘙痒以肛门、阴囊及女性会阴为主。瘙痒多为阵发性，夜间加重，长期瘙痒可使局部皮肤肥厚呈苔藓样变，它和神经皮炎的区别是神经皮炎有原发扁平圆形或多角形丘疹。湿疹有急性发作史，皮肤表现为丘疹、水泡、糜烂渗液等多种损害，有强烈渗出倾向，而肛门瘙痒往往是干性抓痕及血痂。

以上均为原发性瘙痒。

3. 继发性瘙痒

主要继发于痔、瘘、肛裂、肛门湿疹、神经皮炎、肛门湿疣、蛲虫症等。肛周瘙痒以肛门周围疾病为多见，根据原发病可加以诊断，治疗时，应以原发病治疗为主，辅以止痒。

第六节　腹胀

腹胀是指腹部胀满不适，伴随肠鸣亢进、嗳气、排气或隐隐腹痛等腹部轻度不适的症状，也可以是一种主观感觉，患者自觉腹部局部或者全腹部胀满。中医称为"腹满""脘腹胀满"。《诸病源候论》说："腹胀者有阳气内虚，阴气内积故也"，"久腹胀者，此由风冷邪气在腹内不散，与脏腑相搏，脾虚故胀"。

腹胀主要是由胃肠道气体的产生或代谢异常而造成的，正常人常存于胃肠道内的气体约为 100~150ml，主要分布在胃和结肠。胃肠之气约 70% 来源于吞咽的空气，20% 来源于血液弥散，10% 由食物残渣经细菌发酵产生。每天经肛门排出的气体总量共约 400~1200ml。当患者胃肠道产生的气体总量超过吸收和排出总量，则会产生腹部胀满、肠鸣、多屁、嗳气、腹痛等症状。由各种原因造成的腹水或者腹腔肿瘤等也会造成腹胀。

一、病因

引起腹胀的主要原因有消化道内腔扩张、腹腔膨隆、腹壁肥厚和消化道功能异常等。

1. 消化道内腔扩张

又称鼓肠，是由于胃肠内气体贮留过量，引起肠腔扩张的症状。它和气腹不同，气腹是由于消化道穿孔或人工气腹而引起的腹腔内气体膨隆。

消化道内腔生理性留存有少量气体，这些气体主要来源于吞咽的空气和血液的弥散，少量产生于细菌对肠内食物残渣的分解。气体的成分为氮、氧、二氧化碳、氢及甲烷等，氮、氧来自空气，其他来自细菌酵解。引起胃肠道积气的原因主要有以下几种。

（1）吞气过多：食管上括约肌平时处于关闭状态，能防止空气进入食管，吞咽时括约肌开放，空气才可随饮食进入胃肠。一次吞咽时可摄入空气 2~3ml，饮用液体饮料比固体食物吞咽的空气要多 2~3 倍。因此，大量进食汽水、啤酒等产气饮料，大口饮用流食，囫囵吞咽，饮食过快等，都可造成吞咽的空气增多。咀嚼口香糖、胃十二指肠炎、肝胆病变、精神不安等引起恶心而反射性导致流涎或过量唾液分泌，吞咽频繁也常可使吞食空气增多。

（2）产气过多：豆类和某些蔬菜（卷心菜、大白菜、韭菜、芹菜等），以及不易被消化的碳水化合物和纤维素，食用过多时，肠道细菌的酵解亢进，产生大量的二氧化碳和氢，造成腹胀、矢气。消化不良或吸收不良，未消化食物能给肠道细菌提供产生气体的更多基质而使肠腔积气，如有小肠疾病的人，可因碳水化合物吸收不良而产生大量气体。长期应用广谱抗生素，造成肠道菌群失调，使厌氧菌过度繁殖，也可产生大量气体而致腹胀。

（3）肠道运动麻痹：各种腹膜炎、溃疡性结肠炎并发中毒性巨结肠等，导致肠道运动麻痹、气体留滞肠腔而致腹胀。

（4）肠道气体排出障碍和吸收障碍：肿瘤、炎症、手术后肠粘连、先天性巨结肠症及粪贮留等导致肠腔狭窄、闭塞，气体排出障碍，肠炎、结肠过敏、自主神经功能紊乱、门脉淤血导致对二氧化碳的吸收障碍，均可引起腹胀。

2. 腹腔内积液

腹部肿瘤、肝脾肿大、炎症（结核性腹膜炎、腹腔急性化脓性炎症）、低钾血症、肠系膜血管栓塞等导致腹水，形成腹腔内积液，腹腔可因膨隆而腹胀。充血性心力衰竭、肾功能障碍等，也可引起此类腹胀。

3. 肥胖

腹壁肥厚、肥胖者可因皮下脂肪增多而致腹壁增厚、腹胀满不适，甚至胀满气喘。

4. 消化道功能异常

消化道功能异常如过敏性结肠炎可因肠痉挛而使肠腔内压亢进、自觉腹胀，饱食、妊娠、习惯性便秘等引起的腹胀也多为自觉性腹胀。

二、病史与鉴别

1. 病史与腹胀的成因

（1）年龄：成人腹胀应考虑腹部结核、内脏下垂、慢性胃肠病、慢性肝脏疾病、慢性胆胰疾病、肥胖及功能性腹胀等，妇女应询问月经情况、是否妊娠，儿童腹胀多见于肠寄生虫病、营养不良症、肠梗阻等。

（2）饮食与药物：摄食过多高纤维的蔬菜和不易被吸收的低聚糖食物，如豆类、薯类、花生等，或进食过饱、消化不良易产生腹胀。乳糖酶不足会在摄取乳制品后产生腹胀。某些药物可引起腹胀，如碳酸氢钠、碳酸钙等，习惯性便秘滥用泻剂也易引起腹胀。

2. 症状与体征

（1）嗳气：嗳气是胃肠胀气的最常伴有症状。慢性胃炎、胃下垂、幽门梗阻、迷走神经切除术后、溃疡病等均可见嗳气。

（2）腹痛：胃肠胀气伴全腹剧痛，多见于机械性肠梗阻、肠系膜血管病和急性腹膜炎。

胀气伴右上腹疼痛者，常见于胆道疾患、原发性肝癌、结肠肝曲积气、肠系膜上动脉综合征等。

胀气伴左上腹疼痛者，常见于急性胃扩张、胃泡综合征等。

腹胀经排气可解除或减轻者，常见于便秘、消化不良、结肠脾曲积气等。

（3）排气：排气增多，见于摄入蔬菜、豆类过量，胃肠消化、吸收不良等。腹胀经排气后缓解，见于便秘、肠道功能紊乱、结肠胀气等。

（4）腹泻、便秘与肠鸣亢进：腹胀伴腹泻多见于结肠过敏、肠道感染、肠道菌群失调、吸收不良综合征、胃酸缺乏、慢性肝脏疾病、慢性胆胰病等。

腹胀伴便秘，常见于先天巨结肠症、肠梗阻及习惯性便秘等。

腹胀伴肠鸣亢进，多见于肠道感染与下肠道梗阻。

腹胀伴呕吐，多见于幽门梗阻、腹膜炎、上肠道梗阻、输入袢综合征及肝、胆、胰疾病。

（5）体征：腹胀涉及全腹者，常见于小肠、结肠气胀，多由肠梗阻与肠麻痹引起；腹胀于上腹者，以胃扩张、幽门梗阻、输入袢综合征与急性胰腺炎为主；腹胀伴腹肌紧张或板样强直者，应考虑弥漫性腹膜炎、急性胃肠穿孔等。

三、鉴别诊断

（1）胃泡综合征：由胃泡积气引起，以左下胸或左季肋部胀痛为主，严重时伴有憋气、窒息感和心悸。特征是嗳气后症状可缓解，与饮食无关，腹部透视可见胃泡明显积气。

（2）脾曲综合征：由气体积聚于结肠脾区引起。以上腹饱胀不适、疼痛、可放射至左（右）胸或左臂内侧为主。腹透可见脾曲积气，心电图正常，应与心绞痛鉴别。乙状结肠镜检查充气过多会引起本症。

（3）吞气症：主要见于妇女，以上腹胀满、持续性嗳气、餐后吞气更多为主，伴有心悸、胸闷、胃痛和呼吸困难。吞气和嗳气可连续不断发作，可自主地终止和控制是其特点。

（4）吸收不良综合征：由对脂肪、蛋白、碳水化合物等营养物吸收障碍所致。以胃肠气胀伴恶心、呕吐、腹泻为主。常有脂肪泻，粪便量多、色淡、有油脂状或泡沫样物，味恶臭。粪便脂肪滴用苏丹Ⅲ染色呈阳性。

（5）肠梗阻和肠麻痹：肠梗阻和肠麻痹时均有肠腔扩张、上段积气和积液，梗阻有明显腹痛、腹胀，而肠麻痹则无腹痛和肠蠕动音。X线检查可见肠腔扩张与气液平面。

四、实验室及辅助检查

（1）实验室检查：三大常规、血生化、血清肿瘤标志物测定，疑为碳水化合物吸收不良或小肠细菌过度生长时做氢呼气试验。疑脂肪吸收不良时，应做大便脂肪定量检查或同位素 CO_2 呼气试验。腹水常规生化、病理及肿瘤标志物检查。

（2）疑为胃肠道动力紊乱时，应做食管、胃、直肠测压，胃固、液体排空或核素胃排空试验。

（3）内镜检查：疑为胃肠道内器质性病变时，可选择性应用电子胃镜、电子结肠镜、小肠镜及超声消化内镜、放大消化内镜、色素内镜、荧光内镜、胶囊内镜等检查；疑为腹腔肿物时，可选用腹腔镜检查；疑为胆道系统疾患，可选用胆道镜及 ERCP 等检查；女性患者疑为子宫疾患时，可选用宫腔镜检查。但须掌握适应证及禁忌证。

（4）X线检查：腹部平片对于胃肠胀气、胃肠梗阻、穿孔等均可有特征性表现，对于大量腹水、卵巢巨大囊肿亦可助诊断；X线钡剂造影可行全消化道钡剂造影检查，以了解腹内病变及腹腔异物对肠道的挤压情况。

（5）CT或MRI检查：可以了解腹内占位性病变位置、大小。CT有助于确定腹水存在。

（6）B超检查：主要对于腹水、腹腔实质器官占位性病变有诊断价值。

第七节　腹痛

腹痛是指胃脘以下、耻骨毛际以上的部位发生疼痛的症状，主要由腹腔和盆腔内器官、组织病变或功能失调引起。腹痛亦为肛肠病常见症状之一，肛肠病的腹痛多集中于小腹部和少腹部。《诸病源候论》云："久腹痛者，脏腑虚而有寒，客于腹内，连滞不歇，发作有时。"腹痛在临床上常分为急性与慢性两类。

一、病因

1.急性腹痛的病因

（1）腹腔内脏器疾病

①腹腔脏器急性炎症：急性胃肠炎、急性腐蚀性胃炎、急性胆囊炎、急性胰腺炎、急性阑尾炎、急性胆管炎等。

②腹部脏器穿孔或破裂：胃及十二指肠溃疡穿孔、伤寒肠穿孔、肝脏破裂、脾脏破裂、肾脏破裂、异位妊娠破裂、卵巢破裂等。

③腹腔脏器阻塞：急性肠梗阻、腹股沟疝嵌顿、肠套叠、胆道蛔虫病、胆石症、肾与输尿管结石等。

④腹腔脏器扭转：急性胃扭转、卵巢囊肿扭转、大网膜扭转、乙状结肠扭转等。

⑤腹腔内血管阻塞：肠系膜动脉急性阻塞、急性门静脉血栓形成、夹层腹主动脉瘤等。

（2）腹壁疾病：腹壁挫伤、腹壁脓肿及腹壁带状疱疹等。

（3）胸腔疾病：急性心肌梗死、急性心包炎、心绞痛、肺炎及肺梗死等。

（4）全身性疾病及其他：风湿热、尿毒症、急性铅中毒、血卟啉病、腹型过敏性紫癜、腹型癫痫等。

2. 慢性腹痛的病因

慢性腹痛多见于腹腔内脏器疾病，常见有：①慢性炎症如反流性食管炎、慢性胃炎、慢性胆囊炎、慢性胰腺炎、结核性腹膜炎、炎症性肠病等；②胃、十二指肠溃疡及胃泌素瘤等；③腹腔内脏器的扭转或梗阻如慢性胃肠扭转、肠粘连、大网膜粘连综合征等；④脏器包膜张力增加如肝淤血、肝炎、肝脓肿、肝癌、脾肿大等；⑤胃肠运动功能障碍如胃轻瘫、功能性消化不良、肝曲及脾曲综合征等。

二、鉴别诊断

1. 腹痛的性质

隐痛、钝痛可发生于肠道易激综合征、肝脾曲综合征、Chilaiditi 综合征、溃疡性结肠炎、克罗恩病、大肠癌、阑尾炎早期等；阵发性绞痛伴有肠蠕动和肠鸣音亢进，提示肠痉挛如肠梗阻、肠套叠、肠道易激综合征痉挛期等；持续性剧痛多见于肠穿孔、肠破裂、急性腹膜炎、急性阑尾炎、老年性大肠憩室穿孔、溃疡性结肠炎合并中毒性巨结肠穿孔、缺血性坏死性肠炎；阵发性钻顶样痛是胆道、胰管、阑尾蛔虫梗阻的特征。

2. 疼痛的部位

腹痛的部位一般与病变脏器的解剖部位及其胚胎起源位置有关。如右季肋部疼痛多见于肝曲综合征、Chilaiditi 综合征；上腹部疼痛多见于急性阑尾炎早期、急性胃炎、横结肠癌、胆道蛔虫病、肠穿孔或腹膜炎初期；左季肋部疼痛多见于脾曲综合征、脾曲癌；右下腹部疼痛多见于阑尾炎、肠套叠、盲肠部结核与癌、克罗恩病、阿米巴痢疾、类癌综合征等；左下腹部疼痛多见于溃疡性结肠炎、乙状结肠癌、乙状结肠憩室炎、肠易激综合征、痢疾等。

大肠病变引起的疼痛主要在下腹部，而大肠包括从阑尾、盲肠、升结肠、横结肠、降结肠、乙状结肠、直肠和肛管所在的各个不同部位与周围有不同的关系，如与腹前壁肌肉、侧壁肌肉、腹后壁肌肉以及盆内肌肉毗邻，炎症对这些肌肉的刺激可引起肌紧张和局部触痛。这些肌肉如果活动，还能诱发反射性疼痛。例如阑尾炎及大肠其他部位炎症，可在该部位引起肌紧张。当急性阑尾炎引起的腰大肌紧张时，患者的大腿会屈向腹部，或患者侧卧时，如将右大腿向背侧过伸，亦可激起右下腹疼痛，称为腰大肌试验阳性。另外，还可根据神经的分布发现与疼痛之间的关系。如大肠炎症可反射性引起腹痛；急性阑尾炎、阿米巴痢疾、回盲部肠套叠、克罗恩病都能引发回盲部所在部位的右下腹疼痛；溃疡性结肠炎、乙状结肠病变则出现左下腹痛；直肠病变则有骶部疼痛；左右季肋部疼痛多与过敏性大肠证候群、克罗恩病有关；气滞则有腹痛时作时止、痛无定处、腹痛拒按等。下腹疼痛见于巨结肠、溃疡性结肠炎、乙状结肠癌；全腹疼痛多见于肠穿孔或腹膜炎。

3. 疼痛的伴随症状

疼痛伴休克，提示腹腔内出血、急性肠扭转、消化道急性穿孔等；近期有外伤史者考虑内脏破裂及合并症；较长时间隐痛或钝痛提示慢性炎症或癌症；腹痛时发时止，部位不定，性质说不清楚，持续多年而无内脏功能失常表现者应考虑神经症。

4.外科腹痛

炎症性腹痛多见：持续性疼痛，部位由模糊到明确，由轻到重。穿孔性腹痛多见：骤然剧痛，持续存在，范围迅速扩大，腹肌抵抗的程度强烈，肠鸣音减弱或消失。梗阻性腹痛多见：腹痛伴呕吐，不排便甚至无矢气。出血腹痛多见：外伤史，腹痛持续存在，反跳痛明显，出现失血性休克的症状。缺血性腹痛多见：持续剧烈腹痛，有弥漫性腹膜受激惹的体征，腹痛之后，迅速出现中毒性休克为主的症状体征。

三、检查方法

（1）血、尿、粪常规，酮体及血清淀粉酶是最常用的化验检查。

（2）对于腹膜炎、内出血、腹腔脓肿及某些腹部肿块可行诊断性穿刺，并对穿刺物做常规涂片、细菌培养或病理检查。

（3）X线检查：当诊断困难，疑有胸腹病变者，可行胸腹透视，目的在于观察胸部有无病变、膈下有无游离气体、膈肌运动变化、有无肠积气和液平面等，有异常者应常规拍摄X线片。当疑有乙状结肠扭转或低位肠套叠时，可行钡剂灌肠检查；对疑有肠梗阻、内瘘或穿孔的患者不宜做钡餐检查。

（4）B超检查：主要用于检查胆道和泌尿系结石、胆管扩张、胰腺及肝脾肿大等。对腹腔少量积液、腹内囊肿及炎性肿物也有较好的诊断价值。

（5）内镜检查：内镜检查已成为寻找腹痛病因的重要手段。在患者病情允许的情况下，还可进行逆行胰胆管造影、膀胱镜及腹腔镜检查。

（6）CT、磁共振及核素扫描检查：对腹腔内和腹膜后的病变，如肝、脾、胰的病变和一些腹内肿物及腹腔脓肿、积液、积气等均有较好的诊断价值，应根据病情合理选择应用。

（7）心电图检查：对年龄较大者，应做心电图检查，以了解心肌供血情况，排除心肌梗死和心绞痛。

第八节　腹泻

腹泻是肠道疾病最常见的症状。正常成年人每天排便1次，成形，呈黄褐色，外附少量黏液，也有些正常人每日排便2~3次，只要无脓血，仍属正常生理范围。腹泻是指正常的排便习惯有了改变：①排便次数明显增加；②粪便变稀，形、色、气味改变，含脓血、黏液、消化残渣、脂肪或变为黄色稀水、绿色稀糊，气味酸臭；③排便时有腹痛、下坠、里急后重、肛门灼痛等症状。临床上按病程长短，将腹泻分急性和慢性两类。急性腹泻发病急剧，病程在2~3周之内，大多系感染引起。慢性腹泻指病程在2个月以上或间歇期在2~4周内的复发性腹泻，发病原因更为复杂，可为感染性或非感染性因素所致。

一、病因病机

西医学认为腹泻的发病原因和机制是多方面的，主要归纳如下。

1. 感染

感染是引起腹泻的最常见原因，各种细菌、真菌、病毒、原虫及蠕虫类寄生虫等，经口腔进入消化道后，在一定条件下均可引起腹泻。因致病部位和机制不同，其临床表现也不同。

（1）病原体吸附于肠黏膜表面，产生肠毒素致泻。特点是并未侵及肠黏膜，其肠道黏膜完整，粪便呈稀水样，镜检无白细胞。

（2）病原体侵入上皮细胞，并在其中繁殖和破坏肠黏膜，形成结肠黏膜损伤或溃疡。特点是粪便带脓血、黏液，镜检可见大量白细胞，伴有腹痛、里急后重、便次明显增多。

（3）病原体吸附、侵入上皮细胞并侵犯黏膜固有层，但不明显破坏黏膜。特点是粪便为水样，偶带黏液，镜检可见少量白细胞。

2. 肠道运动异常

肠道蠕动亢进，粪便通过时间缩短，影响水分吸收，可造成腹泻。阑尾炎、憩室炎，有时部分肠梗阻可反射性使结肠蠕动亢进而腹泻。类癌综合征分泌的血清素，肥大细胞增多症分泌的组胺，胃泌素瘤分泌的胃泌素，甲状腺瘤分泌的前列腺素、血清素和低血钙素等，均可使肠蠕动增加，引起腹泻。抑制交感神经、兴奋副交感神经的药物如新斯的明、乙酰胆碱等，可导致结肠运动亢进而引起腹泻。

3. 吸收不良

小肠对脂肪的吸收不良是引起腹泻的常见原因，特点是粪便呈淡黄或灰色、油腻糊样，气味恶臭，形成所谓的脂肪泻、乳糜泻等。其产生原因如下。

（1）肠内水解和消化功能障碍：慢性胰腺炎、胰腺癌等胰腺疾病，可导致胰腺的外分泌减少或缺乏，不能分解脂肪，引起严重脂肪泻。各种原因所致的胆汁淤积，可造成结合胆酸缺乏，中性脂肪的水解减少，影响脂肪的吸收，亦可引起脂肪泻。回肠是胆酸主要吸收场所，严重回肠疾病、回肠短路及远端回肠切除术后，大量胆酸从大便排泄，可影响胆酸的肠肝循环，使胆盐池减少，发生脂肪泻。

（2）小肠黏膜异常：局限性回肠炎等损害小肠黏膜后可诱发乳糖酶缺乏症，乳糖由于不能被分解吸收而在肠腔内起高渗透作用，使水分渗入肠腔，产生渗透性腹泻，进食麸质食物后，如缺乏某种多肽酶，使麸质中的麦胶蛋白不能分解，后者对小肠黏膜可造成损害，形成乳糜泻。此外，肠原性脂肪代谢障碍、肠道淀粉样变、小肠因血管硬化而缺血，均可使小肠黏膜受损而引起吸收不良和腹泻。

4. 中毒

食物中毒，如葡萄球菌外毒素中毒、毒草中毒、河豚中毒等，化学物质如砷、汞、磷、乙醇等中毒，还有四环素、金霉素、红霉素等药物的不良反应等都可引起急性腹泻。对牛乳、鱼、虾、鸡蛋等过敏者，也可发生变态反应性腹泻。

5. 胃肠道肿瘤和炎症

晚期胃癌、结肠直肠癌、慢性萎缩性胃炎、溃疡性结肠炎、克罗恩病、出血性坏死性肠炎、放射性结肠直肠炎、结肠憩室并发憩室炎、结肠直肠息肉并发的结直肠炎等，均可引起慢性或急性渗出性腹泻。特点是粪便中附有渗出液、黏液及脓血，排便次数增多，但粪便培养无致病菌生长。

6. 内分泌紊乱

内分泌紊乱性疾病，如甲状腺功能亢进、慢性肾上腺皮质功能减退等亦能引起腹泻。

二、分类

腹泻通常分为急性腹泻和慢性腹泻两大类。

1. 急性腹泻

（1）感染性腹泻

①细菌及肠毒素：痢疾杆菌、沙门菌属、嗜盐杆菌、致病性大肠杆菌、金黄色葡萄球菌、产气荚膜梭状芽孢杆菌、铜绿假单胞菌、变形杆菌、粪链球菌、蜡样芽孢杆菌、霍乱弧菌和副霍乱弧菌等。②病毒：腺病毒、轮状病毒、Coxsackle 病毒、Norwalk 样病毒等。③蠕虫：血吸虫等。④原虫：溶组织内阿米巴、梨形鞭毛虫等。⑤真菌：白色念珠菌。

（2）急性中毒

①化学毒物：农药、重金属、砷、有机磷、四氯化碳等。②生物毒物：食物中毒如进食未煮熟的扁豆、毒蕈，河豚中毒，重金属中毒，农药中毒等。

（3）泻剂与药物

①泻剂：硫酸镁、巴豆。②药物：胆碱能药物、洋地黄类、神经节阻滞剂、某些抗生素、抗酸剂、铁剂等。

（4）肠道炎症：溃疡性结肠炎急性期、急性局限性肠炎、急性出血性坏死性肠炎、急性憩室炎、急性阑尾炎、放射性肠炎、部分肠梗阻等。

（5）全身性疾病：胃肠道出血、过敏性紫癜、尿毒症、变态反应性肠炎、甲状腺危象、急性全身性感染如伤寒、副伤寒、肺炎、败血症、黑热病等。

2. 慢性腹泻

（1）肠道感染：慢性细菌性痢疾、血吸虫肠病、阿米巴肠病、肠结核、梨形鞭毛虫病、粪类圆线虫病、结肠小袋纤毛虫病、肠道放线菌病、肠滴虫病、性病性淋巴肉芽肿、其他肠道蠕虫病、肠道菌群失调症。

（2）肠道炎症：溃疡性结肠炎、放射性肠炎、克罗恩病、结肠憩室炎、部分肠梗阻等。

（3）肠道肿瘤：小肠淋巴瘤、恶性网状细胞增多症、结肠直肠癌、结直肠绒毛腺瘤、多发性息肉等。

（4）吸收不良：①结合胆酸缺乏、严重肝病、长期胆道梗阻、胆汁性肝硬化、远端回肠切除术后、回肠旁路等肝胆系统及回肠疾病。②胰原性：慢性胰腺炎、胰腺癌、胰腺广泛切除术后。③细菌过度增殖：盲袢综合征、小肠多发性狭窄、空肠憩室、胃结肠瘘、小肠结肠瘘、系统性硬皮病、口服新霉素等抗生素。④原发性黏膜细胞异常：脂蛋白缺乏症、双糖酶和单糖酶缺乏症。⑤小肠黏膜病变：乳糜泻、热带性肠炎性腹泻、嗜酸性胃肠炎、肠道淀粉样变、小肠缺血、肠原性脂肪代谢障碍、放射性肠炎。⑥小肠广泛切除、胃大部分切除后。⑦淋巴梗阻、肠道淋巴瘤、肠系膜淋巴结核或肿瘤转移、肠道淋巴管扩张症。⑧内分泌紊乱及其他：糖尿病、甲状旁腺功能减退症、肾上腺皮质功能减退症、甲状腺功能亢进症、肥大细胞增多症、类癌、胃泌素瘤、甲状腺髓样癌等。

（5）全身性疾病：甲状腺功能亢进、糖尿病、慢性肾上腺皮质功能减退、系统性红斑狼疮、维生素 B_3 缺乏症、食物及药物过敏、尿毒症、多发性动脉炎、糙皮病、恶性贫血等。

（6）泻剂滥用：如大黄、番泻叶、果导片等。

（7）久服药物：服用洋地黄类、甲状腺素、铁剂、汞剂、考来烯胺等。

三、病史

1. 年龄

病毒性胃肠炎、大肠杆菌性肠炎、双糖酶缺乏症引起的腹泻多见于儿童。溃疡性结肠炎、克罗恩病、肠道易激综合征、结肠直肠癌多见于青壮年。胰腺瘤、慢性胰腺炎、憩室炎、肠系膜血管供血不足常见于中老年人。细菌性痢疾可见于各种年龄，但以儿童、青壮年居多。阿米巴痢疾成年男性多见，功能性腹泻和滥用泻剂腹泻则妇女较多见。

2. 起病与病程

急性腹泻，有不洁饮食史，多为急性细菌性痢疾、急性感染性食物中毒和急性阿米巴肠病。急性发作转为慢性或时轻时重，多为慢性细菌性痢疾、溃疡性结肠炎、克罗恩病、阿米巴肠病等。慢性起病、腹泻与便秘交替者，多为肠结核、肠易激综合征、糖尿病性自主神经病变和结直肠癌。胃肠手术后腹泻常见于倾倒综合征、迷走神经切断后、盲袢综合征和肠间瘘。夜间腹泻，使人觉醒而泻多为器质性病变，夜安昼泻者，多为功能性腹泻。禁食后腹泻持续，多为分泌性腹泻；禁食后腹泻停止，常是渗出性腹泻。服饮牛乳、麦乳精等营养品可诱发腹泻者，多见于双糖酶缺乏症。血吸虫病区的腹泻应考虑血吸虫肠病，山区腹泻应考虑肠道寄生虫。

3. 粪便形态

急性腹泻粪便先为水样，后为脓血便，一日数次至数十次，伴里急后重，多为急性细菌性痢疾。粪便为暗红色、果酱色或血水样，多为阿米巴肠病。粪便稀薄或如水样，无里急后重，多为感染性食物中毒。急性出血性坏死性小肠炎的粪便呈紫红色血便，带有恶臭。脓血便常见于细菌性痢疾、阿米巴肠病、血吸虫肠病、溃疡性结肠炎、结直肠癌等，而克罗恩病、肠结核、肠易激综合征、成人乳糜泻、结肠过敏等则少见脓血便。黏液便或便中黏液多常见于黏膜性结肠炎、结直肠绒毛腺瘤，若排出黏性乳白色牙膏样物，或带少量血液，则是溃疡性结肠炎的特征。大便量多，呈油腻泡沫样，味恶臭，提示为脂肪泻，见于乳糜泻、胰腺病变等。粪便中仅见黏液呈透明状，无脓血者常为结肠过敏症。小肠疾病引起的腹泻，粪便多呈水样、泡沫状，量多，含有脂肪。结肠病变多带黏液、脓血。直肠病变伴里急后重、下坠感。肛门病变，多伴排便带鲜血、疼痛、脱出或肛周流脓。

4. 伴随症状

（1）腹痛：小肠疾病腹痛位于脐周，结肠疾病位于中下腹，直肠疾病位于小腹，肛门疾病位于肛管及肛门周围。急性腹痛应考虑阑尾炎、部分肠梗阻、溃疡性结肠炎等；慢性腹痛、便后腹痛常可缓解或减轻，应考虑肠易激综合征、溃疡性结肠炎、阿米巴肠病等。

（2）发热：急性腹泻伴高热，以细菌性痢疾、沙门菌属感染性食物中毒等常见。腹泻伴发热、贫血、体重减轻者，多属器质性病变，如溃疡性结肠炎、克罗恩病、阿米巴肠病、肠结核及淋巴瘤等。

（3）体重减轻和贫血：常见于吸收不良、甲状腺功能亢进、溃疡性结肠炎、克罗恩病及结直肠肿瘤。

（4）皮肤结节红斑或坏死性脓皮病：提示溃疡性结肠炎。皮肤有色素沉着，见于成人乳糜泻、Wipple 病或 Addison 病。疱疹性皮炎、牛皮癣或指端皮炎可伴有相应特异的小肠病变。

（5）关节炎：伴有关节痛和关节炎，提示克罗恩病等炎症性肠病。

（6）肛门直肠周围脓肿或瘘管：提示克罗恩病、溃疡性结肠炎、晚期肠癌。

（7）喘息、潮红综合征：腹泻伴肺部有哮鸣音、面颈部潮红，是典型类癌综合征。

（8）排便时间改变：肠易激综合征常在清晨发生腹泻，也易在餐后腹泻。胃切除术后倾倒综合征总是在餐后腹泻。糖尿病腹泻主要在夜间。

5. 过敏史

食物和药物诸如对牛乳、鱼虾、鸡蛋等食物，或对红霉素等药物有过敏反应等。

6. 既往史及家族史

如在血吸虫病区生活过的人腹泻，则应考虑血吸虫肠病。成人乳糜泻、克罗恩病、先天性失氯性腹泻、糖吸收不良等症，均可见家族史。

四、临床表现

1. 急性腹泻

起病急，病程在 2~3 周之内，可分为水样泻和痢疾样泻。前者粪便不含血或脓，可不伴里急后重，腹痛较轻；后者有脓血便，常伴里急后重和腹部绞痛。感染性腹泻常伴有腹痛、恶心、呕吐及发热，小肠感染常为水样泻，大肠感染常含血性便。

2. 慢性腹泻

大便次数增多，每日排便在 3 次以上，便稀或不成形，粪便含水量大于 85%，有时伴黏液、脓血，持续 2 个月以上，或间歇期在 2~4 周内的复发性腹泻。病变位于直肠和（或）乙状结肠的患者多有里急后重，每次排便量少，有时只排出少量气体和黏液，颜色较深，多呈黏冻状，可混血液，腹部不适位于腹部两侧或下腹。小肠病变引起腹泻的特点是腹部不适多位于脐周，并于餐后或便前加剧，无里急后重，粪便不成形，可成液状，色较淡，量较多。慢性胰腺炎和小肠吸收不良者，粪便中可见油滴，多泡沫，含食物残渣，有恶臭。血吸虫病、慢性痢疾、直肠癌、溃疡性结肠炎等病引起的腹泻，粪便常带脓血。肠易激综合征和肠结核常有腹泻和便秘交替现象。因病因不同可伴有腹痛、发热、消瘦、腹部包块等症状。

五、检查

1. 腹部检查

腹痛和腹部包块常提示为结肠、胰腺、胃等恶性肿瘤。腹腔内结核、克罗恩病、阑尾炎、憩室炎、肠套叠、蛔虫性肠梗阻、肠扭转、血吸虫肠病等也常见腹痛和腹内包块。压痛位于左小腹降结肠和乙状结肠部的常是溃疡性结肠炎、肠易激综合征和结肠过敏等。腹壁见手术后瘢痕，应考虑腹泻是否与手术有关。

2. 肛门直肠指诊

肛门直肠指诊相当重要。如触及直肠内有坚硬不移动肿物，脓血染指套，常是晚期直肠癌。有广泛的小结节，常是多发性息肉病。有瘘管时应考虑克罗恩病、溃疡性结肠炎等。

3. 全身检查

如有皮肤病变、结节红斑、关节痛等提示克罗恩病。明显消瘦、体重减轻、贫血提示胃肠道恶性肿瘤、肠结核、吸收不良、甲状腺功能亢进症、肾上腺皮质功能减退症等。

4. 粪便检查

（1）肉眼观察：包括粪便形态、颜色、性质。注意有无脓血、血液、黏液、食物残渣等。

（2）镜检：包括常规粪便镜检和碘液染色检查原虫包囊、染色检查脂肪、伊红美蓝染色观察白细胞形态等。粪便中白细胞较多，提示肠道黏膜被病原体侵犯，可见于细菌性痢疾、沙门菌肠炎等。不侵犯肠黏膜的肠道中毒性感染则粪便中无白细胞，如霍乱菌、大肠杆菌、金黄色葡萄球菌等肠道毒素所致的腹泻。发现嗜酸性粒细胞提示为过敏性肠炎。镜检对阿米巴原虫、滴虫、结肠小袋纤毛虫、梨形鞭毛虫、钩虫、血吸虫等的诊断也有重要价值。

（3）粪便致病菌培养：对明确诊断很有意义。如细菌性腹泻粪便培养后可发现痢疾杆菌、结核杆菌、金黄色葡萄球菌等，而炎症性腹泻则培养不出致病菌，如溃疡性结肠炎等。

5. 内镜检查

对慢性腹泻，必要时应做纤维结肠镜检。内镜检查是诊断与鉴别诊断的重要手段，经内镜还可以进行活检和某些治疗。

6.X 线检查

包括腹部平片、上消化道和下消化道对比性观察，全消化道钡餐和钡剂灌肠造影摄片等。对显示消化道功能状态和发现器质性病变十分有益。

7. 吸收不良检查

常用的有粪便脂肪定量测定，主要测定 72 小时粪便的脂肪含量。方法有右旋木糖吸收试验、葡萄糖负荷试验、维生素 B 吸收试验、脂肪平衡试验等，用以观察小肠对碳水化合物的吸收和粪中脂肪排出量，对小肠，尤其是空肠疾病的诊断有一定意义。

8. 其他检查

包括 B 型超声波、CT 扫描、血清内分泌激素浓度测定等，对大肠肿物的定位及胃泌素瘤、类癌、甲状腺髓样癌的诊断颇有价值。甲状腺髓样癌、类癌、胃泌素瘤等，常有血清内胃泌素、低血钙素浓度的增高。

六、鉴别诊断

急性腹泻伴有发热、腹痛、恶心、呕吐等症状时，应优先考虑急性感染性食物中毒。

慢性腹泻见脓血便，应考虑细菌性痢疾、阿米巴肠病、溃疡性结肠炎、克罗恩病、肠结核、大肠癌、大肠息肉病、血吸虫病等；若脓血便伴里急后重则细菌性痢疾、溃疡性结肠炎、放射性直肠炎、直肠癌的可能性大；若脓血便伴有剧烈腹痛则应考虑缺血性肠炎、肠套叠等；脓血便伴有贫血则可能为右侧结肠恶性肿瘤、结肠息肉病、吸收不良等；腹泻与便秘交替发生时，应考虑过敏性结肠炎、肠结核、乙状结肠过长、大肠癌、大肠憩室炎等。

第九节　便秘

便秘是指粪便在肠管内通过困难、运出时间延长、排出次数减少、粪便硬结、排便时有所痛苦的一种症状。

正常人从食物摄入，经消化、吸收到形成粪便排出体外一般需 24~48 小时，大便间隔时间平均为 27.6±9.5 小时，若间隔时间超过 48 小时，即可视为便秘。然而由于摄入食物成分的不同，个人饮食、排便习惯的差异，间隔时间的差距是很大的。有的人习惯 2~3 天排 1 次便，有的人甚至 4~5 天排便。只要排出通畅、无痛苦，就不能视为便秘。当排便时间间隔延长，伴有大便干燥硬结、排出困难、便后有残留感或不适感、腹满坠胀、头昏乏力等痛苦症状时，才能称之为便秘。排便时具有上述痛苦症状，即使每日排便 1 次或数次，也应归为便秘。

一、病因

导致便秘的原因有很多，多由大肠形态异常和运动功能异常造成。一般可分原发性因素和继发性因素两类。

1. 原发性因素

（1）排便动力不足：年老体弱、久病或懒于活动的人以及产妇等可因膈肌、腹肌、肛门括约肌收缩力减弱，腹压降低而使排便动力不足，粪便不易排出，发生便秘。

（2）肠道受到的刺激不足：饮食过少或食物中纤维素和水分不足，或以低残渣的精饮食为主，不能引起结、直肠正常的反射性蠕动，而使食物残渣在肠内停留时间延长，粪便干燥，难以排出。

（3）水、电解质平衡失调：大量出汗、腹泻、呕吐、失血及发热后，可代偿性地使粪便干燥。

（4）忽视便意：因工作过忙、情绪紧张、忧愁焦虑、旅行生活，或因患肛裂、痔疮，忽视定时排便或有意延长排便时间，久之使直肠对压力的感受性降低，形成习惯性便秘。

2. 继发性因素

（1）大肠运动异常：过敏性结肠炎、大肠憩室炎、先天性巨结肠等疾病，造成大肠痉挛而运动失常，使粪便通过不畅。

（2）神经系统障碍：脑血管意外，脑、脊髓肿瘤，截瘫导致神经传导障碍，排便失常。

（3）内分泌紊乱：垂体功能不全症、甲状腺功能低下症、糖尿病等内分泌紊乱性疾病常可引起便秘。

（4）器质性病变使粪便通过困难：癌肿、慢性增生性肠道炎症、直肠脱垂、肠粘连等器质性改变，使肠腔狭窄，粪便通过困难。

（5）久服泻剂：便秘者为求排便爽快，常自服大黄、番泻叶、牵牛子之类，医者为应付通便，亦常嘱患者服麻仁丸、牛黄解毒片、清宁丸之类。泻药的滥用使肠壁神经感受细胞的应激性降低，即使肠内有足量粪便，也不能产生正常蠕动及排便反射，以致必须用刺激性泻药或灌肠才能排便。

（7）中毒及药物性影响：铅、砷、汞、磷等中毒，服用碳酸钙、氢氧化铝、阿托品、溴丙胺太林（普鲁本辛）、吗啡等药物，影响肠蠕动，也会出现便秘。

（8）情志失调，饮食失节：情志不舒或喜怒无常，悲伤忧思，忽视定时排便、按时起居，嗜食精米细面、炙厚味等燥热食物，或进食过少、好逸恶劳，常期缺乏活动或久病卧床等，也是引起便秘常见的整体性原因。

（9）痔疮、肛裂等肛门直肠疾患：由于排便时有剧痛、流血、脱肛等痛苦，因此患者常恐惧排便，有意延长排便间隔时间，致使粪便在直肠内停蓄过久，水分被充分吸收，形成干结成块的直肠型便秘。

二、分类

西医学对便秘有多种分类。根据原因分为原发性和继发性便秘；根据部位分为上行结肠型、横行结肠型、下行结肠型和直肠型；根据临床表现分为一时性便秘、急性便秘和慢性便秘。目前多数主张依据病理分为功能性便秘与器质性便秘两类。

1. 器质性便秘

器质性便秘是指大肠发生了形态异常而致粪便通过肠道障碍形成的便秘。肿瘤引起的便秘，多有粪便形状的改变，粪便变细变扁，带有血液或黏液。突然便闭、腹痛、恶心、呕吐者，应考虑肠扭转、肠套叠等梗阻性疾病。腹腔手术后便秘，提示肠粘连。慢性大肠炎症出现便秘，应考虑肠腔形成瘢痕性狭窄。

2. 功能性便秘

（1）弛缓型（低紧张性便秘）：慢性便秘中最常见的是弛缓型便秘，找不到明确原因的便秘几乎都属于此型。一般认为是由于肠肌神经丛兴奋性低下所致，所以又称作运动低下性或低紧张性便秘。本型一般没有特殊痛苦和腹痛，以便意感淡漠或消失，大便3天左右1次、排出困难、腹部胀满不适、食欲不振等消化道症状为主。常伴有头痛、眩晕、倦怠、疲劳、心悸、舌苔厚腻等全身症状。

长期忽视便意，不按时排便是引起本型便秘最常见的原因，所以又称习惯性便秘。老人、孕妇、素体虚弱、大病之后、长期服用泻剂或灌肠、食量不足、纤维素及水分不足、低血压、体质肥胖、内脏下垂以及内分泌紊乱、缺乏B族维生素、中毒及药物性便秘都属于此型。

（2）痉挛型（运动失调性便秘）：一般认为痉挛型便秘是由自主神经失调而致肠的运动异常所致，又称为运动失调性便秘。临床上较少见，以便秘或便秘与腹泻交替进行、下腹部有不适感或钝痛、排便后腹痛可减轻、排出的粪便如兔粪或山羊粪状、食欲不振、嗳气等消化道症状为主。可伴有头痛、眩晕、心悸、疲乏、烦躁等全身症状。左下腹降结肠和乙状结肠可扪及因痉挛变硬的索状肠管或触及发硬的粪块。本型最常见于过敏性结肠炎、肠结核、胃和十二指肠溃疡及神经过敏症等。

（3）直肠型：直肠型便秘是指粪便进入直肠后排出困难或滞留过久，又称直肠排便困难症。一般认为是由于直肠壁的感受神经细胞应激性减弱，不能适时对进入直肠的粪便产生排便反射而致。紧张的劳动者、旅行者以及肛裂、痔等引起的恐惧大便者，多见此型。直肠过长或脱垂、弛缓，肛门括约肌弛缓无力者，也易引起直肠型便秘。该型常与弛缓型合并出现，以肛门下坠、排便困难、有排出不净感和残留感为主要症状，直肠指诊可触及粪块。

三、临床表现

便秘在人群中的患病率高达 27%，但只有一小部分便秘者会就诊。便秘可以影响各年龄段的人。女性多于男性，老年多于青、壮年。因便秘发病率高、病因复杂，患者常有许多苦恼，便秘严重时会影响生活质量。

便秘常表现为：便意少，便次也少；排便艰难、费力；排便不畅；大便干结、硬便，排便不净感；便秘伴有腹痛或腹部不适。部分患者还伴有失眠、烦躁、多梦、抑郁、焦虑等精神心理障碍。

由于便秘是一种较为普遍的症状，症状轻重不一，大部分人常常不去特殊理会，认为便秘不是病，不用治疗，但实际上便秘的危害很大。便秘的"报警"征象包括便血、贫血、消瘦、发热、黑便、腹痛等和肿瘤家族史。如果出现报警征象应马上去医院就诊，做进一步检查。

四、检查

（1）直肠指诊：指诊能准确判定直肠内粪便和坚硬粪块填塞、直肠异物、外来压迫等，能发现直肠癌症、直肠狭窄、直肠腔扩大、肛门括约肌松弛、肛门紧缩，还可用于粪便嵌顿的剜除等。

（2）粪便检查：粪便坚硬块大，排出困难，多为直肠型便秘，带有黏液血丝，应考虑直肠黏膜有特发性炎症，如宿便性溃疡、慢性直肠炎等。粪便变细、变扁，多为肛门括约肌痉挛引起，但持续变细时则要考虑直肠癌或直肠狭窄。粪便呈坚硬小块，状如羊粪，多为痉挛性便秘，结肠过敏除羊粪状便外，常有多量黏液。

（3）内镜检查：便秘伴有出血、黏液便，怀疑有实质性病变时，应行内镜检查，以确定病变位置，选用直肠镜、乙状结肠镜或纤维结肠镜。事先应口服泻药排空肠道或清洁灌肠。

（4）X 线检查：可根据病情选用钡餐或钡灌肠 X 线检查。钡餐适用于全胃肠道检查，借以了解钡通过时间及小肠、大肠功能状态。钡灌肠适用于观察结、直肠的形态及发现病变。

五、诊断与鉴别诊断

便秘的诊断虽不困难，但明确病因常须深入检查。

新生儿排便困难、腹胀、哭闹不安，应考虑先天性直肠肛门不全闭锁、狭窄，先天性巨结肠。婴幼儿便秘多由于母乳改食牛、羊乳或素体阳盛。

成人非持续性便秘，如发生于生活环境改变、旅行、工作紧张、思想波动之际，一般无重要意义；如持续性便秘，经常使用泻剂排便，则应考虑习惯性便秘及其他全身性疾病的原因。

青壮年近期内便秘，粪便带少量血丝、脓血，体重减轻，食欲不振，应及时检查，警惕大肠癌。急性便秘伴腹痛、呕吐、发热等，应考虑各种肠梗阻；便秘伴有腹绞痛、粪便如羊粪状，常为肠痉挛引起。

痉挛性便秘，可在左下腹叩到由于痉挛收缩变硬的肠管，消瘦者尤为明显。直肠型便秘可在左下腹触到粪块，特点是排便后消失。如在腹部肠区触及肿块则应考虑腹腔内肿瘤、炎性肿块、肉芽肿、肠套叠等，但肿块也可能是粪块、充气或痉挛的肠段，要注意鉴别，后者排便后会消失。心血管疾病患者或老年人突发便秘、腹痛、肠鸣音消失，出现休克，应考虑肠系膜血管梗塞。乙状结肠过长所致便秘、直肠脱垂便秘常有下腹膨胀和压痛。急性便秘伴有肠膨隆、肠绞痛、肠鸣音亢进、肠蠕动增加，常为机械性肠梗阻。若有便血者，幼儿应考虑肠套叠，老人应考虑结肠癌并发肠套叠。

六、合并症

（1）粪嵌塞：指量多而质地坚硬的粪块停滞、嵌塞在直肠壶腹，不能排出的症状。嵌顿的粪块在细菌作用下，可产生液性便由肛内不时排出，称为假性腹泻。老年人、重度心脏病患者或有动脉硬化性脑病的人，粪嵌塞如不能及时做出诊断，因粪嵌塞用力排便时可能诱发意外。

（2）粪石症：粪便中的异物在消化道内滞留过久而钙化，形成球状坚硬的粪块，称为粪石症。常见于慢性便秘、巨结肠症、乙状结肠狭窄及下行结肠肿瘤患者。

（3）宿便性溃疡：粪便长时间停滞，压迫肠黏膜，可引起结肠、直肠壁溃疡，称为宿便性溃疡。常见于营养状态不佳、老年人、恶病质及长期卧床的患者。

（4）痔、肛裂、肛隐窝炎等直肠肛门疾病，也常是便秘的合并症。

（5）泻剂结肠：因便秘长期服用泻剂，不仅可引起大肠功能障碍，使肠壁神经感受细胞应激性降低，即使肠内有足量粪便也不产生正常蠕动和排便反射，成为泻剂依赖性顽固性便秘，而且可引起结、直肠形态学改变。结肠 X 线可见结肠袋形消失或变形，黏膜失去正常形态而呈光滑纵行纹，有些部分肠腔狭小，类似慢性溃疡性结肠炎。有人观察到长期使用泻剂还可使结肠壁神经丛受损。一般把这种结肠的功能和形态改变称为泻剂结肠。患者多有长期服用泻剂、水泻史，并长期有体重减轻、无力、头昏等症状。

第十节　肛门失禁

肛门失禁也称为大便失禁，是指粪便及气体不能随意控制、不自主地流出肛门外，为排便功能紊乱的一种症状。肛门失禁的发病率不高，但并非罕见，虽不直接威胁生命，但造成患者身体和精神上的痛苦，严重地干扰正常生活和工作。

一、病因

1. 神经障碍和损伤

排便是在内脏自主神经和大脑中枢神经双重支配下的反射活动。当这些神经发生功能障碍或损伤时，就会引起排便失禁。如休克、中风、突然受惊之后出现的暂时性大便失禁；胸、腰、骶椎压缩性骨折造成截瘫后的大便失禁；直肠靠近肛门处黏膜切除后，直肠壁内感受神经缺损引起感觉失常性大便失禁等。

2. 肌肉功能障碍和受损

肛门的放松、收缩和控制排便的能力，是由神经支配下的肛门内、外括约肌和肛提肌来维持的，这些肌肉萎缩、松弛、张力降低，或被切断、切除，或形成了大面积瘢痕，就会引起肛门失禁，如直肠脱垂、痔疮、息肉脱出引起的肌肉松弛，张力降低引起的肛门失禁，老年人、某些疾病引起的肌肉萎缩性肛门失禁。

3. 手术或外伤

外伤如刺伤、割伤、灼伤、冻伤及撕裂伤（主要为产妇分娩时的会阴撕裂），以及肛管直肠手术的损伤如肛瘘、痔、直肠脱垂、直肠癌等手术损伤了肛门括约肌，均可导致大便失禁。

4. 先天性疾病

高位锁肛、发育不全的婴儿，因先天性肛门括约肌不全引起肛门失禁。

5. 神经系统病变

脑外伤、脑肿瘤、脑梗死、脊髓肿瘤、脊髓结核、马尾神经损伤等均可导致大便失禁。

6. 肛管直肠疾病

最常见的是肛管直肠肿瘤，如直肠癌、肛管癌。克罗恩病侵犯到肛管直肠并累及到肛门括约肌时，或溃疡性结肠炎长期腹泻引起肛管炎时，或直肠脱垂引起的肛门松弛，以及肛周的严重瘢痕影响到肛门括约肌使肛门闭锁不全时均可引起大便失禁。

二、分类

1. 按程度分类

根据大便失禁的不同程度可分为完全性和不完全性肛门失禁两种。①不完全性肛门失禁：稀大便及气体不能控制，但干大便可以控制。②完全性肛门失禁：干大便、稀便和气体均不能控制。

2. 按性质分类

根据肛门失禁的性质，分为感觉性失禁和运动性失禁。①感觉性肛门失禁：肛管括约肌的形态正常，但直肠下段感觉缺失，如脊髓或大脑中枢神经功能障碍而致的肛门失禁，或因直肠顺应性过低、大便次数严重增多所引起的肛门失禁。②运动性肛门失禁：主要为肛管外括约肌的损伤破坏了肛管直肠环，导致患者不能随意控制大便而致的肛门失禁。

三、诊断与鉴别诊断

病史多能反映起病原因，新生儿排便失禁或肛门闭锁手术后排便失禁，系先天性发育不良或损伤括约肌所致。高位肛瘘、肛门直肠周围脓肿、直肠癌等术后排便失禁多系手术不当，切断了肛门括约肌和肛提肌。直肠脱垂常伴有不完全性失禁，系括约肌收缩无力所致。老年人和病后失禁，多系肛门括约肌萎缩或收缩无力。中风、休克、截瘫后失禁，应考虑神经障碍和损伤。

四、体格检查和其他检查

1. 视诊

（1）完全性失禁：常见肛门闭合不严，张开呈圆形，或有畸形、缺损、瘢痕，肛门部排出粪便、肠液，肛门部皮肤可有湿疹样改变。

（2）不完全失禁：肛门闭合不紧，腹泻时也可在肛门部有粪便污染。

（3）感觉性失禁：可见黏膜外翻。

2. 指诊

检查者感觉到肛门无紧迫感，呈松弛状态。嘱患者收缩肛门时，肛管括约肌收缩不明显或完全无收缩力；如肛门有损伤史者，可扪及瘢痕，有的患者可触及肛管的一侧有收缩感，而另一侧则无收缩感。注意肛管直肠内是否有肿块、压痛等，手指退出肛门后观察指套是否带黏液及血。

3. 内镜检查

肛门镜检查可观察肛管部有无畸形、肛管皮肤黏膜状态、肛门闭合情况。结肠镜检查可观察有无结肠炎、克罗恩病、息肉、癌肿等疾病。

4. 排粪造影检查

通过对用力排粪、提肛、静息等动态观察，了解肛门括约肌的功能。如灌入直肠的钡剂通过提肛可以保留，说明肛门括约肌有一定功能；如灌入直肠的钡剂不由自主地流出，说明肛门失禁。

5. 肛管测压

可测定内、外括约肌及耻骨直肠肌有无异常。大便失禁患者表现出肛管直肠内的压力降低、频率减慢或消失、肛管收缩压下降、直肠肛管抑制反射消失。如溃疡性结肠炎致大便失禁患者直肠顺应性明显下降。

7. 直肠感觉测定

将 4cm×6cm 大的带有导管的球囊置入直肠，然后向球囊内注入水或空气，正常直肠的感觉阈值是 45±5ml，如为神经性的大便失禁患者，其直肠感觉阈值消失。

8. 球囊逼出试验

如直肠感觉迟钝，正常容量不能引起排便反射，不能将球囊排出。此检查既可用来判断直肠的感觉是否正常，又可判断肛门括约肌的功能。如肛门括约肌受损无括约功能，而球囊可自行滑出肛门，或轻微的增加腹压后即可将球囊排出。

9. 盆底肌电图检查

该检查可以了解括约肌缺损的部位及范围。

10. 肛管直肠内超声检查

通过肛管直肠内超声可以清楚地显示肛管直肠的各个层次、内括约肌及其周围的组织结构，可以协助肛门失禁的诊断。如观察内括约肌是否完整、外括约肌是否有缺损以及缺损的部位及范围。该检查不但可以协助诊断，而且为手术切口的选择提供一定的依据。

第七章　肛肠手术麻醉

麻醉的含义是用药物或其他方法使患者整体或局部暂时失去感觉，以达到无痛的目的，进而进行手术治疗。

现代麻醉和麻醉学的概念不仅包括麻醉镇痛，而且涉及麻醉前后整个围手术期的准备与治疗、监测手术麻醉时重要生理功能的变化、调控和维持机体内环境的稳态，以维护患者生理功能，为手术提供良好的条件，为患者安全度过手术提供保障，一旦遇有手术麻醉发生意外时，能及时采取有效的紧急措施抢救患者。此外，还承担危重患者复苏急救、呼吸疗法、休克救治、疼痛治疗等。

现代麻醉学分为临床麻醉学、复苏、重症监测治疗学、疼痛诊疗学等，是一门研究麻醉镇痛、急救复苏及重症医学的综合性学科。它既包含有基础医学各学科中有关麻醉的基础理论，又需要广泛的临床知识和熟练的操作技术。

麻醉学的发展：早在1700多年前华佗就发明了中药全身麻醉剂——麻沸散，并且用其施行外科手术。他发明的"麻沸散"，患者冲服后，就会全身麻醉，失去知觉。据《后汉书·华佗列传》记载他的手术病例说："若疾发结于内，针药所不能及者，乃令先以酒服麻沸散，既醉无所觉，内刳破腹背，抽割积聚。若在肠胃，则断截湔洗，除去疾秽，既而缝合，敷以神膏。四五日创愈，一月间皆平复。"这样成功的全身麻醉腹腔手术，不仅在我国医学史上是空前的，而且在世界麻醉学上和外科学手术史上也遥遥居领先地位。据历代考证，麻沸散方可能包含曼陀罗花、乌头、附子之类。在麻醉的萌芽时期，人们常常用鸦片、大麻、曼陀罗等自然植物镇痛，但无论从麻醉效果还是安全性来看，均与现代麻醉应用的药物和方法无法相比。在19世纪初，施行全身麻醉时，是将乙醚、氯仿简单地倒在手巾上进行吸入麻醉，以后发明出了简单的麻醉工具，如Esmarch口罩，由钢丝网构成，上蒙数层纱布，用乙醚滴瓶点滴吸入乙醚挥发气。以后Sxhimimeldusch作了改进，将口罩与患者面部接触部分卷边，以防止乙醚流到患者面部及眼引起刺激性伤害。开放点滴吸入麻醉的缺点是麻药丢失较多，麻醉的深度及呼吸不易控制，以后出现简单的可以调节乙醚气体浓度（cauobehko）的口罩。1910年设计出Mckesson断续流的麻醉机。1923年Waters设计出来回式CO_2吸收装置，1928年又出现循环式禁闭吸入麻醉装置，目前已发展成为精密复杂的各种类型的麻醉机。气管内麻醉方法的出现，意义尤为重大。1543年，Vesalius曾给动物实施气管内插管。1667年，Hooke在实验动物上用气管切开插入导管进行麻醉。1792年，Curry首先在人进行气管内插管。1869年，Trendelenburg行气管切开术，直接经气管导管吸入麻醉药。1880年，Mceven用手引导施行气管内插管。1859年，Krursstein制成喉镜作明视气管内插管。1921年，Magill和Rowvotham改良气管内麻醉术，将金属导管改成橡皮管，经鼻腔盲探插管。Guedel、Waters倡导用带有套管的气管内插管导管。喉镜方面设计出Miller、Guedel、Flagg型及Macintosh弯型喉镜。气管内插管普遍应用于各种全麻及实施复苏术的患者，并设计出各种气管内麻醉的导管和技术操作方法。关于低温的应用，早在 1797 年就有人开始试行全身降温法，1862 年 Walta、1902 年 Simpson 将乙醚麻醉动物降温至 25℃，不继续施用麻醉也可进行手术。1905 年，Bigelow、Swan 等进行体表全身降温，阻断循环，进行心脏手术。1951 年，Delorme 及 Boerema 行血液循环降温法，以后低温及深低温配合体外循环广泛应用于某些复杂的心内直视手术及其他手术。1950 年，Charpentier 合成氯丙嗪，以后相继有异丙嗪、乙酰丙嗪等吩噻嗪类药问世。1951 年，Laborut 及 Huguenard 等使用吩噻嗪类药等合剂或配合物理降温降低机体代谢及应激性，称为"人工冬眠"及强化麻醉。1959 年，Decastro 及 Mundeleer 应用神经安定镇痛药，施行神经安定镇痛麻醉。近年来，复合应用不同药物及不同的麻醉方法来进行麻醉，称为复合麻醉，已经普遍应用于临床各科手术，可以更好地发挥各种麻醉药物及方法的效能，减少各种药物的副作用和麻醉并发症。

第一节　麻醉前的准备和用药

一、手术麻醉前的基础准备

（1）手术前必须了解患者的现病史、既往史、麻醉手术史、家族史、药物过敏史及烟酒嗜好。

（2）了解患者有无合并疾病及其程度与治疗情况。

（3）评估患者对手术麻醉的耐受能力。

（4）查看术前检查是否充分，还需补充哪些必要的检查。

（5）对于危重、疑难病例需要进行多科室会诊讨论。

（6）常规检查项目：①血、尿、便常规。②血型、凝血检查。③生化、乙肝系列检查，丙肝、梅毒、艾滋病筛查。④心电图、胸部 X 片；有脊柱侧弯者应摄正、侧位 X 线片。⑤年龄 > 60 岁，合并肺部疾患，吸烟 ≥ 20 支 / 日且吸烟超过 10 年以上者检查动脉血气和肺功能。⑥上腹部、胸部、颅脑手术者，条件许可也应检查动脉血气和肺功能。⑦心功能不全者或疑有器质性病变者，常规行心脏彩超检查。

（7）纠正和改善病理生理状态：①应保证血红蛋白高于 80g/L，血小板高于 80×10^9/L（特殊情况除外）。②纠正脱水、电解质紊乱和酸碱平衡失调，尤其是婴幼、老年患者，应常规在病房开放静脉通道，补充因禁饮食引起的容量缺失。③合并高血压患者，应请心内科、麻醉科共同会诊，控制血压，使收缩压低于 180mmHg，舒张压低于 100 mmHg，术前一天，不论何种麻醉方式，降压药改为短效晨服。④吸烟患者，从入院时即宣教戒烟并进行呼吸功能训练。⑤合并糖尿病患者，请内分泌科会诊，使空腹血糖不高于 8.3mmol/l，尿糖低于（++），尿酮体阴性。急诊伴酮症酸中毒者，应静脉滴注胰岛素消除酮体，纠正酸中毒后再施行手术。

（8）禁食水时限：①成人术前禁食禁饮 8 小时。②婴幼儿 < 6 个月，禁食（奶）4 小时，禁饮 2 小时；6 个月 ~3 岁，禁食（奶）6 小时，禁饮 3 小时；3~14 岁，禁食（奶）7

小时，禁饮 4 小时。

（9）在麻醉医师访视患者前，主管医师应完成术前告知谈话以及委托书的签字；主管医师应随麻醉医师、患者一同进入手术室，参与患者身份、手术部位的核查并签字，手术结束后应随麻醉医师、患者一同回到病房，参与患者病情交接。

（10）急危重患者，需争分夺秒挽救患者生命的危急情况，接诊科室及时和手术室、麻醉科联系，给予绿色通道。

二、麻醉方式的选择

主要是通过了解病情确定麻醉方案，选择适当的麻醉方法和药物。充分估计麻醉过程中可能出现的问题，做好准备工作和预防措施。

以手术部位和患者的具体情况为选择的重要依据，同时考虑麻醉师的习惯、经验和医院的条件。如：局部浅表小手术采用局麻，颅内手术采用全麻，颈部手术多采用颈丛神经阻滞，上肢较大范围的手术可用臂丛麻醉，脐以下手术可用蛛网膜下腔麻醉，上腹部手术可用硬膜外麻醉，开胸手术使用气管内全麻，血压不稳定、高血压等患者不宜采用蛛网膜下腔麻醉等。

麻醉期间按照操作程序做好麻醉，取得最好的麻醉效果，使患者在无痛、安静、无记忆、无不良反应的情况下完成手术。尽量满足手术的特殊要求（肌肉松弛、低温、低血压等），做好手术全过程的监测，包括循环、呼吸、水和电解质、体温的连续监测，并做好麻醉记录。

麻醉后工作是将患者送回病房或麻醉恢复室，做好交接班，根据病情做好术后各种处理，连续监测防止并发症的发生，并且协助科室对并发症进行治疗。做好追访和总结记录。

三、麻醉安全与风险的评估

首先是患者身体情况评估，美国麻醉医师协会（ASA）根据全身情况和疾病的严重程度分级，一级患者对麻醉的耐受力良好，三级存在一定风险，麻醉前需做好充分准备，防止并发症发生。四级、五级麻醉风险极大，需要更充分的准备。

ASA 身体情况评估分级。

（1）体格健康，发育营养良好，各个器官功能正常。

（2）除外科疾病外，有轻度合并疾病，但功能代偿健全。

（3）合并疾病严重，体力活动受限，但尚能应付日常活动。

（4）合并疾病严重，丧失日常活动能力，经常面临生命威胁。

（5）无论手术与否，生命难以维持 24 小时的濒死患者。

四、手术类型评估

不同手术风险高低不同，表浅手术，如肢体手术、骨折修复等在围手术期预后的风险要比胸腔腹腔或颅内手术的患者低得多。急诊手术病情急迫，其不良预后要比择期手术高 3~6 倍。

五、医疗单位、技术经验条件的评估

医生的临床经验、单位设备条件不尽相同。越是身体情况不佳、合并疾病多、病情危重的患者，越是复杂难度高的手术，其手术麻醉风险越高，同样也对医疗单位的技术经验与条件要求越高。

麻醉医生应充分告知患者及其家属相关的麻醉风险，解释有关注意事项，并签署麻醉知情同意书。

六、麻醉前用药

（1）巴比妥类：有镇静、催眠和抗惊厥作用，并能预防和治疗局麻药中毒反应。常用的有苯巴比妥钠 0.1g，麻醉前半小时肌内注射。

（2）镇痛类：提高痛阈，强化麻醉效果，减少麻药用量和减轻内脏牵拉反应，常用药物有吗啡和哌替啶。吗啡 5~10mg 皮下注射，哌替啶 50~100mg 肌内注射。此类药对呼吸中枢有抑制作用，吗啡作用更强，小儿、老人慎用，孕妇产前禁用。

（3）抗胆碱类：可减少呼吸道分泌，保持呼吸道通畅，并能防止迷走神经兴奋，从而避免心动过缓和骤停。常用药物有阿托品 0.5mg 和东莨菪碱 0.3mg，麻醉前半小时肌内注射，由于该类药物能抑制汗腺分泌和影响心血管活动，故对甲状腺功能亢进、高热、心动过速患者不宜使用。

（4）安定类：可使情绪稳定，抗焦虑、抗惊厥，并有中枢性肌肉松弛作用，还有一定的抗局麻药中毒作用。常用的有地西泮 5~10mg 或氟哌啶 5mg，术前半小时肌内注射。

第二节　常用麻醉药物及毒性反应的处理

麻醉药物在临床上分局部麻醉药和全身麻醉药。

一、局部麻醉药物

局部麻醉是指在患者神志清醒状态下，将局麻药应用于身体局部，使机体某一部分的感觉神经传导功能暂时被阻断，运动神经传导保持完好或同时有程度不等的被阻滞状态。这种阻滞应完全可逆，不产生任何组织损害。局部麻醉的优点在于简便易行、安全、患者清醒、并发症少和对患者生理功能影响小。在肛肠疾患的手术中，经常首选的局麻药是利多卡因。

从理论上说，要用穿透力强的局麻药，以地卡因最强，布比卡因为次，再次为利多卡因，普鲁卡因最差。一般在局部浸润麻醉时，不用地卡因，因其效能和毒性相当。地卡因麻醉效能比普鲁卡因强 10 倍，但其毒性亦大 10 倍。利多卡因的麻醉效能为普鲁卡因的 2 倍，其毒性则与普鲁卡因相当，但在溶液状态时，则又比普鲁卡因大 1 倍。布比卡因与利多卡因相似。因此，在临床选用麻醉药时，应予注意。同时还要注意有无药物过敏史、是否妊娠等。为了避免发生药物中毒，临床使用时一般用最低有效浓度和最小有效剂量。常用局麻药的一般性能列表如下表 7-2-1。

表 7-2-1　常用局部麻醉药的一般性能

	普鲁卡因	地卡因	利多卡因	布比卡因
效能	1	10~15（10）	2	8
毒性	1	10~20	浓度在 1% 以下与普鲁卡因相似	与利多卡因相似
表面麻醉	效果差，一般不用	0.25%5ml=25mg	4%4ml=160mg	
局部浸润（1 小时最大量）	0.25%　400ml 0.5%　200ml 1%　100ml	一般不用	0.5%　80ml 1%　40ml	0.25%　40ml 一般不超过 100mg 0.25%~0.5%
阻滞麻醉浓度及最大量	1%~2% 1g	0.1%~0.33% 100mg	1%~2% 400mg	一次不超过 100mg，一天不超过 300~400mg
麻醉作用持续时间	1 小时左右	2~3 小时	1.5~2 小时	3~6 小时或更长
小儿最多用量（mg/kg）	14	1.5	7	2（浓度 0.1%）
别名	奴夫卡因	海妥卡因、四卡因、丁卡因、的卡因	塞洛卡因、利格洛卡因	

1. 麻药对全身的影响及不良反应和处理

局麻药经机体吸收后可直接进入血液循环，会发生全身性反应。因此，在使用局麻药时，不能只着眼于麻醉效果，而应全面考虑。

（1）对中枢神经系统的影响：血内局麻药浓度较低时，具有抗惊厥、镇静、止痒及止痛作用，但若药量过大，则可引起惊厥，甚则昏迷和呼吸暂停。

（2）对循环系统的影响：血内局麻药浓度低时可使血压暂时轻度升高，并使心律失常有所改善。如果浓度过高，则可使血压剧降导致心衰，甚至心跳骤停。多数局麻药对血管平滑肌有程度不同的扩张作用。

（3）对呼吸系统的影响：血内局麻药浓度过高时，能抑制患者呼吸。地卡因最明显，利多卡因次之。

以上说明，必须慎重地掌握麻醉药物的用量，防止用量过大使局麻药快速吸收到血液中，这一点对保证手术的顺利进行和患者的生命安全是极其重要的。

2. 局部麻醉药的毒性反应

一切麻药都有其毒性，局部麻醉药的毒性反应有两类。

（1）神经型毒性反应：由于在一定的单位时间内血液中麻醉药浓度过高或误入血管，超过了机体的耐受量，都可以引起神经型的中毒症状，见表 7-2-2。

表 7-2-2　神经型中毒症状

分期	中枢神经系统	循环系统	呼吸系统
神经受刺激早期	躁动不安，头痛，恶心呕吐，颜面、手指等小肌肉颤动	脉率改变，常常加快；血压改变，上升或下降，皮肤苍白	呼吸次数及深度增加
神经受刺激中期	惊厥（抽风）	血压及脉搏均增加	青紫、呼吸困难加速
神经抑制期	肌肉瘫痪，反射消失，昏迷	循环衰竭，脉搏不能触知	呼吸衰竭，皮色灰白中透紫绀色

中毒后按中毒分期做不同处理，原则是处理要快。

早期：吸入氧气，肌内注射巴比妥类药（如鲁米那钠 0.2g，视年龄及病情加减用量）。血压下降时注射麻黄素，静脉注入 10~15mg 左右，作用最快，肌内注射 20~30mg，作用亦快，皮下注射作用最慢。

惊厥：人工呼吸或氧气加压吸入，静脉注入硫喷妥钠（2.5%）2~5ml，边注入边注意观察惊厥情况，只要惊厥制止，立刻停药，以免注入过多引起呼吸停止。硫喷妥钠注入要缓。

抑制期：人工呼吸或气管内插管后氧气压入。应用洋地黄类药物，注入麻黄素（同早期）或去甲肾上腺素类血管收缩剂。

（2）循环型毒性反应：原因尚不明确，可能是机体对麻药过敏或药物抑制心脏的结果。此型分即刻反应和迟缓反应两种，见表 7-2-3。

表 7-2-3　循环型毒性反应

	症状
即刻反应	皮色苍白，脉搏增快（偶有反应变慢或脉搏不规则），虚脱，血压下降
迟缓反应	渐渐进入昏迷，血压逐渐下降，脉搏渐渐变慢而细弱

中毒后无论是即刻反应型还是迟缓反应型，都可采取以下措施。

①立即仰卧，头低足高。

②血压下降时注射麻黄素（用量同神经型）或其他血管收缩剂。

③吸入氧气，如呼吸过浅过慢，做人工呼吸或氧气加压吸入。

④脉搏缓慢、细弱者应密切注意是否发展成心跳停止，如心跳停止即刻做心肺复苏。

3. 局麻药物中毒的预防

（1）所用局麻药的浓度和剂量不要超过一般剂量。对老人、儿童、久病、体质极度衰弱者或危重患者，皆应适当减量。

（2）在血管丰富区域，如肛门直肠做局部麻醉时，应考虑在局麻药中加入适量肾上腺素。

（3）每次用注射器注入药液之前，必须回抽管芯证实无血液回流方可注入药液。

（4）必须选用毒性最低的麻醉药物。

（5）麻药用量应该确实并加以记录，以便随时计算药量的多少。

（6）询问患者有无过敏史如支气管哮喘、荨麻疹和对一般药物及麻醉药物的过敏史。如有可疑，即做麻药过敏试验。

（7）患者进入手术室前后应测定血压、脉搏及呼吸，麻醉开始再测定一次。此后定时观察患者，以便早期发现中毒症状，及时处理，备好急救药。

4. 穿刺引起的并发症

（1）神经损伤：在进行穿刺时可直接损伤神经，尤其伴异感时。使用短斜面穿刺针及神经刺激仪定位可减少神经损伤发生率。穿刺时还应避免神经内注射。

（2）血肿形成：周围神经阻滞时偶可见血肿形成，血肿对局麻药扩散及穿刺定位均有影响，因而在穿刺操作前应询问出血史，尽可能采用细穿刺针，同时在靠近血管丰富部位操作时应细心。

（3）感染：操作时无菌操作不严格或穿刺经过感染组织可将感染进一步扩散，因此有局部感染应视为局部麻醉禁忌证。

二、常用全身麻醉药物

全身麻醉药（general anaesthetics）简称全麻药，是一类能抑制中枢神经系统功能的药物，可逆性引起意识、感觉和反射消失，松弛骨骼肌，主要用于外科手术前麻醉。根据给药方式的不同，全麻药分为吸入性麻醉药（inhalation anaesthetics）和静脉麻醉药（intravenous anaesthetics）两类。在肛肠疾病的手术中常用的全麻药物主要是静脉麻醉药中的氯胺酮和硫喷妥钠。

1. 氯胺酮

此药是一种非巴比妥类速效全麻药，具有深度镇痛作用，对呼吸、循环系统影响较轻，对于体表镇痛效果较好。应用范围广泛，而且比较安全，麻醉过程中，咽喉反射不消失，舌后坠现象极少发生，故易保持呼吸道通畅。氯胺酮作用快速，持续时间短，苏醒快，术后合并症少，具有升压作用，对于休克患者和一般情况较差者更为适宜。药物在肝脏内被分解由尿中排出，小儿、成年人均可使用。

（1）用法和用量：静脉注射，用 1% 氯胺酮溶液，初次用量为每公斤体重 1~2mg。1min 后即发生作用，可维持 10~15min。长时间的全麻可和其他全麻药合用或在初次用量的基础上继以 0.1% 氯胺酮溶液静脉滴注维持。每小时每公斤体重 2~5mg。手术结束前30min 停药。肌内注射，用 5%~10% 氯胺酮溶液，初次用量为每公斤体重 4~10mg。注药后 3~4 分钟即开始发生作用，可维持 25~30min，镇痛效果可达 20~40min。多次追加时剂量有递减趋势。一般单次注射后，45~60min 即可完全苏醒。如剂量过大，超过每公斤体重 20mg，常使苏醒时间延长，尤以小儿和老年人明显。

（2）禁忌证和注意事项：严重高血压、颅内压、眼压升高的患者以及心脏代偿功能不全的患者禁用。长时间的手术不宜单独使用。如要求肌肉松弛的手术，还应配用肌松剂。

（3）毒性和副作用：此药毒性低，其副作用除一过性的心血管系统反应外，主要是苏醒过程中，成人中约有 5% 会出现恶梦、幻觉、谵妄、兴奋或躁动。一般仅持续 5~15min，然后迅速清醒，有的可持续一至数小时。手术结束时，静脉注射安定5mg或东莨菪碱有一定预防作用。此外还有极少数患者会出现皮疹和红斑，10分钟左右即自行消失。术后还应经常密切观察患者的呼吸、脉搏和血压的变化，如发现异常应及时处理。

2. 硫喷妥钠

硫喷妥钠具有高度亲脂性，为短效巴比妥类药物。静脉注射后迅速通过血脑屏障作用于中枢神经系统，约10~15s患者意识消失，作用持续时间为5~10min。硫喷妥钠对中枢神经的抑制作用主要是通过易化或增强脑内抑制性神经递质 γ- 氨基丁酸在突触的作用，使突触后电位抑制延长，同时阻断兴奋性神经递质——谷氨酸盐在突触的作用，从而降低大脑皮质的兴奋性，抑制网状结构的上行性激活系统，降低神经生理和脑功能的活动，产生全身麻醉作用。但硫喷妥钠镇痛作用很弱，肌松性亦差。对呼吸中枢的直接抑制作用较明显，抑制程度与用量及注射速度密切相关。该药不刺激呼吸道，但由于提高副交感神经的紧张度，易引起咳嗽、喉及支气管痉挛。对心肌和血管运动中枢皆有抑制作用，并能降低外周阻力，有明显的降低颅内压和眼内压的作用。该药能提高心肌对肾上腺素的敏感性，从而产生心律失常。用药后2~3min血钾轻度下降，约10min恢复正常。一般常用量很少影响子宫的收缩，但可通过胎盘进入胎儿血液循环，抑制新生儿的呼吸。大剂量、长时间应用对肝肾功能有抑制作用。硫喷妥钠可抑制贲门括约肌，引起反流和误吸，并能影响胃肠道肌张力和胃液分泌。

（1）用法和用量：静脉麻醉一般多用5%或2.5%溶液，缓慢注入。成人1次4~8mg/kg，经30s左右即进入麻醉状态，神智完全消失，但肌肉松弛不完全，也不能随意调节麻醉深度，故多用于小手术。如患者有呼吸快、发声、移动等现象，即为苏醒的表现，可再注射少量以持续麻醉。剂量：1次1g（即5%溶液20ml）。

（2）禁忌证和注意事项：巴比妥类药存在着交叉过敏，对超短作用静脉全麻药也不例外。本品能通过胎盘，静脉注射2~3min后，脐静脉血中即可检测得到，胎儿的中枢神经活动也处于抑制状态，分娩或剖腹产时用药宜慎重。

下列情况应慎用或禁用。

①不论急性、间歇发作或非典型卟啉症均禁用，卟啉合成中的酶诱导以及临床征象均可因用药而加剧。

②结肠或（和）直肠出血、溃疡或肿瘤侵犯时禁止经直肠给药。

③慎用于肾上腺皮质、甲状腺或肝等功能不全患者，即使仅用小量，作用时间亦可明显延长。

④心血管疾病、休克、低血压、重症肌无力以及呼吸困难、气道堵塞或支气管哮喘等患者，尤其是衰弱者，给药后呼吸抑制、呼吸暂停或血压骤降、心输出量降低的发生率高，且常显示病情危急。

（3）毒性和副作用：①血管外注射可引起注射局部疼痛及肿胀。②动脉注射时立即出现剧烈疼痛，并向末梢放射，引起皮肤苍白及脉搏消失，这是由于血管痉挛、血流减少所致。内膜损害还可导致血栓形成，并可引起肌肉萎缩及手指坏死等严重后果，临床上已有因此而截肢的报道。③静脉注射过快或反复多次给药，以至总用量偏大，可导致血压下降和呼吸抑制。④临床常规剂量注射后，血浆组胺浓度明显上升，达正常的350%，但很快在10min内恢复正常。真正的过敏反应很少发生。⑤哮喘患者可致支气管痉挛。血容量不足或脑外伤时，容易出现低血压和呼吸抑制，甚至心搏骤停。心血管病、低血压休克、重症肌无力及呼吸困难、气道堵塞或支气管哮喘等患者，尤其是衰弱者，给药后呼吸抑制、呼吸暂停、血压骤降、心排出量降低的发生率增高，常显示病情危急。⑥有少数病例可出现异常的反应，如神智持久不清醒，兴奋乱动，幻觉，颜面、口唇或眼睑肿胀，皮肤红晕，瘙痒或皮疹、腹痛、全身或局部肌肉震颤、呼吸不规则或困难，甚至出现心律失常。⑦全麻诱导过程中，麻醉偏浅而外来刺激过强，包括使用喉镜、气管内插管等会引起顽固的喉痉挛。现在由于琥珀胆碱等肌松药的应用，这一危险已明显减少。⑧即使已进入中等深度的全麻，遇到痛刺激，仍可能出现不能自制的乱动、呛咳或呃逆。⑨苏醒中常见寒战，可自行消失。如有长时间昏睡、不清醒、头痛以及恶心、呕吐时，应引起重视，须加强监护，防出意外。

第三节　肛门直肠手术常用的麻醉方法

在临床肛门直肠手术中，常用的麻醉方法有针刺麻醉、局部麻醉、肛管麻醉、骶管阻滞麻醉、硬脊膜外麻醉、鞍区麻醉等多种方法。本节详细叙述如下。

一、针刺麻醉

针刺麻醉是继承、发扬中医学遗产，走中西医结合道路的一个新的途径。其特点是安全有效、操作简便、经济易用、副作用和后遗症较少。具体分为耳针和体针两种。

（1）耳针穴：直肠上端穴、直肠下端穴、神门穴、肌松穴。（图7-3-1）

（2）体针穴：腰俞穴、肛门局部穴、承山穴。（图7-3-2）

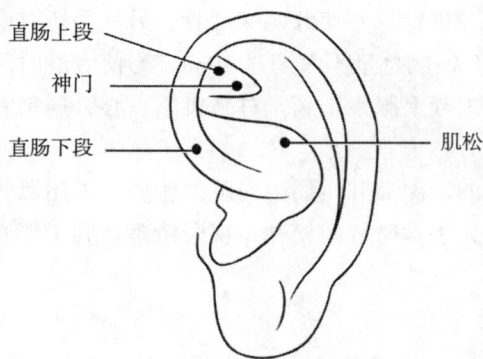

图7-3-1　耳针穴

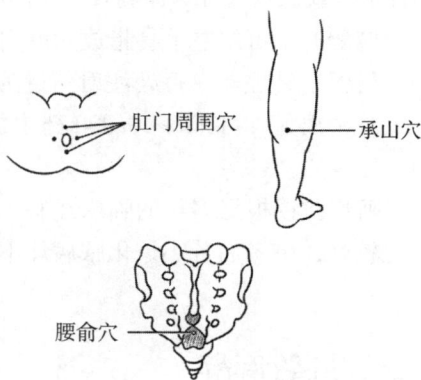

图7-3-2　体针穴

（一）操作方法

用体针刺入耳针穴位或体针穴位，通过电针麻醉机，使肛门直肠麻醉，或经腰俞穴先向骶管内注入生理盐水30ml，再将注射针内放入体针，连于电针麻醉机，一般通电15~30min即可麻醉。

（二）术前准备与用药

术前应先向患者讲解针麻特点，解除其思想顾虑，取得患者配合。术前半小时注射盐酸哌替啶 50mg，盐酸异丙嗪 25mg。由于肛门直肠手术麻醉条件要求高，有时出现肛门松弛得不够理想，痛觉不易完全消失，有待今后进一步完善探索。

二、局部麻醉

局部麻醉是用药物暂时阻断身体某一区域神经传导的麻醉方法，简称局麻。具体方法是将麻药注射于肛门周围皮下组织及两侧坐骨直肠窝内，用以阻滞肛门神经，使其传导消失，达到肛周麻醉的目的。

1. 适应证和禁忌证

适用于痔疮、肛裂、单纯肛瘘、脱肛、肛乳头肥大、浅部肛周脓肿等手术。要严格注意无菌操作。较大脓肿、复杂性肛瘘和直肠深部手术等均不宜使用局部麻醉。

2. 常用麻醉药物

局部麻醉常用药物有普鲁卡因，常用浓度为 0.5%~1%，一次用量 10~30ml。每小时用量最多不超过 1g。利多卡因，常用浓度为 0.25%~0.5%，一次用量最多不超过 0.4g。

3. 操作方法

在肛周常规消毒后，做肛周局部浸润麻醉。常用菱形麻醉法，即在肛周 6-3-9 点处、距离肛缘 0.5~1cm 用一般注射针头接 5ml 注射器，内装 0.5%~1% 利多卡因 5ml，左手扶住注射针头和注射器，将针头斜面紧贴皮肤，针身倾斜几乎与皮肤平行。在针头逐渐向皮肤推压的同时，右手推注麻药。此时皮肤上出现色白、上带橘皮样小凹点的皮肤小泡，这就是皮内小泡（亦叫做皮丘）。每个皮丘以直径为 0.5~1cm 大小最合适。下一步局麻药注射针就从皮丘处徐徐刺入，这样可以减轻患者的疼痛。如果较深的脓肿和肛瘘做深部浸润麻醉时，可用左手食指放入肛门内作引导进针，勿使针刺穿肛管，另一手持有麻药的注射器进针注药。每处注射药量为 3~5ml，每侧总量不宜超过 10ml。为使麻醉时间延长，减少出血，可于每 10ml 麻药中加入 0.1% 肾上腺素 1 滴。对高血压、心脏病患者慎用。

安阿玥教授根据多年的临床经验，认为大的、深部肛门周围间隙的脓肿，采用骶管麻醉比较好，患者痛苦小，化脓病灶不易扩散，手术时肛门松弛，视野清楚，利于探查病灶。

三、肛管麻醉

肛管麻醉就是从齿线处注入麻醉药物，造成肛管区域内的手术环境。

肛门周围神经密布，敏感异常，即使局麻针刺肛周也疼痛难忍，因此减轻患者痛苦、解除患者紧张情绪多年来一直是术者的追求。

安阿玥教授经过近十年的临床摸索，采用肛管麻醉法进行内痔注射和结扎手术，取得了满意的效果。特介绍如下。

在解剖学上，肛管有着重要的作用。齿线与肛门之间 2.5~3cm 左右的范围即为肛管。齿线 2cm 以上直肠和结肠无痛觉神经，所以在做乙状结肠镜检查时，即使行黏膜缝合结扎、灼烙或有肿瘤溃疡时均不感到疼痛。齿线下缘约 8mm 长是肛管移行上皮，也是一个痛觉迟钝区。

齿线向上 1cm 左右黏膜区仍有周围神经分布，所以对胀满（如内痔注射时药液充溢痔核）或指诊压捻均有感觉。这是内脏感觉神经引起的，由副交感神经和腹下神经的内脏感觉纤维支配。肛管的副交感神经是由直肠壁内肠肌丛连接而来，形成联合纵肌神经丛，分布在肛周皮肤和内外括约肌束。同时黏膜下神经丛与肛周皮肤的神经丛相连，这就形成了肛管的诸多神经来源和肛周皮肤的丰富神经末梢。不仅支配内外括约肌和提肛肌，还对痛、温、触等敏感，其表现就是刺激肛门出现疼胀、牵拉及肛门紧缩感。

综上，安阿玥教授根据肛管的解剖神经分布特点，选择对疼痛不敏感部位进针，并把麻药直接注到手术的敏感部位，乃是一个大胆的、全新的尝试，也是"肛管麻醉"之精要。

（一）适应证

各期内痔、肛门乳头增生、肛裂。

（二）禁忌证

肛周炎性疾患和各种外痔。

（三）操作方法

患者一般采用侧卧位（术前嘱患者排空大便并用肥皂水清洗肛门），常规消毒，由外向内沿肛门皮肤纹理呈放射状消毒，铺孔巾，消毒完毕后嘱患者放松。用沾有润滑液的喇叭型肛门镜轻轻按压肛门后，再将肛门镜轻柔推入肛内。看到肠腔后用碘伏消毒棉球消毒肛内反复 3 次。肛门镜缓慢退到齿线处，再用碘伏消毒棉球消毒后用干棉球沾干。此时用 5ml 注射器将配好的 0.5% 利多卡因药液依照肛门截石位 3-6-9-12 点顺序注药。在齿线下肛管处向上 40° 角斜行进针，有肌性感后开始注药（图 7-3-3）。如黏膜区肿胀膨大表明进针浅或进针角度不对，没有注射到肛管肌环位置上。麻醉涉及到的主要是内括约肌和外括约肌浅层的肌束（图 7-3-4）。一般四个部位注射的药量在 15ml 左右。麻醉显效以肛门镜进入自如、痛觉消失、痔核暴露清楚、操作得心应手为标准。

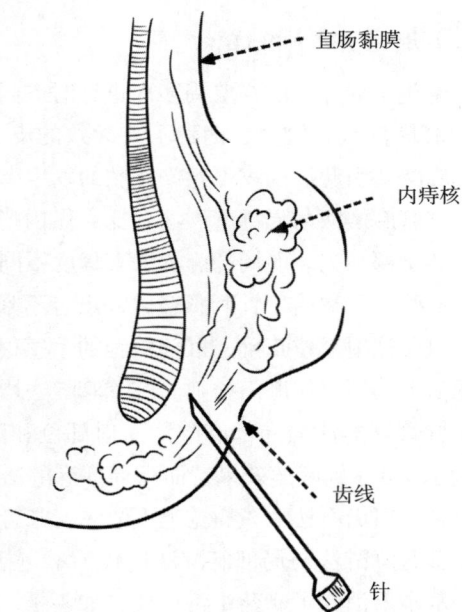

图 7-3-3　肛管麻醉进针位置示意图

直肠黏膜

内痔核

齿线

针

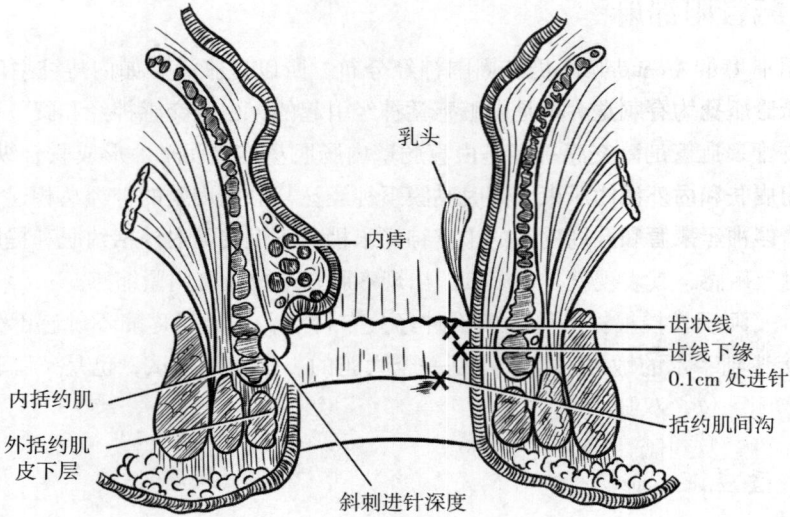

图 7-3-4　进针位置与局部解剖的关系

（四）注意事项

要明确诊断，清楚了解解剖部位，嘱患者合作。操作者切忌动作粗暴。截石位 12 点进针不可过深。

（五）肛管麻醉的优点

（1）避免了局部麻醉在肛周多次进针时肛门疼痛所致的患者紧张和恐惧感，同时也减轻了因为肛周皮肤皱纹多、消毒不严导致的皮下感染（据文献报道及我们在临床上的观察，局部麻醉法引起肛周皮下感染化脓的发生率占 1% 左右）。

（2）肛管麻醉法与局部麻醉法对比：做内痔注射或结扎时，肛管麻醉法使胀、痛、牵拉、便意感全部消失。而局部麻醉法有程度不同的上述症状的约占 80%。

（3）肛管麻醉法由于针刺感轻微，患者不紧张，注射麻药位置针对性强，麻药一般不会过量。只要注射部位正确，肛门松弛的手感很明显。由于肛门敏感的特殊性，麻醉不仅要使痛觉消失，还要使肛门松弛。肛管麻醉法均具备上述效果。

（4）肛管麻醉法与局部麻醉法注射部位和药量差异很大。肛管麻醉法视病情轻重在 10~20ml 内即可达到麻醉效果，而行局部麻醉法时若对肛门麻醉方法不太熟悉，即使用药 50ml，患者肛门仍不松弛，痛觉也不消失，肛管麻醉此种现象不会发生。

（5）肛管麻醉法与局部麻醉法比较（不包括麻药过敏者），由于药量少，注射部位针对性强，基本上消除了麻药中毒反应，如头晕、恶心、呕吐、躁动不安、脉搏加快、血压升高或下降、面部皮肤苍白等。

（6）肛管麻醉与局部麻醉比较，内痔注射后如出现肛门疼痛、肛门下坠、痔核脱出、便意感频、小便不利及腹胀等反应均很少发生。我们详细观察近千例患者，有以上症状者仅占 0.5% 左右，且症状轻微，术后要求止痛者占 0.3%。究其原因有二，一是肛管麻醉进针部位合理，二是麻醉药物针对性强。

四、骶管阻滞麻醉

骶管阻滞麻醉（caudal block）是肛肠科常用的麻醉方式，也是硬膜外阻滞麻醉的一种。是以骶管裂孔为穿刺进针的标志点，将麻药注入骶管腔内，阻滞骶脊神经的一种麻醉方法，因骶管裂孔正是针灸学中督脉腰俞穴的位置，临床又称之为腰俞麻醉，最早应用于术后封闭止痛，以后广泛用于肛肠科手术。特点是操作简便，安全性高，最适用于肛门会阴部手术。但由于骶管裂孔在解剖学上变异较多，有时因定位不准，穿刺不顺利，造成麻醉不理想。

（一）穿刺方法

患者取侧卧位，双腿尽量向腹部屈曲，将骶部突出，术者以中指触到尾骨尖，沿中线向上摸，可触及到骶骨末端呈"V"或"U"形的凹陷，即骶裂孔。骶裂孔中心与髂后上棘连线呈一等边三角形。另外髂后上棘连线，相当于第二骶椎水平，是硬脊膜囊终止的部位，骶管穿刺时，针尖不能超过此连线位置，否则有误入蛛网膜下腔发生全脊椎麻醉的危险。

（二）操作方法

在穿刺点用 20 到 22 号穿刺针垂直进入皮肤，当穿过骶骨韧带时有阻力消失感，稍进针抵达骶管前壁，此时将针放平几乎与骶骨轴线平行，再进针 1cm 到 4cm，接上注射器，抽吸无回血即可注药，如果抽出脑脊液或血液，都不应该注药以免麻药中毒。但目前多采用简化骶管麻醉，这种阻滞麻醉已很少应用。

（三）常用药物

（1）1%~2% 利多卡因 10~20ml。

（2）0.25%~0.5% 的布比卡因 10~20ml。

手术时间长者，可于每 100ml 麻药中酌加 0.1% 肾上腺素 4~6 滴，高血压、心脏病患者禁用。

（四）注意事项

（1）确认骶骨角的正确位置是关键。

（2）骶管穿刺进针的方向如果与皮肤角度过小，即针体放平，针尖必触到骶管后部受阻，若角度过大，针尖常触及前壁。穿刺中如遇到坚硬的骨质，不宜用暴力，应退针少许，再调整针体，倾斜角度进针，以免引起剧痛及损伤骶管静脉丛。

（3）穿刺中反复抽吸、测试麻醉平面是保障。

（4）穿刺针细短为宜，进针宜浅不宜深。

（5）利多卡因浓度以 1%、容量以 20ml 为宜。

（五）不良反应

骶管内有丰富的马尾神经和静脉丛，穿刺时如损伤神经或是药物注入血管，可引起中毒，出现烦躁、心慌、头昏、耳鸣等症状，应立即停止给药，让患者平卧，吸氧，一般在15min 内症状消失，无需特别处理。严重时可于静脉分次少量注入地西泮 10~20mg 或者硫喷妥纳 50~100mg。这种麻醉方式的不良反应常为头痛、呕吐、尿潴留等。

五、简化骶管阻滞麻醉

简化骶管阻滞麻醉，也是经骶裂孔注药，适用于直肠、肛门、会阴部手术。麻醉时，药物仅仅注入骶管腔内，也就是硬膜外腔的下部，实际上是低位硬膜外麻醉。该处的骶管腔内已经没有蛛网膜下腔，因此不会误刺而发生麻醉意外，比较安全。当麻药注入骶管腔内使骶神经传导阻滞而发生麻醉，术中无痛，括约肌松弛，便于手术操作，是肛肠科常用的麻醉方法。

（一）穿刺方法

同于骶管麻醉，准确找到骶裂孔位置，以拇指甲在此处皮肤划十字形标记，消毒后用注射器 7 号针头斜面朝向尾骨尖刺入皮肤，推药少许做皮丘，然后垂直刺向骶裂孔，通过骶尾韧带，此时有落空感，针尖进入骶裂孔，回吸无血、注药无阻力，可以缓慢注药 5ml，观察无不良反应，再将剩余 15ml 麻药全部注入，注射后患者可以改为坐位，双腿下垂或者平卧 10min 后，若以针尖测试肛门周围皮肤麻木无痛，即可改为手术体位。如果穿刺回吸有血，应立即停止用药，抽出针头，另行穿刺。

（二）常用药物

1%~1.5% 的利多卡因 20ml，2% 利多卡因 10ml，0.5% 布比卡因 10~20ml。
为延长麻醉时间亦可加入 0.1% 肾上腺素 1~2 滴，高血压、心脏病患者禁用。

（三）注意事项

有 15% 的患者骶裂孔畸形闭锁，骶骨韧带骨化可致使穿刺失败。穿刺针垂直刺入以防穿过硬脊膜发生意外，注药时回抽无血方可注药，穿刺部位有感染时，不能操作。同时应该注意注入麻药的总量，儿童按体重每千克计算，而且 12 岁以下小孩对麻药敏感，容易发生中毒，应给予注意，该法麻醉不良反应与骶管阻滞麻醉相同。

（四）适应证

肛门、肛管和直肠下端手术均可采用。药物一般在临床上选用利多卡因，取其潜伏期短，药液在注射时弥散广、通透性较强等优点。大多采用 1%~1.5% 利多卡因溶液，一次最大剂量以不超过 400~500mg 为宜。注药时先注入 3~5ml，相隔 5min 后，若无脊髓麻醉征象出现即可注入药液。大约 5~15min 开始麻醉，药效持续 60min 左右。也可用 1.5%~2% 普鲁卡因溶液行骶管麻醉，最大剂量为 800~1000mg，方法同前。

（五）操作方法

患者取俯卧位或侧卧位，两块臀肌之间塞入纱布，以免消毒液流入肛门会阴。在麻醉区域做常规消毒，铺巾。麻醉时术者站在患者一侧，面向臀部。骶裂孔的两旁，由第 5 骶骨的关节突形成两个突起，能隔着皮肤触到即是骶角，骶角位置在骶裂孔两旁，是骶管麻醉时进针的最好界标。摸出两侧骶角，各画"x"记号或用拇指尖压一个痕迹，骶裂孔即在骶角之间的地方。摸不清骶角时可先摸清尾骨尖，顺尾骨尖的中线向上约 5~6.5cm 即是骶裂孔位置。

穿刺时，在骶裂孔两旁做的两个"x"号的正中间作一皮丘，而后浸润骶尾韧带等深部组织，直达骨膜外表。皮下浸润的剂量宜小，否则易使骶角骨性标记摸不清，使穿刺定位有困难。穿刺时，右手持注射器，左手固定针体，由皮丘内刺入，针体先与皮肤呈垂直刺至骨膜后，将针体向尾椎方向倾倒，与皮肤呈 45° 角。

当针尖通过骶尾韧带后，则有阻力骤然消失的感觉（即落空感），表明针尖已进入骶管腔。此时，用盛生理盐水的注射器测试有无阻力，或注入少许气体观察是否有负压，此后穿刺再推进时一定要顺着骶管的弧度，针体进入骶管不宜过深，一般以 3~4.5cm 为宜。身体的胖瘦、皮下脂肪的厚薄均应在穿刺时加以考虑。小儿更应浅些，以免误入蛛网膜下腔，针蒂接上盛有药物的注射器后，一定要回吸，无血液和脑脊液，才可以开始注药。如果穿刺正确，针尖在骶管腔内，注射药物时阻力极小。骶管麻醉给药方式与硬脊膜外阻滞相同，先注试验量，然后分次注入其余药量。

（1）在遇有穿刺不顺利时，在注入药液前，先应注入生理盐水作试探，如无阻力，才可推药。

（2）左手食指置于骶椎区皮肤表面，不可太用力。在注入空气后，应无深部组织肿胀感觉，手下亦无捻发感才可注药。

临床上骶管麻醉的失效除与穿刺技术有关外，还有解剖上的原因。

（1）骶裂孔长约 19.8mm，宽约 15.9mm，但有少数人（5%）骶裂孔的开口只有 2mm 宽，针尖不容易寻找，穿刺就有困难。

（2）骶裂孔外形不一，多数是呈钝三角形，少数却有畸形。这就使穿刺针从骶裂孔进入后，又从它孔出来。或麻药从一孔注入、它孔流出，影响麻醉效果。

（3）骶裂孔的位置也有差异，有的裂口在第 4 骶椎，有的位置更上或更下。骶角因人而异，有人不太明显，给初学者增加了困难。

（4）椎管的前后壁之间带有纤维组织带，在骶腰部这种组织较为显著，骶管麻醉的效果不佳，很可能与这种结构有关。所以在临床操作时，回吸时见脑脊液、回血及上述个别情况时，可改用其他麻醉法。

六、鞍区麻醉

简称鞍麻，是蛛网膜下腔麻醉的一种，由于麻醉平面低，只是阻滞支配会阴及肛门部的神经，是对患者生理影响比较轻的脊髓麻醉方法。用于肛门、会阴手术。

（一）穿刺方法

患者取坐位，备腰椎穿刺包，配 1∶1∶1 的麻醉注射液（1% 丁卡因 1ml，10% 葡萄糖 1ml，3% 麻黄碱 1ml），其余同硬膜外麻醉。将麻药直接注入蛛网膜下腔，待麻醉平面固定后，再变换手术体位。所有药物根据患者及手术情况所需时间选择，麻药起效 3~5min，时效可达 2~3h。

（二）常用药物

布比卡因、利多卡因、普鲁卡因。

（三）不良反应

药物注入蛛网膜下腔后，随着脑脊液移动弥散，麻醉平面不易控制。麻醉后常有头痛、尿潴留发生。现多被硬膜外麻醉和腰俞麻醉所替代。

七、蛛网膜下腔阻滞麻醉

又称腰麻，是椎管内麻醉的一种，通过穿刺将麻药通过脊椎间隙注入蛛网膜下腔，适用于下腹部、盆腔、肛门、会阴部及下肢的手术。

（一）穿刺方法

患者取侧卧位，背部靠近床边与床垂直，屈髋屈膝，双手抱膝，头尽量向胸前屈曲，腰背尽量向后突出，使棘突间隙张开便于穿刺。取 $L_3 \sim L_4$ 棘突间隙或向上向下移一个间隙，可以直入或者旁入法，要体会针尖的阻力变化，通过黄韧带时有阻力消失落空感，继续推进会有第 2 个落空感，提示已经穿过硬膜与蛛网膜，进入蛛网膜下腔，如果进针较快，可以只有 1 次落空感。侧方刺入法可以避开棘上韧带，适用于老人和肥胖者、有畸形或者棘突间隙不清者。进入蛛网膜下腔后，拔出针芯有脑脊液流出，如未见流出应该重新穿刺或者另换间隙。

腰麻中阻滞平面高于 T_4 为高平面，$T_4 \sim T_{10}$ 为中平面，达到或者低于 T_{10} 为低平面麻醉。在注药 5~10min 内进行调节，麻醉平面高范围越广，注药速度越快范围越广。

（二）常用药物

常用药物为普鲁卡因、利多卡因、丁卡因和布比卡因。

（三）常见不良反应

术中常见不良反应有血压下降、心率减慢、呼吸抑制、恶心呕吐等。术后可有头痛、尿潴留、化脓性脑脊髓膜炎、脑神经麻痹、粘连性蛛网膜炎、马尾神经综合征等。腰麻后头痛常为低压性头痛，原因是穿刺时刺破硬脊膜或者是蛛网膜，脑脊液从穿刺孔漏入硬膜外腔，导致颅内压降低，可以平卧休息，用腹带捆紧腹部，在硬膜外腔注入生理盐水、右旋糖酐、5% 的葡萄糖注射液 15~30ml。

八、硬脊膜外麻醉

将麻药注入硬脊膜外腔，使其部分脊神经暂时麻醉，使得躯干某一截段的痛觉消失，称为硬脊膜外麻醉。此种麻醉方法适用于手术时间长的患者，如行直肠癌、骶前囊肿性肛瘘和括约肌成型术等。

（一）常用药物

麻醉前 1~2h，给患者口服苯巴比妥或戊巴比妥 0.1g，必要时酌情给地西泮 5~10mg，口服。常用麻醉药物有 1%~1.5% 利多卡因，用量达 400mg。目前临床上最常用的是短效和长效的局麻混合液，如 1.66% 利多卡因和 0.166% 丁卡因混合液或 1% 利多卡因和 0.15% 丁卡因混合液。

（二）操作方法

患者取侧卧位，下腹部手术在胸 12~腰 2 椎体间穿刺。会阴部手术在腰 3~5 椎体间穿刺。此时麻醉者最好取坐位，患者两臂紧抱双腿，弯背。

穿刺针入硬脊膜外腔后，有负压和回吸现象，再放入导管注入 1%~1.5% 利多卡因 5ml。待 5min 后，如无腰麻现象，再注药 10ml。10min 后出现麻醉现象，以后可间隔 4、5min 再注射一次药量。

（三）技术要求

硬膜外穿刺技术的要求同腰椎穿刺，注意不要误穿入脊髓腔而注入大量麻药，造成医疗事故，患者可以死亡。其次，如果针刺错入硬脊膜外腔以外的地方，就没有麻醉作用。所以，从安全和效果两方面着想，必须保证针体确实在硬脊膜外腔内。要做到这一点，应该按下列各个步骤进行。

第一步：针尖一遇到黄韧带的阻力即停止进针，拔出针心，用注射器将生理盐水从腰椎穿刺针的针栓滴入，使针栓悬挂 1 滴水滴。

第二步：两手扶住针栓，一手稍稍用力推针，另一手用同等力量相抵，针很快就穿透黄韧带，这时会有韧带"突破"的感觉（阻力忽然减低），穿透黄韧带不能过分用力，也不可猛刺，以免穿入脊髓腔，穿过黄韧带后立刻停针。在穿透黄韧带的同时，两眼紧盯着针栓，看上面的水滴是否被吸入。水滴的吸入表示针尖已进入硬脊膜外腔，这是一个重要的试验。也可用小玻璃接管，内装生理盐水接于注射器针栓，观察玻璃管内盐水是否被吸入。

第三步：用注射器内装 5ml 的空气，轻轻按在腰椎穿刺针的针栓上，左手扶住针栓，并用手背靠在患者的背部，不使针尖进退。注入空气时，如毫无阻力就进一步证实针尖确在硬脊膜腔内。如注入空气和生理盐水时，患者感觉发紧发冷，或觉下肢热胀轻痛，就是穿刺正确的表示。

第四步：用注射器回吸，如未吸出脑脊液，再注入生理盐水或空气 5ml，仍未遇到阻力，即可注入麻药。注入麻药时，一手必须扶住针栓，不使穿刺针移动，推注射器在不知不觉间穿透硬脊膜而入脊髓腔。注入麻药过程中，经常轻轻回吸，如无脑脊液流出，才可推送药液。

九、腰硬联合阻滞麻醉

简称双阻滞麻醉，是将硬膜外间隙阻滞与腰麻结合在一起的麻醉方法，又称椎管内复合麻醉。该法显效快，可靠性高，用药量少，而麻醉阻滞完善、毒性小、硬膜外阻滞时间可控制等优点，用于麻醉和镇痛时，在技术和麻药选择上有较大的灵活性。缺点：操作技术要求较高，用专用的穿刺针，平面较一般硬膜外阻滞广泛，用于脐以下部位的手术。保留导管可以作为术后镇痛，临床常用 25G 笔尖式脊麻针。单间隙穿刺式麻醉，分为单导管和双导管两种方法。

1. 单导管法

取腰 2~3 或者腰 3~4 棘突间隙，应用 17G~18G Weiss 硬膜外针和 25~27G Whitacre 笔尖式脊麻针，先做硬膜外穿刺达硬膜间隙后，将腰穿针缓慢通过硬膜外针内腔（及背孔）穿刺到蛛网膜下间隙，脑脊液回流后，注入大比重局麻药 1.5~2.5ml（常用 0.5% 的布比卡因或 1：1：1 丁卡因液），退出腰穿针根据手术需要向头或尾端置入硬膜外导管。退针，固定导管，平卧调整麻醉平面以达要求。如麻醉未达到要求，可经导管给局麻药，每次 2ml，直到达到要求为止。

2. 双导管法

用 18G Weiss 硬膜外针穿刺成功后，行脊麻穿刺并置入微细导管于蛛网膜下隙，退出腰穿针，再通过硬膜外穿刺针置入 20G 硬膜外导管于硬膜外间隙，拔去硬膜外穿刺针，两管分别加以固定。先经过硬膜外导管给试验量，5min 后，再分次小量给药，进行脊麻诱导。脊麻阻滞不满意，可经硬膜外间隙补充局麻药。与单管相比较，脊麻分次、小量给药更安全，缺点是操作难度大。

局麻药物几乎都有神经毒性问题，尽量应用低浓度的局麻药，应尽量避免使用利多卡因，可用布比卡因，禁用血管收缩药增加疗效。门诊患者不选用利多卡因，要坚持试注试验量，注前回抽和分次注药作为常规，脊麻失败重复穿刺应慎重。加强阻滞平面调整的监测。

腰硬联合阻滞麻醉是一种实用性较强的麻醉方法，有腰麻和硬膜外麻的双重特点，起效快，镇痛效果确切，肌松效果好，麻药用量小，中毒发生率低，而且可以保留硬膜外导管，延长麻醉时间和用于术后镇痛。

十、全身麻醉

麻醉药经呼吸道吸入、静脉或肌内注射进入体内，产生中枢神经系统的抑制，临床表现为神志消失、全身痛觉丧失、遗忘、反射抑制和骨骼肌松弛，称为全身麻醉。包括静脉全麻、吸入全麻及静脉吸入复合全麻。

（一）常用药物

吸入麻醉物：乙醚（Ether）、笑气（Nitrous oxide）、氟烷（Halothane）、恩氟烷（Enflurane）、异氟烷（Isoflurane）、七氟烷（Sevoflurane）、地氟烷（Desflurane）。

静脉麻醉药物：硫喷妥钠、氯胺酮、丙泊酚、依托咪酯。

肌松药：琥珀胆碱（司可林，Suxemethonium）、氯筒箭毒碱（氯化管箭毒碱，Tubocurarine）、泮库溴铵（潘可罗宁，Pancuronium）、维库溴胺（万可松，Vecuronium）、阿曲库铵（卡肌宁，Atracurium）。

（二）肛肠手术全麻适应证

（1）婴幼儿和儿童。

（2）局麻下难以取得合作的患者如精神病、神经官能症或强烈要求全麻的患者。

（3）对局部麻醉药有中毒或过敏史的患者。

（4）局麻操作失败或局麻不能使手术满意者。

（三）具体方法

1. 静脉全麻

是指将一种或几种静脉全麻药物经过静脉注入，作用于 CNS 产生全身麻醉的方法。给药方式分为单次给药法和分次给药法及持续给药法。

（1）单次给药用于麻醉诱导和时间短的小手术。

（2）分次给药中，先使用一定剂量的静脉麻醉药注入后，达到适当的麻醉深度和效果后，根据需要，分次追加药物以维持一定的麻醉深度，用于大手术或者耗时较长的手术。

（3）持续给药是在麻醉诱导后，采用不同的速度，将药物连续滴入或者泵入静脉的方法，维持麻醉深度。

2. 吸入麻醉

是应用挥发性麻药或气体性麻药，经呼吸道吸收入血，抑制中枢神经系统而产生全身麻醉的方法。由于吸入麻醉药在体内分解代谢少，大部分以原形经肺脏呼出体外，因此有较高的可控性、安全性。

3. 复合麻醉

是对患者同时或先后实施静脉全麻、吸入全麻，或辅以其他全身麻醉。根据临床具体情况和需要应用不同的麻醉方法，协同作用发挥不同药物的特点，使手术麻醉得以维持。

（1）全静脉复合麻醉（totalintravenousanesthesia，TIVA）：是指在静脉麻醉诱导后，复合应用多种短效静脉麻醉药，以间断或连续静脉注射法维持麻醉。现在常用静脉麻醉药的镇痛作用很差，故在麻醉过程中需用强效麻醉性镇痛药，以加强麻醉效果，抑制应激反应。为了达到肌肉松弛和便于施行机械通气的目的，必须给予肌松药。这样既可发挥各种药物的优点，又可克服其不良作用，具有诱导快、操作简便、可避免吸入麻醉药引起的环境污染，如果用药适时、适量，可使麻醉过程平稳，恢复也较快。但是，由于是多种药物的复合应用，如何根据药理特点选择给药时机及剂量是十分重要的，也是相当困难的。麻醉体征与麻醉分期也难以辨别，麻醉后清醒延迟及肌松药的残余作用也可带来严重并发症。因此，麻醉科医师必须精通各种药物的药理特点，才能灵活用药，取得良好麻醉效果。同时应严密监测呼吸及循环功能的变化，仔细观察浅麻醉时应激反应的体征，有条件者应监测血药浓度，或根据药代动力学特点用微机控制给药。全静脉全麻的基本原则虽然无多大争议，但具体的复合方法、剂量大小及给药时机则有较大区别。目前常用的静脉麻醉药有丙泊酚、咪唑安定，麻醉性镇痛药有吗啡、芬太尼，而肌松药则根据需要选用长效或短效。长效肌松药可分次静脉注入，而短效肌松药以及其他药，最好应以微量泵持续静脉注入。

目前仍没有统一的复合配方，多应用芬太尼 3~5mg/kg+ 丙泊酚 4~8mg/（kg.h）+ 肌松药，或大剂量芬太尼 50~100mg/kg+ 咪达唑仑 + 肌松药，或丙泊酚（咪达唑仑）+ 氯胺酮 + 肌松药维持麻醉。

（2）静吸复合麻醉：全静脉麻醉的深度缺乏明显的标志，给药时机较难掌握，有时麻醉可突然减浅。因此，常吸入一定量的挥发性麻醉药以保持麻醉的稳定。吸入恩氟烷、异氟烷者较多，七氟烷和地氟烷也开始应用。一般在静脉麻醉的基础上，于麻醉减浅时间段吸入挥发性麻醉药。这样即可维持相对麻醉稳定，又可减少吸入麻醉药的用量，且有利于麻醉后迅速苏醒。也可持续吸入低浓度（1% 左右）吸入麻醉药，或 50%~60%N_2O，以减少静脉麻醉药的用量。静吸复合麻醉适应范围较广，麻醉操作和管理都较容易掌握，极少发生麻醉突然减浅的被动局面。但如果掌握不好，也容易发生术后清醒延迟。

十一、小儿手术麻醉

小儿麻醉专业性很强，由于小儿解剖生理上有特殊性，器官发育不完善，术中生命体征、麻醉深度不好监测控制，使小儿麻醉难度很大。小儿麻醉医师必须全面掌握小儿解剖生理特点以及小儿肛肠疾病的特点，规范采用相应的措施，确保手术麻醉的安全。

小儿麻醉中解剖生理特点包括：婴幼儿肺呼吸的功能残气量相对不足，术中麻醉用药、体位改变导致胸腔压迫，使残气量进一步减少，造成通气血流比值异常和血氧含量降低。而手术中因小儿器官发育不全，任何因素引起的低氧、酸中毒、低体温、氧中毒等都可以抑制肺泡表面活性物质的合成和分泌，从而导致术后肺部的并发症。在循环方面，小儿代谢快，心搏量少而靠心率的调节来稳定，一般心率约为成人的 2 倍。当长到 6 岁以上，会逐渐降低至与成人相似的水平。由于麻醉用药，术前用药和啼哭的影响、陌生环境影响等，术中心率可加快至 200bpm。如无先天性心脏病，正常小儿均可以耐受，反而术中心率缓慢，低于正常 120 到 160bpm 则需要提高警惕。

小儿外周血液主要分布于躯干和重要脏器，四肢循环量少，所以容易出现肢冷和发绀情况。小儿麻醉期间必须吸氧。小儿体温中枢发育不健全，易受外界影响而降低，从而导致术后苏醒延迟、呼吸抑制等。1 岁以上小儿体温容易升高，组织易于缺氧，因而术中对体温的监测对麻醉来说相当重要。

（一）麻醉前准备

术前需要严格访视和检查评估全身情况及对麻醉的耐受性。与患儿家属沟通及取得患儿信任，尽量减少手术前恐惧、啼哭。术前不正常的化验指标应予以纠正，术前应用适量颠茄类药物以降低迷走神经张力，防止心率异常及呼吸道分泌物增加，可用阿托品 0.02mg/kg，东莨菪碱 0.1mg/kg。高热及心动过速的患儿不宜应用阿托品，3 个月以下婴儿不用镇静剂。

（二）麻醉方法

对于小儿肛肠手术主要麻醉方式是静脉麻醉、吸入麻醉、骶管阻滞麻醉或者复合麻醉方式。小儿静脉麻醉药物应用剂量为氯胺酮 1~2mg/kg，V- 羟基丁酸钠 50~80mg/kg，乙咪酯 0.3mg/kg，异丙酚 1~2mg/kg。硫喷妥纳对呼吸有抑制作用，少用于小儿。小儿吸入麻醉按成人常规方法进行。小儿肛肠手术常用骶管麻醉，方法同前。临床对 3 岁以下小儿，更安全的方法是采用手术台上固定支架手术体位，在基础麻醉下，使用局麻或者单纯用低浓度麻药局麻的方法，对于短时间的小手术有较广泛的应用。注意麻药应按体重计算，低浓度麻药用量尽量减少，防止中毒。

（三）术中管理和监测

手术中麻醉后，注意防止小儿呕吐、误吸反流。因此术前应禁食水 4~6 个小时，术中用将头偏向一侧的体位。时刻进行患儿心率、体温、呼吸、血氧饱和度、皮肤黏膜的监测。术中准确监测出血量，估计失血量，估算血容量。新生儿血容量为 85ml/kg，婴儿血容量为 80ml/kg，小儿血容量为 70~75ml/kg。新生儿总血容量为体重的 10%，小于 300ml。出血 30ml 等于成人的 500ml。另外婴幼儿代谢率高，液体转换率快，不耐受脱水状态，而输液过多也会引起严重的后果，故应适量补液，根据术中生命体征、出血量、尿量调整输液速度和量。

（四）术后管理

术后必须严密注意生命体征、呼吸功能状态，脱离面罩给氧后，自主呼吸血氧饱和度应在 95% 左右，侧头位卧，防止呛咳、误吸。常规给氧，观察体温变化及保暖。

第四节　肛肠手术镇痛管理

肛门部位有其独特的解剖及生理特性，受脊神经支配的区域神经非常丰富，肛门手术后持续疼痛问题为肛肠科医师所重视，临床上应用肛门止痛栓、手术后注射长效麻醉剂等。这些方法均有起效时间短、维持时间长、使用方便等优点，广泛用于临床。硬膜外或骶管镇痛及静脉镇痛（PCA）由于成本高及有全身的副作用，在基层肛肠科应用不多。

一、临床止痛方法

1. 口服止痛药

那些在局麻下就可以完成的小手术，因为手术创伤较小，可以选用这种方法，这种止痛方法对患者的影响很小。

2. 肌内注射止痛针

这是常规的手术后止痛方法，用在那些手术以后需要继续禁食禁饮的患者。优点是疼痛可以很快缓解并持续一段时间，止痛药的一些副作用随着时间的推移会自行消失或减退；缺点是如果手术创伤的影响较大，止痛作用减弱或消失后仍然会感到疼痛。

3. 椎管内镇痛

将止痛药物单次或多次注入椎管内，使神经传递痛觉的信号被阻断，这些神经支配的相应部位就能"不痛"或"少痛"。一次给药可以维持一定的时间，多次给药则需要将专门的导管留置在椎管内。

4. 镇痛泵止痛

这是借助止痛泵进行自动给药的止痛方法。止痛方式可以完全由患者自己控制（PCA），也可以由医师控制，还可以在医师的控制下让患者同时参与（医师设置基本数据和安全模式，患者在安全模式下可以追加药物满足自己的止痛需要）。

镇痛泵中的药物可以从静脉给（全身性），也可以注入椎管内（局限性）。

二、常用方法

（一）局部镇痛

1. 复方亚甲蓝注射液

1% 的亚甲蓝注射液 20mg/2ml 加入长效局麻药（布比卡因、罗哌卡因）5ml+0.9% 生理盐水 5ml，皮内或皮下注射应用于治疗肛门湿疹和瘙痒症，术后止痛效果也很好。作用机制目前还不十分清楚，可能与该药物使神经末梢髓质产生可逆性的损害有关，注射后多数在 4h 后神经麻痹、痛觉消失，7~15 天可以完全恢复痛觉。注意，注射部位不宜过深，注射后尿液呈绿色与肾脏代谢有关。

2. 盐酸奥布卡因凝胶

又名丁氧普鲁卡因凝胶，用于小手术的表面麻醉和手术后换药止痛。

3. 泯痛尔注射液

又名复方薄荷脑注射液，其成分是薄荷脑、盐酸利多卡因、灭菌稀乙醇、丙三醇溶液等。用法是在肛周多点深层浸润注射或创缘皮下注射，有效止痛可长达 2~10 天，一次用量不超过 20ml，严禁注入血管、皮内、黏膜及椎管内，否则可引起局部组织的坏死。

（二）硬膜外或骶管镇痛

是将硬膜外导管滞留在硬膜外腔或者是骶管腔连接镇痛泵，控制流量，持续泵入镇痛药达到镇痛。常用的药是 0.15% 罗哌卡因或者是 0.15% 丁哌卡因。首次负荷量 3~5ml 持续输入 3~4ml/h，自控镇痛（PCA）3~4ml/h，间隔时间 10~15min，时效可达 48~72h。

（三）静脉镇痛

静脉穿刺后连接镇痛泵，持续泵入镇痛药 8~10μg/ml 芬太尼或者是 0.8~1.0μg/ml 舒芬太尼加入 8~16ml/4~8ml 昂丹司琼混合液 100~200ml，泵入 1~3ml/h，时效可达 48~72h。

（四）多模式镇痛

注射用帕瑞昔布钠（特耐）是一种选择性环氧化酶 -2 抑制剂，属于非甾体抗炎药。用法：40mg 静脉注射或者肌内注射，随后间隔 6~12h 给予 20mg 或者 40mg，每日总剂量不超过 80mg。该药起效快，作用持久，强效镇痛，安全可靠。用于手术后镇痛的短期治疗，肛肠外科镇痛效果显著。

参考文献

［1］李春雨，余立民. 肛肠外科手术学［M］. 北京：人民卫生出版社，2015：162-174.

［2］庄心良，曾因明，陈伯銮. 现代麻醉学［M］. 第三版. 北京：人民卫生出版社，2001.

［3］安阿玥. 肛肠病学［M］. 北京：人民卫生出版社，2015：72-82.

第八章　大肠肛门病术前准备和术后处理

术前准备是所有手术治疗的必修课，术前准备的程度直接关系到手术的成败和术后相关问题的处理。在手术开始之前，还必须对全部工作进行细致而认真的全面检查，避免纰漏和不足，进行必要的补充和完善，如果对手术及预后有重要影响而不能立即解决，应考虑延期手术治疗。良好的术前准备是手术成功的重要因素，对患者能否获得最佳治疗效果有着重要意义，应认真对待，不能忽视。

从手术期限考虑，大肠肛门疾病手术大致可以分为三大类。

（1）择期手术：大肠肛门良性疾病，如大肠息肉、痔疮及其他良性肿瘤等，手术时间的迟早一般不影响疗效，因此应充分做好手术前准备，选择好时机，使手术能达到最大的安全性和最好的效果。

（2）限期手术：如结直肠癌的根治术等，手术时间虽可以选择，但不宜延迟过久。准备时间受一定的限制，应该在限期内充分做好准备，最大限度地保证手术顺利进行。

（3）急症手术：如急性大肠出血、乙状结肠扭转、肠梗阻、肛周脓肿等，因病情紧迫，需要在最短时间内施行手术，否则就有危及生命的可能，在这种情况下千万不要因为手术前准备工作而延误时机。但是，也正是由于病情严重，患者常缺乏对手术的耐受性，这就要求手术者抓紧时间，有重点地纠正生理紊乱状态，提高对手术的耐受性。如果不立即手术就无法挽救患者的生命，有时需要采用边手术边纠正生理紊乱状态的应急措施。

第一节　结直肠疾病

大肠是传输和贮存粪便的器官。粪便内存有大量的细菌及未被吸收的纤维物质和少许的代谢产物。大肠肛门部手术不能保证无菌，属于污染手术，所以在术前应做好必要的肠道准备工作，减少污染。手术前准备充分与否，关系着手术的成败，具有重要意义。

一、术前准备

（一）术前检查

术前应全面、详细了解患者病史，做好全身体格检查和专科检查，完成相关实验室检查，明确诊断。所有手术均应做血常规、尿常规、便常规、凝血、传染病、胸片、心电图、B超等检查。对于结直肠或肛门较大手术应行肝、肾功能检查，电解质检测及血型确定。对于年龄较大的患者，怀疑有结直肠肿瘤者应行结肠镜或钡灌肠等检查。肠道恶性肿瘤，手术前后可做肿瘤标记物检查，对检测手术的彻底性及手术后是否复发可能有帮助。

部分结直肠肿瘤的患者怀疑有肝转移等情况时，可行 CT 检查或 MRI 检查。对患者的局部情况和全身情况应充分了解，掌握病变局部的范围、大小及与周围组织或器官的关系。根据疾病和机体情况确定无手术禁忌证后，选择适当的麻醉方式和手术方式。有全身疾病和心血管疾病、糖尿病、肺功能不全、肝硬化、凝血机制障碍、严重营养不良、性病等，术前应予以积极纠正和治疗。如果忽视了这些问题，轻者影响手术效果，重者可能危及患者生命。

（二）心理准备

多数患者对手术均有顾虑，如手术能否成功、术后是否疼痛、术后是否复发、正常生理功能结构是否受影响，以及术后并发症等。这些会导致患者在术前出现焦虑、情绪紧张，或者对手术信心不足。对于这类患者，医务人员应从关怀、鼓励角度出发，就病情和施行手术的必要性以及可能取得的效果、手术的潜在危险及可能发生的并发症、术后恢复过程和预后，以恰当的言语和安慰的口气向患者做细致和耐心的解释，使患者能以积极的心态配合手术和术后治疗，树立战胜疾病的信心。同时，也应就疾病的诊断，手术的必要性及手术方式，术中和术后可能出现的不良反应、并发症及意外情况，术后治疗以及预后估计等方面，向患者家属做详细介绍和解释，取得家属的信任和同意，协助做好患者的心理准备工作，配合整个治疗过程的顺利进行。所有手术治疗均应取得患者及家属的同意并签署相关的知情同意书。

（三）生理准备

1. 为手术前后变化进行适应性锻炼

包括术前练习在床上大小便，教会患者正确的咳嗽和咳痰方法。对于择期手术者，术前 2 周停止吸烟和饮酒。

2. 饮食

直肠脱垂手术前一天禁食或进食少渣饮食。结直肠较大手术因大肠内容物多少对防止手术视野的污染和术后肠管麻痹的发生有直接关系，因此，一般主张术前 3~4 日开始进流质饮食。手术前 12h 禁食，术前 4h 禁水，以防手术或麻醉过程中发生呕吐而出现吸入性肺炎，必要时给予胃肠减压。在结直肠手术治疗过程中，由于现代的营养支持手段逐渐丰富和完善，对于择期手术的患者，在术前进行肠道准备时即可考虑进行静脉营养支持，使肠道准备得效果更理想。术后先采用静脉营养，再使用肠内营养，有助于营养物质的吸收和利用，减轻吻合口的张力，从而更有利于患者的恢复，减少并发症的产生。

3. 手术区的准备

手术前 1 日患者应沐浴、洗头、修剪指甲、更换内衣；剔除手术区的毛发，用温肥皂水擦洗，涂以 75% 的乙醇，手术当日再重复一遍，以便于术后固定敷料，同时在撤去敷料时，可相应减轻患者的痛苦，注意勿损伤皮肤。

4. 肠道准备

大肠是传输和贮存粪便的器官。粪便内存有大量的细菌及未被吸收的纤维物质和少许的代谢产物。大肠肛门部手术不能保证无菌，属于污染手术，所以在术前应做好必要的肠道准备工作，减少污染，确保手术成功。住院行结直肠手术，术前应常规清洁肠道。根据手术种类的要求选用相应的清洁方式，具体如下。

（1）一次性灌肠：对于脱肛、大的直肠息肉等肛门部手术，适宜在手术的当天早晨常规灌肠一次。用肥皂水 500~1000ml，可以达到清洗肠道粪便的目的。也可以用生理盐水灌肠，但要注意不可停留时间过长，以免水分被肠道吸收。

（2）清洁灌肠：对于较大而复杂的手术，如直肠脱垂注射术、肛门成形术、骶前囊肿性肛瘘、肛门直肠狭窄等，要求肠道清洁，应行清洁灌肠。常用温生理盐水反复灌洗，直到排出清亮、无渣液体为止。

（3）全消化道灌洗：目前多采用聚乙二醇电解质灌洗液全消化道灌洗法。聚乙二醇电解质灌洗液是一种等渗、平衡的电解质灌洗液。

具体用法：术前 1d 晚上，患者口服或通过胃管注入聚乙二醇电解质灌洗液，速度为 1~1.25L/h，直到肛门排泄物变清为止。整个过程约需 5h，需液体 2~4L。一般不需要灌肠，如排出液仍有少量粪渣，术晨可用温盐水 500ml 灌肠 1~2 次，排出水样便即可。

结直肠肛门恶性肿瘤出现完全性梗阻时，应避免全消化道灌洗，可谨慎采用清洁灌肠，排尽远端肠内容物，减少腹腔压力，为手术创造一些有利条件。

5. 输血和补液

施行大中手术，如结直肠癌手术、全结肠切除，以及直肠脱垂手术等，术前应做好血型和交叉配血试验，备好一定数量的血制品，一般 200~400ml 即可。对于存在水、电解质及酸碱平衡失调和贫血的患者应在术前予以纠正。

6. 抗生素的使用

在术前合理地应用抗生素，能有效地减少肠道细菌的数量，为手术创造良好的条件，是降低术后感染的重要因素之一。

（1）口服抗生素的应用：常采用 2 种抗生素联合使用，用药时间在术前 1d 开始即可，目前最常采用口服四次肠道准备法，术前 1d 口服甲硝唑 0.4g，3 次 /d，庆大霉素 1.0g，3 次 /d。手术日清晨再加服一次，与传统方法比较，术后并发症并无增加。

（2）肠外抗生素的应用：包括静脉、肌内或皮下注射给药，可减少口服给药时肠道内源性耐药菌株和肠道菌群失调的产生。

［抗生素的选择］理想的围手术期肠外抗生素选择应符合以下标准：高效杀菌力、抗菌谱广、较强的组织渗透力、维持组织内有效浓度时间长及不良反应少等。第三代头孢菌素为理想药物。

［给药时间］首次给药时间以术前 2h 为宜，亦可在麻醉开始前给药。应保证在污染可能发生前使患者有关组织达到足够的药物浓度。围手术期肠外抗生素的应用应尽可能缩短，能覆盖感染危险期即可。一般认为，右半结肠手术后感染危险期为 12h，左半结肠、直肠肛门手术的感染危险期为 24h。

7. 其他

为了减少患者的紧张情绪并使其得到较好休息，使手术顺利进行，在手术前晚可给予镇静剂。常用甲丙氨酯 0.4g，苯巴比妥 0.06g，10% 水合氯醛 15ml 或地西泮 5mg 口服等。对于急性化脓性感染，如肛门直肠脓肿患者，或者混合痔嵌顿伴有明显炎症者，应及时给予抗感染药物，如庆大霉素、卡那霉素、青霉素、甲硝唑等。如发现患者有与疾病无关的体温升高，或妇女月经来潮等情况，应延迟手术日期。进手术室前，应嘱患者尽量排尽尿液，估计手术时长，或是盆腔手术，应留置导尿管，使膀胱处于空虚状态。术前应取下患者的可活动义齿，以免麻醉或手术过程中脱落或造成误咽或误吸。

（四）特殊患者的术前准备

特殊患者的术前准备主要是指合并有其他疾病的肛肠病患者，如果术前不能正确评估和未能妥善处理，将大大增加手术的危险性。这类患者应经内科系统治疗，病情稳定后，再同内科医师会诊，认为可行手术，并经特殊准备后方可手术。

1. 营养不良

体重变化是一个简便而很有价值的营养指标，如果患者的实际体重是标准体重的80%~90%，就提示患者有轻度营养不良，低于60%的患者则是重度营养不良。内脏蛋白浓度测定是另一个重要的营养指标。白蛋白浓度 < 35g/L，转铁蛋白浓度 < 2.4g/L，或前白蛋白浓度 < 280mg/L，都提示存在营养不良。结直肠恶性肿瘤患者的营养不良发生率可高达 40% 以上。

营养不良可导致细胞代谢障碍、内环境紊乱和器官功能不良，患者对手术的耐受力明显降低，从而增加手术死亡率。同时，营养不良患者的组织修复、伤口愈合和抗感染的能力下降，术后吻合口瘘或各种感染的发生率也会升高，因此，术前应尽可能予以纠正。如果血浆白蛋白测定值 < 30g/L，则术前行肠内或肠外营养支持，以及补充外源性白蛋白，提高血浆白蛋白浓度，改善患者血浆胶体渗透压。合并贫血患者（血红蛋白 < 80g/L），应在术前间断输注血制品以纠正。贫血患者可每天输血 200~400ml，术前使血红蛋白达到80g/L 以上。

2. 心血管功能不良

心血管系统的功能状态是术前检查的重要项目之一，许多心血管的异常会直接影响手术的成败。常见的心血管疾病有高血压、冠心病、心肌缺血、心肌梗死等。详细询问病史极为重要，包括临床表现和用药情况。严重高血压（BP > 200/130mmHg）者在麻醉、手术过程中极易诱发脑血管意外、心力衰竭和心肌梗死等严重并发症。为了防止高血压带来的不良事件，术前应使用有效的降压手段，使血压控制在 180/100mmHg 以下。如果怀疑高血压是由嗜铬细胞瘤所引起，应测量尿中香草扁桃酸（VMA）的排出量。如果患者存在这种异常，应暂停原定手术，行进一步详细检查之后再制订治疗方案。

冠心病患者需做肛肠手术的很常见，但术前应对患者进行详细检查，根据其心功能状态来制定患者能耐受的手术方案。对于近期内无心绞痛发作、无心肌梗死，并且心电图提示无明显心肌缺血或心律失常者，可按计划施行手术。对有心绞痛发作、心电图提示有明显心肌缺血或有严重心律失常者，应尽量安排在半年或 1 年之后进行。对有严重心肌供血不足、心功能严重失代偿的患者，原则上不宜做任何肛肠择期手术。已行冠状动脉内支架术或人工心脏瓣膜替换术的心脏病患者，术后都需常规服药以维持体内的抗凝状态。在行肛肠手术时，机体的这种抗凝状态可能使术中和术后发生难以控制的出血。为此，术前需暂停抗凝治疗 2 周，再行手术治疗。

3. 肺功能障碍

肛肠病老年患者常见有合并慢性支气管炎、支气管扩张、肺气肿等疾病，呼吸功能常有不同程度的损害。此时在麻醉和手术创伤的影响下，容易发生呼吸功能衰竭。有吸烟史患者术前应予以戒烟。有肺部感染者应先控制感染。凡年龄超过 60 岁，或有慢性呼吸系统病史者，术前均应做肺功能检查。对于最大通气量（MVV）< 50%，血气分析 PaO_2 < 70mmHg，$PaCO_2$ > 50 mmHg 肺功能减退的肛肠病患者，很难耐受开腹手术，应酌情改变手术方案，并密切注意术后的呼吸支持。对于已经存在呼吸功能不良，但又必须做挽救生命的紧急手术患者，应在机械通气的保证下进行手术。

4. 肝肾功能不良

凡择期手术应术前常规做肝、肾功能检查，包括全套肝功能、生化检查和肝脏 B 超检查。急性肝炎或慢性肝炎活动期肛肠病患者的择期手术应安排在病情稳定之后。肝硬化患者的手术适应证视患者肝功能分期（Child 分级标准）而定。A 级患者基本无手术禁忌，B 级患者可做中等以下的手术，而 C 级患者对各种手术都属禁忌，为挽救生命方可紧急手术，但术后并发症和死亡率都非常高。

肛肠病患者常常合并有慢性肾功能不全。导致慢性肾功能不全的病因很多，包括慢性肾炎、肾盂肾炎、高血压、糖尿病、系统性红斑狼疮等。患者常有营养不良、贫血、体液平衡失调以及易感染倾向等，对手术的耐受很差。术前应作尿常规及肾功能检查，以判断患者对手术的承受能力。已有肾衰竭的患者必须酌情在术前采用血液净化的措施。

5. 糖尿病

肛肠疾病合并有糖尿病患者很常见。糖尿病会影响伤口的愈合，术后感染率也很高。为此，术前均应常规检查血糖水平。应采取有效措施使糖尿病患者在手术前的血糖控制在 8~10mmol/L 以下。对于重症糖尿病患者，术前需在内分泌科医师的指导下将血糖控制在比较正常的范围内然后手术。

6. 凝血障碍

临床中偶尔能见到合并凝血功能障碍需要手术治疗的肛肠病患者。术前需要常规行凝血功能和血小板计数来评估患者的凝血功能，但是有时凝血试验阳性率的发现率低，所以仔细询问病史和体格检查显得尤为重要。在询问病史的过程中要详细询问患者及患者家属有无血友病、有无输血病史和血栓栓塞史，有无异常出血史，如手术和月经期有无严重出血，是否容易发生皮下瘀斑、牙龈出血或鼻出血等，是否长期服用阿司匹林、非甾体抗炎药或降血脂药（可导致维生素 K 缺乏），是否合并有需要抗凝治疗的疾病等。查体时应注意皮肤和黏膜有无出血点、脾大等。临床上确定有凝血障碍的患者，择期手术前应做相应的处理。当血小板少于 50×10^9/L，建议术前输血小板，开腹手术或肛门部可能损伤较大血管的手术，应保持血小板在 50×10^9/L 以上。术前 7d 停用阿司匹林，术前 2~3d 停用非甾体抗炎药，术前 10d 停用抗血小板药物。对于术前需要抗凝治疗的患者，术前处理较复杂，常需要请相关科室医生协助处理。

二、术后处理

术后处理是连接术前准备、手术及术后康复之间的重要过渡。其目的是使患者减少痛苦，有效预防各种并发症的发生，尽快地恢复健康。

结肠任何部位的手术以及直肠中、上段和不保留肛门的手术后处理的正确与否，不但与手术的疗效有关，甚至关系到患者的生命，故术后处理不容忽视。结、直肠癌行 Dixon 或 Miles 手术，或行右半结肠切除等手术的患者，术后肠功能恢复较慢，一般需要 3~4 天肠功能才能恢复，故术后良好的处理是关系到患者康复的重要环节。一般大肠手术后均应进行以下处理。

（1）术后当日密切观察血压、脉搏、呼吸、尿量以及引流是否通畅、有无出血等。

（2）持续胃肠减压 3~4 天，待肠鸣音恢复即可补钾，注意维持水、电解质平衡，必要时应用脂肪乳剂、输血、血浆或人体白蛋白。

（3）全身应用抗生素，一般可给予广谱抗生素和抗厌氧菌药物，如头孢曲松钠、甲硝唑、庆大霉素等。术后 3~5 天，体温正常、白细胞总数正常即可停用。

（4）引流：结、直肠疾病手术一般会放置引流管，术后应每日细心观察各引流的量和颜色。腹腔引流管无明显渗液时，术后 3 天拔除引流管；会阴部双套管引流，应持续负压吸引，注意吸引力不能过大。拔除应根据手术的大小和局部渗液的多少来决定，若无新鲜出血，引流液每天少于 10ml 时逐渐拔出引流管，一般需放置 7~10 天。

（5）留置导尿：如行 Miles 手术，术后应留置导尿一周，在留置导尿期间，可用0.02%的呋喃西林液 250ml 冲洗膀胱，1 日 2 次。在拔除尿管前 2 天开始夹管，每 2~4h 小时放小便 1 次，以达到恢复膀胱张力及感觉之目的，防止术后尿潴留。

（6）饮食：术后禁食 3~5 天，胃肠道功能恢复后改为流质饮食或无渣饮食，于术后 7天左右逐渐恢复正常饮食。

（7）补液：不能进食时需每日由静脉输入液体和电解质，补充足够的热量，维持水、电解质平衡。正常成人每天需补水 2000~2500ml、葡萄糖 100~150g、钠 4~5g、钾 3~4g。常用处方：5%~10% 葡萄糖液 1500~2000ml，5% 葡萄糖盐水 500ml，氯化钾 30~40ml。

术后患者尚需补充额外丧失量、胃肠道不正常丢失量如胃肠减压和肠瘘等丢失液体、胃肠道和腹腔内积存的内在性失液、发热及出汗损失的体液等。如果术前曾有水、电解质平衡失调，可以根据临床表现和实验室检查结果进行分析，估计需要补充量后，一般当日先补给半量，余量在第 2、3 日内酌情分次补给。对体弱或手术创伤较大的患者，必要时可给予适量的白蛋白、血浆或全血。

（8）蒸汽或雾化吸入，每日 2 次。并注意口腔护理，防止呼吸道感染。

（9）术后 24h 应更换敷料 1 次。如有人工肛门，应注意其血液循环及有无回缩等。

（10）肿瘤患者，术后 1 周如恢复较好，可开始免疫疗法、化疗等，亦可服用中药，增强机体免疫力。

（11）控制血糖：如血糖高可静脉给胰岛素，使血糖降至接近正常即可。

（12）止痛：手术完毕、麻醉作用消退后，切口疼痛者，需及时给予有效的止痛剂。常用的药物有盐酸布桂嗪、哌替啶、吗啡、可待因等。针刺合谷、足三里也有良好的止痛作用。

（13）伤口处理：老年人切口愈合慢，拆线时间要适当延迟，术后用腹带包扎，减少切口张力，有利于切口愈合。

（14）结肠造口的处理

①如采用钳夹或缝合关闭式造口法，术后 48h 去除钳子，或拆除缝线。然后用粘胶式人工肛门袋，防止粪便污染衣物。并注意人工肛门的血液循环以及有无出血、回缩等。

②如术后立即使用粘胶式人工肛门袋，以两件式人工肛门袋为好，以便随时更换人工肛门袋的袋子部分，而粘贴在皮肤上的胶板部分不动。在更换袋子时或透过塑料薄膜袋，

观察人工肛门的血液循环、有无出血等。此类人工肛门袋便于观察病情变化或更换敷料。

③术后 2 周开始用手指检查人工肛门，注意有无狭窄。如有狭窄，应酌情 1~3 天扩张 1 次，以能顺利通过成人的第 2 指关节为宜。

第二节　肛门疾病

一、术前准备

（一）一般准备

手术前一定要对患者做好全身和局部检查，确定诊断，详细了解病史，并根据病情决定是否符合手术指征及选择适当的手术方法。全身检查包括血、尿、便、肝肾功、凝血、传染病等常规检查，心电图检查，胸片及 B 超检查；局部检查主要对肛门部进行视诊、指诊及肛门镜检查，做到心中有数。对疑难病例要慎重研究或者先用药物保守治疗。待其症状好转、达到手术条件时再行手术治疗。并对术中、术后可能出现的特殊情况向患者和家属讲清楚，以取得患者的知情合作，消除患者对手术或治疗中的紧张情绪。

（二）休息

根据病情对患者进行分级休息。病情严重如重度感染、大出血、重度贫血、休克等，应限制其下床活动和任何过多运动，实行一级休息。病情较重如严重贫血，手术后应限制其下床活动，实行二级休息。如患者一般情况良好，术后恢复期可做适当活动，但要避免活动过度，实行三级休息。

（三）饮食

肛门一般手术术前对患者不限制饮食或进少渣饮食。在临床上可根据手术种类和患者的不同情况做出具体安排。术后饮食如常，鼓励患者多吃富含纤维素饮食，如蔬菜、水果、粗粮等，以利于粪便的排出。

（1）直肠脱垂手术前一天禁食或进少渣饮食。

（2）肛门成形术或骶前囊肿和复杂性肛瘘者，术前两天进流食或半流质饮食，便于控制大便。

（四）皮肤准备

术前 1 天剃去患者会阴部和骶尾部的毛发，用肥皂水冲洗会阴，必要时可在麻醉后进行。

（五）肠道准备

1. 灌肠

门诊手术一般术前可以不灌肠，仅嘱患者排空大小便即可。住院手术一般多是较大手术，术前应先做常规灌肠准备。而且根据手术种类的要求不同选用不同的灌肠方法。

（1）一次性灌肠：对于痔、瘘、脱肛、肛裂等肛门部手术，适宜在手术的当天早晨常规灌肠一次。用肥皂水 500~1000ml，可以达到清洗肠道粪便的目的。也可用生理盐水灌肠，但要注意不可停留时间过长，以免水分被肠道吸收。

（2）清洁灌肠：对较大而复杂的手术，如直肠脱垂注射术、肛门成形术、骶前囊肿性肛瘘、肛门直肠狭窄以及结肠手术、缝合创口手术，要求肠道清洁时，应清洁灌肠。常用生理盐水反复灌肠，直到液体内无粪渣为止。

2. 服用药物

有些手术为了减少肠内感染、保持创面清洁，为手术创造良好条件，可服用抗菌药物。如新霉素 0.75~1g（一般成人每次 0.3~0.4g），每小时 1 次，连用 4 小时。以后改为 4~6 小时 1 次，术前连服 1~2 天。或用磺胺脒，每次 1g，每日 4 次，连服 3~5 天，也可服甲硝唑，每次 1g，每日 3 次。

（六）术前用药

（1）镇静药物的应用：为了减少患者的紧张情绪并使其得到较好休息，使手术顺利进行，常用甲丙氨酯 0.4g，苯巴比妥 0.06g，10%水合氯醛 15ml 或地西泮 5mg 口服等。

（2）抗感染药物的应用：急性化脓性感染，如肛门直肠脓肿患者，或者混合痔嵌顿伴有明显炎症者，应及时给予抗感染药物，如庆大霉素、卡那霉素、青霉素、甲硝唑等。

（3）麻醉前用药：一般临床多给予镇静药或阿托品类药物。

4. 术前降压药的应用：一些高血压患者，如必须立即手术，可在术前 15min，舌下含硝苯地平 20mg，待血压降至正常后，再行手术。

（七）手术时的皮肤消毒

肛门直肠手术的皮肤消毒与其他手术略有不同。一般肛门直肠手术消毒区为患者肛门会阴部、肛周臀部和股内后侧中上部。常用 2.5%碘酒和 75%乙醇、红汞、碘伏和新洁尔灭等。消毒顺序是从上至下、从外到内、从右到左，绕肛门涂擦 1~2 次。肛管及直肠下段用 0.1‰新洁尔灭液反复涂擦、洗涤。若为骶尾部手术，消毒区域以患者骶尾部为中心，上至髂嵴连线，下至股后中方，两侧近前缘用 2.5%碘酒和 75%乙醇，由内向外常规消毒。现临床多用 2% 的碘伏消毒皮肤两边即可。

二、术后处理

肛门疾病术后处理的正确与否直接关系到手术效果的好坏，正确的术后处理可促进切口早日愈合，预防并发症的发生。主要包括以下内容。

1. 休息与活动

患者术后需要适当地卧床休息，特别是手术结束刚返回病房时，嘱患者屈膝侧卧位使括约肌松弛，这样可以减少对伤口的刺激，减轻疼痛，避免出血和虚脱。除适当休息外，还应鼓励患者早期离床活动，以利于切口的恢复，活动应以患者无不适和对切口无刺激为度。术后 7~10 天应避免剧烈活动，以防止结扎线脱落引起大出血。直肠脱垂术后应平卧 5~7 天。

2. 饮食

术后一般不需要限制饮食。术后当日进易消化半流质饮食，第三日改为普通饮食。嘱患者多食蔬菜、水果，防止便秘。忌食辛辣刺激、肥甘厚味之物。少数疾病手术如直肠脱垂、肛管重建、皮瓣移植等术后需控制排便，术后禁食不禁水 2 天，改流食 2 天，半流食 2 天，然后逐渐恢复正常饮食。

3. 排尿

术后鼓励患者适当饮水，放松精神与身体，这样大多数患者可自行排尿。如长时间不能排尿，用按摩小腹部或听轻微流水声音刺激排尿。如仍无效可针刺气海、关元、中极、三阴交、阴陵泉和水道等穴。如小腹胀痛，膀胱充盈隆起，可肌内注射新斯的明 1mg（心肌供血不足者慎用），45 分钟后可排尿，一般不需导尿。如手术后 12~18 小时仍不能排尿，可导尿。

4. 排便

一般手术后 24 小时内不宜排便，需控制大便者则在术后 5~6 天排便，控制排便可服用麻仁软胶囊，0.6g/ 次，每日 1~2 次。或口服复方电解质散，取本品 A、B 两剂各一包，同溶于 125ml 温水中成溶液，日 1~2 次口服。为防止大便干燥，避免排便时干硬粪便对切口的冲击，术后第一次排便或术后 48 小时仍未排便者可服用缓泻药，如麻仁润肠丸等。术后数日未排便者，用温生理盐水 1000ml 灌肠，以帮助粪便的排出，但插入肛管时应避免对切口刺激，禁止硬性插入。若出现粪便嵌塞按粪便嵌塞处理，大便次数增多也应处理。

5. 疼痛的处理

患者对术后切口疼痛和排便时切口疼痛有恐惧心理，应对其进行有关的心理护理，增加对疼痛的耐受性。术中良好的麻醉、精细的操作可使术后疼痛降到最低限度。而术后保持大便通畅、便前坐浴和便后热敷是减轻排便时疼痛的重要措施。大多数患者术后疼痛均可耐受，疼痛明显者可服用相应止痛药，或肌内注射布桂嗪 100mg，必要时才用盐酸哌替啶 50mg，可合用异丙嗪 25mg，增强止痛作用。现我科临床多用氟比洛芬酯注射液 10ml 静脉滴注，1 天 1 次，连用 3 天，止痛效果明显。

安阿玥教授在临床上对较大的手术，如大的深部肛周脓肿、高位复杂性肛瘘，术前 3 天就开始口服中药止痛合剂。处方是白芍、木香、延胡索、罂粟壳等，本方具有活血化瘀止痛、缓解平滑肌痉挛的作用。在近几年的临床观察中，中药止痛合剂的止痛和对创口的愈合效果令人满意。术后基本上不用西药止痛针、片剂，从而避免了西药止痛剂的副作用。

对于中药合剂止痛和愈合创口的西医学机制，目前正在做进一步研究。

6. 抗感染治疗

肛门直肠部位的手术因其位置特殊，肛门、直肠为粪便必经之路，所以避免手术后感染是临床重要环节。可以根据病情、手术情况给予一定的抗感染药物。

（1）一般手术（如痔、单纯性低位瘘、肛裂术等）后，可给患者服用复方穿心莲片 6~8 片，1 日 3 次，复方磺胺甲噁唑片 2 片，2 次 / 日。对于西药或磺胺过敏者，术前 1 天开始服用中药煎剂：金银花、连翘、蒲公英、紫花地丁、穿山甲、皂角刺、天葵子、甘草，每日 1 剂，分 2 次服用。

（2）环状混合痔、低位复杂性肛瘘可服用磺胺类药物或诺氟沙星2粒/次，3次/日，连服6天后可改服用中药，也可以用庆大霉素8万单位，肌内注射，2次/日，一般注射7天为限。也可以采用输液抗感染治疗，如5%甲硝唑500ml，每日静脉滴注，连续5天。

（3）肛门直肠周围脓肿、高位复杂性肛瘘、肛门紧缩术、直肠脱垂注射术等，应用青霉素、链霉素或庆大霉素与卡那霉素，7~10天后再根据病情改用其他药物。也可以内服清热、解毒、除湿、活血化瘀的中药辅助治疗。较严重的脓肿，伴高热、寒战或出现中毒性休克的患者，需大剂量联合应用抗生素，如伴有产气荚膜杆菌感染者，更应加入大量抗厌氧菌的药物。

总而言之，肛门直肠手术后患者的治疗，选用抗菌药物要随轻、重、缓、急而定，用药得当。

7. 肛门坐浴和热敷

坐浴和热敷是肛门直肠术后一种简便易行而重要的有效疗法，肛门局部的坐浴和热敷通过肛门的加热，能缓解肛门括约肌痉挛，减轻疼痛，减少渗出，促进血液循环和炎症吸收，加速切口愈合。

（1）熏洗坐浴：利用蒸汽和水温对肛门进行加热，且有局部清洁的作用。水温高时蒸汽熏浴，水温降至适度时坐浴。使用时将肛门切口浸泡在药液中，坐浴时间以5~15min为宜，过长时间、过高温度坐浴会引起肉芽组织水肿，影响切口愈合。

坐浴药物：患者术后15天内可用中药坐浴，选择具有消肿止痛、促进瘢痕软化吸收作用的中药。伤口愈合后可用花椒盐水坐浴，也可用高锰酸钾、硝矾洗剂等。若肛门局部水肿或有湿疹等，可用中药煎水熏洗、坐浴，常用苦参汤化裁。

（2）热敷：分为湿热敷和干热敷两种。湿热敷指用药物将纱布浸湿，稍拧干，敷于肛门处；干热敷常用热水袋置于肛门处。

（3）其他方法：如红外线、电热、痔疮治疗机照射，每日1~2次，每次3~5分钟。

8. 伤口换药

肛门切口换药前，应浴洗肛门伤口。换药方法、使用药物均要视手术情况而定。

（1）一般痔疮如结扎术、注射疗法等换药，先用生理盐水棉球清洗肛门局部，再向肛内放入九华栓或抗生素软膏类。便后有痛者可放一粒吲哚美辛栓或氯己定栓，如肛门有下坠感，可用庆大霉素8万单位，每次2支灌肠，连续3天。

（2）肛瘘、肛裂和肛门直肠周围脓肿患者换药时，先用1%苯扎溴铵棉球清洗肛门创口周围皮肤，然后用盐水棉球轻轻将创口内分泌物沾出。干净后用玉红膏纱条塞入创口内。如已置入乳胶管的复杂性创口、较大的肛瘘创口，一般坏死物较多，术后需先用过氧化氢及生理盐水反复冲洗，待数日后，胶管内无坏死性分泌物时，拔除乳胶管，改用盐水棉球换药。

（3）如肉芽肿过长，可用枯矾散收敛，或以高渗盐水湿敷。如肉芽不鲜、生长缓慢，可用红粉油膏纱条换药，用含汞之丹药可能过敏者，应予注意。如创口久不愈合，应做分泌物涂片查找抗酸杆菌，必要时做病理活检以排除结核。如为结核性创口，可加用抗结核药物；如为一般炎症创口，应检查有无其他影响创面愈合因素，并及时处理，或外敷补益气血生肌药物，以促进创口愈合。

（4）对有缝线者要常规消毒。由于肛肠外科的特殊性，为防止感染，可做如下处理：

①每日口服复方樟脑酊 5ml，以控制排便 5~7 天；②肛门局部可用 75% 乙醇纱布湿敷，每日 1 次，直至拆线；③创口如有轻度感染，每日亦可用 75% 乙醇外敷，若感染较重时，需拆线或扩张后，再予常规换药。

9. 伤口检查

可及时了解伤口愈合情况，发现异常及时处理。动作宜轻柔，避免暴力，减少检查次数，避免疼痛。

（1）注射硬化剂而肛门无切口的检查：术后 2~3 天，可行指诊和肛门镜检查，了解有无硬结形成、黏膜有无坏死及感染情况。

（2）肛门切口的检查：应避开结扎线脱落时间，即术后 7~10 天，避免因检查引起结扎线过早脱落导致大出血。减少肛门镜的使用，减轻对切口的刺激。指诊和肛门镜检查可以了解痔核脱落及萎缩、引流、切口愈合、肛门功能等情况。

（3）套扎与硬化术后的检查：应避开套扎线脱落时间，即术后 7~10 天，避免因检查引起套扎线过早脱落导致大出血。同时了解硬化剂后硬结是否形成、黏膜有无坏死及感染情况。

（4）美国强生微创痔疮手术（PPH）或开环式微创痔上黏膜切除吻合术后 10~15 天，可行指诊，了解吻合口愈合情况及有无狭窄。

10. 理疗

［原理］由中医学与西医理疗学相结合特别研制而成，它将高强度静磁力、旋磁力、热敷热疗、按摩方法与药物等五种功能集于一体，可组合或单项使用诸项功能。

［适应证］各类痔疮、肛裂、便秘、肛门狭窄、肛窦炎、直肠炎、肛乳头炎、肛门失禁以及混合痔、环状痔、肛裂、肛周脓肿、肛瘘等术后。

［功能］具有止血、消炎、消肿、镇痛、去腐生肌、增进循环、调节自主神经的功能，能够疏通经络和促进药物离子导入，促进瘢痕软化，恢复肛门的功能。

［用法］患者侧卧，将治疗探头套上敷药套或避孕套，外涂马应龙痔疮膏，徐徐插入肛内，开启热磁，定时调节开关到患者能接受为宜，术后 10~15 天开始，每次 20 分钟，共 5~10 次。

第九章　肛门直肠术后并发症的处理

第一节　排尿障碍

广义的排尿障碍（urination disorder）是泌尿、贮尿和排尿出现异常，致使排尿动作、排尿量、排尿次数等出现障碍的统称，包括多尿、频尿、少尿、无尿、尿闭、尿淋沥、尿失禁、排尿痛苦、排尿困难、尿潴留等。临床上，前列腺疾病、尿道损伤、膀胱疾病、肿瘤等原因均可造成排尿功能障碍，涉及人群包括各个年龄段，范围广泛。

狭义的排尿障碍特指排尿困难，具体是指排尿时须增加腹压才能排出。轻者表现为排尿延迟、射程短；重者表现为尿线变细、尿流滴沥且不成线，排尿时甚至需要屏气用力，乃至需要用手压迫下腹部才能把尿排出，严重的膀胱内有尿不能排出而发展为尿潴留。

本节主要探讨肛门直肠病术后发生的排尿障碍，特指患者在肛门直肠手术后，由于各种原因引起的排尿不畅或不能自行排尿、尿液潴留，通常男性多于女性，多发于术后当日，亦有持续几日者。可采取措施预防术后排尿障碍，如术前让患者排空膀胱、术中输液不宜过多、术后适量饮水。

一、病因

（1）麻醉影响：麻醉效果不充分时，可引起排尿障碍。由于肛门和尿道括约肌受骶2~4神经支配，腰麻后排尿反射可受到抑制。在局麻不完全的情况下，肛门括约肌痉挛，反射性引起排尿障碍。

（2）手术刺激：肛门直肠的各种手术对肛门直肠及其邻近组织的牵拉、挤压和切割损伤所引起的括约肌痉挛而产生排尿不畅和尿潴留。尤其应避免手术操作过于粗暴，以免局部受损过重，可引起肛门括约肌剧烈痉挛，产生排尿障碍。

（3）疼痛因素：术后肛门疼痛是排尿障碍的主要因素之一，主要是因为盆底肌肉反射性地痉挛造成，疼痛严重时更易发生。

（4）异物刺激：术后肛管直肠内填塞纱布等过多过紧，异物刺激明显，亦可引起排尿障碍。

（5）心理因素：患者因恐惧手术而精神过度紧张，反射性引起排尿障碍。

（6）环境因素：个别患者不适应环境变化，如不习惯于卧床排尿等。

（7）其他疾患因素：患者如有老年性前列腺肥大、尿道狭窄或年老体弱、膀胱收缩无力等，亦可引起排尿障碍。

二、症状体征

症状轻者仅为小便费力、排出不畅或小便呈点滴状；重者数小时内小便不能排出，发生一时性尿潴留，而致膀胱过度充盈、膨隆，引发下腹疼痛，造成痛苦，检查时可见脐下胀满、隆起、拒按。亦有表现为小便疼痛者，甚或牵引下腹部。此外，部分患者术后虽数小时未能排尿，但检查膀胱并不充盈，此种情况并非排尿障碍，而是因为入量少，膀胱尿液形成少，待尿液存量足够可自行解出。

三、处理方法

术后排尿障碍特别是发生尿潴留时，给患者造成较大痛苦，应予及时处理。其措施有以下方面。

（1）针灸疗法：方法简单，收效满意，但要注意手法的运用。可取中极、关元、气海、水道、阴陵泉、三阴交等穴。前列腺肥大引起的尿潴留，取足三里、阴陵泉透阳陵泉、三阴交。

（2）针灸疗法配合热敷及冷敷：可于下腹会阴置热水袋，缓解尿道和肛门括约肌痉挛，半小时左右即可试解。如仍不能排出，可继续热敷，或换用冷敷。亦可先冷敷，无效时再热敷，通过寒温刺激即可引起排尿。但应注意，冷敷冬季不宜使用。

（3）封闭疗法：手术后肛门疼痛引起的尿潴留，可用麻醉药物作长强穴封闭注射。

（4）松解敷料：因肛门填塞纱条或压迫过紧造成的排尿困难，可在术后 4~6 小时适当松解敷料，术后 10~12 小时彻底放松敷料，有利于排尿。

（5）声音诱导法：在除外其他诱因，明确是由于精神过度紧张造成排尿困难时，可采用声音引尿法。用流水声或口哨声刺激，造成条件反射，使得尿意感增强而排尿。

（6）压穴法：尿潴留膀胱充盈时，可在患者脐下四横指腹正中线处用手指尖垂直缓慢向下压 2min，当患者有尿意时令其排尿。注意勿用力过猛，以免损伤膀胱。此压穴法，必须由有经验的医生来操作。另外可于两大腿内侧自下而上、反复按摩数次，至尿意迫切时为止。

（7）药物疗法：适用于手术后因疼痛引起的尿潴留，可选服利尿合剂、八正散等。或用新斯的明，兴奋膀胱逼尿肌以帮助排尿，适用于因麻醉药物作用而引起的排尿障碍。但支气管哮喘患者慎用新斯的明，机械性肠梗阻、尿路梗阻和心绞痛患者禁用。气虚者可用补中益气汤，湿热下注者可用八正散，年老体弱伴前列腺肥大男性患者可用盐酸特拉唑嗪。

（8）灌肠及结肠水疗法：肛门直肠术后数天不排便，由于便秘刺激括约肌痉挛而发生的排尿障碍可用温生理盐水 300~500ml 灌肠，或采用结肠水疗，达到缓解肛门尿道括约肌痉挛效果，有助于排便排尿。

（9）民间验方：用生姜、生大蒜切片涂擦患者尿道外口常可帮助排尿。术后 6 小时未解小便者用车前子 15g 包煎代茶饮。

（10）导尿：凡采用上述措施后仍然无效者，经检查膀胱充盈较重、痛苦较甚、且持续几小时不能排尿者，可行导尿。导尿时应严格无菌操作，避免继发感染。

（11）患者既往前列腺肥大、导尿困难、经数次导尿不成功者，可请泌尿外科会诊，必要时行手术治疗。

四、预防

术前解除患者恐惧心理，使其精神放松，对于前列腺肥大患者，术前应用药物治疗。

手中操作要轻柔细致，减少不必要的损伤。麻醉止痛效果要完全，手术结束前，可于肛门局部注射罗哌卡因亚甲蓝长效止痛剂，以减轻术后疼痛。肛管直肠内填塞物不宜过多过紧。

术后安定患者情绪，增强其自行排尿的信心，一般局麻患者应告诉术后 2~3 小时左右排尿。术后第一次排尿可先听流水声，诱导排尿。老年患者伴有心功能欠佳或前列腺肥大严重者，术后排尿障碍，应及时留置导尿。

第二节　出血

出血是指患者手术后血液从创面溢出，甚至大量流出。临床上分为原发性出血与继发性出血两种。前者指出血在 24 小时以内发生，后者指出血在术后 24 小时以后发生。若患者出血量超过 400ml 即为大出血。肛门直肠部位手术常为开放切口，此处血管十分丰富，出血是术后最常见，也是最严重的并发症。肛肠科术后大出血占 0.5%~2%，因其后果严重，应予高度重视。术后出血的原因多为结扎线松脱、创面感染等。反复出血不止应考虑患者凝血因子缺乏引起的出血性疾病。高血压病患者血管脆性增加，患者大便干结、活动量大、饮酒、喜吃辛辣也会引起术后出血。

另外在术后 6~8 天，痔核坏死脱落时大便后微带鲜血，属正常现象，只要出血量不多，一般情况下 2~3 天可自愈，无需治疗。

一、病因

1. 原发性出血（出血发生在术后 24 小时内）

多因手术操作处理不当引起，常见的有以下几种情况。

（1）内痔结扎时，结扎线不牢固或内痔残端保留过少又未采用缝扎，术后活动过度等，造成结扎线松动脱落而致出血。发生此种情况多因经验不足或麻醉不好，视野不清楚，盲目操作所致。有术者为避免结扎线松脱采用双线结扎，这是完全错误的，两股丝线互相摩擦，不但不会增强固定作用，反而会互相滑脱，造成出血。

（2）齿线以上肠腔，从黏膜层到黏膜下层和肌层之间，血管极为丰富，如处理不当容易导致出血。内痔缝扎时，缝针贯穿过深，伤及肌层血管，当痔核坏死脱落时，深部创面的动脉闭塞不牢而发生出血。

（3）手术切除范围广，创伤面积大，损伤深部组织，由于术中小血管暂时收缩，出血不明显，未引起重视或出血点结扎缝合不牢固，或术后创面压迫不充分等，术后血压回升，引起创面出血（高血压患者多见）。

（4）注射硬化坏死剂时，药量或浓度过大，操作方法不正确，如注射过深或过高，腐蚀肌层血管，创面过深过大，发生大出血。

（5）涂用腐蚀性药物，使痔核坏死溃疡，发生感染，侵及血管而致出血。

2. 继发性出血（出血在术后 24 小时后发生）

（1）内痔结扎术后 7~12 天内痔核坏死脱落期间，剧烈活动或大便干燥、排便用力过猛、扩肛使创面损伤和血栓脱落可致出血。内痔结扎 7 天后，患者无任何原因的出血，有一个不可忽视的原因：痔核结扎过深，脱落后创面直达肌层而引起出血。

（2）术后痔核坏死，结扎点部位继发感染，组织坏死，血管破裂而致出血。

（3）注射硬化坏死剂时，药量或浓度过大，操作方法不正确，如注射过深或过高，腐蚀肌层血管，而在痔核脱落时，因痔组织等坏死较重、创面过深过大，发生大出血。

3. 疾病因素

（1）凝血功能障碍：如血液病，白血病，血小板减少，纤维蛋白、凝血因子缺乏等。

（2）门脉高压症：肝硬化、腹内肿瘤、腹水等引起门静脉回流障碍产生原发性出血和继发性出血。

二、症状体征

肛门直肠疾病术后出血根据时间、性质、出血量多少可分为以下几种。

（1）按手术时间可分即时性和继发性出血。即时性出血发生于术后 24 小时内，继发性出血发生于术后 24 小时后，多发于术后 7~10 天。

（2）按出血流向的部位可分向内出血和向外出血。向内出血即血液流入直肠和结肠。因肛门括约肌痉挛和填塞压迫的影响，使肛管阻塞，出血不能或不易流出，故向内流入直肠和结肠腔道。其初始因出血量少，患者可无任何感觉，但随流入血量的逐渐增多，患者感到下腹胀满不适、欲大便或肛门灼热感。但是当不能控制便欲而排便时，肠内积血迅速排出，血液多呈暗褐并有黑色血块。此时因大量积血迅速排出，患者会出现心慌、头晕眼花、四肢无力，甚至晕倒，继而面色苍白、出冷汗、脉搏细弱而数、血压下降，乃至休克。这种出血临床上多见于继发性出血。向内出血，初期易于忽略，因出血未能及时处理，可能出现多次出血，给患者造成巨大损伤，临床上要特别注意，密切观察病情变化，及时发现，及时治疗。向外出血即血液由切口流出，侵染敷料衣物。患者感觉明显，或觉有液体外流，易于发现和处理。

（3）按出血量多少可分大量、中量和少量出血。前两者出血量多、病情较重，多为继发性及术后即时性，必须及时处理；第三者出血较少，可为即时性或继发性，对全身无明显影响。大量急性出血，因血量多而急，症状体征明显，严重时可出现休克；少量缓慢出血，出血量少且速度缓慢，除向外出血可以及时观察外，一般无明显症状体征。

三、处理方法

术后少量出血可服止血药物或加强包扎压迫，注意观察而不予特殊处理。多量出血应及时处理，并详细观察病情，密切护理，注意血压、脉搏等变化。

肛门病术后出血，其四大处理要点：及时制止出血，安静卧床休息，控制饮食及大便，动态监控生命体征。

1. 原发性出血

（1）原发性创面渗血可用吸收性明胶海绵、云南白药、止血粉或者赛霉安散覆盖创面，加压包扎，压迫止血。患者卧床休息，同时服用口服止血药物或肌内注射、静脉滴入酚磺乙胺、血凝酶等止血药物，必要时加用抗生素，避免感染加重出血。

（2）对内痔结扎术后因结扎线滑脱而出血者，应在麻醉下寻找准确出血点，做血管结扎或缝扎。止血的同时一定要注意监测患者的血压，血压高时一定要给予降压药物。同时观察患者疼痛状态，及时给予镇痛，避免因疼痛造成的血压升高。

2. 继发性出血

（1）凡在术后 7~10 天内大便带血或者滴血，有暗红血块者，可服用止血药物，如三七粉和维生素 K，同时给予润肠剂。如反复多次出血，可在适量使用止痛药物、充分润滑情况下用肛门镜检查肛门直肠内有无出血坏死病灶，以便及时对症治疗。

（2）凡出血较多经一般处理无效者，大多有搏动性动脉出血，应在骶麻下用肛门镜充分暴露病灶，寻找出血点。可用食指触摸有无血管搏动，并在出血灶的上缘黏膜上做缝扎止血。

（3）如广泛性渗血不止，可在渗血面基底部用含肾上腺素的湿纱布压迫，或用止血粉、赛霉安粉、云南白药覆盖渗血处，更换敷料后重新压迫包扎。

上述方法效果不明显，可采用下列方法。

大、中量出血：即时性出血，须缝合出血区创面，或将出血区游离黏膜于黏膜下组织缝着固定，必要时结扎出血创面上部的痔血管。继发性出血，处理较为困难，因多发于痔块枯脱阶段，此期组织脆弱，不易缝合，故既往多用填塞压迫止血法。压迫法有以下几种。

①纱卷压迫：取一中空乳胶管，长约 8~10cm，在胶管外侧缠绕数层纱布，外裹凡士林纱布块，直径约 6cm，以粗丝线扎紧，然后以分叶肛门镜置入肛内，撑开肛门镜，置入纱卷，撤出肛门镜，外部留粗丝线线头。

②气囊压迫：取气囊放入直肠内，然后充气使其膨隆，即起压迫作用，气囊外端以钳钳夹，控制排便 2~3 天，并配合全身治疗，输入抗生素或全血。用气囊压迫法，可视病情间歇压迫，即压迫一定时间将气放掉，待时再充气压迫，此可减轻压迫时的痛苦。

③对出血较多、血量达数百毫升，因血压下降引起血管回缩出血暂停，找不到出血点者，可在输液扩容、血压升高的同时，细致观察，耐心轻柔地找到出血点，及时处理。为了预防血压回升遗漏的小血管再次出血，应用无损伤缝合线在创面做可靠的缝扎，但不要轻易做纵行连续缝合，也不可过深、牵扯组织过多，避免造成肛门直肠狭窄或肛门直肠神经痛。对可疑出血点用明胶海绵或止血粉压迫止血，术后观察 2~3 个小时。我们从临床经验得知，一般肛门局部压迫止血（广泛性渗血），只要处理得法，2~3 个小时就可止血。

3. 大出血的全身治疗

（1）对大出血伴有休克者在局部止血时要尽快控制大的活动性出血点，对动脉出血更应重视，迅速抢救。止血同时应吸氧，开放静脉通路，补液、输血以补充血容量。

（2）对有出血倾向者可内服或肌内注射止血药物如云南白药、三七粉、维生素 K、酚磺乙胺、血凝酶等，或辨证使用中药汤剂以益气摄血，凉血止血。

（3）由于肛门直肠手术大多为开放性伤口，又有粪便污染，极易发生感染，因此在处理出血、治疗休克的同时抗感染措施同样重要。

四、预防

肛肠病术后出血原因较多，其预防措施应注意以下几点。

（1）术前详细掌握患者一般情况，如凝血功能，是否有高血压、肝硬化、心脏病、血液病等，科学评估手术风险，认真选择手术适应证，遵循每种治疗的操作原则，术中止血完善。对搏动性出血一定要牢靠结扎或缝扎。外剥内扎术创面基底尽量不要过大。应用激光切割止血时，尽量减少电弧对深部组织的损伤，止血要充分彻底。

（2）术后休息勿过度活动，多食蔬菜水果，保持大便通畅，避免干燥粪便的损伤。换药动作轻柔，注意控制感染。

（3）尽量不使用硬化坏死剂，也不要使用大量的腐蚀剂，一旦使用，应严密观察。

第三节　疼痛

疼痛是肛肠病术后主要的反应之一。其疼痛分两种：创伤性疼痛和炎症性疼痛。疼痛的程度往往与手术部位和创伤的大小有关。大肠手术患者一般在术后48小时内肠蠕动不规则，除了切口疼痛外，患者还可有腹内疼痛，有时表现为窜痛，也有出现下腹部抽痛，这种疼痛属内脏神经痛。当蠕动的肠段影响到切口时，容易造成疼痛加重。48~72小时后，肠蠕动恢复正常，开始排气，内脏神经痛可渐消失。故大肠术后疼痛一般不剧烈，持续时间也较短。肛门直肠疾病由于解剖学等因素的影响，往往在术后出现较剧烈的疼痛，而且持续时间较长。因此，本节着重论述肛门直肠疾病术后疼痛及其处理。

一、病因

（1）解剖因素：齿线以下的肛管组织由脊神经支配，感觉十分敏锐，受到手术刺激后可产生剧烈疼痛，甚至可引起肛门括约肌的痉挛，导致肛门局部血液循环受阻，引起局部缺血从而造成疼痛加重。

（2）手术损伤：由于手术切除了病变组织，形成了创面，手术中对肛门皮肤损伤过重，牵拉过多，结扎组织过多，缝扎或注射部位不正确、深浅不合适，均可引起疼痛。

（3）排便刺激：患者由于恐惧心理和手术刺激，肛管处于收缩状态，使得排便刺激引发撕裂性的剧痛。而此种疼痛又可加剧患者的恐惧心理，造成肛门括约肌在排便后长时间处于收缩状态，形成恶性循环，从而导致排便后的疼痛加剧。

（4）其他反应及并发症影响：手术后由于创面渗出增加，再加局部病菌的作用，可造成局部发生炎性水肿，引起疼痛。便秘或异物刺激也可引起肛门疼痛，手术造成肛门狭窄、大便时用力撕裂肛管皮肤及刺激创面均可引起疼痛。手术后创面愈合后瘢痕挛缩也可引起疼痛。此外，排尿障碍等并发症均可加重疼痛。

总之，术后疼痛的因素除与肛门区感觉敏锐等因素有直接关系外，患者的精神状况、耐受程度、术中麻醉方式的适当与否、病变范围大小、损伤的轻重、手术方法的选择等均有一定影响。

二、症状体征

肛门直肠疾病术后疼痛的程度不一。轻者仅觉局部微痛不适，对全身无明显影响，重者坐卧不安、呻吟不断、全身大汗，影响饮食及睡眠。疼痛的性质有胀痛、灼痛、坠痛、刺痛、跳痛等，可表现为持续性或间歇性。一般术后 24~48 小时内较重，之后逐渐缓解。但受到刺激或损伤如排便、换药时，可使疼痛一过性加剧。

三、处理方法

（1）局部应用长效镇痛剂：此方法主要适用于肛门直肠疾病的术后镇痛。如混合痔外剥内扎术、高位肛瘘切开挂线术等。可在手术结束前在局部切口周围注射适量复方罗哌卡因亚甲蓝长效止痛注射液、高乌甲素等长效止痛药物。此法特点是一次用药后发挥作用时间长，避免了反复用药，且操作简便，副作用小。

（2）针灸镇痛：镇痛迅速，无副作用。针刺时应注意手法的运用，一般用强刺激法，至疼痛减轻或消失时再予留针 10~15 分钟。取穴：承山、气冲、长强、足三里、八髎等。亦可应用耳针，在耳廓上找出反应点，用毫针刺激后再埋皮内针固定，平日可随时按压埋针处，以减轻疼痛。亦可以用 0.5%~1% 利多卡因 10~20ml 行长强或承山穴封闭止痛。

（3）西药镇痛：术后可根据疼痛的轻重缓急酌情给予镇痛药物。一般可服洛芬待因缓释片等；疼痛较重时可服盐酸曲马多或肌内注射盐酸哌替啶等。夜晚因疼痛重影响睡眠时，除用止痛剂外还可配合应用镇静安眠药物，如盐酸哌替啶与安定并用。

（4）中药镇痛：凡病变范围广泛，损伤较重或伴有炎性肿胀等现象者，可采用中药镇痛，效果较好，尤其对术后肛缘肿胀所致疼痛效果尤佳。可用清热解毒、活血化瘀、消肿止痛之剂如止痛如神汤等内服，或安氏熏洗剂、复方荆芥洗药、祛毒汤等煎汤熏洗、坐浴。亦可外敷九华膏、马应龙麝香痔疮膏、冲和膏等。排便困难可口服麻仁丸、乳果糖、酚酞片等保持大便通畅。

（5）热敷、理疗镇痛：由于瘢痕压迫神经末梢引起的偶发刺痛，一般不需处理，程度较重者可配合热敷、理疗。术后创面较大，预计瘢痕较重者，可在术后换药时采用糜蛋白酶＋庆大霉素外敷，防止瘢痕形成，促使瘢痕软化。

（6）外用药镇痛：术后肛缘炎性水肿，可以向肛管内涂抹抗生素软膏，如红霉素眼膏、金霉素软膏等。京万红软膏和赛霉安乳膏都具有止痛、消炎、清热止血、化腐生肌的功能。亦可外敷四黄膏、活血止痛散。

（7）磁疗：一般以磁场强度为 1000~1500G 的磁片或磁铁置于腰俞穴，胶布固定。如患者无头晕、恶心、呕吐等不良反应，可置放数日。置磁铁后一般约 5 分钟疼痛即逐渐缓解，如使用磁铁磁场强度较大，则镇痛效果更为显著。

（8）激光照射：可用氦氖激光照射长强、承山、足三里等穴位。

（9）创面处理：每次大便后用温水或中药坐浴，可缓解肛门括约肌痉挛，减少排便疼痛。换药时为患者肛内纳入吲哚美辛呋喃唑酮栓、氯己定痔疮栓、九华栓等均可明显减轻疼痛。换药时注意动作轻柔，操作细心，药条放置合理，保持创口引流通畅。

（10）镇痛泵镇痛：对疼痛特别敏感、无法耐受的患者，可以请麻醉科医师采用镇痛泵术后镇痛，但应注意预防可能出现的胃部不适、头晕等症状。

四、预防

术后疼痛除采用上述方法处理外，预防工作更为重要，需注意以下几点。

（1）术前做好患者的思想工作，使其消除顾虑，坚定信心，与医护人员密切配合。

（2）术中针对病情及患者体质，选择适当的麻醉方法，严格无菌操作，手术操作细心，动作轻柔，尽量减少手术刺激和过度牵拉损伤。

（3）术后预防便秘，换药手法注意轻柔。

第四节　粪便嵌塞

干硬的粪块滞留在直肠不能排出，引起严重的便秘症状及会阴部疼痛，称为粪便嵌塞，是直肠便秘的一种形式。粪嵌塞需要及时处理，如持续时间长，则会造成直肠、肛门处损伤，术后患者伤口疼痛剧烈，甚至可诱发低位肠梗阻。

一、病因

（1）患者术后由于肛门疼痛，不敢排便或刻意控制排便，以致排便间隔过长，使得肠腔存留大便的水分被吸收过多，而造成大便干硬，引起便秘。

（2）排粪动力不足：常见于年老体衰、长期卧床的老年人。由于直肠的运动功能减退及直肠收缩无力，加之术后活动减少，常无力排便。产妇有时也会出现粪嵌塞，主要是活动减少，腹肌松弛，加之粗纤维摄入减少导致粪便停留过久所致。

（3）肛门直肠手术，如肛瘘、内痔结扎损伤齿线附近组织过多，致使排便反射减弱而导致排便时间延长，引起便秘。

（4）患者术前钡剂灌肠检查后钡剂未排净，或术后服用四环素、土霉素，肠蠕动减慢，水分过多吸收均可引起便秘。

（5）饮食因素亦不可忽视，在肛肠手术中有些患者刻意改变饮食，进食流质或半流质，这些都可引起便秘。

（6）因肛门局部止痛药物的应用，造成肛门周围感觉神经的抑制，患者无便意，引起嵌塞。

（7）患者有习惯性便秘史。

（8）药源性粪嵌塞：强刺激泻药、平滑肌解痉药、抗抑郁药物的不合理应用，或吸毒患者，均可出现直肠粪嵌塞。

（9）精神因素：各种因素导致精神过度紧张，交感神经兴奋，结直肠处于痉挛状态，不能正常蠕动，导致粪嵌塞。

二、症状体征

轻者排便时费力，排便时间延长，排出粪便如羊粪球状；重者数日不排便，腹胀拒按，头晕，恶心，肛周和盆底肌肉痉挛，肛周或小腹疼痛、坠胀，偶尔少量稀粪可漏出，需灌肠方能排出大便。此时直肠指诊可触及坚硬的粪块，如向上推动粪块，可有较软的粪便从侧边流出。

三、处理方法

（1）对症处理：便秘轻者可服用缓泻剂，如麻仁丸、栀子金花丸、酚酞、果导片和液体石蜡等。术后便秘重者可以辨证施治，选用中药大承气汤等方剂化裁治疗，或用番泻叶5~15g泡水服。

（2）灌肠：液体石蜡50~500ml保留灌肠；或用温盐水灌肠如42℃的生理盐水500~1000ml灌肠。

（3）手指掏便：患者粪块嵌塞严重时医者可戴手套将其嵌塞粪块掏出。老年患者因胃肠动力不足，口服药物或灌肠不能排出嵌塞的粪块，需要掏便。此时应注意不可暴力损伤肛门直肠黏膜及软组织。临床上时有遇到因手指掏便不得法，引起直肠内大出血的案例，应给予足够重视。

［操作方法］带双层手术用橡胶手套，将食指充分浸泡在液体石蜡中，将食指沿肛管壁进入，动作轻柔地沿肛管及直肠壁以液体石蜡均匀涂抹，使粪质与肛管和直肠壁分离，食指退出时掏出少许粪质，以减轻肛管直肠部粪质的堆积，以利排出。术后几天可用太宁栓和痔疮膏交替纳肛，使粪嵌塞及指掏术后对组织可能的损伤尽快回复。

（4）肠道水疗：通过肠道水疗机把处理过的水灌入肠腔，稀释粪便，使大便顺利排出。

四、预防

（1）医生与患者加强沟通，消除患者手术恐惧感。

（2）引导患者尽早下床活动增加肠蠕动。

（3）术中尽量减少破坏直肠末端黏膜区，即使结扎也必须留有足够的黏膜桥，以防损伤过多的直肠压力感受器而影响排便。

（4）术后应注意饮食结构的调整，鼓励患者进食粗纤维食品及水果。如有习惯性便秘者，术后可服用麻仁润肠丸、麦麸等保持大便通畅。

（5）术前可以先行几日肠道水疗，让粪便排出，减少术后排便痛苦。

（6）术后第1次排便前可予甘油灌肠剂110ml灌肠以协助排便。

第五节　发热

一、病因

（1）患者因手术损伤及毒素刺激引起体温升高。由于手术切割等损伤可使术区部分组织细胞死亡，死亡的细胞术后逐渐被机体吸收，可出现吸收热；术中异物存留，如高位肛瘘挂线、内痔结扎等，局部因异物刺激，可致术后发热；另外，肛瘘、脓肿等手术未彻底清除的残留坏死组织亦引起术后发热。

（2）手术创面感染或伤口引流不畅，创口局部分泌物增多，红肿疼痛，引起发热。

（3）药物反应：如注射消痔灵和枯痔液等硬化剂、插枯痔钉、涂抹腐蚀剂，经常会见到患者有低热反应。但体温超过 37.5℃以上者要引起重视，结合血常规，排除其他并发症，及时处理。

（4）患者术后并发症，如上呼吸道感染、尿路感染及局部肛门直肠周围新发脓肿等均容易引起发热。但要严格鉴别，首先应除外手术局部的问题，再排查其他系统感染。

（5）少数患者出现原因不明的长期低烧，要注意与其他疾病区别，如结核病、布氏杆菌病等以便得到早期诊断和治疗。

二、处理方法

（1）如术后畏寒、发热，伴肛门肿胀、疼痛，应首先察看创口局部是否存在引流不畅，如果切口过小，创面窄而深或外高内低，或有未打开的脓腔，应在良好的麻醉下重新处理伤口。

（2）如肛瘘、肛周脓肿手术原因造成组织损伤、局部炎症刺激、注射术的药液吸收等也可出现低热，不需要特殊处理即可自行消退。

（3）全身或局部感染症状存在时应该按炎症处理，及时合理应用抗生素。

（4）原因不明的低烧，要在查明原因、排除系统性疾病后再做处理。

（5）如注射消痔灵引起的白细胞升高，发热达 38℃并有肛门部不适等，应引起高度重视。注意有无坏死血栓脱落甚至更危险的并发症。一旦发现相关症状，应该及时处理局部并佐以全身抗感染治疗。

《中医医疗事故纠纷的防范与处理》一书载有内痔注射消痔灵感染死亡的案例，笔者认为由于痔的治疗不得当造成患者死亡，是非常严重的事故。要杜绝这种事故发生，就要从根本上终止一些事故多、并发症多、后遗症多的药物和治疗方法，以对患者的生命健康负责。

（6）如术后发热，已排除手术因素，可运用中医的辨证施治来加以治疗。若属外感风热，治宜辛凉解表、疏风清热，选方常用银翘散化裁；如属外感风寒，治宜辛温解表，可选用麻黄汤、桂枝汤和新加香薷饮化裁；如属气虚发热，应益气清热，可用补中益气汤化裁；如属阴虚内热（如结核性肛瘘等），应滋阴清热，常用青蒿鳖甲汤、清骨汤化裁治疗。

三、预防

（1）对于因内科病引起的发热，需特别注意，必要时请内科协助治疗。

（2）如局部原因引起的发热，如肛周感染、脓肿形成、肛瘘合并感染等需及时再次手术切开引流。手术中务必遵循外科原则，使创面引流通畅。

（3）手术时应注意无菌操作原则。因手术中消毒不严而致感染者已有报道，如注射法治疗直肠脱垂导致直肠广泛坏死，或炎症扩散发生脓肿，或痔瘘手术引起破伤风等，应当引以为戒。

第六节 继发感染

肛肠疾病术后感染是肛肠病治疗过程中较为常见的一种并发症，大都是在对肛门、直肠和结肠疾病实施手术或治疗时所引起的继发感染。原有的感染如肛周脓肿等不在此范围内。肛肠疾病术后感染常有以下分类方法：①就其性质来说可分为特异性感染及一般感染；②就其部位可分为腹部感染及肛周感染；③就其程度可分为局部感染及全身感染。本节主要论述一般性感染。

一、腹腔感染

结肠、直肠手术最容易污染腹腔，引起弥漫性腹膜炎或盆腔脓肿。

1. 病因

（1）由于结肠壁薄，血液供应较差，肠吻合最容易发生破裂、穿孔等，使含有大量细菌的肠内容物流入腹腔，同时，手术操作不慎也易引起腹腔污染，形成腹膜炎或盆腔脓肿。

（2）术前肠道准备不充分或围手术期未能合理应用抗菌药物。

（3）保留的肠管发生扭曲，影响了局部肠管的血液供应，使肠管缺血、水肿、渗出、坏死及肠穿孔等，造成腹膜炎或盆腔脓肿。

2. 症状体征

腹腔感染早期，如肠内容物进入腹腔较少时，患者表现为突然持续性腹痛，程度尚能忍受。随着炎症的扩散，腹膜炎症状加重，腹痛加剧，难以忍受，这时深呼吸、咳嗽，都可以加重疼痛。患者此时多呈踡曲侧卧，不愿移动，因腹膜受到刺激，可引起反射性恶心、呕吐、体温升高，脉搏随体温升高而加快，如体温升高而脉搏反而减慢者，为病情恶化的标志。还可出现感染中毒症状，如高热、大汗、口干、呼吸浅速。后期则全身衰竭，出现严重的失水、代谢性酸中毒或感染性休克，腹部查体可见全腹部压痛、反跳痛、肌紧张。

3. 实验室及其他检查

腹腔感染时，患者出现白细胞计数升高，以中性粒细胞为主。腹部X线检查可见大、小肠普遍胀气和多个液平面，部分患者膈下见游离气体，如果肠内容物进入腹腔或渗出较多时，腹腔穿刺有阳性结果。

4. 诊断

患者腹式呼吸减弱或消失，伴有明显的腹胀，可呈板状腹，腹部有压痛及反跳痛。如果腹腔积液较多，可出现移动性浊音，听诊时发现肠鸣音减弱或消失。如出现盆腔脓肿，直肠指诊时可发现直肠前窝饱满及触痛，有波动感，肛门括约肌松弛，由于盆腔腹膜面积小，吸收毒素少，因而全身症状较轻而局部症状重。

5. 处理

（1）穿孔较大，肠内容物流入腹腔多，腹膜炎症状较重，还应及时行二次手术消除感染。在原切口上打开腹腔，尽可能吸净腹腔内脓液，去除腹腔内异物。严重污染时，要用生理盐水反复冲洗腹腔，根据情况放置引流管，待腹腔感染局限，未再引出脓性物时，及时拔除引流管。

（2）全身支持疗法：结肠、直肠穿孔，很多大肠埃希菌进入腹腔，需大剂量应用抗菌药物控制感染。一般常用药为：卡那霉素、庆大霉素、磺胺甲基异噁唑加抗菌增效剂、青霉素类、甲硝唑等，还可根据情况选用清热解毒中草药。必要时，输血、输液，以补充血容量和纠正水、电解质平衡。

（3）盆腔炎症的处理：如为盆腔脓肿，则应采取截石位，用肛门扩张器暴露直肠前壁，在脓肿波动处先行穿刺抽取脓液后，沿穿刺针作一小切口，再用血管钳分开切口排出脓液，最后留置橡胶管引流。

6. 预防

（1）严格遵循手术操作规程，加强无菌观念。手术操作要细致，防止遗漏纱布、手术器械于腹腔内，术后换药严格遵守无菌操作。

（2）及时、合理应用抗菌药物或加以中药辅助治疗。

二、肛门术后感染

肛门局部组织，周围汗腺和皮下脂肪、小毛细血管比较丰富，同时此部位是大便必经之路，又是藏污纳垢的地方，利于细菌的滋生和繁殖，所以容易造成局部炎症或全身感染。

1. 病因

（1）因手术创口处理不当，留有无效腔、血肿或引流不畅等继发感染。

（2）因手术创口大而深，在换药时将引流物遗留在创口内或手术中将纱布、棉球遗留在伤口中，而后形成继发感染，创口不愈。

（3）因手术中消毒不严格，局部麻醉时操作不规范，细菌脓液随针头或器械带入正常组织内。笔者认为肛肠专科采用骶管麻醉法对手术操作及避免继发感染均有利。

（4）身体虚弱、多次手术，机体抵抗力下降也易继发感染。有免疫缺陷或使用免疫抑制剂的患者更易感染。

2. 病状体征

局部出现红、肿、热、痛，伤口表面有脓性分泌物，有灼热感；如感染范围较大，可出现发热、头痛、乏力、食欲减退、脉搏加快等。实验室检查白细胞计数增加，以中性粒细胞升高为主。

3. 处理方法

（1）凡是局部肿痛、全身症状不突出，无发热，白细胞不高者，可用中药安氏肛肠洗剂坐浴，外敷四黄膏或金黄膏以活血止痛散。

（2）脓肿已形成时，除全身应用抗菌药物外应及时切开引流，以免感染扩散。脓肿初期或范围不大，保守治疗及时或可改善症状，但局部病灶不会消失，还会反复，手术切口引流是根治的唯一手段。

（3）对手术创口有假性愈合或引流不畅者，应该及时将创口敞开，填入纱条引流，防止创口形成假性愈合。

（4）对继发感染又合并有大出血者，在止血处理的同时要控制感染，尤其是给予抗厌氧菌药物。正确合理地应用抗菌药物和局部适时用药，促进创面修复，必要时对患者进行全身抗感染治疗。

（5）其他治疗：提高患者的抗病能力，对贫血、营养不良者给予输血及白蛋白治疗，对有电解质平衡失调者积极予以纠正。

4.预防

（1）术前做好准备，彻底消毒手术部位及皮肤。

（2）遵循无菌操作原则，尤其是内痔注射时，消毒至关重要。

（3）术后合理应用抗菌药物，开放创口必须保持引流通畅，防止假性愈合，如缝合创口，需要无菌操作换药。

第七节 水肿

混合痔外剥内扎术、内痔单纯结扎、肛乳头切除、硬化剂注射、吻合器痔环切术等肛门直肠手术后或以其他疗法治疗后，患者肛门局部因血液和淋巴回流障碍、血管通透性增高，水分在组织间隙滞留过多均可引起水肿。水肿常伴随炎性反应渗出增加，称为炎性水肿。水肿可加重患者痛苦，影响创面愈合，故应积极防治。

一、病因

（1）由于手术不当而造成，多见于：混合痔手术仅对内痔进行结扎，外痔手术未处理；多个痔核同时处理，创口间保留的皮桥较小，对其下曲张的血管团未破坏处理；术中对组织钳夹、牵拉过于暴力，切除皮瓣或缝扎不当，电刀损伤过深。以上因素均可影响肛门局部淋巴和血液的回流，造成水肿。

（2）行内痔硬化剂注射疗法，注射不当，药液侵及齿线以下组织，内痔插钉时，药钉插在齿线处或齿线以下，引起水肿。

（3）术后大便困难，或排便次数频繁，久蹲、下努，可加重局部水肿。

（4）肛门局部加压包扎敷料过早松解，或者包扎不对称，压迫不均匀，肛门填塞不均匀，局部渗出增加，导致水肿。

二、症状体征

水肿者局部肿块色淡，与皮色无异，如肿块皮下组织积液较多，可呈半透明状。触之局部柔软，无明显压痛。如按压片刻，因液体回流，肿块体积会变小。严重者局部红肿，或整个肛门肿胀，如肿块较大，表面可充血、糜烂。如为创缘水肿，因炎肿可致创缘明显增厚，甚或向外卷曲，也可影响邻近皮肤，水肿、炎肿并存时肿块可触及硬结。局部肿胀如不能及时消退，可使结缔组织增殖，局部变硬高突或出现皮赘。

三、处理方法

（1）中药坐浴：肛门局部水肿可用中药坐浴，这时为治疗局部肿胀的主要方法。可用安氏洗剂、复方荆芥洗剂或祛毒汤，水煎坐浴，每日1~3次，每次5~10min。如肿胀较轻，可用花椒、艾叶等以沸水冲浸放温至 39~40℃后坐浴即可。

（2）高渗液湿敷：轻微水肿可以纱布浸 50% 温硫酸镁溶液或 10% 温盐水后湿敷局部，每日 1~2 次，每次 15min 左右。

（3）局部涂药：炎肿者可用四黄膏、活血止痛散、九华膏涂敷局部，可与坐浴法配合应用，坐浴后涂药。

（4）理疗：可用超短波、氦激光、红外线、肛肠治疗仪、频谱治疗仪等治疗。

（5）手术：水肿未形成血栓者不必手术，用药后待循环建立，水肿可吸收。水肿较大可在严格消毒情况下作减压切口。水肿严重，形成血栓时，应予手术摘除血栓。

四、预防

（1）肛门部手术切口多为 V 形，以小切口为宜，创面应整齐，切口尖端可向外适当延长，以利减压引流。结缔组织型外痔手术时，可据实际情况设计切口形状，但创缘应整齐。

（2）两个以上的创面间应保留足够的皮桥，皮桥下的曲张血管丛应尽力破坏，术后均匀加压包扎。

（3）减轻损伤：手术操作规范、轻柔，尽量减少对不准备切除组织的损伤。

（4）较大环形混合痔行外剥内扎术，如切口过多，可适当剪断部分浅层外括约肌。这种方法可减轻水肿和疼痛，并可预防肛门狭窄。但对环形混合痔合理分段，可减少水肿发作概率，应尽量避免使用切断浅层外括约肌的方法。

（5）注射、插钉治疗注意点：内痔行注射、插钉、冷针等治疗时，应在齿线 0.5cm 以上部位施术，避免齿线下组织受损。

（6）术后注意预防便秘及腹泻，如下坠不适可服补中益气汤、秦艽苍术汤或秦艽片。

（7）术后换药：注意创口处理，合理用药，预防感染，如发现创缘肿胀，应及时处理，避免加重。

第八节　肛门直肠狭窄

凡是肛门、肛管、直肠腔道变窄，以致发生大便变细、变扁、粪便通过困难，甚至可发生腹胀、恶心、呕吐等肠道梗阻症状者，称为肛门直肠狭窄。肛门直肠狭窄是肛肠手术后较为严重的并发症之一。大多是由于手术严重损伤肛门组织、感染和药物腐蚀、瘢痕增生等原因造成肛门直肠软组织弹力降低，并使肛管和直肠的管腔直径缩小，造成排便困难，又因为部位的不同、高低之别可分为肛门狭窄和直肠狭窄两种。

一、病因

（1）手术时对肛门或肛管皮肤损伤过多，此种多见于环状混合痔外剥内扎术、混合痔环切术，因为内痔结扎时分段过少、钳扎过深而造成肛管狭窄。

（2）采用内外痔的药物腐蚀疗法损伤组织过多，形成环形或半环形瘢痕而致肛门狭窄，影响排便。

（3）采用硬化剂如消痔灵行直肠脱垂注射术、痔注射术引起局部感染，广泛坏死容易造成瘢痕挛缩而致直肠狭窄。

（4）先天性肛管狭窄、重度肛裂手术时未做松解处理，术后也易加重狭窄。

（5）激光治疗后引起的狭窄在临床也不少见，主要是激光烧灼正常组织较多，引起瘢痕挛缩。因此，激光在肛肠病的治疗中，适应证的选择非常重要，不可虚假地扩大宣传其作用，以误病害人。

（6）PPH术后，吻合口增生，或吻合钉不脱落，异物刺激，导致直肠狭窄。

二、诊断标准

（1）排便困难，伴肛门坠胀，并有肛门阻塞感，重者可有腹胀、恶心呕吐。

（2）有肛周炎症、肛门损伤或肛门直肠手术史。

（3）肛门指检，食指通过困难或不能通过，可触及镰状、环状或管状狭窄环。

（4）直肠镜检查，部分患者可见狭窄环，狭窄部位可有糜烂、溃疡。

三、处理方法

（1）如肛裂，外剥内扎、单纯结扎、注射术等术后，疑有狭窄者采用扩肛，每2~3天1次，可以防止因创面粘连而引起的狭窄。

（2）对激光手术引起的瘢痕挛缩导致的狭窄可采用热敷、坐浴、理疗，严重者局部注射芍倍注射液或糜蛋白酶＋庆大霉素混合液，以促进瘢痕软化。

（3）对肛管和直肠环状狭窄，瘢痕环可施行手术松解，深部者沿瘢痕处纵行分段切开狭窄环的基底部，也可在切口处注射芍倍注射液或糜蛋白酶＋庆大霉素，以达到软化瘢痕、促进炎症吸收、松解狭窄环的目的，此法在临床上治愈率很高。

（4）硬化剂注射疗法治疗环状混合痔，形成直肠内狭窄。临床上遇到较多的有两种情况：一为线状环形狭窄，一为柱状环形狭窄。二者均为不可逆性，需切开注射芍倍注射液或糜蛋白酶＋庆大霉素，或用瘢痕挂线术才能解除狭窄的现象。挂线疗法的适应证：直肠下段及中段镰状狭窄，根据狭窄情况，可同时几处挂线，但应注意瘢痕体质患者不适用，以免挂线刺激造成瘢痕加重。

（5）肛门成形术

①肛管成形术，适用于各种肛门狭窄。

②肛门Y-V成形术，适用于肛门轻、中度狭窄。

③转移皮瓣肛门成形术，适用于肛门中度狭窄。

④S形带蒂皮瓣肛门成形术，适用于重度肛门狭窄、重度黏膜外翻、"白头肛门"病、Paget病及Bowen病。

四、预防

（1）选用科学而正确的手术方法，切莫夸大其说。

（2）创面之间必须留有足够的皮桥，内痔结扎3处以上时，结扎部位不宜在一个平面上，混合痔外剥内扎术后肛内宜以顺利进入2指为度。

第九节　肛门失禁

肛门失禁是排便功能紊乱的一种症状，患者失去控制排气、排便的能力。发病率不高，不直接威胁生命，但造成身体和精神上的痛苦，严重地影响了正常生活和工作。

肛门失禁根据症状在临床上分为：完全性肛门失禁、不完全性肛门失禁和感觉性肛门失禁三种。

（1）完全性肛门失禁：肛门不能控制干便、稀便及气体的排出。

（2）不完全性肛门失禁：仅能控制干便，而不能控制稀便和气体的排出。

（3）感觉性肛门失禁：不流出大量粪便，当稀便时，在排便前不自觉有少量粪便溢出，污染衣裤，腹泻时更为严重，常有黏液刺激皮肤。

一、病因

（1）高位肛瘘手术时切断或误伤肛管直肠环或者切除的肛门周围组织过多以至造成肛门失禁。

（2）复杂性肛瘘同时切断肛门左右两侧的外括约肌深层，或者同时两处以上的部位切开肛门，都可影响肛门功能而造成不完全性肛门失禁。

（3）由于局部感染和挂线不当导致瘢痕形成过大，肛门收缩无力，形成感觉性肛门失禁。

（4）年老体弱及多次肛门手术者更易发生失禁。

（5）严重的肛管、直肠、结肠疾病，多见于直肠肿瘤及炎症性疾病，如溃疡性结肠炎、克罗恩病等。

二、临床表现

腹泻时稀便不能控制；肛周常有黏液和粪便沾染；粪便不能随意控制，或夜间不能控制；在排气时有漏粪等不同程度的失控表现。

三、处理方法

（1）肛管直肠环损伤或肛门、肛管组织缺损过多造成的肛门失禁则应做肛门括约肌修补术。

（2）因肛管上皮缺损瘢痕过大的感觉性失禁应做皮瓣移植术。

（3）术后嘱患者行收腹提肛功能锻炼，增加肛门括约肌功能。

四、预防

（1）对于手术造成的肛门失禁，要从根本上废除一些不规范的手术，才能减少或杜绝此症的发生。不仅治愈疾病，而且不影响肛门功能和肛门外观，才是成功的手术。

（2）手术时解剖必须清楚，对肛瘘的走行、内口的深浅及与肛管直肠环的关系需在术前有详细的了解，防止盲目开刀，给患者造成巨大痛苦。

第十节　性功能障碍

性功能障碍是性行为和性感觉的障碍，常表现为性心理和生理反应的异常或者缺失，是多种不同症状的总称。男性性功能障碍主要包括性欲障碍、阴茎勃起障碍和射精障碍等，因肛肠手术导致性功能障碍者并不多见。可见于直肠切除术后，男性多见。

一、病因

（1）由于在手术中损伤或切断了 S_{2-4} 神经。因为其中内含的勃起神经的副交感神经纤维受到损害，从而导致勃起功能障碍，这种损害不易恢复。

（2）由于肛门手术的创伤，患者精神负担过重，营养状况欠佳以及硬化剂的注射引起应激反应也可引起性功能障碍。但由于未损伤神经，可以恢复正常，此种情况应引起临床医生的高度重视。

二、临床表现

术后性功能障碍指男性勃起障碍，包括勃起困难、勃而不坚、勃起后维持时间短、性生活时间过短（早泄）等。

三、处理方法

（1）增强体质，加强营养，改善因肿瘤和手术创伤所造成的周身情况下降，可以辅以中药治疗，如补肾丸、强肾片等。

（2）做好配偶工作，给予患者关怀和体贴，使患者消除悲观、失望情绪，有利于恢复正常性生活。

（3）手术治疗，如用药等效果不良时，可以手术治疗，如采用罂粟碱阴茎海绵体内注射、阴茎假体植入术等，有一定效果。

四、预防

（1）术前做好患者心理工作，避免过度紧张。

（2）术中尽量保留 S_{2-4} 神经，避免损伤。

第十一节　腹胀

腹胀是一种常见的消化系统症状，引起腹胀的原因主要见于胃肠道胀气，各种原因所致的腹水、腹腔肿瘤等。正常人胃肠道内可有少量气体，约 150ml，当咽入胃内空气过多或消化吸收功能不良时，胃肠道内产气过多，而肠道内的气体又不能从肛门排出体外，则可导致腹胀。另外手术后，因胃肠平滑肌出现不同程度的麻痹，患者易出现腹部胀满感，甚者膈肌上升而影响呼吸，并造成肺部并发症，严重者还可影响吻合口和腹壁创口的愈合。

一、病因

（1）由于胃肠道受刺激或支配胃肠的神经受刺激而反射性地抑制胃肠蠕动。

（2）因水、电解质平衡紊乱而致血钾过低使胃肠蠕动减弱。

（3）合并胃肠道疾病、心血管疾病、其他感染性疾病及年老体弱的患者容易出现肠道蠕动减弱或麻痹。

二、临床表现

腹胀有膨隆，胃或横结肠积气腹部膨隆多局限于上腹部，小肠积气腹部膨隆可局限于中腹部，也可为全腹部膨隆，结肠积气腹部膨隆可局限于下腹部或左下腹部，肠鸣音减弱，腹膜炎患者可有压痛及肌紧张。

三、处理方法

（1）采取半卧位，可改善呼吸运动，减轻腹胀的不适感。

（2）艾灸，分别灸中脘、神阙、关元、足三里，以局部潮红为度，每日3次。

（3）针刺足三里穴有促进肠蠕动的效应。

（4）穴位注射，用拟胆碱药促进肠蠕动，如双侧足三里穴各0.5mg新斯的明穴位注射。

（5）肛管排气，16号导尿管液状石蜡润滑后缓慢插入肛门直肠6~7cm，直至气体排出，本方法对术后因纱布堵塞而致的腹胀效果尤为明显。为预防肠胀气，手术结束时留置乳胶软管5cm在肛管肛门处，术后第一次排便时胶管可随大便排出。

四、预防

（1）术前胃肠准备：术前12小时应禁食水。结直肠癌患者术前下胃管，术后进行胃肠减压。术后是否进食、何时进食，应视胃肠运动功能而定，若胃肠功能抑制轻微，则少量饮水可促进肠蠕动恢复，若胃肠麻痹则禁食水，持续胃肠减压。

（2）早期活动：术后早期活动有利于肠道功能恢复。因此，术后如无禁忌，应鼓励和帮助患者在床上或下床活动。

（3）少食易在肠胃部产生气体的食物，如土豆、面食、糖等都易在肠胃部制造气体导致腹胀。不食不易消化的食物，炒豆、硬煎饼等硬性食物不容易消化，在胃肠里滞留的时间也较长，可能产生较多气体引发腹胀。适度补充纤维食物，高纤维食物有减轻腹胀之效。

以上处理方法是针对术后功能性腹胀，而术后腹膜炎、低钾或肠梗阻等所致腹胀则需针对病因治疗。

第十二节　结肠、直肠切除术后并发肠梗阻

任何原因引起的肠内容物通过障碍统称肠梗阻，是常见的外科急腹症之一。有时急性肠梗阻诊断困难，病情发展快，常致患者死亡。

一、病因

临床结肠、直肠术后并发肠梗阻并不少见，其原因如下。

（1）粘连性肠梗阻，结、直肠切除手术后容易引起腹腔感染，轻者腹膜充血、水肿，有少量炎性渗出液，炎症消退后可引起肠管浆膜间粘连、肠活动受限。重者腹腔化脓并形成局限性病灶，出现粘连性梗阻。

（2）术中不慎使肠管扭曲打结，或乙状结肠造瘘使肠管外置时，内界为乙状结肠，外界为侧腹壁，后界为髂腰肌，致使左下腹留一孔隙未闭合，部分肠管嵌入引起内疝性肠梗阻。

（3）直肠切除术后，盆底部仅有腹膜层，在咳嗽、喷嚏时，或者肠管的重力增加时，腹内压增大，局部腹膜易受压而破裂，或者因缝合欠佳术后缝线断裂，使部分肠管与盆底腹膜粘连或肠管被牵拉而形成肠梗阻。

二、临床表现

术后并发机械性肠梗阻时，很快出现阵发性腹痛、腹部胀气、恶心呕吐，造瘘口无气体排出，白细胞增多，中性粒细胞核左移。

麻痹性肠梗阻时，没有气过水声及阵发性腹痛。经胃肠减压、输液等保守疗法，症状可很快缓解。若经治疗仍反复发作，应考虑有机械性肠梗阻存在，X线检查可见显著的气液平面。

三、治疗

1. 非手术疗法

对于单纯性、不完全性肠梗阻，特别是广泛粘连者，一般选用非手术治疗，对于单纯性肠梗阻可观察24~48小时，对于绞窄性肠梗阻应尽早进行手术治疗，一般观察不宜超过4~6小时。基础疗法包括禁食及胃肠减压，纠正水、电解质紊乱及酸碱平衡失调，防治感染及毒血症，还可采用中药及针刺疗法。

2. 手术疗法

粘连性肠梗阻经非手术治疗病情不见好转或病情加重，或怀疑为绞窄性肠梗阻，特别是闭袢性肠梗阻，或粘连性肠梗阻反复频繁发作，严重影响患者生活质量时，均应考虑手术治疗。

具体术式如下。

（1）粘连带或小片粘连行简单切断分离。

（2）小范围局限紧密粘连成团的肠样无法分离，或肠管已坏死者，可行肠切除吻合术，如肠管水肿明显，一期吻合困难，或患者术中情况欠佳，可先行肠造瘘术。

（3）如患者情况极差，或术中血压难以维持，可先行肠外置术。

（4）肠样紧密粘连又不能切除和分离者，可行梗阻部位远、近端肠管吻合术。

（5）广泛粘连而反复引起肠梗阻者可行肠排列术。

四、预防

（1）对患有腹壁疝的患者，应予以及时治疗，避免因嵌顿、绞窄造成肠梗阻。

（2）腹部大手术后及腹膜炎患者应尽早进行胃肠减压，手术操作要轻柔，尽力减轻或避免腹腔感染。

（3）术后第二天早期床上或下地活动。

第十三节　创口愈合缓慢

创口愈合缓慢是指手术后创口不能在相应的时间内顺利愈合而遗留未愈之创面，它是整个外科面临的棘手问题，肛肠科创口愈合迟缓亦较多见。肛门直肠手术后，创口受粪便污染，常有轻微感染。但由于肛周血管、淋巴、神经丰富，对感染有较强的免疫力，再加创面的引流通畅，一般不影响创面愈合。如手术不当或术后换药不妥或身体因素等均可引起创口愈合缓慢。

一、病因

（1）创口感染：感染是影响愈合的重要原因。当局部抵抗力低时，易于感染。感染所致的组织坏死、血管栓塞、低氧状态、胶原纤维沉积障碍和中性粒细胞所释放的蛋白酶、氧基等都可影响愈合。

（2）手术方法不当：如切除皮肤过多，组织损伤严重，使创面再生能力降低。或者肛缘皮赘遗留较多，术后水肿，创口引流不畅，造成创面久不愈合。

（3）肠腔内排出刺激性分泌物：如慢性溃疡性结肠、直肠炎或有蛲虫、滴虫等疾病造成肠腔内分泌物过多溢出肛外，均能影响创口愈合。

（4）肉芽生长过度：组织肉芽水肿，影响皮肤生长。

（5）全身疾病：如贫血、营养不良、结核病、糖尿病及维生素、微量元素锌缺乏症等。

（6）持续机械性刺激、外科技术欠佳、受损范围大：术后过早及频繁活动，换药、扩肛方法不当，大便长期干结等均可影响创口愈合。因局部创口持续经受外伤而使张力升高；或因手术技术粗糙，赘皮等残留过多，坏死组织清除不彻底或留有死腔，结扎线头过长及异物残留等均可影响创口引流，为创口感染提供了机会。另外，手术切除组织过多，组织缺损严重，创面再生能力降低，亦是重要因素之一。

二、临床表现

创口长期不愈合，创面分泌物较多，肉芽组织水肿，创面苍白、紫黑等。创口在1个月以上未愈，常规治疗效果不明显。

三、处理方法

1.全身治疗

患有全身疾病，应给予全身治疗。如结核病需抗结核治疗，血糖高需用降血糖的药物，贫血者给予口服补血药，严重贫血可给予输血。应用西药的同时，可给予中药调理。

2.局部处理

局部保持引流通畅，防止假愈合。如创面肉芽较多或腐肉残留时，要及时搔刮清除，外用生肌粉或赛霉安粉以促进生肌。如为结核感染，局部需加用抗结核药物。如无特殊原因的生长缓慢，可在局部应用外源性透明质酸或生长因子促进创口愈合。对水肿肉芽组织过度增生的给予 10% 高渗盐水湿敷或剪除过多肉芽组织。另外，也有报道用氦氖激光照射创口促进愈合。

四、预防

（1）患有全身慢性、消耗性疾病者，术前应给予积极的治疗，待症状好转后再行手术治疗。

（2）手术需精益求精，事先对手术做方案设计，手术时不可切除过多的组织，也不能留有太多的皮赘。术后及时应用外洗药坐浴，及时换药，防止术后感染，对异常创口及时给予处理。

（3）术后加强营养，给予足够的维生素及蛋白质，并多食富含胶原纤维的食物，促使创面愈合。

（4）术后处理：术后坐浴水温不宜过高，熏洗时间不宜过长，否则可影响创口愈合。换药时操作应轻柔，保证创口引流通畅，对肉芽组织高突者，应及时处理。保持大便通畅，便秘或腹泻均可影响创口愈合。

第十四节　吻合口瘘

吻合口瘘是结肠直肠手术后常见的并发症之一，其发生率约为 5%~10%，死亡率为 1/3。

一、病因

（1）术前肠道准备不足，肠道准备目的在于清除积存粪便和减少肠内细菌，肠道粪便不清除，即使应用高效的杀菌剂，也难以发挥作用。

（2）肠吻合口供血障碍、张力过大是发生吻合口瘘常见原因之一，这跟直肠解剖学特点有关。肠系膜的边缘动脉有分支通向肠脂垂，断端肠管肠脂垂清除范围不得超过 1cm，缝合针距应在 0.2~0.3cm，做低位直肠前切除时，若直肠残端过长，有时因局部血液循环不良，往往会出现缺血性肠坏死。或因近侧结肠损伤，肠系膜张力过大扭转而直接影响吻合口血液供应而导致局部愈合不良。

（3）吻合口病变残留，结直肠切除术多半因肠坏死、肿瘤以及肠梗阻等进行肠管吻合，吻合口段有水肿、充血、变脆及肿瘤的侵犯都会影响吻合口愈合。

（4）术后护理不当，如过早进食、频繁排便刺激、指诊或扩肛不当都可引发吻合口瘘。另外，引流管滞留过久，对吻合口压迫，影响血液循环造成外源性感染，也会促成吻合口瘘的发生。

二、临床表现

结直肠术后发生吻合口瘘，多见于术后 7~9 天，而术后 1~3 天出现的吻合口瘘，是由于术中缝合不全，或术后扩张所造成的医源性损伤。开始表现为下腹部不适坠胀感，继而腹痛、腹胀、发热、便中带脓血、便次增多，有的同时出现尿频或排尿困难，患者疲倦、乏力。化验检查，白细胞升高，腹透时可见膈下有游离气体，盆腔超声检查显示盆腔内局限性积液。

（1）小型吻合口瘘这种瘘口范围不超过肠周径的1/3，瘘口多在吻合口的后方。肠内容物漏出较少和局限，也可形成小的脓肿，脓液很容易经瘘口向肠腔内引流，脓腔在3周内即被肉芽组织修补闭合。患者常伴有低热、局部疼痛，肛门指诊时指套有少量脓血从肛门流出。

（2）中型吻合口瘘多为大于肠吻合口1/3周径处裂开。肠内容物排出较多，常出现于腹膜刺激征，10天左右形成脓肿。脓腔逐渐被周围肉芽组织包裹，也可经吻合口裂开部排入肠腔，使脓腔逐渐缩小、消失。

（3）大型吻合口瘘吻合口完全破裂或坏死，有大量肠内容物外流，因毒素的吸收，随即出现重度腹膜炎症状如腹痛、高热、心率快、血压降低，甚至出现严重的中毒性休克，如不积极抢救，死亡率较高。

三、处理方法

对于较小的裂开和粪瘘，没有肠梗阻和不出现全身性中毒症状，经X线诊断的所谓隐性吻合口瘘，只给予抗生素治疗。对于中、大型肠吻合口瘘，要密切观察，争取时间，积极抢救。首先给予充分引流，并给予适量抗生素溶液冲洗防止炎症进一步扩散；如中毒症状明显时，应尽早行瘘口近端肠造口术，使粪便转流，同时放置盆腔引流管；如腹腔感染严重，肠管水肿、充血、变脆，全身状况不佳，应做吻合口外置，待病情好转，一般在炎症消退3~6个月后，可以再做第二次造口还纳手术。

四、预防

（1）充分做好术前准备，术前2天开始进食流食，每晚服用缓泻剂，温盐水灌肠，并开始口服抗生素，也可输液消炎。术前2小时清洁灌肠，保证肠道呈空虚状态。对术前有梗阻的患者，可采用三通管灌肠法。

（2）手术操作要细致，吻合过程中，遇有肠腔存留粪便，切断肠管后清洁干净，绝不能使肠内容物外溢，污染盆腔。

（3）术后选择有效的抗菌药物，补充营养，输入必要的白蛋白或氨基酸。术后2~3天内放置肛管排气，以减轻吻合口的压力；保持引流通畅，防止脱管。术后不必过早离床活动，一般10天左右可以下床活动。

第十五节　水、电解质代谢与酸碱平衡失调

肛肠外科手术后经常遇到水、电解质紊乱和酸碱平衡失调问题，应当对此有充分的了解，及时给予补充和纠正。

一、体液代谢失调

体液量在成人男性约占体重的 60%，女性为 55%，其中细胞内液在男性为 40%，女性为 35%，而细胞外液都是 20%。在细胞外液的 20% 中，组织间液占 15%，血浆占 5%。成人每日出入水量维持在约 2000~2500ml，体液中的主要电解质，阳离子是 Na^+、K^+、Ca^{2+}，阴离子为 Cl^-、HCO_3^-，阴阳离子的浓度总是相等的。在细胞外液，最重要的阳离子是 Na^+，在细胞内液为 K^+。

肾是体液最主要的调节器官，但自身调节作用是有限的，如果超过它的限度，就发生质量上的变化，引起体液代谢的失调。肛肠外科临床较多见的是体液缺乏现象。

1. 缺水和缺钠

临床缺水和缺钠几乎同时存在，水、钠关系密切，但在比例上有所差别。水和钠可按比例丧失，也可缺水多于缺钠，或缺钠多于缺水，因此引起不同的临床表现，可分三种类型。（表 9-15-1 ）

表 9-15-1　三型脱水的鉴别

	高渗性缺水	低渗性缺水	等渗性缺水
原因	高热，大汗后或摄水不足，细胞外液由于缺水而浓缩，形成高渗	肠梗阻，肠瘘，呕吐，腹泻，腹膜炎，大量出汗，只给水，未给盐	反复呕吐，急性肠梗阻，肠瘘，弥漫性腹膜炎
病理生理	水丢失多于钠，细胞内液缺水超过细胞外液，血容量后期减少	钠丢失多于水，细胞外液减少为主，血容量减少	水钠等量急剧丢失，细胞内外液均减少，血容量减少
临床表现	缺水症状为主，口渴、乏力、干燥。重度缺水时狂躁、昏迷、血压下降甚至休克　三少一高：尿少，汗少，唾液少，尿比重高	缺钠症状为主，口渴、恶心、呕吐明显，肌肉痉挛性抽搐，直立易晕厥，血压不稳或下降，脉细速	缺水、钠症状，口渴、恶心、呕吐，偶有肌肉痉挛性抽搐，血压极易下降，肢端湿冷，脉细速
实验室检查	尿很少（每日＜ 500ml），出现氮质血症和代谢性酸中毒，尿比重高，尿蛋白正常，血清钠高（150mmol/L 以上），血液浓缩	尿量正常，比重低，尿氮很少或无，血清钠少，轻度 130~135mmol/L，中度血清钠为 120~130mmol/L，重度血清钠为＜ 120mmol/L	尿量少，比重正常，尿氮减少不明显，血清钠正常，血液浓缩明显
治疗	补 5% 葡萄糖液或等渗液	补等渗液	补等渗液或平衡液或 1/2~1/3 渗液

临床上按症状轻重，可将高渗性缺水分为三度。根据缺钠程度，临床上低渗缺水亦可分为三度。

2. 缺水的治疗

水的平衡规律大致是多进多排，少进少排，不进亦排。缺水的治疗原则是：缺什么补什么，缺多少补多少，先快后慢，先盐后糖，先浓后淡，见尿补钾。轻度缺水而患者又能口服时，尽量口服液体，可在温开水 200ml 中加白糖 20g、食盐 0.5g、碳酸氢钠 0.5g，酌情饮用。静脉补液适用于中、重度缺水，可分为两个阶段，即补充累积损失阶段、维持继续丢失和生理消耗阶段。

（1）补液量的计算方法

①累积损失量：即身体已经丢失的体液量，根据临床表现判断缺水程度，按减少量补充。

②继续丢失量：在补充累积损失量过程中继续吐泻、发热或胃肠引流导致的液体的丢失量。此量按实际丢失的体液量来补充。其中发热的患者其体温每升高 1℃，从皮肤丧失低渗体液 3~5ml/kg。当体温上升到 40℃时，每日需补液 600~1000ml。中度出汗患者丧失体液约 500~1000ml，其中含 NaCl 1.25~2.5g；大量出汗时，丧失体液约 1000~1500ml。

③生理需要量：婴幼儿 100~120ml/（kg·d），儿童 60~80ml/（kg·d）。成人按每日 2000~2500ml，内含葡萄糖 100~150g 以上，NaCl 4~5g，KCl 3~4g。一般每日补给 5%~10% 葡萄糖溶液 1500ml，5% 葡萄糖盐水 500ml，10% KCl 溶液 30ml，静脉滴注。

以上三项计算量总和是当时需要补充的总量。

（2）选择补液种类：任何缺水，在补充累积量之前，均应先抢救休克，即快速注入等渗液体扩充血液容量。

低渗性缺水可用等渗液或 2/3 渗液，等渗性缺水用 1/2~1/3~3/4 渗液，高渗性缺水患者可用 1/8~1/2 渗液，注意高渗性缺水患者，如果单纯补给葡萄糖液有引起抽搐的危险，所以宜补给低渗液。见尿补钾，注意术后 1~2 日内不宜补钾，对术后 3 日以上不能进食者，且尿量每小时 30ml 以上者可补给 10% KCl 30ml 或 40ml。继续丢失量一般用等渗盐水补回；生理需要量，成人可补等渗盐水 500ml，5% 葡萄糖液 1500~2000ml。常用溶液规格、用途、配用方法见表。（表 9-15-2）

表 9-15-2　常用溶液规格、用途及配用方法

液体	规格及配制	用途	作用
等渗液	5% 葡萄糖溶液 0.9% 生理盐水 5% 葡萄糖盐水 1/6M 乳酸钠溶液 1.25% 碳酸氢钠溶液 2∶1 液（平衡液） 0.9% 生理盐水 2 份 1/6M 乳酸钠溶液 1 份 （或 1.25% 碳酸氢钠）	低渗性缺水	补充水及热量 补充水及盐 补充水、盐及热量 纠正酸中毒 纠正酸中毒 补充水、盐，纠正酸中毒
1/2 渗液	1∶1 液 等渗盐水 1 份 5% 葡萄糖溶液 1 份	等渗性缺水	补充水、盐及热量
	2∶3∶1 液 等渗盐水 2 份 5% 葡萄糖溶液 3 份 1/6M 乳酸钠溶液 1 份 （或 1.25% 碳酸氢钠）	高渗性缺水	补充水、盐及热量 纠正酸中毒

液体	规格及配制	用途	作用
2/3 渗液	4 : 3 : 2 液 等渗盐水 4 份 5% 葡萄糖溶液 3 份 1/6M 乳酸钠溶液 2 份 （或 1.25% 碳酸氢钠）	低渗性缺水 等渗性缺水	补充水、盐及热量 纠正酸中毒
1/3 渗液	4 : 3 : 2 液 1 份 5% 葡萄糖溶液 1 份	高渗性缺水	补充水、盐及热量 纠正酸中毒

高渗性缺水补充液体计算公式：

（测得血清钠值—正常值）× 体重 × 常数 4（男）/3（女）＝补液总量（ml）

所得补给量，应在 2 日内输完，第 1 日先给予 1/2 或 2/3，其余第 2 日补完，补给时，还需加上当日需要量约 2500ml。

低渗性缺水血清钠不足需补钠，钠离子的平衡规律一般是多进多排，少进少排，不进几乎不排。

低渗性缺水补充血清钠计算公式：

补钠量（mmol）＝（血清正常值 142– 测得值）× 体重（kg）× 常数

常数：男 0.6，女 0.5，婴儿 0.75。

按 17mmol Na^+ = 1g 钠盐计算后补充。补钠时一般选用 0.9% 生理盐水补充，也可按病情将计算值的一半量用 5% 高渗盐水缓慢静脉滴注，可提高细胞内外渗透压，解除急性症状。

（3）补液的速度：抢救休克用等渗液体，按每公斤体重 20ml，于 30~60 分钟内静脉快速滴入或推入。成人可用总补液量的 1/5 快速输入，其余的累积补充量可于 8 小时内补完。一般低渗或等渗性缺水，速度可以快些，高渗性缺水滴速应慢些。继续丢失和生理需要量可于 12~16 小时完成。

目前临床上常用的平衡液，是一种等渗的电解质，最常见的是乳酸钠林格溶液，配方为：氯化钠 6g，氯化钾 0.3g，氯化钙 0.2g，乳酸钠 3.1g，注射用水加至 1000ml。主要作用和优点有：①电解质浓度和细胞外液相似；②可稀释血液，改善微循环灌注；③纠正低血钠和酸中毒；④可代替部分输血。临床上对于一般失血量为血容量 10% ~20% 的患者，全部采用平衡液来补偿。

二、钾代谢失调

正常人血清钾为 3.5~5.5 mmol/L。

1. 低钾血症

血清钾低于 3.5mmol/L。

（1）原因

①钾的摄入量不足，如禁食、少食，而静脉输液又未补钾或补不足。

②钾损失过多，如大量呕吐、胃肠道引流、胃肠道瘘丢失大量钾。

③还可见于慢性肾功能减退、碱中毒、大量腹水、糖尿病酸中毒后期应用葡萄糖和盐

水与胰岛素，或长期应用肾上腺皮质激素及原发性醛固酮增多症等，家族性周期性麻痹症患者，由于细胞外液钾转移入细胞内可出现发作性血钾过低。

（2）临床表现

①神经肌肉症状最为突出，当血清钾低于 3mmol/L 时，可出现软弱无力。血清钾低于 2.5mmol/L 时，出现软瘫，尤以四肢肌肉最为突出，腱反射迟钝或消失，当累及呼吸肌时，则引起呼吸困难，呈张口状呼吸。

②胃肠胃肠道功能改变，口苦、恶心、呕吐，严重者胃肠肌张力减退，引起腹胀、肠麻痹。

③心血管心肌张力减退，心脏扩大，末梢血管扩张，血压下降，当心肌兴奋增强时，出现心悸、心律失常，甚至心室纤颤。心电图变化特征是早期出现 T 波降低、变宽、双相或倒置，随后出现 S-T 段降低，QT 间期延长和出现 U 波。

④中枢神经系统症状如神志淡漠、迟钝，但亦有表现为烦躁不安、情绪波动、疲乏者。当血清钾低于 2mmol/L 时，则嗜睡、神志不清、定向力障碍。

⑤血清钾过低可导致碱中毒。

（3）诊断

①测定血清钾，并结合症状体征。

②典型的心电图改变为：a.St 段下降；b.T 波降低、平坦、双向或倒置；c.U 波增高，可达 0.1mV 以上，往往超过同一导联上的 T 波振幅；d. 各种心律失常，以室性早搏最为常见，严重者可引起阵发性室性心动过速、心室扑动、心室颤动等。

（4）治疗：低血钾时应及时补钾，补钾前必须确定肾功能是否正常，每小时尿量不少于 30ml，每日尿量大于 800ml。

①治疗原发病，补钾，口服 10％氯化钾 10~30ml，每日 3 次。

②静脉补钾公式：

补钾量（mmol）=（正常血钾值 4.5- 测得值）× 体重（kg）×0.2

按 13.4mmol K^+ = 1g KCl 计算后补充。由于肾脏每日排钾约 40mmol，相当于 3g，补充时应注意累加。

静脉滴注时用 10％ ~15％ KCl 10~20ml 加 5％葡萄糖溶液 500~1000ml，静脉滴注，浓度少于 0.3％，滴速小于每小时 200ml 或每分钟 20 滴。每日补钾不宜超过 6g。由于 K^+ 向细胞内转移缓慢，完全纠正需 4~6 天。为了促进 K^+ 向细胞内转移，可采用极化液补充。

极化液（GIK）：10％葡萄糖 1000ml+ 胰岛素 20~30u+10％氯化钾 20~30ml，静脉滴注。

输钾时注意：①不可直接静脉推注；②不可短期内大量输入；③密切注意心率、尿量、血压及心电图变化；④见尿补钾。

2. 高血钾症

血清钾高于 5.5mmol/L。

（1）原因：肾功能衰竭，肾上腺皮质功能减退，细胞内的钾外移，见于溶血、缺氧、酸中毒、手术后失水失血引起的血浓缩，钾入量过多，大量输入库血或肾排钾功能不全等。

（2）临床表现

①神经肌肉：当血钾高于 7mmol/L 时，可引起神经肌肉传导障碍，表现为嗜睡、口唇

周围麻木、苍白、寒冷、全身软弱、四肢无力，甚至麻痹，反射减弱或消失。

②心血管：心肌应激性下降，出现心率缓慢、心律失常、传导阻滞、心室纤颤，最后可停搏于舒张期，早期心电图示T波高尖，QT期延长，继而QRS间期延长，PR间期延长。

（3）诊断

高血钾症临床症状无特殊性，常被原发病或尿毒症的症状所掩盖，因此一般以实验室检查和心电图检查为主要诊断依据。

实验室检查血清钾浓度高于5.5mmol/L，常伴有代谢性酸中毒，二氧化碳结合力降低。

心电图是诊断的重要指标：最常见、最早期的变化为T波高而尖，两支对称，基底部狭窄呈帐篷状，并伴有Q-T间期缩短，此时血钾多在5.5~7.5mmol/L。高血钾时T波变化可受其他疾病的干扰及电解质的影响，所以典型T波变化也并非常见，仅在1/4左右的病例中出现。高血钾时通常U波低平或不能辨认。高血钾也可改变T波方向，如生理情况下，儿童或青年V_1-V_3导联T波是倒置的，高血钾时则变为直立。在左心室肥厚心电图中，左室壁导联的T波可呈倒置型，但合并高血钾时可变为直立型，其T波振幅虽不甚高大，但形态可显示特异的帐篷状改变。临床观察当血钾升高至6.5mmol/L以上时，QRS波常增宽，增宽的QRS波群呈弥漫均匀性，其起始部或终末部无挫折等特殊改变。在QRS波群增宽的同时，R波振幅逐渐降低，S波加深及ST段压低，且S波与T波相连几乎成直线状，偶尔QRS波群电轴左偏，并达到左前分支传导阻滞诊断标准，也可伴有心电轴右偏而符合左后分支传导阻滞。血钾升高>7.0mmoL/L时，心电图可出现P波振幅减小，时间延长，从而导致P-R间期延长，当血钾>8.8mmol/L时，P波常消失或难以辨认，此时形成窦室节律。因为心房肌较心室肌对钾更为敏感，虽然心房肌已被高血钾所抑制，但窦房结的起搏功能尚存在，此时的窦性冲动可经过三条结间束传入心室，故心电图上P波虽消失，但QRS波群可以规则出现，心率也无明显改变。如血钾继续上升达10mmol/L以上，心室肌普遍受到抑制，室内传导异常缓慢，增宽的QRS波群可与T波融合而呈正弦形。由于心室内传导缓慢及动作电位时间缩短，有利于形成折返，可引起快速性室性心律失常，如室性心动过速、心室扑动、心室颤动等，但较多出现缓慢性室性逸搏心律、心室静止。由于心肌的收缩力逐渐减弱，最后心脏停搏于舒张状态。高血钾症典型的心电图改变为：①T波高尖，其升支与降支对称，基底部狭窄，即所谓"帐篷状"T波；②P波与QRS波群振幅降低，时间增宽，S波增深，严重者P波消失，出现窦一室传导；③ST段下降；④心律失常，如窦性心动过缓，交界性心律，交界性心动过缓，房内、房室及室内传导阻滞，窦性静止。偶见室性心动过速及心室颤动。

（4）治疗

①停止补钾。

②11.2%乳酸钠溶液40~60ml或5%碳酸氢钠60~100ml静脉推注，此后加倍静脉滴入。因为碱性溶液可使血钾移入细胞内，或由尿排出，同时钠输入后对钾有对抗作用。

③使用GI液：即25%葡萄糖溶液400ml加胰岛素20~25u，静脉滴注，可以帮助血钾移入细胞内。

④静脉注入10%葡萄糖酸钙20ml，每2~4小时可以重复1次。可对抗高血钾对心肌的抑制。

⑤利尿：如呋塞米40~80mg静脉注射。

⑥肌内注射蛋白同化激素（丙睾、苯丙酸诺龙等）。

⑦透析。

三、酸碱平衡失调

凡是在溶液中能产生 H^+ 的物质为酸，能与 H^+ 结合的物质称为碱。例如：$H_2CO_3H^+$ 为产生 H^+ 的物质，HCO_3^- 为与 H^+ 结合的物质。

正常人血清的 pH 为 7.35~7.45 之间，平均为 7.4，略为偏碱。如果 pH 小于 7.35，称为酸中毒；大于 7.45，称为碱中毒；维持血清 pH 在 7.35~7.45 之间的调节功能，称为酸碱平衡。

体液的酸碱平衡主要靠血液的缓冲系统，主要是 HCO_3^- 和 H_2CO_3。肺排出或积存 CO_2 来调节 H_2CO_3；肾的排 H^+、保 Na^+ 作用调节 HCO_3^-。如果这种代偿性平衡被打破则酸碱平衡失调。（表 9-15-3）

表 9-15-3　酸碱平衡失调示意

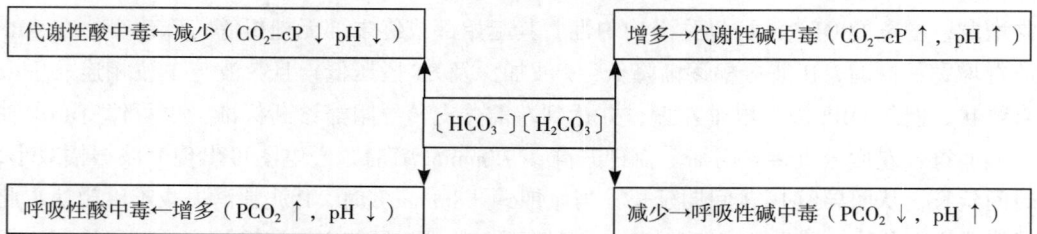

代谢性酸中毒←减少（CO$_2$-cP ↓ pH ↓）	增多→代谢性碱中毒（CO$_2$-cP ↑，pH ↑）
〔HCO$_3^-$〕〔H$_2$CO$_3$〕	
呼吸性酸中毒←增多（PCO$_2$ ↑，pH ↓）	减少→呼吸性碱中毒（PCO$_2$ ↓，pH ↑）

1. 酸碱平衡失调的临床检验指标（血气分析）

（1）血 pH：正常为 7.35~7.45。失代偿性酸中毒时 pH 降低（小于 7.35）；代偿性碱中毒时 pH 升高（大于 7.45）；任何性质的酸碱平衡失调经体内代偿后，pH 正常。血 pH 为提示酸、碱中毒的重要指标，但不能区别呼吸性还是代谢性酸、碱中毒。

（2）血浆二氧化碳结合力（CO$_2$-cP）：血浆二氧化碳结合力是指血浆中 HCO_3^- 的 CO_2 含量，反映血浆中 HCO_3^- 的浓度，正常为 22~28mmol/L，代谢性酸中毒时降低，代谢性碱中毒时升高，呼吸性酸中毒呈代偿性增高，呼吸性碱中毒时呈代偿性降低。故单凭 CO$_2$-cP 的高低不能判定酸中毒或碱中毒。

（3）动脉血二氧化碳分压（PCO$_2$）：二氧化碳分压为血浆中物理溶解的二氧化碳的分压，正常 PCO$_2$ 为 4.5~6.0kPa，动脉血二氧化碳分压能反应酸碱平衡失调中的呼吸因素。二氧化碳分压增高（大于 6.0kPa）表示呼吸性酸中毒或代谢性碱中毒；二氧化碳分压降低（小于 4.5kPa）表示呼吸性碱中毒或代谢性酸中毒。

（4）标准碳酸氢（SB）和实际碳酸氢（AB）：SB 是隔绝空气的全血在标准状态（血红蛋白 100%饱和、温度 38℃、二氧化碳分压为 5.3kPa）下，测得的血浆 HCO_3^- 中 CO_2 的含量，其结果不受呼吸影响，代表血浆中 $NaHCO_3$ 含量，测定意义与二氧化碳结合力相同。正常值为 22~27mmol/L，平均 24mmol/L。AB 是在实际条件下测得血浆中 HCO_3^- 含量，受呼吸因素影响。正常 SB = AB；如 AB 大于 SB，表示有 CO_2 蓄积，提示呼吸性酸中毒；如 AB 小于 SB，表示有 CO_2 过度呼出，提示呼吸性碱中毒；如有 AB 等于 SB，两者均降低，表示代谢性酸中毒；如二者都升高，表示代谢性碱中毒。

（5）碱剩余（BE）和碱缺失（BD）：这是在标准状态下的血浆用酸或碱滴定至 pH7.4 时，所消耗的酸或碱的数量。正常值为 –3.0~＋3.0mmol/L（平均值为 –0.4mmol/L）；正值表示 BE（消耗酸的数量），负值表示 BD（消耗碱的数量）。正值越大表示滴定用去的酸越多，代谢性酸中毒越严重；负值越大表示滴定用去的碱越多，代谢性碱中毒越严重。

（6）新鲜尿液 pH 的测定：一般情况，尿 pH 可反映体内酸碱平衡，正常值为 4.8~7.4，酸中毒时尿呈酸性，pH 低于 4.8；碱中毒时尿呈碱性，pH 大于 7.4；仅在低钾性碱中毒时出现酸性尿。高血钾引起的酸中毒及肾小管酸中毒时尿呈碱性。

2. 酸碱平衡失调的诊断与处理

酸碱平衡失调是临床上危及生命的重症，病情十分复杂，根据临床表现及生化检查结果，认真分析，及时纠正。

酸碱平衡失调有下列四种（表 9-15-4），但有混合存在的可能。

表 9-15-4　酸碱平衡失调血生化鉴别分析

项目	平均值（正常范围）	代谢性				呼吸性			
		酸中毒		碱中毒		酸中毒		碱中毒	
		代偿	失代偿	代偿	失代偿	代偿	失代偿	代偿	失代偿
血 pH	7.4（7.35~7.45）	正常	↓	正常	↑	正常	↓	正常	↑
SB	22~27mmol/L	↓	↓	↑	↑↑	↑↑	↑	↓↓	↓
AB：SB	AB=SB		↓						
BD：BE	0±3mmol/L	负值↑	负值↑	正值↑	正值↑				
CO₂–cP	22~28mmol/L	↓	↓↓	↑	↑↑	↑↑	↑	↓	↓
P CO₂	35~45mmol/L	↓↓	↓	↑↑	↑	↑	↑↑	↓	↓↓
尿 pH	4.8~7.4（6）	↓（可低于4.5）		↑		（可升至7.8）↓		↑	
血 K+	4.1~5.5mmol/L	可↑		可↓		可↑		可↓	
血 Cl–	103mmol/L	↑		↓		略↑		略↓	
常见原因		各种原因酮中毒，肾功能衰竭，腹泻失水失钠		大量呕吐，碱性药物过量		呼吸道梗阻，肺气肿		癔症，呼吸过快，中枢神经系统疾病	
治疗		除去病因，补含钠离子液		补等渗盐水，输氯化铵液		间歇吸氧，祛除病因		祛除病因，吸入二氧化碳，补钙	

注：↑增高，↑↑明显增高；↓下降，↓↓明显下降。

（1）代谢性酸中毒

病因：①体内酸性产物过多如高热、重度感染、休克、糖尿病及长期禁食等；②丢失碳酸氢钠过多如严重腹泻、肠瘘等；③急慢性肾功能不全；④长期服用酸性药物。

临床表现：随病因临床表现有轻重之分，轻症常被原发病掩盖，重症表现为疲乏、眩晕、嗜睡，有时感觉迟钝，有时烦躁不安。最突出的症状是呼吸深而快，呼吸辅助肌的有力收缩，尽量扩张胸廓，有时呼气带有酮味（烂苹果气味）。面部潮红，心率加速，血压常偏低，最终神志不清，甚至昏迷（脑细胞代谢紊乱所致）。可伴有对称性肌张力减退和腱反射减退或消失，常伴有严重缺水症状，甚至周围循环衰竭和休克，尿量明显减少，以至无尿，尿液呈酸性反应。

临床上将酸中毒程度分三类。（表 9-15-5）

表 9-15-5　酸中毒程度的临床估计

酸中毒程度	血 CO_2-CP mmol/L	症状
轻	13.5~17	无症状或呼吸快而深
中	9.0~13.5	面赤，唇红，呼吸深快，精神不振
重	< 9.0	呼吸深快，有酮臭味，可昏迷死亡

治疗：积极治疗原发病，除去病因，这是最根本的方法。纠正酸中毒的重要措施是补充循环血量，恢复肾功能，使机体自行调节恢复正常的酸碱平衡。通常用 5% 葡萄糖溶液和等渗盐水纠正缺水后，轻度酸中毒大多同时纠正，中、重度代谢性酸中毒，常需要静脉滴注碱性药物。

①碳酸氢钠溶液：作用快、较安全，缺点是有使钙离子化减弱的倾向，故有低血钙者，可诱发手足抽搐症。用法：剂量按实际测得之血浆二氧化碳结合力计算，每公斤体重给 5% 碳酸氢钠溶液 0.5ml，可提高一个容积二氧化碳结合力。公式：

补 5% 碳酸氢钠（ml）=（CO_2-cP 正常值 50- 测得值）/2.24 × 体重（kg）× 0.3

②乳酸钠溶液：优点是安全，可产生热量，但作用缓慢，有肝功能不全者不宜应用。用法：剂量按实际测得的血浆二氧化碳结合力计算，每公斤体重给 11.2% 乳酸钠溶液 0.3ml，可提高一个容积二氧化碳结合力。公式：

补 11.2% 乳酸钠（ml）=（CO_2-cP 正常值 50- 测得值）/2.24 × 体重（kg）× 0.2

11.2% 乳酸钠溶液用时稀释 6 倍，使成为 1.9% 浓度（等渗液），以上两药按公式求得之量可先输入 1/3~1/2，4~6 小时后根据病情及 CO_2-cP 再考虑补充与否。

③三羟甲基氨基甲烷（THAM）：是一种不含钠的强力碱性缓冲剂，能在细胞内、外液同时起作用，对代谢性酸中毒和呼吸性酸中毒皆有效，并可利尿，排出酸性物质。缺点是对组织刺激性大，大剂量快滴可引起呼吸抑制、低血压、低血糖、低血钙等，应予注意。用法：三羟甲基氨基甲烷常用浓度为 3.6% 的等渗溶液，即用供应的 7.2% 溶液，稀释 1 倍作静脉缓慢滴入。公式：

补 3.6% 三羟甲基氨基甲烷（ml）=（CO_2-cP 正常值 50- 测得值）/2.24 × 体重（kg）× 2

（2）代谢性碱中毒

原因：①幽门梗阻伴持续性呕吐，或长期使用胃管抽吸胃液；②服用过多碱性药物；③钾离子的大量耗损，钠离子及氢离子进入细胞内，引起细胞内酸中毒、细胞外碱中毒。

临床表现：轻度碱中毒的症状常被原发病如幽门梗阻时的呕吐所掩盖，常在测定二氧化碳结合力后才发现。较重的患者除出现低渗性缺水症状外，常有呼吸变慢且浅，头晕、嗜睡，甚至发生性格改变、谵妄、昏迷，由于碱中毒时 pH 升高，使血清内结合钙上升而离子钙减少、神经肌肉应激性亢进，可出现躁动、精神兴奋、手足麻木、手足搐搦、面部和肢体肌肉小抽动，耳前叩击试验阳性，跟腱反射亢进。血压下降，CO_2-cP 升高，常伴血钾、血钙降低。

治疗：静脉滴注酸性药物，常用 2% 氯化铵溶液，按每公斤体重 1ml 可降一个容积二氧化碳结合力计算，先补充计算量的 1/3~1/2，以后再根据 CO_2-cP 及临床表现确定是否补充余量。

（3）呼吸性酸中毒

病因：呼吸道梗阻、肺炎、椎管麻醉平面过高、吗啡等药物中毒和肺气肿，由于肺换气量不足所致。

临床表现：呼吸困难、发绀、心动过速、血压下降、谵妄、昏迷等。

治疗：解除病因，清除呼吸道梗阻，吸氧。

（4）呼吸性碱中毒

病因：高热、中暑、人工呼吸、昏迷等，由于过度换气所致。

临床表现：头晕、胸闷、呼吸由快深变为快浅而短促，间以叹息样呼吸，继而手足面部麻木或针刺样感觉（血钙减少），有时出现肌肉震颤，甚至手足抽搐，严重时出现眩晕、昏迷、意识障碍，甚至肌肉强直、四肢抽搐。

治疗：针对病因，吸入较高浓度二氧化碳，有手足抽搐者宜静脉注射钙剂。当代谢性酸中毒合并呼吸性碱中毒时，宜先治疗代谢性酸中毒后处理呼吸性碱中毒，否则将加重酸中毒。

第十章　痔

痔（hemorrhoids）依据发病部位可分为内痔、外痔和混合痔。内痔是直肠末端黏膜下静脉丛血流淤滞、扩张屈曲所形成的柔软团块。外痔是指齿线以下，肛管皮肤和皮下因炎症、静脉扩张淤血、血栓形成或结缔组织增生而引起的肿块或赘生物。内痔和相应部位外痔相互融合，累及齿线上下者，即为混合痔。内痔、外痔和混合痔分别属于中医"内痔""外痔""内外痔"范畴。

一、病名溯源

（一）中医的认识

在我国古代中医学文献中，"痔"有三种含义，一是指于人体九窍中"有小肉突出者"，如宋代陈言《三因极一病证方论》曰："如大泽中有小山突出为峙，入于九窍中，凡有小肉突出者，皆曰痔，不特于肛门边生，亦有鼻痔、眼痔、牙痔等"。二是所有肛肠疾病的总称，如明代董宿《奇效良方》云："痔于肛门生窟，或在外，或在内。有似鼠乳者，有似樱桃者，其形不一。其病有痛有痒，有软有硬，有脓溃者，有不溃者，有肿痛便难者，有随大便下清血不止者，有穿窍血出如线者。至于失治而成漏者，成漏而穿臀者，及有穿肠成孔，粪从孔中出者，或肛门四围生瘤数枚，脓血浸淫若莲花者。"三是指痔病，基本等同于西医学意义上的痔，如《诸病源候论·痔病候》中的"血痔"、《外科启玄》所述"翻花痔"。

中医学对于痔的认识具有悠久的历史，据考证其原型最早出现于距今 3000 年的甲骨文中。战国时期《山海经·西山经》亦载有"痔"字，曰"虎蛟……可以已痔"，《五十二病方》首次详细地描述了痔的临床表现和治疗方法，并将痔分为脉痔、牡痔、牝痔和血痔，其中脉痔、血痔与现代痔的涵义相似。《神农本草经》提出了五痔病名，并首次记载了治痔的 21 种药物。秦汉时期，《黄帝内经》首次阐述了对痔的病因病机的认识，曰："筋脉横解，肠澼为痔"。在此基础上，以后历代医家又不断深入探索，对痔的认识得以逐渐发展和完善。晋代皇甫谧则在《针灸甲乙经》中有了最早的针对痔的针灸疗法记载："痔痛，攒竹主之；痔，会阴主之。"西晋王叔和《脉经》认为："小肠有寒，其人下重，便脓血，有热，必痔。"《龙门方》则曰："皆由食肉欲酒，伤寒饮水过多所得也。"隋代巢元方著《诸病源候论》将痔分为六类："痔有牡痔、牝痔、脉痔、肠痔、血痔、酒痔。"并认为："诸痔皆由伤风，房室不慎，醉饱合阴阳，致劳扰血气，而经脉流溢，渗漏肠间，冲发下部"而成。唐代孙思邈在《备急千金要方》和《千金翼方》中介绍了痔的多种治疗方法，王焘著《外台秘要》将痔分为内痔、外痔两类，并认为"凡痔病有五……此皆坐中寒湿，或房室失节，或醉饱过度所得。"宋代《太平圣惠方》有关痔的记载较为全面，如

"夫痔肛边生核寒热者，由大肠风虚，中焦积热，蕴蓄既久，不得宣通，下攻肛肠，结聚生核……故令寒热，亦曰肠痔也。""夫痔肛边生鼠乳者，……由饮食不节，醉饱无恒，……久忍大便，使阴阳不和，关格壅塞，风热之气下冲肛肠。"又如"夫痔生疮肿痛者，由大肠久虚。为风热留滞，肠胃痞涩，津液不流，邪热之气，上攻肺脏，下注肛肠，不能宣散，故成斯疾也。""夫痔肛边痒痛者，由脏腑久积风热，不得宣通，毒热之气，留滞于大肠，冲发于下部，故令肛边或痛或痒。""夫痔下血不止者，由大肠风冷，肺脏积热，热毒留滞，乘于经络，血性得热则流散，复遇大肠虚寒，血乃妄行。"再如"夫妇人痔病者，由劳伤于经络，而血渗之所成也。"同时还首次记载了枯痔钉疗法，并进一步发展提高了痔的结扎疗法。元代朱震亨《丹溪心法》从另一角度阐述了痔的病因病机，对后世有较大的指导意义："痔者皆因脏腑本虚，外伤风湿，内蕴热毒，醉饱交接……以故气血下坠，结聚肛门，宿滞不散，而冲突为痔也"，同时认为"痔疮专以凉血为主。"

明清时期，中医学对痔病因病机和治疗的认识已较为成熟和全面。如明代陈实功著《外科正宗》曰："夫痔者，乃素积湿热，过食炙煿，或因久坐而血脉不行，又因七情而过伤生冷，以及担轻负重，竭力远行，气血纵横，经络交错。又或酒色过度，肠胃受伤，以致浊气瘀血流注肛门，俱能发痔。"再如清代高秉钧《疡科心得集》则曰："痔疮者，肛门内外四旁忽生红瘰，先痒后疼，后成为痔。或因其人素有湿热，过食炙煿厚味；或因醉饱入房，筋脉横解，精气脱泄，热毒乘虚流注；或因淫极强固其精，以致木乘火势，而反侮金；或因担轻负重，竭力远行，气血纵横，经络交错；或因阴虚火炽；又妇人临产，用力过甚，血逆肛门，亦能致此。"又如吴谦《医宗金鉴》概括地指出："痔疮形名亦多般，不外风湿燥热源。"在治疗上，《外科正宗》提出分阶段内、外痔不同的治疗方法："凡疗内痔者，先用通利药洗涤脏腑，然后用唤痔散……即用葱汤洗净……换用起痔汤日洗一次，待痔落之后，换搽生肌散或凤雏膏等药生肌敛口"，"外痔者，用消毒散煎洗，随用枯痔散……"。《疡科选粹》亦曰："治外痔者，以药线系之，候痔焦黑落下，再用棉裹猪鬃煎药膏纳于窍中，永不复发。"《赤水玄珠》认为："在外者宜点之、洗之；在内者宜祛其风而除其湿，消其热而解其毒，斯得治之法矣。"另外这一时期，枯痔药的制备和使用已趋完善，如《外科正宗》云："予疗此症，药品数味，以火煅炼，性即纯和，百试百验，此方法由来异矣。"枯痔疗法也成为这一时期治疗痔疾的主要方法。

新中国成立以来，对痔的研究得到进一步的发展。解放初期，"枯痔散"和"枯痔钉"疗法应用较多，在此基础上，还开展了以枯痔药物为主要成分的内痔枯脱注射疗法和以硬化剂为注射药物的硬化萎缩注射疗法的研究，临床应用也相对广泛。但是由于药物本身的局限和注射方法的不规范，内痔枯脱注射法和硬化萎缩注射法所引起的直肠坏死、大出血、硬结和狭窄等报道并不少见。而根据收敛化瘀理论所研制的芍倍注射液及与其适用的十六字注射原则，自20世纪80年代开始应用以来，安全性和疗效则得到充分肯定。在手术治疗方面，在中医结扎疗法的基础上，提出了外剥内扎、外切内注治疗混合痔，对环状混合痔采取分段齿形结扎术治疗，均取得了较好的疗效。

（二）西医的认识

在西方，人们对痔的认识也经历了一个漫长的过程。古希腊希波克拉底最早对痔命名，以出血作为依据，称为"Haimorrhodes"。18世纪以前，根据西方医学体液学说，痔被认为是体内腐败体液排出体外的途径，属于正常的生理现象，即"痔非病论"。近两百年，随着研究的深入，出现了关于痔的各种学说，人们才得以从本质上认识痔，并随之出现了结扎术、胶圈套扎法、注射法、切除法、冷冻法、痔上黏膜环形切除钉合术（PPH）、选择性痔上黏膜切除钉合术（TST）等各种痔病的治疗方法。

二、流行病学资料

我国民间素有"十人九痔"之说，20世纪70年代的一项全国性普查显示，肛门直肠疾病的发病率为59.1%，其中痔的发病率最高，占肛肠疾病总人数的87.25%。患病者中又以内痔者居多，占59.86%，外痔占16.01%，混合痔占24.13%。而2015年的一项最新中国成人常见肛肠疾病流行病学普查也显示，痔是发病率最高的肛肠疾病，患者数占所有肛肠疾病患者数的98.09%。以上情况足以说明痔是常见病及多发病。在性别方面，有流行病学资料显示，男女发病比例约为4∶5，女性发病率稍高。发病年龄上，20岁之前，痔病很少出现，30岁以后发病率明显上升，并随着年龄的增加而逐渐提高，45~65岁是痔病出现的高峰。

三、病因病机

（一）中医病因病机

（1）饮食不节，脾胃受损，水谷不化，积于大肠。如《素问·生气通天论》："因而饱食，筋脉横解，肠澼为痔。以过饱伤脾，脾气困败，不能消磨，水谷莫化……此痔病所由生也。"又如《太平圣惠方》："夫酒痔者，由从饮酒过度，伤于肠胃之所成也。"再如《苍生司命》："若夫饱食太过，则脾气倦甚，不能运化精微，朝伤暮损，清浊混淆，故食积下流于大肠之间而为病也。"《东医宝鉴》："盖饱食则脾不能运，食积于大肠……重则变为痔。"

（2）饮食不节，阴阳不和，关格壅塞，风热之气下冲肛肠。如《太平圣惠方》："夫痔肛边生鼠乳者……亦由饮食不节，醉饱无恒，恣食鸡猪……使阴阳不和，关格壅塞，风热之气下冲肛肠。"《疮疡经验全书》云："凡痔……多由饮食不节，醉饱无时，恣食肥腻、胡椒辛辣、炙煿醉酒、禽兽异物，任情醉饱……遂致阴阳不和，关格壅塞，风热下冲，乃生五痔。"

（3）饮食不节，湿热、热、毒流注肛门。如《太平圣惠方》云："夫痔生疮肿痛者……此皆恣食生冷，饮酒过度，酒食之毒，停滞脏腑，传留肠间，故令下血生疮肿痛。"《丹台玉案》云："皆因嗜饮曲酒，过贪色欲，并厚味肥甘、椒姜炙爆等物，以致湿热流注大肠之经，积而成痔。"再如《医法圆通》："因阳火而致者，或平素喜食厚味、醇酒、椒、姜、一切辛辣之物，热积肠胃，从下发泄。肛门乃属下窍，终非时刻大开，热邪下趋，发泄不畅，蕴积而痔乃生焉。"

（4）妇女多次生产或久泻、久痢、久咳等耗伤气血等使气血亏虚。如《太平圣惠方》曰："夫人气血不足，脏腑劳伤，风邪毒气，留滞肠胃，遂成斯疾。"《医宗金鉴》曰："有久泻、久痢而生痔者。"《疮疡经验全书·痔漏症篇》云："肺与大肠相表里，故肺蕴热则肛门闭结，肺脏虚则肛脱出，此至当之论。又有妇人产育过多，力尽血枯，气虚下陷，及小儿久痢，皆能使肛门突出。"

（5）房室劳伤或房室不慎。如《诸病源候论》曰："诸痔皆由伤风，房室不慎，醉饱合阴阳，致劳扰血气，而经脉流溢，渗漏肠间，冲发下部。"《太平圣惠方》曰："诸痔皆由……房室劳伤，损于血气，致经脉流溢，渗漏肠间，冲发下部。"再如《医宗金鉴》云："总不外乎醉饱入房，筋脉横解，精气脱泄，热毒乘虚下注。"《古今医统大全》云："妇人患痔病，与男子少异，多是房劳所伤，及酒毒流积而成。"《医方类聚》云："或醉饱入房，精气脱泄，热毒乘虚下注。"《医法圆通》云："因阴火而致者，或由房劳过度，君火下流，前阴发泄不畅，直逼后阴，蕴积亦能生痔。"

（6）肛周气血运行不畅，结聚肛门。如《仁斋直指方》云："气血下坠，冲突为痔。"《丹溪心法》云："痔者皆因脏腑本虚，外伤风湿，内蕴热毒……以致气血下坠，结聚肛门，宿滞不散而冲突为痔也。"《疡科心得集》云："痔疮者……或因担轻负重，竭力远行，气血纵横，经络交错……"《医学原理》："痔病皆由大肠经脏腑皆虚，兼以外伤风湿，内蕴热毒。又或醉饱交接，或多恣自戕，以致气血下坠，结聚肛门，滞窒不散，冲突为痔。"又如《周慎斋遗书》："……则大肠之气滞矣。气行则血行，气滞则血结，血结气滞于大肠，乃痔之所由生也。"《古今医统大全》："内蕴热毒，醉饱劳役，多欲自戕，以致气血下坠，结聚肛门，宿滞不散而冲突为痔也。"再如《外科正宗》曰："因久坐而血脉不行……以及担轻负重，竭力远行，气血纵横，经络交错……以致浊气瘀血流注肛门，俱能发痔。"《医宗金鉴》曰："有负重远行，以致气血交错而生痔者，又有产后用力太过而生痔者。"

（二）西医病因病理

1. 内痔的病因病理

（1）内痔的病因

①解剖学因素：人体常处于直立状态，而肛门直肠相对于心脏处于较低的位置。肛门直肠部的静脉血液需自下向上回流，并且在回流过程中，从痔静脉到门静脉没有静脉瓣防止逆流，因此由于重力作用，血液回流向心脏相对困难，易在肛门直肠部形成淤积，从而导致痔的形成和发展。而依靠四肢爬行的哺乳动物，直肠相对于心脏位置较高，有利于肛门直肠静脉血液回流，故尚未发现自然状态下生痔的。

②饮食习惯：长期以肉食为主，进食谷物、蔬菜等粗纤维较少时，粪便量少质硬，并且在肠道停留时间长，对直肠的压力增加，可导致血液回流困难。当干硬的粪块下移时会对肠壁造成较大的压力，使静脉回流困难。而此时抗压能力较强的动脉仍部分开放，血液不断进入静脉系统，由于回流困难，这些血液只能积聚在静脉内，使静脉扩张形成痔。干硬的粪块还可将直肠黏膜向下推动，使其下移，导致脱出。另外进食辛辣食物后，其中主要引起辛辣味道刺激的辣椒素会存在于粪便中，可刺激直肠黏膜，使黏膜及黏膜下小静脉产生炎症，反复刺激后血管壁脆化、薄弱，引起血液回流困难和静脉曲张。

③腹腔压力增高：长时间的腹腔压力增高可影响静脉回流，促使内痔的发生。引起腹腔压力增高的常见因素有妊娠生产，排便过频或久蹲，一些疾病如腹部肿瘤、长期咳嗽等。

④门静脉高压：门静脉高压直接影响其远端痔内静脉丛的回流，引起内痔的发生。引

起门静脉高压的常见疾病包括静脉血栓形成、肝硬化、脂肪肝等。

⑤便秘：直肠排空后，随着不断的肠蠕动，粪便也再次不断地进入直肠，并逐渐存积于直肠壶腹。当存贮相当数量的粪便后，由于压力刺激直肠壁，反射性地产生便意。如果不能及时排空粪便，其所含水分会被吸收而形成硬块，对直肠壁产生较大压力，影响血液回流，促进痔的发生。另一方面，便秘还常伴有排便时间增加和排便过于用力，均可加重静脉回流困难，促进痔的发生。

⑥腹泻：各种慢性肠炎都可导致长期或间断的腹泻。稀便的反复刺激，可使直肠黏膜产生炎症，并影响黏膜下小血管，导致静脉曲张的发生。

⑦括约肌收缩力降低：久患慢性消耗性疾病和身体羸弱者，肛门直肠周围肌肉松弛，收缩功能下降，肛管和直肠腔压力同步下降，为维持正常压力，静脉丛代偿性扩张淤血，久之则形成痔。

⑧遗传因素：痔的发病常具有家族聚集倾向，可能与先天静脉壁薄弱而易形成曲张这一遗传因素有关。

（2）内痔的病理

内痔的病理改变包括肛门直肠周围动脉供血量增加，静脉回流减少，毛细血管和静脉曲张淤血，血管壁通透性增加，直肠黏膜下组织水肿增厚、结缔组织增生等。内痔组织的病理切片检查可见痔内高度迂曲扩张的血管，以静脉为主，也有部分动脉血管发生扩张，间质组织水肿伴炎症，或伴血管内血栓形成。

2. 外痔的病因

（1）血栓外痔：血栓外痔多由大便干燥、排便时用力努挣、剧烈运动等因素导致。这些致病因素可挤压肛周皮下小静脉并使其破裂，血液流出后淤积在皮下，凝固而成血栓。也有小部分血栓外痔是因血液直接在小静脉内淤滞凝固而形成。

（2）炎性外痔：多因结缔组织外痔或肛缘皮肤被反复摩擦牵拉或受内痔、肠炎及湿疹分泌物的反复刺激，充血、水肿而成。

（3）结缔组织外痔：可由炎性外痔或血栓外痔消退后，部分增生的皮肤及结缔组织不能被吸收，残留而成；也可由肛周皮肤因长期反复摩擦或牵拉等刺激，逐渐增生而成。

（4）静脉曲张性外痔：与内痔病因相同。

四、中医辨证分型

1. 内痔的辨证分型

（1）风伤肠络型：大便带血、滴血或喷射状出血，血色鲜红，大便干结，口干咽燥，肛门瘙痒。舌红，苔黄，脉浮数。

（2）湿热下注型：便血色鲜，量较多，肛内肿物外脱、肿胀、灼热疼痛，便干或溏，小便短赤。舌质红，苔黄腻，脉浮数。

（3）气滞血瘀型：肿物脱出肛外、水肿，内有血栓形成，甚或嵌顿，表面紫暗、糜烂、渗液，疼痛剧烈，触痛明显，肛管紧缩，大便秘结，小便不利，舌质紫暗，或有瘀斑，脉弦或涩。

（4）脾虚气陷型：肛内肿物外脱，不易复位。肛门坠胀，排便乏力，便血色鲜或淡，面色少华，头昏神疲，少气懒言，纳少便溏。舌淡胖，边有齿痕，舌苔薄白，脉细弱。

2. 外痔的辨证分型

（1）气滞血瘀型：肛缘肿物突起，排便时可增大，有异物感，可有胀痛或坠痛，局部可触及硬性结节。舌紫暗，脉弦或涩。

（2）湿热下注型：肛缘肿物隆起，灼热疼痛或有滋水，便干或溏。舌红，苔黄腻，脉滑数。

（3）脾虚气陷型：肛缘肿物隆起，肛门坠胀，似有便意，神疲乏力，纳少便溏。舌淡胖，苔薄白，脉细无力。多见于经产妇、老弱体虚者。

另外中医学历代文献所载的痔的分类方法也较多，如《外台秘要》载："凡痔病有五，若肛边生肉如鼠乳出孔外，时时脓血出者，名牡痔也，若肛边肿痛生疮者，名酒痔也，若肛边有核痛及寒热者，名肠痔也，若大便辄清血出者，名血痔也，若大便难，肛良久肯入者，名气痔也。"《诸病源候论》分为六类，曰："痔有牡痔、牝痔、脉痔、肠痔、血痔、酒痔，皆因……"。《医学原理》则分为七类："痔病皆由大肠经脏腑皆虚，兼以外伤风湿，内蕴热毒。又或醉饱交接，或多恣自戕，以致气血下坠，结聚肛门，滞室不散，冲突为痔。而有牝、牡、脉、肠、血、酒、气七者之殊。"再如《医宗金鉴·外科心法要诀》按形态将痔分为二十四类，分别为：翻花痔、蚬肉痔、悬珠痔、盘肠痔、栗子痔、核桃痔、莲子痔、脱肛痔、泊肠痔、鸡心痔、牛奶痔、鼠尾痔、血攻痔、担肠痔、内痔、樱桃痔、珊瑚痔、菱角痔、气痔、子母痔、雌雄痔、鸡冠痔、蜂窝痔、莲花痔。（图 10-1）

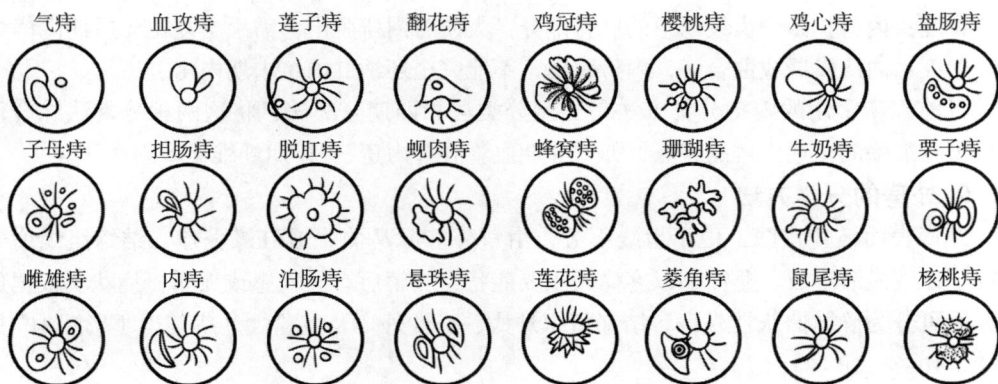

图 10-1 《医宗金鉴》二十四痔图

五、西医分类

根据发生部位，痔可分为内痔、外痔和混合痔。其中发生在齿线以上的称为内痔，发生在齿线以下称为外痔，内外痔相连跨越齿线者为混合痔，该分类法也是痔的最基本分类方法。

1. 内痔的分类方法

（1）三期分类法

一期：排便时带血，无脱出，齿线上黏膜呈结节样隆起。

二期：排便时带血，滴血或射血，内痔脱出，可以自行回纳。

三期：排便时或咳嗽、劳累、负重引起腹压增加时，均发生内痔脱出，并需用手托方能回纳肛内。

（2）三型分类法（病变形态分类法）

血管肿型：表面粗糙不平，色鲜红，呈草莓状，常有小的出血点和糜烂，质地柔软，黏膜薄，易出血。痔体内主要是增生和扩张的毛细血管。

静脉瘤型：丛状隆起，表面光泽，呈紫红色，黏膜较厚不易出血。痔体内为曲张的痔静脉和增生的结缔组织。

纤维化型：表面部分灰白色，呈乳头瘤状，易脱出，因痔体内结缔组织增生明显，质地较硬而富有弹性，质体纤维化，不易出血。多见于三、四期内痔。

（3）四期分类法

Ⅰ期：便时出鲜血，便后可自行停止；无痔核脱出。

Ⅱ期：常有便时出鲜血；排便时内痔脱出肛门，便后可自行还纳。

Ⅲ期：可有便血；排便下蹲或久行久站、咳嗽、劳累、负重时，内痔脱出肛门，不能自行还纳，需手托还纳。

Ⅳ期：可有便血；嵌顿或持续脱出肛外，手托亦不能复位或复位后很快又脱出。

（4）五度分类法

Ⅰ度：肛门静脉丛曲张，齿线上仅可见有半球状隆起（早期内痔）。

Ⅱ度：肛门静脉丛扩张，齿线上有半球状内痔结节，但无痔脱出（初期内痔）。

Ⅲ度：内痔呈球状膨胀，大便时内痔脱出肛外，可以自然回纳（中期内痔）。

Ⅳ度：内痔扩张到齿线以下的肛管部分，大便时内痔脱出，需手法复位（后期内痔）。

Ⅴ度：内痔发展成混合痔，内痔脱出，不能完全还纳肛内（末期内痔）。

目前临床常用的内痔分类方法是三型分类法和四期分类法，将这两种分类法综合使用，可较准确的描述内痔的特点，如"Ⅱ期血管肿型内痔""Ⅳ期纤维化型内痔"等

2. 外痔的分类方法

外痔表面覆盖皮肤，位于齿线下方，由痔外静脉丛曲张或肛缘炎症、结缔组织增生及皮下血液淤滞形成。急性期以疼痛为主要症状，缓解后有异物感或无明显症状。根据形成原因可分为静脉曲张性外痔、结缔组织外痔、炎性外痔及血栓性外痔四类（彩图10-1、10-2、10-3、10-4）。

（1）静脉曲张性外痔：由齿线以下的痔静脉丛曲张引起，痔体内是曲张淤血的静脉团块。

（2）结缔组织外痔：痔内没有或只有较少的曲张静脉，结缔组织增生较明显。

（3）炎性外痔：肛缘皮赘或皮肤皱襞因炎症刺激形成。

（4）血栓性外痔：皮下小血管破裂后，出血在皮下淤积而成，好发于肛缘截石位3、9点。

3. 混合痔

在齿线附近，为皮肤黏膜交界组织覆盖，由内痔和外痔两部分组成，分别有内痔与外痔两种特征，其分类方法众多。将混合痔按其齿线以下外痔部分的形态和性质进行分类，可体现出其特点，在临床上较为实用。

（1）按外痔形态分类

非环状：有一个或多个痔体，分界清晰且不连续，大小均不及肛缘1/2。

半环状：外痔累及肛缘 1/2 或更多，但非全部。

环状：外痔累及全部肛缘。

（2）按外痔性质分类：结缔组织型、静脉曲张性、炎性水肿型。

在混合痔前加入外痔形态和性质的前缀，如"环状静脉曲张性混合痔""半环状炎性水肿型混合痔""非环状结缔组织型混合痔"可将其特点充分描述，有利于临床诊治。（彩图 10-5、10-6、10-7）。

六、临床表现

（一）内痔

1. 症状

（1）便血：多见于Ⅰ期、Ⅱ期的血管肿型内痔，是内痔早期的最主要的症状，晚期痔体较大者，由于长期反复脱出刺激，表面黏膜纤维化，出血反而减少。内痔的出血可表现为便后擦血、便时滴血或喷射状出血，特点是不与粪便相混，呈鲜红色，便后即自行停止。内痔出血多为间歇性，粪便干燥、疲劳、饮酒、过食辛辣刺激性食物常为诱因。如持续出血数天不止，常可引起不同程度贫血。女性在月经期前后内痔出血容易发作，可能与月经前期盆腔充血有关。

（2）脱出：见于Ⅱ期或更严重的内痔，由于痔核较大，腹腔压力增高和括约肌松弛时可脱出肛外。其中Ⅱ期内痔仅在排便时脱出，便后可自行复位；Ⅲ期内痔排便下蹲或久行久站、咳嗽、劳累、负重时脱出肛外，需手托或长时间卧床休息方能复位；Ⅳ期内痔持续脱出肛外，手托亦不能复位或复位后很快又脱出，甚至可出现嵌顿水肿。

（3）疼痛：单纯内痔不直接引起疼痛，但当内痔发生嵌顿不能还纳，并引起水肿、血栓形成、糜烂坏死时则疼痛剧烈，并常可因惧痛导致患者大便排出困难，重者甚至小便亦难以排出，属于临床急症。

（4）黏液外溢：进食辛辣、饮酒等可刺激痔黏膜产生慢性炎症，进而出现分泌物，在肛门括约肌松弛时分泌物可溢出肛门。经常性的黏液外溢可刺激肛门皮肤发生湿疹和瘙痒，检查时可见肛门潮湿和肛周皮肤增厚、皲裂、色素脱失等损害。

（5）便秘：出现便血时，患者常因惧怕出血而控制排便，造成大便存留在直肠内，便中水分被过度吸收，导致大便干燥、排出困难。而干燥的大便排出时更易损伤痔黏膜而加重出血，二者互为因果，常导致病情加重。

2. 体征

视诊和镜检：内痔出血时行肛门镜检查，常可见痔核呈暗红色，表面糜烂或有出血点。Ⅱ期内痔多属血管肿型，表面粗糙色鲜红，常有糜烂，质地柔软；Ⅲ、Ⅳ期多属静脉瘤或纤维化型，前者呈丛状隆起，表面光泽，色紫红，后者表面部分因纤维化而呈苍白或灰白色，质地较硬而富有弹性。Ⅳ期内痔嵌顿者，因循环障碍，痔体水肿并可形成黏膜下血栓，表面光泽，外形饱满，呈暗红色或粉红色，出现坏死后颜色加深变暗。

指诊：一般初期内痔肛内指诊时不能触及痔核，但Ⅱ期以上内痔黏膜表面经常受炎症刺激或摩擦刺激而纤维化，此时指诊，常可在痔区触及黏膜增厚感。如既往行硬化注射治疗，可触及遗留的硬结。内痔脱出嵌顿者，常有明显触痛。

（二）外痔

（1）静脉曲张性外痔：沿肛缘形成的环状或其他形状的隆起，触之质地柔软。下蹲或做其他引起腹压增加的动作后可加重，多不引起明显症状。

（2）结缔组织外痔：表面褶皱，颜色多与肛周皮肤类似或稍暗，大小不等，形状不规则，质地柔软，可引起肛门异物感。

（3）炎性外痔：局部灼热、肿痛感，走路摩擦后加重，重者行走不利。检查时可见肛缘处痔体红肿饱满、表面光泽，偶可见分泌物，触压痛明显，常伴有血栓形成。

（4）血栓性外痔：表现为肛周皮下圆形或近圆形的暗色隆起，局部胀痛和异物感明显，重者影响行走，如因行走摩擦而破溃，可有血栓溢出，且发病突然，多位于截石位3、9点肛缘。

（三）混合痔

兼有内痔和外痔的临床表现。

七、实验室及其他辅助检查

对于痔长时间、大量出血者，需及时完善血常规及凝血功能检查，明确是否贫血及程度和出血原因，以进一步治疗。对于一些可疑病变，还可进一步行结肠镜检查。

八、诊断

痔的诊断主要依靠临床症状和局部专科检查。其中局部专科检查尤为重要，可帮助判断痔的类型、严重程度等情况，包括视诊、肛内指诊和肛门镜镜检。

（1）视诊：视诊检查时患者一般采取侧卧位或膝胸位。视诊内容包括查看肛门外是否有肿物存在及肿物的性质，如确诊为痔，进一步明确是外痔还是脱出的内痔，或是混合痔。外痔包括四类，静脉曲张性外痔在肛缘处隆起，下蹲或排便时可增大；结缔组织外痔外观褶皱，颜色或稍暗，大小、形状不规则；炎性外痔红肿饱满、表面光泽；血栓性外痔呈圆形或近圆形的暗色隆起，多位于3、9点位。暴露于肛外的内痔为脱出尚未还纳或脱出后嵌顿。尚未还纳者表面可有糜烂，或表面光滑，颜色鲜红或紫红，如反复脱出可因纤维化而呈苍白或灰白色；嵌顿者常伴有血栓形成，因此痔体外形饱满而色暗，黏膜出现坏死后可有糜烂渗血。

（2）指诊：检查内容包括肛门内外肿物的质地、是否有触压痛、齿线上方黏膜是否有肥厚感、手指所及范围是否有其他异常肿物等。质地较硬且触痛明显者，多伴有炎症或血栓形成，痔黏膜肥厚者多为反复脱出的Ⅲ、Ⅳ期内痔。检查完毕后还要观察指套是否染血，以及染血的颜色，血色鲜红者可能为痔出血，暗红者则需考虑其他肠道疾病。

（3）肛门镜镜检：用以观察肛内齿线以上未脱出内痔的情况，检查内容包括肛门镜插入是否顺利，内痔的大小、位置、黏膜色泽以及是否有糜烂、出血，直肠黏膜是否松弛，肠腔内是否有积血、黏液，及其色、质、量。

另外，局部检查时还应注意内痔好发部位，截石位3、7、11点为内痔好发区（图10-2），也称母痔区，其他部位为继发区，也称子痔区。

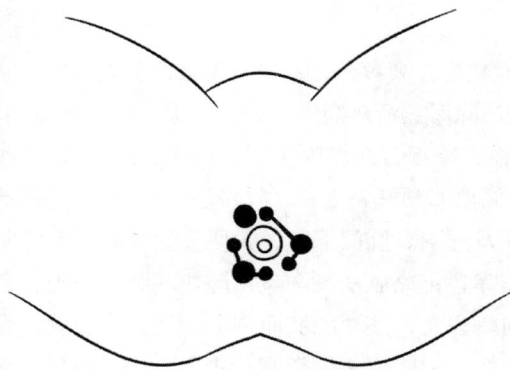

图 10-2　内痔的好发部位

九、鉴别诊断

（1）低位直肠息肉：多见于儿童，易出血，出血与大便相混，较大者可脱出肛外。检查时可见息肉体起源于直肠黏膜，附着在肠壁上，位置一般在齿线上 3~5cm 处直肠壶腹部。数量上以单发为主，带蒂、质坚实，多发时息肉则个体一般较小，呈颗粒状散在分布。

（2）肛乳头瘤：较大的肛乳头瘤可有脱出，急性炎症期能引起肿痛并伴有分泌物，症状上与痔相似，但检查时可见其起源于齿线部，质略硬，表面黄白色，一般不出血。

（3）直肠黏膜松弛：多见于老年人或排便久蹲者，严重者可脱出肛外或导致梗阻型便秘，并有便不净感，一般不引起其他明显症状。镜下可见肠内黏膜松弛堆积在肠腔内，表面光滑，无出血。如松弛黏膜反复脱出肛外，指诊时可及括约肌收缩力量下降。

（4）直肠癌：直肠癌多发于中、老年人，导致的便血多为脓血，可伴有黏液，呈暗红色或果酱色，早期也可便鲜血。大便习惯改变，次数增多，伴有里急后重感。检查时位置较低者可于指诊时触及，其表面呈菜花状或边缘隆起中央凹陷的溃疡，不光滑，质地硬，活动性差，触之易出血，高位则需肠镜检查。病理检查后可确诊。

（5）肛管恶性肿瘤：临床少见，包括一穴肛原癌、基底细胞癌、恶性黑色素瘤等，其临床表现不一，凡可疑者，均应行病理检查确诊。

（6）直肠、肛管及肛周良性肿瘤：直肠间质瘤、肛周皮脂腺囊肿、脂肪瘤等良性病变，均可表现为隆起的肿物，但临床特点各不相同，切除后行病理检查可确诊。

（7）肛裂：新发肛裂多伴有便血，齿线以下肛管皮肤可见新鲜裂口存在。陈旧肛裂亦可引起便鲜血，但多以肛门疼痛为主要临床表现，且疼痛呈周期性，多伴有便秘，局部检查常可见 6 点或 12 点肛管纵行陈旧裂口，其他位置裂口少见。

（8）下消化道出血：非特异性炎症性肠病、肠憩室、息肉病等常伴有不同程度的便血，需行内镜检查或 X 线钡餐造影方可鉴别。

十、治疗

消除痔的症状，是治疗痔的最基本原则。无症状的痔一般不需要治疗，即使体积较大也不应作为治疗指征，而对于体积小但症状明显的痔，则应积极治疗缓解症状。在治疗有症状的痔时，只有在保守治疗和非手术治疗无效的情况下，才应考虑手术治疗。手术的目的是祛除病灶、消除症状，而非将痔根治性切除，因此手术时需保护可保留的正常组织。对于痔的手术治疗，安阿玥教授还主张"整形治病"，即在祛除病灶、消除症状并保护肛门功能的同时，尽量还应保持肛门外形的正常。

（一）中医内治法

历代医家以《黄帝内经》"散者收之，坚者软之，衰者补之，强者泻之，下者举之，结者散之"等理论为指导，提出"泻火凉血、祛风除湿、清热润燥、解郁补虚"等具体治则。如《东垣十书》载："治痔漏大法以泻火、凉血、除湿、润燥为主。"《丹溪心法》载："痔疮，专以凉血为主。治法总要，大抵以解热、调血、顺气先之。"《外科正宗》载："痔疮治法，初起及已成渐渐大而便涩作痛者，宜润燥及滋阴。肛门下坠，大便去血，时或疼痛坚硬者，宜清火渗湿。紫色疼痛，大便虚秘兼作痒者，凉血祛风，疏利湿热。肿痛坚硬，后重坠刺，便去难者，外宜熏洗，内当宣利。内痔去血，登厕脱肛而难上收者，当健脾、升举中气。便前便后下血，面色萎黄、心悸耳鸣者，宜养血健脾。"现代中医学中，内痔分为风伤肠络、湿热下注、气滞血瘀、脾虚气陷四种证型，外痔包括气滞血瘀、湿热下注和脾虚气陷三型，临床需分证论治。

1. 内痔

（1）风伤肠络证

[治法] 清热凉血祛风。

[主方] 凉血地黄汤（《脾胃论》）加减。

[常用药] 地黄、当归、地榆、槐角、黄连、天花粉、升麻、黄芪、荆芥、侧柏炭、生甘草。

（2）湿热下注证

[治法] 清热利湿，化瘀消肿。

[主方] 槐花散（《普济本事方》）加减。

[常用药] 槐花炭、侧柏炭、地榆炭、当归、地黄、槐角、甘草。

（3）气滞血瘀证

[治法] 行气活血，消肿止痛。

[主方] 活血散瘀汤（《外科正宗》）加减。

[常用药] 当归、赤芍、桃仁、大黄、川芎、牡丹皮、瓜蒌、地榆、槐角。

（4）脾虚气陷证

[治法] 益气健脾，升阳举陷。

[主方] 补中益气汤（《脾胃论》）加减。

[常用药] 黄芪、党参、白术、陈皮、当归、升麻、柴胡、地榆、槐角、炙甘草。

2. 外痔

外痔的证型包括气滞血瘀型、湿热下注型和脾虚气陷型，与内痔的部分证型相同，可选用相同的治法和方药。

（二）中医外治法

1. 坐浴法

又称为熏洗法，是使患处直接浸没于药液中的治疗方法。该法自古至今一直广泛应用于肛肠疾病的治疗，在外治法中占有重要的地位。主要适用于痔伴肿痛者，即证属湿热下注或气滞血瘀者，以清热利湿、活血化瘀、消肿止痛为主要治法。代表方如祛毒汤（《医宗金鉴·外科心法要诀》)、安氏肛肠熏洗剂（《安阿玥临床经验集》），常用方药：苦参、益母草、黄柏、马齿苋、苍术、防风、川椒、侧柏叶、芒硝、鱼腥草。

2. 敷药法

该法是直接将药物敷于患处，同样适用于肛门局部肿痛，辨证为湿热下注、气滞血瘀者。现临床以中成药为主，常用如麝香痔疮膏、九华膏、如意金黄膏等，也可将具有相同功效的散剂经蜂蜜或麻油调成膏状后外敷，如活血止痛散（《赵炳南临床经验集》）。

3. 塞药法

将药物制成栓剂，纳入肛门而达到治疗目的的用药方法。主要用于内痔证属风伤肠络、气滞血瘀或湿热下注者，症见大便带血、血色鲜红、糜烂、渗液、血栓形成或肛门坠胀、灼痛。临床常用成药如化痔栓、肛泰栓、普济痔疮栓等。现代研究表明，肛门给药与口服给药比较有诸多优点，不但可以防止胃酸和消化酶对药物的破坏，而且可避免药物对胃黏膜的直接刺激，为不宜口服药物者开辟了新的给药途径。同时药物直接作用于直肠末端痔局部，被吸收入血后不经肝脏，又减少了对肝脏的刺激，减轻了肝脏负担，效果也能得到更大发挥。因此，栓剂的应用正在日趋广泛。

4. 枯痔散外敷法

枯痔散外敷法、枯痔钉疗法和枯痔注射法（见"手术疗法"）统称枯痔法，属传统中医学外治法，古代中医文献中有较详细的记载。枯痔散外敷法属敷药法的一种，是以枯痔散用水或油调成糊状后，涂于内痔表面，使痔核逐渐坏死脱落遗留创面，再逐渐愈合。如《外科正宗》载："先用通利药荡涤脏腑……搽枯痔散早、午、晚三次，俱用温汤洗净，然后搽药，轻者七日，其痔自然枯黑干硬……"传统枯痔散主要成分是砒和白矾，佐以雄黄、朱砂、硫黄、黄丹、乳香、冰片、乌梅肉等，其中砒具有较强的毒性，为避免砒中毒，近代又出现了无砒枯痔散，主要成分包括花蕊石、明矾、胆矾、雄黄、雌黄、皮硝、冰片等，但缺少砒的成分，其渗透力弱，对痔体较大者疗效较差。

该法的治疗过程一般可分为枯萎（坏死）、脱落和修复三个阶段。枯萎（坏死）阶段：敷药1次后痔黏膜由粉红色转为紫红色，敷药经2~3次后，色泽转为淡白，再转暗紫色最后渐呈褐色。其间可有大量黏液性分泌物或淡红色血水渗出，经5~6次敷药后，渐呈黑褐色或黑色，且渐干硬，分泌物亦减少，终至痔核完全干硬而变黑，此时枯萎过程结束。脱落阶段：痔核枯黑后，逐渐与健康组织分离，可有暗红色血水样分泌物渗出，有腥臭味，表示痔将脱落。此时不可人为剥离，应待其自行脱落。愈合阶段：痔核分离脱落后，伤口即逐步愈合。此阶段排便时，因粪便摩擦创面，可有少许出血和疼痛，需一周左右创面方能完全愈合，疼痛也随之缓解。

由于治疗过程繁琐、治疗期间引起较剧烈疼痛、痔核脱落时易出血等原因，该方法在临床上目前已较少使用。

5. 针灸疗法

中医学在晋代就有针灸治痔的经验和穴位记载，《针灸甲乙经》云："痔漏，攒竹主之；痔，会阴主之"。之后历代医家记载有许多治痔的穴位和方法。针灸治痔，主要用于缓解出血、脱出、肿痛、肛门下坠等症状，常用穴位有攒竹、燕口、龈交、白环俞、长强、承山等。

攒竹：在眼眉内侧端、眼眶上切迹处。又称眉头穴。斜刺0.3~0.5寸。治痔肿痛、出血、脱出。有下病上治作用。

燕口：在口角两旁赤白肉际处，属经外奇穴。治痔出血、脱出、便秘。斜刺0.5~1寸。

龈交：掀起上唇，在上唇系带上端，门齿缝上方。斜刺0.2~0.3寸或放血。能治痔出血、疼痛。

白环俞：在背部正中线旁开1.5寸，平第4骶后孔处。直刺1~2寸，针向肛门，使肛门部有麻、胀感。艾条灸5~15分钟。治痔脱出、大小便不利。

长强：在尾骨端与肛门之间。能通任督，调肠胃。是治痔、脱肛之要穴。直刺0.5~1寸。使酸胀感扩散至扩门。艾条灸5~15分钟。

承山：伏卧，用力伸直足尖使足跟上提，在腓肠肌交界的"人"字形凹陷处。是治痔疮、脱肛的常用穴。直刺1~2.5寸。艾条灸5~15分钟。

此外，二白、三阴交、委中、肾俞、大肠俞、命门、气海、昆仑、太冲等穴，也有治痔作用，可辨证选用。

6. 挑治疗法

挑治疗法是新中国成立后我国医务人员发掘整理出来的民间疗法。其所用挑治的部位有痔点、穴位和局部区域三类。

（1）痔点挑治：痔点在上至第7颈椎平面，下至第2骶椎平面，两侧至腋后线的范围内。其特点是形似丘疹，如针头或小米粒大，突起皮肤表面，圆形，略带光泽，颜色可为灰白、棕褐或淡红色不等，压之不褪色。选痔点应与痣、毛囊炎、色素斑相鉴别。有时背部可能同时出现两三个痔点，应选用其明显的一个，痔点越靠近脊柱，越靠下，挑治后效果越好。

（2）穴位挑治：常用穴位包括肾俞、大肠俞、上髎、次髎、中髎、下髎、长强等。

（3）区域挑治：位于第3腰椎至第2骶椎之间左右旁开1~1.5寸的纵行线上，任选一点挑治。

［适应证］痔肿痛、出血。

［禁忌证］

①严重心脑血管及肺部疾病者。

②严重糖尿病患者。

③凝血功能障碍、有出血倾向疾病者。

④恶性肿瘤放化疗期间。

⑤有其他严重内科疾病患者和活动受限者。

［操作方法］患者取侧卧位，局部消毒后，用三棱针或手术刀片，快速剔开皮肤，切口与脊椎平行，长约0.5cm，挑治的深度约为0.3cm。挑治时针尖与脊柱平行，从浅部向深部挑，切口一般无出血或有少量出血。最后用纱布外敷固定。治疗效果差者，可一周后再次挑治。

［注意事项］治疗后注意挑治部位清洁，3日内勿淋浴或湿水。清淡饮食，避免重体力劳动。

（三）西医非手术疗法

1. 微循环调节剂

这类药物治疗痔的理论基础是痔的微循环障碍学说，即认为痔的水肿、出血、糜烂等症状是由局部微循环失调引起。有实验证明，微循环调节剂可纠正和改善这种微循环失调，因此用药后可缓解症状以达到治疗的目的。临床常用药物包括马栗树籽提取物、地奥司明、草木犀流浸液片等。

2. 黏膜保护剂

主要成分为角菜酸酯和氧化锌，临床主要制成栓剂或膏剂使用。可在直肠黏膜上形成胶状覆盖，保护炎性或受损的黏膜，有润滑肠道、止血、止痒和减轻黏膜充血，促进创面愈合的作用。临床常用药物为复方角菜酸酯栓或膏。

3. 止痛药物

主要用以缓解痔炎性水肿或血栓形成后所引起的疼痛，常用如洛芬待因片、盐酸曲马多缓释片、布洛芬缓释胶囊等。必要时还可予肌内注射或静脉给药。

4. 止血药物

适用于内痔出血者，常用如维生素K、肾上腺素等，也可辨证使用云南白药、地榆槐角丸等中成药。必要时也可肌内注射或静脉予止血敏、止血芳酸等。

5. 通便药物

肛门局部肿痛明显时，患者多因惧怕疼痛而延时排便，使便中水分被过度吸收，干燥不易排出，此时可适量使用通便药物。常用如乳果糖口服液、聚乙二醇电解质散、麻仁润肠丸等。

6. 抗菌药物

主要用于内痔嵌顿伴坏死感染者。

（四）手术疗法

内痔

1. 枯痔钉疗法

又称插钉法、插药法，属于枯痔法，是一种将药物制成钉剂后插入痔核内而治疗内痔的方法。我国古代文献所记载的枯痔钉均含有砒，并借助其腐蚀性，使痔体脱落，从而达到治疗的目的，如宋代《太平圣惠方》记载的枯痔钉是由砒霜、黄蜡制成，明代《外科正宗》记载的"三品一条枪"成分是明矾、砒石、雄黄和乳香。自新中国成立以来，国内学者又对枯痔钉疗法进行了深入研究，提出了枯痔钉是通过自身的异物刺激作用，使痔核产生无菌炎症，并发生纤维化而萎缩的理论，同时还制出了无砒枯痔钉，如如意金黄枯痔钉、二黄枯痔钉等。这一改进使枯痔钉疗法的安全性大大提高，并在20世纪七八十年代得以推广和应用，但目前临床已极少应用。

[适应证] 各期内痔和混合痔的内痔部分。

[禁忌证]

①严重心脑血管及肺部疾病者。

②严重糖尿病患者。

③凝血功能障碍、有出血倾向疾病者。

④恶性肿瘤放化疗期间。

⑤有其他严重内科疾病患者和活动受限者。

［操作方法］

①暴露痔核，在距齿线 0.2cm 以上的部位，将药钉与肠壁成 15°~45° 角插入痔内，注意不可插入过深刺入肌层，也不可过浅或贯穿痔核。

②剪除未插入痔内的部分，剩余部分外露 0.1~0.2cm 即可。

③在间距 0.2~0.5cm 位置，如步骤①②继续插钉，最终插钉数量由痔核的大小和多少而定，一般总数在 20~25 根，并且应使插钉均匀分布。

④将痔核送入肛内，术毕。

［术后处理］

①插钉后 24 小时内应卧床休息并禁止排大便，以免枯痔钉滑脱和内痔脱出、水肿嵌顿、疼痛和钉孔出血。

②在治疗过程中应避免体力劳动和剧烈运动。保持软便。

③常规使用抗菌药物 3 天预防感染。

［注意事项］

①插钉时内痔核要固定好，特别是 Ⅰ、Ⅱ期内痔核，如果固定不佳，易缩回肛内，遗漏插钉。

②Ⅲ期及以上痔核，应该注意痔核脱出的先后顺序，回纳时后脱出的先回纳，先脱出的后回纳，避免同时回纳插钉脱落而影响疗效。

③不论痔核大小尽量一次插完。使用含砒或含矾成分的枯痔钉时，应掌握其含量及插钉数量，防止产生毒副作用。

2. 结扎术

结扎疗法治痔在西方实际应用始于 19 世纪，在我国则具有悠久的历史。长沙马王堆汉墓出土的《五十二病方》中就有"牡痔居窍旁大者如枣………絜以小绳，剖以刀"的记载。至宋代，《太平圣惠方》载："用蜘蛛丝，缠系痔鼠乳头，不觉自落。"明代《世医得效方》载："用川白芷煮白芐作线，快手紧结痔上，微痛不妨，其痔自然干瘘而落，七日后安。"《古今医统大全》载："治外痔有头者，以药线系之，候痔焦黑落下。"《医宗金鉴》载："凡遇痔疮瘿瘤，顶大蒂小之证，用线一根，患大者用二根，双扣系扎患处，两头留线，日渐紧之，其患自然紫黑，冰冷不热，轻者七日，重者十五日后，必枯落。"

［适应证］Ⅱ期或Ⅱ期以上内痔。

［禁忌证］

①严重心脑血管及肺部疾病者。

②严重糖尿病患者。

③凝血功能障碍、有出血倾向疾病者。

④恶性肿瘤放化疗期间。

⑤有其他严重内科疾病患者和活动受限者。

［操作方法］

①结扎前消毒肠腔，肛门镜下用组织钳将欲结扎的内痔牵拉出肛门外，肛门镜亦随之退出。

②用止血钳钳夹痔体基底部，使止血钳顶端超过痔的范围，并在钳夹部位以下剪开一

小口。

③用丝线在钳夹痔核的止血钳下方结扎，丝线勒入小切口内，可防止滑脱。术者结扎紧线时，助手放松止血钳并退出，术者继续打结勒紧痔基底。如被结扎痔核较大，可剪除结扎线以上多余组织，但至少保留残端0.5cm。

④同法处理其他痔核，凡士林油纱条置入肛内引流，包扎固定，术毕。

[术后处理] 术后当日限制大便，次日起正常饮食，每次大便后温水坐浴，一般术后7~10天结扎线可脱落。

[注意事项]

单纯结扎内痔，安阿玥教授提出应遵循"不同平面、不同深浅"原则。

①不同平面：根据痔核位置，错落结扎，使各结扎点不在同一直肠横截面上，以避免多个瘢痕同时挛缩而发生直肠狭窄。

②不同深浅：痔核大小不同，结扎的深度也不同。小痔核应少结扎，大痔核应多结扎，钳夹部位应在痔核上部的1/2至2/3处。

③如痔核较大、基底部较宽时，应用圆针贯穿基底中点两次，行"8"字贯穿形缝扎。

④内痔结扎术后，肛门缘静脉和淋巴回流受阻，有时产生淤血或水肿，可作一长1~2cm放射状减压切口，使受阻血液和淋巴液得以渗出，减压切口的数目依结扎数目多少而定，一般位于所结扎内痔的相同点位肛缘处。

[优点] 结扎疗法是我国治疗内痔的传统方法，如《太平圣惠方》载："用蜘蛛丝系缠鼠痔乳头，不觉自落"。在西方，1829年Salman首先报道用结扎术治疗内痔。该法目前仍是临床治疗内痔的一种常用且有效的方法，尤其是对脱出性内痔效果较好。其作用机制是通过结扎痔的基底部，机械性阻断痔核的血供，促使其产生缺血坏死，坏死部位脱落后，创面修复愈合，由此而达到治疗目的。

[缺点] 术后可引起肛门局部坠胀不适感。如结扎线滑脱或提前脱落，可引起出血。

3. 胶圈套扎法

[适应证] 各期内痔和混合痔的内痔部分。

[禁忌证]

①严重心脑血管及肺部疾病者。

②严重糖尿病患者。

③凝血功能障碍、有出血倾向疾病者、

④恶性肿瘤放化疗期间。

⑤有其他严重内科疾病患者和活动受限者。

◆ 止血钳套扎法

[操作方法]

患者侧卧位或截石位，局部消毒，局麻松弛肛门。

①将1~2个胶圈套在一长弯头止血钳的关节部，暴露内痔，用该止血钳钳夹痔体基底部，并在钳夹部位以下剪开一小口。

②用另一直止血钳，夹住并拉长胶圈，绕过痔体上端和弯止血钳顶端，套扎在痔体基底部，并使胶圈勒入小切口，随即退出止血钳。

③同法处理其他痔核，术毕。

◆ 套扎器套扎法

[操作方法]

取侧卧位或截石位，常规消毒，局麻松弛肛门。

① 肛门镜下查看欲套扎的痔核，助手将肛门镜固定并将其暴露。

② 术者一手持套有胶圈的套扎器，套扎器管口应与痔核体积大小相适。另一手持组织钳，经过套管口和肛镜伸入肛内，钳夹痔核上部，并拉入套扎器的套管，套管前缘抵痔基底部时，握紧按压手柄，将乳胶圈推出，套住痔核底部。

③ 放开组织钳，与套扎器一同取出。同法处理其他痔核，术毕。

◆ 负压吸引套扎法

[操作方法]

取侧卧位或截石位，常规消毒，局麻松弛肛门。

① 在肛门镜下暴露将要套扎的内痔。

② 将套扎圆筒插入肛门镜内紧贴在内痔上，开动吸引器使套扎圆筒成负压，透过套扎器玻璃圆筒观察并控制所吸引内痔组织的大小。

③ 扣动手柄，推出胶圈，套在内痔基底部。

④ 同法处理其他痔核，术毕。

[优点]套扎法与结扎术作用机制相同，只是阻断痔核血供的工具由丝线变为胶圈，理论上可达到丝线结扎同样的治疗效果。

[缺点]套扎时深浅不易掌握，如套扎过浅则治疗效果欠佳，套扎过深达肌层，胶圈脱落后易出血。另外还要选择质量优良的胶圈，才能保证胶圈不会自行滑脱和套扎痔核如期坏死脱落。

4. 注射疗法

痔的注射疗法在西方国家沿用至今已有 150 余年的历史，在我国则兴起于 20 世纪 50 年代。注射常用药物如维生素 C、50% 葡萄糖注射液、25% 葡萄糖酸钙、奎宁乌拉坦、乙醇、仙鹤草等注射液都可以用来作内痔的注射剂。国外常用的注射剂主要有：5% 酚杏仁油或酚橄榄油、5%~20% 酚甘油、5% 鱼肝油酸钠、4% 镁粉乳剂、70%~95% 乙醇、1% 福尔马林、奎宁乌拉坦液等。国内临床应用的注射药物包括三大类，即收敛化瘀类、硬化萎缩类和坏死枯脱类。

（1）收敛化瘀类药物注射法

关于痔的病因病机，中国古代医家已经认识到与局部经脉扩张，气血瘀滞密切相关。如《素问·生气通天论》中论述："因而饱食，筋脉横解，肠澼为痔"，不仅指出痔的病因是"饱食"，还描述了痔"肠澼"（便血）的症状，并认为"筋脉横解"为其病机，所谓"筋脉横解"，即指脉络血管扩张、松弛不收。又如《杂病广要》云："凡痔者，因……恶血积聚于下焦，不得疏通，于是下坠而为痔。"认为痔为血液积聚而成。再如《外科正宗》载："夫痔者……或因久坐而血脉不行，又因七情而过伤生冷，以及担轻负重，竭力远行，气血纵横，经络交错，又或酒色过度，肠胃受伤，以致浊气瘀血流注肛门，因而发痔。"认为久坐后局部气血运行不畅、情志异常又过食生冷、过度负重劳累、酒色过度、脾胃受损，都有可能导致气血运行不调、瘀血流注肛门而引起痔，可见痔的发生虽与诸多因素有关，但主要病机在于血液瘀滞。

综观经典，饮食不节、久坐、远行等因素均可导致机体气血失调及肛门局部血液凝聚不散、经脉瘀血扩张，进而导致痔的发生，再结合临床所见，安阿玥教授认为，在中医学理论体系中，内痔的主要病机可归纳为"经脉扩张""血液瘀滞"。

"收敛化瘀"是安教授根据这一病机进一步提出的治痔新理论，其中"收敛"和"化瘀"相辅相制，收敛法可以萎缩扩张的经脉；化瘀法可以散瘀血，瘀血去则血自止。同时，收敛有化瘀相助，可以收敛而不滞涩、祛病而不留邪（"邪"即指注射后所留之纤维化硬结或瘢痕），化瘀有收敛配合，化瘀而不破血。两法结合，共奏收敛萎缩、化瘀止血之功。

芍倍注射液则是以该"收敛化瘀"理论为基础发明研制出的中药注射剂，该药物于1986年研制成功，故最初命名为"86-AN注射液"，其中"AN"代表发明者姓氏"安"。90年代初，该药以"安氏化痔液"之名称开始以院内制剂形式应用于临床，2003年通过国家药品监督管理局新药审批，获得国家二类中药新药证书，同年底开始正式生产并上市。其临床疗效显著，一项临床观察（An A~YUE, et al. Comparing the Effect of An's Shaobei Injection with Xiaozhiling Injection in Patients with Internal Hemorrhoids of Grade I, I: A Prospective Cohort Study［J］. Chin J Intear Med 2014 Jul：20m：555~560.）对接受该药物治疗内痔的患者进行了3年的随访，发现其治愈率达97.5%，并且未出现直肠狭窄和硬结等后遗症。

制备芍倍注射液的3味中药为乌梅、五倍子和赤芍。《黄帝内经》云："酸可收敛"；《本草求真》指出"酸主收，故收当以酸为主也，故酸收之药，以……乌梅等味"；《景岳全书》载："用……乌梅之类，以固之涩之"，而"收敛"药在"十剂"中属"涩剂"，《本草纲目》载"……五倍子、五味子、乌梅，皆涩药也"。因此在药物配伍上，重用具酸涩收敛之功效的乌梅为君药，五倍子亦有收涩的作用为臣药，君臣相须而用，增强酸涩收敛之功。《本草经集注》谓赤芍有"散瘀止痛"之功效，《名医别录》谓其能"通顺血脉，缓中，散恶血，逐贼血"，故方中佐以赤芍，不仅可散瘀止血，还可使敛而不滞，祛病不留邪。三药配伍，一方面收敛不留瘀，一方面化瘀不出血，共奏"收敛化瘀"之功。现代病理学研究表明，芍倍注射液可有效萎缩痔核，并且不导致瘢痕性硬结形成和坏死出血。芍倍注射液注入痔核后，痔表面黏膜完整保留，黏膜下痔组织迅即发生非炎症性蛋白凝固变性，组织均质化。静脉壁结构在发生蛋白凝固后，由扩张状态变为收缩，并不伴出血和坏死性炎症。两天后大部分凝固成分崩解后被吸收，在这一过程中无明显瘢痕组织形成。其中均质化的迂曲静脉壁部分崩解消失，部分由于变性组织的修复而纤维化，使管腔变小或完全闭塞（安阿玥. 安痔注射液（芍倍注射液）治疗痔的疗效观察和病理学观察［J］. 中国肛肠病杂志，2000，20（11）：10-12.）。

该药物的制药工艺，是按照现代制药工艺，提取乌梅、五倍子、赤芍的有效成份柠檬酸、没食子酸和芍药苷直接入药，配制成注射剂芍倍注射液。这种方法制药，保持了原中药的药性作用和配伍关系，与传统中药制剂比较，有效成份利用率更高（均在98%以上）、可控性更好。

芍倍注射液的实验研究包括以下几项。

拆方实验：分为致炎作用实验和致痛作用实验两部分，前者说明芍药苷对枸橼酸、没食子酸所引起的炎症反应有明显的抑制作用；后者说明芍药苷对枸橼酸、没食子酸所引起的疼痛反应有一定抑制作用。从而验证了赤芍对乌梅和五倍子的反佐作用，并在一定程度上说明了芍倍注射液的药味配伍科学性和合理性。

注射后病理学研究：该研究包括两部分，第一部分观察了芍倍注射液注射前后不同阶段痔标本的病理变化，并与消痔灵注射治疗的同期病理变化进行比较；第二部分用家兔进行动物实验，观察局部注射芍倍注射液与消痔灵注射液后急性阶段及修复过程的病理变化。结果表明，芍倍注射液注射后可使局部扩张血管收缩，间质组织发生蛋白凝固均质化改变，炎症反应轻微，而后坏死组织降解，成纤维细胞及毛细血管再生修复。

主要药效学动物实验研究：本项研究参照中药新药研究指南关于治疗痔疮中药的药效学研究要求，重点观察了该药对动物止血、凝血功能影响、抗炎作用及抑菌作用，以确定其主要药效，并与阳性对照药消痔灵注射液的作用进行比较。结果表明，芍倍注射液皮下注射，具有显著的促进止血和凝血作用；明显的抗急性及慢性炎症作用；一定的体外抗菌作用。这一作用是芍倍注射液治疗痔疮等病的主要药效学依据。

◆ 芍倍注射液注射术

［适应证］内痔脱出、出血。

［禁忌证］

① 严重心脑血管及肺部疾病者。

② 严重糖尿病患者。

③ 凝血功能障碍、有出血倾向疾病者。

④ 恶性肿瘤放化疗期间。

［使用药物］1∶1浓度芍倍注射液（1单位芍倍注射液加1单位0.5%利多卡因）。

［操作方法］

① 喇叭型肛门镜充分暴露内痔痔核，按先小后大顺序选择体积最小痔核开始注射。

② 在痔核中心最隆起处与直肠纵轴呈45°角斜刺进针；进针后尝试注药，如黏膜快速均匀隆起，则说明进针位置适当，退针2mm并边退针边给药。

③ 注射后以痔核体积明显增大、黏膜颜色呈淡粉色为度。

④ 棉球压迫，肛门镜下查看，残留痔核继续注射，每处剂量0.5~1ml，至肠腔清晰可见。（彩图10-8a、10-8b、10-8c）

［术后处理］术后当日少量进食，次日起正常饮食。常规使用抗菌药物3天预防感染。术后24~48小时可排便。

［注意事项］

安阿玥教授提出"见痔进针，先小后大，退针给药，饱满为度"的芍倍注射液注射原则。

① 在注射部位上"见痔进针"，肛门镜下见到痔后，向其隆起中心区域注药。

② 在给药方法上"退针给药"，刺入痔核后，退针注射，防止药物进入肌层。若在进针处形成一个颜色苍白的小皮丘，说明位置浅，需继续进针；若推药后黏膜隆起不明显，说明位置过深，需微微退针。若注射的痔核黏膜立刻均匀隆起，则位置适中，此时边推药边退针。

③ 在注射顺序上"先小后大"，注射时先选择较小的痔核，再选择较大的，逐个注射，防止遗漏。

④在注射药量上，以"饱满为度"，每处痔核注射完毕后须有光亮饱满的感觉，呈淡粉色。Ⅰ期内痔（单个痔核直径≤2cm），进针深度5mm，注射药量约1.5ml；Ⅱ期内痔（2cm＜单个痔核直径≤3cm），进针深度7mm，注射药量约3ml；Ⅲ期内痔（3cm＜单个痔核直径≤5cm），进针深度10mm，注射药量约4.5ml。

另外，女性前侧直肠阴道壁较薄，男性有前列腺存在，注射时注意避免刺穿或刺伤。

（2）硬化萎缩类药物注射法

硬化萎缩类药物注射法是将硬化剂注射到痔体内，使痔组织产生无菌性炎症并逐渐纤维化，以萎缩痔核达到治疗的目的。目前临床应用较多的是消痔灵注射液。

◆消痔灵注射液注射术

［适应证］内痔脱出、出血。

［禁忌证］

①严重心脑血管及肺部疾病者。

②严重糖尿病患者。

③凝血功能障碍、有出血倾向疾病者。

④恶性肿瘤放化疗期间。

⑤另外既往曾接受硬化剂注射治疗者，也应慎用。

［使用药物］1∶1浓度消痔灵注射液（1单位消痔灵注射液加1单位0.5%利多卡因）。

［操作方法］

①反复消毒肠腔，在肛门镜下查看痔核的数目及位置，确定痔区有无动脉搏动。

②注射分为四步。第一步：痔上动脉区注射。先在右前主痔核（即结石位11点母痔区）上极的痔上动脉区注射，用1∶1浓度注射1~2ml，同时，于左侧、右后主痔（即结石位3、7点母痔区）上极，各注药1~2ml。3处共注药量3~6ml。第二步：痔黏膜下层注射。用1∶1浓度在痔核中部进针，刺入黏膜下层后行扇形注射，使药液尽量充满黏膜下层血管丛中。注入药量多少的标志是以痔核弥漫肿胀为宜，一般为3~6ml。第三步：痔黏膜固有层注射。当第二步注射完毕，缓慢退针，多数病例有落空感，可作为针尖退到黏膜肌板上的标志，注药后黏膜呈水泡状，（药量是第二步注药量的1/3），即完成第三步黏膜固有层部位注药。第四步：洞状静脉区注射。先在右前主痔核下极的齿线上方0.1cm处进针，针尖进入黏膜下层最深部位，每点注药1~2ml再边退针边边注药1ml。

③注射完毕后，用手指反复揉压已注药部位，使药液均匀散开。以免由于药液集中，导致局部坏死。

④剩余痔核的处理：注射3、7、11点母痔区完毕后，分别按顺时针顺序逐个在剩余痔核中心处注药（注射法同第二、三步注射）。每个痔核注药量是该痔核体积的1/3~1/2，一般注药量各为1~2ml。

［术后处理］术后控制大便48小时，常规使用抗菌药物3~5天预防感染。如有出血、坠涨不适或肛门疼痛，应及时查看处理。

［注意事项］

①注射后可出现肛门坠胀感及低热，前者2~24小时可自行消失，后者一般需1~2天恢复，不需特殊处理。

②需严格按照操作规程执行注射药量、注射部位和注射顺序。

[缺点] 操作步骤繁琐，不易掌握。注射药物过多、过浅、过于集中等不当操作，可导致发生直肠硬结、狭窄、坏死感染和大出血等并发症。

（3）坏死枯脱法

坏死枯脱法是将具有坏死作用的注射剂，注入到痔组织内，使痔核坏死脱落、创面重新愈合的治痔方法。代表性坏死剂是硫化钠薄荷脑溶液（痔全息注射液），以下以该药的注射方法为例，介绍坏死枯脱法。

◆ 痔全息注射液注射术

[适应证] 各期内痔。

[禁忌证]

①严重心脑血管及肺部疾病者。

②严重糖尿病患者。

③凝血功能障碍、有出血倾向疾病者。

④恶性肿瘤放化疗期间。

[药物用量] 痔核直径在 0.5cm 以内，注药量不超过 0.3ml；直径在 1cm 左右，注药量在 0.5~0.7ml；直径在 2cm 左右，注药量在 1.0~1.5ml；直径在 4cm 左右，用药量在 3.0~4.0ml。总量一般不宜超过 4ml。

[操作方法]

① 麻醉并消毒肠腔后，肛门镜下或直视下暴露痔核，从痔核最突出点进针，针头斜面向上，浅刺使针头进入黏膜下层。

② 进针后，轻轻挑起黏膜，缓慢推注，随着药液的进入，被浸润部分逐渐变黑变硬而坏死，待坏死部分距基底部的正常黏膜约 3mm 时，停止推药。

③ 干棉球按压进针点止血，止血后将痔核推回肛内。

④ 用同法注射其他痔核，包扎固定，术毕。

[术后处理] 术后最好进食流质少渣食物，至少控制大便 48 小时，并减少大便次数，常规使用抗菌药物 3~5 天预防感染。治疗后 5 日内不坐浴，从第 6 日起，可用 1∶5000 高锰酸钾溶液坐浴。

[注意事项] 术后半个月以内尽量减少活动，应充分休息，并保证大便通畅，以防提前脱痂出血，如有出血、坠涨不适或肛门疼痛，应及时查看处理。

5. 痔上黏膜环形切除钉合术（PPH）

[适应证] Ⅲ、Ⅳ期内痔，反复出血的Ⅱ期内痔。

[禁忌证]

①严重心脑血管及肺部疾病者。

②严重糖尿病患者。

③凝血功能障碍、有出血倾向疾病者。

④恶性肿瘤放化疗期间。

[操作方法]

① 采用椎管内麻醉或全麻，取折刀位、截石位或侧卧位。

② 用圆形肛管扩肛器进行扩肛，在扩肛器引导下置入透明肛镜并固定。若脱垂的痔组织过多，宜用无创钳向肛管外牵拉以便于置入，固定后将牵出组织复位。应充分显露痔

上黏膜。

③ 根据病变情况，在肛镜缝扎器的显露下，于齿状线上 2.5~4.0cm 做荷包缝合。可行单荷包缝合或双重荷包缝合，若行双荷包缝合，其间距应在 1.0~1.5cm 左右。荷包缝线应全部潜行黏膜下层并保持在同一水平，荷包缝针应尽量自出针点原位进针，一般以 3~7 针为宜。

④ 旋开圆形吻合器至最大位置，将钉砧头导入并使之置于荷包线之上，将荷包线收紧并打结。用带线器将荷包线尾端从吻合器侧孔中拉出。

⑤ 适度牵拉荷包线，同时旋紧吻合器，将圆形吻合器送入肛门直至 4cm 刻度处。

⑥ 击发吻合器，松开手柄，静待 30 秒，将吻合器旋开 1/2~3/4 圈后移出，检查切除黏膜的完整性。

⑦ 仔细检查吻合口，遇有活动性出血的部位必须用可吸收线缝扎止血。

［术后处理］

① 观察有无出血（包括早期及延迟性出血）。

② 可置入直肠黏膜保护剂，利于伤口愈合及排便。

③ 对尿潴留、疼痛等给予相应处理。

④ 宜适当给予预防性抗菌药物。

⑤ 麻醉恢复后可进食，应避免刺激性食物。

［注意事项］女性患者应注意防止误伤阴道后壁，男性注意防止误伤前列腺。术后需密切观察有无吻合口出血。

［缺点］部分患者术后可见不能缓解的肛门直肠坠胀和便意感、直肠狭窄、排便困难、吻合钉不脱落等情况。

6. 选择性痔上黏膜切除钉合术（TST）

［适应证］Ⅲ、Ⅳ期内痔，反复出血的 Ⅱ 期内痔。

［禁忌证］

①严重心脑血管及肺部疾病者。

②严重糖尿病患者。

③凝血功能障碍、有出血倾向疾病者。

恶性肿瘤放化疗期间。

［操作方法］

① 采用椎管内麻醉或全麻，取截石位或侧卧位。

② 适度扩肛，暴露并观察痔核的分布、数目和大小，选择合适的肛门镜（单开口、双开口或者三开口肛门镜）。将表面涂有石蜡油的肛门镜插入直肠腔内，拔出内筒，轻轻旋转肛门镜以调整其位置，使肛门镜视野与痔核对应，充分暴露欲切除的痔上黏膜，并缝扎固定肛门镜。

③ 使用 2–0 可吸收缝线在齿状线上 2.5~3.5cm 处黏膜下层行点线牵引或分段荷包缝合。

④ 置入吻合器钉砧部，用穿线器将缝合线从吻合器侧孔牵引出并用适当的力量牵拉，同时拧紧吻合器并击发，30 秒后移出吻合器。

⑤ 检查吻合口，如有出血行缝扎止血。

［术后处理］

① 观察有无出血（包括早期及延迟性出血）。

② 可置入直肠黏膜保护剂，利于伤口愈合及排便。

③ 对尿潴留、疼痛等给予相应处理。

④ 宜适当给予预防性抗菌药物。

⑤ 麻醉恢复后可进食，应避免刺激性食物。

［注意事项］

① 选用单开式和双开式肛门镜时可行点线牵引，若痔核在 3 个或以上时选择分段荷包缝合。

② 女性患者应注意防止误伤阴道前壁，男性注意防止误伤前列腺。

③ 击发时要足够用力，确保切除吻合完全，力度不够时易出现切除吻合口出血。

④ 切除黏膜组织的数目和大小，与开窗口数目应一致。

7. 痔动脉结扎术

该法是在多普勒专用探头引导下，将探得的痔上方动脉用圆针带线绕过并结扎，阻断痔的血供。有学者认为结扎痔区上动脉有三方面作用：一是减少痔内供血，二是防止术中和术后出血，特别是大出血，三是通过结扎线的异物刺激和固定作用，使术后缝扎线于 6~10 天脱落后，痔上区形成稳定的瘢痕组织，从而粘连固定黏膜与肌层。缝扎时需准确找到动脉搏动的位置，缝扎线穿过黏膜下层即可，不能深达肌层，缝后如痔下区已无动脉搏动，说明已缝扎成功。缝扎后不必拆线，线会随机体的排异功能和排粪的下拉作用，于 8~15 天脱落。

8. 冷冻法

应用 −196℃的液氮，通过特制探头与内痔接触，快速冻结内痔组织并随后快速解冻，以达到使痔组织坏死的目的。坏死组织脱落后创面纤维性修复，内痔皱缩，即达治疗目的。治疗前患者需排空大便，术时患者取侧卧位，用肛门镜检查并暴露痔核。使用探头接触痔核，根据痔核大小，持续冷冻，直至痔核呈白色冰球状，冷冻范围不超过痔核范围。待自然融化后重复冷冻，一般根据痔核大小重复 2~3 个冻融周期即可。该方法也适用于外痔的治疗。

9. 激光疗法

激光是 20 世纪 60 年代出现的光电子技术，70 年代开始用于治疗痔，主要是利用激光束能量集中、聚焦点微小、方向性好的特点。治疗内痔时常用的是激光灼烧法，一般使用高功率二氧化碳激光器或 Nd：YAG 激光器，激光作用于局部组织后，产生 200~1000℃高温，使痔组织凝固、炭化和气化，而达到治疗目的。治疗时患者取截石位或侧卧位，常规消毒铺巾，麻醉成功后肛镜下暴露痔核并消毒直肠。选取需治疗的内痔核，用激光对其进行凝固炭化、气化直至消失，再在痔根部黏膜予丝线缝扎。如痔核数不超过 3 个，可一次治疗完毕，痔核在 3 个以上或呈环形者，可考虑分次治疗。术后嘱患者适当卧床休息，进食易消化，少渣食物，控制大便 24 小时以上，并常规给予抗菌药物预防感染。该方法也适用于外痔的治疗。

10. 铜离子电化学疗法

又称铜离子导入法，是将铜针刺入痔核并通电，使局部小血管血液凝固和组织坏死、硬化，以达到萎缩痔核和止血的目的。治疗时患者取侧卧位，麻醉成功后，插入喇叭口肛门镜，检查确定出血及脱出的痔核，将铜针刺入齿线附近痔组织深 10~15 mm，治疗 280 秒。以同样方法逐次治疗各个痔区。同一痔区可根据出血、充血状况同时反复治疗。

外 痔

外痔的治疗目的是消除因其引起的肿胀、疼痛等症状，无症状的外痔，一般不主张手术切除。外痔切除术的适应证、禁忌证、手术方法、术后处理及注意事项如下。

[适应证] 血栓性、静脉曲张性及结缔组织外痔。

[禁忌证]

①严重心脑血管及肺部疾病者。

②严重糖尿病患者。

③凝血功能障碍、有出血倾向疾病者。

④恶性肿瘤放化疗期间。

⑤有其他严重内科疾病患者和活动受限者。

[操作方法]

（1）结缔组织外痔操作方法：患者取侧卧位，常规消毒铺巾，行局部麻醉。痔体较小、范围局限在肛缘和肛管下部者，用止血钳将其提起，放射状剪除即可；痔体较大、范围直至齿线者，需作梭形切口并剥离至齿线以上，并结扎根部、切除多余组织，最后止血，包扎固定，术毕。

（2）静脉曲张型外痔操作方法：患者取侧卧位，常规消毒铺巾，行局部麻醉。在肛缘选取静脉曲张明显处作为手术切除的位置，通常为截石位 3、7、11 点。用止血钳提起痔体后，放射状切口将其剪除，再剥离或结扎未剥净的静脉团即可，对于痔体较大、范围至齿线者，则需将切口延至齿线以上，并结扎根部切除多余组织。同法处理其他位置外痔后，止血、包扎固定，术毕。

（3）血栓外痔操作方法：患者取侧卧位，常规消毒铺巾，行局部麻醉。用止血钳提起血栓远端皮肤，以肛门为中心做一放射状切口，沿切口将血栓和部分覆盖皮肤一并剥离，并使创口呈放射状梭形，修剪皮缘，止血并包扎固定，术毕。

[术后处理] 术后当日少量进食，次日起正常饮食。常规使用抗菌药物 3 天预防感染。术后 24~48 小时可排便，便后每日换药。

[注意事项]

① 切除外痔，安阿玥教授提出切口"宁长勿短、宁窄勿宽；不同长短、不同窄宽"，即切口宜长宜窄，并且根据不同外痔的大小，调整切口长度宽度，以使引流通畅，减少水肿和伤口愈合缓慢的发生。

② 所有外痔创面需采用放射状梭形切口，与肛门皱褶方向保持一致。这样可减轻愈合后瘢痕的增生，避免了瘢痕挛缩对肛门外形和功能的影响。

③ 多个切口时，保留切口间的皮桥，可缩短愈合时间并防止瘢痕重而引起肛门狭窄。

混合痔

1. 外痔剥离内痔结扎术

[适应证] 各类混合痔。

[禁忌证]

①严重心脑血管及肺部疾病者。

②严重糖尿病患者。

③凝血功能障碍、有出血倾向疾病者。

④恶性肿瘤放化疗期间。

⑤有其他严重内科疾病患者和活动受限者。

[操作方法]

① 查看内痔各痔核和外痔的大小及分布位置,选择内痔脱出且外痔较大的点位作为主要的外剥内扎部位,多为3、7、11点母痔区。

② 钳夹提起外痔的隆起部分,在其基底部作放射状的细长梭形剪切口,将外痔皮瓣分离至齿线以上0.1~0.5cm,并剥离皮瓣下结缔组织、静脉丛或血栓。

③ 用止血钳钳夹对应内痔的上1/2~2/3部分,并用10号粗丝线结扎,剪除游离部分,注意保留至少0.5cm残端。

④ 同法处理其他主要点位混合痔,切除残余外痔。肛门镜下钳夹母痔区意外的其他点位内痔,牵拉至肛外并结扎。

[术后处理] 手术当日控制大便。次日起正常饮食,便后坐浴,常规换药。

[注意事项] 同内痔结扎术和外痔切除术。

2. 切除缝合术

[适应证] 各类混合痔。

[禁忌证]

①严重心脑血管及肺部疾病者。

②严重糖尿病患者。

③凝血功能障碍、有出血倾向疾病者。

④恶性肿瘤放化疗期间。

⑤有其他严重内科疾病患者和活动受限者。

[操作方法]

① 用止血钳将外痔部分夹住提起,在基底部做放射状梭形切口,切口直至齿线处,并将静脉丛一并剥离。

② 向外牵拉,暴露内痔,用另一止血钳钳夹内痔基底部,切除止血钳以上组织。

③ 用针线从止血钳顶端起至齿线处行连续贯穿缝合,撤出止血钳,紧线结扎。

④ 同法处理其他痔核,碘伏消毒创面,包扎固定,术毕。

[术后处理] 手术后控制大便72小时。便后用1:5000高锰酸钾坐浴并换药,术后1周可拆线。

3. 改良外剥内扎加芍倍注射术

[适应证] 各类混合痔,尤其是环状、重度混合痔。

[禁忌证]

①严重心脑血管及肺部疾病者。

②严重糖尿病患者。

③凝血功能障碍、有出血倾向疾病者。

④恶性肿瘤放化疗期间。

⑤有其他严重内科疾病患者和活动受限者。

[操作方法]

①反复消毒肠腔2~4遍，查看内痔各痔核和外痔的大小及分布位置，选择内痔脱出且外痔较大的点位作为主要的外剥内扎部位，多为3、7、11点母痔区。

②钳夹提起外痔的隆起部分，在其基底部作放射状的细长梭形剪切口，将外痔皮瓣分离至齿线以上0.1~0.5cm，并剥离皮瓣下结缔组织、静脉丛或血栓。

③用止血钳钳夹对应内痔的中上1/3~1/2部分，并用10号粗丝线结扎，剪除游离部分，注意保留至少0.5cm残端。

④同法处理其他主要点位混合痔，切除残余外痔。注射剩余未结扎部分痔核及其他遗留内痔。注射方法同内痔安氏芍倍注射液注射术。

[术后处理]

①术后予抗菌药物防治感染。

②术后当日少量进食，次日起可正常饮食和排便。

③每日便后冲洗、换药。

[注意事项]

① 结扎内痔时遵循"不同平面、不同深浅"的原则；切除外痔时遵循"宁长勿短、宁窄勿宽，不同长短、不同窄宽"的原则，另外多个切口时还需保留皮桥。

② 外痔切除至齿线以上再行结扎，防止扎到齿线以下皮肤，引起剧烈疼痛和水肿。结扎宜紧不宜松，以防结扎线滑脱出血或痔核坏死不全，难以脱落。

③ 对于内痔较小属Ⅰ、Ⅱ期者，可分别切除外痔和注射内痔，不必对内痔结扎。

十一、现代研究进展

对痔的基础研究已较全面，因此目前的研究多是针对痔的临床治疗，特别是外科新器械和技术的应用，具有代表性的是超声刀在痔切除术中的在应用。超声刀的工作原理是通过超声频率发生器使金属刀头以55.5KHz的超声频率进行机械震荡，使与刀头接触组织内的水分子汽化，蛋白质氢键断裂，细胞崩解，组织被切开或凝固，血管闭合，从而达到切割组织和止血的目的。与传统外剥内扎术不同，应用超声刀治疗是一次将内、外痔同时切除，并且边切除边止血，因此有临床资料显示，术中出血量和术后创面愈合时间，均优于外剥内扎术。除超声刀痔切除术，Ligasure系统也被应用到痔的切除术中，Ligasure即电脑反馈控制双极电刀系统（feedback-con- trolled bipolar），是一种新型的血管闭合系统，可安全、永久闭合直径7mm以内的血管、韧带及组织。有临床资料显示，Ligasure痔切除术同样具有术中出血少、术后恢复快等优点。但是，Ligasure作为种新型的痔切除术，虽然其短期疗效肯定，但其远期疗效尚需进步的临床观察，并且因为其价格昂贵，在临床上的推广应用受到了一定的限制。

附：

芍倍注射液临床和实验研究

一、拆方实验

本实验通过致炎和致痛作用观察，验证了赤芍对乌梅和五倍子的反佐作用，一味化瘀药赤芍减轻了全方的刺激作用，提高了安全性。

1. 致炎作用实验

［材料与方法］分别给予 Wistar 大鼠足跖部皮下注射生理盐水、枸橼酸 + 没食子酸、芍药苷、枸橼酸 + 没食子酸 + 芍药苷（全处方液），0.1ml/ 只。于注射前和注射后 1、3、5、7、24 小时，分别测量足跖部周径，计算肿胀率，进行组间统计学处理，组间统计采用 t 检验。

［结果］"枸橼酸 + 没食子酸"注射入动物皮下组织可产生显著的致炎作用；"芍药苷"无致炎作用；"芍药苷 + 枸橼酸 + 没食子酸"（全处方）三药合用时，致炎程度减轻。

［结论］芍药苷对枸橼酸、没食子酸所引起的炎症反应有明显的抑制，起到了反佐毒性的作用，使全处方收敛痔核而不过分。三味药配伍，相辅相成，达到了高效安全之目的。

2. 致痛作用实验

［材料与方法］分别将生理盐水、枸橼酸 + 没食子酸、芍药苷、枸橼酸 + 没食子酸 + 芍药苷（全处方）给予小鼠腹腔注射，0.2ml/ 只（不再另外给其他口服或肌内注射药品）。仔细观察并记录小鼠在注射后 30 和 60 分钟内扭体的次数。将所得各组动物的实验数值，进行组间统计学处理，组间统计用 t 检验。

［结果］"枸橼酸 + 没食子酸"有较强且较为持久的致痛作用；"芍药苷"无致痛作用；"枸橼酸 + 没食子酸 + 芍药苷"（全处方）腹腔注射后，小鼠在 30 分钟后的扭体次数与"枸橼酸 + 没食子酸"相比有减少的趋势。

［结论］芍药苷对枸橼酸 + 没食子酸所引起的疼痛反应有一定抑制作用。

枸橼酸 + 没食子酸在局部注射后，产生较为强烈的致炎、致痛作用；配伍芍药苷不仅可以缓解其致炎性，亦发挥了芍药苷的解痉止痛功效。以上实验结果在一定程度上说明，芍倍注射液的药味配伍科学合理。

二、病理学研究

病理组织学检查目前仍是许多疾病确诊及疗效判定的金标准。对痔的研究国内外迄今尚无适用的动物模型，现有的药效学试验多是将痔的病变分解为炎症、感染、增生、出血等几个方面，做单一病变分析，较难以全面反映疗效。所以本研究一方面选择符合诊断标准的住院患者志愿者，活检取材，直接观察注射芍倍注射液治疗前后不同阶段痔标本的病理变化，并与消痔灵注射液治疗的同期病理变化进行比较。另一方面用家兔进行动物实验，观察局部注射芍倍注射液与消痔灵注射液后急性阶段及修复过程的病理变化。

1.对人体痔组织药效作用的病理学研究

［实验材料］

（1）实验药物：芍倍注射液、消痔灵注射液。

（2）标本来源选择符合内痔、静脉曲张型混合痔诊断标准的住院患者志愿者，进行痔疮组织的活检取材。

［实验方法］

本实验共观察人体痔标本 50 例（标本不全的 14 例未予统计），余 36 例中，单纯切除 8 例（空白组），芍倍注射液治疗 18 例（A 组），消痔灵注射液治疗 10 例（B 组）。空白组不注射任何药物，直接切除取材。A 组和 B 药组于注射药后，定期活检取材。

A 组：10 分钟 8 例，3 日 4 例，7 日 4 例，2~2.5 个月 2 例。

B 组：10 分钟 4 例，3 日 3 例，7 日 2 例，7 年 1 例（该患者曾于 1982、1987、1991 年分别 3 次注射消痔灵注射液，再次复发）。

活检组织经 10% 福尔马林液固定，常规脱水，石蜡包埋、连续切片，做 HE 染色。为显示标本组织的胶原纤维和弹力纤维，再分别做 Masson 三色和 ET+VG 染色，Masson 染色中胶原纤维呈绿色；ET+VG 染色中胶原纤维呈红色，弹力纤维呈蓝绿色。

全部切片由 3 名病理科医师共同观察。

［实验结果］

（1）未经注射的痔核病理变化黏膜下层有大量高度扩张充盈的静脉，间质水肿，部分病例有血栓形成或炎症反应。Masson 染色：可清晰显示扩张的静脉，有的静脉内见血栓或血栓机化。ET+VG 染色见静脉周围有弹力纤维环绕，间质胶原纤维间可见散在的弹力纤维。

（2）注射芍倍注射液后的痔核病理变化

① 注射后 10 分钟：药物影响的范围局限于黏膜下痔中心区组织，局部间质、大血管壁及间质结缔组织均呈均质状，淡伊红染色，细胞核失着色性，血管内皮细胞核尚可辨认。大血管周围间质结缔组织裂解成碎片状，其间及周围均未见明显的炎症反应。大血管轮廓可见，多呈收缩状态，管腔较窄，管壁较厚并出现皱折，表面黏膜上皮及上皮下组织无显著改变。Masson 染色：胶原组织呈均质化，与周围黏膜下层之正常胶原相比，色浅淡，融合成片状，失去正常胶原纤维结构。ET+VG 染色：间质胶原裂解处弹力纤维亦断裂，但仍呈弹力纤维着色。

② 注射后 3 日：注射后 3 天见病变范围明显变小，较 10 分钟后标本组织密集，均质化组织中可见闭合状态的血管轮廓。裂解组织间出现活跃增生的成纤维细胞及少量巨噬细胞。未见明显炎症反应。Masson 染色显示血管腔内偶见小血栓形成。ET+VG 染色显示弹力纤维环绕的大血管呈收缩闭合状态，管壁增厚。

③ 注射后 7 日：均质化区进一步密集，裂解碎片之间空隙减少，高倍镜下可见其间有较多成纤维细胞及血管内皮细胞增生，毛细血管形成。偶见少量单核细胞浸润，未见明显炎症反应。Masson 染色见有的静脉管壁极度增厚，管腔狭小。有 3 例静脉腔内有弥漫的内皮细胞及成纤维细胞增生的早期机化血栓。ET+VG 染色中见不规则的纤维化灶，周围有大量弹力纤维呈向心性聚集，未再见有大血管结构。

三种染色均仅能在黏膜下发现少量密集的纤维组织，其间未见迂曲扩张的大血管，亦未见明显瘢痕形成。注射后 2 个月、2.5 个月，大血管仍呈收缩状态。

（3）注射消痔灵注射液后的痔核病理变化

① 注射后 10 分钟：本组共 4 例标本。三种染色均见到注射局部的肠黏膜组织高度水肿，水肿范围自黏膜下直达黏膜固有层，在黏膜下可见限局的间质密集，但以水肿为主要特征，间质内胶原纤维及弹力纤维稀疏散在，并可见程度不等的出血，重者出血较弥漫。4 例标本均未见到组织凝聚均质化样变或裂解现象。

② 注射后 3 日：本组共 3 例标本，均见到注射部位的肠黏膜组织呈现明显炎症坏死及溃疡形成，其中 2 例黏膜下组织内炎症较重，伴有大量纤维素渗出，扩张静脉内有血栓形成。另 1 例发生深部溃疡，溃疡底有大量急性炎性渗出物，其下方横纹肌间有弥漫炎症和水肿。

③ 注射后 7 日：本组共 2 例标本，均见呈中度炎症，间质内有散在的淋巴细胞及少量嗜酸性粒细胞浸润，水肿虽然减轻，但组织间仍可见成片的渗出纤维蛋白沉积。高倍镜下见增生活跃的成纤维细胞及较多新生毛细血管，伴局部胶原增多。并见扩张静脉内血栓形成，伴早期机化，可见少数内皮细胞自周边向血栓内长入。

④ 消痔灵注射后 7 年：1 例标本经 3 次消痔灵治疗后复发，见黏膜下纤维组织增多，肌层被纤维瘢痕分隔，其间的胶原纤维较致密。

[讨论与小结]

未经注射的痔标本是以黏膜下层静脉血管高度充盈扩张和间质水肿为主要病理表现，部分病例有血栓形成或炎症反应。

芍倍注射液注射后各阶段病理观察说明，注射后短时间内（10 分钟）即可在局部引起血管收缩，并引起间质组织（包括大血管及周围结缔组织）的蛋白质凝固变性，组织呈均质化，并有裂解现象。3~7 日后裂解成分渐被吸收，其间有成纤维细胞及内皮细胞增生，局部有吞噬细胞反应。7 日时新生毛细血管显著增多，组织出现进行性修复，扩张静脉明显减少。注射 2 个月后注射局部，未见迂曲扩张的大血管，亦未见明显瘢痕形成。

观察结果提示，芍倍注射液注射后主要通过以下三种方式使痔疮治愈。

（1）伴随组织蛋白凝固、修复，变性的大静脉壁纤维化，血管腔明显缩窄变小。

（2）通过机化，使管腔闭塞。

（3）间质均质化凝固坏死后大血管结构不复存在。

注射局部不引起明显炎症或出血，均质化坏死组织通过降解吸收。修复过程无明显肉芽组织或瘢痕形成，表层黏膜保留不遭破坏，病理变化与临床所见相吻合。

消痔灵注射液注射后不同时期痔的病理变化说明，注射后 10 分钟即刻出现较明显的水肿及出血，进而产生炎症；术后 3 日的 3 例标本均呈现较重的炎症反应，扩张静脉内血栓形成，伴有黏膜坏死和溃疡形成；7 日的组织仍见轻、中度炎症反应，间质内成纤维细胞及毛细血管活跃增生，胶原组织增多；1 例术后 7 年（3 次注射后）的标本见到黏膜下瘢痕组织形成。

张远等曾对消痔灵注射液实验研究，发现在大鼠后足掌注射该药后，先在局部组织引起急性无菌性炎症，继而使组织发生纤维化，并引起局部血管的血管炎，动静脉血栓形成和增生性动脉内膜炎。与人体标本的变化基本一致。

芍倍注射液注射后痔部血管收缩，痔内组织迅即发生蛋白凝固均质化改变，局部炎症反应轻，表层直肠或肛门黏膜保留；修复过程中，凝固变性组织崩解、清除，组织间有毛细血管及成纤维细胞增生；组织修复后，原痔内迂曲静脉消失或管腔经机化闭合。与消痔灵注射液注射后的病理改变相比，芍倍组的水肿、出血、炎症反应等改变均明显轻于消痔灵组，芍倍组的痔部黏膜坏死、溃疡率低，组织修复早，愈合后未见明显瘢痕形成。

［结论］芍倍注射液主要引起痔内组织发生非炎症性蛋白凝固，修复后痔内原迂曲扩张的血管闭合，组织内无明显瘢痕形成，疗效恒定。

2. 芍倍注射液对家兔药效作用的病理学观察

急性期病理变化

［实验材料］

（1）受试药品芍倍注射液；消痔灵注射液。

（2）受试动物白色家兔，体重 1.5~2.6kg，雌雄兼用。

［方法与结果］

（1）动物实验方法家兔 51 只，分为 3 组，即生理盐水（A）组 3 只（空白对照）、芍倍注射液（B）组 24 只（治疗药）、消痔灵注射液（C）组 24 只（对照药）。两个实验药组内对应设立 8 个稀释浓度，按 1∶0.1、1∶1、1∶3、1∶7、1∶15、1∶31、1∶63、1∶127 稀释，药物稀释均采用生理盐水（V∶V）。每个浓度分别注射 3 只动物。

全部动物禁食 12 小时后，以 30mg/kg 巴比妥钠耳缘静脉麻醉，仰卧位固定于兔台上，肛门局部注射小量利多卡因（约 0.2ml/ 只），将扩肛器置入肛门，将实验药液（1.0ml/ 只）分三点注射于肛门黏膜下，每点约 0.3ml。24 小时后处死动物，取肛门局部组织，进行病理组织学观察。

（2）病理检查方法组织以 10% 福尔马林固定，石蜡包埋，切片，HE 染色，由 3 名病理医师共同观察。

（3）病变统计方法依据组织学观察结果，将病变范围、出血依据程度不同划分为轻度、中度、重度，共 3 级（表 10-1）；将水肿、中性粒细胞渗出（WBC）划分为轻微、轻度、中度、重度、极重度，共 5 级（表 10-2）。对所有分级给予半定量计分。每个浓度，每项病变以 3 只动物的均值统计，芍倍注射液与消痔灵注射液的各浓度组中每组病变计分的平均值相加，即为两个注射液的该项总计分，结果进行 t 检验。$P < 0.05$，具有显著差异；$P < 0.01$，具有极为显著差异。

表 10-1　病变范围和出血的计分标准

级别	计分	病变范围 φ	出血
—	0	—	—
＋	3	≤ 2mm	注射局部
＋＋	5	2mm ＞ φ ≤ 5mm	弥散至肌层
＋＋＋	7	＞ 5mm	弥散至肌层

表 10-2　病变组织水肿和 WBC 渗出的计分标准

级别	计分	水肿	WBC 渗出
—	0	—	—
±	1	局限	少许散在
+	3	轻度	血管附近、稀疏
++	5	中度	弥漫、中等量
+++	7	重度	弥漫、多量
++++	9	极重度	弥漫、灶性聚集

（4）结果（表 10-3、10-4）

A 组（生理盐水）：黏膜下层局部组织疏松、水肿，小血管周围少许散在中性粒细胞渗出，伴少量出血。

B 组（芍倍注射液）：病变范围较局限，黏膜下层轻、中度组织变性、水肿及中性粒细胞渗出，少数累及浅肌层伴出血。稀释 1∶15 倍后，病变明显减轻，与生理盐水组相似，且未见出血。

C 组（消痔灵注射液）：与相同浓度芍倍注射液相比，病变范围较大，病变程度也重。水肿及中性粒细胞渗出除见于黏膜下层外，常累及肌层，甚至外膜。水肿液中见纤维素渗出。中性粒细胞渗出数量多，范围广，甚至在组织内聚集，似微小脓肿。出血程度重，常累及肌层。稀释 1∶63 倍仍见较明显急性炎症改变，稀释至 1∶127 倍时与生理盐水组相似。

从表 4 中可以看出，消痔灵注射液的各项病变程度均重于芍倍注射液，各项计分均有统计学差异，二者病变的总计分差异极为明显（$P < 0.01$）。说明芍倍注射液刺激性小于消痔灵注射液。

表 10-3　各组家兔肛门病变程度的比较（n=3）

组别		浓度	病变范围	水肿	WBC 渗出	出血
A 组			+	+	±	+
B 组	B0	原液	++	++	++	++
	B1	1∶1	++	++	+	+
	B2	1∶3	++	++	++	—
	B3	1∶7	+++	+++	++	+
	B4	1∶15	+	+	±	—
	B5	1∶31	+	+	±	—
	B6	1∶63	+	+	±	—
	B7	1∶127	+	+	±	

组别		浓度	病变范围	水肿	WBC 渗出	出血
C 组	C0	原液	+++	+++	+++	++
	C1	1：1	+++	+++	+++	+++
	C2	1：3	+++	++	+++	+++
	C3	1：7	+++	++++	++	++
	C4	1：15	++	+	+	++
	C5	1：31	++	++	+++	+++
	C6	1：63	++	++	++	++
	C7	1：127	+	+	±	++

表 10-4　B、C 组病变程度计分比较

组别	N	范围*	水肿*	WBC 渗出*	出血**	总计分
B 组	24	4.25 ± 1.39	4.00 ± 1.41	2.75 ± 1.86	1.38 ± 1.87	10.13 ± 5.97
C 组	23	5.75 ± 1.39	5.50 ± 1.94	6.00 ± 2.83	5.25 ± 1.20	22.50 ± 5.64

注：表中 *$p < 0.005$，**$p < 0.001$。

[结论] 芍倍注射液、消痔灵注射液对家兔肛门注射 24 小时后，局部主要病变为急性渗出性炎症改变，芍倍注射液较轻。芍倍注射液稀释至 1：15 倍时，与生理盐水组改变相似；消痔灵注射液稀释至 1：127 倍时始与生理盐水组改变相似。证明芍倍注射液刺激性小于消痔灵注射液。

修复期病理变化

[实验材料]

1. 受试药品芍倍注射液；消痔灵注射液。

2. 受试动物实验用新西兰种白色家兔 12 只，雄性，体重 2.3~2.8kg，平均 2.5kg，选购自 309 医院动物室。

[方法与结果]

1. 动物实验方法将 12 只家兔随机分为 A、B 两组，A 组注射芍倍注射液，B 组注射消痔灵注射液。每只动物均做腿部和背部注射，腿部剂量为 2ml/ 只，背部剂量为 4ml/ 只，注射前药液中加印度墨汁，用作部位标记。

实验分三批，每批 A、B 组各 2 只，第一批于腿部注射后 7 天，背部注射后 2 天处死；第二批于腿部注射后 14 天，背部注射后 7 天处死；第三批于腿部注射后 28 天，背部注射后 14 天处死。分别于腿和背部有墨汁标记部位取材，10% 福尔马林固定，石蜡包埋，HE 及 Masson 三重染色。这样，我们检查了家兔肌肉内注射芍倍注射液及消痔灵注射液后 2 天、7 天、14 天、28 天的病变标本。由病理科 3 名医师共同观察记录。

[实验结果]

（1）注射后 2 天：A、B 组各两份背部肌肉标本。

A 组：注射部位横纹肌内大片肌束发生凝固性坏死、核消失，肌浆均匀粉染，肌纤维轮廓清晰，肌束间有轻度水肿并可见少量中性粒细胞呈散在小灶状浸润。相邻健存肌束与前者之间炎症反应带较窄，近交界带有少量肌细胞坏死，胞浆内可见深蓝染的钙盐沉积颗粒，局部有巨噬细胞及少数白细胞浸润，巨噬细胞围绕坏死肌细胞周围或侵入坏死细胞肌浆膜内。

B 组：注射部位同样大片肌纤维呈现凝固性坏死，肌束间水肿及炎症反应较重，水肿带宽，炎细胞也多，其中有大量中性白细胞。与相邻健存肌束间的炎症反应带亦宽，炎细胞呈锯齿状沿肌束远向浸润。交界带多数肌纤维坏死并有崩解，其间有单核巨噬细胞及少量嗜酸细胞浸润。

（2）注射后 7 天：每组腿部及背部标本各两份，由于各组内两个部位标本的病变基本一致，故一并描述。

A 组：中央带坏死肌细胞残留，周边带者已被新生纤维组织和毛细血管所代，与健存肌组织间形成规则的纤维细胞性修复带，其中有丰富的毛细血管及成纤维细胞，炎细胞甚少。

B 组：坏死区及周围肌组织内可见明显的炎性反应，局部有大量活跃增生的巨噬细胞及散在的嗜酸性粒细胞，健存肌组织周边可见许多萎缩退变的肌细胞。

（3）注射后 14 天：每组腿部和背部标本各两份，两个部位一并描述。

A 组：坏死肌组织已由纤维组织修复替代，局部纤维组织疏松，有较多成纤维细胞及新生血管，无明显炎症。有的于肌束一侧可见一带新生纤维结缔组织，根据其中聚集有较多含墨汁颗粒的吞噬细胞，可知系原药液注射部位，原坏死肌细胞已不复可见，纤维细胞间胶原沉积较少。

B 组：坏死组织也被增生纤维组织取代，但其中可见成片的慢性炎症灶，有较多巨噬细胞及异物巨细胞。增生纤维组织内还杂有散在的残留肌纤维，巨噬细胞、异物巨细胞及淋巴细胞等聚集形成炎性肉芽肿。

（4）注射后 28 天：A、B 组各两份腿部标本。

A 组：原注射部位已找不到坏死肌纤维痕迹，仅于整齐的肌束衣旁见有一带新生纤维结缔组织，其中尚可见少数散在含墨汁的巨噬细胞，并有较多新生血管及成纤维细胞，后者胞核较肥大，细胞间有一些纤细胶原纤维，未见致密瘢痕形成，其一侧还可见有保留的肌间神经束。

B 组：肌束间仍可见不规则的炎性反应带，并有较多粗胶原纤维沉积，仍可见含多核巨细胞的炎性肉芽肿。

[讨论] 为观察芍倍注射液及其对照药消痔灵注射液在局部注射后组织引起的变化及其修复过程，我们拟在家兔体内进行病变的动态观察。开始预试验我们在家兔背部皮下及肛门局部注射，由于背部皮下组织疏松，药液极易沿组织间隙流动，而聚积于筋膜处，影响药效观察；肛门部位注射后，特别是消痔灵注射后，局部易发生溃疡及继发感染，影响对修复过程的观察。因此，正式试验选择了大腿及背部肌肉，一是由于局部肌肉组织多而药液不易流失，二是由于这些部位受外界影响较小，有利于药效观察。

实验证明，芍倍注射液于注射部位引发组织凝固性坏死，坏死区及周围的炎症反应均很轻，2 天时所见到的少量白细胞浸润及单核细胞反应在 7 天时已较少见，7 天时已出现了明显的修复反应，其中以成纤维细胞和毛细血管为主，14 天时上述成分基本取代了坏死组织，至 28 天仅于肌束间见到限局的血管纤维组织，借其中少数散在的巨噬细胞胞浆中的墨汁颗粒说明该区为原注射部位，未见明显瘢痕形成。对照药消痔灵注射局部也引起组织的大片凝固坏死，但其炎症反应及修复过程与芍倍注射液相比，有明显差异。表现在：①消痔灵组坏死区及周围的炎症和水肿程度重，持续时间长，以致病变过程周围肌组织损伤范围亦较大，修复开始亦较晚。注射后 7 天，坏死周围炎症反应仍较重，成纤维细胞增生还不明显。至 14 天，增生的纤维组织内还有大量炎症反应带并持续见于 28 天。②消痔灵组在修复过程中有较多异物巨细胞出现，且增生活跃，并形成炎性肉芽肿。28 天时纤维组织增生带胶原沉积多，有瘢痕形成倾向，其中仍可见上述炎性肉芽肿。

实验设计时，为便于各阶段追溯药物注入部位，于注射前在芍倍注射液和消痔灵注射液中均加入印度墨汁。印度墨汁颗粒较细，常用作生物标记，可被巨噬细胞吞噬，但不对组织产生任何刺激作用。实验所见芍倍组中巨噬细胞吞噬墨汁颗粒，并逐渐使之清除，至 28 天时，在修复局部仅留有少量含墨汁颗粒的巨噬细胞，整个修复过程无异物巨细胞形成。说明印度墨汁本身并不引起异物肉芽肿的形成。有关研究曾报道，消痔灵注射液的主要成分之一为硫酸钾铝，这一成分与组织起凝固作用时即以氢氧化铝形式存在，并于组织中发现氢氧化铝异物颗粒。因此我们考虑消痔灵组所见的异物肉芽肿可能与该注射液本身成分有关。

我们在大量人体痔核标本研究中曾证明，芍倍注射液注射后可使局部扩张血管收缩，间质组织发生蛋白凝固均质化改变，炎症反应轻微，而后坏死组织降解，成纤维细胞及毛细血管再生修复；而消痔灵注射后组织常发生较重的炎症反应，易出现出血、感染、坏死及溃疡，1 例长期病例并见瘢痕形成。本次动物实验结果与之基本相符，并进一步证实了芍倍注射液与消痔灵注射液在引起炎症程度及修复过程等方面的差别。

三、主要药效学动物实验研究

芍倍注射液用于治疗痔疮，临床疗效显著。本项研究参照中药新药研究指南（药学、药理学、毒理学），关于治疗痔疮中药的药效学研究要求，重点观察了该药对动物止血、凝血功能影响、抗炎作用及抑菌作用，以确定其主要药效，并与阳性对照药消痔灵注射液的作用进行比较。试验结果摘要如下。

1. 对小鼠尾出血时间的影响。芍倍注射液皮下注射，5.0ml/kg、2.5ml/kg，给药后 20 分钟，可使小鼠断尾出血时间明显缩短。消痔灵注射液皮下注射 5.0ml/kg 显示相似的促止血作用。

2. 对小鼠凝血时间的影响。利用毛细玻管法实验，发现芍倍注射液皮下注射，5.0ml/kg、2.5ml/kg、0.83ml/kg，于给药后 20 分钟，均能明显缩短小鼠凝血时间，而且大、中剂量组间呈明显的量效关系。消痔灵注射液也有缩短凝血时间作用，但同等剂量的作用不如芍倍注射液作用显著。

3. 对小鼠二甲苯致耳肿胀的影响。以二甲苯涂小鼠耳，2 小时后引起急性耳肿胀。芍倍注射液皮下注射 5.0ml/kg、2.5ml/kg。能显著抑制耳肿胀，并有一定的量效关系，但

1.25ml/kg 组未显示明显作用。

4. 对大鼠角叉菜胶致足肿胀的影响。大鼠皮下注射芍倍注射液 5.0ml/kg、2.5ml/kg 均能对抗角叉菜胶引起的足肿胀，明显降低肿胀百分率。大剂量组在给药后的 6 小时内均有显著作用，小剂量组于给药后 4~6 小时作用显著。消痔灵注射液 5.0ml/kg 皮下注射抗足肿胀作用与芍倍 5.0ml/kg 作用相似，但 2.5ml/kg 组作用与同剂量组芍倍注射液作用相比较弱，持续时间短。

5. 对大鼠棉球肉芽肿的影响。大鼠皮下注射芍倍注射液 5.0ml/kg、2.5ml/kg、1.25ml/kg，连续给药 10 日，对棉球肉芽肿有明显抑制作用，使棉球的干、湿重量均减轻。

6. 体外抑菌作用本研究测试了芍倍注射液对临床分离的 50 株细菌的抗菌作用，其中除 6 株革兰阳性的金黄色葡萄球菌外，其余 44 株为肠道致病和非致病性的革兰阴性杆菌。平皿抑菌试验和试管抑菌试验的结果表明，芍倍注射液有一定的抑菌作用。抑菌效果优于同类阳性对照药消痔灵注射液。

本项试验结果表明，芍倍注射液具有明显的促止血和凝血作用、抗炎作用及抗菌作用。便血是痔疮最常见的并发症，芍倍注射液的促止血和凝血作用不仅可明显改善出血症状，而且对术后止血也非常有利。芍倍注射液的抗炎作用可消除痔疮急性发作时的充血、水肿反应以及痔疮反复发作引起的慢性增生性病变。该药的抗菌作用起到了辅助治疗的目的。芍倍注射液临床疗效显著，其作用机制还有待进一步研究。与消痔灵注射液比较，芍倍注射液缩短凝血时间及抗炎作用更为显著。

芍倍注射液皮下注射，具有显著的促进止血和凝血作用；明显的抗急性及慢性炎症作用；一定的体外抗菌作用。这一作用是芍倍注射液治疗痔疮等病的主要药效学依据。

参考文献

[1] Lohsiriwat V. Treatment of hemorrhoids. a coloproctologist's view [J]. World J Gastroenterol，2015，21（31）：9245－9252.

[2] Thomson W H F. The nature of haemorrhoids [J]. Br J Surg，2010，62（7）：542-552.

[3] Noorani A，Carapeti E. Haemorrhoids：Anatomy，Pathophysiology and Presentation [M]. In：Cohen R.，Windsor A. ed. Anus. London，UK：Springer，2014：202-203.

[4] 黄乃健. 中国肛肠病学 [M]. 济南：山东科学技术出版社，1996：205.

[5] 安阿玥. 肛肠病学 [M]. 北京：人民卫生出版社，2015：114.

[6] 王健，李丁. 痔的病理生理学研究进展 [J]. 中国病理生理杂志，2010，26（01）：193-196.

[7] 王振军，汤秀英，王东，等. 内痔的病理形态改变特征及其意义 [J]. 中华外科杂志，2006（03）：177-180.

[8] 安阿玥. 肛肠病诊疗图谱 [M]. 北京：人民卫生出版社，2015：6-64.

[9] 李春雨，汪建平. 肛肠外科手术学 [M]. 北京：人民卫生出版社，2015：602-645.

[10] 王国强，刘扬，刘青，等. 吻合器痔上黏膜环切术的近远期疗效及安全性的

Meta 分析［J］. 中华外科杂志，2013，51（11）：1034-1038.

［11］中华医学会外科学分会肛肠外科学组.《痔上黏膜环形切除钉合术（PPH）暂行规范》修订［J］. 中华胃肠外科杂志，2005（04）：342.

［12］秦澎湃，黄斌，王业皇，等. 多普勒超声引导下痔动脉结扎术治疗痔病的评价［J］. 现代中西医结合杂志，2014，23（19）：2107-2109.

［13］安阿玥，黄跃. 安氏化痔液治疗各期内痔混合痔（附 2727 例病例分析）［J］. 中日友好医院学报，1994（4）：193-196.

［14］An AY，Feng DY，Wang CH，et al. Comparing the effect of An's Shaobei Injection with Xiaozhiling Injection in patients with internal hemorrhoids of grade I‐III: A prospective cohort study［J］. Chinese Journal of Integrative Medicine，2014，20（7）.

［15］冯月宁，王爱兵，佟琳，等. 芍倍注射液与消痔灵治疗混合痔的临床研究［J］. 中国中医基础医学杂志，2016，22（10）：1369-1371.

［16］王春晖，冯大勇，冯月宁，等. 芍倍注射收敛化瘀法加改良外剥内扎术治疗环状混合痔的临床观察［J］. 中国中医基础医学杂志，2016（12）：1657-1658.

［17］王茜，冯大勇，白志勇，等. 芍倍注射液治疗内痔的多中心临床分析［J］. 安徽中医药大学学报，2018，37（06）：21-24.

第十一章 肛窦炎

肛窦炎，又称肛隐窝炎，是发生在肛窦及肛门瓣的急、慢性炎性疾病。其临床表现多为肛门异物或下坠感，肛门潮湿瘙痒，甚至肛门灼热、疼痛，多以胀痛为主，大便带有黏液等，时轻时重，卧轻立重，晨轻昼重。由于早期症状较轻、不明显而易被忽视，同时本病又是许多肛门直肠疾病，如：肛裂、肛门直肠周围脓肿、肛瘘等发病的主要原因，甚至是原发病灶。因此，患者就诊时，临床医生也往往不作为独立病名诊断。但它是一种重要的潜在的感染病灶，约有 85% 的肛门直肠病变与肛隐窝感染有关。甚至有部分患者会因病情反复发作，迁延难愈，寝食难安，精神紧张，甚至精神抑郁。因此对于本病的早期诊断、早期治疗有着重要的临床意义。

一、病名溯源

（一）中医的认识

中医学认为本病的成因为饮食不节、过食肥甘厚味、辛辣醇酒，致湿热内生，下注肛肠；或大便干燥秘结、用力努挣，肛管损伤染毒，致局部经络阻塞，气血瘀滞；或中气不足，气虚下陷；或肺、肾阴虚，热邪郁积肛肠。因此，肛窦炎属中医"脏毒"范畴。《外科全生集》记载："脏毒者，纯酒厚味，勤奋辛苦，蕴毒流注肛门。"

（二）西医的认识

1729 年 Morgagni 将直肠下端肠黏膜下陷的凹陷称为 Morgagni 氏隐窝。1895 年 Mathews、1900 年 Andrews、1924 年 Smith 先后都认定肛窦内储集的黏液于排便初流出，滑润肛管，有防止干硬粪团通过肛管时引起的损伤。1916 年 Martin 提出肛窦炎是引起肛裂的常见原因。1923 年 Gant 指出在肛窦内有多种病原菌，例如白浊球菌、痢疾杆菌、阿米巴等。1924 年 Mon-tagcee、1930 年 Bassler、Hermance 均指出肛窦有多种类型的细菌，其中既有致病菌，也有非致病菌。Hermance 还认为肛窦炎是肛门瘙痒的诱发因素。1934 年，Synnott 提到肛瘘内口常在肛窦内的事实，同年 Tucker 引证了 Hirschman 的观点，认为肛窦炎是一些全身性症状例如头痛、神经痛、失眠和肌肉痛的原因。肛窦炎是一个常被忽视的病灶感染。1935 年 Tucker、Hellwig 证实肛腺开口于隐窝内，肛门感染与肛腺有关。1943 年 Hill 同意这一观点，而且认为肛门感染是通过腺系统，这是一个合理的解释，特别是肛腺管向上通过肛隐窝。很多观察者都发现这种分支肛腺通入肛窦时，呈放射状进入黏膜下层和肌层，有时可达 1~5cm。2009 年，国内陆金根提出了本病一般多为大肠杆菌所致，也有变形杆菌、结核杆菌等所致。

二、病因病机

（一）中医病因病机

肛窦炎属中医"脏毒"范畴，本病的发生是由于饮食不节，过食辛辣刺激食物、膏粱厚味等，湿热内生，浊气下注肛门；或过于劳累，损伤正气，毒邪汇聚于肠，或肛肠湿毒热结，气血瘀滞；或脾虚、中气不足或肺肾阴虚、湿热乘虚下注郁久，酝酿而成；或因虫积扰窜，破损染毒而成；或大便干燥，便时损伤肛管，致使气滞血瘀，阻塞经络；或因泄泻和痢疾等病湿、热、毒下注肛门，发为本病。现代张燕生教授从中医外科角度提出了先辨病再辨证，局部和全身情况相结合。辨病上，肛窦炎、肛痈、肛漏分别相当于疾病初期、成脓期、溃破期三个阶段，肛窦炎处于疾病初期，未成脓或毒性尚未扩散。辨证上，《素问·太阴阳明论》曰："伤于风者，上先受之，伤于湿者，下先受之。"《疡科心得集》曰："盖疡科之证，在上部者，俱属风温风热，风性上行故也；在下部者，俱属湿火湿热，湿性下趋故也；在中部者，多属于气郁火郁，以气血之俱发于中也。"肛窦炎多属于人体下部，结合三焦辨证，多属于湿热为患，虚实夹杂。其证可归纳为湿热邪毒，蕴结下焦，经络阻隔，气血凝滞。

（二）西医病因病机

西医学认为肛窦的解剖结构是肛窦容易发炎的最重要原因。肛窦或称肛隐窝（Morgagni 隐窝），是位于直肠柱之间肛瓣之后的小憩室。它的数目、深度和形状变化很大，一般有 6~8 个，呈漏斗形。肛瓣上有肛腺开口。上口朝向肠腔的内上方，窝底伸向外下方，深度 0.3~0.5cm。在窝底其内有肛腺的开口。肛腺共有 4~18 个，每个肛腺开口于一个肛隐窝内；2~4 个肛腺同时开口于一个肛隐窝者也不少见。肛隐窝并不都和肛腺相连，约有半数以上（60%）的肛隐窝内没有肛腺的开口，有少数肛腺直接开口于肛管和直肠壁。肛腺多集中于肛管后方，两侧较少，前位缺如，这也是肛窦炎和肛腺感染多见于后位，有些肛窦炎不发展为脓肿的主要原因。同时肛窦这一漏斗状结构，口朝上，不仅引流差，而且容易积存粪渣或为误吞入的外物通过肛管时所损伤；并且其周围的肛瓣，是比较厚的角化上皮，干燥的粪块通过时会撕裂，感染容易累及附近的肛窦。但是从另一角度看，易受损伤的直肠出口因被该区域软组织和丰富的淋巴组织所保护，肛腺分泌肠液润滑肛管，大大减少了其容易受到损伤的风险。在直肠下端过多的黏膜与柔软易扩张的肛管及其边缘，排便时能较大地扩张和延伸，并且该区域的淋巴组织和血液循环是极丰富的，通常情况下肛窦呈闭合状态，粪渣不易进入。但由于便秘时长期下挣，引起肛门和直肠下端被动充血，削弱了局部对病菌入侵的抵抗力，当有干硬粪团通过肛管时，直肠后位的压力增高，超过了肛管能伸张的极限，使肛窦和肛门瓣受到损伤，引起肛窦炎和肛乳头炎；另外排便时，肛窦加深呈漏斗状，易积存粪渣，病菌易从其底部深入到肛腺，特别是肠炎、痢疾引起的腹泻，大便呈水样，次数较多，频繁地刺激肛窦引起炎症。肛窦中细菌较多，温度、湿度适宜细菌繁殖。由于以上原因，易发展为肛窦炎，继而形成肛门直肠周围脓肿，肛瘘，肛乳头肥大等。同时 PPH、RPH、TST 等一些微创手术，由于手术中损伤肛瓣、肛腺导管或部分肛腺，或者术后瘢痕较大、较硬、导致肛腺内黏液分泌不畅，加之肠内细

菌感染，亦发为本病。（图 11-1）

三、病理

急性期肛窦炎的病理表现，与一般局部急性炎症并无差异，即由血管扩张、血流加快所致的局部色红和灼热，炎性充血、渗出引起的水肿和由渗出物压迫或炎性介质直接刺激神经末梢引起的疼痛。慢性期肛窦炎的上述病理表现则均不明显。另外肛窦炎特征性的病理表现为临近肛乳头的肥大和增生以及合并肛管皮肤的撕裂，形成纵行溃疡或皮下瘘管。

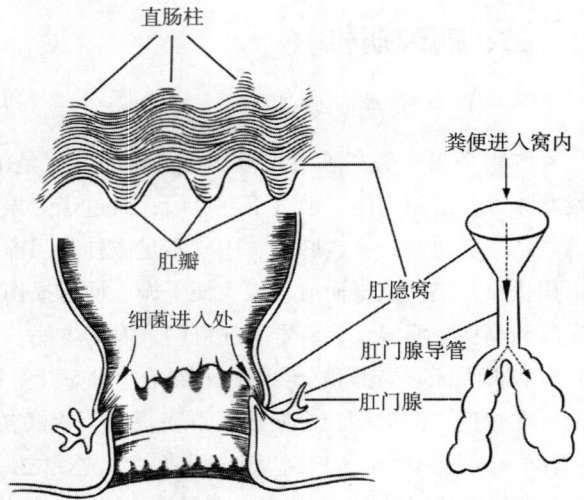

图 11-1　肛隐窝感染

四、中医辨证分型

肛窦炎按照中医证候可分为以下四型。

1. 湿热下注型

肛门有脓性分泌物，脓质稠厚，肛缘潮湿、瘙痒，肛内坠胀疼痛，局部灼热，便时疼痛加重，并可伴有里急后重感。小便短赤，大便臭秽，舌红苔黄腻，脉弦或滑。肛门指诊：肛管内距肛缘 2~3cm 齿线处可触及凹陷或硬结，触痛明显。肛门镜检查可见肛隐窝深大，嫩红，有时按压可见脓性分泌物。

2. 阴虚内热型

肛门坠胀隐痛，便后加重，可有分泌物自肛门溢出，偶有大便带少量鲜血或便纸血染。五心烦热、盗汗，口干咽燥，大便干燥，舌红苔黄或少苔，脉细数。肛门指诊：肛管内距肛缘 2~3cm 齿线处可触及凹陷或硬结，有触痛。肛门镜检查可见肛隐窝深大暗红，周围直肠黏膜充血，糜烂。

3. 气滞血瘀型

肛门刺痛，便时尤甚伴肛门异物感，便纸血染或便鲜血。舌质紫暗，脉弦或涩。肛门指诊：肛管内距肛缘 2~3cm 齿线处可触及凹陷或硬结，有触痛。肛门镜检查可见肛隐窝深大，色紫暗或紫红，相对应位置的肛管皮肤出现浅表溃疡，齿线下静脉迂曲，严重有血栓形成。

4. 脾虚气陷型

肛门下坠不适，便时加重，便后有不尽感，排便无力，伴有脱肛，便后肛门潮湿，瘙痒。面色少华，少气懒言，纳少便溏或便秘，舌质淡胖嫩，有齿痕，苔薄白，脉细弱。肛门指诊：肛管内距肛缘 2~3cm 齿线处可触及凹陷或硬结，有触痛。肛门镜检查可见肛隐窝深大，苍白色浅，直肠黏膜松弛，可见清稀的黏液性分泌物。

图中标注：直肠柱、肛瓣、细菌进入处、粪便进入窝内、肛隐窝、肛门腺导管、肛门腺

五、西医分类

西医学将肛窦炎分为急性期和慢性期。

（1）急性期即炎症急性发作阶段，肛门灼热、坠胀、疼痛，排便时可加重，并可见少量脓性或脓血性黏液溢出，治疗不及时可发展为脓肿。

（2）慢性期即肛窦炎症暂时消退或处于慢性炎症阶段，此期肛窦炎不引起明显症状或症状轻微，仅仅会有肛门下坠感、排便不尽感或异物感，肛周瘙痒等，病程多较长。常合并有慢性结、直肠炎。但反复发作，迁延不愈，会引起患者精神紧张、焦虑、精神抑郁。

六、临床表现

（一）症状

症状的严重与否，按疾病的程度不同而异，一般有以下4种症状。

1. 排便不尽之感

根据Stroud的研究，肛管中有丰富的神经纤维，既有无髓鞘神经纤维，又有髓鞘神经纤维，还有较多的神经节，由于神经组织丰富，在肛管中形成了一附属的感觉器官。肛窦炎初期，患者往往有排便不尽之感，或肠内有异物感、下坠感等。

2. 疼痛

疼痛是肛窦炎最常见的症状，一般为胀痛、坠痛、撕裂痛或烧灼样痛。胀痛和坠痛多因肛窦发生炎症后，肛腺阻塞，引流不通畅，肛腺所分泌的肠液无法排出，化脓可转为跳痛；撕裂痛多伴有肛门瓣损伤或肛管表层下炎症扩散，便时症状加重。由于疼痛与排便关系密切，可表现为周期性疼痛，主要因为括约肌缺血性痉挛所致。患者惧怕排便，进一步导致便秘，加重患者痛苦。

3. 瘙痒

肛窦炎常引起肛门部瘙痒，主要是分泌物刺激，作用于感觉神经末梢，由末梢释放某些神经介质（如组胺、蛋白分解酶、激肽、前列腺素等），激活了肛管皮下相应的感受器，经A-delta、C神经纤维传入，再经脊髓后角胶质区细胞，通过脊髓丘脑侧束，传至大脑。痒觉和痛觉二者为同一传入神经，同一种感受器，同一神经传导途径，只是因刺激的强弱而异，即弱刺激引起痒觉，而强刺激则导致痛觉。现已查明，致痒的物质是组胺H1，如果将划痕的表面注入组胺，即可出现痒觉，若深至真皮，则产生痛觉。肛窦炎虽然少有像肛门瘙痒症那样典型，但是这种因肛窦引起的瘙痒，难于用手抓止痒。1913年Murray认为肛窦炎引起的瘙痒，是由于炎症性渗出物对肛门的刺激，所以肛窦炎患者的肛门较正常人潮湿，肥胖、臀沟深、老年人尤为明显。

4. 反射性疼痛

肛窦炎常出现反射样疼痛，可通过阴部内神经、第三、四骶神经向尿生殖部反射；通过会阴神经及其分支，股后皮神经向会阴部反射；通过髂腹下神经和肛尾神经向骶骨和尾骨反射；或通过坐骨神经向下肢反射。1933年Spears发现它还可以引起消化道症状，如消化不良、矢气多或便秘等。Bacon认为肛窦炎可影响整个机体的健康。Bacon称之为直肠神经衰弱，可能是对内脏和脊神经刺激的结果。

（二）体征

肛窦炎在指检和肛门镜检查下诊断不难。患者一般自述肛门感到下坠，排便不尽或隐痛，便时加重。手指探肛检查会感到肛门括约肌较紧张，是由于括约肌痉挛所致。转动手指时，有明显触痛，并可摸到齿线上有明显的硬结或凹陷。肛门镜检查，可看到发炎的肛窦深大及肛门瓣有充血、水肿，轻压肛窦可见有分泌物流出，附近肛乳头肿大，合并有肛裂时，可见肛管皮肤有纵行裂口。若用探针或隐窝钩检查，可探入肛窦较深部位，而正常情况下是不能探入的。

七、实验室及其他辅助检查

早期各项理化检查不会有明显变化；合并严重感染时，血常规的白细胞计数可能会升高。合并脓肿时，彩色超声会提示局部低回声包块，或液性暗区。

八、诊断

依据典型的症状和肛管局部检查，肛窦炎可明确诊断，一般较少行其他辅助检查，病变肛窦定位不清时，可借助腔内超声明确具体位置。

九、鉴别诊断

1.肛窦炎与肛瘘内口鉴别

肛瘘内口多在肛窦，肛门镜检时，用组织钳牵拉瘘道外口，可见肛瘘内口明显被牵动而凹陷。触诊可摸到瘘道的条索物至直肠的终点与有内口的肛窦相连。探针由外口沿瘘道探查，可从肛窦探出内口，肛窦炎检查时则无以上所见。

2.肛乳头与直肠息肉鉴别

直肠息肉位于直肠壁上，表面呈肉红色，圆球形，表层组织结构为黏膜，故易出血无痛，多见于小儿。肛乳头表面呈灰白色，圆形或三角形，组织较坚韧不易出血、疼痛，位于肛管，多见于成年人。

3.肛窦炎与肛门直肠梅毒鉴别

肛门直肠梅毒一期病变，症状轻微，可见肛门不适、坠胀感和直肠分泌物等，肛门检查肛周或肛管内出现下疳，这些病变一般表现为无痛性结节或溃疡，溃疡变硬，多为单发，伴有腹股沟淋巴结肿大。病变表面发生细菌感染时，疼痛剧烈。二期，为扁平湿疣，表面渗出物中含有大量梅毒螺旋体。三期，脊髓后索及感觉神经变性（脊髓痨）累及直肠时相继出现剧烈的肛门刺痛、肛门括约肌迟缓、鞍区麻木。可以行血清学检查予以确诊。

4.肛窦炎与马尾神经囊肿或肿瘤相鉴别

马尾神经囊肿或肿瘤，早期症状都不典型，逐渐发展出现肛门下坠感、排便不尽感或放射性疼痛、鞍区麻木、肛门括约肌松弛、排便、排尿无力等。双下肢皮肤感觉减退。通过 MRI 检查、肌电图等予以确诊。

十、治疗

以清利湿热、活血通络、行气止痛、托里透毒等为总则，结合患者具体情况辨证施治。

（一）中医内治法

1.湿热下注型

[治法] 清热利湿，活血止痛。

[方剂] 止痛如神汤、四妙丸加减。

[常用药] 酒大黄 6g，槟榔 9g，苍术 20g，黄柏 9g，秦艽 9g，防风 9g，桃仁 12g，当归 12g，泽泻 12g，牛膝 9g，薏苡仁 15g，生黄芪 30g，三棱 9g，莪术 9g。

2.阴虚内热型

[治法] 养阴清热，凉血止痛，润肠通便。

[方剂] 凉血地黄汤加减。

[常用药] 生地 15g，当归 12g，地榆 10g，槐角 10g，黄连 4g，黄芩 6g，赤芍 10g，枳壳 10g，天花粉 15g，荆芥 8g，升麻 9g，生甘草 6，生黄芪 30g。

3.气滞血瘀型

[治法] 活血化瘀，理气止痛。

[方剂] 复元活血汤或桃仁承气汤加减。

[常用药] 当归、天花粉各 9g，柴胡 15g，红花、甘草、穿山甲（炮）各 6g，大黄（酒浸）30g，桃仁（酒浸，去皮尖，研如泥）9g。

4.脾虚气陷型

[治法] 补中益气，升阳举陷。

[方剂] 补中益气汤加减。

[常用药] 黄芪 15~20g，甘草 5g，人参、当归各 10g，橘皮 6g，升麻 3g，柴胡 3g，白术 10g。

（二）中医外治法

（1）熏洗法：用复方黄柏液、苦参汤或硝矾洗剂加减，先熏后洗，每天两次，起到清热利湿、活血止痛的作用。《疡科心得集》处方：苦参 60g，蛇床子 30g，白芷 15g，金银花 30g，野菊花 60g，黄柏 15g，地肤子 15g，菖蒲 9g，水煎去渣。

（2）塞药法：用马应龙痔疮栓、九华栓或肛泰栓等中药栓剂，每日坐浴后，将药栓塞入肛内，每日两次，每次一枚。

（3）注药法：用肛泰膏、马应龙痔疮膏或黄连油膏注入肛内，每次 2~3ml，每晚睡前一次。

（4）保留灌肠法：采用三黄汤加减，水煎去渣，加温，每次用 50~60ml。处方：黄柏 15g，黄芩 15g，大黄 30g，板蓝根 15g，金银花 30g，山豆根 15g。随证加减。

（三）西医非手术疗法

1.一般治疗

养成每日定时排便时间，避免大便秘结或腹泻。便秘者，可每日晚间睡前口服麻仁丸 10g 或液体石蜡 30ml；大便次增多者，黄连素每次 0.3g，每日 3 次，饭后口服。

2. 药物治疗

可用抗菌药物控制感染，如头孢类、大环内酯类、抗厌氧菌类口服药物。诺氟沙星每次 0.2g，4/d，饭前口服，或甲硝唑每次 0.4g，每日 3 次，饭后服。

3. 外治法

用温盐水坐浴，每日 1~2 次。肛内可外用美辛唑酮栓、肛泰栓、太宁栓、消炎止痛膏等以起到消炎止痛、保护黏膜的作用。

4. 注射疗法

治疗前用开塞露 1 支灌肠，清理肠道，肛内外用 0.1% 苯扎溴铵溶液或碘伏溶液消毒，在肛隐窝周围注入消痔灵注射液和 2% 利多卡因注射液 1 : 1 混合液 2~3ml，一周一次，必要时隔周再注射一次。

5. 激光疗法

肛窦炎和肛乳头炎均可做二氧化碳激光手术。术前开塞露灌肠清理肠道，肛门内外常规消毒和局部麻醉后，分别进行激光烧灼治疗，术毕，外敷凡士林油纱条，消毒纱布覆盖，胶布固定。每次排便后复方黄柏液坐浴每日 1 次，肛门内置肛泰栓或太宁栓每次 1 枚。1~2 周痊愈。

6. 微波或红光照射疗法

肛窦炎可采取 NOVA 的 KJ–6200 系列微波或红光照射治疗，能促进局部血液循环，加强新陈代谢，具有明显的消炎、解痉及镇痛作用。同时配合熏洗、塞药等疗法效果更好。

7. 腔内热疗疗法

肛窦炎也可采取 XN–ZXII 痔腺康内腔整复仪，直肠内炎症的吸收加热和震动按摩，可以促进肛窦炎症的吸收、肛腺分泌肠液的畅通。

（四）手术疗法

对于经保守治疗无效的，单纯肛窦炎或已经成脓的肛窦炎，宜采取手术治疗。

1. 肛窦切开引流术

［适应证］单纯肛窦炎，或已成脓或伴有隐性肛瘘的患者。

［操作方法］术前，嘱患者排净大便，必要时用 110ml 甘油灌肠剂灌肠。硬膜外麻醉或局部麻醉，取截石位，肛门常规消毒，待肛门松弛后，在肛门拉钩下，找到发炎的肛窦，暴露病灶，用隐窝钩或镰状刀沿肛窦作纵行切开，切口延至肛缘外，有合并发炎的肥大肛乳头或肛瓣，用组织钳一并钳夹，结扎后并全部切除（也可用探针，首先在病窦对应位置的肛旁距肛缘 1.5cm 皮肤做一纵行切口，探针沿切口与病窦呈直线行进，并在病窦处穿出，沿探针将病窦切开或挂线）。用止血散、凡士林纱条或中药油纱条填塞创面，消毒纱布包扎。

［术后处理］术后注意饮食，保持大便通畅。每次排便后，中药药液熏洗或坐浴，在肛门内注入黄连油膏或九华膏肛泰膏等，每日 1 次，直至痊愈。

［注意事项］隐窝钩和镰状刀探入肛隐窝时，要手法轻柔，避免造成假道，同时切开时要与病窦呈直线，修剪两侧组织使其呈口大底小，保证引流通畅。

［优点］建议肛窦连同肛腺一并切开后引流通畅，防止了感染沿肛门周围间隙进一步扩散。达到了根治的目的。

［缺点］单纯切开肛窦，疗效不确定容易复发。同时手术操作中，寻找肛腺开口有一定不确定性。但切开肛腺，对腺体的分泌影响不大。

2. 肛腺切除术

西安市中医院梁靖华等采取放大镜下切除肛腺及导管。具体方法介绍如下。

［操作方法］术前一天采用半流食饮食，手术前清洁洗肠一次，建立静脉通道。采取鞍麻麻醉。术中患者取截石位，肛门常规消毒。用3把组织钳钳夹肛管与皮肤连接处3、7、11时位（若于感染肛窦位置冲突，选择相邻位点），暴露术野。用手术刀在感染肛窦处做纵行切口，长约1cm（从齿线上0.6cm直肠黏膜至齿线下0.4cm的肛管皮肤），在10倍放大镜下清除感染的肛腺及其导管，结扎出血点。用弯止血钳夹住切口一侧肛管及黏膜，连同增生的肛乳头一起结扎，同法处理另一侧肛管及黏膜。然后用同样的方法处理其他感染的肛窦及肛腺组织。术后凡士林纱条肛塞，肛内留置排气管，纱布加压包扎。

［术后处理］术后6小时开始进半流食，24小时拔出排气管后改为普食，手术当天及术后1天给予抗生素，预防感染。术后用蘸有九华膏的普济痔疮栓纳入肛内，每日2次，术后5天出院。

［优点］术者认为对于符合适应证的早期行此手术方法，可以提高该病的治愈率，避免了脓肿和肛瘘的形成，减轻了患者的痛苦。但也指出了有些患者术后症状并未改善，可能和个体差异，局部解剖特殊，不能手术完全切除肛腺组织，以及饮食、心理因素等的影响有关。

3. 肥大肛乳头切除术

［适应证］本病伴有肛乳头肥大患者。

［操作方法］术前，嘱患者排净大便，必要时用110ml甘油灌肠剂灌肠。硬膜外麻醉或局部麻醉，取截石位，肛门常规消毒，待肛门松弛后，在肛门拉钩下，暴露病灶，于肥大肛乳头基底部，用止血钳夹住，用2或3号丝线做贯穿，并"8"字结扎。在结扎线上切除肥大肛乳头，并送检病理。肛内置凡士林油纱条，外敷无菌纱布，胶布固定。术后每日便后中药坐浴，肛内置肛泰栓或太宁栓。

［注意事项］术后观察结扎线脱落时，是否有便血情况。若便血量多，及时处理。

（五）预防与调护

中医认为"不治已病治未病"，注意平时的生活、饮食、起居以及排便习惯，对预防本病有着积极的作用。

（1）饮食清淡，忌食辛辣，多食粗纤维食物，作息规律，避免熬夜。

（2）养成良好的排便习惯，避免大便干燥或腹泻，平素大便后清洗时注意托举按揉肛门，即可疏通经络，又可及时清除积存于肛窦内的粪便残渣，防止发生炎症。

（3）配合呼吸做提肛锻炼是预防和治疗肛肠疾病的常用保健方法，即深吸气时收缩肛门向内，屏气2秒，保持肛门收缩状态，然后缓慢呼气，放松肛门，如此反复练习。嘱患者可早、中、晚分3次进行，每次3组，每组10次。

（4）肛门有痔疮、肛裂等病变时应及时就诊治疗。

（5）长期便秘的患者可定期应用全自动洗肠机洗肠，2周一次，可以很好地预防本病的发生。

（6）个别患者反复就医，精神过度紧张，多思多虑，症状明显大于体征者，需要耐心疏导，必要时请心理康复科医生协助治疗。

（7）向患者详细交代药物使用方法和日常调护，医患良好的配合方能取得较好的临床疗效。

十一、现代研究进展

（一）基础研究

对于肛窦炎的基础研究国内报道较少。陕西的苏红波等对 30 例绝经期肛窦炎患者与 30 例绝经期健康者进行性激素六项测定，发现肛窦炎患者血清睾酮含量较低，由此可推断血清睾酮含量降低是导致绝经期肛窦炎的内在原因。

（二）临床研究

针对肛窦炎的治疗各种文献临床报道较多，治疗方法多种多样，大多数主张保守治疗，多采取口服和外用联合的方法，取得了良好的疗效。胡丽霞等用白头翁汤加味口服配合九华膏纳肛治疗肛窦炎。杨旭等用复方黄柏液保留灌肠；张龙江运用美辛唑酮栓联合中药灌肠；另外，也有一些医家主张手术治疗，能够提高肛窦炎的治愈率，防止复发。梁靖华，苏红波等认为采取肛窦切开并肛腺切除术能够彻底解决感染源，从而提高肛窦炎的治愈率。

参考文献

［1］李雨农. 中华肛肠病学［M］. 重庆：科学技术文献出版社重庆分社，1990：230.

［2］金虎. 现代肛肠病学［M］. 北京：人民军医出版社，2009：263.

［3］张东铭. 盆底肛直肠外科理论与临床［M］. 北京：人民军医出版社，2011：312.

［4］张东铭. 结直肠盆底外科解剖与手术学［M］. 合肥：安徽科学技术出版社，2013：190.

［5］吴孟超，吴在德. 黄家驷外科学［M］. 北京：人民卫生出版社，2008：411.

［6］陆金根. 中西医结合肛肠病学［M］. 北京：中国中医药出版社，2009：172.

［7］梁靖华，苏红波，孙兴伟，等. 肛窦切开并肛腺切除术联合中药熏洗治疗肛窦炎临床观察［J］. 现代中医药，2016，（04）：41-45.

［8］苏红波. 绝经期肛窦炎患者性激素水平观察［J］. 中国肛肠病杂志，2015，35（8）：30-31.

［9］杨旭，白克运，张晓艳. 复方黄柏液保留灌肠治疗肛窦炎 36 例［J］. 中西医结合心血管病电子杂志，2016，（03）：97-98.

［10］张龙江. 观察运用美辛唑酮栓联合中药灌肠治疗肛窦炎的临床疗效［J］. 中国现代药物应用，2013，（01）：71.

第十二章　肛乳头纤维瘤

肛乳头纤维瘤（anal papillofibroma）是正常肛乳头因急慢性炎症反复刺激而出现纤维化增生所导致，属于中医"悬珠痔"范畴。肛乳头瘤可以发生于任何年龄，以青壮年为主，女性发病率高于男性。因其起病隐匿，初期不引起明显症状，故常被忽略，随着瘤体逐渐增大，便时会时常脱出肛门，并引起瘙痒、出血等不适。肛乳头瘤的发生常伴随于肛窦的炎症，二者常可互为因果。

一、病因病机

（一）中医病因病机

本病始见于明朝申斗垣所著《外科启玄·痔疮形图》中："痔疮多种，形状不一……最苦悬珠者。"并在《外科启玄·痔疮部·论》中指出了"夫痔者滞也，盖男女皆有之……经云因而饱食筋脉横解肠澼为痔，痔曰肠澼是也。古书虽有五痔之分，而未尝离于风湿燥热四气郁滞，弗能通泄，气逼大肠所作也。"本病的发生主要是由于饮食不节，过食肥甘厚腻、辛辣醇酒和煎炒之品等食物导致湿热内生，浊气下注肛肠；或因肛肠燥热蕴结，大便干燥，便秘蕴热肛门；或因虫积骚扰、粪便中残渣锐物损伤所致。

（二）西医病因病机

西医学认为正常肛乳头大小不超过 2mm，肛乳头若经常被粪块摩擦，细菌感染，进而引起炎症、水肿、纤维组织增生，所产生的炎症又会影响肛门括约肌，引起括约肌痉挛，使肛门部缺血，阻碍炎症的消散、吸收；炎症又可继续向外扩散到肛腺周围，肛乳头常因分泌物刺激使乳头内淋巴回流障碍，出现充血、水肿，从而产生肛乳头肥大，进一步发展形成肛乳头瘤。

二、病理

肛乳头肥大或增生是肛窦炎的特征性的病理表现，通常其表面光滑，有角化、分叶，覆盖淡红色或白色皮肤，内有纤维组织并伴有炎症。肛乳头瘤的炎症有急性期和慢性期之分，急性期以"渗出"这一炎症的基本病理变化为主，伴有局部红肿疼痛，慢性期则以纤维结缔组织的缓慢"增生"为主。

三、中医辨证分型

1.湿热下注证
临床表现：肛门灼热不适，心烦口苦，大便干结，小便黄赤，舌红苔黄，脉数。

2. 气滞血瘀证

临床表现：肛窦色暗红，瘤体色暗，舌暗红或紫，脉涩。

3. 阴虚内热证

临床表现：肛门灼热疼痛，大便干结，小便黄赤，舌红少津，脉数。

4. 气虚下陷证

临床表现：肛门隐痛不适，少气懒言，大便稀溏，舌淡，脉虚。

四、西医分类

按照炎症的不同阶段，肛乳头瘤可分为急性期和慢性期。急性期即炎症较重或急性发作阶段，慢性期即炎症较轻或消退阶段。

五、临床表现

（一）症状特点

（1）肛门不适感：初起肿大的肛乳头因被粪便推压脱出肛门外会有肛门坠胀及灼热感，肿大的肛乳头因刺激齿线和肛管，患者会有排便不尽、肛门瘙痒不适以及异物感。

（2）肛门潮湿：肿大的肛乳头反复刺激肛窦，使肛腺分泌增加，可引起肛门潮湿瘙痒。

（3）肛乳头脱出：瘤体大小不定，形状也不一，有的只简单增长，有的乳头顶端不大，有的相当肥大，肥大的乳头极不规则突起，一般长约 2~3cm，甚者直径可达 6~7cm，肛乳头长到一定程度，大便时能脱出肛门外。开始大便后能自行回缩于肛内，逐渐需用手推方能回缩入肛，甚至长期脱出肛外。

（4）出血和疼痛：若大便干结，可见手纸带血、滴血及疼痛感，疼痛会向会阴及骶尾部放射。

（5）嵌顿：若脱出的瘤体不能及时回纳肛内，则会发生嵌顿，嵌顿后，水肿、疼痛均剧烈，患者会行动不便，坐卧不宁，甚至大小便均困难。

（二）体征

肛门视诊：脱出肛外的肛乳头瘤可呈三角形或梭形，色灰白，表面光滑。（彩图 12-1）

肛门指诊：可触及齿线处肿大的肛乳头，质较韧，表面光滑可触。

肛门镜检查：齿线处可见灰白色肿物，有蒂或无蒂，肿物表面为皮肤组织不易出血。若瘤体较大时，需做病理学检查。

六、实验室及其他辅助检查

无特异性实验室检查，肛乳头瘤一般会伴有肛窦炎或肛乳头炎，严重时会出现白细胞及中性粒细胞升高。

七、诊断

肛乳头瘤在视诊、指检和肛门镜检查下，诊断并不困难。

1. 结合病史

发病前患者一般会有肛窦炎或肛乳头炎病史，但由于症状较轻，常常会被忽视。

2. 主要症状

肛周不适感：肛门下坠、瘙痒、排便不尽及异物刺激等肛周不适的感觉。

肛门潮湿：炎症渗出物对肛门的反复刺激，使得肛乳头瘤患者肛门部较正常肛周潮湿、瘙痒。

肛门疼痛：部分乳头瘤脱出后，嵌顿不能还纳致使淋巴回流受阻，引起肛门肿痛，疼痛会向会阴及骶尾部放射。

脱出：肥大的乳头在排便时可脱出肛外，呈灰白色，圆形或三角形，有蒂，一般为头大蒂细，易被误诊为直肠息肉。

3. 专科检查

（1）视诊：脱出肛外的肛乳头瘤可呈三角形或圆形，色灰白，表面光滑。

（2）肛门指诊：可触及齿线处肿大的肛乳头，有蒂或无蒂，与基底不粘连，推之可动，一般无压痛，质较韧，表面光滑。

（3）肛门镜检：齿线处可见灰白色肿物，圆形或三角形，有蒂或无蒂。

八、鉴别诊断

（1）直肠息肉：直肠息肉表面是淡红色的黏膜，圆球形，有蒂或无蒂，易出血，无痛，位于直肠壁上，多见于小儿。肛乳头炎表面是灰白色，圆形或三角形，不易出血，位于肛管齿线处，多见于成年人。

（2）痔：内痔痔核可以脱出肛门外，Ⅱ期内痔可自行还纳，Ⅲ期内痔通常需用手托回，痔核一般呈紫红色，表面黏膜充血糜烂易出血。

（3）肛裂：疼痛较重，可呈周期性疼痛，排便时加剧；易出血，色鲜红，溃疡周围会有结缔组织性外痔形成。

（4）肛管直肠癌：晚期低位直肠癌可见肛管直肠内肿块，一般呈菜花状，质地硬，活动差，伴有便血和黏液脓血便。

九、治疗

（一）中医内治法

本病的发生多以湿热下注、肛门热毒、阴虚内热、气虚下陷为多见，治疗上需根据不同原因，辨证施治，采取不同的治疗方法。总的治疗原则应该是清热利湿、清热解毒、滋阴清热、扶助正气。

1. 湿热下注证

［治则］清热利湿。

［选方］凉血地黄汤。

［常用药］黄连、黄芩、黄柏、知母、细辛、川芎等。

2. 气滞血瘀证

［治则］行气活血。

［选方］止痛如神汤。

［常用药］秦艽、桃仁、皂角子、苍术、防风、当归等。

3. 阴虚内热证

［治则］滋阴清热。

［选方］黄连解毒汤。

［常用药］黄连、黄芩、黄柏、栀子等。

4. 气虚下陷证

［治则］扶助正气。

［选方］补中益气汤。

［常用药］黄芪、人参、白术、陈皮、当归、升麻、柴胡、生姜、大枣等。

（二）中医外治法

1. 熏洗法

适用于各种类型肛乳头瘤。苦参 15g，赤芍 12g，天花粉 15g，当归尾 15g，乳香 12g，没药 12g，五倍子 15g，白鲜皮 15g，夏枯草 15g，银花 15g，鸡血藤 20g，大黄 15g。水连续煎 2 次，共得滤液 1000ml，加热先熏洗，温度下降适宜后再坐浴 15 分钟，每日 2 次，每天 1 剂，7 剂为 1 个疗程。

2. 塞药法

适用于疼痛、肛门异物感明显者。每日坐浴后，将药栓塞入肛内，早晚各一次，每次 1 枚，可使用，马应龙痔疮栓、肛泰栓等。

3. 外敷药法

适用于肛门灼热、下坠不适者。用清热解毒中药膏外敷，每日坐浴后，外敷 1 次，可用药物有黄连、黄芩、黄柏、知母、细辛、川芎等。

4. 保留灌肠法

适用于肛门坠胀不适者。此法可以使药液直接作用于病灶处，效果更佳。采用三黄汤，黄连、黄柏、大黄各 10g。水煎成 30ml，每日早晚 1 次，保留灌肠；也可用马齿苋 15g，苦参 20g，黄柏、黄芩、秦皮、川朴、蒲公英各 10g，水煎成 120ml，早晚各灌 60ml。

（三）西医药物治疗

水肿较重时，可采用地奥司明片 1000mg 每日两次口服，减轻水肿；炎症较甚时，可采用抗生素消炎止痛。

（四）手术疗法

经药物治疗，症状不能明显改善者，可考虑手术治疗。

1. 肛乳头瘤切除术

［适应证］此法适用于瘤体较大者。

［操作方法］术前灌肠，备皮，患者取侧卧位，肛门常规消毒，铺巾，麻醉，使肛门松弛后，充分暴露病灶；用血管钳夹住肛乳头瘤基底部，在钳上用电刀切除；为防出血，

或将其根部缝扎止血；外敷纤维止血棉及凡士林纱布条，消毒纱布包扎。术后无需控制大便，每日两次中药熏洗治疗，肛门创口常规换药，可观察 1~2 周。

［优点］切除比较彻底。

［缺点］术后脱线时有出血风险。

2. 电灼法

［适应证］此法适用于瘤体较小的患者。

［操作方法］术前灌肠，备皮，患者取侧卧位，肛门常规消毒，麻醉，使肛门松弛后，充分暴露病灶；用电刀将肛乳头瘤彻底烧灼。术后处理同肛乳头瘤切除术。

［优点］此法操作简便，疗效确切，一次可以同时治疗多个肛乳头瘤。

［缺点］有再次增生可能。

3. 结扎疗法

［适应证］此法适用于带蒂肛乳头瘤。

［操作方法］术前灌肠，备皮，患者取侧卧位，肛门常规消毒，麻醉，使肛门松弛后，充分暴露病灶；于肛乳头瘤基底部施行贯穿结扎，切除顶部；外敷纤维止血棉及凡士林纱布条，消毒纱布包扎。术后处理同肛乳头瘤切除术。

［优点］每次可结扎多个肛乳头瘤。

4. 超声刀切除

［适应证］此法适合瘤体较大、易出血患者。

［操作方法］肛门内外常规消毒和麻醉后，对肛乳头瘤进行烧灼切除，术毕经消毒，外敷凡士林纱条，消毒纱布覆盖包扎。

［优点］此疗法术中不出血，可在门诊治疗，术后观察 1~2 周。术后恢复快。

［缺点］费用高，术后有创面出血风险。

注：当肥大肛乳头发展到一定程度，如长度超过 5mm，或脱出肛门外，可选择手术切除，切除的瘤体需作病理检查。对于较小的瘤体，且临床没有症状时，可在治疗肛肠其他疾病时同时切除。

十、预防保健方法

（1）注意起居饮食，不吃醇酒和过食辛辣刺激性食物，以免灼津耗液，导致燥热内生，或损伤脾胃，滋生湿热，导致湿热下注。

（2）注意调畅情志，避免气血失和导致气血瘀滞。

（3）饮食合理，荤素搭配，定时排便，防止便秘，避免干硬粪便通过肛门，增加肛管摩擦刺激。

（4）积极治疗痔疮、肛裂、炎症性肠病、肛窦炎等，减少诱发因素。

参考文献

［1］李雨农. 中华肛肠病学［M］. 重庆：科学技术文献出版社，1990：428-430.

［2］史兆岐，宋光瑞，胡伯虎，等. 中国大肠肛门病学［M］. 郑州：河南科学技术出版社，1985：697-699.

［3］黄乃健. 中国肛肠病学［M］. 济南：山东科学技术出版社，1996：790-793.

［4］李润庭. 肛门直肠病学［M］. 沈阳：辽宁科学技术出版社，1987：63-64.

［5］韩宝，张燕生. 中国肛肠病诊疗学［M］. 北京：人民军医出版社，2011：223-224.

［6］宋锡珍，侯正文，宋惠平，等. 肛乳头肥大 160（289 颗）例临床病理分析［J］. 大肠肛门病外科杂志，1996，2（3）：6.

［7］悬珠痔的诊断依据、证候分类、疗效评定——中华人民共和国中医药行业标准《中医内科病证诊断疗效标准》（ZY/T001.1-94）［J］. 辽宁中医药大学学报，2017，19（03）：117.

［8］刘健. 肥大性肛乳头结扎术治疗肛乳头肥大的临床研究［J］. 结直肠肛门外科，2016，22（03）：260-263.

第十三章　肛裂

肛裂（anal fissure）是一种肛管皮肤全层纵行裂开，并形成感染性溃疡的慢性疾病。其特点是肛门周期性疼痛、出血、便秘。

一、病名溯源

（一）中医的认识

古代并没有以肛裂为病名的记载，多将肛裂归属于"痔"的范畴。长沙马王堆出土的西汉文物《五十二病方》中有着中国现存最早关于痔的记载，记载了脉痔、牡痔、血痔、漏痔等多种肛肠疾病，肛裂这一病名可对应于古代的"钩肠痔""脉痔""裂肛痔"等。古代还有关于肛裂造成的便血记载，公元259年晋代皇甫谧《针灸甲乙经·足太阳脉动发下部痔脱肛第十二》较早记载了肛门疼痛疾病的治疗："痔痛，攒竹主之"。公元610年隋代巢氏《诸病源候论·痔病诸侯》记载："肛边生疮，痒而复痛出血者，脉痔也"，后世医家基本沿袭了这种说法。公元1117年北宋太医院《圣济总录·脉痔》中描述了肛裂的症状："肛边生掩，疼而复痛，出血是也"，并较早对肛裂的病因病机进行了详细阐述："脏腑蕴积风热不得宣通也，风热之气，乘虚流注下部……实为痛，虚为痒……脉者血之腑，得热则妄行"，后世基本延续了此说。公元1406年明代朱橚《普济方》是15世纪前中国肛肠病医案的集大成者，记载了关于痔痛的病案近200例。公元1528年明代薛己在《薛氏医案》提出肛肠病的发生与肛门部气血匮乏有关："臀，膀胱经部分也，居小腹之后，此阴中之阴。其道远，其位僻，虽太阳多血，气运难及，血亦罕到，中年后尤虚此患（指脏毒、痔、瘘）。"公元1569年明代窦梦麟在《疮疡经验全书》提出痔的发生与遗传有关，"……亦有父子相传者，母血父精而成。"公元1665年清代祁坤《外科大成·二十四痔》记载了钩肠痔的症状："肛门内外有痔，折缝破烂，便如羊粪，粪后出血，秽臭大痛"，以及具体治法："服养生丹，外用熏洗。每夜塞龙麝丸一丸于谷道内，一月收功"。公元1742年清代吴谦《医宗金鉴》阐释肛裂的形成与火热下蕴大肠、燥屎内结有关："肛门围绕折纹破裂，便结者，火燥也"。直到清同治十二年（1873年），我国第一部痔瘘专著《马氏痔瘘科七十二种》中，方才第一次出现"裂肛痔"的病名，最接近于我们现在所说的肛裂。至此，中国古代历代医家对于肛裂的症状、病因病机、治则治法等的认识基本统一，形成了较完整的理论体系。

（二）西医的认识

国外对肛裂已经有超过200年的认识历史。1829年法国Recamier第一次提出采用扩肛法治疗肛裂，1853年Brodie首次提出以侧方括约肌切开术治疗肛裂。1919年Miles提出了"栉膜带"这一概念，认为栉膜带并不存在于健康人，并成功施行了"栉膜带切开术"，1951 年，Eisenhammer 认为 Miles 所提出的栉膜带其实是痉挛的内括约肌，并将 Miles 的"栉膜带切开术"更名为"内括约肌切开术"，从此，"内括约肌切开术"成为治疗肛裂的主流术式。1934 年 Martin 认为典型的肛裂应该是位于肛管正中线尤其是后正中线上的一种令人难以忍受的肛管溃疡性疾病，并不是任何一种发生在肛管皮肤的裂口即可被称之为肛裂。

二、流行病学资料

肛裂在肛肠疾病的发病率中排名第二，仅次于痔。来自加拿大蒙特利尔的大型研究表明，肛裂的男女发病率相同，并易发生在平均年龄为 39.9 岁的年轻人群。75% 的肛裂发生在后正中线，25% 以上的女性和 8% 的男性肛裂发生在前中线。3% 的患者肛管前方和后方都存在肛裂。当肛裂发生在非典型位置或发现多个裂缝时，临床医生应该检查是否存在其他潜在的复杂疾病，如克罗恩病、创伤、肺结核、梅毒、艾滋病或肛门癌等。

三、病因病机

（一）中医病因病机

前辈医家不仅在著作中详细描述了肛裂的临床表现，更是分析指出肛裂的发病原因多由血热肠燥或阴虚津乏引起，导致大便秘结，如厕努挣，引起肛门皮肤裂伤，湿毒之邪乘虚而入皮肤筋络，导致局部气血瘀滞，运行不畅，破溃之处缺乏气血营养，经久不敛而发病。

（二）西医病因病机

西医认为肛裂是由于大便秘结、用力排便致使肛门裂伤，反复感染，逐渐形成慢性溃疡而致病，因素如下。

（1）肛管局部解剖特点：直肠末端的生理曲度是由后方向前弯曲而至肛门，当排便时后方所受的压力较大，弹性较差，易损伤而不易愈合。肛门外括约肌浅层起自尾骨，向前至肛门后正中呈 Y 字形分左右两束绕肛门，至前方汇合于会阴部，同时肛提肌主要附着在肛管两侧，故肛门前后正中两个部位的肌肉有空隙，相对形成力的弱点，当遭受暴力扩张时，易成肛裂。

（2）损伤因素：是形成肛裂的直接原因。大便干燥、如厕努挣、分娩、肛门直肠检查、手术操作不当或外伤等，均可引起肛门皮肤裂伤。

（3）感染因素：肛窦炎、肛乳头肥大等炎症引起的慢性感染，局限于肛管皮下组织，浅表皮肤坏死即成肛裂。肛门湿疹、慢性皮炎等反复刺激致使肛门皮肤弹性减弱，脆性增加，造成肛裂。

（4）肛管狭窄：先天性肛门发育不全、肛门狭小者，当干硬大便通过肛管时，会造成肛门裂伤，遭受细菌感染，形成溃疡而致肛裂。

（5）内括约肌痉挛：肛裂患者肛门静息压较常人偏高，肛门内括约肌会发生反射性过度收缩，刺激内括约肌痉挛，致使肛裂不易愈合。因此，有学者指出，解除内括约肌的内层纤维环是解决肛裂的根本办法。

（6）松紧力学原理：王秋霖认为，当粪便位于肛管时，会对周围的黏膜产生一个扩张力，形成力的作用力和反作用力。当大便粗硬时，必须要加大腹压，帮助粪便通过肛门，这时扩张力明显大于约束力，而粪块直径超过肛门及黏膜下肌的伸展度，会使肛门发生撕裂伤。肛裂的裂口有时并不全位于前后正中位，可发生在前后正中稍偏于一侧，这是因为粪便通过肛管时产生的向两侧的扩张力不绝对相等的原因。

综上所述，肛裂的病因是由于解剖缺陷（内因），排出干硬粪块或其他原因使肛门过于扩张（外因），撕裂肛管皮肤及黏膜下肌，细菌侵袭创面引起炎症，由于炎症及分泌物的刺激（继发作用）引起肌肉痉挛和创面修复，肛管瘢痕狭窄，从而导致肛管皮肤弹性降低（继发内因），如果继续出现多次撕裂，损伤处形成慢性溃疡，便会导致肛裂形成。至于肛裂的哨兵痔、肛乳头肥大、继发肛门皮下瘘管等并发症，是创面分泌物的刺激引发慢性炎症的结果。肛裂发病如图所示。（图 13-1）

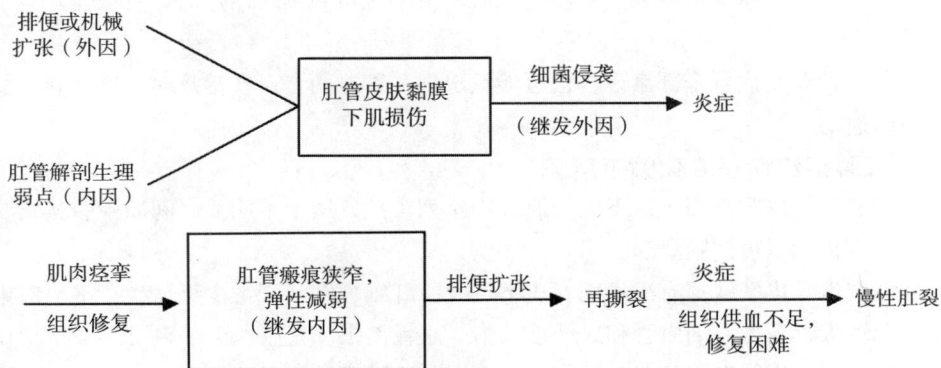

图 13-1　肛裂病机

四、病理

1.典型的肛裂病理改变

（1）肛管上可见一纵行裂损。

（2）裂口下缘皮肤有炎症刺激和淋巴回流障碍，形成隆起的皮赘外痔，又称哨兵痔。

（3）裂口上端有肥大的肛乳头。

（4）常有位于肛裂下的潜在性皮下瘘管。

（5）溃疡面底部纤维增生致肛管狭窄。

（6）由于炎症、疼痛、黏膜下肌痉挛等因素的刺激引起的内括约肌痉挛，肛管处于紧缩状态。

2.肛裂的病理分期

Ⅰ期（急性期）：属于早期肛裂，可在患者肛管表层发现浅表裂口。组织损伤一般在表皮和真皮之间，有的则深至皮下，或深至括约肌。由于括约肌的收缩，裂口呈线形。如将肛管扩张，则呈椭圆形，其长度也不一致，从数毫米至数厘米不等。裂口新鲜，边缘整齐，界限清楚，伤面清洁，色鲜红，分泌物少，有时深裂口内可见肌纤维横过伤面，手指触诊伤面柔软，富有弹性，疼痛明显。

Ⅱ期（慢性期）：肛管皮肤缺损有溃疡面，溃疡一般深达皮下组织，呈梭形或椭圆形。裂口边缘充血、增厚，不规则。溃疡面呈紫红色或灰白色，有脓性分泌物，溃疡底部可见环形括约肌纤维。触诊裂口及其周围异常敏感，边缘发硬，无弹性。

Ⅲ期（伴随合并症）：属于肛裂后期。肛管损伤的裂口可深达肛门括约肌，呈陈旧性梭形溃疡，溃疡边缘不齐变硬，炎症不断扩散，可合并窦道或瘘管、哨兵痔、肛乳头肥大等，一般称肛裂"三联征"。

①哨兵痔：是最早出现和最多见的合并症，女性发病率高于男性。这是由于肛裂轻度感染，淋巴引流不畅引起。合并该体征的患者查体时首先发现哨兵痔，牵拉哨兵痔后可见肛缘的纵行裂损。

②肛窦炎和肛乳头肥大：一般认为肛乳头是由炎症刺激增生而来，肥大的肛乳头一般只在齿状线呈三角形凸起，可多个同时存在，也可发展成息肉样脱出肛外。

③潜在的窦道：肛裂下端由于引流不畅，可能在皮下形成窦道，感染蓄脓。轻压哨兵痔，可见有少许脓液由肛裂下端溢出。肛窦炎未能得到及时治疗时，日久也能向下形成窦道。

上述3种并发症可全部出现，也可能只出现一种或两者。在治疗时，应该熟悉这些情况，以防遗漏。

3. 肛裂组织病理变化镜下所见

Ⅰ期肛裂：皮肤缺损。皮下层胶原纤维排列紊乱，增生不明显，间质中有条索状平滑肌束。血管扩张，炎细胞浸润。

Ⅱ期肛裂：皮肤缺损有溃疡面。皮下层胶原纤维、网状纤维少量增生，平滑肌束中有大量肌原纤维、新生毛细血管和成纤维细胞。血管扩张、充血，炎细胞浸润。

Ⅲ期肛裂：皮肤有明显溃疡缺损。皮下层胶原纤维增生。平滑肌束间有一些胶原纤维增生。深层肌束鞘膜显示网状纤维增生，间质水肿，肉芽增生明显。血管扩张、出血、淤血、血栓形成，炎细胞浸润。

肛裂组织的病理改变基本上是随着病情由Ⅰ期向Ⅲ期发展，病变逐渐加重。其皮肤、血管、纤维组织等病理改变都是由不明显变得明显。皮肤由损伤到溃疡，再发展到明显溃疡性损伤。血管由扩张充血，发展为高度扩张、淤血，最后伴有血栓形成。纤维组织由未见明显增生发展到少量增生，再发展至明显增生、增粗、融合和断裂。炎细胞浸润出现在全过程中，未见逐渐加重趋势。标本深层的平滑肌束间有胶原纤维，在皮肤和平滑肌之间的结缔组织中有肌纤维，证实皮肤黏膜与平滑肌之间有一层纤维肌性组织。

镜下见肛乳头表皮呈乳头状增生，棘细胞层增厚并有空泡形成，部分表皮钉突增生、融合变平。真皮层淋巴管丰富，胶原纤维轻度增生，并有少量成纤维细胞，未见肌肉组织。炎症灶主要为巨噬细胞、淋巴细胞和浆细胞的浸润，以淋巴细胞最为常见。

4. 紧缩区超微结构的改变

显微镜下肛裂创面底部紧缩区同正常标本相比，会发生以下变化。

（1）肛裂紧缩区组织中存在肌纤维细胞和纤维细胞，肌纤维细胞的胞质中有纤维，肌纤维细胞中的收缩功能类似于平滑肌细胞，但其形态长而不规则，表面有凸起，排列不规则。

（2）正常标本同肛裂标本对比发现，肛裂标本中肌纤维表面凸起增多，细胞连接增加，肌纤维细胞内线粒体空泡化，纤维细胞代谢旺盛，成纤维细胞较多。

（3）肛裂标本与正常标本对比发现，肛裂标本中肌纤维细胞明显增加，胶原纤维数量亦明显增多，Ⅲ期肛裂尤为明显。

（4）在肛裂标本中发现血管内皮细胞扩张，并见有巨噬细胞，说明伴有炎症存在。

5. 病理变化的临床意义

（1）肛裂紧缩区属肌纤维性组织：观察结果表明，肛裂标本组织中有大量肌纤维细胞和部分纤维细胞，同时具有结缔组织支持固定和轻微收缩痉挛的特点，所以在大便后肛裂患者会出现长时间痉挛性疼痛。

（2）肛裂紧缩组织是肛管黏膜下肌病理增生的结果：肛裂标本组织同正常组织标本对照发现，肌纤维细胞、成纤维细胞数量较正常组织增多，肌纤维细胞表现为凸起增多，细胞间连接增加。肌纤维细胞内线粒体空泡化说明组织有损伤，成纤维细胞增多反映代谢旺盛，胶原纤维数量明显增加并且有断裂、融合、增粗现象，说明组织在外力的作用下被损伤，同时在损伤后进行自身的修复。

据以上研究结果王秋霖认为肛裂紧缩区的组织是由肛管表皮与内括约肌之间的纤维肌性组织（肛管黏膜下肌）在多次撕裂损伤刺激下导致自身修复引起增生性改变后形成的，此病理组织挛缩导致了肛裂患者肛管部紧缩状态的形成，肛裂越严重此紧缩状态越明显。

肛裂标本中偶见有巨噬细胞，同时可见血管内皮细胞扩张，表明炎症是由于撕裂损伤后继发感染所引起，但炎症表现并不占主要地位，所以临床上抗感染治疗对肛裂来说不是主要方法。

有学者通过对 79 例肛裂的内括约肌和／或外括约肌切断术所取标本的病理及 132 例扩肛治疗观察，认为肛裂的病理学基础是肛门括约肌退行性变和纤维化。蔡兆华等在直视下分离出内括约肌和／或外括约肌，并将其切断。术中所见到的内括约肌和／或外括约肌，除该肌束的宽度与厚度存在个体差异外，肌束均呈肥厚状态，色灰白。

在陈旧性肛裂伴发炎症的情况下，炎细胞释放胶原溶解酶，刺激肛门括约肌痉挛，括约肌较长时间的痉挛会导致肌束缺血缺氧，从而引起括约肌变性（退行性变），继发的括约肌肌间纤维结缔组织的增生或纤维化会导致肛门口径的缩小。括约肌弹性降低会使肛管静息压及直肠静息压显著增高。在排出干粗粪便时，引发肛裂的同时，还会形成肛管皮肤的损伤－愈合－再损伤这样一个恶性循环。因此，切开松解等手术治疗会使陈旧性肛裂得到根治。

五、中医辨证分型

1. 血热肠燥型

大便 2~3 日一行，质干硬，便时滴血或手纸染血，肛门疼痛，腹部胀满，溲黄。裂口色红。舌质偏红，苔黄燥，脉弦数。

2. 阴虚津亏型

大便干燥数日一行，便时疼痛点滴下血，口干咽燥，五心烦热，裂口深红。舌红，少苔或无苔，脉细数。

3. 气滞血瘀型

肛门刺痛，便时便后尤甚。肛门紧缩，裂口色紫暗。舌质紫暗，脉弦或涩。

六、西医分类

其分类方法较多，目前国内外尚无统一方法，现将主要分类法介绍如下。

（一）二期分类法

1975 年于全国肛肠学术会议上被提出。

（1）早期肛裂：病程短，仅在肛管皮肤上有一梭形溃疡，裂口新鲜，底浅，创缘软而整齐，无瘢痕形成，有明显触痛。（彩图 13-1）

（2）陈旧性肛裂：病程长，反复发作，溃疡底深，边缘增厚，质硬不整齐，基底有梳状硬结，裂口上端伴有肛窦炎、肛乳头肥大，下端常伴有裂痔和潜行性窦道。（彩图 13-2）

（二）三期分类法

1994 年制定的《中医各科病证诊断疗效标准》中提出。

一期肛裂：肛管皮肤浅表纵裂，创缘整齐、鲜嫩。触痛明显，创面富于弹性。

二期肛裂：有反复发作史。创缘有不规则增厚，弹性差。溃疡基底呈紫红色或有脓性分泌物，周围黏膜充血明显。

三期肛裂：溃疡边缘发硬，基底紫红有脓性分泌物。上端临近肛窦处肛乳头肥大，创缘下端有哨兵痔，或有皮下瘘形成。

（三）四期分类法

一期，初发肛裂：即新鲜肛裂或早期肛裂。肛管皮肤浅表损伤，创口周围组织基本正常。

二期，单纯肛裂：肛管已形成溃疡性裂口，但尚无合并症，无肛乳头肥大、哨兵痔及皮下瘘。

三期，三联肛裂：裂口呈陈旧性溃疡，合并肛乳头肥大及哨兵痔。

四期，五联肛裂：裂口呈陈旧性溃疡，合并肛乳头肥大、哨兵痔、皮下瘘和肛隐窝炎或裂口基底纤维化。

（四）五型分类法

（1）狭窄型：约占肛裂的 2/3。内括约肌呈痉挛状态，肛管紧张缩小，有典型的周期性疼痛。

（2）脱出期：因内痔、直肠脱垂、肥大肛乳头等经常脱出肛门，刺激肛管发炎所致肛裂，肛管无明显缩小，疼痛轻。

（3）混合型：同时具有狭窄型和脱出型两者的特点。

（4）脆弱型：因肛周皮肤湿疹、皮炎等引起肛管皮肤皮革化，弹性降低，脆弱易裂，肛管皮肤有多发浅表裂伤。

（5）证候型：如溃疡性结肠炎、克罗恩病、肛管结核等证候性肛裂，肛管术后创面延迟愈合的裂口亦属此类。

（五）七型分类法

（1）急性单纯性肛门撕裂：由于外伤造成的单纯性肛管皮肤损伤，呈线条状裂口。

（2）亚急性肛裂：溃疡边缘不整齐，肛门括约肌紧张，呈亚急性溃疡。

（3）慢性肛裂：病程长，溃疡深达肌层，边缘增厚、变硬不整齐，创面肉芽不良，伴有肛乳头肥大和哨兵痔。

（4）多发性肛裂：肛管皮肤全周有多数放射状、浅表的裂口，肛门皮肤多呈瘢痕、肥厚、皮革化、弹性减弱等改变。

（5）伴随型肛裂：伴有脱出性内痔、肛乳头肥大、直肠息肉脱出肛外、牵拉损伤肛管皮肤，形成溃疡，肛门括约肌紧张，肛管狭窄等。

（6）特殊性肛裂：肛管皮肤结核、梅毒、克罗恩病、白塞氏综合征等引起的溃疡。

（7）肛门皮肤皲裂：肛门周围皮肤裂伤，或肛门周围皮肤病变伴有肛裂。

七、临床表现

（一）症状

1. 疼痛

大便后肛门撕裂样疼痛为肛裂的主要症状。便后数分钟疼痛缓解或消失，称为疼痛间歇期；便后约半小时出现反射性内括约肌痉挛收缩而导致剧烈疼痛，常常持续数小时，使患者坐卧不安、十分痛苦，此称为周期性疼痛。肛门剧烈疼痛使患者恐惧排便，往往恶性循环，加重便秘，进一步又加重肛裂。（图 13-2）

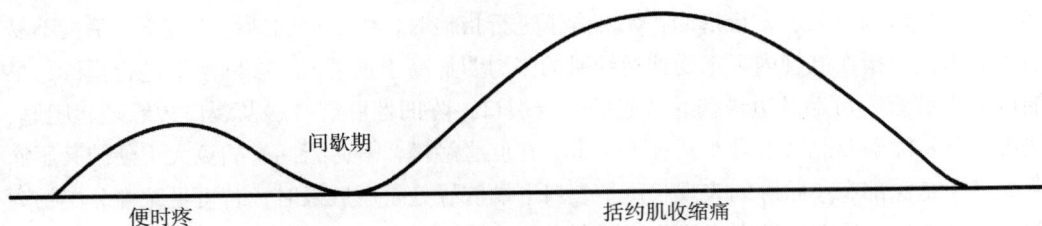

图 13-2　周期性疼痛

2. 便血

便血是肛裂的常见症状。出血量的多少与裂损大小、炎症和创面浅深有关。这主要是溃疡底部的静脉丛受损伤所致。一般出血不多，常有便纸擦拭时带少许鲜血，偶有鲜红色血液点滴而出，也可附于粪便表面，偶可见黏液，但黏液与粪便不相混合。出现在粪便表面的血迹常常于便条中段出现，这主要是由于粪便排出前溃疡面的静脉丛首先受到粪便的压迫暂不出血，一旦压力减少后便可出血，那些便头较硬、后期便条变软的患者该症状尤为明显。便血量较多的患者肛门疼痛常不甚明显，这是由于静脉丛保护溃疡面的原因；疼痛剧烈但便血不多或疼痛便血均明显，是由于这类患者溃疡面很深，同时损伤了静脉丛及括约肌。

3. 便秘

患者多因排出干硬大便致使肛门裂伤而形成肛裂。引起便秘的原因有很多，如直肠前突、直肠黏膜松弛、肛管狭窄等出口梗阻型原因，也有肠功能紊乱等慢传输原因导致，也有二者兼有导致的混合型便秘。因大便时肛门疼痛，从而恐惧排便，减少大便次数。粪便滞留直肠时间过长，粪便因水分过多被吸收而干结，从而加剧患者便秘，引起排便时更加剧烈的疼痛，产生恶性循环。为了使大便变软减少痛苦，长期服用泻药形成依赖性，肠功能紊乱后又可形成依赖性顽固性便秘。

4. 其他

其他表现如瘙痒、分泌物、腹泻等。肛裂溃疡的分泌物或伴发的肛窦炎、肛乳头肥大等炎症产生的分泌物均可引起肛门瘙痒，女性患者尤为显著。

一般肛裂只有少量血清样分泌物，一旦发生感染，局部可形成肛缘脓肿，分泌物增多且为脓性。

患者在肛门症状发作之前若有一段腹泻的发作病史，不可忽视，这些症状可能是炎性肠病的表现。

（二）体征

详细询问病史，患者多有便秘史，且有典型的排便－疼痛－间歇－剧痛的周期性发作。

1. 局部视诊

患者宜取胸膝位或侧卧位，牵拉肛缘可见一纵行裂损。早期肛裂色鲜红、底浅，边缘无明显增厚，无哨兵痔形成；陈旧性肛裂深达肌层，边缘纤维化，可形成哨兵痔。

2. 指诊

由于肛门括约肌痉挛，患者一般因疼痛而拒绝指诊，一般患者不宜指诊或肛内纳入利多卡因或丁卡因胶浆后方行指诊。无麻醉下进行指检时，由于肛门括约肌痉挛，手指不易插入肛内，手指在肛管内可感受到括约肌的张力明显高于正常人。在麻醉下进行指诊，早期肛裂在肛管内可触及边缘稍有凸起的纵行裂口；陈旧性肛裂可触及裂口边缘隆起肥厚、坚硬，并常能触及肥大肛乳头及皮下瘘道，在肛缘触摸，若两指间有胡豆大小硬结又压痛明显者，是深部有小脓肿的表现。位于裂口下端肛缘处挤压肛缘时，若可见脓性分泌物顺裂口下端流出，用粗探针弯成钩状可顺利进入，说明患者已合并窦道。

3. 肛门镜检查

一般患者不建议行肛门镜检查，如医者认为患者可能合并其他肛内疾病时，可以利多卡因或丁卡因胶浆充分麻醉润滑后进行肛门镜检查。早期肛裂边缘整齐，基底色鲜红；陈旧性肛裂边缘不整齐，基底色深，呈灰白色，裂口上方的肛窦呈深红色，并可见到肥大肛乳头。

八、实验室及其他辅助检查

1. 肛管直肠测压

肛管直肠测压是指利用特制的压力测定器，检测肛管直肠内压力和直肠肛门间存在的某些生理反射，以了解肛门直肠的功能状态。在肛肠科主要用于了解肛管、直肠及盆底肌肉的正常生理功能。对110例肛裂患者进行直肠测压检查发现，肛裂会使肛管静息压升高，直肠肛管反射和舒张压降低，这与肛管四周内外括约肌受炎性刺激后组织粘连或肌肉收缩有关。

2. 肛门直径测量

辛学知教授自制肛门直径测量仪（图 13-3）。该仪器长约 10cm，圆锥直径为 4.5cm，圆锥体表面标有刻度，长约 1cm。测量仪缓慢插入肛门，至患者皮肤紧绷或疼痛感明显为度。由于圆锥剖面为三角形，利用相似三角形对应边成比例原理，可通过测量仪所进长度 L 测出肛门直径 R。所有数据均在无麻醉状态下进行测量。

$$R = 9 \times L/25 + 0.9$$

3. 血常规分析

当肛裂患者合并局部感染时，白细胞计数增高。

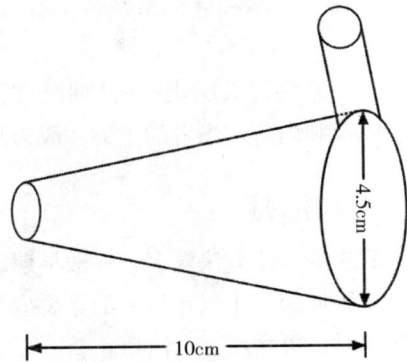

图 13-3　辛学知教授自制肛门直径测量仪

九、诊断及鉴别诊断

根据大便后肛门间歇性疼痛、出血、便秘病史及牵拉肛缘可见纵行裂损等典型表现，即可做出诊断。

（1）肛管结核性溃疡：溃疡的形状不规则，边缘不整齐，有潜行窦道，底部呈暗灰色并可见干酪样坏死组织，有脓性分泌物，无明显疼痛，无哨兵痔形成。溃疡可发生在肛管任何部位。多有结核病史，分泌物培养可发现结核杆菌，结核菌素实验（+）。病理可明确诊断。

（2）肛门皲裂：溃疡可发生于肛管任何部位，裂口表浅，仅限于皮下，伴皮肤增厚浸渍，常见多处裂口同时存在。疼痛轻，出血量少，瘙痒症状明显，无溃疡、哨兵痔和肛乳头肥大等并发症。多因肛周皮肤病引起，如肛周湿疹、皮炎等。

（3）肛管皮肤癌：溃疡形状不规则，边缘隆起、坚硬，溃疡底部凹凸不平，表面覆盖坏死组织，有特殊臭味。有可能伴有肛门松弛或肛门失禁，伴持续性疼痛。病理检查可明确诊断。

（4）克罗恩病肛管溃疡：位置可位于肛门任何部位，溃疡形状不规则，底深，边缘潜行，常与肛瘘并存。同时伴有贫血、腹痛、腹泻、间歇性低热和体重减轻等克罗恩病的一系列特征。

（5）肛管上皮缺损：曾有内痔或其他肛门手术史，肛门无疼痛，或有感觉性失禁现象。肛周有全周或部分环状瘢痕，直肠黏膜外露，常充血、肿胀、糜烂。

（6）梅毒性溃疡：常见于女性患者，初为肛门瘙痒、刺痛，皮肤破损成痂后形成溃疡。溃疡基底色鲜红，无明显疼痛，常伴有少量脓性分泌物，位于肛门两侧的皱褶内，质硬，边缘轻微隆起，伴双侧腹股沟淋巴结肿大。患者常有性病史，分泌物涂片中可见梅毒螺旋体。

（7）软性下疳：有多个圆形或卵圆形溃疡同时发生，质软，有潜行边缘，底部有灰色坏死组织，常伴有少量脓性分泌物。排便时肛门疼痛尤为明显，双侧腹股沟淋巴结肿大，在阴茎或阴唇处常可发现相似溃疡。分泌物涂片中发现软性下疳链杆菌可明确诊断。

（8）肛管上皮瘤：为肛管内突起的结节，属于良性瘤，顶端皲裂后形成溃疡。若肛缘皮肤受到侵犯，患者会有感到剧烈疼痛。肛管上皮瘤硬而固定，检查时可见溃疡边缘不规则突起，溃疡底部呈灰色，有水样分泌物，伴腹股沟淋巴结肿大。病理活检可明确诊断。

（9）溃疡性大肠炎：所致肛裂裂口一般较表浅，多位于肛门两侧，常伴发肛门周围炎、肛瘘和内痔。患者的主诉一般为脓血便、腹泻、里急后重和左下腹疼痛。

十、治疗

肛裂的治疗方法繁多，一般早期肛裂无需采用手术治疗，保守治疗即可痊愈，治疗原则为润肠通便，止痛止血，消除裂疮。当发展成为陈旧性肛裂时，尤其伴有哨兵痔等其他并发症时，可采用手术治疗。

（一）中医内治法

1. 血热肠燥型

[治法] 泻热通便，滋阴凉血。

[方药] 凉血地黄汤（《外科大成》）加减。

[基本方] 当归尾4.5g，生地6g，赤芍3g，黄连（炒）6g，枳壳3g，黄芩（炒黑）3g，槐角（炒黑）9g，地榆（炒黑）6g，荆芥（炒黑）3g，升麻1.5g，天花粉2.4g，甘草1.5g。用水700ml，煎至200ml，空腹时服。三四剂，则痛止肿消。便时疼痛剧烈者，可加僵蚕、蜈蚣、延胡索；伴小便短赤者，可加萹蓄、瞿麦、白茅根等。

2. 阴虚津亏型

[治法] 养阴增液，润肠通便。

[方药] 润肠丸（《奇效良方》）加减。

[基本方] 麻子仁、桃仁（去皮尖）各30g，羌活、当归尾、大黄（煨）各15g。上除麻仁桃仁别研如泥外，余药研为细末和匀，炼蜜丸，如梧桐子大。每服三五十丸，空心白汤送下。阴虚偏甚者，可加沙参、麦冬；食欲不振者，可加焦三仙（山楂、神曲、麦芽）；便时疼痛者，可加延胡索。

3. 气滞血瘀型

[治法] 理气活血，润肠通便。

[方药] 六磨汤（《世医得效方》）加减。

[基本方] 大槟榔、沉香、木香、乌药、大黄、枳壳各等份，各用水磨取汁75ml，和匀，温服。肛门刺痛明显者，可加川芎、延胡索；腹部胀满不适、气滞明显者，可加莱菔子、厚朴；伴情志不畅、焦虑抑郁者，可加柴胡、郁金、香附。

随着西医学对中医药认识的不断发展，大批优秀的中成药进入市场，丰富了临床医生内治法治疗肛裂的选择。有医者选用槐角丸治疗肛裂。槐角丸出自《太平惠民和济局方》，由槐角（炒）、防风、地榆（炭）、当归、黄芩、枳壳（炒）等组成，具有清肠疏风、凉血止血的功效，对于肛裂，尤其是小儿肛裂，疗效确切。但是，曾有报道指出，口服槐角丸后出现类似荨麻疹的过敏反应。

（二）中医外治法

1. 坐浴法

坐浴法又称坐浴熏洗法，是中医传统外治法，可以借助药力和热力直达病所，使局部气血经络得到温通，增强局部的抗病能力，同时也可清洁局部患处，达到减少不良刺激的作用。适用于肛裂急性发作期。

山东省中医院采用自拟中药制剂：荆芥、防风、蛤蟆草、透骨草、马齿苋、伸筋草各15g，生川乌、生草乌各9g，金银花、连翘、苦参各12g，独活、羌活各10g。功效清热解毒、祛风止痛。将诸草药置于约3000ml水中浸泡30分钟，先以武火煮沸，然后再用文火煎30分钟。倒取药液约2000ml置于盆中，便后清洗肛门后用此药液热气熏洗肛门，根据患者承受能力调整肛门与液面的距离，以患部感觉舒适温热为度，待药液温度下降接近体温时坐入盆中，持续坐浴20~40分钟。症状较重者可取药渣，留煎二沥。

另外，也可采用复方黄柏液、金玄痔科熏洗散等中成药进行坐浴熏洗。

坐浴熏洗方法简便，价格低廉，临床疗效佳，患者依从性好。但验方众多，多是医者个人经验，药物组成复杂，作用机制不明确，很难精简组方，虽然在临床广泛应用，但仍需进一步研究。

2. 中药外敷

中药外敷是将各种散剂、膏剂等涂抹于患处的一种治疗方法，令患者12小时暂不排便，次日排便后再行换药。具有清热解毒、除湿止痒、活血消肿、止血止痛、化腐生肌等功效。该疗法是将药物持续置于创面上，很少或不经过肝脏直接进入体循环，所以药效安全且持久，并能保护创面。

山东省中医院采用自制九华膏治疗新鲜单纯性肛裂。将滑石粉15g、龙骨15g、硼砂9g、浙贝母9g、朱砂3g、冰片6g、麝香1g等药物粉碎，熔融后加入凡士林，搅至膏状，即成九华膏。涂抹于肛裂裂损面，具有消炎止痛、生肌收口之功效。山东省中医院对30名患者进行了该治疗，发现患者的疼痛消失时间及便血症状消失时间较对照组均有明显优势（$P < 0.01$）。

浙江省中医院采用锡类散治疗Ⅰ期、Ⅱ期肛裂。锡类散由青黛、珍珠粉、象牙屑（现由水牛角代替）、壁钱炭、牛黄、人指甲和冰片等7味中药组成，具有养血活血、抗炎止痛、抑菌和改善局部微循环及生肌敛疮等作用。对参与治疗的40名患者的研究发现，采用锡类散治疗肛裂可有效促进创面愈合，减少出血，缓解局部疼痛（$P < 0.05$）。这可能与锡类散能改善肛管溃疡面的血液循环，并能促进炎症的吸收和溃疡的愈合有关。

对于陈旧性肛裂，可采用祛腐生肌类药物。如少许红升丹或黄升丹敷于裂口处，每日1次，2~3次后，可改用九华膏或锡类散外敷，直到创面完全恢复。

3. 针灸

人体有足太阳膀胱经、足少阳胆经及任督二脉循行经过肛周，经络所过，主治所及，因此针灸治疗肛裂选穴多取手阳明大肠经及上述四经之穴。临床上常选用的穴位是长强、承山、天枢、三阴交、大肠俞等。其作用机制是通过刺激穴位疏通经络，以调整肛门的局部气血，适用于急性期疼痛较剧的肛裂。

有学者选取长强及双承山穴治疗肛裂124例。针刺长强穴后向尾骨方向进针，承山穴直刺，均留针 5~10 分钟，留针期间强刺激 1~2 次。另外有研究者取可吸收线于长强穴处埋线治疗，效果佳。

有文献报道称可用火匙针治疗肛裂。对单纯性肛裂，用火匙针直接灼刺肛裂处，使组织变为白色即可；对溃疡性肛裂，用火匙针烧灼裂口，使组织变成灰白色；对伴发性肛裂，用火匙针将裂口一次性全部彻底点灼成灰白色，使其结痂即可。

（三）西医非手术疗法

肛门是个特殊部位，一旦肛门发生裂损，每天被粪便挤压和磨损，使创面难以愈合。因此，保持大便松软易排、止痛、解决肛门内括约肌痉挛，是治疗肛裂的关键所在。

1. 软化大便

肛裂患者的饮食中除包含除营养丰富的食物外，应适当多吃些新鲜蔬菜、水果等，以增加大便容量；少吃或不吃热性、辛辣食物，多吃鱼汤、猪蹄汤，来帮助润滑肠道和补充足够的水分。当饮食疗法无法帮助患者顺利排出大便，应借助药物。辛学知教授多采用聚乙二醇电解质散剂（聚乙二醇 4000）口服，饭后口服 1 包，日 2~3 次。

2. 局部敷药

（1）外源性一氧化氮供体：有研究表明，外源性一氧化氮供体能够有效缓解肛门内括约肌痉挛，降低肛管压力，扩张血管，改善裂损处血运循环。因此，硝酸甘油作为硝酸盐类中的主要药物，被广泛应用于肛裂的治疗。将硝酸甘油软膏（0.5mg 的硝酸甘油片剂碾碎后与 2.5g 凡士林混匀配成）涂抹于患处及周围，1g/ 次，3 次 / 天，每次时间间隔要大于1 小时，持续 8 周后研究者发现肛裂愈合率、肛裂疼痛强度下降程度及肛管静息压下降值显著高于局部涂抹凡士林软膏的对照组。外用硝酸甘油除了能使肛裂愈合，还能缓解疼痛和出血症状。虽然 20%~30% 的患者会因药物作用产生头痛等不良反应，但受益明显大于风险。另外，由于硝酸甘油具有外源性内皮源性舒张因子，能扩张冠状动脉和静脉血管等功效，因此左心室低充盈状态、青光眼、明显低血压或心动过速者禁用此类药物，对乙醇过敏者不宜用硝酸甘油，下壁伴右心室梗死时即使无低血压也应慎用。

（2）钙离子通道阻滞剂：研究发现这类药物可以阻止钙离子跨膜进入血管平滑肌细胞，引起平滑肌松弛、血管扩张，从而缓解血管痉挛，使血管阻力下降。地尔硫卓是临床上常用的钙离子通道阻滞剂。有研究者将地尔硫卓软膏（30mg 的地尔硫卓片剂碾碎后与15g 凡士林混匀配成）涂抹于患处及周围，与硝酸甘油软膏相对比发现，在经过药物的治疗后，两组患者的肛管静息压均恢复到了正常的水平，说明了硝酸甘油和地尔硫卓这两种药物都能够缓解肛门内括约肌痉挛，且二者差异无统计学意义。该研究还称，地尔硫卓软膏组用药后引发的头痛发生率要小于硝酸甘油软膏组，表明地尔硫卓治疗肛裂比硝酸甘油更具有安全性。

（3）表面麻醉剂：如利多卡因胶浆、丁卡因胶浆等。可用于肛裂的急性发作期，缓解肛门内括约肌痉挛。但是该类药物持久性差，不能彻底治愈，有较高的复发率，多合用其他疗法共同治疗。

（4）表皮生长因子：表皮生长因子是一种多肽，具有加速创面愈合、缩短创面愈合时间、预防和减少瘢痕形成、提高创面修复质量的功能。将表皮生长因子涂于肛裂创面，可减轻肛门裂损处疼痛，加速创面愈合，目前无不良报道。已有大量的临床资料将外源性表皮生长因子用于治疗烧伤、创伤、促进术后伤口愈合等，效果良好。

3. 局部注射封闭法

用长效止痛注射液、麻醉药物或其他复方药液注射到肛裂周围，解除疼痛和括约肌痉挛，从而使裂损创面得到修复，达到治愈肛裂的目的。常用的长效止痛注射液有复方亚甲蓝注射液、复方盐酸利多卡因、复方高乌甲素等，麻醉药物有普鲁卡因、利多卡因、布比卡因等，其他注射液如激素、复方中药制剂等。

（1）长效止痛注射液封闭法

亚甲蓝是一种神经灭活制剂，具有长效止痛的作用。可在 1% 利多卡因 14ml 与 1% 亚甲蓝液 lml 制成的混匀液中加入 2~3 滴肾上腺素液，制成复方亚甲蓝溶液来治疗初期肛裂。

患者取右侧卧位，常规消毒后，将复方亚甲蓝液注入肛裂基底部及两侧。严重者可同时将复方亚甲蓝液注入肛管两侧括约肌内，一次注射量不超过 10ml。疼痛消失后轻柔地扩张肛门括约肌。注射后保持大便软化。此药液一般长效止痛五六天，能较长时间解除肛门括约肌痉挛，改善局部血液循环，有利于创口愈合。

单纯亚甲蓝注射液局部封闭后，肛门会有灼热感，患者较难耐受，加入局麻药物制成复方亚甲蓝注射液后，可消除亚甲蓝的刺激感。封闭注射后小便可呈蓝绿色，一般第二天即可恢复正常。有研究者指出，0.2% 亚甲蓝注射液镇痛效果优于 0.1% 亚甲蓝注射液，且0.1% 亚甲蓝注射液与 0.2% 亚甲蓝注射液降低在副作用方面相比未见明显优势。但是，当用量过多或操作不当时，可能会损害肛门末梢感觉神经，导致局部感觉减退，从而引起便意降低，甚至影响肛门括约肌功能，引起稀便失控。有患者还会出现头痛、头晕、呼吸急促、嗜睡、心率增快、血压下降等不良反应，另外，有人提出亚甲蓝可能影响人染色体而会产生致畸作用。

（2）乙醇封闭法

即于裂损处先后注射普鲁卡因和乙醇。由于酒精对神经组织的影响，可以解除疼痛和括约肌痉挛。由于 10%~95% 乙醇可引起神经纤维形态上明显的退行性变化，因此有人称此法为一完美的化学"神经切断术"。

局部常规消毒后，取空针头在距肛裂外端 0.5~0.7cm 处刺入，注入 1%~2% 普鲁卡因 10ml，于肛门皮下组织和部分括约肌内浸润注射，针头不取出，继续将 1ml 70%~95% 乙醇注于裂损下 0.8~1.0cm 深处。注射后应保持大便通畅。此法对肛裂初期效果显著。

（3）激素封闭法

即用泼尼松龙注射液 1ml 加 2% 普鲁卡因 4~8ml 配成混悬液。取混悬液 2ml 呈扇形注射到肛裂两侧括约肌和肛裂底部，按揉片刻。泼尼松龙为肾上腺皮质激素，有较强的抗炎、抗过敏作用，可使炎症消退、瘢痕软化吸收，从而使裂损愈合。

（4）消痔灵注射液封闭法

1% 利多卡因 1ml 与消痔灵 1ml 混匀后，从肛裂两侧缘 0.5cm 处进针。使药液呈扇状分布于肛裂基底和周围，肛裂处总药量不超过 2ml。注射时左手食指深入肛内作引导，以免穿透肛管肠壁或深入肌层。消痔灵有消炎、止血作用，利多卡因为止痛剂，二者结合应用可加速裂损愈合，对急、慢性肛裂皆可应用。

（5）安氏注射疗法

取芍倍注射液 5ml 加 0.5% 利多卡因 20ml（即 1∶4）配成混合液。患者取侧卧位，常规消毒后，抽取配好的药液，在距离肛缘 0.5~1cm，截石位 6、3、9 点分别进针，达内括约肌增生肥厚的下缘，每点呈放射状均匀缓慢注药 5~6ml。该注射液适用于各期肛裂。

（6）其他复方中药液封闭法

对于肛裂患儿及新鲜肛裂患者，辛学知教授认为可单纯行复方丹参注射液局部封闭对其治疗。以 6ml 复方丹参注射液于肛裂裂损基底部做扇形浸润性注射。目前无不良报道，且复发率较低。辛学知教授认为该注射液能促进组织胶原修复与再生，通过改善微循环、血液理化特性及血液动力学改善肛裂症状，其治疗作用与肛裂的病理变化极其对应。

4. 扩肛法

适用于无哨兵痔等并发症的肛裂患者。首先两手食指环肛管一周做轻柔按摩使肛管扩张，向肛内逐步纳入四指，定向于截石位 5 点或 7 点，四指外旋、注意张弛交替并缓慢逐渐加大力度，着力点以截石位 5 点或 7 点为主，注意保护裂损面，防止裂损加大加深。张弛交替的目的是为了在扩开粘连组织、缓解括约肌痉挛的同时，给予正常健康的组织以弹性回缩的时间，防止正常组织过度牵拉引起严重副损伤。扩肛完成后，5 至 7 点位之间从内到外平缓而无游离缘，肛管大小适中。忌着力点为 3 点或 9 点，忌暴力盲目扩肛。（图13-4）

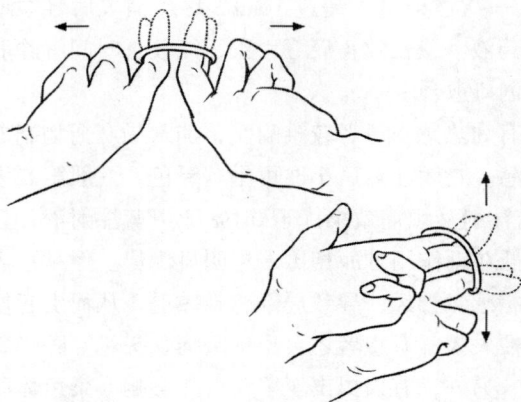

图 13-4 手法扩肛

辛学知教授采用自制肛门直径测量仪对扩肛范围进行了定量，认为扩肛至 4cm 左右时效果较佳，即测量仪进肛约 8.5cm。

（五）手术疗法

1. Gabriel 法

即切除肛裂及其周围的三角形皮肤。（图 13-5）

[操作方法] 患者取侧卧位或俯卧位，贴膜固定单侧或双侧臀部，充分暴露手术区域，碘伏棉球常规术区消毒，铺无菌手术巾、洞巾。1% 利多卡因局部浸润麻醉后，碘伏棉条消毒肛内。于肛裂裂损处做梭形或扇形切口，将哨兵痔、肛乳头肥大等伴随症状全部切除，必要时垂直切断部分内括约肌。扩肛至 2 指可轻松进入。

[注意事项] 术中需搔刮裂损底部纤维化组织，暴露新鲜肉芽组织。

[优点] 病变全部切除，创面宽大，引流通畅，便于肉芽组织从基底生长。

[缺点] 遗留创面较大，愈合缓慢。

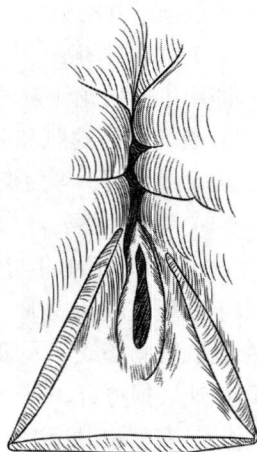

图 13-5 Gabriel 法

辛学知教授在临床上更多应用 Gabriel 法 + 复方丹参注射液局部注射封闭共同治疗陈旧性肛裂。手术结束后，将 6ml 复方丹参注射液于创面做扇形浸润注射，注射范围涵盖肛门的内、外括约肌。手术与局部药物注射封闭相结合，将肛门内括约肌的痉挛状态自解剖层次上解除后，复方丹参注射液能够活血化瘀，增加肛裂处的血液灌注量，缓解肛裂的缺血性痉挛，更能加速创面愈合。

2. 肛裂切除、内括约肌松解术

适用于单纯陈旧性肛裂或伴发哨兵痔、内盲瘘、肛乳头肥大等病理改变的陈旧性肛裂。

[操作方法] 患者取侧卧位或俯卧位，贴膜固定单侧或双侧臀部，充分暴露手术区域，碘伏棉球常规术区消毒，铺无菌手术巾、洞巾。0.5% 利多卡因局部浸润麻醉后，碘伏棉条消毒肛内。以肛裂口顶端为起点向肛缘外做一放射状的细长梭形切口，切口长度不小于肛裂口长度的 3 倍。切除游离皮肤和裂口溃疡面，如有哨兵痔、肥大肛乳头或皮下瘘，也一并切除或切开。沿创面基底向深部纵向划开，松解裂口瘢痕和肥厚增生的内括约肌下缘。（图 13-6）

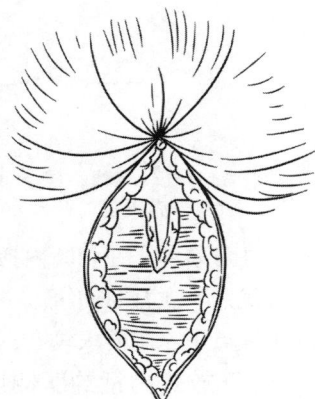

图 13-6 从裂损中心切断部分内括约肌

[注意事项]

① 肛裂深浅查清。非截石位 6 点的肛裂，通常较表浅，如不伴有哨兵痔等，可直接将肛裂创面剪除，形成一细长梭形切口即可。

② 合并增生切除。

③ 切口放射合理。截石位 6 点的肛裂，宜在 5 点或 7 点做切口，以避免术后臀沟挤压，影响愈合。

① 比例宽窄适中。梭形创面的宽度和长度应适中，宽度略超过肛裂口的最宽处即可，长度是裂口长度的 3 倍为宜。如肛裂裂口或臀间沟较深，还可适当延长创面切口并切断外括约肌皮下部，以保证引流通畅。

[优点] 可一次性将肛裂创面连同哨兵痔、肥大的肛乳头等并发症一并切除，避免了多处伤口，并可在直视下切断部分内括约肌，使引流通畅。临床观察显示采用本术式虽然手术创伤及愈合时间较长，瘢痕形成亦较大，但感染和复发率小。

3. 后位内括约肌切断术

张东铭认为，后位内括约肌切断术与肛裂切除术大致相同。适应证同肛裂切除术相同。

[操作方法] 患者取侧卧位或俯卧位，贴膜固定单侧或双侧臀部，充分暴露手术区域，碘伏棉球常规术区消毒，铺无菌手术巾、洞巾。1% 利多卡因局部浸润麻醉后，碘伏棉条消毒肛内。将肛裂创面连同哨兵痔一同用提起，行一放射状梭形切口，在此创面外用小纹式钳挑起内括约肌增生肥厚部，予以切断。用 1# 丝线将两切口缝合。由切断的内括约肌切口进针，从同侧切除肛裂的切口进针，每侧各缝线 1 条，先将小切口的线头结扎，再结扎大切口内的线头。术后常规处理。约 7 天后可拆除缝线。拆线时先剪断小切口处线头

（D），再从肛门内拉出大切口处的线头（C）即可。（图 13-7）

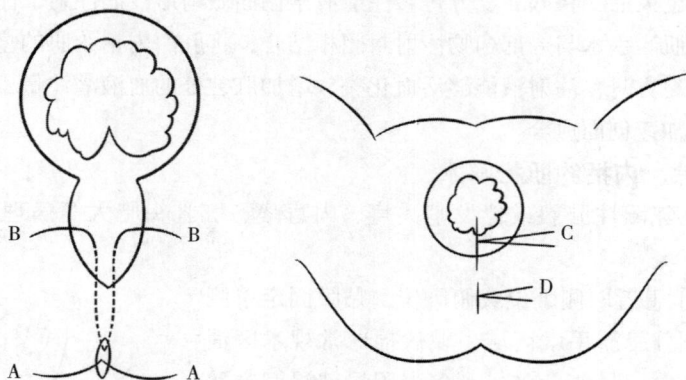

图 13-7　后位内括约肌切断术示意图

A. 为进针缝线；B. 为出针缝线，两个出针缝线端相结扎，两个进针缝线端相结扎；
C. 为肛裂创面结扎线头；D. 为内括约肌处结扎线头，C 的长度要长于 D 处线头

［注意事项］在切断内括约肌时，切口不能与切除肛裂的创面相通。

［优点］愈合时间短。

［缺点］无菌要求较高，容易感染。

4. 开放式内括约肌侧切术

适用于不伴有哨兵痔、肛乳头肥大等并发症的陈旧性肛裂患者。

［操作方法］患者取侧卧位或俯卧位，贴膜固定单侧或双侧臀部，充分暴露手术区域，碘伏棉球常规术区消毒，铺无菌手术巾、洞巾。1% 利多卡因局部浸润麻醉后，碘伏棉条消毒肛内。在肛门左侧或右侧距离肛缘 1~1.5cm 处做一梭形切口，长约 2cm，显露内括约肌后，在直视下用剪刀将内括约肌剪断，止血后缝合创口。术后 7 天可拆线。

［注意事项］需认清内括约肌的位置，在括约肌间沟的上方。

［优点］手术在直视下进行，切断肌肉完全，止血彻底，并能取组织做活检。

［缺点］

①当内括约肌切除术施行到齿线而不是裂损顶端时，会使失禁的可能性增大。

②不能同时根除哨兵痔、肛乳头肥大等伴随症状，如肛裂同时伴有上述病变，单纯采用本疗法疗效欠佳。

5. 闭合式皮下内括约肌侧切术

［操作方法］患者取侧卧位或俯卧位，贴膜固定单侧或双侧臀部，充分暴露手术区域，碘伏棉球常规术区消毒，铺无菌手术巾、洞巾。1% 利多卡因局部浸润麻醉后，碘伏棉条消毒肛内。扩肛后，用眼科白内障刀在肛门左侧或右侧皮下刺入，在肛管皮肤与内括约肌间上行抵达齿状线，然后将刀片的锐缘向外侧转动 90° 并向外切约 0.5cm，即可将内括约肌由内向外切断。也可将刀片在括约肌间沟处刺入内、外括约肌之间，上达齿状线，然后将刀片之锐缘向内侧转动 90° 并向内切，将内括约肌自外向内切断。

［注意事项］同开放式内括约肌侧切术。

［优点］避免了开放性的伤口，减轻痛苦，伤口愈合快。

［缺点］非直视性，带有一定的盲目性，术者有时需要用手指触摸是否有凹陷来判断

内括约肌是否被切断。因此该手术只适合有经验的医生。

有学者对开放式内括约肌侧切术和闭合式皮下内括约肌侧切术做了比较，两者复发率、近期和远期术后并发症率无明显差异，只是在大便失禁方面，闭合式皮下内括约肌侧切术的失禁率要高于开放式内括约肌侧切术。

6. 外括约肌皮下部切断术

［操作方法］患者取侧卧位或俯卧位，贴膜固定单侧或双侧臀部，充分暴露手术区域，碘伏棉球常规术区消毒，铺无菌手术巾、洞巾。1% 利多卡因局部浸润麻醉后，碘伏棉条消毒肛内。左手持手术刀自肛门 8 点位距离肛口约 1.5cm 处刺破皮层，刀锋与皮肤平行向肛管行进，右手食指于肛内引导下，进至括约肌间沟之肛管皮下。将刀锋向下反转 90°，即压住外括约肌皮下部，向回、向下拉刀至外口，可有切割肌肉的韧感。常规术后处理。

［注意事项］进刀时勿刺破肛管皮肤，回拉时刀口向下要有一定压力，确保切断皮下肌层。

［优点］操作简便，痛苦小，疗程短，疗效确切。

［缺点］体瘦患者术后可留有明显皮下条索状瘢痕，易被误认为瘘管形成。

7. 纵切横缝术

适用于伴有肛管狭窄的陈旧性肛裂患者。

［操作方法］患者取侧卧位或俯卧位，贴膜固定单侧或双侧臀部，充分暴露手术区域，碘伏棉球常规术区消毒，铺无菌手术巾、洞巾。1% 利多卡因局部浸润麻醉后，碘伏棉条消毒肛内。沿肛裂正中作一纵切口，起自于齿状线上 0.5cm，止于肛缘外 0.5cm，切断部分内括约肌，同时将哨兵痔、肥大的肛乳头等并发症一并切除，分离切口下端皮肤，修剪创缘，以 3-0 可吸收丝线与皮肤横行缝合 3~5 针，缝合时稍带基底组织，张力不宜过紧。如切除组织过度，张力大时，可在切口下方肛缘外 1~1.5cm 处，做一与创面平行的横切口，开放或纵行缝合，使皮肤向肛管推移，以减少纵切横缝处的张力。自术后第二天以黄柏液纱条换药，术后 7 天可拆线。（图 13-8）

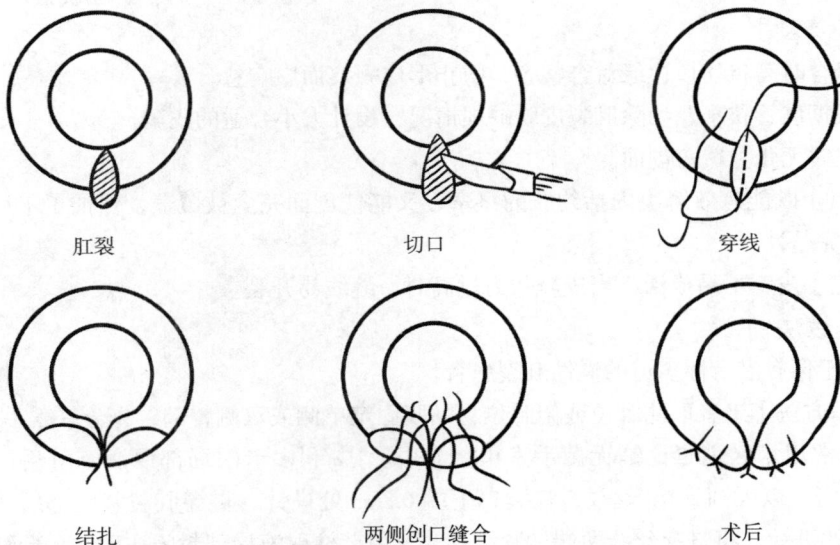

肛裂　　　　　　切口　　　　　　穿线

结扎　　　　　两侧创口缝合　　　　　术后

图 13-8　横行缝合

[注意事项]

①操作应细致，不得将齿线处穿破，以免造成肛瘘。

②注意出血，防止血肿和感染的发生。

③拆线前不得采用熏洗坐浴法，不得水洗创面，可以湿润纱布清洁，以防止创面开线。

[优点]可纠正肛管狭窄、消除肛裂疗效确实，且伤口愈合快。

[缺点]如操作不当会出现术后感染以及后遗肛门渗液性狭窄。

8. 肛管 V-Y 成形术

适用于伴有肛管狭窄的陈旧性肛裂患者。

[操作方法]腰硬联合麻醉后，患者取侧卧位或俯卧位，贴膜固定单侧或双侧臀部，充分暴露手术区域，碘伏棉球常规术区消毒，铺无菌手术巾、洞巾，碘伏棉条消毒肛内。将哨兵痔、肥大肛乳头等伴随症状一并切除后，同时切断部分内括约肌。创缘修剪整齐，沿肛裂正中起自齿状线上方0.5cm处，做一纵行切口直至肛缘，并在肛缘外做分叉切口使呈倒"Y"形，将肛门外的"Λ"形皮片游离，将皮片尖端部向肛管内牵拉，并缝合于肛管内的纵切口处，使"人"形切口变成"Λ"形缝合。皮片中央纵行加压缝合1针，为了减轻及防止水肿，可在皮片中央做5mm切口，扩肛至2指。自术后第二天以黄柏液纱条换药，术后7天可拆线。（图13-9）

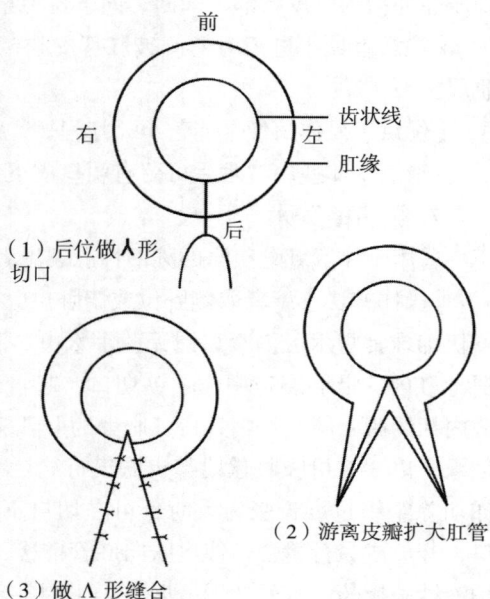

（1）后位做人形切口

（2）游离皮瓣扩大肛管

（3）做 Λ 形缝合

图13-9 肛管 V-Y 成形术

[注意事项]

①缝合时需将切口边缘对合整齐，防止形成瘢痕而影响愈合。

②根据肛管狭窄及切除肛裂皮肤缺损情况，设计大小合适的皮瓣。

③皮瓣无张力覆盖创面。

[优点]既能有效解决内括约肌的痉挛，又能使创面完全被覆盖，保证了术后肛门内括约肌的完整性。

[缺点]皮瓣不易成活，当皮瓣张力过高时，缝线易开裂。

9. 挂线法

适用于伴有潜行性窦道的慢性肛裂患者。

[操作方法]患者取侧卧位或俯卧位，贴膜固定单侧或双侧臀部，充分暴露手术区域，碘伏棉球常规术区消毒，铺无菌手术巾、洞巾。1%利多卡因局部浸润麻醉后，碘伏棉条消毒肛内。以大圆针7#丝线，自裂口下端0.2cm处进针，贯穿肛裂基底部后从裂口上端0.1cm处进针，将贯穿丝线两端勒紧结扎，亚甲蓝注射液局部封闭注射，无菌纱布加压固定。

［注意事项］需将线圈保持一定张力，当挂线处松弛后，可予以紧线处理。

［优点］可保持内、外括约肌肌束的完整性，操作简便，出血量少，感染概率小。

［缺点］挂线脱落时间长，患者不适感较明显。

十一、现代研究进展

（一）基础研究

有学者发现，当肛裂患者直肠充盈时，内括约肌非但不舒张，反而会有反射性收缩，通常被认为是肛裂慢性炎症刺激的表现，当使用止痛药物，疼痛消失后，但是直肠测压显示肛管内压力未见下降，该证据表明，内括约肌痉挛并非继发于疼痛，内括约肌痉挛是引起肛裂的原因，而并非由肛裂引起。

引起内括约肌痉挛的原因有以下几点。

（1）精神因素：长期受到精神压力的困扰可使内括约肌反射性活动增强，导致 β- 胰岛素能受体分子发生改变，使内括约肌对 β- 胰岛素能的敏感性增加。因此，精神因素可能是诱发肛裂的因素之一。

（2）一氧化氮（NO）代谢失常：NO 对内括约肌的反射密切相关，肛裂患者内括约肌反常收缩，使 NO 释放受到抑制，因此，NO 代谢失常可能是诱发肛裂的原因之一。

（3）内括约肌神经丛退行性病变：有学者对肛裂患者的内括约肌进行活检发现，其内括约肌神经丛有不同程度的退行性病变，认为此变化导致内括约肌不能松弛，可能是诱发肛裂的原因之一。

（4）肛裂的本质是高肛压低血流：肛门直肠压力测定仪检测肛裂患者发现，慢性肛裂患者的肛管最大静息压明显高于对照组和其他肛门病患者，肛管麻醉后，肛管静息压则会下降。而肛门后正中位的血液灌注量要明显低于肛门其他位置的血液灌注量，当肛门皮肤发生撕裂时，缺血的肛门后正中位愈合缓慢，最终导致缺血性溃疡。这项学说可以解释为何肛裂好发于后正中位、肛裂的缺血性疼痛及肛裂的难愈性。

（二）临床研究

肛裂的本质是高肛压低血流，因而，改变肛裂局部缺血 - 内括约肌痉挛 - 加重缺血的恶性循环是治疗肛裂的首选之策。治疗肛裂的主要方法还是手术治疗，切断部分内括约肌或外括约肌。但是这些手术引起患者肛门失禁的可能性高，且均为不可逆伤害，因此，针对肛裂缺血性溃疡本质的"化学性内括约肌切开术"可能会在不久的将来代替手术治疗，成为治疗肛裂的优先选择。

肉毒杆菌是一种能使肌肉松弛的免疫原性蛋白，应用 A 型肉毒杆菌于肛裂创面注射封闭，可解除内括约肌痉挛，加速肛裂创面愈合。但是，注射液作为肛肠科最常使用的剂型，易在注射部位扩散，降低局部用药浓度，扩散后常可累及临近肌肉。水凝胶剂是肉毒杆菌的一种新型制剂，将肉毒杆菌与透明质酸钠按 1：3 比例配好后于肌层注射，既保存了肉毒毒素的生物活性，并能有效阻止药液扩散，提高注射靶点的局部浓度。但是肉毒杆菌作为一种不可逆的致死性蛋白，其用药安全性还需进一步验证。

手术方面，不断有新的手术方式被提出，寻求适当的内括约肌切断方法，提高疗效，减少术后并发症，是肛肠科术者不断探寻的方向。裁剪式内括约肌侧切术是将内括约肌切开至肛裂的顶端，而不是内括约肌侧切术中切开至齿线处。汤献忠对 170 例陈旧性肛裂患者进行了该手术疗法，全部治愈且无复发。何雯玉等对 30 例患者行内括约肌自体延长术，于肛门侧位处做放射状切口，充分暴露内括约肌肌头，将其游离约 1.5~2cm，完成 "Z" 形内括约肌肌头切断术，然后将断端间断吻合，切口不缝合以利引流，防止感染，吻合后内括约肌肌头周径较原来延长约 1.5~2cm，该方法可既可降低肛压，又保留了内括约肌肌头，术后愈合好。谷云飞等对 15 名患者进行了肛裂切除黏膜下移袋形缝合术，即将黏膜瓣下移覆盖位于肛裂裂损创面，将括约肌间沟下切口两侧创缘内翻与其基底部间断缝合，使创面缩小，既防止了肠道细菌和粪便对创面的刺激，又缩短创面愈合时间，避免了假性愈合的发生，减小对肛门形态和功能的影响。

中医中药方面，中药熏洗坐浴、中成药局部敷涂等被广泛应用到临床，但是中药制剂繁多，用药规范还需完善。赵宝明取延胡索、白芍、黄柏和茜草等八味中药研制出的广痛消泡沫气雾剂具有止血、抗炎、促愈合的作用，研究显示广痛消泡沫气雾剂和硝酸甘油软膏降低肛裂患者肛管静息压作用无显著临床研究差异，但是安全性较硝酸甘油明显升高。

理想的治疗方式应能兼顾疗效、安全性和治疗费用等方面。显然肛裂疗法的研究已经到了该从新的作用机制、新术式着手的时候了。

参考文献

［1］陈红风. 中医外科学［M］. 北京：中国中医药出版社. 2005；10（1）：476.

［2］王秋霖. 肛裂切开松解术临床试验研究［J］. 江苏中医. 1994（15）：9.

［3］王思广. 局部涂抹硝酸甘油软膏治疗肛裂的临床效果分析［J］. 医学理论与实践. 2014，27（9）：1189-1190.

［4］吴盟. 定向扩肛术在三期肛裂中的应用［C］. 第十八届中国中西医结合学会大肠肛门病专业委员会学术会议暨甘肃省第五届结直肠肛门外科学术年会论文汇编. 2015.

［5］陈静嫦，麦光焕，余新平，等. A 型肉毒毒素水凝胶去神经支配作用的定量研究［J］. 中国应用生理学杂志，2008，24（1）：104-107.

［6］汤献忠，李兴谦，王丹，等. 裁剪式内括约肌侧切术治疗陈旧性肛裂的临床疗效观察［J］. 结直肠肛门外科. 2010，16（3）：160-161.

［7］何雯玉，钱海华. 内括约肌自体延长术在肛裂中的临床应用［J］. 亚太传统医药. 2010，6（1）：92-93.

［8］欧强. 黏膜下移袋形缝合技术在肛裂手术中的应用研究［D］. 南京：南京中医药大学：2014.

［9］赵宝明，张志谦，张书信，等. 广痛消泡沫气雾剂止血抗炎作用实验研究中华中医［J］. 药学刊，2011，29（10）：2164-2165.

第十四章 肛门直肠周围脓肿

肛门直肠周围脓肿（perianal and perirectal abscesses），简称肛周脓肿，中医学称为"肛痈"，是累及肛门直肠周围软组织的化脓性感染。肛周脓肿发病多较突然、进展快，可引起患者肛周局部剧烈疼痛，重者还可出现发热、乏力等全身症状。临床多将肛周脓肿作为一种急症处理，因及时积极的治疗不但能缓解症状，减轻患者痛苦，还可避免病情加重和复杂化。肛周脓肿自行破溃脓出或切开排脓后大多会形成肛瘘。

一、病名溯源

（一）中医的认识

《内经》是最早对肛周脓肿提出较为明确论述的中医文献，《灵枢·痈疽》将其命名为"锐疽"，谓："痈疽发于尻，名曰锐疽，其状赤坚大，急治之，不治三十日死矣。"《素问·生气通天论》则曰："营气不从，逆于肉理，乃生痈肿"。至南宋末年，陈自明在《外科精要》首次直接将"痈"用于本病的命名，谓："谷道前后生痈，谓之悬痈。"明代，薛己在校注《外科精要》时明确提出悬痈的治则，即初起予以消散，成脓期予以透脓外出，脓成后予以排脓，脓出后予补益托毒。另外陈实功在《外科正宗》中，除将本病称为"悬痈"外，还将其归属到"脏毒""臀痈"范畴，并分别阐述了病因病机、临床表现和内外治法，如书中《脏毒论》云："夫脏毒者，醇酒浓味、勤劳辛苦，蕴毒流注肛门结成肿块"，"初起寒热交作，大便坠痛，脉浮数者，宜用轻剂解散"，"外肿上以珍珠散清蜜调搽"，《臀痈论》又云："凡生此者，湿热凝滞结聚乃成"，"初起有头，红赤肿痛，顶高发热，根脚高耸者"，"肿已高而作疼，脓已熟而不破，胀痛难忍，宜即针之。溃后坚硬不消，脓水不止，饮食无味者，宜补虚健脾。"对后世起到了一定指导作用。纵观历代各医家对本病病名的论述，主要是以发病位置为依据，如生于尾骨略上称为"坐马痈"，生于左右臀下折纹分别称为上马痈和下马痈等。至清代，开始出现"肛痈"一词，如赵濂《医门补要·肛痈辨》云"一处出脓者为肛痈，每易成漏"，这一名称也被现代中医学所沿用。在治疗上，经过长期的临床研究和积累，这一时期医家们开始重视治疗对肛门造成的皮肉损伤和功能的影响，如《辨证录》云："肛门之肉，不比他处之肉，肛门之皮，不比他处之皮，此处之皮有纵有横，最难生合，况大便不时出入。"这一思想亦与现代中西医临床相契合。

（二）西医的认识

西方医学对肛周脓肿的认识，是随着对其病因研究的不断发展而逐渐深入的。在 19 世纪以前，肛周脓肿被医生们认为与其他体表脓肿一样，是由外伤感染所致。至 1958 年，Eisenhammer 根据解剖学资料与 Parks 提出了有关肛门直肠周围感染的"隐窝腺感染"学说，即肛隐窝内肛腺感染导致了大多数肛周脓肿的发生，这一学说被认为是对肛周脓肿认识发展过程中的里程碑，已被广泛认可和接受。因此目前中西医临床所提及的肛周脓肿，如非特指，均是指这类由肛腺感染所引起的脓肿。

二、流行病学资料

肛周脓肿在任何年龄均可发病，但多见于 20~50 岁中青年，并且男性多于女性，婴幼儿和老年人也可发病。肛周脓肿的发病部位以低位为主，发生在肛提肌以上的高位脓肿约占 5.5%。

三、病因病机

（一）中医病因病机

中医学中有关于肛痈病因病机的论述颇多，但归纳起来不外乎虚、实两端。

1. 虚证致病

① 久病极虚，三阴亏损，湿热积聚肛周，如《疡科心得集·辨悬痈论》云："患此者俱是极虚之人，由三阴亏损湿热积聚而发"；② 虚劳久嗽，痰火结肿肛门，如《外科正宗·脏毒论》云："又有虚劳久嗽，痰火结肿肛门如粟者，破必成漏"。③ 劳碌、负重、生产等引起气虚、气陷，致湿热积聚下注：如《外症医案汇编·肛痈》云："负重奔走，劳碌不停，妇人生产用力，以上皆能气陷阻滞，湿热瘀毒下注"；又如《医门补要》曰："盖劳碌忍饥，或负重远行，及病后辛苦太早，皆伤元气，气伤则湿聚，湿聚则生热，热性上炎，湿邪下注，渗入大肠……"

2. 实证致病

① 外邪入里化热，下注肛门，如《河间医学六书》云："风热不散，谷气流溢，传于下部，故令肛门肿满，结如梅李核，甚者及变而为瘘也"；② 过食膏粱厚味、辛辣醇酒，湿热内生，下注积聚肛门，如《外科正宗》云："夫脏毒者，醇酒厚味，勤劳辛苦，蕴毒流注肛门结成肿块。"

（二）西医病因病机

西医学认为肛周脓肿的形成主要与以下因素有关。

1. 肛腺感染

肛窦位于肛瓣之后，呈漏斗状，开口向上，干硬粪块擦伤肛瓣或肛窦内存积粪屑杂质等污物，均可引起感染并致发肛窦炎（图 14-1）。肛窦底端经肛腺导管与肛腺相连，肛窦感染后，可经肛腺导管蔓延至肛腺并形成肛腺炎，如未得到控制，感染可继续通过肛腺经淋巴管和血管向肛管直肠周围各间隙

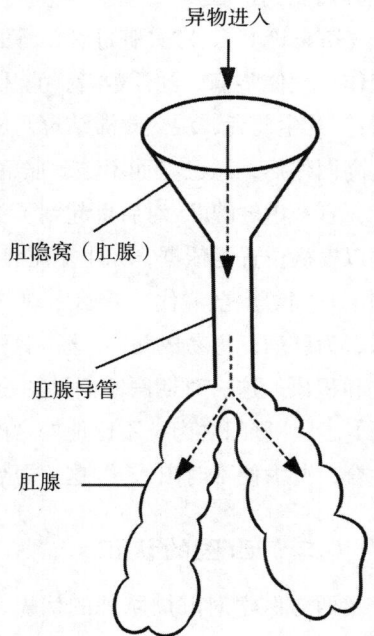

图 14-1 肛腺感染模式图

和疏松组织扩散，感染灶化脓后则形成相应间隙的脓肿。脓肿未及时治疗，还可向周围组织蔓延，形成其他间隙的脓肿。肛腺感染是肛周脓肿的主要致病因素，据统计绝大多数的肛周脓肿均来源于肛腺感染，感染的肛腺和肛窦位置即为脓肿内口。

2. 血行感染

病原菌随血液运行至肛门直肠周围软组织，可导致肛周脓肿的发生。常见于患有糖尿病、白血病等可使机体抗感染能力下降的慢性疾病者。与肛腺感染不同的是，血行感染引起的脓肿没有内口，手术时只需切开引流即可。

3. 邻近组织感染

直肠肛管损伤后感染、肛周皮肤的毛囊汗腺感染及骶尾骨的化脓性感染等，未及时得到控制，也可蔓延至肛门直肠周围软组织，导致肛周脓肿的发生。

4. 医源性感染

医源性感染引起的肛周脓肿可见于传统直肠脱垂手术时向骨盆直肠间隙和直肠后间隙注射硬化剂时操作不当；痔、裂等直肠肛管手术时局部麻醉操作不当；会阴部手术术后护理不慎等。

5. 性激素水平

肛腺的发育和功能主要受人体性激素调节。随着年龄的变化，性激素水平亦有相应的变化，可直接影响肛腺的增生与萎缩。因肛周脓肿多与肛腺感染有关，故其发病率也随之升高和降低。新生儿或婴幼儿体内，有一段时期雄激素的水平较高，其来源除由母体获得外，与新生儿副肾性雄激素分泌旺盛亦有关系。由于雄激素的作用，新生儿的肛腺特别发达，如有感染因素，易患肛周脓肿。随着新生儿的发育成长，一过性的雄激素高水平可发生生理性下降，一过性发达的肛腺与其他脂腺也随之萎缩，因此，由儿童至青春期以前，肛周脓肿的发病率极低。到了青春期，体内的性激素又开始活跃，一部分脂腺特别是肛腺又开始发育、增生，分泌又趋旺盛。此时如肛腺液排泄不畅，则易造成肛腺感染而发生肛腺炎，所以成年后，肛周脓肿的发病率又有所上升。进入老年期，雄激素水平开始下降，肛腺也随之萎缩，所以肛腺不易感染，肛周脓肿也不多见。

6. 免疫因素

任何感染性疾病的发生与否和发生后的轻重程度，都与其自身免疫功能的强弱有关。较强的免疫功能可避免肛周脓肿的发生或使病灶局限，免疫功能低下时则相反，如血液疾病患者免疫功能减弱，其患肛周脓肿的概率明显高于正常人，且病灶范围均较广。

四、病理

肛周脓肿的病理变化过程可分为四期。

1. 感染形成期

在多种因素或单一因素的影响下，肛窦感染并导致局部炎症，引起肛周脓肿的原发病灶形成。

2. 炎症浸润期

感染和炎症自肛窦经肛腺导管蔓延至肛腺后，又自肛腺经淋巴和血管向肛管直肠周围各间隙和疏松组织扩散。扩散过程中，炎症刺激下的毛细血管通透性增高，血浆成分大量渗出并在组织间隙中潴留，形成炎性水肿，水肿压迫末梢感觉神经引起疼痛。炎症还刺激小动脉充血，使局部血流量加快、增多，导致皮肤变红和皮温升高，加之局部代谢增强，产热增多，故有热感。此期在临床一般称为肛周感染。

3. 化脓期

在炎症浸润扩散期，大量白细胞向感染病灶移动和集中，同时感染灶发生变性和坏死，坏死组织被白细胞或自身产生的蛋白水解酶液化形成脓液并形成脓腔。脓液一般为黄色或黄绿色混浊液体，是由脓细胞即变性坏死的中性白细胞、液化的坏死组织、少量浆液、纤维素和病原菌所组成。脓液形成后可继续向周围正常组织浸润，使脓腔范围逐步扩大。

4. 脓肿吸收期或破溃期

小的脓肿可经保守治疗或自行吸收而机化消散，脓肿较大时不易被吸收，可自行破溃或需切开排脓。脓出后，脓腔逐渐由肉芽组织填充并不断缩小，最终可形成瘘道。

五、中医辨证分型

（一）按证候分类

按照证候不同，肛痈主要可分为火毒蕴结、热毒炽盛、阴虚毒恋三型。

（1）火毒蕴结型：肛门周围突然肿痛，持续加剧，伴有恶寒、发热、便秘、溲赤。肛周红肿，触痛明显，质硬，表面灼热。舌红，苔薄黄，脉数。主要见于肛痈初起阶段。

（2）热毒炽盛型：肛门肿痛剧烈，可持续数日，痛如鸡啄，夜寐不安，伴有恶寒发热，口干便秘，小便困难。肛周红肿，按之有波动感或穿刺有脓。舌红，苔黄，脉弦滑。主要见于肛痈成脓阶段。

（3）阴虚毒恋型：肛门肿痛、灼热，表皮色红，溃后难敛，伴有午后潮热，心烦口干，夜间盗汗。舌红，少苔，脉细数。可见于肛痈溃后。

（二）按病变部位分类

清代吴谦所著《医宗金鉴》，总结历代医家经验，将肛周脓肿按照部位分为"鹳口疽""坐马痈"等八类（图14-2），论述也较为全面，介绍如下。

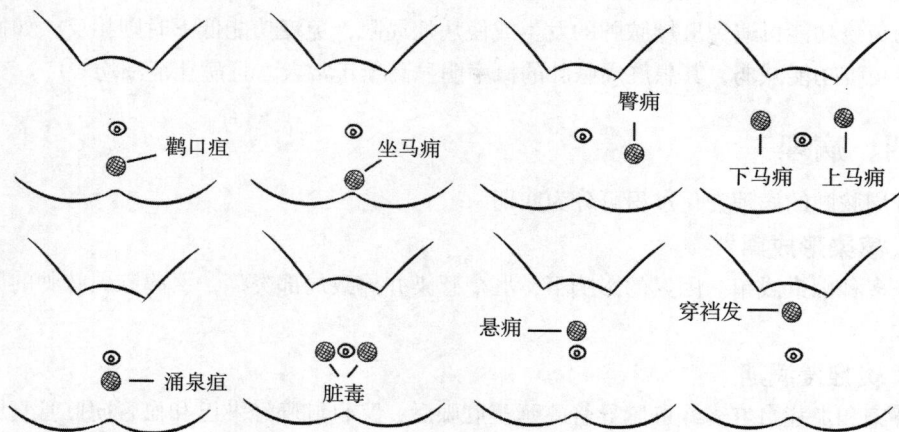

图14-2 《医宗金鉴》分类法

（1）鹳口疽：又名锐疽，生于尻尾骨尖处。初肿形如鱼肫，色赤坚痛，溃破口若鹳嘴。朝寒暮热，夜重日轻，溃出稀脓为不足；或流稠脓鲜血为有余。少壮可愈，老弱难敛，易于成漏。

（2）坐马痈：此证生于尻尾骨骼上。高肿溃速脓稠者顺；若漫肿溃迟出紫水者险。虚人患此，易于成漏。

（3）臀痈：生于臀肉厚处，肿、溃、敛俱迟慢。

（4）上马痈与下马痈：生于左右臀肉之下折纹中。初起如粟，黄脓小疱，渐生焮痛，寒热往来，高肿红亮为轻，平陷黑硬为重。

（5）涌泉疽：生于尻骨之前长强穴。初肿坚硬疼痛，状如伏鼠，十日可刺。得白脓者顺，溃迟青脓者险，紫黑水者逆。……少壮者得此易愈，老年气衰弱者，多成冷漏难痊。

（6）脏毒：此证有内外、阴阳之别。发于外者，由醇酒厚味，勤劳辛苦，蕴注于肛门，两旁肿突，形如桃李，大便秘结，小便短赤，甚者肛门重坠紧闭，下气不通，刺痛如锥，脉数有力，多实多热，属阳易治。发于内者，兼阴虚湿热，下注肛门，内结壅肿，刺痛如锥，大便虚闭，小便淋漓，寒热往来，遇夜尤甚，脉数微细，为虚为湿，属阴难治。

（7）悬痈：此证一名骑马痈，生于前阴之后，后阴之前会阴穴，系任脉经首穴也。初生如莲子，微痒多痛，日久焮肿，形如桃李。由三阴亏损，兼忧思气结，湿热壅滞而成。其色红作脓欲溃，若破后溃深，久则成漏，以致沥尽气血，变为痨劳。

（8）穿裆发：生于会阴穴之前，肾囊之后。由忧思、劳伤、湿郁凝结而成。初起如粟，渐生红亮焮痛，溃出稠脓者顺；若起如椒子，黑焦陷于皮肉之内，漫肿紫暗，并无焮热，痛连睾丸及腰背肛门者逆。此系皮囊空处，凡生毒患，宜速溃根浅；但遇根深迟溃，腐伤尿管，漏尿不能收敛者至险。

六、西医分类

1.Eisenhammer 分类法

根据肛周脓肿脓出后是否形成瘘管，将其分为瘘管性脓肿和非瘘管性脓肿两大类。

（1）瘘管性脓肿：经肛窦、肛腺感染而致病，脓出后形成肛瘘者。临床上如无特指，一般均是指此类肛周脓肿。

（2）非瘘管性脓肿：与肛窦、肛腺感染无关，脓出后不形成肛瘘者。如皮肤感染向深部扩散、手术或外伤后继发感染等形成的脓肿，皆属此类。

2. 按病程长短分类

（1）急性肛周脓肿：发病急，症状显著，病程短者。

（2）慢性肛周脓肿：发病缓，症状不显，病程长者。

3. 按感染病菌种类不同分类

（1）非特异性肛周脓肿：临床常见，多由大肠杆菌、葡萄球菌、链球菌等混合感染而致。

（2）特异性肛周脓肿：临床罕见，如结核性脓肿等。

4. 按发病部位分类

该分类法是目前中西医临床上应用最广泛分类方法，包括肛提肌以下脓肿（低位肛周脓肿）和肛提肌以上脓肿（高位肛周脓肿）。肛提肌以下脓肿包括坐骨直肠间隙（窝）脓肿、肛门前、后间隙脓肿、低位肌间脓肿和肛门周围皮下脓肿。肛提肌以上脓肿包括骨盆直肠间隙（窝）脓肿、直肠后间隙（窝）脓肿和高位肌间脓肿、直肠黏膜下脓肿（图14-3）。

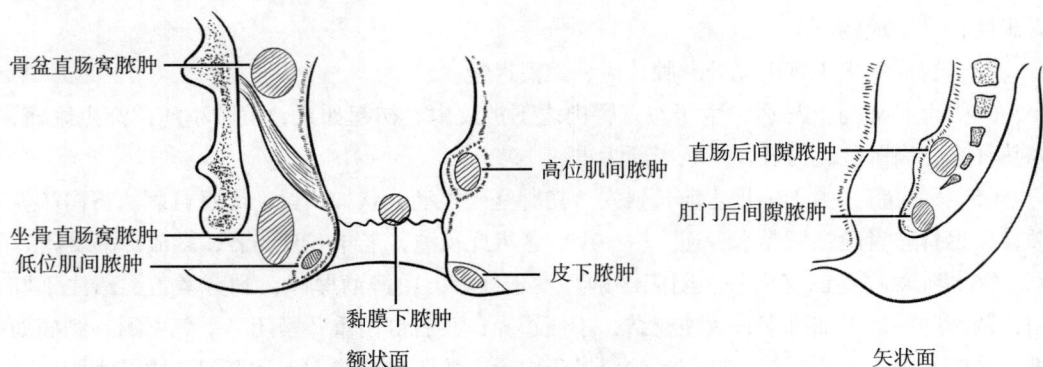

额状面　　　　　　　　　　　　　　　矢状面

图 14-3　不同位置肛周脓肿

（1）坐骨直肠间隙脓肿：病变范围较广泛（彩图14-1），累及坐骨直肠间隙深部或（和）浅部，可在一侧或双侧同时发生。

（2）肛门前、后间隙脓肿：临床常见，是肛腺感染扩散到肛门前、后深间隙引起。如未及时治疗，可蔓延到与其相通的一侧或两侧坐骨直肠间隙，形成低位的后半马蹄或全马蹄形肛周脓肿（彩图14-2），如同时向上蔓延穿透肛提肌侵及直肠后间隙，则形成高位马蹄形脓肿。虽然肛门前深间隙也与两侧坐骨直肠间隙相通，但感染极少向该处蔓延，而是易向 colles 筋膜（会阴浅筋膜）延伸，形成会阴部脓肿。（彩图14-3）

（3）低位肌间脓肿：位于齿线以下内、外括约肌之间，范围局限。（彩图14-4）可向坐骨直肠窝、骨盆直肠窝等间隙扩散。

（4）肛门周围皮下脓肿：病灶表浅，位于肛周皮下（彩图14-5），是较常见的一种脓肿，易破溃和治愈。

（5）骨盆直肠间隙脓肿：临床上少见，多因坐骨直肠间隙脓肿向上蔓延穿透肛提肌所致，少部分由肛腺感染直接扩散引起。

（6）直肠后间隙脓肿：位于直肠后、骶骨前，多因肛门后深间隙脓肿向上扩散穿过肛提肌而形成，也有部分由肛腺感染扩散直接形成。

（7）黏膜下脓肿：位于直肠黏膜下间隙内，位置表浅。主要因肛腺感染引起，小部分由内痔注射不当感染所致。易在肛窦处破溃，部分可扩散至肛周皮下，形成皮下脓肿。

（8）高位肌间脓肿：临床上极少见，位于齿线以上末端直肠的直肠环肌和纵肌之间，常由直肠炎症或直肠损伤并发感染形成，少数由低位肌间脓肿蔓延所致。

七、临床表现

（一）症状

1. 疼痛

疼痛是肛周脓肿最主要的症状，也常是患者就诊的最重要原因。低位肛周脓肿，一般在发病初期只引起病灶局部的轻度不适或隐痛，随病情发展，疼痛会逐渐加重，病灶成脓后则呈持续性胀痛或跳痛，并伴有局部灼热感。其中，皮下脓肿和低位肌间脓肿所引起的疼痛最为剧烈。单纯的高位肛周脓肿初期疼痛不明显，随着病情发展多有不同程度的肛门和骶尾部酸胀坠痛，可向臀部放射，伴有低位脓肿时，疼痛加重。

1. 肛周肿物

肛周肿物是另一常见的患者主诉，主要见于低位肛周脓肿。发病初期，肿物表现为较小硬结或肿块，成脓后范围扩大，红肿隆起高出皮肤，质地变软。

2. 排便不畅

疼痛较剧烈时，患者可因惧痛而出现大小便排出不畅。高位肛周脓肿病灶范围较大时，亦可压迫肠腔，使大便排出不畅，同时伴有持续便意感。

3. 流脓

成脓后挤压脓腔，内口通畅者脓液可自内口流入肠腔后自肛门流出；脓肿溃破后，脓液亦可自溃口流出。脓出后疼痛等不适随之缓解。

4. 发热

多见于累及坐骨直肠间隙、骨盆直肠间隙或直肠后间隙的肛门直肠周围脓肿。以上三类脓肿感染范围相对广泛，感染程度重，因此常可引起发热，并多伴有精神萎靡，周身不适等表现。

（二）体征

1. 视诊

通过视诊观察脓肿病灶的范围、部位、形态、颜色等，可使医者对疾病建立初步的印象。病灶范围局限，位于肛缘处或附近者，如红肿明显并伴有较明显疼痛，病灶通常表浅，多属皮下脓肿，如稍红肿或红肿不甚明显，但伴有剧烈疼痛者，多见于低位肌间脓肿。病灶红肿范围广泛，位于单侧或双侧臀部，并伴有局部剧烈疼痛和发热、精神萎靡等全身症状者，考虑病灶累及坐骨直肠窝，如马蹄形肛周脓肿。肛周局部无明显红肿，但有骶尾部或肛内坠胀不适，伴有发热等全身症状者，应考虑骨盆直肠间隙、直肠后间隙等高位脓肿。

脓肿破溃后，通过观察脓液还可初步判断感染细菌种类，指导用药和治疗。脓液稠厚色黄量多，多是金黄色葡萄球菌感染所致；混有绿色脓液，应考虑铜绿假单胞菌感染；脓液色黄而臭，多属大肠杆菌感染；脓液呈清稀米泔样，多属结核杆菌感染；脓血相混，夹有胶冻样物，应考虑癌变。

1. 指诊

指诊是判断肛周脓肿内口位置的最基本方法，对明确脓肿的范围、深浅、部位以及所累及组织等也有重要意义。指诊时注意动作要轻柔，避免直接大力按压病变部位加重患者疼痛。

肛周指诊：可进一步明确病灶范围和疾病发展程度。与正常部位相比，病灶部位皮肤温度升高，有明显压痛，如疾病属炎症浸润期，尚未成脓，表现为质地较硬的肿块，如已成脓，则质地变软，按压有波动感。

肛内指诊：指诊前需在指套上涂抹润滑剂，指诊时手指要自肛缘非病变部位缓慢插入肛管，避免暴力检查。手指进入肛内后，首先可判断内口的位置，绝大多数肛周脓肿起源于肛腺感染，与其相通的肛窦处即为内口，多位于与肛周红肿部位同点位的齿线处，检查时在该处通常可扪及硬结或凹陷，并有压痛。怀疑马蹄形脓肿时，应着重检查截石位6点处齿线附近。指诊探查齿线以上直肠壁时，如有黏膜温度升高、饱满肿胀感、波动感或压痛，应考虑高位肛周脓肿或低位脓肿向高位蔓延。

2. 肛门镜检查

检查前将肛门镜前端涂抹润滑剂，沿肛缘非病变部位缓慢插入，抽出镜芯对好光源后缓缓退镜，边退镜边检查。肛门镜检查是诊查黏膜下脓肿、高位肌间脓肿及脓肿在肛内原发感染病灶即内口的重要手段。诊查黏膜下和高位肌间脓肿时，可在镜下观察到直肠腔中有局限性异常隆起，后者可有表面糜烂或脓性物附着。检查肛窦处内口时，肛门镜下可见感染的肛窦充血、水肿，有时因肛门镜压迫肿胀脓腔，可见脓液自肛隐窝溢出。对于疼痛剧烈不能耐受检查者，应避免肛门镜检查。

3. 探针检查

主要用于术中探查内口。切开排脓后，术者以一手手指在肛内引导，另一手持探针经脓腔向可疑内口处探查，如可顺利探出，即可明确为内口。由于探针较细，探头相对尖锐，为避免误探入病灶周围正常组织形成新的感染灶，可用止血钳代替探针，内口不明确时，切忌强行探查。

4. 隐窝钩检查

该方法也用于检查内口。用双叶肛门镜扩开肛门，检查肛窦，发现充血暗红、水肿的肛窦，使用隐窝钩钩探，若能顺利进入说明此肛窦即内口所在。注意探查时操作要轻柔，因黏膜经炎症刺激，质地变脆，应避免出现人工假道。

5. 注入液体检查

主要用于内口的检查。脓腔溃后或切开排脓后，将液体注入脓腔，同时肛门镜下观察，液体可自内口流出。临床上常用如2%的亚甲蓝、1%过氧化氢溶液或生理盐水。其中亚甲蓝具有染色功能，可将内口染色；过氧化氢遇坏死组织发生氧化反应，内口可见气泡冒出。

八、实验室及其他辅助检查

1. 血常规及 C- 反应蛋白

可根据白细胞的计数与分类、C- 反应蛋白升高程度初步判断感染程度，伴心率、呼吸频率加快，意识状态改变等表现时，应警惕脓毒症的发生。

2. 脓液菌群培养和药物敏感试验

虽然有研究表明，肛周脓肿是以革兰阴性杆菌和厌氧菌感染为主的混合性、内源性细菌感染，但是细菌培养仍可帮助详细了解具体致病菌的种类和性质，药敏结果可作为针对性用药的依据。

3. 超声检查

不同病理阶段肛周脓肿的声像图表现各异，基本上可反映肛周脓肿发展和演变的过程。①炎症浸润期：肛管直肠周围软组织充血水肿改变，尚未形成脓液。声像图表现为病灶内低回声，内部回声均匀，范围局限，边界不清，无明显包膜。血流图像：部分病灶内部及周边可测及血流信号。②化脓期：病灶变性、坏死和液化，形成脓肿。声像图多显示边界清晰，壁厚且厚薄不均，内壁毛糙。当脓腔坏死、液化不充分时，内部多发小腔，回声不均匀，表现为斑片状回声；当脓肿液化充分，脓液稀薄而均匀时，脓腔内部呈低回声或无回声，当脓液黏稠而均匀时，脓腔内部呈均匀的高回声。在化脓期探头加压，脓腔变形，可见回声移动现象。血流图像：脓腔壁、腔内纤维分隔以及脓腔周边可见血流信号，脓肿内部已坏死液化部分无血流信号。③脓肿形成后期（机化消散或破溃后）：病情迁延时间较长，部分组织机化，纤维组织增生。病灶声像表现呈不均匀高回声与低回声混合型，脓出者病灶与肛周皮肤间可见管道样回声，走形和边界清晰，为瘘管形成，含气体时可见彩色闪烁伪像。血流图像：病变区域无明显血流信号，如形成瘘管，在其周边可见血流信号。

（1）经肛周体表超声：检查时需患者取适当体位充分暴露病变部位，探头以肛门为中心在肛周做扇形扫查。适用于肛周脓肿病变部位比较表浅者如皮下脓肿、肛门前后间隙脓肿等，也可用于因惧痛而不能耐受指诊和镜检者。但体表超声对于肛提肌以上的单纯性高位脓肿确诊率较低，尤其是体型肥胖者。因此目前临床上比较倾向于使用经体表超声与经直肠超声联合应用的方法对肛周脓肿进行诊断。

（2）经直肠腔内超声：检查前患者须排空大便，检查时将探头缓慢插入直肠内，紧贴肠壁在纵、横两个平面上观察声像图表现。有研究表明，经直肠双平面超声对肛周脓肿的分型和病理分期均具有较高的确诊率，并且能正确诊断肛门直肠周围脓肿的有无、脓肿数目、脓腔的范围；通过测量病灶到肛缘的距离以及病灶到黏膜层面的距离能准确对脓肿进行定位；利用其变频优势能分清直肠黏膜层、内括约肌、外括约肌、联合纵肌、肛提肌，进而能准确评价脓肿周围肌层的受侵情况。

（3）直肠腔内三维超声：检查前患者须排空大便，检查体位一般选择侧卧位。检查时将探头缓慢推入直肠后，于二维成像图上初步定位病灶的位置及范围，再在三维模式下获得病灶的三维立体成像。王本军等经研究认为腔内三维超声具有以下优势：清晰显示脓腔，确诊率达100%，并且能早期发现病灶，准确判断病变范围及成脓程度；精确定位内口位置，可将内口精确定位于肛管30°范围的局部区域内，准确率91.07%（51/56）；显示脓肿的立体范围，并计算脓液量；判定隐秘多发病灶（深部和小病灶）；可协助制定手术方式、减少手术创伤。但也存在不足之处：对操作者要求较高，除需具有丰富的超声判读经验外，还应熟知肛管直肠部位的解剖及其生理功能；探头长度有限，对范围较大病变不能一次性成像，需分次进行，易使图像不连续，增加判读困难；探测距离有限，距离肛管直肠较远的脓腔可因超出探头的焦距范围而导致显示不全或无法显示；存在探测死角，肛周皮下脓肿肛缘外的部分因不能包绕探头而无法行此项检查；检查需将探头插入患者肛管直肠内，肛门肿痛剧烈者需麻醉后才能检查。

（4）CT检查：肛周脓肿在普通CT平扫检查时，表现为肛门直肠周围组织内的片状不均匀高密度影，边缘模糊不清，与周围脂肪组织的低密度影形成鲜明对比。多数脓腔内有气体存在，主要与厌氧菌感染有关。脓腔内脓液排出或吸收后，可显示出较厚的脓肿壁及脓腔。增强CT检查，脓腔壁呈环形强化，脓腔不增强。另外多层螺旋CT近年来也越来越多的应用于肛门直肠周围脓肿的检查。多层螺旋CT能够对检查区域进行薄层扫描、任意层面的重组，能够提供病变的位置、范围、有无内口及内口的位置等，特别是对显示病灶与肛提肌、肛管直肠环的解剖关系有一定优势。

（5）MRI 检查：MRI 检查对软组织分辨力高并且具有较多的序列，可以清晰显示肛周肌肉的解剖结构及与肛周脓肿的关系。轴位 T1WI 和 T2WI 是 MRI 检查肛周脓肿的常用序列。在 MRI 图像上，脓肿壁呈稍长 T1 及稍长 T2 信号，脓液呈长 T1 长 T2 信号。盛蕾等研究认为，增强扫描能使富血管脓肿边缘增强，明显提高脓肿的显示率。该研究还发现增强扫描使肛门内括约肌明显强化呈高信号，而其他各肌呈轻度强化，轴位 T1WI 压脂增强扫描，能明确显示内外括约肌。冠状位 T1WI 压脂增强扫描能明确显示肛提肌和耻骨直肠肌，提高对于肛提肌上方的脓肿的显示率（100%），并且明显优于直肠指诊（45.45%）。在 MRI 图像上，内口通常难以定位，该研究发现，轴位 T1WI 压脂增强能使富血管的内口呈环形强化，可明显提高内口的检出率；冠状位 T1WI 压脂增强序列仅对于内口位于 6 点及 12 点时钟位的内口显示准确，对于位于其他位置的内口显示较少。冠状位 T1WI 压脂增强序列结合轴位 TIWI 压脂增强能够增强发现内口的信心，对于内口的正确检出率（96.67%）高于直肠指诊对于内口的正确检出率（73.33%）。

九、诊断

一般根据患者有肛周局部疼痛、肿物、流脓以及全身发热、不适等症状，结合局部红肿、压痛、波动感等典型体征，即可做出诊断。但由于脓肿发生位置各异，其临床表现即诊断要点也不尽相同。

1. 坐骨直肠间隙脓肿

初期肛周有持续性疼痛、肿胀感，不甚剧烈，局部红肿不明显，指诊可扪及肿块。脓肿形成后肛周局部肿胀跳痛，较剧烈，重者可影响排尿和正常行走，并可伴发热、身倦乏力等全身症状。如脓肿局限于坐骨直肠间隙深部，局部红肿不甚明显，如累及浅部则红肿疼痛显著，指诊有明显触痛和波动感，皮温升高。单侧发病时双侧臀部不对称。

2. 肛门前、后间隙脓肿

以局部红肿疼痛为主要表现。肛门前间隙脓肿红肿部位多位于结石位 11 点至 1 点，形成会阴部脓肿后会阴部红肿明显。肛门后间隙脓肿由于肛尾韧带的存在，引起红肿的位置多在 5、7 点。其蔓延到与其相通的一侧或两侧坐骨直肠间隙形成半马蹄或全马蹄形肛周脓肿后，出现一侧或两侧臀部红肿，应与单纯坐骨直肠间隙脓肿鉴别。

3. 低位肌间脓肿

位于齿线以下内、外括约肌之间，局部红肿不显，但疼痛较剧烈。指诊时波动感不显。

4. 肛门周围皮下脓肿

局部红肿隆起和疼痛明显，且边界较清晰。由于病灶表浅，指诊时波动感明显。

5. 骨盆直肠间隙脓肿

发病初起症状不显，可表现为骶尾部、直肠内酸胀坠痛，指诊可及直肠壁饱满肿胀，伴压痛，肠壁温度较周边正常组织升高。病情发展后逐渐加重，并可出现发热、周身不适等全身症状，严重者出现脓毒症甚至感染性休克。

6. 直肠后间隙脓肿

临床表现与骨盆直肠窝脓肿相似。指诊时可在直肠后壁触及病灶。

7. 黏膜下脓肿

主要表现为肛内坠痛。指诊时在齿线以上可触及直肠隆起和波动感，病灶表面黏膜温度升高。

8. 高位肌间脓肿

主要表现为肛内坠痛或其他不适，常有肠道炎性病变。

十、鉴别诊断

（一）中医学鉴别诊断

1. 肛旁疖肿

肛周局部皮肤红肿疼痛，可伴有发热、口干、便秘、苔黄、脉数等。又可分为有头疖、无头疖和疖病。有头疖在患处皮肤上有一红色结块，范围较小，灼热疼痛，突起根浅，中心有一脓头，出脓即愈。无头疖在皮肤上有一红色结块，范围较小，无脓头，表面灼热，触之疼痛，2~3天化脓，溃后多迅速愈合。疖病除好发于臀部外，还可见于项后发际和背部，几个到几十个，反复发作，缠绵不愈。

2. 臀痈

相当于西医学的臀部蜂窝织炎。急性者多由于肌内注射染毒引起，臀部一侧初起疼痛，肿胀焮红，皮肤红肿以中心最为明显而四周较淡，边缘不清。2~3天后皮肤湿烂，随即变成黑色腐溃，溃后一般脓稠，或中软不溃。慢性者初起多漫肿，皮色不变，红热不显而结块坚硬，有疼痛或压痛，进展较为缓慢，一般经过治疗后，多能自行消退。

3. 肛周脂瘤染毒

即西医学皮脂腺囊肿感染。患处平时已有结块，与表皮粘连，但基底部推之可动，其中心皮肤常可见粗大黑色毛孔，挤压后有粉粥状物溢出。染毒后红肿较局限，10天左右化脓，脓出夹有粉渣样物，愈合较为缓慢，全身症状较轻。

（二）西医学鉴别诊断

1. 骶前囊肿

发生部位在直肠后，骶骨前。触之呈囊性、光滑有分叶，无明显压痛，局部非急性感染期无明显症状。如发生急性感染化脓，可出现骶尾部胀痛、发热等症状，与直肠后间隙脓肿相似。影像学检查，骶骨与直肠之间可见肿块，形状规则，多为圆形。（彩图14-6）

2. 汗腺炎性脓肿

由肛周化脓性大汗腺炎引起。浅在分布于肛门周围皮下，脓肿间相互连通，与慢性窦道并存，不与直肠相通，脓液黏稠呈灰白色，味臭。化脓性大汗腺炎范围广泛，常可累及肛周、臀部及会阴，病变部位皮肤色素沉着、增厚、变硬，并有广泛慢性炎症和瘢痕形成，患者多体质虚弱。（彩图14-7）

3. 肛周毛囊炎

因毛囊发生化脓性感染而形成，红肿中心位置与毛囊开口一致，其中有脓栓及毛发和毛囊。位置表浅，脓出即愈。

4. 前庭大腺囊肿

因前庭腺管开口部阻塞，分泌物积聚于腺腔而形成囊肿，囊肿多呈椭圆形，超声检查可确诊。若囊肿小且无感染，患者可无自觉症状；若囊肿大，可感到外阴有坠胀感。若囊肿伴随感染形成脓肿，可出现会阴部红肿疼痛。（彩图 14-8）

5. 肛旁皮脂腺囊肿

病程长，一般无皮肤改变，囊肿较大者可见局部皮肤隆起。肿物呈圆形或椭圆形，表面光滑，柔软无压痛，有完整囊壁，内容物呈白色粉粥状，与肛管直肠无关联。急性感染后出现肿胀疼痛等症状。

6. 坏死性筋膜炎

由多种细菌混合感染引起，主要累及皮下组织和筋膜。该病虽然发病率不高，但起病急，进展迅速，如不及时正确处理则会危及生命。坏死性筋膜炎发病较隐匿，常为外阴部及肛周的疼痛、红肿，伴有寒战高热、乏力等全身症状明显。但是这些表现常无特异性，因此发病初期较难与一般的局部感染相鉴别，常被误诊为普通的肛门直肠周围脓肿而未行适当的治疗。病情继续发展后局部红肿皮肤破溃变黑，广泛坏死后出现感觉麻木，有时产生皮下气体，检查可发现捻发音。病程末期，病变组织液化坏死，味奇臭。

在遇到肛门直肠周围脓肿时要进行详细的体格检查，特别是对于局部红肿、疼痛等症状不足以解释全身性中毒的患者要考虑到坏死性筋膜炎的可能。

十一、治疗

（一）中医内治法

1. 初起阶段

指脓肿新发尚未成脓阶段，应以"消法"为治疗原则，"审其症而消之"。该阶段大多属火毒蕴结之实证，极少数属阳虚寒凝之虚证。

（1）火毒蕴结证

［治法］清热解毒，活血止痛。

［主方］仙方活命饮（《女科万金方》）、黄连解毒汤（《肘后备急方》）加减。

［常用药］金银花、黄连、黄芩、黄柏、防风、白芷、当归、白芍、贝母、皂角刺、穿山甲、天花粉、乳香、没药。

（2）阳虚寒凝证

［治法］温阳通滞，散寒消结。

［主方］阳和汤（《外科全生集》）。

［常用药］熟地、肉桂、麻黄、鹿角胶、姜炭。

2. 成脓阶段

应以"托法"为治疗原则，"因其势而逐之"，使脓肿速溃，透脓外出。此期辨证当属热毒炽盛，包括正盛邪实及正虚毒盛两类。

（1）属正盛邪实者，证见局部肿胀高起，疼痛剧烈、脓根收束，色晕分明，剧痛难忍，脉证俱实。

［治法］托里透脓。

［主方］透脓散（《外科正宗》加减。

［常用药］黄芪、当归、穿山甲、皂角刺、川芎。

（2）属正虚毒盛者，证见脓肿平塌、根脚散漫、难溃难腐、疼痛不甚。

［治法］益气养血，托里透脓。

［主方］托里透脓汤（《医宗金鉴》）加减。

［常用药］人参、白术、白芷、黄芪、当归、穿山甲、皂角刺等。

3. 溃后阶段

指脓肿经治疗或自然破溃，脓液流出之后的阶段。治疗主要应以"补"为原则，"益其所不足而敛之"。属阴虚毒恋者应以养阴清热，祛湿解毒为治法。

（1）如溃后脓出不尽、腐肉难除，首先仍应予托里透脓汤透脓外出。

（2）如溃后脓尽腐除，需补益气血，以助收口。

［治法］益气养血，敛疮生肌。

［主方］八珍汤（《正体类要》）、十全大补汤（《太平惠民和剂局方》）加减。

［常用药］当归、川芎、白芍、熟地黄、人参、白术、黄芪。

（3）阴虚毒恋证

［治法］养阴清热，祛湿解毒。

［主方］青蒿鳖甲汤（《温病条辨》）合三妙丸（《医学正传》）加减。

［常用药］胡黄连、青蒿、鳖甲、地骨皮、知母、丹皮、黄柏、牛膝。

（二）中医外治法

（1）初起阶段：火毒蕴结之实证可用金黄膏（《医宗金鉴》）、活血止痛散（《赵炳南临床经验集》）外敷；阳虚寒凝之证可用阳和解凝膏外敷（《外科证治全生集》）。

（2）成脓阶段：需及时切开排脓。可选用白降丹（《医宗金鉴》），水调和后点放疮顶，代刀破头，但现该法在临床上已极少应用。

（3）溃后阶段：腐肉未脱时用九一丹（《医宗金鉴》）纱条置入脓腔引流以提脓祛腐，亦可用安氏熏洗剂坐浴，祛腐生肌，脓尽后改用生肌散纱条生肌收口。成漏者按肛漏治疗。

（三）西医非手术疗法

（1）抗感染治疗：感染形成未化脓阶段或已化脓但脓肿范围较小者，适当的应用抗菌药物，可局限感染灶，缓解症状，暂时控制病情发展。大部分广谱抗菌药物对各种肛周脓肿的致病菌均有较好的敏感性，但临床仍需做细菌培养和药敏试验，以提高用药针对性。常用药物有硝基咪唑类、青霉素类、头孢菌素等，重度深部感染者需联合用药，伴有糖尿病等内科疾病患者需同时使用相应药物配合治疗。

（2）对症治疗：包括对症止痛、降温等治疗。常用药物如对乙酰氨基酚、氟比洛芬酯、洛芬待因、赖氨匹林等。

（3）对于病灶范围广泛、感染程度重，并伴有脓毒症或严重脓毒症者，除应及时经验性应用广谱抗菌药物、尽快清除化脓坏死组织，充分控制感染源外，还需早期液体复苏，以纠正低血压，改善器官灌注和细胞代谢。在液体复苏基础上仍不能恢复血压和器官灌注时，可考虑使用血管活性药物，常用药物包括去甲肾上腺素和多巴胺。根据病情需要，还可进行免疫调节、机械通气、血液净化等治疗。

（四）手术疗法

手术治疗原则：①脓肿一旦形成，宜早期切开排脓，勿待其自行破溃。因皮肤较坚韧，病灶易向深部或周围扩散，如果切开不及时，脓肿可能会增大加深。②切开排脓后切口要引流要通畅，不留盲腔。因盲腔内的未流出脓液可作为感染灶继续向周围或深处扩散。③术中尽量找到内口。找到明确内口后，可行一次性根治手术。④若术中未顺利找到明确内口，不必强行盲目探查，防止形成新病灶，宜先切开排脓。⑤行高位肛周脓肿手术时，要正确处理肛管直肠环，避免术后功能障碍。⑥伴有全身症状较重或严重内科疾病者，应同时积极治疗。

1. 切开根治术（图 14-4）

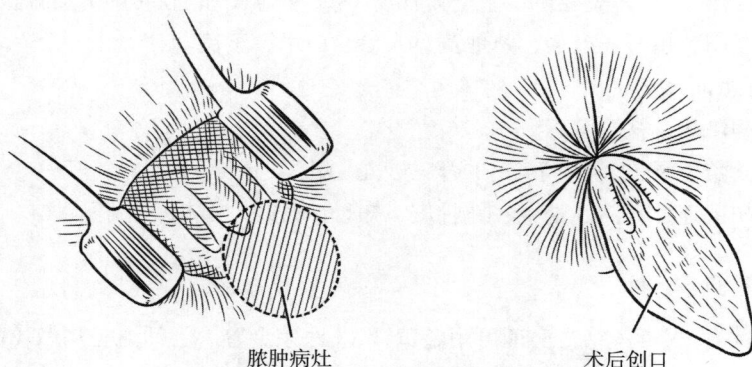

脓肿病灶　　　　　　　　　　　术后创口

图 14-4　肛周脓肿切开根治术

[适应证] 肛周皮下脓肿、肛门前后间隙脓肿、坐骨直肠间隙脓肿和黏膜下脓肿等低位肛周脓肿。

[禁忌证] 严重心脑血管及肺部疾病者、严重糖尿病患者、凝血功能障碍、有出血倾向疾病者、恶性肿瘤放化疗期间、有其他严重内科疾病患者和活动受限者。

[操作方法]

①明确内口位置和脓肿范围。

②在脓肿红肿隆起最明显部位皮肤上做一以肛门为中心的放射状梭形切口，切除游离皮肤，切开皮下组织，用止血钳钝性分离或切开部分脓腔排出病灶内脓液。如肿胀明显皮肤张力高，也可先排脓。

③术者一手持探针或蚊式止血钳探入脓腔，并在另一手食指引导下自内口轻轻探查，自内口探出后沿探针完全切开脓腔。如内口位置和脓腔走形清晰，亦可沿坏死组织直接切开。

④修剪切口两侧创缘，适当清除内口周围及脓腔内坏死组织，以使引流通畅。

⑤止血、凡士林纱条引流、包扎固定，术毕。

[注意事项]

①脓肿定位要准。即内口和脓腔定位要准确，大多数脓肿的内口和脓腔在同一点位，

指诊即可确定。内口位置不明确时，可在肛门镜下探查，或手术时沿坏死腔直接将内口切开。另外探寻内口时，力量要轻，不能强行探查，防止遗漏和形成新病灶。

②切口长深正比。切口的长度取决于脓肿范围的大小，一般以超过脓肿范围 0.5~1cm 为宜。范围大者，切口应相应延长，相应的切口的深度也应成比例地适度加深，以确保引流通畅。

③创口宽窄合适。创口的宽度应能够使脓腔充分暴露，但不宜过宽，否则愈合慢、瘢痕重，一般不超过长度的三分之一。

④引流通畅为佳。切开脓腔后应使其引流通畅，切口远端不留"盲袋"。对于脓腔和内口的坏死组织，不必全部清除，适度切除和搔刮后使引流通畅即可，以免过度损伤和术后疼痛。另外内口在截石位 6 点时，切口位置宜选取 5 点或 7 点位，以避免臀间沟挤压引流不佳。

⑤对于黏膜下脓肿，需在内口对应点位齿线下做放射状梭形切口，切除游离皮肤并切开内口。在肛门镜下暴露脓肿，与肠腔平行纵向切开，排出脓液后，将齿线上下切口贯通以使引流通畅。（图 14-5）

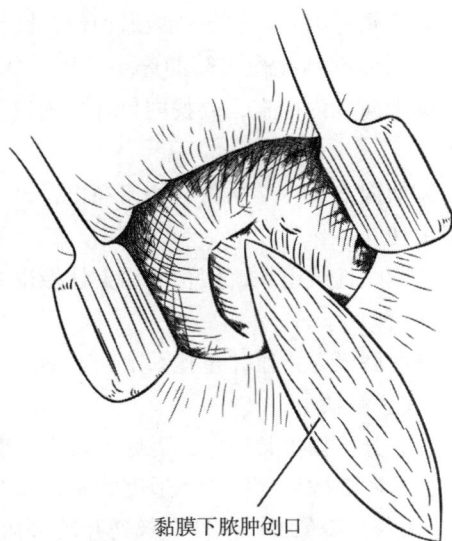

黏膜下脓肿创口

图 14-5　黏膜下脓肿切开根治术

［优点］术中切开脓腔和内口，可一次根治低位肛周脓肿，避免形成肛瘘后二次手术；术中不完全清除坏死组织，创伤小、恢复快且瘢痕轻。

［缺点］脓肿太深时，创面大，愈合缓慢。

2. 挂线术

挂线法是治疗肛周脓肿和肛瘘的传统方法，我国明代论著即有详细描述。其原理是利用橡皮筋或药线的机械勒割作用，使结扎部位发生缺血、坏死，同时伴随瘢痕性愈合，是一种边切割边修复的模式。单纯挂线术目前在临床已较少使用。（图 14-6）

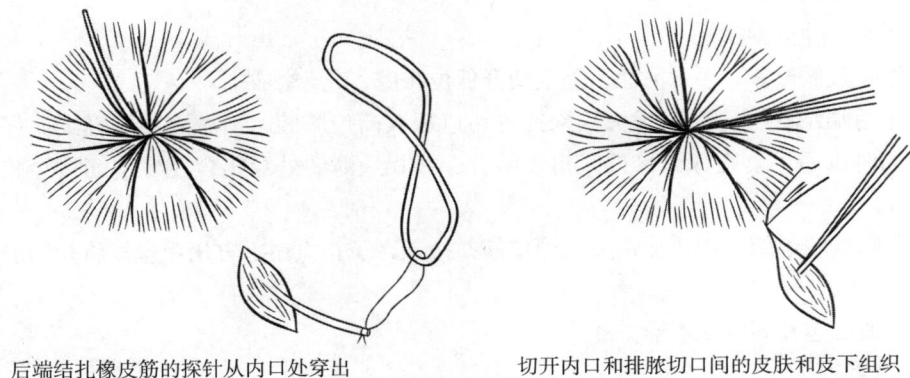

后端结扎橡皮筋的探针从内口处穿出　　　　切开内口和排脓切口间的皮肤和皮下组织

图 14-6　挂线术示意图

［适应证］肛周皮下脓肿、肛门前后间隙脓肿、坐骨直肠间隙脓肿和黏膜下脓肿等低位肛周脓肿。

［禁忌证］严重心脑血管及肺部疾病者、严重糖尿病患者、凝血功能障碍、有出血倾向疾病者、恶性肿瘤放化疗期间、有其他严重内科疾病患者和活动受限者。

［操作方法］

①明确脓肿范围。

②于脓肿中心行放射状棱形切口，钝性分离或切开脓腔后充分排出脓液。

③用后端结扎橡皮筋的球头软探针探入脓腔，在术者另一手食指引导下沿脓腔轻柔而仔细地向肛内探查，寻找内口并从内口处穿出，若未探通，在脓腔最高点、黏膜最薄处穿出。

④使橡皮筋一端从脓腔切口穿出，另一端从肛内穿出，将切口及内口间表面皮肤及皮下组织切开。

⑤紧贴挂线组织，用止血钳夹住橡皮筋并拉紧，于止血钳下方用粗丝线将拉紧的橡皮筋结扎。

修剪创缘，止血并包扎固定，术毕。

［注意事项］

①充分扩创排脓切口，需底小口大，引流通畅，防止假性愈合。

②术后随橡皮筋松紧，适度收紧，以 7~10 天脱落为宜。

［优点］避免了一次性全部切开较多括约肌造成肛门失禁。

［缺点］挂线术后疼痛明显、瘢痕较重，可存在锁孔样畸形，复发率也较高，因此单纯的挂线术目前临床上已较少应用。

3. 低位切开高位挂线术

低位切开高位挂线术是在传统单纯挂线术基础上演变而来的治疗高位肛周脓肿的手术方法。该方法较单纯挂线法的优势在于皮筋脱落时间变短、疼痛减轻及复发率下降，但因被勒割的肛管直肠环由于炎症浸润而韧性下降质地较脆，仍有一定概率造成肛门失禁。

［适应证］坐骨直肠间隙脓肿、骨盆直肠间隙脓肿等高位肛周脓肿。

［禁忌证］严重心脑血管及肺部疾病者、严重糖尿病患者、凝血功能障碍、有出血倾向疾病者、恶性肿瘤放化疗期间、有其他严重内科疾病患者和活动受限者。

［操作方法］

①明确脓肿范围。

②按一般低位脓肿手术方法，完全切开低位脓腔，充分排脓。

③用后端结扎橡皮筋的球头软探针自切口探入高位脓腔，沿脓腔顶端轻柔而仔细地探查，同时以另手食指深入肛门，指针结合，寻找最薄弱处穿出，使橡皮筋贯穿脓腔和肠腔。

④紧贴挂线组织，用止血钳夹住橡皮筋并拉紧，于止血钳下方用粗丝线将拉紧的橡皮筋结扎。

⑤止血、包扎固定，术毕。

［注意事项］

术中橡皮筋松紧适度，挂线位置较低者略紧些，位置较高者略松些。术后随橡皮筋松紧，适度收紧，以 7 天左右脱落为宜。

［优点］

①较单纯挂线法皮筋脱落时间变短、疼痛减轻。

②理论上使肛管直肠环在橡皮筋勒割作用下逐步发生缺血、坏死的同时，发生瘢痕性修复愈合，既保证完全敞开脓腔，使引流充分，又不致肛门失禁。

［缺点］肛周脓肿属急性感染性疾病，病灶及周围处于急性炎症期。肛管直肠环由于炎症浸润而韧性下降质地较脆，因此如皮筋过紧脱落过快，缺血、坏死部位修复愈合不及时，仍有一定概率造成肛门失禁。

4.低位切开、高位乳胶管引流术

低位切开、高位乳胶管引流术是安氏疗法治疗高位肛周脓肿和高位肛瘘的一种经典方法。

［适应证］脓腔位置超过肛提肌的高位脓肿，包括骨盆直肠间隙脓肿和直肠后间隙脓肿。

［禁忌证］严重心脑血管及肺部疾病者、严重糖尿病患者、凝血功能障碍、有出血倾向疾病者、恶性肿瘤放化疗期间、有其他严重内科疾病患者和活动受限者。

［操作方法］

取侧卧位，常规消毒铺巾，行局麻或骶麻。

①确定内口位置和脓肿范围。

②如脓肿范围累及低位肛周间隙，先切开低位脓腔：在肛缘与内口相同点位的皮肤上做一以肛门为中心的放射状梭形切口，切除游离皮肤，切开皮下组织，敞开部分病灶排出脓液。将探针探入脓腔，自内口探出后沿探针切开，使低位脓腔全部敞开，内口位置和脓腔走形明显时，亦可沿坏死组织直接切开。如无低位脓腔存在，也需在与内口相同点位的皮肤上做一以肛门为中心的放射状梭形切口，切除游离皮肤后将切口延至齿线内口处。此步骤为"低位切开"。

③自内口处沿坏死组织向上钝性分离，排出高位脓腔残存脓液。适当扩创，以顶端带有侧孔的乳胶管，置入脓腔深部顶端，缝扎固定。此步骤为"高位乳胶管引流"。（图 14-7）

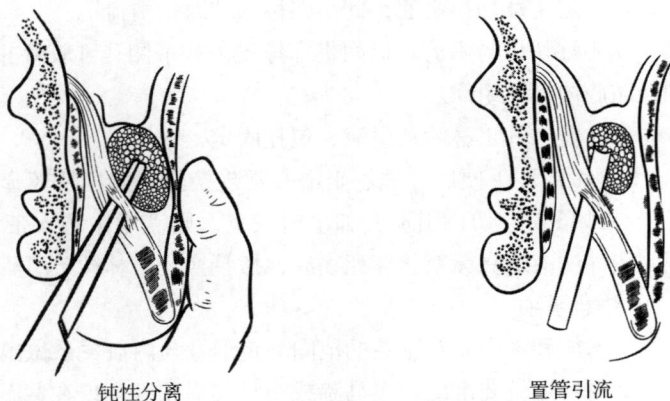

钝性分离　　　　　　　　置管引流

图 14-7　低位切开、高位乳胶管引流

④修剪创缘，清除内口周围及低位脓腔内坏死组织。

⑤止血、凡士林纱条引流、包扎固定，术毕。

［注意事项］

①术前和术中要对脓腔、内口位置做出正确判断，必要时可借助辅助检查。

②同肛周脓肿切开根治术。在不影响正常收缩功能的情况下，可部分离断肛管直肠环，以使引流通畅。

③无论低位脓腔是否存在，齿线以下都须切开，以避免高位脓腔引流不畅。

④术后换药时，自乳胶管下端灌入生理盐水，彻底冲洗脓腔，使脱落坏死组织排出。经反复多日冲洗，流出的冲洗液清亮无杂质时，说明脓腔内坏死物已完全脱落，可拔管以油纱条引流。

[优点] 该法避免了传统挂线术持续勒割造成的长时间疼痛，不切开或部分切开肛管直肠环，与挂线术相比损伤更小，又没有肛门失禁的风险。并且只要内口和脓腔全部敞开、引流充分，术后一般恢复较快，且瘢痕轻，不会复发。

5. 主灶切开、对口引流术

该手术方法是安氏疗法创始人安阿玥教授 1983 年首先创用（《肛肠杂志》1983 年第三卷第二期），是对肛肠疾病治疗的又一重要贡献。现临床文献所提及的肛周脓肿"多切口引流""间断引流""开窗引流"等术式，实际均与本方法如出一辙。

[适应证] 马蹄形脓肿和其他范围较大的肛周脓肿。

[禁忌证] 严重心脑血管及肺部疾病者、严重糖尿病患者、凝血功能障碍、有出血倾向疾病者、恶性肿瘤放化疗期间、有其他严重内科疾病患者和活动受限者。

[操作方法]

①确定内口位置和病灶范围。

②在肛缘与内口相同点位做一以肛门为中心的放射状梭形切口，切除游离皮肤，切开皮下组织，排出脓腔内脓液。用探针或蚊式止血钳探入脓腔，自齿线内口探出后切开，此步骤称为"主灶切开"。

③术者食指或用止血钳进入脓腔探查，进一步明确病灶范围，同时将脓腔内的纤维间隔钝性分离，排出残余脓液。在脓腔侧缘做以肛门为中心的放射状梭形引流切口，暴露脓腔，使之与主灶切口贯通，此步骤称为"对口引流"。

④主灶切口与引流切口间贯穿橡皮条或带侧孔乳胶管并固定。修剪创缘，清除内口周围及脓腔内坏死组织。

⑤止血、凡士林纱条引流、包扎固定，术毕。

[术后处理] 便后冲洗、坐浴并常规换药。如皮桥较窄，术后换药时可直接冲洗，用凡士林纱条贯穿切口引流，如皮桥较宽，则需术中置入带侧孔的乳胶管，每日换药时冲洗，待冲洗液清亮无絮状坏死物后，撤管换凡士林纱条引流。

[注意事项]

①术前和术中要对脓腔的范围、走形及与内口关系做出正确判断。

②内口定位要准确，半马蹄或全马蹄形脓肿内口在截石位 6 点，其他脓肿内口多与红肿最明显处相同点位。（图 14-8）

③主灶切口与引流切口间皮桥较窄时，术中置橡皮条引流；如皮桥较宽，可置入带侧孔的乳胶管，便于冲洗，亦可再做一引流切口。

④橡皮条引流者，换药时直接冲洗；置乳胶管引流者，自乳胶管一端灌入生理盐水，彻底冲洗脓腔，反复冲洗 3~7 日。待冲洗液清亮无絮状坏死物后，撤除橡皮条或乳胶管换凡士林纱条引流。

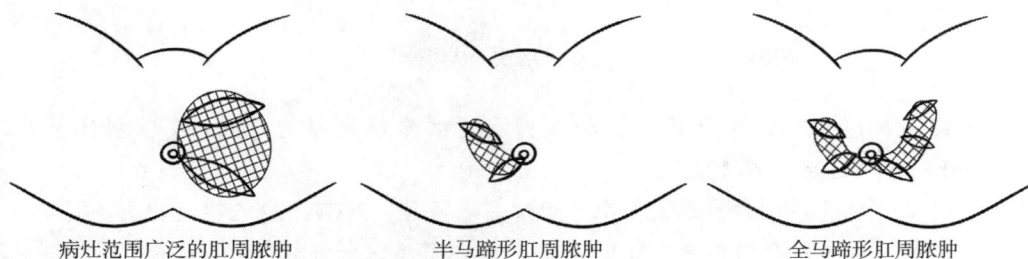

| 病灶范围广泛的肛周脓肿 | 半马蹄形肛周脓肿 | 全马蹄形肛周脓肿 |

图 14-8　主灶切开对口引流术的切口位置选择

［优点］主灶切开对口引流术适用于各种范围较大的肛周脓肿，术后创伤小、痛苦少、恢复快。克服了将病灶全部敞开而导致的创面范围大，疼痛明显、恢复慢，瘢痕重，肛门变形等缺点。以引流通畅为原则，本术式化繁为简，在尽量少损伤肛周皮肤及皮下组织的同时，可达到最佳的引流效果，术后疗效肯定。

6. 切开引流术

［适应证］不宜行根治术及无内口、未找到可靠内口的肛周脓肿。

［操作方法］

①明确脓肿范围。

②在红肿最明显处做一放射状梭形切口，排出脓液。

③脓腔较大时，以食指或止血钳探查脓腔，并将脓腔内的纤维间隔钝性分离，以避免脓液残留和引流不畅。

④修剪创缘、止血、凡士林纱条或乳胶管引流、包扎固定、术毕。

［注意事项］术前要明确脓腔范围，切开时选择皮肤最薄弱、红肿最明显处。脓腔要引流通畅，范围较大或较深时，可放置乳胶管引流，必要时还可做两个或两个以上切口，形成对口引流。

［优点］可一次根治无内口的肛周脓肿；对于不宜行一次根治术者，可达到排出脓液、减轻痛苦、防止疾病蔓延和复杂化的目的。

十二、现代研究进展

针对肛门直肠周围脓肿的基础研究较少，目前的研究主要集中于临床治疗上。生物材料封堵术是采用各种生物材料封堵肛周脓肿内口，使之封闭修复，从而达到治愈目的的治疗方法。目前报道较多的封堵材料有脱细胞异体真皮基质（Acellular Dermal Martix，ADM）和医用生物胶蛋白，前者方法是根据脓腔大小修剪材料，将材料拉入内口后缝合，外口开放。后者是作为乳白色凝胶物，经过自带导管系统输送到脓腔顶端，导管边送边退，达到封堵效果，国内有较小样本量的临床报道，据称有较高的治愈率，但尚缺乏大样本报道证实。封闭负压引流术的作用机制是增加血运，减少渗液，达到抑制细菌和促进肉芽生长的作用。有临床研究将该法用于肛周脓肿的治疗，引流装置包括容量为 200ml 的负压球和引流管。每日冲洗甲硝唑并持续负压吸引，引流液少于每日 5ml 时拔除引流管，临床疗效满意。还有报道采用在肛周脓肿隆起处戳微小孔（3mm）两个，置两根一次性使用 14Fr 硅胶尿管，一根持续冲洗，另一根持续负压引流，治愈率也较高。目前该法仍有待做进一步临床规范化研究。

参考文献

［1］于海泉，康合堂，康彦旭. 肛肠疾病流行病学研究报道［J］. 中国现代医生，2009，47（2）：116-132.

［2］李曰庆. 中医外科学，北京：中国中医药出版社，2007，2：242-243.

［3］张东铭. 盆底与肛门病学［M］，贵阳：贵州科技出版社. 2000：436.

［4］潘农，张竹君，周乐平，等. 超声诊断肛门直肠周围脓肿［J］. 中华超声影像学杂志，2003（07）：38-40.

［5］何琳. 肛周脓肿细菌感染的病原菌分布及耐药性［J］. 中华医院感染学杂志，2012，22（11）：2452-2454.

［6］吴国柱，吴长君，刘银龙，等. 经直肠双平面腔内超声诊断肛周脓肿的应用价值［J］. 中华医学超声杂志（电子版），2011，8（05）：1058-1063.

［7］王本军，丁克. 三维肛管直肠腔内超声在肛周脓肿诊治中的应用［J］. 中国中西医结合影像学杂志，2014，12（04）：417-419.

［8］盛蕾，李哲，谢元忠. MRI增强扫描在肛周脓肿术前诊断中的价值［J］. 中华临床医师杂志（电子版），2014，8（08）：1412-1417.

［9］吴炯，王振宜，孙建华. 肛周脓肿的外科治疗［J］. 世界华人消化杂志，2013，21（34）：3842-3847.

［10］陈凯，李兴谦，杨清. 低位切开、高位旷置辅助置管引流治疗肛周脓肿78例的临床观察［J］. 结直肠肛门外科，2008，14（1）：35-36.

［11］张强，陆金根，曹永清. 肛周脓肿的手术治疗进展［J］. 中西医结合学报，2009，7（12）：1104-1107.

［12］蔡颖畅. 挂线术与切开引流术治疗肛周脓肿的比较分析［J］. 中国医药指南，2013，11（22）：491-492.

［13］张波，李德伟，施南昆，等. 单切口留置输液管加中药冲洗治疗马蹄形肛周脓肿［J］. 实用中西医结合临床杂志，2005，5（5）：40-41

［14］陈琴，王晓锋，李华山. 挂线疗法治疗肛管直肠周围脓肿的应用进展［J］. 世界华人消化杂志，2013，21（1）：82-86.

［15］陈祖清，石荣. 低位切开留皮桥高位挂线术式治疗肛周脓肿80例［J］. 实用中医药杂志，2016，32（06）：597.

［16］安阿玥. 肛肠病学［M］. 第三版. 北京：人民卫生出版社，2015：141-145.

［17］安阿玥. 肛肠疾病诊疗图谱［M］. 第二版. 北京：人民卫生出版社，2015：77-100.

［18］毕恩旭，范军伟，王京涛，等. 自制负压双套管配合中药冲洗、引流术治疗高位肛周脓肿的临床研究［J］. 世界中西医结合杂志，2010，5（05）：435-436.

第十五章　肛周坏死性筋膜炎

坏死性筋膜炎（necrotizingfasciitis，NF）是一种涉及皮肤、皮下组织和软组织，由致命细菌感染所导致的底层皮肤、深层皮下组织和筋膜的快速坏死，但不累及感染部位的肌肉组织的疾病。NF坏疽蔓延面积速度可达2~3cm/h，其病情恶化迅速，病死率可达到7.5%~40.0%，且可能和容易引起败血症而导致的多器官系统衰竭，因此其被认为是一种需要药物及手术紧急处理的疾病。但因为早期的局部症状与全身症状不相称的特点，且缺少特别的临床表现，NF在临床上常常被评估不足。肛周坏死性筋膜炎，是NF中最为常见的一种，也被称Fournie综合征和Fournier坏疽，是一种发生于肛周会阴部腹股沟和生殖器软组织的坏死性感染，以发病急骤、恶寒高热，起病迅速，病情凶险，组织广泛坏死为特征，病死率在25%~45%，以手术彻底清创、抗感染治疗、对症支持治疗为主要的治疗手段，必须经手术才能彻底治愈。

一、病名溯源

（一）中医的认识

中医学对于肛周坏死性筋膜炎并没有相对应的确切病名，但是根据其发病特点、临床表现和预后等进行综合考量后发现，肛周坏死性筋膜炎可归属于"烂疔""水疔"的范畴，归于"发""痈"的范畴或者直接归于"疮疡"之中。

（二）西医的认识

肛周坏死性筋膜炎发病急，进展快，病情重，由于临床病例少见，经常容易误诊误治，其病死率极高，早在公元前5世纪Hippocrates就已经对软组织感染性坏死进行过系统的描述，直到1883年，Fournier首先报道了5例患者，并称之Fournie综合征，到了1924年，Melency将本病命名为"溶血性链球菌坏疽"。直至1952年Wilson建议将皮下组织浅、深筋膜的进行性坏疽统称为急性坏死性筋膜炎。

二、流行病学资料

肛周坏死性筋膜炎多见于男性（男女比例为10：1），且每年10万男性中就有1.6人患有此病，平均年龄为50.9岁。临床病例极为少见，有报道称该病的发病率仅占肛肠科疾病的0.1%~0.3%，但其病死率高，一旦患病，肛周坏死性筋膜炎的死亡率高达8%~67%，手术治疗目前仍然被认为是降低死亡率的关键所在，其次有效的抗生素治疗和对症支持治疗也是必不可少的措施。

三、病因病机

（一）中医病因病机

中医认为肛周坏死性筋膜炎的发生与人体气血虚损、肾水亏耗、卫外不固、外伤染毒、火毒炽盛等有关；多见于体弱久病又有外伤者，其基本病机为正气内虚，火毒炽盛，导致毒邪走散，正不胜邪，毒不外泻，反陷入里，客于营血，内传脏腑，故多易"内陷"，从而导致"三陷变局"，即出现脓毒败血症，从而危及生命。

（二）西医病因病机

以往学者一般认为，肛周坏死性筋膜炎是不明原因的特发性感染，然而现在绝大多数学者认为75%~100%的肛周坏死性筋膜炎有明确的原因，多因肛门周围及会阴部的局部损伤、肛门、尿道周围感染或骶尾部感染继发严重感染所致。西医认为肛周坏死性筋膜炎的细菌学方面分为两种类型：①链球菌或金黄色葡萄球菌感染引起；②厌氧菌和兼性菌感染引起。其外部因素包括：肛周软组织损伤、肛门、尿道周围撕裂伤、血肿等损害了人体固有的防御屏障，为细菌的入侵进一步提供了有利条件，常常继发于肛门部和会阴部的各种感染、肿瘤、创伤、手术后等。其中肛管直肠周围脓肿是导致肛周坏死性筋膜炎最为常见的原因。机体免疫力低下是导致此病的极为重要的诱因，包括：①糖尿病，特别是血糖持续维持在高水平患者、慢性糖尿病血糖波动较大患者，糖尿病合并多系统疾病患者等；②肿瘤疾病引起的恶病质，如消化系统肿瘤患者（胃癌、食道癌、结直肠癌）、呼吸系统肿瘤患者（肺癌、支气管癌）、血液系统恶变患者等（恶性白血病）；③年老体弱长期卧床者；④免疫抑制剂治疗患者，如风湿及类风湿患者、HIV患者等。肛周坏死性筋膜炎通常由多种细菌共同感染引起，最常见的病原菌为大肠杆菌、大肠球菌、肺炎克雷伯菌、变形杆菌、梭状芽孢杆菌等。这些细菌通常存在于肛管及中远端直肠，生理情况下其毒性很低，不容易致病，当存在易感因素及尿道、胃肠道及皮肤侵袭性损伤时，这些细菌会变成致病菌并协同作用产生极强的毒素和破坏力，目前有研究报道称从肛周坏死性筋膜炎组织中培养分离出的细菌多达70余种。致病菌的复杂性决定了肛周坏死性筋膜炎的症状和伴随症状的多样性、复杂性，细菌通过内毒素、外毒素和各种炎症介质使机体产生不同类型的反应，治疗难度也随之增加。肛周坏死性筋膜炎最常见的致病来源是尿道、直肠和皮肤感染后由致病微生物入侵皮下及皮下组织，释放化学炎性介质而致使内外毒素的释放，并连同随后释放的细胞因子共同导致内皮细胞的损伤而引起动脉内膜炎、血管血栓形成和随后的底层皮肤、深层皮下组织、筋膜的快速坏死、多器官功能衰竭，但并不累及感染部位的肌肉组织。

四、病理

本病在病理表现方面，包括以下几种特征：①增生的纤维母细胞呈不同程度的分化，排列疏松，方向杂乱，异型性不显著，大小形态差异较小，染色质较细，分布均匀。②不见病理性核分裂象。③常见有胶原纤维，网状纤维及黏液基质。④新生的毛细血管较丰富，呈放射状或平行排列，内皮细胞增生肿胀，类似肉芽肿性病变。⑤有不同程度的炎细胞浸润时见有泡沫状细胞。

五、中医辨证分型

主要依据肛周坏死性筋膜炎的发病特点、临床表现及转归预后，中医将肛周坏死性筋膜炎大致分为三个证候，即火毒炽盛证，正虚邪盛证，气阴亏虚证。这三个证候也是按照疾病的发展过程划分的。

1. 火毒炽盛证

辨证要点：肛门周围皮肤红肿紫暗灼热剧痛，触之皮肤发硬，皮温高，皮肤破溃或切开引流后，脓液奇臭无比，可伴有气体，可呈捻发音，继而皮肤可发生坏死，伴有恶寒发热，神昏谵语，口渴心烦，纳差，便秘溲赤，舌红、苔黄腻或黄燥，脉数或弦数。

2. 正虚邪盛证

辨证要点：肛周肌肤广泛溃烂，可见筋膜坏死，闻之恶臭无比，甚至睾丸外露或坏死部位侵及腹壁筋膜，伴有身疲乏力少食、自汗出且寐不安，舌质淡红，苔灰腻或白腻，脉沉细。

3. 气阴亏虚证

辨证要点：肛周创口腐肉已尽，脓水稀薄，新肉不生，精神萎靡不振，形体逐渐消瘦，咽干舌燥，心烦口渴，不思饮食，纳呆，自汗、盗汗，夜寐不安，舌红，苔少，脉细数。

六、西医分类

（1）轻度肛周坏死性筋膜炎，亦早期肛周坏死性筋膜炎。

临床表现：肛周皮肤红肿，触之皮温高，皮肤质硬，边界不清，疼痛明显，全身症状已经开始出现，但是较轻微，且无意识障碍出现。

（2）中度肛周坏死性筋膜炎，亦中期肛周坏死性筋膜炎。

临床表现：肛周受累皮肤发红或发白、水肿，触痛明显，病灶边界不清，呈弥漫性蜂窝织炎，因皮下积气可触及皮下捻发音。已经出现全身中毒症状，如高热、寒战等，但是中毒症状较重，但意识清晰，未出现谵妄和谵语。

（3）重度肛周坏死性筋膜炎，亦晚期肛周坏死性筋膜炎。

临床表现：病变可累及肛周、会阴部、阴囊部，大腿根部，甚至下腹部，病变皮肤的颜色逐渐开始发紫、发黑，出现含有血性液体的水疱或大疱。皮下脂肪及筋膜水肿，渗液发黏、浑浊、发黑，最终液化坏死，渗出液奇臭，坏死广泛扩散，呈潜行，有时候可产生皮下气体，检查可发现捻发音。已经出现不同程度的意识障碍，如嗜睡、谵妄、谵语，浅昏迷、深昏迷等。

七、临床表现

患者局部症状尚轻，全身即表现出严重的中毒症状。

1. 局部症状

（1）片状红肿、疼痛：早期皮肤红肿，边界不清，疼痛。此时皮下组织已经坏死，因为淋巴通道已经被破坏，故少有淋巴管炎和淋巴结炎。个别病例可起病缓慢，早期处于潜伏状态。受累皮肤发红或发白、水肿，触痛明显，病灶边界不清，呈弥漫性蜂窝织炎，因皮下积气可触及皮下捻发音。

（2）疼痛缓解，患部麻木，由于炎症组织的刺激和病菌的侵袭，早期感染局部有剧烈疼痛。但是病灶部位的感觉神经破坏后，则剧烈疼痛可被麻木和麻痹所代替，这是本病的特征之一。

（3）血性水疱，由于营养血管被破坏和血管栓塞，皮肤的颜色逐渐发紫、发黑，出现含有血性液体的水疱或大疱。

（4）奇臭的血性渗出液：皮下脂肪及筋膜水肿，渗液发黏、浑浊、发黑，最终液化坏死，渗出液为血性浆液性液体，有奇臭，坏死广泛扩散，呈潜行，有时候产生皮下气体，检查可发现捻发音。

2. 全身中毒症状

疾病早期，局部感染症状尚轻，患者即有畏寒、发热、厌食、脱水、意识障碍、低血压、贫血、黄疸等严重的全身性中毒症状，同时可伴有低血压和心动过速，此表现不同于一般的局部感染如蜂窝织炎、脓肿等，若未及时救治，可出现弥漫性血管内凝血和感染中毒性休克等。一旦出现弥漫性血管内凝血和感染中毒性休克，临床病死率将加倍提高，应引起高度重视。局部症状和全身症状的轻重不对称是本病的主要特征之一。

3. 体征

（1）皮下浅筋膜可见广泛坏死，伴广泛潜行坑道状向周围组织内扩散。

（2）重度的全身中毒症状，伴神志改变。

（3）病变未累及肌肉。

八、实验室及其他辅助检查

1. 血常规

（1）红细胞计数及血红蛋白测定：因细菌溶血毒素和其他毒素对骨髓造血功能的抑制，60%~90% 的患者的红细胞计数和血红蛋白有轻度至中度的降低。

（2）白细胞计数：呈类白血病反应，白细胞计数增高，计数大多在（20~30）× 10^9/L 之间，有核左移出现，并可出现中毒颗粒。

（3）中性粒细胞比率：该指标可直观反应病情严重程度，增高明显，中性粒细胞比率常大于 75%，可达 80% 以上，通常在 80%~95%（参考值 40%~75%）。

（4）CRP：即 C– 反应蛋白，是在机体受到感染或组织损伤时血浆中一些急剧上升的蛋白质，有激活补体和加强吞噬细胞的吞噬而起调理作用，清除入侵机体的病原微生物和损伤、坏死和凋亡的组织细胞，该指标同中性粒细胞比率一样，可直观反应病情严重程度，它被认为是急性时相反应蛋白，在正常情况下含量极其微量，在急性创伤和感染时其含量急剧升高，是临床上最常用的急性时相反应指标。二者常常配合使用，值越高，病情越严重，通常可达正常值 200 倍。（正常值 800~8000μg/L）。

2. 血清电解质、血糖

可出现低血钙，糖尿病患者血糖升高。

3. 尿常规

（1）尿量、尿比重：在液体供给充足时出现少尿或无尿，尿比重恒定等，有助于肾功能早期损害的判断。

（2）尿蛋白定性：尿蛋白阳性提示肾小球和肾小管存在损害。

4. 血液细胞学检查

（1）血涂片镜检：取病变边缘的分泌物和水疱液，做涂片检查。

（2）细胞培养：取分泌物和水疱液分别行需氧菌和厌氧菌培养，未发现梭状芽孢杆菌有助于本病的诊断。

5. 血清抗体

血中的链球菌诱导产生的抗体（链球菌释放的透明质酸酶和脱氧核糖核酸酶 B 能诱导产生滴度很高的抗体），有助于诊断。

6. 血清胆红素

血胆红素升高提示有红细胞溶血情况。

7. 影像学检查

（1）X 线摄片：皮下组织内积气有助于诊断。

（2）CT 显示组织内的小气泡影。

（3）MRI 可能发现：不对称筋膜的增厚，皮下气肿、液体潴留和组织水肿。

8. 活组织检查

取筋膜组织进行冰冻切片可见坏死的浅筋膜、真皮和浅筋膜中可见多形核细胞浸润，筋膜中的血管可见纤维素性血栓形成，血管出现纤维素样坏死，在坏死的筋膜中发现病原菌，肌肉组织未受累。

9. 超声检查

可显示皮下病变组织浸润程度及范围，可见到皮下气体形成。

九、诊断

（1）广泛的表浅筋膜坏死伴轻至中度的皮下蜂窝组织炎。

（2）周围有广泛的潜行皮缘，皮肤苍白有水疱和血疱形成。

（3）有血性浆液或脓液渗出。

（4）需氧菌和厌氧菌混合感染的病例，在皮下有气体，脓液有粪臭。因此需与气性坏疽鉴别，后者主要是广泛性肌坏死。

十、鉴别诊断

肛周坏死性筋膜炎主要与气性坏疽和肛门直肠周围脓肿相鉴别。（表 15-1）

1. 气性坏疽

气性坏疽是梭状芽孢菌属引起的急性特异性感染，多见于肌肉丰厚部位的严重创伤和手术后，局部查体可见肿胀明显，触痛剧烈，随后肌肉、皮肤可见大片坏死，脓液浑浊稀薄恶臭，混有气体，并有严重的脓毒血症症状。鉴别要点：①从病原学上鉴别：气性坏疽病原学检查为梭状芽孢菌属，呈特异性急性感染，而肛周坏死性筋膜炎为多重细菌的混合感染，为非特异性急性感染；②从部位上鉴别：气性坏疽除了有皮肤和皮下组织的感染外，其感染部位多波及肌肉丰厚部位的感染，而坏死性筋膜炎仅为脂肪组织和浅筋膜及深筋膜的感染，感染并未累及肌肉组织。

2. 肛门直肠周围脓肿

肛门直肠周围脓肿局部红肿热痛，病变部位深隐，全身症状重，而局部症状轻，常伴发热；病变部位浅表，局部红肿热痛明显，而全身症状轻，发热可有可无。排便时肛门疼痛明显，成脓时间一般为 5~7 天，肿块自行破溃或者经切开引流后肿痛减轻，也可反复发作，日久多形成肛瘘。鉴别要点：①从侵犯部位上鉴别：肛门直肠周围脓肿可侵犯皮肤、皮下组织，脂肪组织和肌肉组织，且其日久多有破溃，容易形成肛瘘，而肛周坏死性筋膜炎病变不累及肌肉组织；②从发病时间上鉴别，肛门直肠周围脓肿虽然发病较快，一般约 5~7 天，但是其脓肿播散的速度一般为 2~3cm/d。而肛周坏死性筋膜炎发病极其迅速，且非常凶险，一般 1~2 天即可发病，其播散速度可达 2~3cm/h，远远高于肛门直肠周围的程度和速度。

表 15-1 常见肛周坏死性筋膜炎的鉴别诊断

病名	病因学	诊断要点
肛周坏死性筋膜炎	多种细菌引起的混合感染，最常见的病原菌为大肠杆菌、肠球菌、肺炎克雷伯菌、变形杆菌、梭状芽孢杆菌等	①病变部位：可累及肛周、会阴部、阴囊部、大腿根部，不波及肌肉 ②病变颜色：由红逐渐发紫、发黑 ③渗出液气味：奇臭 ④体征：可出现捻发音 ⑤有无意识障碍：可不同程度的意识障碍出现，如神昏、谵语等
气性坏疽	梭状芽孢菌属引起的急性特异性感染	①病变部位：肌肉丰厚部位 ②病变颜色：一般无皮肤颜色改变 ③渗出液气味：无特殊臭味 ④体征：可出现捻发音 ⑤有无意识障碍：一般无意识障碍出现
肛门直肠周围脓肿	多为单一细菌引起的感染，包括大肠埃希菌、肺炎克雷伯菌等常见致病菌	①病变部位：肛门及直肠周围 ②病变颜色：红肿 ③渗出液气味：有臭鸡蛋气味 ④体征：病变局部可触及波动感，穿刺可抽出黄白色脓液 ⑤有无意识障碍：一般无意识障碍出现

十一、治疗

（一）中医内治法

1. 火毒炽盛证

[治法] 清热解毒，凉血消肿。

[方药] 犀角地黄汤（出自《外台秘要》），仙方活命饮（出自《校注妇人良方》）加减。

[常用药] 水牛角片 60g（先煎），生地黄 30g，赤芍药 30g，牡丹皮 9g，当归尾 9g，穿山甲 9g，皂角刺 9g，金银花 15g，忍冬藤 15g，虎杖 30g，白花蛇舌草 30g，天花粉

15g，香谷芽 30g，焦山楂 9g，焦六曲 9g。

2. 正虚邪盛证

[主证] 肌肤广泛溃烂，可见筋膜坏死，甚至睾丸外露或侵及腹壁筋膜，伴有身疲少食，自汗寐不安，舌质淡，苔灰腻，脉沉细。

[治法] 补气养血，透邪托毒。

[方药] 托里消毒饮（出自《东医宝鉴》）加减。

[常用药] 生黄芪 30g，太子参 15g，当归 9g，白芍 15g，炒白术 12g，茯苓 12g，皂角刺 9g，桃仁 12g，薏苡仁 12g，金银花 15g，忍冬藤 15g，黄柏 9g，蒲公英 30g，香谷芽 30g，焦山楂 9g，焦六曲 9g。

3. 气阴亏虚证

[主证] 创口腐肉已尽，脓水稀薄，新肉不生，精神萎靡、形体消瘦，咽干舌燥，不思饮食，自汗盗汗，夜寐不安，舌红，少苔，脉细数。

[治法] 益气养阴。

[方药] 补中益气汤（出自《内外伤辨惑论》）、青蒿鳖甲汤（出自《温病条辨》）加减。

[常用药] 炙黄芪 30g，党参 30g，北沙参 15g，炒白术 12g，茯苓 12g，当归 9g，升麻 15g，青蒿 9g，鳖甲 15g（先煎），生地 30g，牡丹皮 9g，黄柏 9g，桃仁 12g，薏苡仁 12g，香谷芽 30g，焦山楂 9g，焦六曲 9g。

[中成药治疗]

西黄丸：3g，每次 1 丸，每天 2 次。

安宫牛黄丸：3g，每天 1 次口服，一般口服至神志恢复后即可停药。

人参归脾丸：每次 9g，每天 2 次。

（二）中医外治法

术后伤口红油膏纱条填塞引流，周围皮肤给予金黄散水调后湿敷，保持湿润，腐肉脱落后给予生肌散外敷。

（三）西医药物治疗

坏死性筋膜炎是多种细菌的混合感染（各种需氧菌和厌氧菌），全身中毒症状出现早，病情重，应联合应用抗生素，一般采用 2~3 种药联合使用。

1. 甲硝唑

可选用 0.5% 甲硝唑 100ml 日 2 次静脉点滴，恢复期可应用甲硝唑片，每次口服 0.5g，日 2 次。

2. 替硝唑

可选用 0.5% 奥硝唑 100ml，日 2 次静脉点滴。

3. 头孢类抗生素

[二代头孢菌素类]

头孢呋辛钠：头孢呋辛钠 3g+0.9% 生理盐水 100ml，日 2 次静脉点滴。

头孢孟多酯钠：头孢孟多酯钠 2.0g+0.9% 生理盐水 100ml，日 3 次静脉点滴。

头孢西汀钠：头孢西汀钠 2.0g+0.9% 生理盐水 100ml，日 2 次静脉点滴。

头孢克洛：头孢克洛 1.5g+0.9% 生理盐水 100ml，日 2 次静脉点滴。

［三代头孢菌素类］

头孢哌酮：头孢哌酮舒巴坦 1.5g+0.9% 生理盐水 100ml，日 3 次静脉点滴。

头孢曲松钠：头孢曲松钠 2.0g+0.9% 生理盐水 100ml，日 3 次静脉点滴。

头孢噻肟钠：头孢噻肟钠 2.0g+0.9% 生理盐水 100ml，日 3 次静脉点滴。

头孢他啶：头孢他啶 2.0g+0.9% 生理盐水 100ml，日 3 次静脉点滴。

4. 克林霉素

克林霉素 0.5g+0.9% 生理盐水 250ml，日 2 次静脉点滴。

5. 林可霉素

林可霉素 0.5g+0.9% 生理盐水 250ml，日 2 次静脉点滴。

6. 喹诺酮类药物

乳酸左氧氟沙星 0.5g+0.9% 生理盐水 100ml，日 2 次静脉点滴。

抗生素的应用是治疗坏死性筋膜炎非常重要的也是辅助治疗中不可替代的治疗方法，应引起高度重视。手术后给予 3% 过氧化氢溶液反复冲洗伤口，应该每天至少冲洗 2 次以上，待腐烂组织脱落以后，再用 0.9% 生理盐水或 0.5% 甲硝唑注射液反复冲洗干净，一直到伤口完全愈合之前。

（四）手术疗法

手术治疗是治疗肛周坏死性筋膜炎的无可替代的治疗方法，可以毫不夸张地讲，肛周坏死性筋膜炎不经过手术治疗，预后死亡率 99%。临床工作者不应丝毫放松警惕，时刻高度重视。

［适应证］一旦明确诊断，应该及时进行彻底的清创手术治疗，早期手术是治疗肛周坏死性筋膜炎的关键。肛周坏死性筋膜炎患者需急诊手术。大型综合性医院应尽快走急诊绿色通道，手术应清除所有的坏死组织，以阻止感染的进一步蔓延扩散，减少坏死组织、细菌和毒素吸收导致的全身中毒感染症状。

［禁忌证］严重的心肺功能障碍患者，精神障碍患者，身体极度虚弱不能耐受手术者。

［麻醉方式的选择］以静脉复合全麻为宜，也可行腰硬联合神经阻滞麻醉。

［操作方法］麻醉效果满意后，患者取截石位，也可以取左侧卧位，将坏死皮肤大部分切除，将皮下坏死的浅筋膜和深筋膜组织彻底清除，充分敞开伤口，以便引流通畅，充分暴露坏死的浅筋膜及深筋膜，充分切开潜行皮缘，如果损失皮肤较多可采用多个引流口，中间保留一定的皮桥，皮桥之间留置橡皮筋或者橡皮筋引流条，因筋膜坏死为进行性发展，术中必须切除所有坏死浅筋膜及皮下脂肪组织，随后的 24~48h 以内，可能需进一步的外科探查术和多次、必要的清创术，这样可以阻止感染坏死进一步扩散。术后应连续、多次进行创面坏死组织清除，直到感染被很好地控制。如果存在广泛的直肠或肛门括约肌的破坏或者大面积的会阴部的清创，为了保护伤口避免排泄物环境的污染，必要时需行结肠造口，甚至直肠切除术。当有腹腔内感染源，或者在广泛清创后仍有坏死蔓延时，睾丸可能会感染坏死，则需要行睾丸切除术，注意术中留取坏死组织送病理检查。（彩图15–1、15–2、15–3）

（五）辅助治疗

1. 全身支持疗法

及时地纠正水和电解质平衡紊乱，重新建立心肺功能在肛周坏死性筋膜炎合并有全身脓毒血症的患者具有重要意义。积极纠正水、电解质紊乱，贫血和低蛋白血症者，可输注新鲜血、白蛋白或血浆；可采用鼻饲或静脉高营养，要素饮食等保障足够的热量摄入。

2. 高压氧治疗

近年来外科感染中合并厌氧菌的混合感染日益增多，而高压氧对专性厌氧菌有效。首先，通过形成氧自由基，高压氧治疗对于厌氧菌有直接的对抗作用；其次，在进行吞噬作用的时候，中性粒细胞耗氧量增加，高压氧治疗可以提高中性粒细胞的活性；最后，高压氧治疗还可以促进成纤维细胞的增长和血管的形成，从而促进创面的愈合。但需要注意的是，虽然高压氧疗法可以降低患有坏死性筋膜炎患者的病死率，减少额外清创的需要，但该疗法决不能取代外科清创治疗和抗生素治疗。

十二、肛周坏死性筋膜炎的预后

肛周坏死性筋膜炎的死亡率为 8%~67%，死亡主要源于疾病快速进展导致的脓毒血症和多器官衰竭。当患者伴有糖尿病、脓毒血症、酒精依赖、免疫抑制、长期的应用类固醇类药物的时候，都预示着一个较高的死亡率。病死率的高低与患者体质、原发疾病、误诊时间长短、并发症、手术时治疗的时间等有关，Freisching 报道，在发病 24 小时内手术病死率为 36%，发病时间超过 24 小时则为 70%，预后还与伴随疾病、术式和部位有关，如伴有糖尿病及动脉硬化症的病死率分别为 85% 和 88%，局限性手术的病死率高达 71%。而彻底切除坏死组织者则为 41%，Kaiser 及 Cerra 曾报道，如果只做多处切开引流或者仅使用抗生素治疗，其病死率高达 100%。

参考文献

［1］张玉茹. 坏死性筋膜炎的诊断与治疗［J］，山东医药，2012，52（7）：99-100.

［2］黄乃健. 中国肛肠病学［M］. 山东：山东科学技术出版社，1998.

［3］何永恒，凌光烈. 中医肛肠病学［M］. 北京：清华大学出版社，2011.

［4］韩宝，张燕生. 中国肛肠病诊疗学［M］. 北京：人民军医出版社，2011.

［5］吴阶平，裘法祖. 黄家驷外科学［M］. 第五版. 北京：人民卫生出版社，2008.

［6］柏连松，张雅明. 柏氏肛肠病学［M］. 上海：上海科学技术出版社，2016.

［7］林秋，竺平，孙桂东. 肛周坏死性筋膜炎的诊治进展［J］. 世界华人消化杂志，2010，11（8）：3428-3431.

［8］罗趋兰，喻世万，徐征. 肛周脓肿患者的细菌培养及药敏结果分析［J］. 结直肠肛门外科，2013，19（2）：96-98.

第十六章 肛门直肠瘘

肛门直肠瘘（anorectal fistula，AF）简称肛瘘，中医学中亦称"肛漏""痔漏"。是肛周皮肤与肛管、直肠之间的慢性、病理性窦道，常因肛门直肠周围脓肿破溃或切开引流后脓腔逐渐缩小而形成，主要与肛腺感染有关，其特点是以肛门周围硬结、反复肿痛、破溃流脓、潮湿及瘙痒为主症，局部可触及或探及瘘管通向肛内。肛瘘由原发性内口、瘘管和继发性外口组成，病情有蔓延和不规律发展的特性。

一、病名溯源

（一）中医的认识

我国是认识"瘘"病最早的国家之一。《山海经》已明确提出了"瘘"的病名，并记载了治疗瘘疾的方法。《山海经·中山经》中曰："仓文赤尾，食者不痈，可以为瘘"。《五十二病方》提及"牝痔之入窍中寸……后而溃出血"，将瘘归入"牝痔"之中。另外，《五十二病方》中也提及"多空（孔）"的瘘，即西医学所指的多外口复杂性肛瘘，并且将瘘称作"巢"，如"巢塞直（即直肠）者"即指直肠有瘘管。"痔瘘"病名始见于《神农本草经》，如"夫大病之主……痈肿恶疮，痔瘘瘿瘤。"系泛指痔、瘘等肛肠疾病，之后的文献也记作"痔瘘"。

隋·巢元方所著《诸病源候论》对肛瘘临床症状的描述，如"肛边生鼠乳出在外者，时时出脓血"。唐·孙思邈所著《备急千金要方》有"牝痔，从孔中起，外肿五六日，自溃出脓血，猬皮主之"的记载。宋代《太平圣惠方》将痔与痔瘘从概念上进行了区分，并记载了将砒霜溶于黄蜡之中，捻为条子纳于瘘疮窍之中治疗瘘疾的方法，这是应用药捻脱管法治疗肛瘘的最早记载。元·窦默在《疮疡经验全书·痔瘘症并图说篇》中，将瘘管称作"漏疮"，并有"单漏"的记载："又有肛门左右，别有一窍出脓血，名曰单漏"，类似于西医学所称的单纯性肛瘘。元代《永类钤方》中首载挂线法治疗肛瘘："用芫根煮线……草探一孔，引线系肠外，坠铅锤悬，取速效。药线日下，肠肌随长，僻处既补，水逐线流，未穿疮孔，鹅管内消。七日间，脏全如旧……线脱如期，在疮远近，或旬日半月，不出二旬，线既过肛，如锤脱落，以药生肌，百治百中"。明清时代，外治法和手术治疗肛瘘有了新的突破，明·徐春甫著《古今医统》，推崇《永类钤方》中挂线术："至于成瘘穿肠，串臀中，有鹅管，年久深远者，必是永类钤方挂线治法，庶可除根。"明·申斗垣《外科启玄》中详细介绍了脱管药捻的制作方法，确定施捻方法和换药的原则。著名医家陈实功所著的《外科正宗》一书，较全面地总结了前代的外科学术成就，并有《脏毒论》《痔疮论》等专篇，对痔、瘘、肛周痈疽等痔瘘疾病的病因、病机和辨证施治进行了较全面的论述。至清代，诸多医学著作中都有关于肛瘘的专篇论述，对肛瘘分类、病因、治疗等的阐述更为详尽系统。如《外科大成·痔瘘附余》中将漏分为八种，其中有指漏管弯曲复杂的肛漏，如"肾囊漏……为其管曲屈不直，难以下药至底也；串臀漏、蜂窠漏，二症若皮硬色黑，必内有重管。"《外科图说》中绘制了弯刀、钩刀、柳叶刀、银丝、过肛针等治疗漏的器械。而"肛漏"之名则首见于清代《外科医案汇编》并沿用至今。

中国古代历代医家对于肛瘘的症状、分类、病因病机、治则治法等的认识基本统一，理论体系趋于完善。

（二）西医的认识

公元前1000多年前，古代印度已将肛瘘列入预后不良的8类病种之一。古希腊学者Hippocrates（公元前460~前375）的医学论著中，已有采用收敛和结扎的方法治疗肛瘘的记载，并已认识到如全部切断肛门括约肌会导致肛门失禁的不良后果。古罗马学者Calsus详细记载了肛瘘的切开法和挂线法。10世纪末，阿拉伯学者Haly、Abbas、Albucasis、Avicenna等的著作中都有瘘的记载。WiIIiam（1210~1280年）认为结扎疗法在治疗肛瘘方面优于烙法。1370年英国的外科权威JohoArderne借助挂线和有槽探针进行瘘道切开术，并在术后应用蛋黄或蛋白制成的油换药。17世纪末，法国著名外科医生Felix M用特制手术刀采取切开法成功地治愈了法国皇帝路易十四的肛瘘。1740年Iugier强调瘘道切开后的创面呈"V"形，以利引流。1765年Pott指出瘘道变硬的组织应完全切除。1852年Chassaignac主张切开肛瘘后应将创面予以缝合。近百年来人们对肛窦、肛腺在肛门直肠周围感染中的重要作用的认识不断加深，同时对肛瘘病因、病理的认识，有了突破性进展。肛瘘的治疗方法也有了较大的改进。1958年Eisenhammer提出肛隐窝腺感染学说，并创用内括约肌和肛窦切开术。1961年英国学者、Parks等人提出了彻底切除感染的肛隐窝、肛腺导管和肛腺，不切断肛门括约肌的肛瘘挖出术式，成为现代治疗肛瘘保存括约肌术式的基础。之后，各国学者不断改进，从而促使肛瘘术式日臻完善。

二、流行病学资料

本病是临床上常见的肛肠疾病之一，据最新的中国肛肠疾病流行病学调查结果显示，68906名18岁及以上城区居民，34522人患有肛肠疾病，中国肛肠疾病的患病率为50.1%，其中，肛瘘的患病率为0.1%。肛瘘的发生与年龄呈相关性，约61%的肛瘘患者分布于15~29岁，且20~29岁为发病高峰。在成人患者中，男女发生率的比例约为2：1。

国外有学者报道，每十万人口有816人罹患肛瘘（非特异性肛瘘占90.4%，结核性肛瘘占0.2%，医源性肛瘘占3.3%，肛裂发展成的肛瘘占3.3%，溃疡性结肠炎并发的肛瘘占1.5%，克罗恩氏病并发的肛瘘占1.3%），平均年龄38.3岁，男女比例为1.8：1.0，年龄小于15岁的患者多为男性。

三、病因病机

（一）中医病因病机

（1）外感六淫之邪，即风、寒、暑、湿、燥、火邪所致。如《素问·生气通天论篇》云"……寒气从之，乃生大瘘，陷脉为瘘，留连肉腠。"又如《河间六书》云："盖以风热不散，谷气流溢，传于下部，故令肛门肿满，结如梅李核，甚至乃变而为瘘也。"

（2）过食醇酒厚味，房劳过度所致。如元李东垣所著《东垣十书》云："皆由房酒过度，久嗜甘肥，不慎醉饱，以合阴阳，劳拢血脉，肠澼渗漏，冲住下部，肛边生疮，变为痔疾……稍纵嗜欲，腐溃脓血，或逗留淫汁，岁月已深，劳穿窍穴即变痔瘘。"

（3）七情内伤，忧思过度所致。朱震亨《丹溪心法》云"大抵外伤四气，内窨七情，与夫饮食乖常，染融蠢动，含灵之毒，未有不变为瘘疮，穿孔一深，脓汁不尽，得冷而风邪并之，于是涓涓而成瘘已"。

（4）局部气血运行不足所致。如《薛氏医案》有："臀、膀胱经部分也。居小腹之后，此阴中之阴，其道远，其位僻，虽太阳多血，气运难及，血亦罕到，中年后尤虑此患。"

（5）痔久不愈成瘘。如《诸病源候论》云："痔久不瘥，变为瘘也。"又如《疡科选粹》云："痔疮绵延不愈，湿热瘀久，乃穿肠透穴，败坏肌肉，销损骨髓，而为之漏焉。"

（6）由肛痈发展而来。《医宗金鉴·外科心法要诀》说："漏，大多由肛门痈发展而来。患部溃破，流脓血，黄水，日久患部形成孔窍，转而结成瘘管，不易痊愈。"

（二）西医病因病机

1. 解剖结构因素

绝大多数肛瘘，由肛腺感染引起的肛门直肠周围脓肿破溃脓出后发展而成，因此凡是可导致肛腺化脓性感染的因素都可成为肛瘘形成的原因，此部分已在"肛门直肠周围脓肿"章节介绍，不再赘述。肛腺感染引起的肛周脓肿破溃后可形成肛瘘，主要有以下几个原因。

（1）内口处原发感染病灶的存在：原发的肛腺感染灶不会随脓腔内脓液的排出而消失，并且在一定条件下感染和炎症仍可加重和蔓延。

（2）肠内容物自内口可继续进入病灶：肠腔中粪便、肠液和气体可经内口进入瘘管，引起反复感染和长期慢性炎症，使管壁因结缔组织增生而变厚并纤维化，难以愈合。

（3）引流不畅：瘘管管壁多弯曲狭窄并且在不同高度穿过肛门括约肌，炎症刺激等因素造成的肛门括约肌痉挛，可使管腔中的脓液引流不畅，从而影响瘘管愈合。另外肛瘘外口如常处于闭合状态，也可影响引流而成为不愈合的因素之一。

2. 物理因素

由于肛门创伤引起肛瘘，如外伤、会阴部手术、吞咽异物、肛门镜检查等损伤肛管直肠，细菌侵入伤口即可引起感染。这种物理创伤引起的发病临床上并不少见。

3. 肛裂反复感染

可在肛裂口远端形成皮下瘘。

4. 结核病

结核杆菌可在肛门周围组织引起特异性感染并形成肛瘘，在肺外结核中占3%~4%，为肺外结核的第六个常见感染点。

5. 非特异性炎症性肠病：

溃疡性结肠炎累及肛管者并发肛瘘者为6.2%~15.1%，而克罗恩病伴发肛瘘者高达14%~76%。

6. 直肠、肛管癌

波及深部组织时可并发肛瘘。

四、病理

肛瘘一般由内口、瘘管和外口3部分组成，部分高位肛瘘伴有盲腔。

1. 内口

可以分为原发性内口和继发性内口两种。原发性内口绝大多数位于齿线平面的肛隐窝内，即原发感染肛腺的部位，少数由其他因素引起的肛瘘，内口可在直肠下部或肛管的任何部位。继发性内口多是由于感染扩散，脓肿向直肠肛管内破溃所致，继发性内口可位于齿线，也可位于齿线以上的直肠黏膜。

2. 瘘管

瘘管是连接内口和外口之间的管道，其有直有弯，有长有短，长者可到臀部的外侧。肛瘘的瘘管可分为主管、支管。

①主管：主管是指连接原发内口和外口的管道。

②支管：支管是主管与继发外口相连的管道。多因主管引流不畅，或外口闭合，再次形成脓肿，并向周围扩散所致，若屡次复发，可形成多个支管。若新的脓肿形成后，炎症得到控制，脓液吸收或经原发内口溃出，未在其他部位穿透皮肤或黏膜，则形成盲管。

一般肛瘘内壁由非特异性炎性肉芽组织构成，壁外层有大量纤维组织。显微镜检查管壁有较多的巨噬细胞、单核细胞、淋巴细胞、急性感染时有较多的中性白细胞和浆细胞浸润。如为结核性肛瘘，在其管壁内可见到多少不一的，由类上皮细胞、淋巴细胞和郎罕氏巨细胞构成的结核性肉芽组织，有时还可以出现干酪样坏死。

3. 外口

外口是瘘管通向肛周皮肤的开口，有原发性外口和继发性外口两种。原发性外口系肛周脓肿首次破溃或切开的溃脓口；继发性外口系肛瘘继发新的脓肿后在另处的溃脓口。

4. 盲腔

多见于高位且范围较大的脓肿，是因脓腔引流不畅而形成与瘘管相通的感染性腔隙，是影响肛瘘愈合的原因之一。

五、中医辨证分型

1. 湿热蕴结型

以肛门肿痛、坠胀、漏下脓液黄白稠厚，量多味臭，大便不畅，小便短赤为主证。舌红苔黄腻，脉滑数或弦数。急性发作期兼见身热恶寒、口渴不欲饮等证。

2. 阴虚热蒸型

以肛门肿痛、下坠、漏下脓液清稀色白，量少如豆腐，淋漓不断，大便秘结或溏泻，午后潮热，食少乏味，盗汗失眠，舌红少津，脉细数为主症，兼见贫血、消瘦、乏力等证。起病缓慢，病程较长，溃口流脓不收。

3. 正虚邪恋型

肛漏反复发作，日久不愈，溃口肉色不鲜，脓水少，质地稀薄，肛门隐隐作痛，外口皮色暗淡，瘘口时溃时愈，肛周有溃口，按之质较硬，或有脓液从溃口流出，且多有索状物通向肛内，伴形体消瘦，面色无华，倦怠懒言，心悸失眠；舌淡，苔白，脉细而无力。

4.热毒炽盛型

多见于新病患者，肛外溃口多闭合，局部红肿热痛明显；壮热烦渴，大便秘结，小便短赤，重者神昏谵妄；舌红，苔黄或焦黑，脉洪大或弦数。

六、西医分类

肛瘘的分类较为复杂，现国内外肛瘘分类法有二十余种，尚无统一的分类标准，临床上常用的几种分类法介绍如下。

（一）1975年我国衡水会议制定了关于肛瘘的分类方法

在这个分类方法中，以肛门外括约肌深部划线为标志，瘘管经过此线以上者为高位，在此线以下者为低位；对于只有一个内口、瘘管、外口的肛瘘称单纯性肛瘘。对于有两个或两个以上内口，或瘘管，或外口的肛瘘称复杂性肛瘘。具体类型如下。

（1）低位单纯性肛瘘：只有一个瘘道，且瘘道通过肛门外括约肌深部以下，内口在肛窦附近。

（2）低位复杂性肛瘘：瘘道和外口有两个以上，瘘道在肛门外括约肌深部以下，内口一个或几个在肛窦部位（包括多发性瘘）。

（3）高位单纯性肛瘘：仅有一条瘘道，瘘道穿过肛门外括约肌深部以上，内口只有一个，多位于肛窦部位。

（4）高位复杂性肛瘘：有两个以上外口，瘘道有分支，其主道通过肛门外括约肌深部以上，有一个或两个以上内口。

（二）Park's分类法

1961年英国学者Parks依据瘘管和括约肌之间的关系，将其分为以下四型。（图16-1）

（1）括约肌间型：瘘管位于内外括约肌之间，内口在齿线附近，外口常只有一个，大多在距肛缘3~5cm处。最多见，约占肛瘘的70%，多因肛管周围脓肿引起。

（2）经括约肌型：瘘管穿过外括约肌、坐骨直肠间隙，常有多个外口，开口于肛周皮肤上。较多见，约占肛瘘的25%，多因坐骨肛管间隙脓肿引起。

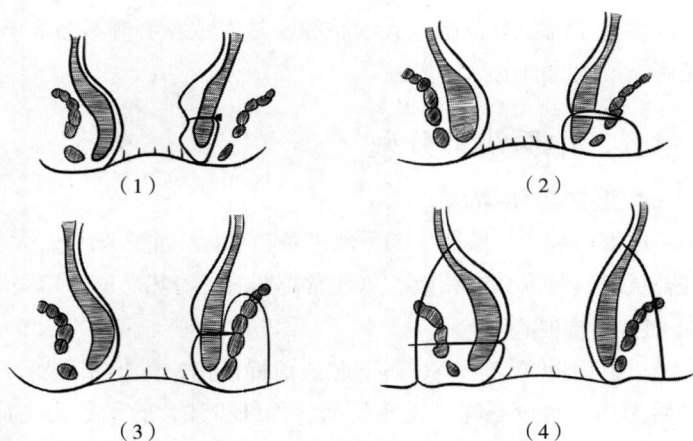

（1）括约肌间型；（2）经括约肌型；
（3）括约肌上型；（4）括约肌外型
图16-1　Park's分类法

（3）括约肌上型：瘘管在括约肌间向上延伸进入括约肌上间隙，破溃后经坐骨直肠间隙穿透肛周皮肤。较少见，约占肛瘘的 4%。

（4）括约肌外型：瘘管自肛周穿过坐骨直肠间隙和肛提肌直接与盆腔或直肠相通。内口可在齿状线附近，也可在直肠。此型最少见，仅占肛瘘的 0.5%，多为骨盆直肠间隙脓肿合并坐骨肛管间隙脓肿引起。

（三）按病因及病理变化分类

1. 按病因变化可分为腺源性肛瘘和非腺源性肛瘘

（1）腺源性肛瘘：即由肛腺感染引起的肛瘘。

（2）非腺源性肛瘘：即不是由肛腺感染引起的肛瘘，如外伤或肠道炎性疾病引起的肛瘘。

2. 按病理变化可分为非特异性肛瘘和特异性肛瘘

（1）非特异性肛瘘（化脓性肛瘘）：是最常见的肛瘘，一般多为大肠杆菌、葡萄球菌、链球菌等所致的感染。

（2）特异性肛瘘：临床常见结核性肛瘘、放线菌性肛瘘、克罗恩病肛瘘、艾滋病及尖锐湿疣感染引起的肛瘘。

（四）按内、外口分类

（1）内盲瘘：又称单口内瘘，只有内口与瘘管相同，无外口。

（2）内外瘘：由内口、瘘管、外口组成，内外口由瘘管相连通。

（3）外盲瘘：又称单口外瘘，只有外口与瘘管，无内口。

（4）全外瘘：有两个以上外口，相互有管道相通，无内口。

（五）按瘘管的形状分类

（1）直瘘：管道垂直，内、外口相对，形成一条直线。

（2）弯曲瘘：管道行径弯曲，内、外口不相对。

（3）马蹄形瘘：可分为前马蹄形瘘和后马蹄形瘘。前马蹄形瘘：内口多在肛管前正中偏向两侧的肛窦，外口多在肛门横线之前的会阴左右两侧，两侧瘘道围绕肛管前半圈经肛管前间隙互连与内口相通；后马蹄形瘘：内口多在肛管后正中或稍偏向左右两侧的肛窦，外口多在肛门横线之后左右两侧，两侧瘘道围绕肛管后半圈经肛管后间隙互连与内口相通。（图 16-2）

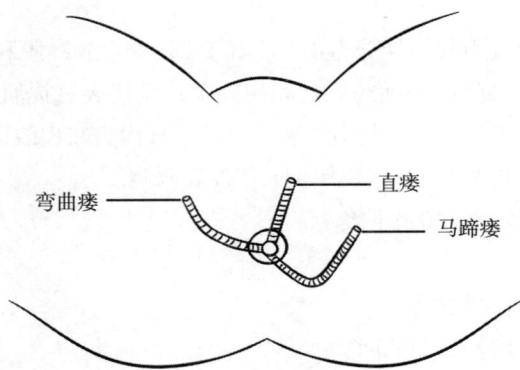

图 16-2　瘘管的形状分类

弯曲瘘

直瘘

马蹄瘘

（六）Eisenhammer 三类五型法（1966）

根据肌间瘘性脓肿理论，将肛瘘分为内群、外群和内外合并群分类分型。（如图16-3）

（1）内群：指感染源与肛管内侧肛隐窝的肌间瘘性脓肿及黏膜下瘘。有以下3种类型：①高位内、外括约肌间瘘；②低位内、外括约肌间瘘；③黏膜下瘘。

（2）外群：指感染源于肛管外侧的非肛隐窝性瘘性脓肿，如血行感染、外伤等引起的坐骨直肠窝脓肿等。可分为两型：①坐骨直肠窝瘘；②皮下瘘。

（3）内外合并群：指感染源于内外两侧的不规则型，有多种情况。

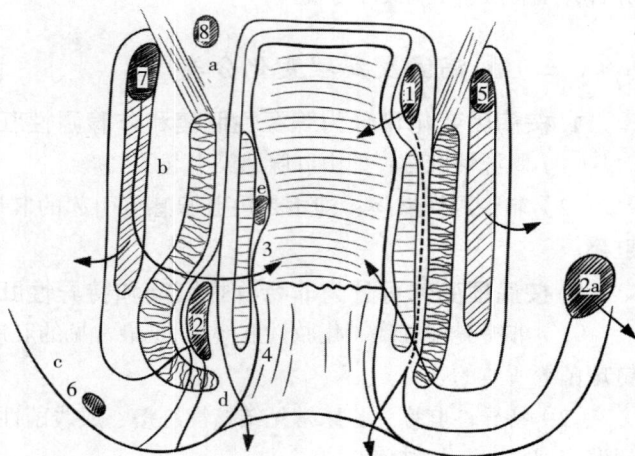

a.骨盆直肠窝；b.坐骨直肠窝；c.皮下隙；
d.肛门下缘隙；e.黏膜下隙
1.高位筋间瘘管脓疡；2.低位筋间瘘管脓疡；2a.低位筋间皮下坐骨直肠窝瘘管脓疡；3.黏膜下脓疡；4.肛门下缘脓疡；5.坐骨直肠窝原发性瘘管脓疡；6.皮下脓疡；7.小窝肛门腺坐骨直肠窝瘘管脓疡；8.骨盆直肠窝脓疡

图16-3　Eisenhammer 三类五型法

（七）日本隅越幸男四类十型分类法

1979年隅越幸男等人分析了2151例肛瘘，将肛瘘分为四类10型。用符号标记出瘘管部位、高低、单侧或双侧、单纯或复杂。此种分类方法能全面地反映肛瘘的主体形象，切实明确，对临床指导意义大，若与他对脓肿的分类结合应用，则更合理，故受到广泛推崇，是目前较好的分类方法之一。

他使用的符号分为4类。其中Ⅰ代表直肠黏膜和肛门皮下与肛门内括约肌之间的间隙；Ⅱ代表肛门内外括约肌之间的间隙；Ⅲ代表肛提肌以下间隙；Ⅳ代表肛提肌以上间隙；L代表在齿线以下走行者，称为低位；H代表在齿线以上走行者，称为高位；C代表复杂性，S代表单纯性；U代表单侧，B代表双侧。

Ⅰ 皮下及黏膜下瘘		Ⅰ	7.3%
L 皮下瘘		ⅠL	7.2%
H 黏膜下瘘	ⅠH		0.1%
Ⅱ 内外括约肌间瘘		Ⅱ	70.3%
L 低位肌间瘘 { s 单纯性		ⅡLS	53.8%
L 低位肌间瘘 { c 复杂性		ⅡLC	5.3%

	H 高位肌间瘘	s 单纯性	II Hs	8.4%
		c 复杂性	II Hc	2.8%
III 肛提肌下瘘			III	21.8%
	U 单侧	s 单纯性 III Us		6.6%
		c 复杂性 III Us		2.6%
	B 双侧	s 单纯性 III Bs		8.7%
		c 复杂性 III Bs		3.9%
IV 肛提肌上瘘			IV	0.6%

以上分类方法都是得到临床认可并且应用的分类方法，另外还有 Millgan-morgan 分类法将肛瘘分为皮下瘘、低位瘘、高位瘘、肛门直肠瘘、黏膜下瘘五种类型；Marks 六类法将肛瘘分为表浅瘘、括约肌间瘘、横穿括约肌瘘、括约肌上瘘、括约肌外瘘及其他瘘；Bacon 3 类法（1948）：分为简单肛瘘、复杂肛瘘、并发症肛瘘。

七、临床表现

（一）症状

1. 局部症状

（1）流脓：脓液多少与瘘管大小、长短及数目有关。新形成或炎症急性发作期的瘘管脓多、味臭、色黄而浓稠；经久不愈的瘘管脓液较少或时有时无。若脓液急骤增多，局部肿胀，体温增高，常因肛瘘感染急性加重所致。有的外口排出物中混有少量血液，较宽大的内口瘘管可有粪便或气体排出。

（2）硬结：肛缘条索状硬结常为患者的主诉之一。炎症急性发作时外口若封闭，引流不畅时硬结则增大。

（3）疼痛：平时疼痛不明显。慢性炎症期脓液积存于管腔内，引流不畅时局部胀痛，并有明显压痛，脓液引流后疼痛可减轻；急性感染期肿胀疼痛剧烈。内盲瘘常见直肠下部和肛门部的灼热不适，排便时伴有疼痛。黏膜下瘘常引起肛门坠胀疼痛并向腰骶部放射。

（4）瘙痒：因肛内黏液分泌物的增多或外口周围脓液的刺激常致肛门皮肤瘙痒或湿疹，出现皮肤浸渍、潮红、渗出及皮损，长期刺激可致皮肤增厚呈苔藓样变。

（5）排便不畅：一般肛瘘不影响排便，但高位复杂性肛瘘或者马蹄形肛瘘因长期慢性炎症刺激，肛管直肠环纤维化或者瘘管环绕肛管，形成半环形或环形，影响肛门括约肌的舒张收缩，引起排便不畅。

（6）其他表现：当瘘管与膀胱、尿道、子宫、阴道相通时会有其他特殊表现。例如：直肠膀胱瘘时，有部分尿液从肛门外流；直肠阴道瘘时，阴道内可见粪渣。

2. 全身症状

一般肛瘘无全身症状，但高位复杂性肛瘘、结核性肛瘘及克罗恩病肛瘘，因病程长，有的带病数十年，常出现低热、厌食、贫血、身体消瘦、精神萎靡及神经衰弱等症状；若为急性炎症期或再次感染化脓，则出现发热等全身症状。

（二）体征

1. 肛门视诊

检查时注意肛门外形及病变范围，外口的数目、部位、形态及其周围组织的变化等。

（1）肛门外形及病变范围：注意肛门有无变形、凹陷、缺损和病变范围大小。

（2）外口的数目、部位、形态及其周围组织的变化：如只有一个外口，一般多为单纯性肛瘘。如有多个外口，可为复杂性肛瘘。外口位于肛周3cm以内，瘘管多较浅短；3cm以外，瘘管多较深。位于两侧坐骨结节连线前侧，瘘管多较直，内口在相对应齿线处；位于连线后侧瘘管常弯曲，内口在肛管后正中齿线处。外口紧缩隆起，分泌物少，提示肛瘘较浅且单纯；外口宽大不规则，分泌物较多，提示肛瘘较深且复杂，往往伴有支管和死腔；外口多、大、凹陷、边缘潜行，瘘口内较多肉芽组织增生或坏死组织，周围皮色紫暗，提示肛瘘复杂程度高或者是结核性等特异性肛瘘。

（3）分泌物：①分泌脓液多而稠厚者，多为急性炎症期。②脓液混有鲜血或呈淡红色，多为脓肿溃破不久。③脓液清稀或呈米泔样，可能为结核杆菌感染。④脓液色灰黄而臭者，多为大肠杆菌感染。⑤脓液带绿色，多为铜绿假单胞菌感染。⑥脓液有均匀黄色小颗粒，多为放线菌感染。⑦脓液呈透明胶冻样或呈咖啡色血性黏液，并伴有特殊恶臭，应考虑恶变。

（4）肛瘘病变区的皮色变化：复杂性肛瘘尤其结核性肛瘘，外口周围常有褐色圆晕。如管道区皮肤呈现弥漫的暗褐色，其皮下常有感染的空腔或粗大瘘管，感染的腔隙可为单个或多个或呈蜂窝样。

另外，了解索罗门定律（Salmon low）和哥德索规则（Goodsall rule），对帮助判断肛瘘的内外口也有一定帮助。索罗门定律：于肛门中央画一横线，如瘘管外口位于此线前方，且距肛门不超过5cm时，则管道较直，内口居同位齿线上；如外口位于此线后方，则管道多弯曲不直，内口多居肛门后中位齿线上，不与外口对应。哥德索规则：于肛门中央画一横线，如瘘管外口位于此线前方，或肛门横线上；且距肛缘在2.34~3.81cm以内时，则管道较直，内口居同位齿线区；如外口位于此线后方，则主管弯曲，内口居后中位齿线区。如外口距肛缘超过2.34~3.81cm，左区无论外口居此线前后，则主管均弯向后中位。

2. 肛管直肠指诊

肛管直肠指诊是诊断肛瘘的重要检查方法。一般通过此法可了解肛瘘的走向、范围、深浅及复杂程度，与肛管直肠、括约肌及邻近器官的关系。

（1）肛外触诊：①慢性炎症性肛瘘常可触及硬韧的条索状物，由瘘的外口通向肛门。②初发、短小的结核性肛瘘，常无硬索状瘘管。③复杂性肛瘘，因病变区较硬及凹凸不平，故不易触摸清楚瘘管的分支数量。④低位肛瘘，硬索与周围组织界线较为明显，容易触摸。⑤高位肛瘘其主道多与肛管平行或近似平行，因而行肛外触诊时，常不能触及明显索状硬结，而仅能触及外口区的孤立硬结。

在肛瘘的触诊中，加压移动触诊法，是了解瘘管走向的有效方法，即于管道区施加一定压力，并顺管道做垂直往返滑动，明确瘘管的深浅和走向。总之，瘘管触诊清晰，走向单一，说明肛瘘单纯，轻浅易治；瘘管触诊不清晰，走向变化不一，说明肛瘘复杂。

（2）肛内触诊：①内口应于齿线区寻找，多表现为有压痛的硬结或凹陷，但内口闭锁时结节或凹陷不明显。②膜下瘘管少见，多表现为齿线以上的硬结。③肛管直肠环区域触诊时应首先嘱受检者收缩肛门，了解肛门括约肌的张力和收缩功能，其次注意其是否纤维化及程度和范围。

（3）复合触诊：肛管内外的手指于病区同施压力触摸，可帮助判断病灶范围和位置；使用探针配合肛内手指复合触诊检查时，手指可于主管道顶端对应区的肠壁触及探针球头或有探针冲击感。

4. 肛门镜检查

检查前将肛门镜前端涂润滑剂并缓慢插入，抽出镜芯对好光源后缓缓退镜，边退边观察，了解直肠黏膜的变化。①一般肛瘘患者，齿线区肛隐窝可充血肿胀，或见有红肿发炎之隐窝及突起之结节。由于扩张肛管，挤压瘘管壁，有时可见脓液自内口溢出。②如瘘管注入染色剂，可看到内口着色区。③另外，注意肛管及直肠下段有无充血、溃疡、新生物等。

5. 探针检查

探针检查的目的在于了解瘘管的走向、曲直、长短、深浅、复杂程度与肛门括约肌的关系及内口的位置等。

操作方法：①检查时，将戴有手套的食指沾润滑剂缓慢伸入肛管，触于内口处，然后另手取粗细适宜的探针，将探针从瘘管外口，沿管道走向缓缓探入，探入时将探针端指向肛门中心。②动作应尽可能轻柔，切忌粗暴，以防造成人工假道或内口。③肛内手指应与探针互应，了解瘘管与肛管间的关系。若探针进入受阻，可以旋转角度，调整方向后试进。若仍不能探入，可能是管道狭窄或闭塞，不可强行进入。④对于复杂性肛瘘，有多个外口和瘘管，可同时插入几根探针，探查各管道是否相通和内口部位是否相同。

6. 隐窝钩检查

是检查内口的重要方法。用双叶肛门镜扩开肛门，检查肛隐窝，发现暗红水肿的肛隐窝，遂用隐窝钩钩探，若能顺利进入说明此隐窝即内口所在，再用探针从外口探入，如和隐窝钩有碰触感即可确定内口。检查时操作应轻柔，避免出现人工假道。

7. 牵拉检查

如寻找内口困难，手术时可先用鼠齿钳夹住肛瘘外口或疑为外口之管壁，一手握住鼠齿钳，适当用力向外牵拉以增加瘘管张力，以利于触摸瘘管，有牵动感伴有内陷或肛镜下见牵动部位凹陷，也可拟定内口的位置。此方法为经验总结，方便实用，尤其适用于术中瘘管定位。

8. 管道液体注入检查

（1）注入染色剂检查：将染色剂从肛瘘外口注入瘘管，通过瘘管使内口着色显示内口位置。临床上常用的染色剂为2%的亚甲蓝或2%亚甲蓝与1%过氧化氢混合液。

（2）生理盐水加压注入检查：此法简单易行。肛门镜插入肛内，取注射器抽入适量生理盐水，由外口加压注入，缓慢退镜，注射、查看同时进行，如生理盐水由肛内某处射出或溢出，此处即为内口。

八、实验室及其他辅助检查

1. 肛瘘 X 线造影

肛瘘 X 线造影对于管道较通畅、造影剂易于注入的瘘管或者高位复杂性肛瘘有较好的诊断价值。

［操作方法］

①造影剂常选用 30%~40% 碘化油、12.5% 碘化钠、60% 泛影葡胺，也可用 13% 稀钡。造影前，先将一条状金属物放入肛管直肠内做标记，在肛门缘安置金属丝以标记肛门口。

②用细软管或硅胶管从外口缓慢插入瘘管，堵住外口，并在外口处放置金属标记。

③将造影剂通过软管向瘘管内注入，一边注药一边观察，瘘管腔充满造影剂时，拍摄正、侧位片，可以显示瘘管走行、深浅、有无分支、内口位置、与直肠及周围脏器的关系等。

［局限性］

①瘘管造影对于管道狭窄，内有纤维组织增生以及肉芽组织填充或有单向瓣的瘘管，造影剂通过困难。

②瘘管 X 线造影对瘘口显像效果受注射造影剂时间长短、压力及位置角度等影响大。

③瘘管 X 线造影只能显示瘘管，不能显示肛门各括约肌及瘘管与各括约肌间关系。

④当肛瘘无外口时则无法行造影。

⑤有多个外口时造影剂易外溢而影响诊断。

⑥造影有时能显示明确内口，但内口水肿封闭时不能显影。

⑦瘘管造影是一种侵袭性且有辐射的操作，长时间辐射对人体有危害。操作过程中加压注射，细菌可进入周围组织或血管而引起周围组织感染或菌血症。

⑧该方法只能获得平面资料，瘘道形态、走行判断困难，对瘘道附近组织受侵程度不能提供可靠信息。在新的影像学检查手段（如 CT 三维重建）应用后，其检查诊断意义逐步减小。

2. 超声检查

超声能够反映各脏器的声学物理特性，能清楚地显示脓腔、瘘管、肛门内外括约肌和肛提肌，是一种操作简单、无创、安全、准确率高、可重复的检查手段，早在 1986 年腔内超声就已经用于肛旁脓肿的病理学研究，超声已成为诊断肛瘘的一项成熟可靠的检查技术。目前临床上最常用的方式有肛管直肠腔内超声（EAUS），肛门内镜超声（EUS）、三维肛管直肠超声（3D EAUS）和超声造影（CEUS）。

（1）肛管直肠腔内超声（EAUS）

①能够清晰地分辨肛管直肠的各层次结构，同时也可显示肛管直肠及其周围正常组织和异常病变。可反映瘘管形态、长度、边缘、走行以及主管位置走向、支管个数、分布、内口的位置，以及有无合并脓肿形成等。

②若合并脓肿形成，可以显示直肠周围脓肿的位置、大小及分布，准确判断脓肿成熟与否，尤其深部脓肿和早期脓肿可以立即实施诊治。

③随着彩色超声多普勒的发展，对部分肛瘘合并瘘管周边软组织炎症而瘘管显示模糊的，可根据彩色血流信号分布的规律来识别瘘管的走向从而协助诊断，提高诊断率，成为

肛瘘术前检查的一种重要手段。许多学者认为对肛管直肠的周围结构及瘘管的分辨率可以和 MRI 相媲美。

（2）肛门内镜超声（EUS）：是一种在内镜顶端配置微型超声探头，而将超声技术与电子内镜技术相结合的产物，集超声和内镜优点于一体，既可观察到黏膜的病变，又可进行直肠腔内超声扫描，能清晰地显示肠壁各层次及周围组织结构。EUS 的主要优势是对已经闭合的肛瘘内口有很好显示。

（3）三维肛管直肠超声（3D EAUS）：具有较高的组织分辨力，不仅安全性高而且操作便捷，可同时从不同角度获取病变部位的三维立体模块以及再现瘘管的形态和走行特点，完整直观地显示脓腔的范围、内口的位置、数目、瘘管的走行以及与肛门括约肌间的关系，为手术方案的制定提供帮助。

（4）超声造影（CEUS）：是近几年发展起来的新型超声技术，它是利用与人体组织间超声特性，阻抗具有显著差别的外界物质注入体腔、管道或血管内以增强对脏器或病变的显示，国内外已有多位学者对肛瘘进行超声造影方面的研究并取得良好的效果。

[局限性]

（1）肛管直肠腔内超声（EAUS）：探头分辨率低及探头长度受限制而无法明确瘘管走向，探头压迫内口可造成内口假性闭合，有水肿区存在的部位使界面回声复杂，引起内口显示不良，无法鉴别肉芽窦道和瘢痕组织。

（2）超声内镜（EUS）：不仅操作复杂，而且价格较贵，不能准确判断内口的时钟方向。

（3）三维肛管直肠超声（3D EAUS）和超声造影（CEUS）：对肉芽窦道和瘢痕组织难以鉴别。

以上几种超声检查方法对超声医师操作技法和经验要求较高，操作不当容易引起漏诊、误诊。

3.CT 检查

CT 是 20 世纪 70 年代出现的新型检查技术，目前已经被广泛应用于临床诊断各种疾病。它的优点在是组织密度分辨力高，不仅能显示密度差大的组织间对比，还能显示密度差异小的组织间对比。对于肛瘘患者常选用盆腔部位螺旋 CT 进行检查，螺旋 CT 具有很高的时间和空间分辨力，将扫描的断层 CT 图像进行三维重建，能清晰的观察肛门括约肌、肛提肌、肛旁、盆腔、盆壁的情况和病变范围，可以对复杂性肛瘘的位置、形态、边缘、长度及其分支，有无与直肠相通，以及死腔、窦道的大小、形态等做立体多角度观察，为手术提供最直观的资料。

[局限性]

①有许多研究认为 CT 检查对软组织分辨率低，难以区分括约肌、肛提肌和纤维瘢痕组织，对于瘘管及瘘口无法显示，尤其是对于已经闭合的内口，对瘘管的解剖学类型不能精确判断，这可能是因为瘘管组织对 CT 的衰减与括约肌及脂肪层类似有关。

②对未完全液化坏死的脓肿脓腔及侧支瘘管显示特异性不高。

4.MRI（Magnetic Resonance Imaging，磁共振成像）

MRI 技术对软组织具有高分辨率，能够直接三维成像，可以较好地显示直肠壁各层次组织结构及肌肉组织。20 世纪 90 年代起开始用于肛瘘的检查，MRI 运动伪影少，不仅能清晰的显示肛门内外括约肌、肛提肌和耻骨直肠肌的结构，还能充分显示肛瘘的原发管道、继发的深部管道、支管、瘘管走形、内口以及分辨瘘管与周围瘢痕组织。MRI 成像还可以检测到是否有脓肿存在，DWI 序列和 DCE-MRI 序列可以用来评估疾病的炎症活动程度，为肛瘘术前准备提供有价值的信息，帮助临床制定手术方案和评估疗效。

由于正常直肠中下段处于闭合或半闭合状态，常规 MRI 难以显示肛管直肠与周围组织结构的关系，通过在直肠腔内放置水囊，使肠管充分扩张，可提高病灶周围组织结构的影像学对比度。在该方法的应用下，MRI 对肛瘘内口诊断的准确率明显优于术前直肠指诊、三维直肠腔内超声及 MRI 直肠腔内线圈等检测方法。

［局限性］MRI 检查价格较昂贵且对影像学医师的临床操作技法和经验要求较高，操作不当容易引起漏诊、误诊，这也是影响普及肛瘘 MRI 术前检查的重要原因。

5. 血细胞分析

当肛瘘患者急性发作或者合并肛周脓肿时，白细胞计数可见显著增高。

6. 细菌培养

对肛瘘分泌物进行细菌培养加药敏试验，可以协助诊断和指导治疗。对伤口生长缓慢、长期不愈者，如结核性肛瘘、梅毒性肛瘘等患者来说尤其重要。

7. 病理检查

对可疑病例或病史在 5 年以上的患者，在术前、术中或术后有必要取活检组织进行病理检查。

8. 肛管直肠压力测定

主要用于了解肛瘘伴有排便困难的患者术前术后肛管直肠功能，以及术后患者的控便情况的评估，对选择术式有一定意义。

［局限性］肛管直肠压力测定仪器对操作医师和患者的要求较高，一旦操作不当或者患者不能积极配合则容易导致数据偏差较大，影响对病情的判断。

九、诊断

根据患者肛门部有反复流脓水、红肿疼痛、瘙痒、潮湿等病史以及查体时可触及有条索样组织通向肛内等典型表现，即可做出诊断。

十、鉴别诊断

肛瘘通常需与以下疾病相鉴别。

1. 骶尾部囊肿

（1）共同点：溃破或切开后同样形成窦道。

（2）鉴别要点：①骶尾部囊肿常位于骶骨前直肠后间隙。以先天性居多，多来源于胚胎异常发育，起病隐匿、发展缓慢。②根据组织胚胎学来源和病理性质，临床以皮样囊肿、皮脂腺瘤、畸胎瘤等较为常见。囊肿多呈单囊性、双囊性或多囊性，小者如蛋黄，大者如鸡蛋，腔内可有胶冻状黏液。③多在青春期发病。无感染时，常无症状或感觉骶尾部胀痛；若囊肿长大或继发感染，则出现发烧、局部红肿、疼痛等症状，溃破或切开引流后，形成瘘道，无内口。④囊肿自溃或反复感染可见肛内或骶尾部瘘口分泌物流出，瘘口多位于肛门和尾骨之间，瘘口与肛门不通连，流白色腐物或毛发。⑤体积较大可引起肛门坠胀、排便困难等，直肠指诊可发现骶前膨隆。

2. 肛周肉芽肿性血管瘤

（1）共同点：均可由感染引起，有外口，均可出现反复破溃流脓、肿痛、潮湿、瘙痒等症状。

（2）鉴别要点：①肉芽性血管瘤为位于皮肤的肉芽状血管瘤，中央为毛细血管，周围为炎性肉芽肿。②多见于手指，肛周亦可见。可能由于刺伤或毛细血管瘤继发感染所致。③肿物多为暗红色，质软或中等硬度，隆起，常带有短蒂，呈覃状，表面光滑或形成糜烂、溃疡或感染，轻微损伤便可引起出血，继发感染可附有脓苔，伴有恶臭。肿物与周围组织界限清楚，但无明显包膜，色粉红或灰白，肿物蒂部基底有衣领状上皮圈。④病理：镜检为炎性的肉芽组织。黏膜或皮肤内见毛细血管呈簇状或分叶分布，界限清楚但无包膜；小叶内除增生的血管内皮细胞外，可见血管周围梭形细胞增生；有时血管密集排列，管径小，内皮细胞和血管周围梭形细胞弥漫成片，血管形态显示不清。

3. 会阴、直肠子宫内膜异位症

（1）共同点：可发生于直肠等部位，可因感染波及肛腺而形成。

（2）鉴别要点：①子宫内膜异位症发生于肠道者占 3%~37%，其中以直肠乙状结肠最常见。本病的典型症状是病灶随月经来潮而出血。②发生于阴道、会阴侧切口瘢痕附近时因感染波及肛腺而成瘘，多为内盲瘘，与月经关系密切，经前经期会阴部肿胀疼痛可加重。③直肠部位的子宫内膜异位症在直肠指诊时可触及包块，直肠黏膜表面光整连续。④此类患者术中可有陈旧性紫黑色血液流出，术后病理可见子宫内膜组织。

4. 直肠阴道前庭瘘、直肠阴道瘘及会阴尿道瘘

（1）共同点：均自瘘管外口反复流出少量脓液；有时脓液刺激肛周皮肤，有瘙痒感，局部伴有胀痛，红肿症状。

（2）鉴别要点

① 直肠阴道前庭瘘

患者常有阴道或前庭排气、排便、排脓液等症状。

炎症刺激引起全身症状及性功能障碍，并可合并低热、阴部疼痛等症状。由直肠内注入亚甲蓝，于阴道内见亚甲蓝染色可明确诊断。

② 直肠阴道瘘

在直肠和阴道之间形成的先天性或后天性通道，临床较为少见（彩图 16-1）。主要临床表现为阴道排气排便，严重时大便不能自控。

可由自然分娩、吻合器术后并发症、糖尿病等多种因素造成，一般无法自愈，大部分患者需要手术治疗。

③ 会阴尿道瘘

排尿时有尿液从外口流出。若瘘口较小，或因炎症粘连闭塞，排尿时无尿液流出。因合并感染瘘口有脓液流出时，易误诊为肛瘘。

检查直肠内无内口，瘘道与尿道相通，常有外伤史和尿道狭窄。

5. 骶尾部藏毛窦

（1）共同点：破溃后可形成窦道，均有反复破溃流脓、肿痛、瘙痒等症状。

（2）鉴别要点：①骶尾部藏毛窦常发生于体毛浓密的青壮年男性，好发于 20~40 岁年

轻人，是一种位于骶尾骨后方皮下的感染灶。②骶尾部反复发作的急慢性脓肿或存在反复溢出分泌物的窦道，其瘘口位置较高，不与直肠相通，多位于骶尾后方臀正中线。③术中常发现窦道内毛发，这种毛发全然是游离的，两端尖细，很难发现毛囊。④病理改变：原发管道开口部以鳞状上皮为衬里，这种上皮衬里深入窦口内2mm即被肉芽组织替代。继发管道含有丰富的肉芽组织。

6. 肛周化脓性汗腺炎（彩图16-2）

（1）共同点：在肛周均有脓肿和窦道形成，窦道外口处常有隆起和脓液。

（2）鉴别要点：①肛周化脓性汗腺炎是会阴及臀部大汗腺感染后肛周皮肤及皮下组织反复发作、广泛蔓延形成的慢性炎症、小脓肿、复杂性窦道。②病程可持续多年，广泛感染可形成网状窦道瘘口，呈蜂窝状。③瘘道互相通连，一般不与肛管相通，若在肛管附近感染较重，可向肛管壁穿破而形成肛瘘。病变区皮色紫暗，流脓较稠。④在腋窝、耳后、肛门或生殖器部位可见多数黑头粉刺，或有腋臭。⑤脓培养可见金黄色葡萄球菌，也可有化脓性链球菌及其他细菌感染。

7. 肛管直肠周围恶性肿瘤

（1）共同点：本病需与慢性肛瘘癌变相鉴别。肛周恶性肿瘤合并感染反复发作可形成窦道，慢性肛瘘反复感染也可发生癌变。对于静止期肛瘘突然频发肿痛，瘘管周围有肿块形成并逐渐长大，瘘口变多、变大且瘘口分泌物增多及病程迁延的慢性肛瘘患者应引起重视。

（2）鉴别要点：①肛瘘癌变的病理组织学特征是分化好，是较单一的低度恶性黏液腺癌，常有大量黏液；病程迁延、肛瘘病史常在十年以上甚至达数十年；呈管外生长，浸润肛周纤维、脂肪组织及臀肌。②肛瘘或溃疡的分泌物呈明胶样，肿块穿刺可见黏液样分泌物。（彩图16-3）③肛瘘型肿块位于瘘管或瘘管附近，有时在肛管和肛隐窝处可见瘘管开口。④生长方式以局部浸润为特点，切除不净可复发，很少或偶尔转移至腹股沟淋巴结。⑤癌性肛瘘恶性肿瘤的特点为大便习惯改变，表现为次数多，脓血便，恶臭，肛门持续性疼痛。在晚期或并发感染溃烂后形成肛瘘。⑥肛门指检可发现肿块坚硬呈菜花样，表面溃疡较深大，易出血。肛门镜可见到溃疡全貌。病理切片可见到癌组织浸润，分为管状腺癌、黏液腺癌、乳状腺癌和未分化癌。

8. 坏死性筋膜炎

（1）共同点：都可因感染而形成，可伴有流脓、肿痛、肿块、瘙痒等临床表现，继发感染时有不同程度的体温升高等全身症状。

（2）鉴别要点：①坏死性筋膜炎是一种急性混合型细菌性感染。临床表现为发病急、进展快、病死率高，发病部位多由肛窦至肛周间隙，进一步发展至会阴筋膜、阴囊，上可至阴部、腹部，下可至双下肢，5~7天即可形成大面积皮肤、筋膜坏死。②患者常有明显脓毒血症症状，皮肤有多发性溃疡，触诊有局限性或广泛性捻发音，局部皮肤麻木或疼痛，常伴有寒战、高热、低血压等表现。③细菌学检查对本病的诊断具有重要意义，致病菌包括金黄色葡萄球菌、革兰阴性菌和厌氧菌及溶血性链球菌。细菌培养若未发现梭状芽孢杆菌有助于本病的判断。

（临床表现：肛周皮肤红肿，可有捻发音，感染扩散至会阴部，引起阴囊肿胀）

9. 肛周放线菌病

（1）共同点：均可于肛门直肠周围脓肿破溃排脓后形成瘘管，瘘管口有不整齐的肉芽组织。

（2）鉴别要点：①放线菌病是由放线菌引起的慢性化脓性疾病，好发于面颈及胸腹部，肛周的放线菌病罕见。病灶向周围组织扩展形成瘘管且排出的脓液带有硫黄样颗粒，肉眼或取脓液染色检查，均可查见"硫黄颗粒"。②破溃排脓后形成新的相连的脓肿，并形成瘘管，瘘管口有不整齐的肉芽组织。③术后的放线菌的板状硬肿胀不会完全消退。病原学检查以伊氏放线菌最为常。直接镜检可见蓝色菌丝团块及棒状体，脓液涂片可见到细小的分枝样菌丝。④必要时可做活体组织病理检查，早期可有白细胞浸润，化脓时可有淋巴样细胞、浆细胞、组织细胞及成纤维细胞等浸润。

10. 骶尾部骨髓炎

（1）共同点：在直肠周围产生脓肿，成脓破溃后形成瘘管。

（2）鉴别要点：①由骶骨骨髓炎造成骶骨与直肠之间的脓肿，脓液由尾骨附近穿破流出，形成瘘管。瘘口常在尾骨尖的两侧，并与尾骨尖平齐，有时存在两个对称、距离相等的瘘口。②探针可探入数厘米，瘘管与直肠平行，位于骶骨前凹内，瘘口与肛管之间无炎性变硬组织。③碘油造影可显示管道呈倒"Y"字形，不与直肠相通。④X线摄片可见骨质病变。

11. 肛门异物

（1）共同点：均可见由局部组织感染引起的肛旁胀痛、红肿、硬块等表现。

（2）鉴别要点：①病因多是误食的尖锐物如牙签、鸡骨、鱼骨等，或胆石、硬结粪块阻塞于肛门处，导致局部组织感染而成。②肛周疼痛常伴体位改变时加重。直肠指诊多能触及异物，可初步辨明异物大小、形状及性质。影像学诊断有助于确诊。

12. 坐骨结节囊肿

（1）共同点：溃后形成窦道。

（2）鉴别要点：①多见于老年人，因激素水平下降或坐姿不当而形成滑囊炎。②大多发生在一侧坐骨上，这可能与坐力的不平衡有关。滑囊炎发生之后，囊内充血、肿胀、浆液性渗出物增多，迁延日久积液就会变得黏稠、混浊、纤维素沉着而发生粘连。滑囊壁增厚、滑膜表面粗糙，最后形成囊肿。（彩图 16-4）

13. 肛门周围毛囊炎和疖肿

（1）共同点：均有肛周硬结、流脓、肿痛及瘙痒等。

（2）鉴别要点：本病最初为局部发现红、肿、痛的小结节，以后逐渐肿大，肿胀略突出，数日后结节中央组织坏死变软、出现黄色的脓栓。脓栓脱落后排出脓液后炎症便逐渐消失而愈。病灶表浅，不与直肠相通，指诊无内口。

14. 骶髂骨骨结核

（1）共同点：均可由感染引起形成脓肿和窦道。

（2）鉴别要点：①本病特点是病情隐渐，常见跛行，疼痛多限于患侧臀部，可沿坐骨神经方向放射。②脓肿或窦道可出现臀部、髋窝或股骨大粗隆等处，常感骶髂部疼痛。③检查时在站立位脊柱前弯、后伸及侧弯均受限，并有局部疼痛，但坐位时活动较好。行卧位直腿抬高试验，患侧受限并有局部疼痛。压挤或分离髂骨时患部疼痛，骶髂关节患部有压痛。④患者有结核病史或与结核病患者接触史，可有低热、盗汗、食欲减退、消瘦等中毒症状。结核活动期血沉增快。⑤肛指检查有时可摸到局部脓肿及压痛。X线照片检查对早期诊断很重要，骶髂关节正位及斜位线片（关节的矢状面）可见骨质破坏、死骨及空洞形成等。

十一、治疗

肛瘘的治疗一般需采用手术方法治疗，对于暂无手术条件的患者可行保守治疗以改善症状、防止肛瘘进一步加重。

（一）保守治疗

1. 中医内治法

须依据证型的不同而选择不同的立法和方药。

（1）湿热蕴结型

[治法] 清热化湿解毒。

[方药] 萆薢化毒汤合五味消毒饮加减。

[药物组成] 萆薢、归尾、牡丹皮、牛膝、防己、木瓜、薏苡仁、秦艽、金银花、野菊花、紫花地丁、天葵子、蒲公英等。

[加减] 便秘者，加生大黄、枳实、芦荟等泻热通腑；溲赤者，加车前子、泽泻等清热利水通淋；湿重者，加苍术、黄柏以清热燥湿。主证：漏下脓液黄白稠厚，量多味臭，肛门肿痛、坠胀，舌苔黄腻，脉洪大而滑。次证：大便不畅，小便短赤，身热恶寒，口渴不欲饮。

（2）阴虚热蒸型

[治法] 清热养阴解毒。

[方药] 青蒿鳖甲汤或滋阴除湿汤加减。

[药物组成] 青蒿、鳖甲、生地、知母、牡丹皮、当归、白芍、黄柏、泽泻、象贝、地骨皮、生甘草等。

[加减] 肺虚者，加沙参、麦冬以养阴；脾虚者，去知母、黄柏，加白术、山药、扁豆以健脾除湿。

（3）正虚邪恋型

[治法] 益气养血托毒。

[方药] 托里消毒散加减。

[药物组成] 党参、川芎、当归、白芍、白术、银花、茯苓、白芷、皂角刺、桔梗、黄芪、生甘草等。方中人参、黄芪、茯苓、白术益气托毒，当归、芍药、川芎养血活血，气血调理，正气充盛，则利于托里排脓；银花、甘草清热解毒，白芷止痛排脓。合而用之，既可托毒外出，又可消肿解毒。

（4）热毒炽盛型

[治法] 清热透脓托毒。

[方药] 内疏黄连汤或黄连解毒汤加减。

[药物组成] 黄连、山栀、黄芩、连翘、桔梗、木香、槟榔、芍药、黄柏、薄荷、大

黄、当归、甘草等。

[加减]脓水不畅者，加穿山甲、皂角刺以透脓托毒；口渴明显者，加生地、玄参、麦冬以清热养阴；神昏谵妄者，加犀角、牛黄以泻火解毒，安神开窍。

2. 中医外治法

（1）中药熏洗疗法

①硝黄洗剂

[组成]芒硝 60g，大黄 30g，紫花地丁、一枝蒿各 30g，麻黄 10g。

[作用]清热解毒，软坚散结。

[用法]煎水熏洗。

②消肿止痛洗剂

[组成]苍术 30g，黄柏 15g，赤芍 10g，大黄 10g，野菊花 15g，川草乌（各）10g。

[作用]清热除湿，消肿止痛。适用于脓肿溃后，肿胀疼痛。

[用法]煎水熏洗。

③苦参汤

[组成]苦参 60g，石菖蒲 9g，白芷 15g，蛇床子 30g，金银花 30g，菊花 60g，黄柏 15g，地肤子 15g。

[作用]祛风除湿，杀虫止痒。

[用法]煎水熏洗。

（2）中药外敷法

①黄连膏

[组成]黄连 120g，川柏皮 120g，元参 120g，生地 180g，龟甲 180g，当归 90g。

[用法]用麻油 5 斤，文火先煎生地、龟甲 20 分钟，再入诸药，煎枯净滓，再上缓火黄蜡 20 两化匀，密封候用。

②如意金黄膏

[组成]天花粉 500g，姜黄 250g，白芷 250g，苍术 100g，南星 100g，甘草 100g，大黄 250g，黄柏 250g，厚朴 100g，陈皮 100g，小磨麻油 2500ml、黄丹 750~1050g。

[用法]将上药浸入麻油内 48 小时，文火先炸前 6 味药，后炸后 4 味药，至表面深褐色内部焦黄为度，滤渣取药油，经炼油，下黄丹成膏，去火毒，摊涂而成。取本品贴于患处，面积大于病变范围，每周换药 1 次。

③地龙膏

[组成]地龙 20g，大黄炭、大贝各 15g，滑石 10g，干姜 6g，全蝎 3 条，蜈蚣 2 条，梅片 3g。

[用法]共为细末，入瓶密封备用，大蒜适量捣泥与上药调和，即可临床应用。治疗时用棉球蘸适量药膏敷瘘管内口、外口及患处，每日 1 次。

3. 西医内治法

（1）抗感染治疗：肛瘘如引起明显坠胀疼痛、局部红肿流脓，或伴发热，提示感染和炎症加重，需抗感染治疗。一般首选的是广谱抗菌药物，大多对致病菌有较好的敏感性，但临床仍需做细菌培养和药敏试验，以提高用药针对性。

（2）对症治疗：包括对症止痛、降温、补液等。

4. 西医外治法

（1）抗感染治疗：常用如环丙沙星软膏、莫匹罗星软膏等。

（2）化学性内括约肌切开法：该法是利用药物松弛内括约肌，降低肛管静息压，产生括约肌切开效果，充分引流而使肛瘘治愈。常用药物如硝酸甘油软膏。

（二）手术疗法

1. 肛瘘切开根治术

[适应证] 单纯低位肛瘘和皮下瘘。

[禁忌证]

①严重心脑血管及肺部疾病者。

②严重糖尿病患者。

③凝血功能障碍、有出血倾向疾病者。

④恶性肿瘤放化疗期间。

⑤有其他严重内科疾病患者和活动受限者。

[操作方法]

①患者取侧卧位，术区常规消毒，确定内口、外口位置和瘘管走行。内口位置可以通过自外口注入 1% 过氧化氢溶液明确，也可直接使用探针探查。

②沿瘘管做一以肛门为中心的放射状棱形切口，切口长度宜超过瘘管长度 0.5~1cm。切除游离皮肤，以探针自外口探入瘘管，并自内口引出，沿探针切开内口至外口间的瘘管壁等组织，将瘘管完全敞开。

③修剪创缘和内口，清除坏死组织和较重的瘢痕，保证引流通畅。

[注意事项]

①切口的长度取决于瘘管的长短，切口宽度一般不超过长度的三分之一，以保证创口引流通畅和正常愈合。

②术中不能用探针强行探查内口，避免形成新的病灶。会阴部位的肛瘘通常较表浅，用探针探查时，要自会阴向肛门方向，相反则可能误刺入阴囊或阴道内。

③瘘管瘢痕组织不必全部剔除，引流通畅即可。

[优点] 因瘘管在外括约肌深部以下，切开后只损伤外括约肌皮下部和浅部，不会出现术后肛门失禁。

[缺点] 切开瘘管管道，需要部分切断括约肌，愈合前可能会出现肛门溢液。

2. 肛瘘挂线术

[适应证] 单纯低位肛瘘。

[禁忌证]

①严重心脑血管及肺部疾病者。

②严重糖尿病患者。

③凝血功能障碍、有出血倾向疾病者。

④恶性肿瘤放化疗期间。

⑤有其他严重内科疾病患者和活动受限者。

［操作方法］

①实挂法：取侧卧位或截石位，常规消毒。探针尾端缚上一丝线，并接上橡皮筋，使探针顶端由外口探入，沿管道经内口探出，橡皮筋亦随之引出肛外。切开挂线区皮肤、皮下组织及括约肌皮下部。将橡皮筋收紧，然后以丝线将橡皮筋结扎，使橡皮筋嵌于皮肤切口内。

②虚挂法：方法同实挂法，不同的在于橡皮筋或者药线从瘘道中引出后，两端处打结固定，使之成为环形，不做丝线结扎。

［注意事项］实挂时橡皮筋脱落后，注意创口须从基底部开始生长，防止表皮过早粘连形成桥形假愈合。

［优点］

①挂法原理是利用橡皮筋或药线的机械作用，使结扎部位的瘘管壁发生缺血、坏死，与此同时基底部创面逐步愈合，这种边切割边修复的模式，可保证完全敞开瘘管。

②虚挂法是通过松弛的挂线材料作标志，达到长期引流以及促进瘘管周围组织纤维化而粘连固定的目的。优点是痛苦小、肛管周围组织缺损少、瘢痕小不会造成肛门畸形、操作简单。

［缺点］实挂法术后疼痛明显、瘢痕较大、存在锁孔样畸形。虚挂法疗程长，治疗不彻底，属姑息治疗。

3. 肛瘘主灶切开、对口引流术

［适应证］有明确支管的复杂肛瘘、马蹄形肛瘘和其他走行弯曲的肛瘘。

［禁忌证］

①严重心脑血管及肺部疾病者。

②严重糖尿病患者。

③凝血功能障碍、有出血倾向疾病者。

④恶性肿瘤放化疗期间。

⑤有其他严重内科疾病患者和活动受限者。

［操作方法］

①患者侧卧位，行局部麻醉或骶管麻醉。确定内口、外口位置和瘘管走行。

②沿主瘘管或弯曲瘘管的近内口部分做一以肛门为中心的放射状梭形切口，切除游离皮肤。以探针自外口探入瘘管，并自内口引出。沿探针切开瘘管壁等组织，将梭形切口范围内的主瘘管部分完全敞开。此步骤为"主灶切开"。

③在支管外口或弯曲瘘管外口处做放射状梭形切口，切除游离皮肤后将外口适当扩大，作为引流切口，使之与主灶切口贯通，此步骤称为"对口引流"。用止血钳将主灶切口和引流切口间的管道钝性扩创，使其通畅。

④修剪创缘，适当清除内口周围坏死组织，切除病灶内较重的瘢痕，使引流通畅。

［注意事项］

①明确瘘管的走行及内口位置，半马蹄或全马蹄形肛瘘内口在截石位6点，其他肛瘘内口多与主瘘管相同点位。

②主灶切口和引流切口间的皮桥较窄时，术中置橡皮条引流；如皮桥较宽，可置入带侧孔的乳胶管，便于冲洗，亦可再做一引流切口。橡皮条引流者，换药时直接冲洗，并用

凡士林纱条引流；置乳胶管引流者，自乳胶管一端灌入生理盐水，彻底冲洗脓腔，反复冲洗3~7日，待冲洗液清亮无絮状坏死物后，撤管换凡士林纱条引流。

［优点］该法是由肛周脓肿的主灶切开、对口引流法演变而来，是将主管和内口一次切开、支管外口扩大搔爬，形成对口引流而治疗肛瘘的方法。该法避免了将病灶全部敞开而导致的肛周大范围损伤，不会引起瘢痕性的肛门变形。（图16-4）

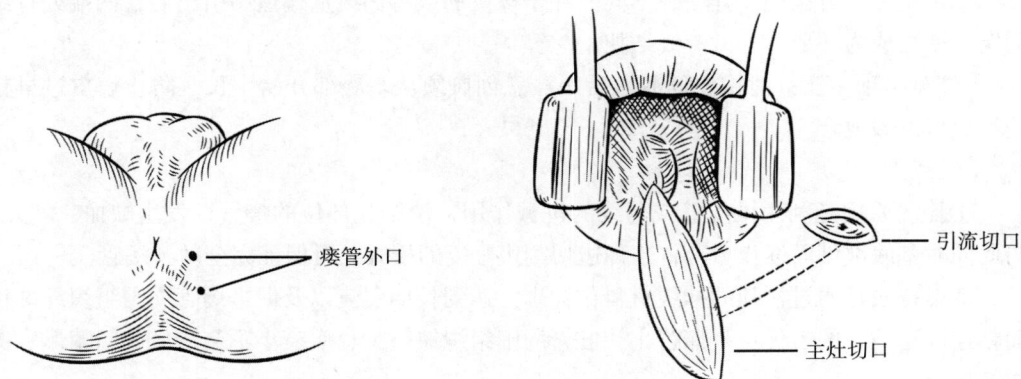

图16-4　主灶切开对口引流术

4. 高位肛瘘低位切开、高位乳胶管引流术

［适应证］高位肛瘘。

［禁忌证］

①严重心脑血管及肺部疾病者。

②严重糖尿病患者。

③凝血功能障碍、有出血倾向疾病者。

④恶性肿瘤放化疗期间。

⑤有其他严重内科疾病患者和活动受限者。

［操作方法］

①患者取侧卧位，行局部麻醉或骶管麻醉。确定内口位置、瘘管走行及其炎症侵及范围。

②对于有低位瘘管和外口者，将低位瘘管完全切开，方法同肛瘘切开根治术。对于无低位瘘管者，在与内口相同点位的皮肤上做一以肛门为中心的放射状梭形切口，并切除游离皮肤，沿梭形切口向上，将齿线处内口切开，必要时可将梭形切口加深以使引流通畅。此步骤为"低位切开"。

③自内口位置起，沿坏死组织向上部分切开瘘管，扩创并搔扒坏死灶，使引流通畅。将顶端带有侧孔的乳胶管，置入瘘管深部并固定。此步骤为"高位乳胶管引流"。

［注意事项］同肛瘘切开根治术。为保证引流通畅，无论低位瘘管是否存在，齿线以下都须充分敞开。切开高位病灶时，可部分离断肛管直肠环。术后换药时，自乳胶管下端灌入生理盐水，彻底冲洗，使脱落坏死组织排出。一般经3~7日冲洗，流出的冲洗液清亮无杂质时，说明脓腔内坏死物已完全脱落，可拔管以油纱条引流，但仍需肛镜下冲洗。

［优点］低位切开、高位乳胶管引流术是安氏疗法治疗高位肛周脓肿和高位肛瘘的一种经典方法，该法可避免挂线持续勒割造成的持续性疼痛，并且具有损伤小、恢复快，术

后肛门功能和外观不受影响等特点。

5. 肛瘘弧形切开根治术

[适应证] 半马蹄形肛瘘。

[禁忌证]

①严重心脑血管及肺部疾病者。

②严重糖尿病患者。

③凝血功能障碍、有出血倾向疾病者。

④恶性肿瘤放化疗期间。

⑤有其他严重内科疾病患者和活动受限者。

[操作方法]

①局部麻醉，侧卧位，确定病灶范围走形。

②自肛缘 6 点沿瘘管走形做弧形切口至瘘管远端或外口处。切开皮下组织，及瘘管。

③用探针自切开的瘘管向内口探查，探出后沿探针切开，亦可沿坏死组织直接切开至齿线内口处。

④修剪创缘和内口，清除坏死组织和较重的瘢痕，使引流通畅。（彩图 16-5）

[注意事项] 术前要明确瘘管走形和位置，直接切开即可，勿过多损伤肛周皮肤。

6. 肛瘘低位切开高位挂线术

[适应证] 高位肛瘘。

[禁忌证]

①严重心脑血管及肺部疾病者。

②严重糖尿病患者。

③凝血功能障碍、有出血倾向疾病者。

④恶性肿瘤放化疗期间。

⑤有其他严重内科疾病患者和活动受限者。

[操作方法]

①取侧卧位，常规消毒铺巾，宜行骶麻。明确内口位置和病灶范围。

②按"切开术"的手术方法，完全敞开低位病灶，如无低位病灶，亦需在肛缘做切口并延至齿线内口处。

③用尾端缚有橡皮筋的探针，自低位病灶沿坏死组织向上探查高位瘘管，直至其顶端最高位置。

④另一手食指深入肛门，指针结合，寻找最薄弱处，将探针穿出，将探针自瘘管内口完全拉出，使橡皮筋进入并贯穿高位瘘管。

⑤将橡皮筋条两端合并一处、收紧，用丝线结扎。

[注意事项]

①术中可根据所挂组织的多少，必要时可双重挂线，如橡皮筋与药线结合等。

②高位肛瘘因管道较深，由外而内的引线方式探针不易由直肠翻出，故操作常感困难。如橡皮筋引出程序改为由内而外，则需借助挂线器，将丝线系牢在直肠高位内口穿出的探针球头上，由内引出皮筋。

③换药时，应冲洗旷置部分瘘管，利于创面恢复。

[优点] 随着线圈内组织缓慢的被切割，创面有机会逐渐生长愈合，不会因括约肌突然被切断而造成肛门失禁，能最大程度保护肛门括约肌功能。

[缺点] 在线或皮筋脱落之前，常可引起持续而剧烈的疼痛，并且因长期的炎症刺激，创口愈合时间较长，愈合后常形成较重的瘢痕，严重者甚至出现肛管锁孔畸形。

7. 肛瘘二次切开术

[适应证] 高位肛瘘。

[禁忌证]

①严重心脑血管及肺部疾病者。

②严重糖尿病患者。

③凝血功能障碍、有出血倾向疾病者。

④恶性肿瘤放化疗期间。

⑤有其他严重内科疾病患者和活动受限者。

[操作方法]

①将高位肛瘘的肛管直肠环以下部分瘘管先行切开。

②累及肛管直肠环的部分瘘管，采用虚挂法留置丝线或橡皮筋作为标志。

③ 2~4 周后再紧线，直至脱落。

[注意事项] 术中不紧线，通过挂线的引流和异物刺激作用，使残腔变小，括约肌粘连固定，2~4 周后创面生长变浅再紧线，能更好地起到慢性切割作用。

[优点] 能最大程度保护肛门括约肌功能，避免因一次全部切割引起的肛门失禁。

[缺点] 挂线疼痛较重、愈合时间较长、易形成匙样变形。

8. 肛瘘切除术

[适应证] 管道纤维化明显的低位肛瘘。对结核性肛瘘，如全身无活动病灶也可切除。

[禁忌证]

①严重心脑血管及肺部疾病者。

②严重糖尿病患者。

③凝血功能障碍、有出血倾向疾病者。

④恶性肿瘤放化疗期间。

⑤有其他严重内科疾病患者和活动受限者。

[操作方法]

①侧卧位或截石位，常规消毒。

②术者用探针由外口探入内口探出，以探针为中心，从瘘管底部完全切除瘘管及其周围变硬的瘢痕组织，修整创缘、止血，凡士林纱条填塞创面。

③术后每日换药，直至愈合。

[注意事项]

①术后创面完全开放引流，不做缝合，通过换药使伤口二期愈合。

②结核性肛瘘应在术前 1 个月用抗结核药物，并进行正规抗痨治疗。

③术中如瘘管在外括约肌深、浅之间，可与肌纤维呈垂直方向切断部分括约肌，遇有出血点应随时止血。

④有两个以上的内口者，可先切除主要瘘管，待括约肌断端已与周围组织粘连固定，

创面已大部分愈合时，再切除其他瘘管。

⑤切除肛门前方肛瘘时，不宜切除过多的组织，以免造成会阴体变薄，女性尤应注意，避免损伤会阴体。切除肛门后方马蹄形肛瘘时，注意勿切断肛尾韧带，以免造成肛门向前移位。

[优点]完整切除瘘管壁及原发病灶，引流通畅，复发率低。

[缺点]创面大、术后瘢痕大、损伤肛门部分括约肌。

9.肛瘘切除缝合术

[适应证]已纤维化无支管的低位单纯瘘、马蹄形肛瘘的支管部分。

[禁忌证]

①严重心脑血管及肺部疾病者。

②严重糖尿病患者。

③凝血功能障碍、有出血倾向疾病者。

④恶性肿瘤放化疗期间。

⑤有其他严重内科疾病患者和活动受限者。

[操作方法]

①患者取侧卧位或结石位，常规消毒。以肛门为中心，向外口方向沿瘘管做一放射状梭形切口，切除游离皮肤。

②将探针从外口探入瘘道，从内口穿出，并将探针引出肛门外。沿探针分离瘘管与周围组织，切除整个瘘管。

③修整切缘，彻底止血，双氧水清洗创面，然后用可吸收线分层缝合皮下组织和皮肤。（图16-5）

[注意事项]术前肠道行准备；术前、术后应用抗生素控制感染；术中应彻底切除瘘管及瘢痕组织，使创面新鲜柔软，缝合应由基底对位，不留死腔，控制排便3~5天，术后7天拆线。

[优点]符合外科原则，祛除病灶和解剖重建一次完成，切口愈合较快，对肛门功能影响较小。

[缺点]易感染复发，失败后反而使愈合时间延长，使病情复杂化。

10.肛瘘内口切开术

[适应证]内盲瘘、低位单纯性肛瘘、马蹄形肛瘘。

[禁忌证]

①严重心脑血管及肺部疾病者。

②严重糖尿病患者。

③凝血功能障碍、有出血倾向疾

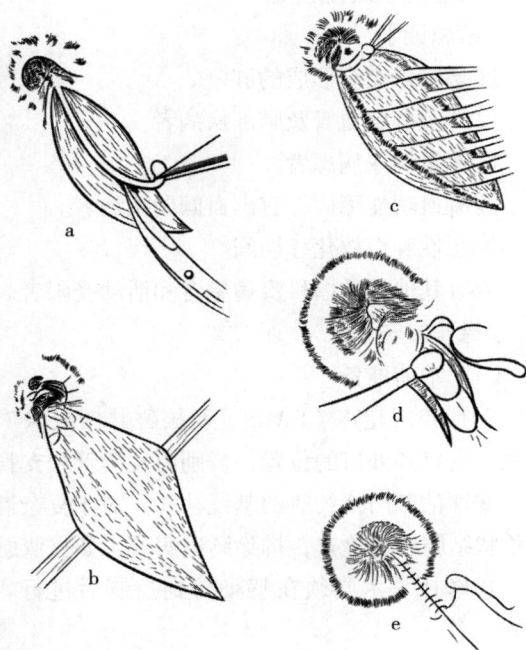

图16-5 肛瘘切除缝合术

病者。

④恶性肿瘤放化疗期间。

⑤有其他严重内科疾病患者和活动受限者。

[操作方法]

①患者取侧卧位或结石位，常规消毒。麻醉成功后用肛门拉钩牵开肛门，暴露内口区，用隐窝钩轻轻钩探内口，确定内口位置。

②在隐窝钩引导下，切开内口和近内口部分瘘管，切开长度约1cm。清除内口周围瘢痕组织，修剪创缘。如内口腔隙较大，切口应相应扩大。

③全马蹄形肛瘘在两侧均有瘘管，于后正中内口区切开后，可在两侧管道弯曲处各作1cm长切口，分离皮下组织并切开瘘管，取刮匙由此切口插入瘘管向肛门切口处和瘘管远端搔刮，以去除管道内坏死组织。全部切口均不缝合，术后左、右管道切口一般不放引流条，促使其尽快闭锁。

④术后内口区创面每日换药，直至痊愈。

[注意事项] 低位肛瘘的治疗，关键在于去除内口。此术式由于切开内口和与内口相连的部分瘘管，使此区呈一新鲜创面，改变了原内口和瘘管周围管壁纤维化不易粘连愈合的条件。而新鲜创面愈合过程中，引流通畅，创面与瘘管外端通连之管腔可粘连闭合。理论上待创面愈合后，感染源已无法进入门户，远端旷置瘘管可封闭愈合。

[优点] 此法较一般切开术和切除缝合术操作更为简便，疗程缩短。复杂性肛瘘和高位肛瘘，可据此术原则结合不同病情灵活运用。

[缺点] 复发率偏高，复发后尚需切开旷置瘘管。

11. 瓣膜修补术

[适应证] 低位肛瘘。

[禁忌证]

①瘘管未完全形成的肛瘘。

②严重心脑血管及肺部疾病者。

③严重糖尿病患者。

④凝血功能障碍、有出血倾向疾病者。

⑤恶性肿瘤放化疗期间。

⑥有其他严重内科疾病患者和活动受限者。

[操作方法]

（1）术前准备

①行腔内超声（EAUS）及核磁共振成像（MRI）检查，以明确瘘管走向，与括约肌关系，内口和外口的位置，辨别原发瘘管和支管的关系。

②评估肛门括约肌的基线功能。对于复杂性肛瘘患者，如有肠道症状时，需行结肠镜或乙状结肠软镜检查，排除肠道病变（如克罗恩病等）。

③修补手术必须在感染得到控制后进行。术前口服清肠剂，同时行末端直肠清洁灌肠。

（2）手术方法

①单纯内口切除和原位缝合：用亚甲蓝对瘘管进行染色，然后从外口紧贴着色的瘘管

进行切除；对内口进行窄的横向椭圆形切除后，缺损处用可吸收线缝合关闭。或从肛门内开始切除内口和瘘管的括约肌间部分直至括约肌间沟，然后再连同瘘管周围脂肪、瘢痕组织、皮肤及瘘管表层的部分外括约肌一并切除。使用三层缝合关闭近端创面，即黏膜和黏膜下、内括约肌、外括约肌三层。远端瘘管开窗旷置引流。

②经肛直肠内移行瓣膜修补术：充分扩肛，用探针由外口寻找到正确的内口，穿线作标志，在肛瘘外口与内口之间瘘管路径上距肛门缘 2cm（即括约肌外侧）切开皮肤、皮下组织至瘘管，沿瘘管潜行，呈隧道状向内口方向分离瘘管周围组织，连同内口一并切除，用 1 号丝线缝合内口及隧道；用直肠拉钩暴露直肠腔，沿瘘管内口上缘作一横行弓背向下的半月形切口，游离上端黏膜及黏膜下组织，向下牵拉，缝合在肛白线处，完全遮盖内口创面，阻断瘘管引流通道；肛旁 2cm 以外的瘘管开窗引流旷置。

[注意事项]

①该术式是在肛瘘的非急性感染期进行。

②术后禁食 1~2 天，流质 3 天，控制大便 4~5 天，以后改为正常进食。

③术后每天换药，清洁创面。

④ 7~10 天拆线，如缝合处炎症反应严重，可提前间断拆线。

⑤直肠黏膜瓣切取的厚度、形状及低张力是操作的关键，黏膜瓣有足够的血供及低张力，才能保证移动瓣膜原位生长。

⑥如果内口较低，黏膜瓣的游离及覆盖均是以括约肌为界，游离时不要损伤到括约肌。

[优点] 本术式改变传统思维方式，在括约肌外侧切开瘘管，避免损伤括约肌及肛缘皮肤和皮下组织，沿瘘管潜行隧道切除瘘管及内口，缝合关闭内口及隧道，再将黏膜下拉缝合，遮盖内口，使内口表面形成一层完整的上皮屏障，阻断瘘管引流通道，使瘘管源竭流枯而愈，避免了肛门括约肌损伤，保护了肛门的功能和形态；明显缩短愈合时间，减轻了患者的痛苦。

[缺点]

①瓣膜分离：为低灌注或者高张力造成的一种早期并发症。

②操作技术复杂，黏膜瓣的厚度、形状、张力等操作对技术要求较高。

12. 肛门皮肤移行皮瓣修补术

[适应证] 因慢性炎症刺激，导致直肠黏膜僵硬而不适合进行直肠瓣修补术的患者，或者直肠瓣修补术失败的患者。

[禁忌证]

①严重心脑血管及肺部疾病者。

②严重糖尿病患者。

③凝血功能障碍、有出血倾向疾病者。

④恶性肿瘤放化疗期间。

⑤有其他严重内科疾病患者和活动受限者。

⑥高位复杂性肛瘘、内口部位不确定、瘘管分支较多者。

[操作方法]

①设计皮瓣：先把没有瘢痕的肛周皮肤上画好皮瓣的外形，用电刀沿轮廓切开皮肤全

层至皮下脂肪，分离时应倾斜向外以提供更广的基底。底部宽度和皮瓣长度之比小于 1/2。

②切除内口及内口周边的部分内括约肌。内口位置用可吸收线进行纵向缝合。

③切除外口至外括约肌之间的瘘管，清除瘢痕及坏死组织，外括约肌内的瘘管作隧道切除。

④推移皮瓣：将皮瓣前缘推移到肛管内覆盖内口的缺陷部分。

⑤皮瓣缝合：皮瓣推移到位后用 2/0 或 3/0 的可吸收线进行间断全层缝合固定。肛周缺陷用 2/0 的可吸收线进行间断缝合。

⑥引流：通过外口放置引流皮片或引流管。

[注意事项]

①该术式适用于静止期无急性感染的肛瘘。

②术后禁食 1~2 天，留置饮食 2~3 天，控制排便 5~7 天。

③术口每天换药，清洁创面。

④ 7~10 天拆线，如缝合处炎症反应严重，可提前间断拆线。

[优点]肛门瓣手术较好的保护外括约肌，也不会带来黏膜外翻，可用修复因多次瘘管切开而导致的锁孔样畸形。

[缺点]操作不当、切口感染、张力过大易致手术失败。

13. 括约肌瘘管结扎术（LIFT）

[适应证]经括约肌肛瘘，潜在的括约肌上或括约肌外肛瘘，瘘管通过括约肌间隙者。

[禁忌证]

①严重心脑血管及肺部疾病者。

②严重糖尿病患者。

③凝血功能障碍、有出血倾向疾病者。

④恶性肿瘤放化疗期间。

⑤有其他严重内科疾病患者和活动受限者。

[操作方法]

（1）术前准备：①术前对瘘管进行 8–12 周的挂浮线引流，促进炎症的消退及瘘管的形成。②清洁灌肠。

（2）手术方法

①取侧卧位或结石位，常规消毒、麻醉。

②确定内口位置和瘘管走形：用探针穿过瘘管找到内口；若瘘管长且弯曲，可自外口行部分瘘管切除术，沿坏死组织辨别瘘管直至外括约肌，以利于探针探查内口。

③在括约肌间沟的皮肤做弧形切口，暴露括约肌间沟。

④解剖肛瘘管道：使用探针指引，钝性分离与锐性分离结合分离括约肌间沟，直至瘘管。

⑤结扎并离断瘘管：在括约肌间沟，贴近内括约肌和外括约肌处分别结扎瘘管，在两处结扎点间切断瘘管；从内口、外口注射双氧水检查两段瘘管是否完全闭合。

⑥内、外口的处理：内口不做任何处理，外口扩大并保持开放。

⑦缝合：冲洗已分离的括约肌间沟，可吸收线缝合括约肌使其闭合。

［注意事项］

①游离瘘管时贴近外括约肌，防止损伤内口及肛管直肠黏膜，如发生损伤，建议及时中转切开术，避免术后伤口感染。

②在处理内口的同时保护括约肌及直肠黏膜。

［优点］LIFT术对于肛瘘可作为一个有效的选择，尤其对于高位单纯性肛瘘优势更显著，其最主要的优点在于完全性保护了括约肌，亦符合微创的外科理念，且具有安全性、可重复性、恢复周期短等优势。

［缺点］操作繁琐，仍然存在复发率高的问题。

14. 拖线疗法

拖线疗法是将祛腐生肌药物掺于丝线或纱条上，用球头银丝探针导引，贯穿于瘘管中，通过每日来回拖拉摩擦，将药物置于管腔内，并全方位刺激瘘管壁，既利于脓腐化脱，又有助于新肌生长，从而达到促使瘘管创面逐渐愈合的目的。

［适应证］各类复杂性肛瘘或脓肿溃后。

［禁忌证］

①严重心脑血管及肺部疾病者。

②严重糖尿病患者。

③凝血功能障碍、有出血倾向疾病者。

④恶性肿瘤放化疗期间。

⑤有其他严重内科疾病患者和活动受限者

［操作方法］术中用银质球头探针，自肛瘘外口处仔细探入（如外口暂时闭塞可切开），至内口或另一外口穿出，贯通后刮匙充分搔刮管道后，将10号医用丝线（1-0）引入管道内，两端打结，使之呈圆环状，放置在瘘管内的拖线应保持松弛状态，便于自由抽动，将祛腐生肌药物掺布于线上，拖动线圈带入祛腐生肌药。拖线疗法以线代刀，具有活血祛瘀、祛腐生新、引流排脓等功能。

［优点］组织破坏小，特别是在复杂性肛瘘、难治性瘘道的治疗，手术简单、适应范围广、组织损伤小、瘢痕小、痛苦少、治愈后功能及外形恢复较好、后遗症少等优势。

［缺点］内口未处理造成复发率高，拖线引流时间长，愈合周期长，拖线瘘管开窗少，易致支管感染。

15. 纤维蛋白胶封堵术

［适应证］各型肛瘘。

［禁忌证］

①肛瘘急性感染期。

②严重心脑血管及肺部疾病者。

③严重糖尿病患者。

④凝血功能障碍、有出血倾向疾病者。

⑤恶性肿瘤放化疗期间。

⑥有其他严重内科疾病患者和活动受限者。

［操作方法］

①患者取侧卧位或结石位，常规消毒。

②清除瘘管壁及肉芽组织：确定内口后，以刮匙彻底骚刮主瘘管壁和支管壁肉芽组织，确保创面清洁、粗糙具有附着力，再以双氧水和生理盐水反复冲洗。

③注入生物蛋白胶：缓慢注入生物蛋白胶直至溢出，待胶体逐渐凝固，在内口周围做荷包缝合一周，收紧打结，将胶体完全埋入瘘道，敷料覆盖，适当加压包扎。

［注意事项］

①急性感染期肛瘘应先控制感染，再行生物蛋白胶封堵术。

②封堵前，尽可能刮除瘘管壁，填充所有的瘘管腔，不留残腔。

③从瘘管最顶部开始注射纤维蛋白胶，不留空腔，注射前先行荷包缝合。

④纤维蛋白胶的主要成分为蛋白质，术中及术后应避免与酒精、碘和重金属接触。

⑤术后控制大便 3~5 天；切勿坐浴熏洗。

［优点］操作简单；低创伤性，对肛门功能影响小，无肛门失禁；可重复治疗。

［缺点］排便时肛旁肌肉组织收缩可引起腔内所填塞的凝胶外漏；感染及复发率较高；对于高位肛瘘或低位瘘管走形弯曲的肛瘘尚不能解决；费用昂贵。

16. 内口切闭术

该术是利用一次性使用内口切割闭合器，切除内口，吻合内口上下黏膜，使直肠内容物不能进入瘘管，从而达到治疗肛瘘的目的。

［适应证］内口在齿线以上肛瘘。

［禁忌证］

①肛瘘急性感染期。

②严重心脑血管及肺部疾病者。

③严重糖尿病患者。

④凝血功能障碍、有出血倾向疾病者。

⑤恶性肿瘤放化疗期间。

⑥有其他严重内科疾病患者和活动受限者。

［操作方法］术中由外口注射双氧水，明确内口的情况后，采用两个半荷包，分别缝合在内口上下缘，通过中心孔确保垂直拎起内口周围组织，予以完整切除。

［注意事项］术后 3 天半流质饮食并控制大便。

［优点］操作简便、不损伤括约肌、有效保护肛门功能，术后恢复快、痛苦小。

［缺点］因单纯封闭内口，瘘道未处理，复发率高。

17. 肛瘘瘘管剔除术（Parks 法）

［适应证］括约肌间肛瘘。

［禁忌证］

①高位肛瘘。

②严重心脑血管及肺部疾病者。

③严重糖尿病患者。

④凝血功能障碍、有出血倾向疾病者。

⑤恶性肿瘤放化疗期间。

⑥有其他严重内科疾病患者和活动受限者。

［操作方法］

①患者取侧卧位或结石位，常规消毒。

②从感染肛隐窝上方 0.5cm 到肛管上皮，围绕内口，作一卵圆形切口，切口应深达肛门内括约肌，彻底清除内括约肌下感染的肛腺和肛腺导管，开放创面。

③从外口周围圆形切开，沿管道剥离瘘管并从括约肌间将其剜除，使呈口大底小的洞状开放创面，不切断肛门外括约肌，创面开放。

［注意事项］

①当切除内口及其周围组织及部分内括约肌之后，要用刮匙尽量搔刮从肛门外括约肌中穿入的瘘管。

②外口周围切开后，沿管壁将切口深入，最后将瘘管剜除，不切断外括约肌。

③其与瘘管切除术的区别在于后者是切断括约肌后，再将瘘道剥离切除。本术式不切断外括约肌，而从括约肌间隙中隧形剔除瘘管组织。

［优点］有效的保留了肛门括约肌，不损伤肛门功能，该术式也是现代保留括约肌术式的基础。

［缺点］适用范围小，治疗高位肛瘘的复发率高，术后仍有疼痛、水肿、肛门瘢痕变形等并发症。

18. 瘘管移位术（Mann 法）

［适应证］高位肛瘘。

［禁忌证］

①肛瘘急性感染期

②严重心脑血管及肺部疾病者。

③严重糖尿病患者。

④凝血功能障碍、有出血倾向疾病者。

⑤恶性肿瘤放化疗期间。

⑥有其他严重内科疾病患者和活动受限者。

［操作方法］

手术分三期完成，一每期间隔 2~3 周。

（1）第一期：①确定瘘的位置、范围。在探针帮助下，用丝线从瘘的外口进入，通过主管从内口穿出，并松弛结扎丝线两端，使成一环。②首先切开瘘管外口周围皮肤，并沿瘘管向内分离达外括约肌边缘，完整剥出包绕丝线的瘘管，直达或穿过耻骨直肠肌或外括约肌。③从肛旁切开外括约肌内侧间隙，向上分离直达瘘管穿过处，有的瘘管剥离后，可通过外括约肌或耻骨直肠肌的裂隙拉入此间隙。④若瘘管难于从外括约肌或耻骨直肠肌的裂隙中拉入内外括约肌间隙，可切断外括约肌，将已游离的瘘管内移和固定。同时立即缝合切断的外括约肌或肌肉裂隙。瘘管中的丝线继续保留，作为引流。⑤术后常规换药处理，3~4 周后括约肌外侧伤口愈合，即可进行二期手术。

（2）第二期：①切开皮肤、黏膜及内括约肌，切除或切开瘘管，取出丝线，敞开创面，延长切口至肛门外，以利引流。②内口较高者，第二期手术时，将管道再向内移至黏膜下，同时修补内括约肌。

（3）第三期：切开或切除黏膜下瘘管，换药至愈。

［优点］瘘道全部切除，对肛门外形及功能损伤较小，创面愈合良好，并发症较少。

［缺点］愈合时间长，换药时间较长，手术操作较复杂。

19. 视频辅助治疗肛瘘法（VAAFT）

VAAFT 是采用一款专门的肛瘘治疗设备：包括肛瘘镜、密封棒、电凝电极、抓钳、瘘管刷和三叶肛门镜。肛瘘镜为 8° 斜面镜，具有光学通道、操作通道和灌注通道，两个带阀门的接口，分别接 1.5% 甘氨酸溶液和负压吸引。

［适应证］高位复杂性肛瘘非炎症活动期，尤其是高位后马蹄型肛瘘。

［禁忌证］

①严重心脑血管及肺部疾病者。

②严重糖尿病患者。

③凝血功能障碍、有出血倾向疾病者。

④恶性肿瘤放化疗期间。

⑤有其他严重内科疾病患者和活动受限者

［操作方法］

①术前准备：术前行肛门镜、肛管腔内超声、MRI 检查，明确肛瘘瘘管形态、支管及死腔情况以及内口位置。术前口服清肠剂及清洁灌肠。

②体位：取截石位、折刀位或侧卧位。

③诊断阶段：目的：准确定位内口，探查可能的支管和脓腔。甘氨酸溶液持续灌注下，从外口插入肛瘘镜（有时插镜前需切除外口周围瘢痕组织，扩大外口瘘道方便肛瘘镜插入）。瘘管内情况可以清晰显示在显示器上，缓慢进镜至内口处，置入肛门镜，直肠黏膜下的肛瘘镜光源处即内口位置，在内口周围缝 2~3 针牵引肛瘘内口（切勿打结关闭内口）。

④治疗：目的从内部破坏瘘管组织，清洁瘘道，闭合内口。经操作通道引入电凝电极，直视下由内而外损毁瘘管，电灼粘附在管壁上的坏死组织，用瘘管刷和抓钳清除坏死组织。或通过冲洗将坏死脱落组织由内口冲入直肠排出。仔细检查，避免遗漏支管和死腔，继之提起内口用吻合器关闭内口或用可吸收线缝合内口，将生物蛋白胶通过操作孔用导管注入在内口处，外口敞开引流。

［术后处理］缓泻剂保持大便稀软，每日换药，术后给流质饮食 3 天，适当抗感染治疗。

［优点］VAAFT 术在腔镜直视下介入治疗肛瘘，不切除瘘道，避免了传统手术带来的创伤，保护肛门括约肌，保障了肛门功能，其可探查任何可能引起复发的隐匿窦道及脓腔，降低术后复发的风险。手术创伤小，术后恢复快，住院时间短。

［缺点］肛瘘多数内径十分狭小，视野会极大受到限制，加上其大多数患者为复杂性肛瘘，稍不仔细便会留下复发的隐患。昂贵的设备和复杂的技术增加了手术费用和难度。

十二、关于本病的预防保健方法

元·朱震亨《丹溪心法》曰："大抵外伤四气，内窘七情，与夫饮食乖常，染触蛊动含灵之毒，未有不变为瘘疮。穿孔一深，脓汁不尽，得冷而风邪并之，于是涓涓而成瘘矣。"可以看出古人较早就对肛瘘形成病因有一定认识。古人认为瘘的原因，不外乎内伤七情、外感六淫、欲食不节或禀赋素虚、久病失养，以至体内阴阳不和，关格壅塞，气血运行不畅致瘘。因此预防肛瘘疾病，需要从生活规律、情志、饮食等方面入手。

1. 生活规律

养成良好的生活习惯，保持生活规律，晨起定时排便。排便时不要久蹲，意念集中，一次排空，便后用干净柔软的手纸轻轻擦拭肛门，然后用温水洗净肛门。对于从事久坐久站职业的人，要经常变换体位，活动肢体、腰身，可做抬高下肢动作，促进血液回流。

2. 情志

预防肛瘘等肛肠疾病，需要保持精神愉快，情志调畅。若情志失和，忧愁思虑过多，可致气机郁滞而传导失司，诱发肛瘘等肛肠疾病。多与亲朋交流，释放压力。平时宜听舒缓柔和的音乐，避免遇事不静，易烦易怒，对疾病预防有良好效果。

3. 饮食

合理饮食可以预防疾病，促进患者的康复，饮食宜忌对肛肠疾病的发生和康复尤为重要。肛瘘患者应忌食辛辣刺激、醇甘厚味之品，如油炸、膨化食物、辣椒、芥末、姜、葱、蒜、槟榔、烈酒等，而宜进食清淡新鲜、易消化富含纤维素的瓜果蔬菜。要注意饮食卫生，不吃变质、变味和久贮的食物。

4. 食疗验方

我国最早的古籍《山海经》（公元前11世纪~公元前771年）收载了126种药物，随着时代发展，肛瘘食疗方亦不断完善发展。肛瘘食疗按虚、实证辨证择食，以虚证为多，虚证者久病伤阴，脓水清稀，烦热盗汗，体瘦纳差，应以养阴清热为主，选服雪羹汤或糯米阿胶粥等。实证者肛旁皮肤滋水出脓，味腥质稠，宜食清凉之品，如苦瓜菊花汤功效甚验。现推荐其他食疗方如下。

（1）白果仁浸鱼肝油，组成：白果仁100枚，鱼肝油适量。制法：白果仁洗净，浸鱼肝油5个月。功效：补气养心，敛肺定喘，益肾滋阴，排脓拔毒，生肌长肉。应用每日3餐前，吃白果仁2粒。适用于结核性肛瘘，或肺结核伴咳嗽痰多者。

（2）白木耳桃仁蜜，组成：白木耳50g，桃仁15g，蜂蜜50ml。制法：木耳开水泡发，于桃仁共捣烂，入碗，加蜂蜜文火蒸熟。功效：补肾强精，清热解毒，益气生津，破血行瘀，润燥滑肠，抗菌消炎。应用于饭后食，每日1剂。适用于各类肛瘘，症见瘀血肿痛、便干、津少阴亏者。

（3）冬瓜子甘草汁，组成：冬瓜子50g，生甘草10g。制作：上料入砂锅，加水1碗，文火煮至1碗汁。功效：消痈排脓，补脾益气，清热解毒，祛痰止咳，缓急止痛。应用：每日1剂。适用于肛周脓水淋漓，瘘口脓腐不尽者。

十三、特殊类型肛瘘

1. 婴幼儿肛瘘

［概述］

①临床表现：小儿肛瘘多发生在出生后6个月以内，瘘道一般较浅且直，走行在肛管两侧及前位多见，在肛门后位的比较少见，而且男性小儿肛瘘常因反复感染形成感染性肉芽肿外口，女婴肛瘘有在舟状窝部位容易感染造成直肠阴道瘘或直肠前庭瘘。

②原因：出生6个月以内的肛瘘患儿，多因受母体性激素影响，使肛腺异常发育导致

肛腺感染而引发本病；小儿在 2 岁以前直肠会阴曲较小，肛管壁所受到粪便直接压力大，而容易引发肛隐窝炎；小儿肛管后壁有耻骨直肠肌加固，而前壁对薄弱，发生感染时炎症容易向前方穿透、破溃；小儿齿状线距肛缘较成人近，在清洗肛周时擦拭动作粗暴可以损伤肛隐窝，从而增加感染的机会；同时小儿发生便秘腹泻时也容易损伤肛隐窝。

［治疗］

小儿肛瘘手术通常采用切开法，只要引流通畅，术后可不必使用抗菌药物。因小儿皮肤娇嫩一般不必应用药物清洗，使用温盐水清洗即可。一旦形成直肠阴道瘘，应选择年龄在青年期会阴部发育成熟，直肠阴道间隔厚度增加后再行修补手术。

2. 肛周克罗恩病引起的肛瘘

［概述］

①定义：克罗恩病是一种可累及全肠道的慢性肉芽肿性炎症，常累及末端回肠及邻近结肠，瘘管形成是克罗恩病常见的并发症。

②原因：肛周克罗恩病形成瘘管原因不明，可能与肠道局部感染、基因易感性、免疫因素有关。

③临床表现：常于肛周见多个脓腔及瘘口，感染范围大、瘘管向上及环周延伸、肠壁不规则增厚，病情迁延难以愈合。据文献报道，其中合并瘘管（包括内瘘和外瘘）占 14%~26%；肛周瘘管占 25%~80%；先有肛周瘘管缺乏肠道炎症的占 5%；肛周瘘管（病变累及直肠）的约 93%。患者常有全身症状如营养不良、发热、食欲不振、体重减轻、不明原因的发热、贫血、发育迟缓等。肠道症状如腹痛、慢性腹泻、右下腹包块或腹胀、肠梗阻。肠外症状表现为周围性关节炎，巩膜外层炎，口疮样口炎，结节性红斑，坏疽性脓皮病。肛周症状表现为肛裂，肛周脓肿，肛瘘，肛周赘皮，肛门淋巴水肿、增生。

④实验室检查：临床对于具有慢性腹泻病史、发热、贫血、营养障碍的以及反复发作肛周感染、瘘管、窦道的患者，均应注意行血沉、C 反应蛋白、抗胰腺腺泡抗体、抗酿酒酵母抗体、粪便钙卫蛋白、粪便乳铁蛋白、肠镜、全消化道小肠钡剂造影、小肠 CT 造影、肛周腔内彩超、黏膜组织学等检查。

⑤病理改变可见：非干酪坏死性肉芽肿，由类上皮细胞和多核巨细胞构成，可发生于各层肠壁和局部淋巴结；呈缝隙状裂隙溃疡，可深达黏膜下层，甚至肌层；肠壁各层炎症，伴充血、水肿、淋巴管扩张、淋巴组织增生和结缔组织增生。

［治疗］

①保守治疗：此类肛瘘治疗的全过程与 Crohn 病的药物保守治疗效果有关，药物阶梯治疗：氨基水杨酸、抗生素（甲硝唑、环丙沙星）、免疫抑制剂（硫基嘌呤和环孢素等）。近年来抗肿瘤坏死因子单克隆抗体 Infliximab 在治疗中有较好的效果。在治疗中对于无症状的 Crohn 病肛瘘处于静止期不需要治疗。

②手术治疗

a. 对于低位的 Crohn 病肛瘘可以应用瘘管切开术治疗，手术治愈率为 62% ~100%，创口需要 3~6 个月才能愈合。

b. 对于较复杂的 Crohn 病肛瘘可应用长期挂线引流作为姑息性治疗。

c. 松弛的挂线可以起到引流的作用，这种引流方法可长期用于治疗，不必切开瘘道，以防引起肛门失禁。

d. 该方法也适用于艾滋病的继发的肛门直肠感染，可以减少脓肿的复发次数，有效率可达48%~100%。

e. 对于直肠黏膜肉眼观察正常的情况下复杂性的Crohn病肛瘘，可以应用黏膜推移瓣闭合的治疗方法，但在发作期及活动期均不适宜进行手术治疗。

f. 美国Johnson用猪肠黏膜下层的冻干做成锥形的生物片修复肛瘘，也称为肛瘘栓用于治疗。由于该栓对感染存在固有的抵抗力不产生异物反应和巨细胞反应的特点。如同纤维蛋白胶封堵术一样，对Crohn病的肛瘘治疗是一个有效的方法，但远期疗效有待于进一步研究。

3. 结核性肛瘘

[概述]

①结核性肛瘘的临床特点（彩图16-6）：起病缓慢，局部脓肿形成时无明显疼痛，病程较长，外口多且大、不规则、潜行、凹陷、周围常有褐色圆晕。流水清稀量多，或如米泔水样，瘘管硬结不明显。管道区皮肤呈弥漫的暗褐色，其皮下常有空腔，腔隙可为单个或几个，可呈蜂窝样，患者疼痛不剧烈。患者还有午后低热、盗汗、消瘦、疲倦、食欲减退、贫血、血沉加快等全身症状。

②实验室检查：T细胞斑点试验、PPD试验、结核抗体试验、分泌物涂片找抗酸杆菌、分泌物结核菌培养等实验室检查可资鉴别。其敏感度如下：T细胞斑点试验（82.8%）＞PPD试验（35.7%）＞结核抗体试验（14%）＞抗酸杆菌涂片（8.7%）。而结核杆菌培养需时长，对实验室要求高、难度大。

③病理：病变组织病理可见郎罕氏细胞和干酪样坏死。

④流行病学：结核性肛瘘在临床上比较少见，在结核病患者中发病率约为6%，但是在一般肛瘘组织学检查中有结核感染者占11.7%，这类肛瘘治疗病程较长，难以治愈。

⑤与肛瘘的鉴别：结核性肛瘘起病缓慢，少有疼痛，流脓是结核性肛瘘的一个主要症状，脓汁稀薄有臭味，呈稀薄乳状。肛瘘常常是肛周皮肤下包块或者是不完全性肛瘘的表现，有时外口较大，溃疡面呈不规则状，有潜行性边缘，溃疡底部有黄白色的脆软肉芽组织容易出血，外口边缘皮肤红紫色，有的患者伴有全身症状，食欲缺乏、盗汗、低热、咳嗽、咯血等症状，脓汁结核菌试验阳性。

[手术治疗]

①结核性肛瘘的手术疗法与一般肛瘘相同，寻找肛瘘的内口并且切开，肛瘘外侧伤口面积一般稍大，将潜行的伤口全部开放。术后处理，可在排便后坐浴冲洗，伤口用过氧化氢溶液、生理盐水冲洗，可以应用硫酸链霉素水的纱布或者用利福平油纱布（利福平粉＋凡士林油20%，比例调制而成）。

②如果患者是活动性肺结核，多半是在进行性活动期，则必须配合抗结核药物的全身治疗，单纯手术的治疗效果不理想，术后仍需定期复查。

4. 肛瘘癌变

[概述]

①原因：长期慢性炎症刺激：使脓性物以及粪便从瘘管排出，刺激细胞异常增生，导致恶性癌变；细菌感染：细菌长期存在于瘘管内，特别是铜绿色假单胞菌或结核菌感染，

缠绵不愈，可导致癌变；药物刺激：长期大量地使用各种局部外用药，经常刺激病变部位，可导致癌变。

②临床表现：肛瘘反复慢性感染，病情在十年以上的患者容易发生癌变。发生癌变的肛瘘，伤口常有硬结形成，病灶形成的肿块进行性增大、变硬，有浸润性生长趋势，发展较快，有的病灶可以造成肛管直肠狭窄。黏液分泌物增加，排出分泌物的性质发生变化，有血性的、胶冻状的或者有时会有坏死的组织。肛瘘是否发生癌变最终要依据病理结果诊断确诊。

③病理组织的特点：黏液腺癌占多数，但也有少数患者为鳞状上皮癌，主要取决于原发病灶的发生位置。

［治疗］肛瘘癌变一经诊断应尽早手术为宜，以鳞状细胞癌为主的肛瘘癌变常主张先行放射治疗，在病灶得以控制时再采取根治手术治疗。较小的病灶可在放疗后考虑局部切除，凡属于黏液腺癌、腺癌和较大范围的癌变患者，多数学者认为应该进行广泛的腹会阴联合切除手术，以及采用术后的放化疗。

5. 性病相关性肛瘘

（1）艾滋病性肛瘘：此种类型肛瘘通常以肛周表现感染和肛瘘、肛裂、直肠炎，以及其他如肛门和直肠的恶性肿瘤。与肛瘘的鉴别要点是病原学检查可见人类免疫缺陷病毒。

（2）梅毒性肛瘘：此种类型肛瘘常以肛周溃疡居多，主要临床表现为初期肛周或肛管内出现下疳，表现为无痛性结节或溃疡，多为单发；进而为扁平湿疣，往往很大，表现渗出的血清中含有大量的梅毒螺旋体，后期出现大小不一的肉芽肿，可累及感觉神经和直肠。与肛瘘的鉴别要点为对疑似患者可进行血清学检查，若为阴性，梅毒仍不能排除，应在4周后再复查，若确系梅毒，此结果一般为阳性。

（3）尖锐湿疣合并肛瘘：此种类型临床少见。其症状为早期无症状，病变增大后有瘙痒感及压迫感，进而呈疣状增生，数目增多，凹凸不平，表面糜烂少数肛周尖锐湿疣持续一段时间后可出现癌变和发展为原位癌。鉴别要点：醋白试验、碘黄试验、HPV DNA 检测（PCR、斑点印记杂交法）等检查有助于鉴别诊断。

十四、经典传承

肛瘘因其形状、特点又名肛漏，是指肛痈成脓自溃或切开后所遗留管腔的瘘病类疾病。肛瘘的分类较为复杂，我国古代医家多依据瘘管的部位、形态、特征等进行分类。元·朱丹溪《丹溪心法》将瘘分九瘘："漏者，诸瘘之溃漏也。狼瘘、鼠瘘、蝼瘘、蛄瘘、蜂瘘、蚍蜉瘘、蛴螬瘘、浮疽瘘、转筋瘘，古所谓九瘘是也。"明·李梴编撰的《医学入门》将瘘分三类："瘘有穿肠、穿臀、穿阴之分。"清·祁坤的《外科大成·论痔漏》中云："瘘有八，肾俞漏，生肾俞穴。肾囊漏，瘘管通入于囊也。"

肛瘘之临床症状在唐代孙思邈所著《备急千金要方》中提及："牡痔，从孔中起，外肿五六日，自溃出脓血，猬皮主之"，叙述了先肿痛后破溃的发病过程。隋·巢元方所著《诸病源候论》中有七痔之说，其中牡痔"肛边生鼠乳在外者，时时出脓血"是对肛瘘临床症状的描述。该书还记载了"蚯蚓瘘者，其根在大肠，其状肿核遗漏"。宋代《太平圣惠方》云："夫痔瘘者，有诸痔毒气，结聚肛边，有疮或作鼠乳，或生结核，穿穴之后，疮口不合，时有脓血，肠头肿痛，经久不瘥，故名痔瘘也。"所言的痔瘘则为肛瘘。明代太医编撰的《奇效良方》云："且夫痔与漏，初致之由虽同，所患之病实异，初生肛边成峙不破者曰痔。破溃而出脓血，黄水浸淫，淋沥久不止者，曰瘘。"

[治法] 内治法：① 补法：《丹溪心法》云："漏者，先须服补药生气血，用参、术、芪、归为主，大剂服之。"② 初起宜清，久病宜补，如《医学入门》："瘘流脓血，初是湿热，久是寒湿，初起宜凉血清热燥湿，病久则宜涩窍杀虫温补。"③ 清·余听鸿《外科医案汇编》认为初期用清散之剂，求其内消；中期用托里透脓，清热化湿；脓成后则补气养血，兼清湿热。

外治法主要有：① 坐浴疗法：《五十二病方》最早记载：治疗牝痔"未有巢者"，采用"煮一斗枣，一斗膏，以为四斗汁，指般（盘）中而居（踞）之"。② 熏治法：熏治法《五十二病方》最早记载了及肛门探查术，"牝痔之有数窍，蜷白徒道出者方：先道（导）以滑夏铤（探针）令血出坐以熏下窍"。③ 肛瘘切开术：《五十二病方》记载了最早肛瘘的手术方法，《五十二病方》"絜以小绳，剸以刀"是治疗瘘的结扎切开术。在"牝痔"的手术中载有"巢塞直者，杀狗，取其脬，以穿籥，入直中吹之，引出，徐以刀劙去其巢，治黄黔（芩）而娄（屡）傅之。"④ 药捻脱管法：最早记载应用药捻脱管法治疗肛瘘的是宋代《太平圣惠方》，书中记载用砒霜溶于黄蜡之中，捻为条，纳于痔瘘疮窍之中治疗肛瘘的方法。⑤ 挂线疗法：明代我国医学的发展取得了很大成绩，痔瘘学科更有了新的进展，枯痔疗法日趋完善，并首创治肛瘘的挂线疗法。

十五、肛瘘研究进展

肛瘘不能自愈，必须手术治疗。目前临床上没有一种技术适合所有肛瘘的治疗，因而其治疗根据是外科医师的经验和判断。肛瘘手术治疗的主要理念基于：①切除整个瘘管组织；②移除括约肌间感染的肛隐腺组织；③内口的关闭。传统的手术方式包括瘘管切除、瘘管切开、挂线疗法，其共同缺点是创伤大、愈合时间长、部分患者可出现肛门功能受损，甚至大便失禁。因此，新的肛瘘手术方式在近几年不断被应用于临床，例如下面将介绍的生物补片内口封闭术、脂肪源性干细胞移植、可视辅助系统下肛瘘治疗术（VAAFT）等最新的手术方式。

1. 生物补片内口封闭术

用于肛瘘的瘘道填塞及内口封闭中，其网状框架结构及张力机械屏障对肛瘘内口起到了缺损封闭作用，并通过加固薄弱、支架引导并可诱导新生血管和组织置入，促进组织缺损再生性修复。且可拮抗肠内高压，切断细菌和感染物由内口进入瘘管的源头，由利于组织的修复。

2. 脂肪源性干细胞治疗肛瘘（adipose-derived stem cells for the treatment of anal fistula，ASCs）

国内外文献表明，干细胞具有限制炎症进展及分化不同细胞促进组织再生的特性。西班牙学者 Garcia-Olmo 经过两个阶段的临床试验，从人体提取了安全的脂肪组织，培养间充质干细胞应用于肛瘘的治疗，充分论证了其安全性和可行性。2012 年同样的团队运用随机、单盲法治疗 200 位复杂性肛瘘患者，分为单纯干细胞组，2000 万单位干细胞加纤维蛋白胶，纤维蛋白胶三组，干细胞组治愈率达 57%，高于其他组。ASCs 疗法已证实安全且对肛门功能无副损伤。

3. 可视辅助系统下肛瘘治疗术（VAAFT）

VAAFT 分为诊断和手术两个阶段，首先在可视辅助系统帮助下，利用瘘管镜探查出瘘管及其分支和内口位置，采用电极刀在可视下对瘘管进行切除，然后用直线吻合器对内口进行切除吻合。该术式在可视系统的帮助下，对瘘管和内口的诊断较准确，对肛门周围组织侵袭小，恢复快，患者术后心理感觉良好，无明显痛苦。

参考文献

［1］田振国，陈平，韩宝，等. 我国居民肛肠疾病患病状况［C］. 北京：中华中医药学会肛肠分会 2015 学术年会，2015.23-29.

［2］刘蔚，高记华，周璐，等. 中国居民肛肠疾病常见症状分析［J］. 中国公共卫生，2016，32（12）：1655-1659.

［3］SAINIO P.Fistulainano in a defined population.Incidence and epidemiological aspects［J］. Ann Chir Gynae-col，1984，73（4）：219-224.

［4］FELT-BERSMA RJ，BARTELSMAN JF.Haemorrhoids，rectal prolapse，anal fissure，per-i anal fistulae and sexua-lly transmitted diseases［J］. Best Pract Res Clin Gastroen-terol，2009，23（4）：575-592.

［5］Wael K，Samir Z，Ahmed S，et al. El-Shobaky. Autologous Fibrin Glue in Treatment of Fistula in Ano［J］. coloproctology，2001，23（1）：17.

［6］胡云龙，马木提江·阿巴拜克热，艾尔哈提·胡赛音，等. 脱细胞异体真皮基质填塞术治疗高位肛瘘的临床疗效［J］. 医学研究杂志，2016，45（2）：75-78，142.

［7］唐斯文. 生物蛋白胶填充在高位复杂肛瘘治疗中的应用效果观察［J］. 世界最新医学信息文摘，2016，16（58）：70.

［8］Seow-En I，Seow-Choen F，Koh PK. An experience with video-assisted anal fistula treatment（VAAFT）with new insights into the treatment of anal fistulae［J］. Techniques in coloproctology，2016，20（6）：389-393.

［9］R. Parthasarathi，R. M. Gomes，S. Rajapandian，et al.Ligation of the intersphincteric fistula tract for the treatment of fistula - in - ano: experience of a tertiary care centre in South India［J］. Colorectal Dis，2016，18（5）：112-114.

［10］王林泉，周旭东，张允东，等. LIFT 治疗复杂肛瘘疗效与切开挂线术疗效对比研究［J］. 临床医学研究与实践，2016，1（18）：4-5，16.

［11］Ali，Soltani，Andreas M，Kaiser. Endorectal advancement flap for cryptoglandular or Crohn's fistula-in-ano.［J］. Diseases of the colon and rectum，2010，53（4）：486-95.

［12］Christine C. Jensen，dermal advancement flap［M］//Abcarian H.Anal fistula principles and management.Springer Science+Business Media，2014：109.

［13］Damian，Garcia-Olmo，Dolores，et al.Expanded adipose-derived stem cells for the treatment of complex perianal fistula: a phase II clinical trial.［J］. Diseases of the colon and rectum，2009，52（1）：79–86.

［14］Herreros MD，Garcia–Arranz M，Guadalajara H，et al. Autologous expanded adipose–derived stem cells for the treatment of complex cryptoglandular perianal fistulas：a phase III randomized clinical trial（FATT 1：fistula Advanced Therapy Trial 1）and long–term evaluation.［J］. Dis Colon Rectum，2012，55（7）：762–772.

［15］董青军，郭修田，胡德昌，等. 隧道式拖线术治疗低位复杂性肛瘘的多中心临床研究［J］. 上海中医药大学学报，2013，27（6）：43–46.

［16］王贵祥. 切开挂线对口引流术治疗高位复杂性肛瘘的临床效果分析［J］. 临床医学研究与实践，2016，1（18）：14–16.

［17］冯大勇，安阿玥. 主灶切开对口引流高位胶管引流治疗高位复杂肛瘘的临床研究［J］. 中国医刊，2016，51（12）：86–90.

［18］安阿玥. 肛肠病学［M］. 第三版. 北京：人民卫生出版社，2015：337–339.

［19］安阿玥. 肛肠疾病诊疗图谱［M］. 第二版. 北京：人民卫生出版社，2015：102–133.

［20］Meinero P，Mori L.Video–assisted anal fistula treatment（VAAFT）：a novel sphincter–saving procedure for treating complex anal fistulas［J］. Techniques in Coloproctology，2011，15（4）：417–422.

［21］Kochhar G，Saha S，Andley M，et al. Video–assisted anal fistula treatment［J］. JSLS，2014，18（3）：69–76.

［22］Garcia–Olmo D，Herreros D，Pascual I，et al. Expanded Adipose–Derived Stem Cells for the Treatment of ComplexPerianal Fistula：a Phase II Clinical Trial［J］. Dis Colon Rectum，2009，52（1）：79–86.

［23］Herreros M D，Garcia –Arranz M，Guadalajara H. Autologous expanded adipose–derived stem cells for the treatment of complex cryptoglandular perianal fistulas：a phase III randomized clinical trial（FATT 1：fistula Ad–vanced Therapy Trial 1）and long–term evaluation［J］. Dis Colon Rectum，2012，55（7）：762–772.

第十七章　直肠阴道瘘

直肠阴道瘘（rectovaginal fistula，RVF）是指直肠前壁和阴道后壁之间由上皮组织构成的病理性通道。主要临床表现为阴道排气排便，严重时大便不能自控。可引起全身症状及性功能障碍，从而导致患者出现严重的社会心理问题。

一、病名溯源

（一）中医的认识

本病属中医"交肠病"范畴，古代医家论述并不多见。明《医学钩玄·卷之六·交肠病门》："大小便异位而出是也。因气不循故道，清浊混淆，宜五苓、调气散，各一钱，加阿胶半钱，调服，或研黄连阿胶丸，为末，加木香少许，再以前药送下。"明《寿世保元·庚集七卷》："交肠病者，粪从小便出，尿从大便出，浑浊不分，必是夏月伏暑而致，须用五苓散加牛膝、海金沙、木通、通草，但令大小便各归本脏既安。西园公治临颍徐少川母，服此药而愈，加车前子。"清《孙丰年先生幼科》："交肠病，小便出屎，大便出尿者，料谓阴阳易，此阴阳失于传送，名大小肠交，惟调阴阳，宜理中气，审病之所因而立治。"

（二）西医的认识

直肠阴道瘘在肛肠科及妇产科虽是少见疾病，但危害性较大，一般无法自愈，均需手术干预。由于病因复杂、种类繁多且术后易发生感染、复发率高，再次手术难度较大。

二、流行病学资料

后天性直肠阴道瘘目前没有大样本的流行病学统计资料。先天性肛门闭锁是小儿、特别是新生儿最常见的畸形，男性较多见，约60%是低位无肛，40%是高位无肛，75%肛门闭锁合并瘘管。女性中有95%的病例合并瘘管，其中以先天性无肛并直肠阴道瘘（或舟状窝瘘）较为常见。先天性肛门闭锁在中国东部发生率高于中部和西部，可能与环境污染有关。

三、病因病机

（一）中医病因病机

古医家认为，本病因夏月伏暑、阴阳异位，气不循故道，清浊混淆所致。现在有人认为本病为湿热下注所致，初则邪实正盛，久则伤损气血，阴精不足，迁延难愈。

（二）西医病因病机

1. 先天性因素

肛门肛管和直肠由内胚层、中胚层和外胚层发生，胚胎发育时期两侧中胚层的皱襞融合成泌尿直肠隔，将内胚层、泄殖腔分成两部，前部是泌尿生殖窦，以后生成泌尿生殖器官；后部是后肠，演变成直肠。阴道后壁由泌尿生殖窦的上皮生成，如有先天缺陷，则成先天性直肠阴道瘘。环境污染、接触放射线、辐射过量、怀孕早期服用药品是危险因素。

2. 后天性因素

后天性因素可分为两大类，损伤性因素和非损伤性因素。

（1）产伤：过去认为产伤是导致直肠阴道瘘的首位因素，现在手术损伤所致直肠阴道瘘发生率逐步上升，林国乐等报道 52 例直肠阴道瘘患者中产伤引起者仅占 26.9%（14/52），而手术引起者占 67.3%（35/52）。但产伤仍是直肠阴道瘘发生的重要因素。国外曾有资料称 85~92% 的直肠阴道瘘由产伤引起。在发达国家阴道分娩 RVF 发生率为0.06%~0.1%，在发展中国家这一比例更高。国内包头医学院一附院的王建等统计了 8200例经阴道分娩者，会阴Ⅲ度裂伤 12 例（0.122%），其中 6 例肛门括约肌完全断裂，5 例部分断裂，最终导致 RVF 者 1 例。分娩过程中第二产程延长，肩难产，产钳分娩困难，胎头长时间压迫致直肠坏死性瘘；分娩时会阴Ⅲ度撕裂，修补后直肠不愈合或修补时肠线穿透直肠黏膜而未及时发现拆除，导致瘘道形成；助产不当导致直肠撕裂；分娩时会阴侧切切口向内延伸，缝合不适当，撕裂口顶端形成直肠阴道瘘。产伤导致直肠阴道瘘一个显著特点是常合并肛门括约肌的损伤，肛门失禁的比例较高。

（2）手术损伤：任何破坏直肠阴道隔的手术均可能导致直肠阴道瘘，主要包括直肠及妇科手术，中低位直肠癌前切除术最为常见。其他原因有子宫全切除、经阴道直肠部分切除术、直肠突出修复、痔上黏膜环切术、内痔硬化剂注射术等。随着低位、超低位保肛手术的增加及吻合器广泛使用，术前新辅助治疗的联合应用，直肠癌术后并发直肠阴道瘘的患者有增多趋势，发生率为 0.9%~9.9%。其原因可能为以下几个方面。

①肿瘤位于直肠前壁，游离时损伤或因肿瘤浸润需切除部分阴道后壁。

②解剖不清致吻合器闭合时包含部分阴道后壁或缝线穿透阴道黏膜。

③术前辅助放疗会引起直肠壁水肿、阴道后壁的粘连等，增加了手术难度，影响直肠尤其是吻合部位组织的血运和组织修复。

④吻合口瘘导致盆腔脓肿，穿透阴道后壁。

（3）放射性治疗：盆腔的放射性治疗也是引起直肠阴道瘘的原因之一。当放射线总量超过 5000cGy，胃肠损伤发生率明显增加，常发生于放疗半年到两年内。最常见于宫颈癌的放疗，还可偶见于肛管、直肠、膀胱癌的放疗。邵冰峰等报道了 26 例放射性直肠阴道瘘，皆为宫颈癌放疗引起。

（4）炎症性肠病：炎症性肠病包括原发性非特异性溃疡性结肠炎和克隆氏病。溃疡性结肠炎炎症性病变主要累及黏膜与黏膜下层，很少侵犯到肌层，不易形成瘘管。而克隆氏病的炎症性病变可以贯穿肠管全层，继而累及周围组织和脏器，形成肠瘘。综合国内外文献，英美国家由炎症性肠病所导致的直肠阴道瘘远多于国内，这可能与种族差异有关。

（5）感染：在阴道直肠间隙发生感染形成脓肿后，压迫并穿透阴道后壁。直肠癌前切除吻合口的感染，直肠周围脓肿，憩室炎均可导致直肠阴道瘘。其他少见的感染如：盆腔结核，性病性淋巴肉芽肿，血吸虫病，前庭大腺囊肿也可导致直肠阴道瘘。

（6）其他：其他少见原因如灌肠、肿瘤侵犯、异物损伤、暴力性性行为等。有文献报道重症昏迷并发的直肠阴道瘘，推测原因可能是大便硬结长期压迫肠管所致。

四、中医辨证分型

1. 湿热下注证

粪便或气体从阴道排出，或阴道有分泌物流出，身热，口苦口干，纳呆食少，小便短赤，舌质红，苔黄腻，脉弦滑。

2. 阴虚内热证

粪便或气体从阴道排出，或阴道有分泌物流出，潮热盗汗，腰膝酸软，神疲乏力，舌质干红，少苔，脉弦细弱。

五、西医分类

（1）据发病时间分类：分为先天性和后天性。

先天性直肠阴道瘘是胚胎时期发育异常所导致，常伴有先天性肛门直肠畸形，出生后即可出现症状。后天性直肠阴道瘘则是后天因素所致，常见原因包括创伤（产伤、手术、外伤及暴力行为）、感染、炎性肠病、肿瘤和放射性损伤等。

（2）根据瘘口位置高低分类：分为高位、中位、低位。

高位是指阴道侧瘘口位于宫颈平面及以上，低位是指瘘口直肠侧位于齿线及以下而阴道侧位于阴唇系带及以下，中位则是介于两者之间。

（3）根据瘘口位置、大小及病因分类：分为单纯性和复杂性。

发生于阴道的中低位，直径< 2.5 cm，由创伤或感染因素引起的瘘为单纯性瘘；发生于阴道高位，直径> 2.5cm，由炎性肠病、放疗或肿瘤引起的瘘及修补失败的 RVF，为复杂性瘘。近年有部分学者认为，对那些瘘口比较小的，可首选腹腔镜下修补的高位瘘，也可以视其为单纯性瘘。

六、临床表现

（一）症状

直肠阴道瘘最常见的症状为阴道排气或排少量粪样液体，有异味。部分瘘口较大者，可从阴道排出成形粪便，严重时大便不能自控。可以出现阴道炎症及泌尿系感染，低热、阴部疼痛等。除上述局部症状外，该病还对患者生活质量带来严重影响，主要表现在：一般生活质量下降，患者不能正常工作，不愿与外人接触；有不同程度的心理障碍，表现为焦虑、烦躁、忧郁；正常性生活受到影响。

（二）体征

中低位直肠阴道瘘可于窥器下看见直肠侧或阴道侧瘘口，肛内指诊、阴道内指诊或双合诊，可以触摸到瘘口。瘘口细小或位置较高者，则需借助其他辅助检查以确定瘘管。

七、实验室及其他辅助检查

1. 实验室检查

无特异性指标。局部炎症较明显时可有白细胞总数及中性粒细胞轻度升高。

2. 亚甲蓝染色实验

将纱布制成柱状置入阴道内，上端达阴道后穹隆，下端位于阴道口，直肠内灌入亚甲蓝盐水 100ml，观察纱布条上是否有染色。怀疑瘘道细小或位置较高者，可以加大亚甲蓝盐水剂量，延长观察时间，以确定有无染色。

3. 阴道注水实验

患者取截石位，温生理盐水灌注阴道，用直肠镜在直肠内充气，观察阴道侧有无气泡溢出。

4. 探针检查

将纯银制球头探针（直径 2mm）球头部约 1cm 处弯曲成 90 度，在窥器下于直肠或阴道内探查，探查时应轻柔，不可使用暴力，以免造成新的损伤。

5. 超声检查

经直肠双平面超声，是同一探头两种扫查模式（线阵模式和凸阵模式），对直肠阴道瘘的诊断，雷向红等报道诊断符合率 100%。对直肠阴道瘘口大小、位置判断准确，瘘管走行及周围组织显示清晰，均可见直肠阴道隔连续中断，直肠与阴道间有条索形低回声，线阵模式下可见瘘管内有点团样气体强回声，合并感染者可见直肠阴道隔增厚，回声减低，不均匀，血流信号丰富。

6. 核磁共振

磁共振能进行多平面成像且具较高的软组织分辨率，磁共振可从直肠肛管标准轴位、冠状位（盆腔斜轴位，斜冠状位）获得理想的图像，充分显示瘘管与阴道肛管直肠周围肌肉的关系，其中矢状面最利于观察瘘管的位置及直肠肛管、阴道、瘘管三者的解剖关系，结合轴位图像，对于准确评估瘘口的数量、大小及与周围组织结构的关系。能清晰显示瘘管及直肠周围组织结构，伴发病变，如直肠阴道脓肿、分支瘘管及括约肌损伤等。对于宫颈癌、直肠癌放疗后引起的直肠阴道瘘，还可以观察有无肿瘤复发。袁芬、周智洋、练延帮等报道，直肠、阴道灌入超声耦合剂，阴道、直肠膨胀充盈，使瘘管的显示率达到 100%，提高了瘘管内口显示率的准确性（95.5%）。

7. 其他检查

恶性肿瘤放疗后引起的直肠阴道瘘应做病理检查，以除外肿瘤复发；肛管直肠压力测定、盆底肌电图检查，确定有无肛门括约肌功能障碍；结肠镜检查、钡剂灌肠检查可以了解直肠黏膜有无炎症性改变；阴道造影也可以确定瘘管的存在与否。

八、诊断

1. 症状

阴道排气或排少量粪样液体，有异味。部分瘘口较大者，可从阴道排出成形粪便，严重时大便不能自控。

2. 体征

中低位直肠阴道瘘可于窥器下看见直肠侧或阴道侧瘘口，肛内指诊、阴道内指诊或双合诊，可以触摸到瘘口。

3. 辅助检查

辅助检查确定瘘管存在。

符合上述条件之一，即可确定诊断，还需要结合病史，进行全面检查，以全面、准确评估病情，为治疗提供依据。对于直肠阴道瘘患者，病史的追溯非常重要，详细了解有无相关恶性肿瘤手术史，了解手术相关资料，吻合方式、术后并发症、联合脏器切除范围、吻合口漏等情况；了解有无炎症性肠病史，放疗史等。

九、鉴别诊断

主要与癌性瘘相鉴别。癌性瘘是由涉及到直肠阴道纵隔的恶性肿瘤所致，中低位直肠癌和宫颈癌，瘤体局部浸润破坏直肠阴道纵隔，使之穿透，出现经阴道排气、排便的症状。直肠癌伴有大便次数增加、陈旧性血便等症状，指诊可触及肿物，指套染有陈旧性血迹；宫颈癌可出现阴道出血、排出腥臭白色或血性液体，晚期侵犯直肠，出现直肠癌类似症状，妇科常规检查可发现宫颈和阴道肿物。最终诊断取决于病理检查结果。

十、治疗

直肠阴道瘘绝大部分患者必须经手术治疗才能痊愈。由于病因复杂，局部特殊的生理、解剖和病理改变，手术失败率较高，再次手术成功率更低，少数患者需终身带瘘生存。

（一）中医内治法

1. 湿热下注

［治法］清热除湿。

［方药］龙胆泻肝汤加减。

［常用药物］龙胆草 15g，柴胡 10g，泽泻 10g，车前子 10g，木通 10g，生地 15g，归尾 15g，栀子 15g，黄芩 10g，桃仁 10g，甘草 6g。

2. 阴虚内热

［治法］益气养阴，清热除湿。

［方药］青蒿鳖甲汤加减。

［常用药物］青蒿 15g，鳖甲 20g，生地 20g，知母 15g，丹皮 15g，黄连 10g，生薏仁 15g。

（二）西医非手术疗法

直肠阴道瘘的非手术治疗包括低渣饮食、肠外营养、肠内营养、使用广谱抗菌药物等，并予局部治疗如充分引流吻合口漏周围脓肿、阴道局部冲洗、坐浴等。另外，还可使用盐酸洛哌丁胺延长粪便肠道通过时间。国外有报道使用英夫利西单抗（infliximab）治疗克罗恩病引起的直肠阴道瘘可以短期闭合瘘管且能延长瘘管愈合持续时间；也有报道使用纤维蛋白胶封堵瘘管，因 RVF 瘘管较短，很难附着生物胶，治疗效果不理想。最主要使用的药物有三类。

1. 完全胃肠外营养（TPN）和肠内营养（EN）药物

完全胃肠外营养液使用较多的是卡文，卡文为混合静脉用液，3L 袋，有 1440ml 及 1920ml 两种，含有总能量分别是 1000kca 及 1400kcal，含氮及各种电解质，可以方便地添加各种药物。也有自行配置完全胃肠外营养液，选用复方氨基酸、葡萄糖、脂肪乳剂、电解质、维生素、微量元素等配置。总能量需求按体重一日 20~30kcal/kg 计算，给患者提供足够的能量支持，并维持水电解质平衡，通常使用一周左右，转为肠内营养。肠内营养，有多种选择，氨基酸型肠内营养剂如爱伦多、高能要素；整蛋白型肠内营养剂如安素、能全力、瑞素；短肽型肠内营养剂，如百普素。从每日 500ml 逐渐过渡到 2000ml 左右。

2. 抗菌药物

广谱抗菌药物，持续使用 1~2 周。

3. 局部冲洗用药物

生理盐水，甲硝唑用于阴道冲洗和吻合口漏周围脓肿的冲洗。

非手术治疗只有少数患者能够获益，如外伤性直肠阴道瘘以及直肠癌术后引起的直肠阴道瘘，瘘口较小，创面较新鲜者，尚未形成上皮化的管道，能够治愈。

（三）手术疗法

［手术时机］先天性直肠阴道瘘，出生时即可发现。瘘口较大，排便通畅者，暂不手术，待 3~6 个月左右手术，也有主张 3~5 岁时行手术治疗。高位畸形先行造口术，解除梗阻症状，待 6 个月左右行手术。

后天性直肠阴道瘘，选择在发生直肠阴道瘘后 3~6 个月，由于瘘的急性期局部充血、水肿等，应待感染控制，充血、水肿完全消退，上皮覆盖、瘘管成熟，瘢痕软化后（一般 3~6 个月）才可行局部修补手术。修补失败者可于 3 个月后再次修补。

［手术关键点］修补直肠阴道瘘的关键在于直肠前壁的重建，恢复直肠及肛管的高压力区。应充分游离瘘口旁组织、仔细辨认周围组织层次，完整切除瘘管及周围瘢痕，谨慎止血后分层行无张力缝合，并保持组织间充足的血供。如果无法保证充足血供，则应在阴道与直肠间填充血运丰富的组织以确保缝合部位的愈合。

因直肠阴道内有大量细菌滋生，手术前应该进行良好的肠道准备，充分清洗肠道，手术时再严格消毒直肠和阴道，使手术也获得良好的愈合环境，这对手术的成功至关重要。

① 饮食管理：术前 3 天无渣饮食，术前 1 天流食，术前 12 小时禁食，8 小时禁水。

② 肠道准备：术前 3 天口服抗菌药物，如甲硝唑 0.4g，口服，日三次，或术前 30 分钟静脉滴注广谱抗菌药物，术前 1 天全结肠灌洗，可口服聚乙二醇类药物、甘露醇。

③ 阴道冲洗：术前 3 天，每天用生理盐水和碘伏冲洗阴道。手术日避开患者月经期，术前常规导尿。

［麻醉方式］经腹手术采用全麻，不经腹手术采用椎管内麻醉或连续硬膜外麻醉。

［手术体位］截石位或俯卧位。

［术后处理］对未行造瘘的患者，术后 1 周内禁食，给予肠外营养支持，1 周后进食流质，再半流质，逐渐过渡到正常饮食，造瘘者不必控制饮食；使用抗菌药物 1 周；可使

用止血药减少渗出；留置尿管避免尿液污染伤口，留置肛管以排气减压、阴道内留置碘伏纱条保持相对无菌环境；排便后用 1：5 000 高锰酸钾溶液坐浴，暴露会阴，及时清洗分泌物，碘伏擦洗阴道，保持会阴部干燥，局部理疗以促进局部血液循环，加速愈合。

［转流性造口的选择］对于直肠癌术后并发的直肠阴道瘘，转流性造口的运用尚不统一，具有争议。有人认为，由于肛门括约肌的压力屏障，导致直肠压力远高于阴道，直肠阴道瘘自愈的机会很小，非手术治疗将增加医疗费用（肠内外营养、抗菌药物等）和患者的痛苦，延误治疗时机。控制炎症最好的办法是转流性造口，使粪便改道，能获得较好的治疗效果。单纯转流性造口不能愈合，则待度过急性期，局部充血、水肿等炎症性反应完全消退、上皮覆盖、瘘管成熟、瘢痕软化后，一般 3~6 个月后才行局部修补手术。也有人认为，大部分患者通过保守治疗可以治愈，反对瘘出现时即行结肠或回肠末端造口术，更不主张进行修补手术或成形手术，若早期进行造口术，会增加大部分患者的痛苦，只有少数不易愈合的患者可以采用造口术，若通过以上方法治疗，直肠阴道瘘仍难愈合时应考虑吻合口肿瘤复发的可能。

目前多数学者认为，对症状轻微的单纯型直肠阴道瘘，可先行非手术治疗并观察，不常规行转流性造口；症状严重的单纯型瘘则应手术修补；而对于局部情况差，等待手术时间长的患者、复杂型瘘尤其是放疗后直肠阴道瘘患者，应行转流性造口并择期手术修补。对于那些一般状况差不能耐受修补手术、肿瘤晚期、直肠阴道瘘症状严重者，造口能有效缓解症状、改善生活质量。

转流性造口，应遵循造口手术的基本要求，如患者自己能见到、造口周围皮肤有足够的平整范围、不影响康复后的衣着等。为确保转流彻底，应常规行单腔造口或远端肠道关闭法襻式造口。

1. 会阴肛门成形术

［适应证］低位肛门直肠闭锁伴瘘道者。

［操作方法］手术区注射 1：1000 肾上腺素加 2% 利多卡因适量逐层浸润以减少出血，保证术中视野清晰。在正常肛门位置作"X"型切口，切开皮肤及皮下组织，并游离皮瓣，充分暴露肛门括约肌，在瘘口周围做环形切开，游离瘘道，近阴道处切断瘘道，修补阴道，沿瘘管将直肠下端与周围组织分离，找到直肠末端，并尽量游离。在瘘管与正常肛门位置间作纵形切口，把瘘管及直肠拉至正常肛门位置，将之前已游离的肛门括约肌拉至瘘管及直肠前侧缝合固定。将瘘口周围肠管作肛管的成形部分，把直肠浆肌层与周围组织用细丝线间断缝合，直肠全层与肛周皮肤用丝线缝合，成形肛门。成形后的重建肛门能轻松容纳成人一食指约 1.5cm 为度。

［注意事项］术中直肠游离的长度要充分，与肛门切口缝合时不能有张力，避免术后直肠回缩，肛门瘢痕狭窄；要注意保护直肠壁的完整性，直肠壁破损易导致直肠瘘复发；游离直肠周围组织时尽量避免过多损伤周围组织，尤其是神经组织，尽量保留术后排便控制能力，防止大便失禁；瘘道及直肠通过肛门外括约肌环时一定要从括约肌环的中心穿出。

近年来有研究证明，多数先天性肛门直肠畸形（包括中、高位畸形）患儿都有内括约肌，只是发育程度不同而已，同时观察到在内括约肌部位肠壁内神经节细胞数减少或缺如，有瘘道者在其近端附有移行上皮，此瘘道实为移位的肛管。

［优点］术中保留直肠盲端及瘘道，能最大限度地保存尽管是发育不全的内括约肌。将瘘口周围肠管作肛管的成形部分，保留具有神经感受器的直肠黏膜及肌层，维持正常的排便反射。尽可能避免了术后直肠黏膜外翻，损伤小，操作方便。

［缺点］可出现肛门狭窄，黏膜外翻，肛门流黏液以及控便能力相对较差等并发症。

2.骶会阴肛门成形术

［适应证］中位肛门直肠闭锁伴瘘道者。

［操作方法］自尾骨尖上方作横弧形切口，游离骶尾关节，离断尾骨，尾骨下翻，暴露直肠后壁。在正中线上钝性分离直肠，近端充分游离，远端游离，显露瘘道，近阴道处切断瘘管，缝扎。若直肠壁瘘口位于直肠末端，保留部分瘘管，作肛管的成形部分，瘘口不在直肠盲端，以3-0可吸收缝线作全层间断缝合，封闭瘘口，外作内翻缝合加强。用直角钳于直肠盲端处、阴道后壁分离耻骨直肠肌。在会阴部正常肛门位置行十字形切口，长约1cm，切开皮肤及皮下组织，在电刀指引下从正中分开肛门外括约肌，通过外括约肌中心向上分离，使与骶部切口相通，扩大通道，容纳直肠通过。将直肠盲端经耻骨直肠肌环及外括约肌环自会阴部切口拖出，保留瘘道者，将瘘口周围肠管作肛管的成形部分，封闭瘘口者切除多余直肠盲端，将直肠壁肌层与外括约肌固定数针，然后将肠壁全层与皮肤间断缝合。在骶部切口将尾骨缝合于原位，缝合肛提肌、皮下及皮肤，切口内放置橡皮片引流。

［优点］显露较充分，术中能充分游离直肠下段、尿道、阴道，及显露肛门括约肌复合体，找准耻骨直肠肌和外括约肌环，减少对肌肉的损伤，减少肛门失禁的并发症。部分病例可将瘘口周围肠管作肛管的成形部分，保留神经感受器，维持排便反射。

［缺点］手术创伤较大，易出现肛门狭窄，黏膜外翻，肛门流黏液，控便能力较差。

3.腹骶会阴肛门成形术

［适应证］高位肛门直肠闭锁伴瘘道者。

［操作方法］骶会阴部手术与骶会阴肛门成形术方法相同，不同之处在于经腹充分游离直肠，显露、切断、缝合瘘管。

［优点］经腹和经骶会阴入路，显露充分，可直视下精细操作，减少对肌肉的损伤。

［缺点］创伤大，相应的并发症较多。

4.后矢状入路肛门成形术

［适应证］中高位肛门直肠闭锁伴瘘道者。

［操作方法］在后矢状正中切面上将盆底、会阴肌肉分为左右相等的肌肉复合体、纵行肌和后矢状肌三组主要肌肉群体。后矢状切口自尾骨尖上方到肛凹处，用针形电刀切开各层组织，术中随时用电刺激，观察两侧肌肉收缩，使全部手术操作过程保持在正中线上进行。找到直肠盲端，显露、切断、缝合瘘管。充分游离、松解直肠，使其能无张力的拖至肛门皮肤。对肠管粗大者，应在背侧纵行剪裁，缩小至直径1.2cm左右缝合，应尽量保留直肠远端，以便保存发育不全的内括约肌。再将肠管间断缝合固定于两片肌肉复合体和纵行肌间并形成肛门。对高位畸形骶部切口找不到直肠盲端或游离不充分时，应开腹游离直肠。

［优点］手术操作在直视下进行，对组织的损伤程度最小，尽量使发育异常的组织器官恢复到正常解剖状态，以获得较好的排便功能。手术成功率较高，改善术后的控制排便

功能，明显减少肛门失禁术后并发症。

[缺点]手术损伤仍然比较大，尤其是对高位肛门闭锁，常需切除尾骨，必要时必须同时开腹，发生术后感染的概率也较大。

5. 腹腔镜辅助肛门成形术

[适应证]中高位肛门直肠闭锁伴瘘道者。

[操作方法]腹腔镜下切开直肠和乙状结肠系膜的两叶腹膜层，分离显露直肠上动、静脉和乙状结肠动、静脉，靠近系膜根部分别予以结扎离断血管，注意保留三级血管弓完整。充分游离结肠脾曲以保证直肠下拖无张力。提起直肠，打开盆底腹膜返折，紧贴直肠两侧壁及后壁向远端分离，至明显变细呈锥形处显露直肠阴道瘘，缝扎离断瘘管。将已游离的直肠拉入腹腔，镜头直视盆底，分离盆底脂肪组织，显露盆底肌。会阴部另一手术组在电刺激仪引导下找到肛门收缩中心点，以该点为中心"X"形切开皮肤。电刺激仪刺激会阴肌组织的同时，在腹腔镜直视下辨认耻骨直肠肌收缩中心。腹腔镜监视下经两中心点用气腹针及其外套膨胀性外鞘向盆底穿刺并以扩肛器逐渐扩张至14号形成肛管。将10mm Trocar轻柔缓慢置入隧道。然后从盆底Trocar中导入一抓钳，将直肠盲端自此隧道连同Trocar一起拖出。以5-0可吸收线将直肠盲端与肛穴处皮肤间断缝合，肛门可通过10号扩肛器。探查腹腔内无活动性出血，结肠无张力、血运良好且无扭转后，缝合盆底腹膜，缝合皮下，粘合腹壁切口，直肠内放置肛管。

[优点]腹腔镜下游离结直肠方便易行，安全可靠，游离肠管长度充分；肛门一期成形，避免了分期手术之苦，无结肠造瘘相关并发症，还可以保证新生儿早期通过肛门排便，排便生物反馈训练等促进肛管肌肉及其支配神经发育的潜能优势得以尽早发挥，防止肛门括约肌废用性萎缩，为术后良好控制排便功能创造有利条件；利用腹腔镜的放大功能。可以直视下从腹腔侧准确地辨认盆底肌中心，同时配合电刺激可确认耻骨直肠肌收缩中心，进而引导直肠盲端准确地自耻骨直肠肌收缩中心隧道向下拖出。避免了劈开盆底肌肉，减少了对组织的创伤，使肛门的结构更接近生理解剖，进而保证了有较好的排便控制功能；处理合并瘘管方便可靠。高位肛门闭锁合并瘘管的概率较中低位多，且大多数瘘位置高，传统手术显露困难，不易准确修补，腹腔镜可以直视下清晰地显露瘘管部结构，准确分离和结扎瘘管，避免损伤阴道；腹腔镜手术所固有的优点，如术后肠功能恢复快、进食早、住院时间短、手术创伤小、术后恢复快、手术瘢痕小，住院费用低，不需要造瘘后繁琐的术后护理，家属在经济和心理上更容易接受。

[缺点]腹腔镜辅助肛门成形虽然有显著优势，但学习曲线较长，对人员、技术、设备均有很高的要求。

6. 经会阴直肠瘘管切开术

[适应证]低位瘘伴会阴撕裂、括约肌损伤的患者。

[操作方法]术区注射1:1000肾上腺素以减少出血，保证术中视野清晰。沿会阴正中线逐层切开皮肤、皮下直至瘘道。于直肠阴道纵膈间隙，充分游离瘘口周围组织。切除瘘道及周围瘢痕性组织。可吸收线纵行间断缝合直肠壁、不穿透黏膜层，间断缝合肛提肌，找到括约肌断端缝合。修剪多余的阴道黏膜，可吸收线缝合阴道黏膜，皮下组织及皮肤。手术要点是将直肠阴道瘘转变为Ⅳ度会阴裂伤，之后再逐层缝合，重点在于肌肉的缝合。

[优点] 在于径路直达，术野宽敞，显露充分，便于精细解剖和准确修补。

[缺点] 仅适用于伴有会阴裂伤、括约肌损伤的患者，应用于其他瘘管则因切开会阴体及肛门括约肌常导致大便失禁，目前已很少使用。

7. 经肛门瘘管切除分层缝合术

[适应证] 中低位瘘。

[操作方法] 麻醉、常规消毒后充分扩肛。暴露直肠瘘口，经肛门沿瘘口行菱形切口，距瘘管边缘 1.5cm 潜行分离直肠，完整剥离瘘管至阴道壁，以可吸收线间断缝合直肠黏膜及其筋膜的边缘，残端包埋入直肠腔内，间断缝合直肠肌层和阴道黏膜。缝合组织要保证有良好的血运，缝合无张力。

[优点] 不损伤肛门括约肌。

[缺点] 显露较差，且直肠内压力较高，术区清洁度亦受限；不能充分游离，仅能在原位修补，局部组织张力大且血运差，故复发率高。

8. 经阴道瘘管切除分层缝合术

[适应证] 中低位瘘。

[操作方法] 阴道拉钩充分暴露阴道瘘口，肾上腺素生理盐水沿瘘管周围侵润注射，以便于分离，减少止血；钳夹瘘管上下端的阴道壁，自阴道瘘口边缘行菱形切口；环绕瘘管潜行分离阴道，分离范围距瘘管 1.5~2cm；沿瘘管外壁完整剥离瘘管至直肠壁；以 3-0 可吸收线双层荷包缝合瘘管周围直肠壁，术者左手食指伸入直肠内，防止荷包穿透肠壁，剪除瘘管，残端包埋入直肠腔内，检查缝合完整，无遗漏、撕脱后，以 1-0 丝线间断缝合肌层和阴道黏膜。

[优点] 显露优于经肛途径，不需分离括约肌，可同时行括约肌成形术，多数不需要术前或同时行回肠末端或结肠造口，无会阴切口，愈合快，不导致会阴及肛管畸形，并发症发生率低。

[缺点] 游离不充分，原位修补，局部组织张力大且血运差，故复发率高，且经阴道修补术后可能存在性交困难。

9. 经阴道瘘管切除加阴道黏膜瓣转移修复术

[适应证] 中低位瘘。

[操作方法] 充分暴露阴道瘘口，自阴道瘘口边缘菱形切口，沿瘘管外壁完整剥离瘘管至直肠壁后，剪除瘘管，间断内翻缝合直肠黏膜，彻底封闭直肠内瘘口，间断缝合肌层，在阴道瘘口周围做阴道壁黏膜组织瓣滑行或旋转修复阴道瘘口，目的是使两缝合线不在同一平面上。

[优点] 与经阴道瘘管切除分层缝合术相比较，在于游离较充分，缝合张力较小，能较好地抵抗直肠高压，手术成功率有所提高。

[缺点] 经阴道修补术后可能存在性交困难。

10. 经会阴瘘管切除分层缝合术

[适应证] 中低位瘘。

[操作方法] 于阴道和肛门之间的会阴体作横切口，分离直肠阴道隔至至瘘口以上 2cm，探针置于瘘管内，充分游离瘘管及其周围瘢痕组织并切除；用可吸收缝线分别缝合修复阴道壁和直肠壁的缺损。在阴道壁和直肠壁之间的间隙内放置橡皮片引流条。

[优点] 经会阴途径修补显露清晰且手术损伤相对小，能充分切除瘘口及其四周的疤痕组织；又能保留正常的直肠和阴道黏膜，改善瘘口周围血液供应；直肠、阴道壁的缺损部分在无张力状态下缝合修补，从而使瘘口获得良好的愈合，手术效果较好。如合并括约肌损伤还可对括约肌进行重建，未合并肛门括约肌损伤者，经会阴入路可拉拢缝合肛提肌分隔直肠前壁和阴道后壁，降低复发风险。

[缺点] 感染概率上升，对直肠高压抵抗较差。

11. 经腹瘘管切除分层缝合术

[适应证] 高位瘘。

[操作方法] 术中充分分离肠道与阴道之间粘连，仔细探查瘘口位置，分别关闭肠道及阴道瘘口，同时用血供丰富的组织如大网膜或者其他组织填塞于二者之间，一般采用大网膜，但也有患者大网膜比较短小，无法使用，则可选取其他组织，如输卵管等，彻底止血后关腹。

[优点] 采用组织填塞，能改善术区血供，并提供支撑，抵抗直肠高压，提高治愈率。

[缺点] 手术损伤范围较大，容易出现并发症。

12. 经肛门直肠推进瓣修补术

[适应证] 中低位瘘。（图17-1）

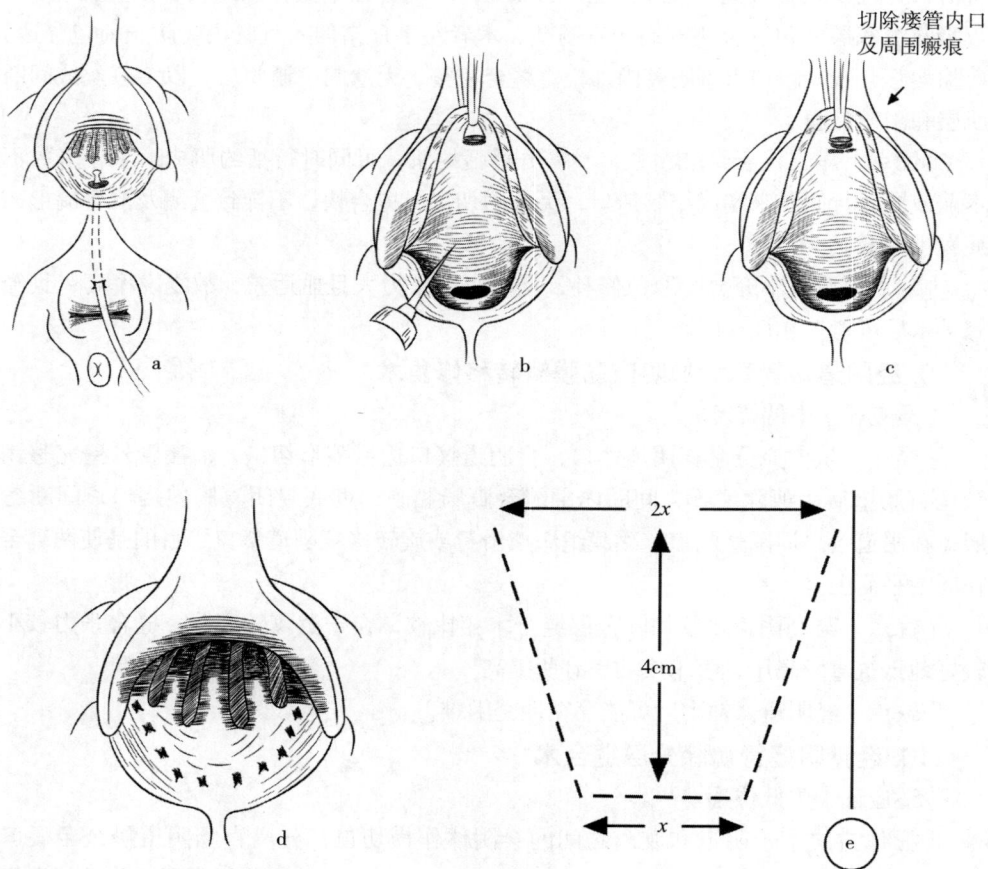

图 17-1　手术示意图

a：分离包括黏膜、黏膜下层及环形肌纤维的"U'型推进瓣，瓣的顶端越过 RVF；

b：充分游离推进瓣，使之张力减小，可使用电刀分离以充分止血；

c：3~0 可吸收线缝合直肠肌层的缺损，切除直肠内瘘管内口及周围瘢痕；

d：3~0 可吸收线缝合固定推进瓣，覆盖 RVF 内口，阴道侧瘘口敞开引流；

e：分离推进瓣的范围

［优点］直肠推进瓣修补术由 Noble 于 1902 年提出，要点在瘘管周围分离出一个包括直肠黏膜层、黏膜肌层和部分内括约肌的推进瓣，切除部分瘘管后，将推进瓣覆盖缝合，使直肠壁恢复连续性；阴道内的瘘管则敞开引流。

该术式可分为经会阴和经肛两种入路：经会阴切口暴露较好，可同时行括约肌成形；经肛入路的优点则在于无会阴部切口，疼痛少，愈合好，不损伤括约肌，术后不影响排便功能，避免术后锁眼畸形及保护性转流性肠造口，是单纯性中低位直肠阴道瘘的首选方法，即使首次失败后仍能再次应用。

［缺点］分离、制作黏膜肌瓣要求高，推进瓣血供不是很理想。

13. 肛门推移皮瓣修补术

［适应证］低位瘘。

［操作方法］在瘘口上缘向肛管外作一带部分肌层的"U"形皮瓣，长约 4.0 cm，顶窄底宽。去除皮瓣顶端的瘘口部分，用 2–0 可吸收缝线缝合瘘口肌层，再将皮瓣向上牵引覆盖瘘口，用 3–0 可吸收缝线分别间断缝合皮瓣的顶端及两侧。

［优点］经直肠推移瓣可按照厚度分为不含肌层的黏膜瓣以及含部分肌层的黏膜肌瓣，包含黏膜层、黏膜下层和部分肌层。虽然与单纯的黏膜膜瓣相比，黏膜肌瓣不容易发生坏死，但黏膜肌瓣对术者要求较高，尤其对于直肠阴道瘘而言，在直肠前壁的游离黏膜肌瓣有一定技术要求。而肛门推移皮瓣更加容易操作，血供好，愈合快，并且避免了经直肠推移瓣的黏膜外翻的缺点。

［缺点］手术要求较高，皮瓣可出现坏死。

14. 经肛门括约肌修补术（也称 Mason 手术）

［适应证］中低位瘘。

［操作方法］从骶尾关节至肛缘作一直切口，分组切断肛门外括约肌，从肛门后缘向上剪开直肠后壁，显露直肠前壁的瘘口。充分切除瘘口四周的疤痕组织后，以锐性分离法分别解剖出直肠壁和阴道壁。先作阴道壁的间断内翻缝合，后作直肠壁的间断内翻缝合，均为两层内翻缝合。最后缝合切开的直肠后壁、盆底肌和各组肛门外括约肌等。

［优点］径路直达，术野宽敞，显露充分，可以进行精细的解剖操作和准确的修补。

［缺点］操作时需全部切断肛门内外括约肌，可能引起肛门失禁和直肠皮肤瘘等严重并发症，据文献报道，其发生率分别为 3.8%~18%。

15. 大阴唇皮下脂肪垫（Martius 皮瓣）移植修补术

［适应证］中低位瘘。

［操作方法］沿会阴体在直肠阴道之间做 U 型切口，用电刀沿阴道后壁仔细切开分离直肠阴道间隔直达瘘口；仔细分离瘘口周围之组织，特别是要分离到瘘口上 1.5~2.0cm，两侧要求分离出足够的范围以容纳隔绝组织见；修补瘘口，充分暴露术野，在术野一侧以"00"无损伤线分别缝合修补阴道壁和直肠壁瘘口，充分冲洗术野；取隔绝组织，沿大阴

唇外侧 1.5 行一 3.0cm 左右的纵行切口，完整分离其皮下组织约长 8cm，保留血管蒂，以血管钳在两切口间钝性做一皮下隧道，将间隔组织反转至已修补完之腔隙间填塞并予以固定；关闭会阴体，手术结束。

［优点］成功率较高，大阴唇旁脂肪垫移植修补尿瘘，被证实有良好疗效，也广泛应用于直肠阴道瘘。大阴唇旁脂肪垫位置表浅，取材方便，距瘘口近，有较好的血供。手术操作简单。

［缺点］脂肪垫移植术后主要存在脂肪液化，局部区域供血不足，甚至坏死的可能。手术一旦失败，选用对侧脂肪垫再次修补无法提高治疗的成功率。

16. 球海绵体肌移植修补术

［适应证］中低位瘘。

［操作方法］经阴道充分暴露瘘口，用稀释肾上腺素沿瘘口边缘放散注射，使其组织黏膜下方被充盈，切开瘘口边缘，用电刀沿隔间隙向四周仔细分离，两侧方应接近盆壁，上下方应达到修补瘘口时无张力为基准，直肠瘘口修补应横向缝合，目的解除直肠狭窄，而阴道瘘口应纵向错位缝合，大阴唇旁沟单侧或双侧纵向切开，逐层深入，游离带蒂肌束，其宽度 1.5~2cm，长度 4~5cm，在大阴唇皮下组织底面打出宽阔隧道，将肌束拉入阴道生殖隔间隙，覆盖修补后瘘口，缝合固定，防止肌束向两侧退缩，间隙内置橡皮引流条。

［优点］球海绵体肌位置表浅，取材方便；球海绵体肌长度合适，距瘘口近，肌瓣蒂部血管明确，其带蒂血管长度基本可满足转位的需要，无需吻合血管，手术操作简单；为邻近组织较少的瘘口提供一个良好"屏障"，有血液循环的组织间置于直肠阴道之间，为减少伤口感染和促进愈合创造了有利条件；该肌瓣成带状，厚薄适宜，相对于腹直肌瓣及股薄肌瓣等游离切口小，手术损伤小，出血量少，术后疼痛少。

［缺点］对于瘘口较大和位置较高的直肠阴道瘘效果不佳。

17. 股薄肌移植移修补术

［适应证］高位瘘及复杂瘘。

［操作方法］股薄肌的采取：沿大腿内侧股薄肌走行方向行 2~3 个约 3~5cm 左右的纵行切口，于胫骨粗隆部位切断股薄肌腱，保留血管神经组织，股薄肌游离反转经皮下隧道至会阴，缝合切口；暴露术野，行会阴横切口，在直肠阴道间完全游离出瘘道，清除周围坏死组织，分离到瘘口上 1.5~2cm，两侧要求分离出足够的范围以容纳移植组织，分别缝合修补阴道壁和直肠壁瘘口，闭合直肠阴道部位缺损；股薄肌的放置：将采集的经过皮下隧道游离到会阴部的股薄肌反转到直肠阴道壁修补好的腔隙间固定，关闭切口。

［优点］股薄肌其位置比较表浅，采集方便，其肌瓣移植转移后仍然有众多协同肌发挥功能，对下肢功能不会造成影响；以股薄肌作为自身组织隔绝直肠阴道隔，增加了直肠阴道之间厚度，防止渗漏的发生；采集股薄肌由于保留了股薄肌神经束和带蒂肌瓣，具有较好的血运和愈合的功能，增强了组织修复功能和抗感染能力强，提高了手术成功率；相比臀大肌、球海绵体肌，更适合于高位、缺损较大的直肠阴道瘘手术。

［缺点］手术禁忌证较多，术中出血量多。

18. 经腹肛拖出式直肠切除术

［适应证］高位瘘。

［操作方法］腹部及阴道两部分手术同时进行。阴道手术组：经阴道纵行切开阴道后

壁向周围分离直肠壁和阴道壁后，切除阴道壁瘢痕组织，等待腹腔手术组游离直肠；腹腔手术组：取左下腹经腹直肌切口，游离降结肠、乙状结肠、直肠至肛提肌上缘水平，在瘘口及瘢痕组织上方 5cm 处结扎并切断直肠，远端在充分扩肛后翻出肛门外，再将游离的直肠从肛门中拖出，同时切除全部瘢痕组织，修整切缘，于齿状线上方 1.0~1.5cm 处用 1 号丝线间断浆肌层缝合，3-0 可吸收性缝线间断全层缝合。吻合满意后送回盆腔；阴道手术组用 3-0 可吸收性缝线缝合阴道后壁（应避开直肠），直肠阴道瘘修补术完成；于直肠后壁吻合口处放置乳胶管 1 根，重建盆底，经腹腔从腹壁引出。

［优点］在于使阴道壁与直肠完全被隔开，彻底消除了窦道形成的最主要因素，一期手术成功率高，患者易接受，主要用于复杂或复发的 RVF。

［缺点］手术较复杂，需要有低位直肠切除吻合的手术经验，Parks 手术缺点是残存的直肠肌袖病变可能会继续加重并发展至狭窄。

目前有文献报道腹腔镜修复 RVF 病例，但该术式手术适应证相对严格，对患者瘘口大小、位置、原因及括约肌功能、腹腔条件和整体的健康状况等均有限制，同时需操作者具备很高的腹腔镜操作技巧。

19. 带血管蒂的全层肠片修补术

［适应证］高位瘘。

［操作方法］经腹分离直肠阴道间隔，剥离出瘘口及其周围 2cm 范围的组织，切除瘘口边缘部的瘢痕组织，用 3-0 薇乔线间断缝合关闭瘘口；取一段可以拉至盆底而无张力的回肠肠袢，保留长约 4~6cm 系膜血运。供肠部分端端吻合，恢复肠袢的连续性，沿对系膜缘纵行切开截取的肠管，形成一带系膜血管供应的肠片。用 3-0 薇乔线沿瘘口边缘间断缝合浆肌层片与直肠壁 1 圈，横结肠功能性造口。

［优点］游离充分，充分去除瘘口周围瘢痕组织，用带系膜血管供应的肠片修补直肠缺损，缝合无张力，血供良好，减少伤口感染和促进愈合，提高治愈率，对于瘘口较大，反复修补失败的直肠阴道瘘效果较好。

［缺点］损伤较大，对手术技巧要求较高，容易出现相关并发症。

20. 生物补片修补术

［适应证］中低位瘘。

［操作方法］经阴道入路，在瘘口四周阴道黏膜注射肾上腺素盐水浸润瘘口，距瘘口边缘 0.3cm 环周完整分离瘘管中下 1/3 处，钳夹瘘管残端基底部从肌层‘8’贯穿缝合封闭瘘管基底，将残端折弯包埋直肠阴道间隔侧壁，尽量使创面基底平整。若为术后复发，应先完全分离瘢痕组织直至 1~2cm 正常组织；取大小合适的生物补片，毛面朝向组织，平整衬垫于瘘口及周围组织缺损薄弱处，4-0 薇乔将补片与周围组织做荷包固定并间断缝合做全包埋，使两者紧密贴敷。关闭阴道后壁黏膜层创面并破坏腺体，直肠侧分离瘘管缝合，游离直肠黏膜瓣，下拉覆盖瘘口缝合以加强修补。

［优点］生物补片具有足够张力的机械屏障作用，以及良好的组织相容性、应用安全性，可以对抗肠内高压，填充缺损，切断细菌和感染物由瘘口进入瘘管的源头，并且引导新生血管和组织置入，起到封闭缺损、加固薄弱（防漏）、底物充填、支架引导、保护创面的作用，提高了直肠阴道瘘一次手术成功率，同时保护了肛门功能。

［缺点］对高位、复杂性瘘效果差。

21. 改良 PPH 术

［适应证］中低位瘘。

［操作方法］暴露肛门，行 4~6 指扩肛，用 3 把艾里斯钳分别夹住肛缘 2，6，10 点（膝胸卧位定位）处向外牵拉。在扩肛器引导下置入透明肛镜并缝合固定，充分显露直肠前壁。术者以左手食指经阴道伸入直肠瘘口处，在瘘口四周注射肾上腺素生理盐水，浸润术野，切开直肠黏膜全层、用组织剪紧贴直肠黏膜下在直肠阴道间隔做潜行分离约 2~3cm，充分游离瘘口周围及直肠前壁，修剪瘘口周围瘢痕组织，彻底止血后用 7-0 慕丝缝合线在修剪的瘘口上下缘，穿过黏膜层，至对侧黏膜连续缝合 4~6 针。两端线头打外科结但不必扎紧，然后以直肠阴道口的高度为准，从右至左用 7×17 圆缝合针、7-0 慕丝缝合线做直肠前半周黏膜下层荷包，荷包线在穿过瘘口时务必在连续缝合线下经过，旋开 PPH 吻合器至最大位置，将钉砧头放在荷包上方，同时放入弧形隔离胶片（该胶片可以保护直肠后壁黏膜，不被切除），收紧荷包线并打结，用带线器将荷包线尾端从 PPH 吻合器侧孔中拉出。适度牵拉荷包线，同时旋紧 PPH 吻合器。击发吻合器，松开手柄，将 PPH 吻合器旋开后移出，检查吻合口是否出血，如有活动性出血，立即用 3-0 的可吸收线缝扎止血。

［优点］改良的 PPH 术具有手术视野清晰，易操作，不损伤会阴体和肛门括约肌，手术创伤小，不复发等优点。

［缺点］对中位直肠阴道瘘操作较为困难，失败率较高。不适用高位直肠阴道瘘。

22. 结肠镜下钛夹夹闭术

［操作方法］在结肠镜直视下找到瘘口，检查大小及周围情况，如果出现瘢痕的话，需要用氩气刀灼烧切口后，再行钛夹夹闭。若瘘口黏膜光滑，色泽同周边组织，以氩气刀烧灼直肠内瘘口。经内镜钳道将置放器插至内镜前端，后拉塑料外套管露出钛夹，缓慢轻轻收紧手柄以使夹子充分张开至最大角度，根据病灶具体位置必要时可将夹子方向做适度旋转，同时调节内镜以使夹子与病灶呈垂直接触，确认夹子跨越瘘口部位并接触两侧黏膜后随即用力收紧钛夹，然后轻拉置放管，取出置放器，必要时可重复使用多个钛夹使瘘口完全封闭。

［优点］结肠镜下钛夹夹闭瘘口治疗直肠阴道瘘，与外科修补手术相比，操作简单，治疗时间短，风险小，恢复快，费用低廉。

［缺点］手术失败后会导致瘘口扩大。目前病例数量较少，且直肠阴道瘘的病因复杂，形态多样，仍需进一步进行临床研究。

［注意事项］夹闭瘘口的治疗最好在瘘口周围组织水肿消退后进行，否则瘘口炎症比较严重可引起钛夹过早脱落，影响治疗效果；若瘘口时间过长，局部已形成瘢痕组织，可用氩气刀于瘘口周围灼烧，人为制造新的创面后使用钛夹封闭瘘口，否则直至钛夹脱落瘘口可能亦无法闭合；钛夹治疗需要技术成熟医师与护士默契配合，护士负责熟练快速地安装钛夹并送达部位后旋转推送器使两个夹臂以适当方向与靶组织紧密接触，然后释放钛夹。由于钛夹自身特性的局限性，超过 1cm 的瘘口难以成功夹闭。

总之，直肠阴道瘘理想的治疗受许多因素的影响，如瘘的病因、位置、外科医生手术技巧、有无肛门括约肌损伤及大便失禁表现等。虽然目前临床上报道较多，但是仍然缺乏统一的、标准化的、对比性的研究作为指导。考虑到病因的多样性、解剖结构复杂性，提高研究质量将非常困难。针对不同患者选择最优治疗手段方面还需进一步研究。

十一、现代研究进展

直肠阴道瘘虽是少见疾病，但危害性较大，一般无法自愈，均需手术干预。由于病因复杂、种类繁多且术后易发生感染、复发率高，再次手术难度较大。

直肠阴道瘘分为先天性和后天性。先天性直肠阴道瘘是胚胎时期发育异常所导致，常伴有先天性肛门直肠畸形。后天性直肠阴道瘘则是后天因素所致，常见原因包括创伤（产伤、手术、外伤及暴力行为）、感染、炎性肠病、肿瘤和放射性损伤等。手术损伤导致的直肠阴道瘘逐渐增加，应予以足够的重视，任何破坏直肠阴道隔的手术均可能导致直肠阴道瘘，主要包括直肠及妇科手术，中低位直肠癌前切除术最为常见。其他原因有子宫全切除、经阴道直肠部分切除术、直肠突出修复、痔上黏膜环切术、内痔硬化剂注射术等。

直肠阴道瘘检查手段多样，主要以视诊、指诊、镜下检查、美兰染色、超声检查、核磁共振为主。诊断也相对简单，临床分类相对统一。治疗前必须结合病史，进行全面检查，以全面、准确评估病情，为治疗提供依据。对于直肠阴道瘘患者，病史的追溯非常重要，详细了解有无相关恶性肿瘤手术史，了解手术相关资料，吻合方式、术后并发症、联合脏器切除范围，吻合口漏等情况；了解有无炎症性肠病史，放疗史等。

直肠阴道瘘的临床难点在于治疗，争议较多。虽然有学者报道经保守治疗自愈，但大多数学者均认为手术修补是唯一的治愈手段。转流性造口的应用也存在争议。有人认为，出现直肠阴道瘘后，应首先考虑行转流性结肠，然后期待其自愈。但只有少数患者获益，如直肠恶性肿瘤术后吻合口瘘并发脓肿，而那些因阴道壁损伤的患者则无法从中受益。目前认为对症状轻微的单纯型RVF，可先行非手术治疗并观察，不常规行转流性造口；症状严重的单纯型瘘则应手术修补；而对于局部情况差，等待手术时间长的患者、复杂型瘘尤其是放疗后直肠阴道瘘患者、晚期肿瘤术后发生直肠阴道瘘患者则应行转流性肠造口术，为手术修补创造良好的条件。虽然转流性造口对RVF的治疗有积极意义，但不可盲目认为造口后直肠阴道瘘均可自愈。有的病例一旦造口闭合后，直肠阴道瘘复发，将面对更加复杂的再次修补问题。

直肠阴道瘘的手术方式非常多样，但整体治愈率较低，也会产生相应的并发症，没有一种手术方式能令人满意。临床应根据病因、部位及大小、肛门括约肌功能状况、有无局部手术史、患者的整体情况以及外科医师的技术和判断选择不同术式，从而获得较高的生存质量。

先天性直肠阴道瘘合并肛门直肠畸形的手术，强调最大限度地保存尽管是发育不全的内括约肌。将瘘口周围肠管作肛管的成形部分，保留具有神经感受器的直肠黏膜及肌层，维持正常的排便反射。肛门成形时须将直肠盲端经耻骨直肠肌环及外括约肌环中心拖出，维持控便功能。

直肠推进瓣修补术和组织瓣转移修补术在临床上应用较广，手术效果相对较好。直肠推进瓣修补术可分为经会阴和经肛两种入路：经会阴切口暴露较好，可同时行括约肌成形；经肛入路的优点则在于无会阴部切口，疼痛少，愈合好，不损伤括约肌，术后不影响排便功能，避免术后锁眼畸形及保护性转流性肠造口，是单纯性中低位直肠阴道瘘的首选方法，即使首次失败后仍能再次应用。组织瓣转移修补术指通过引入血供良好的组织到瘘道区，并分隔两侧瘘口缝合处。目的是加强直肠阴道间隙，促进愈合，适用于复杂型瘘。对于中低位瘘，采用的组织瓣有球海绵体肌、肛提肌、阴股沟瓣、臀肌皮瓣、单或双侧股薄肌皮瓣等。最常见的是球海绵体肌移植修补术。球海绵体肌位置表浅，取材方便；球海绵体肌长度合适，距瘘口近，肌瓣蒂部血管明确，其带蒂血管长度基本可满足转位的需要，无需吻合血管，手术操作简单；为邻近组织较少的瘘口提供一个良好"屏障"，有血液循环的组织间置于直肠阴道之间，为减少伤口感染和促进愈合创造了有利条件；该肌瓣成带状，厚薄适宜，相对于腹直肌瓣及股薄肌瓣等游离切口小，手术损伤小，出血量少，术后疼痛少。

生物补片修补术也是治疗直肠阴道瘘的较好的选择，对自身组织损伤小，更好的保护肛门功能。生物补片置入体内可以长期存留并被动降解，降解速度可与组织生长速度同步，降解产物最终被正常组织吸收改建，有利于缺损组织的再生性修复。能诱导及促进自体组织再生。其具有足够张力的机械屏障作用，以及良好的组织相容性、应用安全性，可以对抗肠内高压，填充缺损，切断细菌和感染物由瘘口进入瘘管的源头，并且引导新生血管和组织置入，起到封闭缺损、加固薄弱（防漏）、底物充填、支架引导、保护创面的作用，提高了直肠阴道瘘一次手术成功率。

高位瘘的治疗采用经腹手术及腹腔镜手术，术式包括经腹肛拖出式直肠切除术（Maunsell-Weir 术式）、Parks 结肠—肛管直肠肌袖内吻合术等，使阴道壁与直肠完全被隔开，彻底消除了窦道形成的最主要因素，一期手术成功率高，患者易接受。但手术较复杂，需要有低位直肠切除吻合的手术经验，Park 手术缺点是残存的直肠肌袖病变可能会继续加重并发展至狭窄。腔镜手术由于其自身的优点，具有良好的发展前景。

参考文献

［1］沈杰，黄平. 后天性直肠阴道瘘治疗进展. 结直肠肛门外科［J］. 2008，14（4）：284-287.

［2］钟邦华，董明. 直肠阴道瘘治疗进展. 中国实用外科杂志［J］. 2013，33（8）：701-703.

［3］雷向红，毛子婧，焦彤. 经直肠双平面超声对直肠阴道瘘的诊断价值［J］. 中国超声医学杂志，2016，32（7）：641-643.

［4］袁芬，周智洋，练延帮，等. 磁共振直肠阴道造影对于直肠阴道瘘的诊断价值［J］. 临床放射学杂志，2013，32（04）：539-542.

［5］顾晋. 低位直肠癌术后直肠阴道瘘的诊断和治疗［J］. 中华外科杂志，2006，44（23）：1587-1591.

［6］徐民民，邵万金，杨柏霖，等. 推移瓣修补直肠阴道瘘初探［J］. 中国普外基础与临床杂志，2016，23（5）：609-611.

［7］薛利军，尹路，林谋斌，等. 手术治疗直肠阴道瘘39例分析［J］. 中国实用外科杂志，2008（06）：474-477.

［8］康雨龙，王业皇，严进. 生物补片修补术治疗中低位直肠阴道瘘临床疗效观察［J］. 结直肠肛门外科，2010，16（1）：48-49.

［9］秦辉燕，吴江. 高中位先天性肛门闭锁的手术治疗进展［J］. 赣南医学院学报，2015，35（3）：494-496.

第十八章　骶尾部藏毛窦

骶尾部藏毛窦（sacrococcygeal pilonidal sinus）是指发生于骶尾部皮下含有毛发的慢性窦道或囊肿。藏毛疾病（pilonidal disease，PD）是多发于臀沟骶尾部的皮下感染，常反复破溃而形成窦道即藏毛窦。Herbert Mayo 于 1833 年首先描述这种疾病，1880 年 Hodges 以拉丁语 pilus（毛发的）mdus（巢的）将其正式命名为藏毛窦（pilonidal sinus，PS）。是一种由人体毛发长期慢性介导的炎性疾病，位于肛门后正中线，尾骨部皮下软组织内的囊肿和窦，由于腔内藏有毛发，故称潜毛窦、潜毛囊肿或骶尾部藏毛窦。临床特点是骶尾部有肿块胀痛，破溃后间歇溢出分泌物和脓液。骶尾部正中可见一个或几个藏毛凹陷，有时有毛发伸出。

一、病名溯源

（一）中医的认识

本病相当于中医的"鹳口疽"和"锐疽"，与先天不足、湿热下注和肾气亏虚有关。《外科正宗》说"初起形似鱼肫，久则突如鹳嘴"。《灵枢·痈疽》曰："发于尻，名曰锐疽。其状赤坚大，急治之，不治，三十日死。"但有学者认为将本病与"鹳口疽"和"锐疽"相互对应，似乎欠妥。骶尾部藏毛窦常见症状为骶尾部急、慢性浅表脓肿，局部气血凝滞，邪毒侵袭导致溃破成漏，无传染性，放现代中医学称之为"尾闾窦道"。

（二）西医的认识

1847 年 Anderson 和 1854 年 Warren 先后报道此病，1880 年 Hodges 正式采用藏毛窦这一名称。第二次世界大战中英美军人发病率较高，这些患者都有长时期乘坐吉普车经历，故有"吉普车病"之称。该病临床上比较少见，以肛门坠胀、疼痛、肛周流脓水为特征，伴有感染时可有畏寒、发热、周身不适等。好发于肛门周围，但亦可发生在腋窝、腹股沟、手指（或足趾）间隙和头枕部，男性患者多于女性。危险因素包括：男性，多毛体质，肥胖，骶尾部皮肤外伤，久坐的习惯等。

二、流行病学资料

藏毛窦为一种少见疾病，各项研究数据中的发病率差异较大，一项国外研究显示该病的发病率为 25/100000，38% 的患者有家族史，37% 患者超重，34% 的患者有外伤史。该病普遍存在，但多见于白人，黄种人、黑人等软质毛发的人种较少发生。

藏毛窦好发于男性，发病者中男性比例为 63%~79%。15 岁以前、40 岁以后发生本病的患者极少，发病高峰在青春期后 20~30 岁年龄段，所以藏毛窦被认为是一种自限性疾病。另外，肥胖、毛发浓密和臀间裂深者好发，静坐职业或生活方式、家族史及骶尾部损伤为其发生的危险因素。在我国近年来该病发病率有上升趋势。

三、病因病机

（一）中医病因病机

该病病因或为先天不足，皮肤外伤感染毒邪，郁结不散，邪毒湿浊留阻肌肤，或为过食肥甘炙煿厚味，酒色过度，三阴亏损，湿热蕴结，经络壅遏。致局部气血凝滞，蕴蒸化脓，溃破成漏。脓毒湿浊留恋不尽，故常反复发作，缠绵不愈。

（二）西医病因病机

本病的病因及发病机制尚未完全明确，目前存在先天发育异常学说和后天获得性学说两种观点。

1. 先天发育异常学说

该学说源于 19 世纪胚胎学的发展，认为藏毛窦的发生与发育密切相关。发育过程中，相关部位髓管残留物或骶尾部中央缝畸形发育导致在这一区域形成小囊肿，囊肿破裂后可行成盲端，进而发展为窦道。除此外也有其他类似学说被提出，这些假说均认为病灶的起因为皮肤表面扁平鳞状上皮的裂隙或缺损，残留的骶管牵引皮肤或皮肤的附属结构被认为是其原因。

2. 后天获得性学说

1946 年 Patey 报道 1 例理发师手指上发现藏毛窦，使先天性原因受到质疑。之后，越来越多的学者认为藏毛窦的发生是由于损伤、异物刺激和慢性感染引起的。走路、久坐等使骶尾部摩擦，臀瓣间的毛发刺入局部皮肤，臀间裂有负吸引作用，可使脱落的毛发向皮下穿透，穿入皮肤，形成短管道，短管道进一步皮化，产生吸力，使毛发聚集于皮下脂肪内，于是皮下异物形成，一旦局部感染发生，便发病形成脓肿、窦道，且不易愈合。

现在多数学者认为藏毛窦为后天获得性疾病，最有力的论据是大多数藏毛窦病灶内存在游离的毛发，且好发于臀间裂较深、体毛浓密和习惯久坐的人群，并且倾向于术后复发。尽管游离的毛发普遍存在于病灶中，但病灶深处却从来未发现毛囊结构。病灶中的毛发通常是分离的，根部位于窦道的深层，尖端朝向皮肤凹陷处（图 18-1）。镜下检查该病灶中的毛发通常会发现表面覆盖锯齿结构，类似于鱼钩样，因此如果毛发的根部被牵引进皮肤凹陷处后，随着臀部的运动会进一步加强该牵引作用。

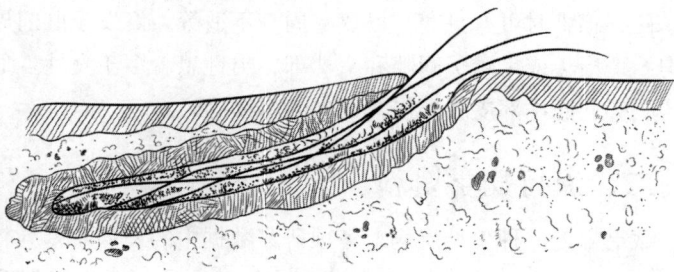

图 18-1　藏毛窦的横截面

左为头侧、右为臀侧。窦道的两侧为慢性肉芽组织、脱落的上皮组织及毛发。整个病变位于皮下组织内

四、中医辨证分型

（一）中医辨证分型

1.火毒蕴结证

骶尾部红肿疼痛，周身不适，畏寒、发热，舌红，苔黄，脉滑数。

2.寒湿凝聚证

局部肿块生长缓慢，光滑活动，无压痛，伴口淡，畏寒，舌淡红，苔薄白，脉沉紧。

3.热胜肉腐证

红热明显，肿势高突，疼痛剧烈，痛如鸡啄，溃后脓出则肿痛消退，舌红，苔黄，脉数。

4.正虚邪恋证

骶尾部反复流脓水，间歇性胀痛，舌红，苔薄黄，脉细。

5.气血两虚证

病情迁延，肿块溃破，经久不愈，流液清稀，伴有精神萎靡，形体消瘦，舌质嫩红，苔薄，脉细无力。

五、西医分类

1.急性炎症期

局部红、肿、热、痛明显，伴有畏寒、发热、周身不适等。

2.慢性炎症期

局部红、肿、热、痛不明显，无明显全身症状，瘘口时常流脓液，压迫局部流脓明显。

六、临床表现

（一）症状

（1）局部症状：骶尾部藏毛窦发生感染以前，患者症状不明显或仅感觉骶尾部皮肤增厚或发硬，轻微胀痛或不适。急性感染后的典型症状是在骶尾部出现表浅脓肿，局部伴有肿痛、灼热等急性炎症特点。脓肿破溃后脓出，形成慢性窦道或暂时愈合，但终又穿破，可反复发作。

（2）全身症状：感染严重时可伴有畏寒、发热、周身不适。

（二）体征

（1）视诊：骶尾部正中可见1个或几个藏毛凹陷或窦道，窦道口较小，周围皮肤红肿变硬，常有瘢痕，时有毛发由窦外口伸出。

（2）触诊：在窦道口附近可摸到长椭圆形或不规则硬结区，挤压时可排出脓液。硬结可有触痛，急性发作期有急性炎症表现，有明显触痛和红肿，排出较多脓性分泌物，有时可形成脓肿。

（3）探针检查：探针可从窦口探入，可探入3~5cm或更深，远端为盲端，窦道深浅不一，与直肠不相通。

七、实验室及其他辅助检查

（1）超声检查：骶尾部臀间区皮下软组织内不规则混合回声包块，以液性为主，部分边界不清，内可见特征性的线样强回声（毛）。病变紧邻皮下，部分无窦道（即藏毛囊肿），部分可见皮肤窦道。腔内超声可鉴别诊断骶尾部藏毛窦和肛瘘。

（2）造影检查：窦道造影检查，可了解藏毛窦的范围、深度及走向、分支情况。并可了解窦道与骶尾骨和肛门直肠的关系。

（3）X线检查：可帮助鉴别骨质破坏性疾病（结核）及骶尾部畸胎瘤。

（4）病理检查：病理检查发现窦道内被以鳞状、柱状上皮，有毛发和上皮碎屑则有助于诊断。

八、诊断

藏毛窦的主要诊断标志是骶尾部急性脓肿或有渗出物流出的慢性窦道；也可表现为骶尾部急性脓肿，穿破后形成慢性窦道；或暂时愈合，终又穿破，如此反复发作。无继发感染时只是骶尾部突起，部分患者感觉骶尾部疼痛和肿胀；继发感染时主要症状是骶尾部急性脓肿，红肿热痛，多自行破溃或手术切开引流后炎症消退。引流口可以完全闭合，但多反复发作，常流脓液形成窦道，用探针检查时，探其走行方向向上指向骶骨。骶尾部后正中线臀沟附近可见窦口，部分窦口内可见毛发。骶尾部可触及硬结及条索物，挤压有分泌物溢出，探针从窦口探入，窦道走向头颅侧，深约 3~5cm。肛门直肠指检无内口触及，条索物不与肛门相通。局部表现有疼痛、压痛和炎症浸润，检查时近中线位见到藏毛腔。根据患者年龄、性别、病史，结合症状和体征，一般比较容易做出诊断。

九、鉴别诊断

1. 骶前畸胎瘤或囊性肿物

感染破溃的窦道口较大，其中充满肉芽组织。窦道很深，走向不规则。X线检查可见骶骨前有占位性病变、直肠前移，有骨骼、钙化点阴影。囊性肿物如果是皮样囊肿，可能有毛发存在，但数量多而且与皮脂混成一团。

2. 慢性化脓性汗腺炎

汗腺炎性脓肿可能与急性藏毛窦症状相似，两者的不同之处在于前者病变范围较广泛，主要累及两侧臀部，呈弥漫性或结节状，皮肤常有许多窦道溃口。两者也可同时存在。

3. 肛瘘

患者多有肛周脓肿病史，破溃口距肛门较近，检查时可扪及条索状物通向肛门内，有位于肛隐窝处的内口。骶尾部囊肿窦误治后如与直肠内相通，可继发肛瘘。

4. 骶尾部疖肿

其特点是以毛囊皮脂腺为中心的圆形硬结，局部隆起，红肿疼痛，破溃后有少量脓液，易收口。

5. 先天性骶尾骨瘘管

先天性骶尾骨处瘘管是发育过程中骶管残留引起，该瘘管延伸向尾骨或骶骨。如果瘘管与脊髓腔相通，常伴随脊柱裂或脊髓膨出。主要见于婴幼儿，通过影像学检查可帮助诊断。

十、治疗

（一）中医内治法

1. 火毒蕴结证

[治法] 清热解毒，行瘀活血。

[主方] 仙方活命饮加减。

[常用药] 白芷、贝母、防风、赤芍、当归、甘草、皂角刺、穿山甲、天花粉、乳香、没药、金银花、陈皮、黄柏。

2. 寒湿凝聚证

[治法] 清热解毒透脓，温阳化气，祛湿散寒。

[主方] 加味五苓散加减。

[常用药] 猪苓、茯苓、白术、泽泻、小茴香、桂枝、牛膝、荔枝核、橘核、生姜。

3. 热胜肉腐证

[治法] 和营清热，透脓托毒。

[主方] 仙方活命饮合五味消毒饮加减。

[常用药] 白芷、贝母、防风、赤芍、当归、甘草、皂角刺、穿山甲、天花粉、乳香、没药、金银花、陈皮、黄柏。

4. 正虚邪恋证

[治法] 扶正祛邪。

[主方] 托里消毒散加减。

[常用药] 黄芪 15g，党参 10g，穿山甲 6g，白芷 6g，升麻 4g，当归 12g，白术 6g，甘草 5g，皂角刺 10g，青皮 5g。

5. 气血两虚证

[治法] 补气血，壮筋骨。

[主方] 琥珀蜡矾丸加先天大造丸加减。

[常用药] 黄蜡、明矾、雄黄、琥珀、辰砂、紫河车、熟地黄、归身、茯苓、人参、枸杞、菟丝子、肉苁蓉、黄精、白术、何首乌、川牛膝、仙茅、川巴戟、破故纸、远志、木香、丁香、黑枣肉。

（二）中医外治法

主要采用化腐生肌，先用三品一条枪，甲字提毒药捻，白降丹、提毒粉等药物腐蚀去窦道内面的上皮组织，使其坏死脱落，然后再用生肌收口类药物如珍珠散、生肌散等促使正常组织新生，使疮口愈合。

（1）外洗：黄柏、野菊花、大黄、黄连各 20g，煎水 1000~2000ml 熏洗，每日 1 次。

（2）生肌类药物：玉露膏、生肌白玉膏、生肌红玉膏等，依据创面情况辨证使用，多是用于术后辅助换药治疗。

（三）西医非手术疗法

主要是抗感染治疗，单纯应用只能控制症状，复发率高，一般只用于手术的辅助治疗。如发生脓肿，应及时行手术治疗。

（四）手术疗法

骶尾部藏毛窦治疗主要以外科手术为主，手术方式多种多样。手术方法须根据囊肿的大小、窦道的数量、范围及感染程度而决定。有急性感染时可采用切开排脓术；骶尾部窦道及囊肿范围广或伴有局部炎症者可采用窦道及囊肿切除术；骶尾部窦道及囊肿范围的深度较小，无感染者可采用切除一期缝合术；窦道反复感染，存在多个窦口，全部切除后创口不宜缝合者可采用切除部分缝合术；腔隙较大患者可采用袋形缝合术。还有完全切除伤口开放术、切除并一期缝合术、Z字形切除缝合术、切除伤口填塞庆大霉素胶原蛋白并缝合术、切除后皮瓣移植术、无水酒精注射术、冷冻手术等等。

1. 切开引流术

急性感染期脓肿形成或患者存在脓毒血症应先切开引流。感染控制后，已无脓液，创面新鲜，再行二期病灶彻底切除。如窦道范围较小，可以切开所有原发和继发管道，清除肉芽组织，留待二期愈合或准备作进一步处理。

2. 窦道切开术

如果获得性假说成立的话，那窦道的切开可能是创伤最小的术式选择。患者取右侧卧位，病灶中央的皮肤凹陷处充分浸润麻醉以保证探针可以探入侧方的窦道中。如术中发现窦道一端为盲端，应予切开。所有的窦道插入探针后其表面的皮肤应麻醉充分，用手术刀或电刀切开，刮匙刮净毛发及残留皮肤组织。过早的麻醉可能会导致窦道探查的不准确。术后刮净周围毛发、敷料覆盖，注意清洁。该术式的优点为在局麻下即可进行。发现窦道切开后患者需要的住院时间较短，但术后恢复时间较长，复发率为13%。

Bascom术：该手术可在门诊局麻下进行，患者采取侧卧位。中线病灶处的皮肤凹陷连通下方的组织可用手术刀挖除，深度要直达下方的窦道或脓腔。然后取病灶侧方纵形切口，经此切口打通其与正中窦道的间隔以便于引流，用刮匙探入原发灶的窦道中，刮净病变中的脓性组织、炎性组织及毛发。此侧方切口位于藏毛窦原发灶的下方以便将其与骶骨的纤维组织分隔，切口也可经正中线做对侧病灶的引流。Basom建议侧方切口不做一期缝合以充分引流，皮肤凹陷处的切口可一期缝合。此术式的经验很多，作为门诊手术是可行的，且并发症较少。该术式也可用于处理感染的藏毛窦，但是否优于静止期病灶切除并一期缝合的术式还需待进一步的观察。

3. 窦道切除术

是最常用的手术方法，也是传统的手术方法，适用于无感染或感染已被控制的患者。切除虽很简单，但重点在于处理切除后遗留下来的大创面。

操作方法：患者一般采用侧卧位，低位腰麻或骶麻。常规消毒，用甲紫液标出应切除的范围，采取纵向梭形、椭圆形、菱形切口或三角形切口应将所有原发和继发管道包括在内。垂直切开皮肤、皮下组织直至骶骨筋膜，用电刀切除全部病变组织，勿伤骶尾韧带。作锐性剥离，充分剥离剔除病变组织，术中电凝止血或用温盐水纱布压迫止血，尽量不予结扎，以免线结留于腔内感染复发。创口可按下述方法处理：

（1）一期缝合：这是最为理想的目标，原则上缝合伤口后应该无张力并且止血要彻底。但在实际操作中由于两侧皮肤边缘张力大，所以要做到严密缝合是很困难的；如果遗留死腔、积存渗血和渗液，可导致感染或切口裂开，从而不能达到一期愈合的预期目的。为克服张力可做减张缝合，伤口全层用 $10^{\#}$ 丝线外套导管行成减张缝合。同时用 2-0 可吸收线分两层缝合皮下组织，再以 $7^{\#}$ 线间断垂直褥式缝合皮肤，然后收紧减张缝合线。缝合时放置负压吸引、引流条或橡皮软管引流，优点是能防止腔内感染积液所致引流不畅。待皮下、皮肤缝合后，加压包扎切口。或在切口之外另作减张切口。

建议患者早下床活动，术后 48~72 小时内可拔出引流，具体时间视引流量多少而定。切口缝线一般可在术后 10~14 天拆除。病灶必须完全彻底切除，否则一期缝合的伤口将面临裂开或延迟愈合的风险。一期缝合的另一缺点为即使伤口愈合较好，但一旦伤口某处出现小的裂开均会使疾病复发。

避开正中切口缝合的方法：此类方法有很多，主要的原则是避免正中切口。Karydakis 提出的方法是由原发灶侧方椭圆形伤口入路，由此切除原发灶内的病变组织。应用此方法的 754 例患者中，术后复发率仅为 1%。其他报道显示复发率为 0%~17%。即使是复发的患者，此中术式亦能达到较好的效果。对于存在侧方窦道的患者可采用 T 形切口切除。取正中线旁的梭形切口，范围应包括原发灶处皮肤凹陷及窦道。游离皮下组织至骶骨筋膜，完整切除病灶后，在中线处的皮肤边缘处切割出一 2cm 长的皮瓣，然后将皮瓣下方组织应用可吸收缝线缝合至骶尾筋膜上，最后做皮瓣与对侧皮肤的缝合，伤口被牵向一侧，注意勿留死腔。此种缝合后的恢复时间可能较开放性伤口要短。该术阻断了尾部藏毛窦后天形成机制，使臀沟变平，防止毛发刺入皮肤，同时使局部产生的吸力消失。皮内缝合，避免了间断缝合法使缝针多次刺入皮肤所导致的早期毛发附着而复发，并发症和复发率低。

（2）皮肤成形术

切除范围过大时可采用全层皮瓣转移术，或作"Z"字形成形术；也可采用植皮术，多为延期中厚游离植皮。

1."Z"形切口成形术

Z 形手术切口能避免正中瘢痕的产生，但只有对病灶范围较小的藏毛窦才能应用此方法。

具体操作是采用正中小切口完整地切除病灶，切口的两端取 30° 的辅助切口，长度为正中切口的 3/4。皮瓣游离后分别向对侧旋转并将两侧的皮肤切口缝合（图 18-2-（a~e）），此种方法可避免正中切口的死腔残留，对于此切口的报道多数为小样本的，但 Mansoory 和 Dickson（1982）对 120 例可应用 Z 形切口的患者做了随访，显示只有 1 例出现复发。

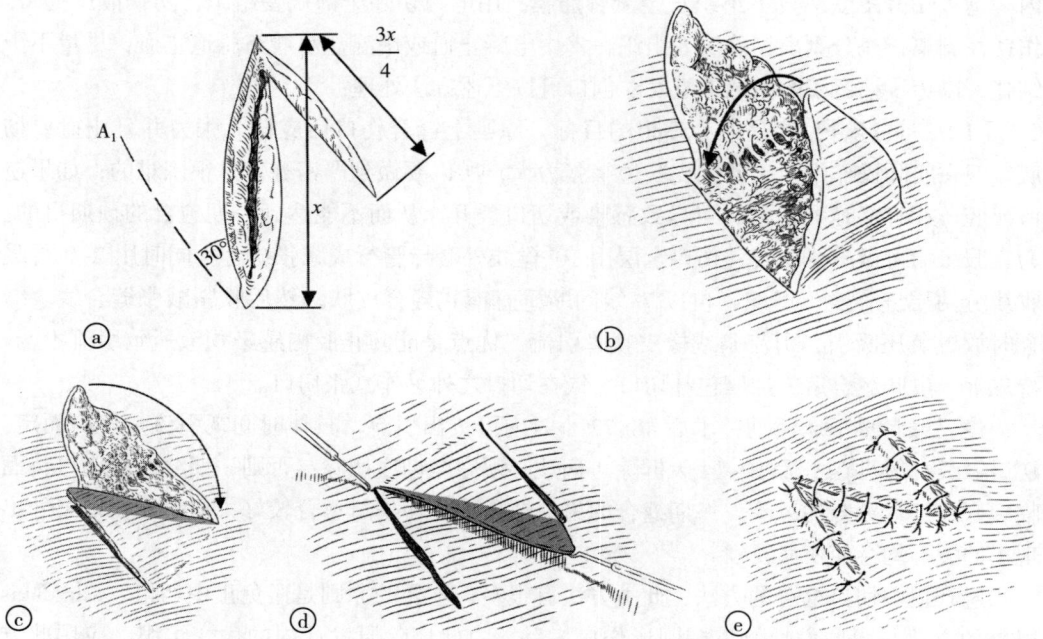

图 18-2-（a、b、c、d、e）Z 形重建术

（a）取病灶切除后的 Z 形切口；（b）游离皮瓣；（c）外侧皮瓣向内侧旋转，同时将内侧的皮瓣向外旋转；（d）固定旋转后皮瓣；（e）缝合切口

2. 菱形皮瓣转移成形术（Limberg 术式及改良 Limberg 术式）

即使切除的病灶较大，该术式仍可做一期缝合。方法为取正中菱形切口切除病灶，切口一端顶点处做倾斜的倒 V 形切口，然后将此皮瓣覆盖创面（图 18-3）。此方法能有效地消除创面缝合后死腔，复发率低。

（经典的手术切口设计：AB = AD = DE = DC = BC，DE 为角平分线，EF 垂直 BD 的连线，与 AC 轴线平行）

手术步骤：①菱形（ABCD）标记好需要切除的藏毛窦病变和转移皮瓣；②完整切除包括窦道在内的所有受损组织及中线小凹，直至骶骨筋膜；③游离合适的菱形皮瓣 EDCF；④转移覆盖至缺损处；⑤皮瓣下放置引流管，间断缝合皮下及皮肤，或作皮内缝合，再结合真空负压引流，促进愈合。

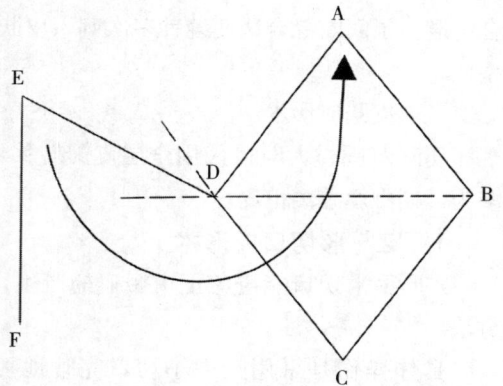

图 18-3 藏毛窦切除后菱形皮瓣转移

Limberg 术式及改良 Limberg 术式优势在于：①有效抬高臀沟；②通过转移皮瓣替换中线手术瘢痕；③减少皮肤浸渍和碎屑集聚；④切除所有窦道和病变组织，消除致病因素；⑤通过转移菱形皮瓣进行无张力缝合，恢复较快。

Bessa 报道改良 Karydakis 皮瓣术后并发症发生率与改良 Limberg 皮瓣比较差异无统计学意义（23% 比 40%，P =0.08），但前者术后全层裂开率要低于 Limberg 皮瓣（0 比 15%，

P=0.003），两者复发率比较差异无统计学意义（P > 0.99），认为两种手术方式治疗藏毛窦都十分有效。

MehmetHaberal 等报道藏毛窦切除袋形缝合与 Limberg 皮瓣相比，手术时间及住院时间更短，可更早的恢复工作或学习，但后者创面愈合时间更短，术后的生活质量得分也优于前者。Derici 等也报道 Limberg 皮瓣复发率低于 V–Y 转移皮瓣（1.5% 比 11.1%，P=0.039）。

Horwood 等对 Limberg 皮瓣与一期缝合相进行了一项荟萃分析（包括两项与 Karydakis 皮瓣的比较），Limberg 皮瓣技术显示出更低的复发率（P=0.07），更低的创面感染（P=0.001）和创口裂开（P=0.01），认为原发性藏毛窦择期手术，Limberg 皮瓣要优于一期缝合手术，其住院时间短，平均 2~6 天，恢复快，平均 14~21.5 天，复发率低（0%~5.4%）。

3. 带肌肉的皮瓣转移缝合术

褥疮的患者可采用带有臀上血管及神经的臀大肌皮瓣移植来治疗，此方法也可应用于病灶范围广泛的藏毛窦。

该手术方法是先切除病灶，再游离臀大肌及皮下组织、皮肤，最后将游离组织覆盖至创面上（图 18-4）。后此术式发展为应用 D 形切口，同样能起到臀大肌皮瓣移植的手术效果，并且能较容易地为患者接受。

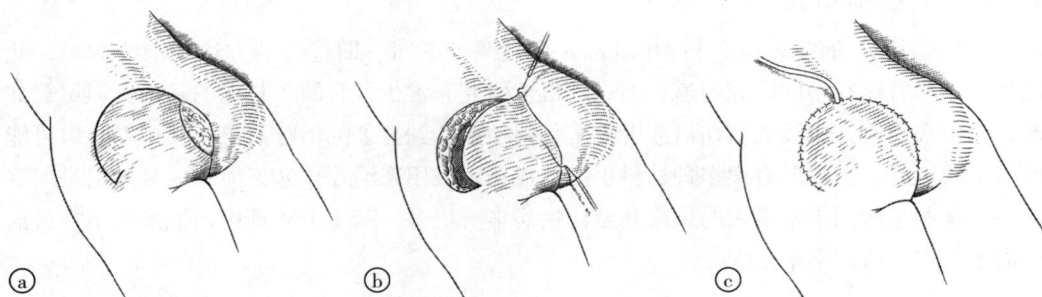

图 18-4（a、b、c）臀大肌皮瓣移植

（a）切开预移植的臀肌皮瓣；（b）将皮瓣向内侧旋转；（c）缝合创面并放置引流

对于病灶范围广泛的藏毛窦亦可采用 V–Y 皮瓣转移缝合法（图 18-5）。该方法需先切除全部瘘管，深至骶尾筋膜浅层，再在一侧做"V"形切口，游离皮瓣，转移并覆盖创面，做"Y"形缝合。该法可使臀沟或后正中沟变平、减少相互摩擦，防止缝合口裂开，减少复发。但因其技术要求较高，且转移皮瓣不易存活，故难以广泛采用。

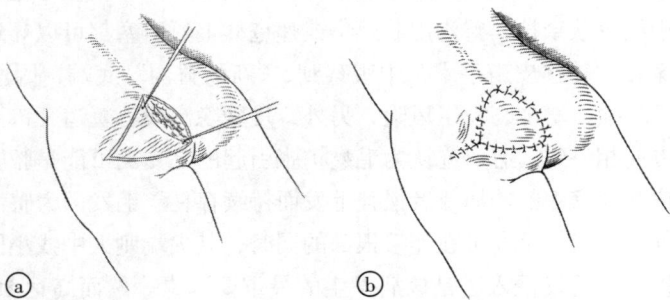

图 18-5（a、b）V–Y 皮瓣转移缝合

（a）病灶完全切除后，取病灶外侧的 V 形切口；（b）术后创面

4. 袋形缝合术

适用于腔隙较大的患者。将窦道顶部皮肤切除，清理腔内肉芽组织、毛发及皮脂等物，切口边缘皮肤与其下的囊壁间断缝合。

十一、预后与预防

（一）预后

骶尾部藏毛窦经常反复发作，文献报道有个别癌变的倾向，但大部分患者经切除手术治疗后伤口可以彻底愈合，虽然需要时间稍长，但预后一般较好。若伤口出现溃疡易破，生长很快及霉菌样边缘等变化时应引起重视。

（二）预防

（1）注意保持局部清洁卫生，保持骶尾部干燥，避免骶尾部异物刺激。
（2）清淡饮食，禁食辛辣肥甘厚腻之品，避免肥胖。
（3）适当运动，避免长期久坐。
（4）穿宽松衣服，避免局部潮湿，皮肤破损。

十二、现代研究进展

（一）基础研究

一期切口缝合的 Meta 分析：Petersen 等回顾了不同一期缝合的方法及治疗效果，此回顾显示尽管有很多的研究报道，但是随机性研究非常少并且缺少长期的随访。但尽管如此，切口采用避开中线的斜切口或者皮瓣移植均能达到显著的治疗效果，其中斜切口可能的效果要更好。虽然已有很多种外科手段已成功地被用来治疗该病，但术后复发仍是困扰之一。某些患者因手术带来的风险甚至比疾病本身更多。基于上述理由，该病的治疗目前倾向于保守及微创手术治疗。

（二）临床研究

King 在 1947 年提出来源于毛囊或皮肤隐窝的中线小凹（midline skin pits）是藏毛窦的主要发病因素，这个结论是以详实的病理学研究为基础，从出现扩张的毛囊或皮肤隐窝至形成继发的窦口或者脓肿。Bascom 在 1980 年重复了这项病理研究并证实了上述发现。中线皮肤牵拉，臀沟皮肤感染或痤疮样毛囊阻塞都可以导致毛囊或者皮肤隐窝扩张。有专家在"转移皮瓣手术"中观察到，"新的臀沟"底端，因增大的毛囊或者皮肤的浸渍而易于受损，增加复发了风险，另外，皮肤隐窝或者窦道开口方向总是与周围毛囊的毛发生长方向相一致。有研究认为毛囊扩张引起的毛囊炎可能是脓肿形成的首要起始因素，炎症因皮肤隐窝中的碎屑或者松弛毛发而持续存在。毛发因为臀部移动以及倒刺特性使其从继发外口排出。毛发可在连接根部的同时，其尖端刺入中线小凹。基于深入的研究，Karydakis 提出"毛发侵入"是该病发生的最重要因素。然而高达 50% 的臀沟藏毛窦患者在窦道或者脓肿并没有发现毛发，因此毛发侵入可能是该疾病的第二重要因素。

骶尾部藏毛窦治疗方法多种多样，各种治疗方法均有其优缺点及其适应证。当前本病多采用手术方法进行治疗。综合分析：保守疗法虽然易操作、患者痛苦小、短期疗效较好，但其长期疗效不确切，有待进一步研究。手术方法虽然治愈率较高，但也存在缺点，例如切除引流术普遍存在创伤大、痛苦大、疗程长、术后不适等问题。故不存在使用一种治疗方法来治疗所有类型的骶尾部藏毛窦患者的情况，这就需要临床医生在治疗前详细了解各种治疗方法的优缺点并根据病变范围、特点及患者所处社会环境、经济条件等因素来选择出最佳治疗方案。

手术治疗是公认的有效治疗手段。目前主要有病灶切除敞开创面引流术、病灶切除创面缝合术和皮瓣转移术三大类。

1. 病灶切除敞开创面引流术

可以使术口引流通畅，不易继发感染，但是术后患者创面大、愈合时间长（中位愈合时间 70 天），个别患者甚至形成迁延不愈的中线伤口，因此使用越来越少；结合袋形缝合可加速切口愈合而不增加复发率。

2. 病灶切除创面缝合术

主要有病灶切除一期缝合术、S 形缝合技术。病灶切除一期缝合术患者恢复时间短，疼痛轻，术区瘢痕小。主要缺点是患者术后卧床制动时间长、缝合处张力较大、切口裂开及感染发生率较高，伤口裂开后愈合依然困难。

3. 臀沟上提和不对称缝合技术

术式多样，常见的有菱形切除和菱形皮瓣转移术、Karydakis 皮瓣术、Bascom 手术、Z 形成形术、V-Y 皮瓣转移缝合术等。这些术式面临手术创面大，手术过程复杂，切口感染或裂开的风险较高，制动时间长，术后疼痛程度重，如果皮瓣坏死造成下一步修复困难。

最初的藏毛窦是一种先天性疾病的假说催生出整块切除手术，这导致患者的并发症发生较高和医疗资源的浪费；从 1947 年开始就有避免实施整块切除的建议。然而许多外科医生仍然继续实施需要长时间住院处理的根治性整块切除术，这给医疗系统带来了相当大的医疗负担，且患者是否从该类手术中获益也值得探讨。

骶尾部藏毛窦的治疗过程应提倡微创理念，尽量减少正常组织的损伤。科学的术式选择及联合术式的应用，以达到手术的根治性与降低术后复发率；同时避免术后并发症，减轻术后痛苦、缩短疗程是未来骶尾部藏毛窦治疗的发展趋势。

参考文献

［1］ Sondenaa K, Andersen E, Nesvik I. Patient characteristics and symptoms in chronic pilonidal sinus disease［J］. Int J Colored Dis, 1995（10）: 39-42.

［2］ McGuinness JP, Winter DC, O'connell PR. Vacuum-assisted closure of a complex pilonidal sinus［J］. Dis Colon Rectum, 2003（46）: 274-276.

［3］ Eftaiha M, Abcarian H. The dilemma of pilonidal disease: surgical treatment［J］. Dis Colon Rectum, 1977（20）: 279-286.

［4］ Bascom JU. Repeat pilonidal operations［J］. Am J Surg, 1987（154）: 118-122.

［5］ Fox SL. The origin of pilonidal sinus, with an analysis of its comparative anatomy and histogenesis［J］. SurgGynecol Obstet, 1935（60）: 137-149.

［6］ Casberg MA. Infected pilonidal cysts and sinuses［J］. Bull US Army Med, 1949（Dept 9）: 493-496.

［7］ Sondenaa K, Pollard ML. Histology of chronic pilonidal sinus［J］. APMIS, 1992

（103）：267-272.

［8］Golz A，Argov S，Barzilai A. Pilonidalsinus disease：compar-ison among various methods of treatment and a survey of 160 patients［J］. Curr Surg，1980（37）：77-85.

［9］Bascom JU. Pilonidal disease：long-term results of follicle removal［J］. Dis Colon Rectum，1983（26）：800-807.

［10］Lord PH. Anorectal problems：etiology of pilonidal sinus［J］. Dis Colon Rectum，1975（18）：661-664.

［11］Senapati A，Cripps NPJ，Thompson MR. Bascom's operation in the day-surgical management of symptomatic pilonidal sinus［J］. Brit J Surg，2000（87）：1067-1070.

［12］Kitchen PRB. Pilonidal sinus：experience with the Karydakis flap［J］. Br J Surg，1996（83）：1452-1455.

［13］Monro RS，McDermott FT. The elimination of casual factors in pilonidal sinus treated by Z-plasty［J］. Br J Surg，1965（52）：177-179.

［14］Mansoory A，Dickson D. Z-plasty for treatment of disease of the pilonidal sinus［J］. SurgGynecolObstet，1982（155）：409-411.

［15］Gwynn BR. Use of the rhomboid flap in pilonidal sinus［J］. AnnR Coll Surg Engl，1986（68）：40-41.

［16］张书信，赵宝明，张燕生. 肛肠外科并发症防范及处理［M］. 北京：人民军医出版社，2012：182.

［17］安阿玥. 肛肠病学［M］. 第三版. 北京：人民卫生出版社，2015：167-168.

［18］李春雨，汪建平. 肛肠外科手术技巧［M］北京：人民卫生出版社，2013，6：591-597.

［19］何永恒，凌光烈. 中医肛肠科学［M］. 第三版. 北京：清华大学出版社，2012.10：398-401.

［20］Michael RB，Keighley NW. 结直肠与肛门外科学［M］. 第三版. 北京：北京大学医学出版社，2013，6：537-561.

［21］金虎. 现代肛肠病学［M］. 北京：人民军医出版社，2009：506-507.

［22］李乃卿. 实用中西医结合外科学［M］. 北京：北京科学技术文献出版社，2010：1051-1052.

［23］王立柱. 鹳口疽及其相关病证辨析［J］. 山西中医，2012，28（4）：61-62.

［24］李春雨，张有生. 实用肛门手术学［M］. 沈阳. 辽宁科学技术出版社，2005：258-262.

［25］国家中医药管理局. 中医病证诊断疗效标准/骶尾部囊肿窦诊断疗效标准［S］，1995.

［26］Thompson MR，Senapati A，Kitchen P.Simple day-case surgery for pilonidal sinus disease［J］. British Journal of Surgery，2011（98）：198-209.

第十九章　直肠脱垂

直肠脱垂（rectal prolapse，RP）是肛管、直肠黏膜或直肠全层乃至部分乙状结肠位置下移，甚至脱出肛门外的一种疾病，又称肛门直肠脱垂。直肠脱垂在肛肠疾病中约占0.40%，任何年龄均可发病，以直肠黏膜及直肠反复脱出肛门外并伴随肛门松弛为主要临床特点。在中医学中，该病属于脱肛范畴，古代文献中又称为"人州出""脱肛痔""盘肠痔""重叠痔""截肠痔"等。

一、病名溯源

（一）中医的认识

直肠脱垂属于肛肠科的疑难疾病，其研究历史十分悠久，我国是世界上记载直肠脱垂最早的国家。在长沙马王堆汉墓出土的《五十二病方》中载："人州出不可入者……倒悬其人，以寒水溅其心腹，入矣。""人州出"即是指该病，这也是最早对直肠脱垂的病名描述及治法的记载。

脱肛之名最早见于《神农本草经》，同时记载的还有该病的药物治疗方法："蚺蝓味咸寒，主贼风……及脱肛……"。其后历代医家亦多有论述，如晋·皇甫谧《针灸甲乙经》提出用针灸治疗："脱肛，下利，气街主之"。《难经》认为该病属虚："病之虚实，入者为实，出者为虚，肛门脱出，非虚而何？"隋·巢元方《诸病源候论》首次较详细阐述了脱肛的病因病机，如《痢病诸候·脱肛候》载："脱肛者，肛门脱出也。多因久痢后大肠虚冷所为。肛门为大肠之候，大肠虚而伤于寒痢，而用气喔，其气下冲，则肛门脱出，因谓脱肛也。"又如《妇人杂病诸候·脱肛候》载："肛门，大肠候也。大肠虚冷，其气下冲者，肛门反出，亦有因产用力努偃，气冲其肛，亦令反出也。"再如《小儿杂病诸候·脱肛候》记载："小儿患肛门脱出，多因利久肠虚冷，兼用䘏气，故肛门脱出，谓之脱肛也。"至明代，对该病病因病机的认识已较全面，如张介宾《景岳全书》曰："……有因久泻久痢，脾肾气陷而脱者；有因中气虚寒，不能收摄而脱者；有因劳役吐泻，伤肝脾而脱者；有因酒湿伤脾，色欲伤肾而脱者；有因肾气本虚，关门不固而脱者；有因过用寒凉，降多之阳而脱者；有因湿热下注而脱者。"另外在这一时期，诸多医家对脱肛的治疗用药也有所著述，在该病的诊治方面积累了丰富的经验。

（二）西医的认识

19世纪初期，西方医学家将具有"肛门脱出"症状的疾病统一命名为"直肠脱垂"。之后有学者又进一步研究了此病相关的解剖学与病理生理学，并于20世纪先后提出了关于完全性直肠脱垂的滑动性疝学说和肠套叠学说，至20世纪80年代，著名的神经生物学家帕克斯对重度直肠脱垂引起大便失禁的患者进行肛周相关肌肉（如括约肌等）的研究，发现有去神经现象的发生。20世纪90年代初期莎菲克提出"大便习惯异常改变诱发直肠脱垂"，观点提出后的第四年，又有学者通过实验观察发现，直肠脱垂患者的内括约肌的一些抑制反射明显减弱，锁紧肛门及直肠的肌肉长期处于松弛状态，直肠无法有效固定，从肛门脱出。

二、流行病学资料

根据1975~1977年对全国29个省、市、自治区的76692人的普查结果，其中30378人患有肛肠疾病，总患病率为59.1%。其中患直肠脱垂者仅有176人，其发病率占肛门直肠疾病的0.58%，明显低于痔、裂、瘘等常见肛肠病发病率。直肠脱垂可发生于任何年龄，但多见于儿童、年老体弱及经产妇，其中女性因为骨盆、分娩等生理解剖性因素，发病率略高于男性，男性平均患病年龄约在20~40岁，女性则多见于50~70岁中、老年。少部分儿童可随着身体发育、体质的增强等因素自行痊愈，但大部分的患者会因为肛门肿物反复脱出而症状逐渐加重，因此不能自行痊愈。

中华中医药学会肛肠分会于2012~2014年对包括新疆、西藏在内的全国31个省、市、自治区的68906人再次进行了常见肛肠疾病流行病学普查，结果34522人患有肛肠疾病，总患病率为50.1%，而直肠脱垂的发病率约为0.40%，排在肛门、直肠部疾病的第6位。从普查情况来看，脱肛的患病率与1977年普查结果明显降低，这可能与生活水平、文化水平、教育水平及保健意识等明显提高有关。

三、病因病机

（一）中医病因病机

中医学认为本病的发生与肺、脾、肾功能失调有直接关系。脾胃乃后天之本，转化水谷精微，为气血生化之源，乏源则气血亏虚，脾虚气陷，固摄无力，可诱发脱肛。肾为先天之本，主固摄封藏，开窍于二阴，主一身之元气，若小儿先天禀赋不足，气血未充，则肾虚不固，可发为脱肛；若年老肾虚，气血衰败，或滥用苦寒攻伐药物，导致真元不足，关门不固，亦可致脱肛。肺主一身之气，肺与大肠相表里，肺气虚间接致使大肠失守，升举无力，失脱而下陷，发为脱肛。

另外，燥屎内结，便坚难下亦可诱导发病。大肠主传化糟粕，有"传导之官"之称。同时大肠主津，有参与调节体内水液代谢的功能。若传导功能失常，或见大肠实热，消烁津液或大肠津亏，肠道失润，则致大便秘结不通。患者每遇如厕，则力排怒挣，一味加长排便时间，久而久之，致使直肠黏膜向下移位，诱发脱肛。

结合各代医家所论述，脱肛的病因病机可归纳为虚、实两端。

（1）虚证致病：① 久痢而致大肠虚冷、脾虚气陷，固摄无力，如《诸病源候论·痢病诸候》云："脱肛者，肛门脱出也，多因久痢后大肠虚冷所为。"《景岳全书·脱肛》谓"有因久泻久痢脾肾气陷而脱出者"。② 肺脏虚寒，大肠失守，升举无力，如《丹溪心法·脱肛》云："肺与大肠相表里……肺脏虚寒，则肛门脱出。"《窦氏外科全书》载："肺与大肠相为表里，故肺脏蕴热则肛闭结，肺脏虚寒则肛脱出，此至当之论。"③ 产育过多，耗气伤血，气虚下陷，如《千金方》中载："妇人产育过多，力尽血枯，气虚下陷……皆能使肛突出。"④ 小儿先天不足，后天失养，脾肾气虚不固或老人肾气不充，关门失守，如《疡科心得集》有记载："老人气血已衰，小儿气血未旺皆易脱肛。"⑤ 苦寒攻伐失当，损伤真元，关门不固，如《景岳全书》曰"……有因过用寒凉，降多之阳而脱者"。⑥ 酒湿伤脾，脾虚不固；纵欲过度，耗伤肾精，肾虚不固，如《景岳全书》曰"……有因酒湿伤脾，色欲伤肾而脱者"。

（2）实证致病：实证多责之于湿热下坠，如饮食不节、恣食辛辣、肥甘厚味，饮酒无度等，可积湿酿热，下注大肠，发为脱肛。

（二）西医病因病机

1. 发病机制

西医学关于直肠脱垂发病机制的学说有多种，目前较广泛被接受的是滑动性疝学说和肠套叠学说。

（1）滑动性疝学说：其解剖基础是有过深的凹陷、过长的结肠系膜，松弛的提肛肌，过长的直、乙状结肠。早在 1912 年 Moschowitz 就描述了这一现象，并认为这在直肠脱垂的病因上具有重要意义，提出直肠脱垂是一种滑疝理论，是指直肠前陷凹腹膜反折过低，直肠膀胱或直肠子宫陷凹过深，构成疝囊。当腹腔压力增高时，使盆腔陷凹的腹膜皱襞逐渐下垂，覆盖于腹膜部分的直肠前壁压于直肠壶腹，腹腔内容物将直肠前壁推入直肠腔内，使直肠前壁突入肠腔形成一滑动疝后经肛门脱出（图 19-1）。支持这一理论的证据为，当临床检查时，令患者蹲下使直肠脱出，可见直肠腔偏后，不居中央，说明直肠前壁脱出比后壁多。指诊时，当手指伸入肠腔后，拇指和示指轻捏肠壁时，可感到两手指间扪及有较多的组织，可包含下降的直肠腹膜返折、小肠以及脱垂的肠段，并不只是两层肠壁。

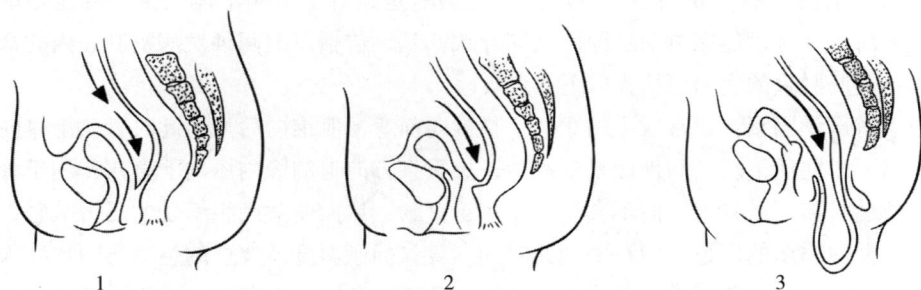

图 19-1　Moschcowitz（1912）滑动性疝学说图解

（2）肠套叠学说：1967 年由 Devadhar 提出。认为直肠脱垂的发病首先是直肠黏膜感觉下降，引起直肠扩张，大块粪便嵌塞，进而引起强有力的直肠肌肉收缩。该学说认为存在"关键点"，即最大的感觉减弱并引起肌肉过度收缩的一点，处于恒定的可预知的位置，一般在骶骨岬下 5cm 处，直肠肌肉系统的过度收缩力长期集中于这一点，使直肠前壁凹入直肠腔，逐渐产生套叠样变化，最终形成脱垂（图 19-2）。1968 年 Broden、Snellman Devadhar 和 Theuarkauf 等分别通过直肠、乙状结肠、Douglas 窝、阴道和膀胱腔内注入造影剂，用放射线电影摄像技术观察直肠脱垂时内脏运动情况，发现脱垂开始时，先是直肠

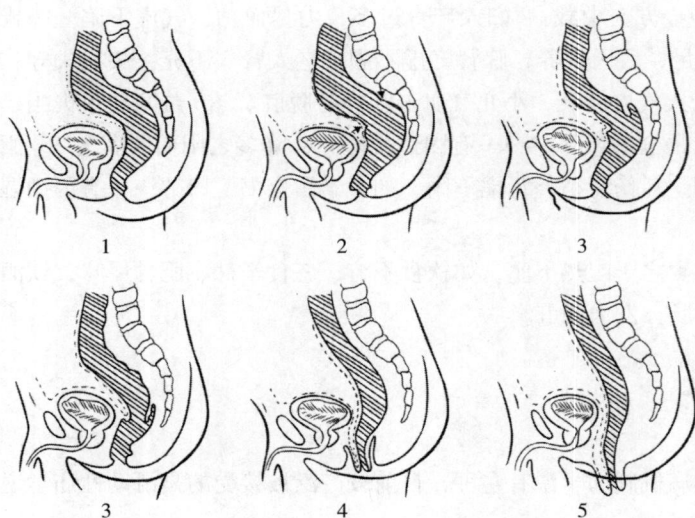

图 19-2　乙状结肠、直肠套叠（脱垂）图解

1. 直肠与盆腔组织的正常关系；2. 套叠早期；3. 直肠固定点下降，直肠上端与骶骨分离；4. 直肠固定点继续下降，盆腔陷凹变深；5. 套叠完全形成，直肠可脱出；6. 套叠后期，直肠可完全脱出，可有部分乙状结肠脱出

套叠，套叠的起始点往往在距肛缘 6~8cm 处，而受累的肠段并非单纯只有直肠前壁，而是整个直肠一圈肠壁向下套叠下降，当其尖端降至直肠下端后，即经肛门向外脱出。Devadhar 认为，直肠脱垂时，直肠前壁脱出并不比后壁多，同时肠腔并不偏后，依然居中。但当最大程度用力向下屏气时，前面部分肠壁往往脱出更多，肠腔也不在中央。在直肠脱垂患者中只有少数属于这一类型。

1975 年 Starleg 认为肠套叠学说与滑动疝学说并无实质差别，只是脱垂程度不同而已。另外还有我国学者认为，就肠套叠而言，直肠脱垂的实质是直肠与直肠套叠，其脱垂平面较低且较为恒定，即在直肠壶腹部。即使脱垂肠管较长，也是低位肠管脱垂牵引高位肠管下降，而不是乙状结肠与直肠套叠。

2. 病因

导致直肠脱垂的发病的原因目前尚不完全清楚，对于患病个体来说，可能是单纯的某一因素所致，也可能多方面的原因共同导致。基于包括以上两种发病机制在内的众多学说，可将直肠脱垂的病因概括为以下几点：

（1）解剖学因素：正常成人站立时，腰椎向前弯，骶椎向后弯，此时骨盆上口向前下斜，骨盆下口向后下斜，与地面呈一锐角，故垂直方向上的腹内压向下直接作用于骨盆前部及两侧髂骨翼、耻骨上，而不会直接作用于直肠，从而使盆底组织受的压力减轻，避免直肠直接受腹内压的压迫。但在婴幼儿时期，骨盆的倾斜度及脊柱的生理弯曲均尚未发育完全，骶骨向后弯曲角度小，骨盆水平位，直肠正对盆底，无骶曲的承托，腹内压直接作用于直肠，易发生脱垂。老年时期，人体衰老，脊柱逐渐变形，其生理弯曲度逐渐变小，骨盆倾斜度亦降低，接近婴幼儿时期的水平位，较易患此病。

（2）盆底支持组织无力：年老、体虚、营养不良以及妇女多次分娩等因素易导致盆底肌群松弛、薄弱无力、功能减退等一系列病变，对直肠的支持保护减弱，从而发生直肠脱垂。

（3）肛门直肠部手术损伤：手术创伤或骶尾部外伤等易伤及骶尾神经或肛直环，导致肛门括约肌无力，骨盆肌群萎缩，进而导致直肠下移，发生直肠脱垂，此理论已通过动物实验证实。

（4）腹内压增加：由于种种原因造成持续性腹腔内高压，致使直肠周围及盆底部的肌肉群、韧带、筋膜等支持组织不能承受而发生松弛。如尿道狭窄、膀胱结石、前列腺肥大等并发的排尿困难，重体力劳动，顽固性便秘，慢性腹泻，慢性咳嗽，多胎产妇等。

（5）激素水平：结缔组织的代谢与功能受雌激素影响，雌激素能使盆底结缔组织更加有力，故青壮年妇女有很强的代偿机制，在困难的分娩后，依旧可以保持盆底不松弛，但绝经后，随着雌激素分泌的减少，代偿机制明显减弱，盆底组织逐渐变得薄弱、张力减低并失去弹性，易发生直肠脱垂。

3. 病理

直肠黏膜脱垂（rectal mucosal prolapes，RMP）是直肠下部黏膜与肌层粘合不牢，以致分离下移所致，脱出的直肠黏膜为紫红色，有光泽，表面可有出血点。脱出部分因长期经常受外界刺激而充血、水肿、糜烂，肠壁血液及淋巴循环障碍，黏膜增厚，严重者可发生退行性改变。

直肠全层脱垂是由于直肠周围的上提肌群松弛无力，失去上提固定作用，引起直肠与其周围支持组织分离，而出现全层脱垂。重者乙状结肠也脱出肛门之外。有时见黏膜充血、水肿。脱出时间过长未能及时回纳者，可发生肠管严重水肿，色泽紫暗，甚至嵌顿、坏死、出血等。若反复脱垂，失治误治，肛门括约肌则更加松弛无力。严重者因肛管括约肌持续性、被动性伸展而松弛，可发生肛门失禁，从而加重脱垂。婴幼儿直肠脱垂多为不全性脱垂，多数在 5 岁前可自愈。成人直肠脱垂若产生脱垂因素不能去除，脱垂会逐渐加重。

直肠脱垂的病理改变：①Douglas 窝变深；②直肠自身套叠；③盆底肌及其周围组织薄弱，肛门括约肌松弛，肛提肌裂隙扩大；④直肠不依附于骶骨上，直肠与盆底下口垂直；⑤直肠及乙状结肠冗长；⑥出现直肠前突等其他改变。

四、中医辨证分型

1. 气虚下陷证

证候：便时肛内肿物脱出，轻重大小程度不一，色淡红，甚则咳嗽、行走、排尿时脱出，劳累后加重。伴有纳少，神疲体倦，气短声低，头晕心悸，舌质淡体胖，边有齿痕，脉弱。

2. 肾气不固证

证候：直肠滑脱不收，伴有肛门下坠，腰膝酸软，面白神疲，听力减退，小便频数或夜尿多，久泻久痢，舌淡苔白，脉沉弱。

3. 气血两虚证

证候：直肠脱出无华，伴有面白萎黄，少气懒言，头晕眼花，心悸健忘或失眠，舌质淡白，脉细弱。

4. 湿热下注证

证候：肛内肿物脱出，嵌顿不能还纳，色紫暗或深红，甚至表面破溃、糜烂，肛门坠痛，伴面赤身热，口干口臭，腹胀便结，小便短赤，舌红，苔黄腻，脉滑数。

五、西医分类

本病分类方法很多，迄今尚未统一。常用的分类方法有以下几种。

1. 根据脱出组织

分为完全性直肠脱垂和不完全性直肠脱垂。

完全性直肠脱垂：为直肠的全层脱出，严重者直肠、肛管均可翻出肛门外。脱出长度常超过 10cm，呈塔形，黏膜皱襞呈环状排列，脱垂部为两层折叠的肠壁组成，触之较厚，两层肠壁间有腹膜间隙。

不完全性直肠脱垂：脱出部仅为直肠下端黏膜，故又称黏膜脱垂。脱出长度为2~3cm，一般不超过 7cm，黏膜皱襞呈放射状，脱出部为两层黏膜组成。脱垂的黏膜和肛门之间无沟状隙。

也有学者认为无论黏膜脱垂还是壁层全层脱垂，如下降外脱组织波及肛肠周壁时则称完全性直肠脱垂；仅限于肛肠一侧而非为全周者称不完全脱垂或部分脱垂。此种分类方法不甚全面，单纯一侧脱出而他侧不下移者，临床很少见到。黏膜脱垂虽有全周和部分脱出之分，如将其分为黏膜完全脱垂和黏膜不完全脱垂，也仅能说明黏膜脱垂范围。

2. 根据是否脱出肛外

分为直肠内脱垂和外脱垂，是目前使用较广泛的分类方法。

（1）直肠内脱垂：狭义的内脱垂是指直肠腔内肌层与黏膜分离，导致黏膜松弛、堆积肠腔但未脱出肛外者，多由便秘久蹲引起，一般在肛门镜检查时发现（彩图 19-1）。广义的内脱垂还包括直肠内套叠，即脱垂较轻，肠管下移距离较短，未能脱出肛外或脱垂位置较高，肠管下套叠后仍位于直肠腔内而未脱出者，这两种情况是直肠脱垂的初始阶段，但因无脱出之症状，患者在此阶段一般不会就诊，故临床较少见。

（2）直肠外脱垂：能够脱出肛外而可自然察见者称之为直肠外脱垂。临床上所见多属此类。针对外脱垂的分类方法包括以下衡水会议分类标准和三级分类法。

① 衡水会议分类标准：该分类法目前在国内广泛应用于临床，是由 1975 年衡水全国学术会议制定，将直肠脱垂分为三度。

Ⅰ度直肠脱垂：排便时或增加腹压时，直肠黏膜下移脱出肛门外。便后自行回纳，脱出长度在 4cm 以下，肛门括约肌功能尚好。（彩图 19-2）

Ⅱ度直肠脱垂：排便或增加腹压时，直肠全层脱出肛外。需用手助其回纳。脱出长度可达 4~8cm，肛门括约肌松弛，有时可见直肠黏膜出血、糜烂，需手托复位。（彩图 19-3）

Ⅲ度直肠脱垂：排便或增加腹压时，肛管、直肠及部分乙状结肠脱出肛外。不能自行复位且手助其回纳也较困难，脱出长度达 8cm 以上，肛门括约肌松弛无力，不脱出时肛门松弛，闭合不紧，可见直肠黏膜糜烂、出血。（彩图 19-4）

② 三级分类法：该分类法是根据脱垂的轻重及脱垂反折沟的存在与否而分类的。所谓脱垂反折沟是指脱出肛管与肛管直肠间的环状凹沟而言。

一级直肠脱垂：直肠黏膜与肌层分离脱出肛外者均属此级范畴。此级病变较轻，仅为黏膜脱垂，并未累及肠壁全层。

二级直肠脱垂：脱垂部分为肠壁全层，脱垂反折沟存在或大部分存在。

三级直肠脱垂：脱垂为肠壁全层，反折沟消失或大部分消失。这说明不仅直肠而且肛管也脱出或大部分脱出，另外或有部分乙状结肠也有外脱。此类患者肛门松弛较重。

有人以脱垂的长度作为分级的主要依据。脱垂较短者称直肠轻型脱垂或轻症脱垂，包括一级和二级；脱垂较长者称直肠重型脱垂或重症脱垂，即三级脱垂。

3. 单纯性脱垂和非单纯性脱垂

脱垂不伴有会阴正中疝者称单纯性脱垂；如脱垂伴有会阴正中疝则称非单纯性脱垂。

4.Tuttle 与 Bearhs 分类

均把完全性直肠脱垂分为三度。

Tuttle 分类法：Ⅰ度指伴有肛管外翻的直肠脱出；Ⅱ度是肛管位置正常的直肠脱出；Ⅲ度指不脱出肛门外，仅在直肠内的隐蔽性套叠脱垂。

Bearhs 分类法：Ⅰ度指直肠壶腹内的肠套叠；Ⅱ度指肛管位置正常的直肠全层脱垂；Ⅲ度指肛管、直肠及部分乙状结肠脱出肛门外的脱垂。

5. 三型分类法

肛管脱出型：脱垂仅限于肛管部分，反折沟消失或大部分消失。

直肠脱出型：脱垂始于直肠环上，脱出为肠壁全层，反折沟存在。

混合型：肛管和直肠完全脱出，反折沟消失。

1977 年 Altemier 也将直肠脱垂分为三型。

黏膜脱垂型：为一种假性脱垂。成人常合并有内痔或混合痔。

肠套叠型：表示全层脱垂，不合并肛管脱垂及滑动性疝。

滑动疝型：直肠及肛管全部脱垂，是一种真正的直肠脱垂。此型多见。

6. 四期分类法

1972 年 Ripatein 将直肠脱垂分为四期。

第一期：为隐形脱垂，即直肠壶腹内的肠套叠。

第二期：增加腹压时直肠脱出，能自行回纳复位。

第三期：直肠脱出后不能自行回纳，需手助其回纳。

第四期：劳累、咳嗽、用力等使腹压增高的因素皆可发生直肠脱垂，不能自行回纳。

7. 五型分类法

1979 年荒川广太郎将直肠脱垂分为五型：①不完全型：脱出为直肠黏膜及部分直肠壁；②完全型：为直肠全层脱出；③不显性型：为上部直肠套叠于下部直肠，不脱出于肛门外；④复杂型：直肠全层脱垂伴有周围脏器脱出；⑤其他类型的直肠脱垂。

8.2002 年厦门会议分类标准

（1）一型：不完全性直肠脱垂，即直肠黏膜脱垂。表现为直肠黏膜层脱出肛外，脱出物呈半球形，其表面可见以直肠腔为中心的环状黏膜沟。

（2）二型：完全性直肠脱垂，即直肠全层脱垂。脱垂的直肠呈圆锥形，脱出部表面，可见以直肠腔为中心呈同心圆排列的黏膜环形沟。根据脱垂程度分为三度。

Ⅰ度：即隐性直肠脱垂，腹压增加时，直肠在壶腹部发生套叠，尚未脱出肛外。

Ⅱ度：为直肠全层脱垂于肛门外，肛管位置正常，肛门括约肌功能正常，不伴有肛门失禁。

Ⅲ度：为直肠和部分乙状结肠及肛管脱出于肛门外，肛门括约肌功能受损，伴有肛门不完全性或完全性失禁。

六、临床表现

（一）直肠内脱垂

（1）症状：松弛黏膜或套叠肠管在肠腔内堆积，主要引起排便时困难及排便不尽感，多需借助药物协助排便。也可见其他局部症状如便意频繁、便后肛门坠胀不适、肛门阻塞感等。多无全身症状。

（2）直肠指诊及肛门镜检查：检查时，黏膜松弛可在肛门镜下直接观察到，呈淡红色，并表现为黏膜褶皱、堆积堵塞肠腔，指诊时黏膜皱襞柔软；如为直肠全层套叠，检查则需患者下蹲并屏气用力，指诊可及其肠壁呈环状折叠，质地较硬而富有弹性。

（二）直肠外脱垂

1. 症状

（1）脱出：脱出是直肠脱垂的最典型症状。初期，多在便时下蹲用力后脱出，便后可自行还纳复位。随着病情迁延日久，脱出物逐渐增长、变粗，咳嗽、屏气用力、下蹲时也会脱出，并且不易复位，须用手托回肛内或卧床休息，方能还纳。脱出物还纳情况与其大小有关，如脱出体积较大，还纳较难，体积小，则还纳易。脱出后如未及时还纳，还可出现脱垂嵌顿，重者可出现绞窄或坏死。

（2）出血：初期一般无出血症状。病久反复脱出和纳入，以及衣裤摩擦的刺激，可使肠黏膜发生充血、水肿和糜烂，出现大便时滴血、粪便带血或擦血，一般出血量均较少。

（3）潮湿和瘙痒：长期的脱出等同于反复被动扩肛，可使括约肌收缩功能下降，肛门弛张闭合不紧，肠内黏液可外溢；脱垂长时间暴露不还纳，受外界刺激后，分泌物可增多。以上两种情况，均可使肛周出现潮湿和黏液、分泌物刺激导致的皮肤瘙痒。

（4）坠胀：多由脱出肠段的炎症及其压迫肛门，影响血液淋巴回流引起。脱出后长时间不还纳或嵌顿则可引起较强烈的坠胀感。

（5）嵌顿：便时肛门直肠黏膜脱出，未能及时复位，以致局部静脉回流受阻，继而发生黏膜充血、水肿，并导致脱出部分嵌顿。随着嵌顿时间延长，黏膜由红色逐渐变成暗红色，甚至出现表面黏膜糜烂坏死。病情进一步发展，脱垂段肠管发生绞窄坏死，可由局部反应发展为全身反应，出现发热，小便困难，疼痛坠胀加重，坐卧不安，甚至发生肠梗阻症状。

（6）其他症状：除以上症状外，直肠脱垂尚可引起腰骶部酸痛、尿频和大便次数增多等。

2. 检查

专科检查时，脱垂段未脱出时肛门外观通常无明显变化，部分可因肠内溢液和分泌物刺激出现肛周皮肤增厚、皲裂、脱屑等湿疹样表现，重者还可发现肛门弛张、闭合不紧。患者下蹲并屏气用力，可使脱垂部分完全脱出肛外。其中Ⅰ度直肠脱垂多见于直肠黏膜脱出，属不完全性脱垂，脱出部分呈环状外翻，长度小于4cm，色淡红，不出血，质软，肛门括约肌功能良好者，站起后可自行还纳。Ⅱ度直肠脱垂，为直肠全层脱出，长度在4~8cm，颜色红，呈圆锥形，质软，表面为环状有层次的黏膜皱襞。便后需手法复位，肛门括约功能下降，为完全性脱垂。Ⅲ度直肠脱垂，为直肠全层或部分乙状结肠脱出，长度大于 8cm，呈圆柱形，表面有较浅的环状皱襞，触之很厚，需手法复位，肛门松弛，括约功能明显下降，为重度脱垂。发生嵌顿者，多由Ⅱ度和Ⅲ度脱垂未能及时复位引起，嵌顿初起阶段，黏膜因静脉回流受阻而淤血、水肿，随着嵌顿时间延长，黏膜由红色逐渐变成暗红色，甚至出现表浅黏膜糜烂坏死，最后脱垂段如仍未还纳，则可出现绞窄或坏死。

七、实验室及其他辅助检查

（一）排粪造影

是向患者直肠腔内注入适量的类似于成形软便的钡糊，让患者坐在排粪造影桶上做排便动作，对其静息、初排、力排、排便终了等排便动作连续摄片的一种检查方法。比传统的钡灌肠、指诊、内镜检查更直观、更可靠，能为临床诊治直肠黏膜内脱垂、排便障碍等肛肠疾病提供可靠依据。直肠前壁黏膜脱垂是指增粗而松弛的直肠黏膜脱垂于肛管上部前方，排粪造影力排时该部呈凹陷状，而直肠肛管结合部后缘光滑连续，可单独出现，也可与直肠内套叠并存。当增粗松弛的直肠黏膜脱垂在直肠内和（或）肛管内形成 ≥ 3mm 厚的环状套叠时即为直肠内套叠。绝大多数位于直肠远端。套叠的厚度 > 5mm 者多为全层套叠。测量时要标明套叠的深、厚度和套叠肛门距，对多处、多重套叠者亦然。直肠外脱垂为完全性直肠脱垂，在肛门外形成大小、形态不一的脱垂块物。该块物内有时可见小肠。

（二）电子结肠镜检查

可以了解全结肠黏膜情况，明确病变病理性质。

（三）肛肠动力学检查（肛门直肠测压）

是一种可以评价肛门内外括约肌功能和直肠反射及感觉功能的检查方法，此检查可以提供肛管直肠功能状态的相关信息，量化肛门直肠的机械功能，同时作为药物及手术治疗直肠脱垂疗效评价的客观标准。

1. 原理

是通过仪器内的压力感受器将肛管或者直肠内检测到的压力信号通过压力传感器的作用，将压电效应转变成电信号，然后通过专有放大装置放大后，由计算机系统对其数据进行处理后通过图像和数字的方式表达和显示出来。

2. 肛肠动力测压前准备

（1）充分完善相关辅助检查如：血尿便三大常规、凝血功能、生化全套、手术输血前免疫全套、心电图、胸片等。

（2）检查前 2 小时嘱患者排空二便，以免直肠内有残留的粪便而对最后的检查结果造成影响。检查前勿肛门指检、肛门镜检查、灌肠等，以免对肛门内外括约肌功能及直肠黏膜造成干扰，影响最终的测定结果。

（3）直肠压力测定时需要有一个良好的室内环境，光线要柔和，温度要适中并且要充分尊重患者的个人隐私，与患者密切沟通以取得良好的配合，从而顺利完成检查。

3. 肛管直肠压力的测定方法

在检查床上铺上一次性医用床垫，嘱患者采取左侧屈膝屈髋卧位，全身呈放松状态，同时应避免肢体的移动和不断咳嗽等一系列可能影响最终结果的各种动作。同时检查是否排空测压管道内空气，导管测压孔是否畅通，囊球有无破损等。将带囊的测压导管用液体石蜡充分润滑后，轻轻分开患者臀部，将导管顺势、缓慢的插入肛管内，使肛管测压孔进入长度约 2cm，此时可出现肛管的基础蠕动波，然后将囊球内注入 50ml 气体，记录下肛管舒张压；保持测压管的位置不变，嘱患者尽最大力量收缩肛门直到坚持不住，测得肛管最大收缩压；继续保持以上装置不动，关闭进水夹阀，使牵拉器复位，分别记录直肠静息压和肛管静息压。

4. 肛管直肠压力测定常用检查指标

肛肠动力学检查在临床上的常用指标有：直肠—肛门反射波、直肠感觉功能、肛管收缩压、肛管高压带、肛管最大收缩压、肛管最长收缩时间、直肠顺应性、直肠静息压、肛管静息压等。临床重点监测指标是肛管舒张压、肛管最大收缩压、肠静息压、肛管静息压。

（1）肛管舒张压（Anal Diastolic Pressure，简称 ADP）：肛管舒张压是指肛门内括约肌在直肠扩张时舒张所产生的压力。正常的直肠、肛门抑制反射在肛肠压力检测图上表现的是先由静息水平呈快速下降趋势，再缓慢恢复到原来的数值线，此时正常的压力图呈曲线状，而在正常水平线以下的部分即代表了肛管舒张压。临床上直肠脱垂的患者肛管舒张压呈明显的降低状态。

（2）肛管最大收缩压（Anal Maximal Contraction Pressure，简称 AMCP）：肛管最大收缩压是指受检者以最大的力量收缩肛门直至坚持不住时所测得的肛管压力。肛管最大收缩压主要反映肛门外括约肌和耻骨直肠肌的功能，是应激状态下维持肛门自制功能的主要因素。在正常的生理状态下，肛管内的压力分布具有不均匀性，依次从肛管和直肠交界处压力递增，直到距离肛缘约 2cm 处压力达到巅峰。在正常的人群范围内可随着年龄的逐渐增大而降低，且在正常生理状态下肛管最大收缩压力一般是肛管静息压的数倍，而在直肠脱垂的患者当中患者的肛管最大收缩压一般低于正常水平。肛管最大收缩压下降，反映由脱垂肠管机械性扩张及阴部神经伸展损伤所致的外括约肌等盆底横纹肌功能障碍。

（3）直肠静息压（Rectal Resting Pressure，简称 RRP）：直肠静息压是指受检者在安静、平稳的状态下所测得的直肠内的压力。直肠静息压主要是由于腹内压力、直肠壁内的收缩力和直肠壁的弹性等因素综合所反映出来的结果，同时是反映直肠顺应性的重要指标之一，且在静息状态下对维持肛门的自制功能有重要作用。正常情况下该指标的压力值比较低，范围为 1.8~5.3Kpa。在某些病理状态或者小儿哭闹不止、长期咳嗽等情况下有可能会有所升高，直肠脱垂的患者其直肠静息压一般会降低，且有可能会低于肛管静息压，但是在肛管直肠压力梯度没有变化的前提下，一般对肛门的自制功能影响较小。静息压下降，反映由脱垂肠管机械性扩张及其在远端直肠引起持续反射性内括约肌抑制所致的内括约肌功能障碍，其程度与肛门失禁相关。

（4）肛管静息压（Anal Resting Pressure，简称 ARP）：肛管静息压是指受检者在平静的状态下不做任何主动动作，肛缘上 1~2cm 肛门所保持的压力。肛管静息压一小部分是由肛门外括约肌所产生的，而大多数的静息压则是由肛门内括约肌产生的，对维持肛门的正常功能有着重要的意义。在正常的人群中肛管静息压有一定的性别、年龄的差异，存在一定的变化范围。直肠内有刺激性的病变而影响到括约肌功能的时候，压力会升高，而直肠脱垂的患者的肛管静息压则明显低于正常的水平。

八、诊断

（1）直肠内脱垂：属直肠黏膜松弛者，诊断主要依靠肛门镜检查；属直肠套叠者，肛内指诊可初步诊断，如排粪造影力排时直肠黏膜呈环形皱襞下移，形如"环凹状"，则可确诊。

（2）直肠外脱垂：直肠外脱垂的诊断主要依靠脱出症状和脱垂段的大小和外形特点。也可借助排粪造影诊断，表现为力排时肛门外出现圆柱或圆锥形黏膜皱襞及大小、长度不等的肿物。

九、鉴别诊断

（1）内痔脱出：Ⅱ、Ⅲ、Ⅳ期内痔便后亦会脱出，应要求有脱出症状的患者取蹲位模拟排便动作，直接观察脱出物性状。内痔核脱出颜色暗红或青紫，呈颗粒状，各痔核间有明显的分界。内痔出血色鲜红，可滴血或喷血。若为环状内痔脱出，可见充血肿大的痔核，呈现"花环状"，易出血，痔块之间有正常的黏膜凹陷。直肠黏膜脱垂时肛门指检可发现肛门括约肌松弛，环状内痔则肛门括约肌收缩有力，此亦为重要的鉴别依据。

（2）直肠息肉：排便时直肠下端息肉可脱出肛门外，便后能自行回纳，息肉表面为黏膜，脱出息肉有蒂呈葡萄形，易出血。

（3）直肠癌：低位肛管直肠部的癌肿晚期较大时可突出肛外，表面呈菜花样，质坚硬或脆，肛门持续疼痛且呈进行性加重，组织坏死时可产生脓血，味臭秽。

十、治疗

（一）中医内治法

中医的内治法即中药汤剂口服的方法来治疗直肠脱垂，是中医治疗脱肛的一种主要方法，可使症状减轻或消失。内服中药治疗，需根据患者的病情，四诊合参，辨证论治。中医学多有文献记载，如《内经》曰"虚则补之""举之""酸主收""涩可固脱"等为准绳。《素问·至真要大论》中说："下者举之。"晋·皇甫谧《针灸甲乙经·足太阳脉动发下部痔脱肛》记载："脱肛，下利，气街主之。"元·朱震亨《丹溪心法·卷二·脱肛》："脱肛属气热、气虚、血虚、血热。气虚者，补气，参、芪、芎、归、升麻。血虚，四物汤。血热者，凉血，四物加炒柏。气热者，条芩六两、升麻一两，曲糊丸。外用五倍子为末，托而上之。一次未收，至五七次，待收乃止。"明·薛己《外科枢要·卷三·论脱肛》："脱肛属大肠气血虚，而兼湿热。有久痢气血俱虚而脱者，有因肺虚而脱者，有中气虚而脱者，有因肾虚而脱者。湿热者，升阳除湿汤；血热者，四物汤加条芩、槐花；血虚者，四物汤加白术、茯苓；兼痔而痛者，四物汤加槐花、黄连、升麻；久痢者，补中益气汤加酒炒芍药；中气虚陷者，前汤加半夏、炮姜、茯苓、五味；肾虚者，六味丸；虚寒者，八味丸。"清·高秉钧《疡科心得集·卷中·辨脱肛痔漏论》中记载："经曰：陷者举之。徐之才曰：

涩可去脱，皆治脱肛之法也。考叶天士先生治脱肛之证，不越乎升举、固摄、益气三法。如气虚下陷而脱者，东垣补中益气汤举陷为主；如肾虚不摄而脱者，仲景禹余粮石脂丸及熟地、五味、菟丝子辈固摄下焦阴气为主；如肝弱气陷，脾胃气虚下陷而脱者，用摄阴益气兼以酸苦泄热为主；如老年阳气下陷，肾真不摄而脱者，又有鹿茸、阳起石、补骨脂、人参等提阳固气一法。……又汪讱庵云：有气热、血热而肛反挺出者，宜用芩、连、槐、柏，及四物、升、柴之类，苦味坚阴。然斯证虽多，但苦寒之味不可恃为常法耳。"又详细阐述了脱肛的辨证施治。《疮疡经验全书》说："治之唯温脏，滋养肠胃，久则能自收。"清·沈金鳌《杂病源流犀烛·脱肛源流》认为此病多虚，治疗当以升提为主。清·顾世澄《疡医大全》说："久病虚陷自脱者，肠必虚微无力，以补气升提为主。"内治法最为常见，也最为传统，是中医学传承魅力的体现。对于治疗小儿直肠脱垂，以及较为轻型的Ⅰ度成人直肠脱垂具有较明显的治疗效果。但对于成人的Ⅱ度、Ⅲ度直肠脱垂则显效不佳，此法更适用于辅助术后治疗。

直肠脱垂的治疗应依照年龄、患者体质状况、脱出的严重程度的不同，选择不同治疗方式，其重点在去除脱垂诱因，防止复发。中医药治疗具有非常重要的作用，治疗当以补气升提为大法。以虚证为主者，治以补中升陷，益气升提；以实证为主者，治以清化湿热；虚实兼杂者，当虚实兼顾。

1. 气虚下陷证

[治法] 补中益气，升举固脱。

[方药] 补中益气汤（《东垣十书》）加减。

[常用药] 黄芪 15~20g，甘草 5g，人参、当归各 10g，橘皮 6g，升麻 3g，柴胡 3g，白术 10g。

[加减法] 腹胀纳呆者，加鸡内金、神曲、炒麦芽、山药各 15g；中气虚寒者加炮姜、茯苓、五味子各 15g；气虚久脱不收者，加止涩之品，如五倍子、乌梅、金樱子等；产后中气下陷，直肠子宫并脱者，加醋炒升麻 15g~30g。

2. 肾气不固证

[治法] 健脾益气，补肾固脱。

[方药] 四神丸（《普济本事方》）加减。

[常用药] 熟附子 12g，怀山药 30g，茯苓、山茱萸各 10g，炙黄芪 25g，升麻 15g。

[加减法] 泻泄者加补骨脂、肉豆蔻各 12g；大便干结者加火麻仁、胡桃肉各 12g；滑脱不收者加金樱子、乌梅各 12g；老人元气虚，精血衰少者，加鹿茸粉 2g，每日 2 次冲服。

3. 气血两虚证

[治法] 益气养血。

[方药] 八珍汤（《太平惠民和剂局方》）加减。

[常用药] 人参 30g，炙黄芪 25g，熟地黄、生白术各 12g，茯苓、当归身、白芍、升麻各 10g，生甘草 7g。

[加减法] 大便干结者加火麻仁、柏子仁各 15g；血虚有热，口干心烦者加玉竹、生首乌、知母各 15g；夜寐不安者加酸枣仁 20g，远志 9g。

4. 湿热下注证

[治法] 清热利湿。

[方药] 葛根芩连汤（《伤寒论》）加减。

[常用药] 生地 15g，黄连 9g，黄芩、香附、川芎、白芷、当归身、荆芥、防风各 10g，升麻 7g。

[加减法] 肛门肿痛，灼热刺痒者，加银花、黄柏、栀子各 12g；大便不通者加草决明 20g，大黄 3g（后下）；尿黄者，加滑石、车前草各 20g；嗜酒者加葛花 20g。

（二）中医外治法

在中医学古代文献中，关于外治法治疗直肠脱垂的论述亦有很多，所使用药物多为收敛固涩之剂。如《丹溪心法》曰："又东北方壁土泡汤，先熏后洗。"《儒门事亲》中论述："大肠热甚也，用酸浆水煎三五沸，稍热，渫洗三五度。"《直指方》中的独虎散，以五倍子煎汤，加入焰硝、荆芥，趁热熏洗。《世医得效方》中的交蛤散，用五倍子、白矾、蛇床子，煎汤熏洗。明·李时珍《本草纲目》中记载的治疗脱肛的药物："大肠脱肛，苦参、五倍子、陈壁土等份，煎汤洗之。""小儿脱肛，荆芥皂角等份，煎汤洗之，以铁浆涂上。""脱肛不收，苎根捣烂，煎汤熏洗之。""酢浆草：煎汤洗痔痛，脱肛奇效。"

现代中医学中治疗直肠脱垂的外用药物和方法亦较多，很多医家都对外治法的作用效果表示肯定，但是很难只依赖外治法达到治愈的目的，一般只是暂时的或者用于辅助治疗。总结众多医家，熏洗药物同样多采用收敛固涩之剂，常用药物有石榴皮、五倍子、乌梅、枳壳、苦参、蛇床子、荆芥、朴硝、赤石脂、诃子肉、煅龙骨、浮萍、鳖头。

1. 熏洗法

五倍子 10g，白矾 15g，朴硝 30g，生甘草、薄荷各 10g，水煎熏洗；若有肿痛、溃疡、糜烂、流水，宜清热解毒与固涩并重，方用：乌梅、五倍子各 10g，草河车 30g，生甘草 10g，煎汤熏洗；炎症重者，可用苦参汤：苦参 15g，黄连、黄芩各 10g，枳壳 15g，甘草、荆芥各 10g，赤芍 15g，车前子、白茅根各 10g，水煎熏洗。适用于各期直肠脱垂患者。

2. 敷药法

敷药法是指将新鲜中草药切碎、捣烂，或将中药末加赋形剂调匀成糊状，敷于患处或穴位的方法称敷药法。如五倍子散（《普济方》）：五倍子、地榆、诃子各等分，共研细末，撒布脱出的直肠上，托上即可，一日 2 次；收肛散（《医方考》）：熊胆 5 分，孩儿茶 3 分，冰片 1 分，共研细末，乳汁调糊，涂于肛上。

3. 灌肠法

黄柏 12g，石榴皮 20g，五倍子 20g，乌梅 20g，甘草 10g。水煎取汁 30~50ml，保留灌肠。具有清热利湿、收敛止脱功能，适用于直肠黏膜内脱垂及Ⅰ、Ⅱ度直肠脱垂。

4. 针灸

针灸治疗作为一种非手术疗法，其历史源远流长。早在晋朝皇甫谧的《针灸甲乙经·足太阳脉动发下部痔脱肛第十二》中记载："脱肛，下刺气街主之。"在唐《千金翼方》、宋《针灸资生经》乃至明《类经图翼》《医学纲目》等亦均有记载，且以灸治为主。现代报道，始见于 1957 年，至六十年代，出现多病例的临床资料，并开始应用电针治疗。七十年代，出现了有以穴位敷贴加针刺取效的。近十年余年来，治疗直肠脱垂的文章有所增加，内容则以治小儿脱肛为主，对成人直肠脱垂也有一定的疗效，这也较符合临床实际。通过针刺的强刺激或艾灸，能够增强肛门括约肌的收缩，改善肛门局部的症状。总结众多医家经验，一般比较常见的针刺选穴如：长强、承山、足三里等，神阙、关元穴则多用于灸法。通常情况下，针灸疗法多配合其他疗法一同治疗，如配合口服汤药、坐浴熏洗等。

（1）针灸

[主穴] ① 长强、承山、大肠俞、气海俞；② 百会、次髎。

[治法] 第一组穴用于针刺，第二组穴用于艾灸。每次取 2~3 穴，穴位可轮用。针刺得气后，留针 20~30 分钟，艾条作回旋灸，每穴 20 分钟，每日 1 次，7 次为 1 个疗程，疗程间隔 3~5 天。

（2）体针

[主穴] 长强、会阳。

[配穴] 承山、百会。

[治法] 主穴均取，配穴每次加 1 个。长强穴，从尾骨尖凹陷处进针，针尖向上与骶骨平行刺入 1.5 寸，会阳穴针尖向内刺 1.5 寸，快速进针后，紧按慢提 9 次；配穴用弱刺激，缓慢捻转 4~5 次。留针 20 分钟。每日 1 次，6 次为一疗程。

（3）艾灸

[主穴] 百会、长强。

[配穴] 大肠俞、上巨虚、脾俞、肾俞、气海、关元。

[治法] 一为艾条灸，一为隔姜灸。如为艾条灸，主穴每次必取，配穴 2~3 个，轮流取用。将艾卷点燃后，对准穴位，距离约 3~5 厘米，以患者感温热而不灼烫为度。百会穴施灸时，可用左手分开头发，以暴露穴位，食、中指置于施灸穴位两侧。一般每穴灸 5~7 分钟，以局部出现红晕为度。百会穴，宜在温和灸之后，再行雀啄灸 5~10 分钟。小儿施灸时，应注意随时调节时间和温度，以防止烫伤。上法每日 1 次，7 天为一疗程，疗程间歇 3 天。

隔姜灸主要用于小儿脱肛，仅取百会一穴。令家长抱患儿正坐，医者站在后面，先以拇指揉按穴区，至有热感后，以 2.5 厘米厚之鲜老姜一片，贴于该穴之上。以纯艾制成绿豆大之艾炷，作隔姜施灸，如患儿觉烫，可将姜片略略提离穴位。每次灸 2~4 壮，每日 1 次，连灸 3~5 天。

（4）艾灸加穴位埋线

[主穴] 百会、长强、承山。

[治法] 患者端坐，充分暴露百会穴，以艾灸盒施灸 15~20 分钟，至患者自觉局部发热向下感传为度；然后令患者取俯卧位，以艾卷行雀啄条长强穴，15 分钟，至肛门有向上收缩感为度。每日 1 次，7 日为一疗程。承山双侧局部消毒、局麻，以三棱弯针将 30 号羊肠线植入，消毒纱布覆盖，胶布固定，20 日 1 次。

（5）艾灸加耳针

[主穴] 百会、足三里。

[配穴] 取耳穴，分组：① 心、肝；② 脾、肾（均为双侧）。

[治法] 百会配用第一组配穴，足三里配用第二组配穴，每次取一组，两组穴位交替使用。百会、足三里用艾灸，医者手持已点燃的艾条，用雀啄法施灸，以患者自觉温热为度，每次灸 20 分钟。耳穴用针刺法，用 0.5 寸不锈钢毫针，针尖达皮下至耳软骨之间为

宜，每 5 分钟以捻转法行针 1 次，留针 20 分钟。艾灸与针刺均为每天治疗 1 次，12 次为一疗程，间隔 5 天再进行第二疗程。

（三）西医非手术疗法

主要适用于婴幼儿及轻度脱垂，婴幼儿直肠脱垂常有自愈的可能，主要采用缩短排便时间，便后立即将脱出肠管复位，然后用胶布将双臀固定，同时，应尽量减少儿童哭闹，保持大便通畅。成人脱垂应采用相应的药物，以缓解或解除原发疾病引起的腹压增加因素，如咳嗽、便秘或排尿困难，以免加重直肠脱垂程度或治疗后复发。

（四）手术疗法

直肠脱垂的手术方法种类较多，由于对该病的发病机制尚不十分清楚，所以到目前为止还没有一种适合所有直肠脱垂的手术方式。

经肛门手术

1. 注射和结扎疗法

（1）芍倍注射液注射术

［适应证］直肠黏膜内脱垂。

［禁忌证］

①严重心脑血管及肺部疾病者。

②严重糖尿病患者。

③凝血功能障碍、有出血倾向疾病者。

④恶性肿瘤放化疗期间。

⑤有其他严重内科疾病患者和活动受限者。

［使用药物］1∶1 浓度芍倍注射液（1 单位芍倍注射液加入 1 单位 0.5% 利多卡因）。

［操作方法］

① 反复消毒肠腔，肛门镜下暴露松弛隆起部位，在隆起明显处进针，遇抵抗感后退针给药，注射 1~2ml，以黏膜饱满为度。（彩图 19-5）

② 视野内注射完毕后，退镜继续注射，直至齿线以上。

［注意事项］

① 肛门镜下要充分暴露松弛隆起的部位，选择隆起明显处注射。

② 均匀注射。女性前侧直肠阴道壁较薄，男性有前列腺存在，注射时注意防止刺穿或刺伤。

③ 根据黏膜松弛程度，酌情调整注射药量。

［优点］损伤小，可反复注射而不产生硬结、狭窄。

（2）消痔灵黏膜下加直肠周围间隙注射术

［适应证］完全性直肠脱垂。

［禁忌证］

①严重心脑血管及肺部疾病者。

②严重糖尿病患者。

③凝血功能障碍、有出血倾向疾病者。

④恶性肿瘤放化疗期间。

⑤有其他严重内科疾病患者和活动受限者。

[使用药物和器械]黏膜下注射药物使用1∶1消痔灵注射液（1单位消痔灵加入1单位0.25%利多卡因）；高位间隙注射使用消痔灵原液。特殊器械为7.5号腰穿针。

[操作方法]骶麻成功后，患者取膀胱截石位，常规消毒，操作过程分为三部分。

第一部分：骨盆直肠间隙注射。

① 用7.5号腰穿针，自截石位3点肛缘外1.5~2cm处平行肛管进针，通过肛提肌后进入骨盆直肠间隙，此时使针斜向外侧。

② 将另一手食指伸入肛内，确定未穿透直肠壁则继续进针至腰穿针全部刺入，触摸肠壁感知针尖部位，如感到与针尖仅隔肠壁肌层，触得明显，即为正确刺入部位。

③ 回抽无血，可开始边注药边退针，使药液呈柱状均匀分布，一侧注射药量为15~25ml。

第二部分：直肠后间隙注射。

① 更换腰穿针头及手套。

② 一手食指在肛内引导，另一手持针自6点位肛门与尾骨尖中点处进针约7cm。

③ 针尖活动于直肠壁后，表明已达直肠后间隙，退针给10~15ml。

第三部分：直肠黏膜下多点注射。

在喇叭状肛门镜下，自齿线以上8cm起向下，每1~2cm看作一截面，并自上而下在每一截面均匀选取4~6个点位注射药液，每点均注射1ml到黏膜下。如上一截面注射在1、3、5、7、9、11点，则下一截面注射在2、4、6、8、10、12点，如此错落注射，直至齿线上方。

注射后处理：术后当日禁食，使用抗菌药物7天，控制排便5天，注意卧床休息，避免过度活动和增加腹压。

[缺点]操作过程复杂而繁琐，不易掌握。

（3）直肠黏膜结扎术

[适应证]黏膜脱垂。

[禁忌证]

①严重心脑血管及肺部疾病者。

②严重糖尿病患者。

③凝血功能障碍、有出血倾向疾病者。

④恶性肿瘤放化疗期间。

⑤有其他严重内科疾病患者和活动受限者。

[操作方法]常规消毒麻醉后，用组织钳将右前区松弛黏膜牵出肛外，于齿线上约3cm处结扎或行8字缝扎。结扎之黏膜可剪除部分或不予剪除。以同法处理右后、左侧区黏膜。结扎毕，将结扎之黏膜或黏膜残端纳入肛内，待其逐渐枯死脱落。

[注意事项]切忌结扎过深至肌层，以防止结扎线脱落后大出血和直肠瘢痕性狭窄。

（4）芍倍注射液注射、近心端结扎、瘢痕固定术

[适应证]直肠外脱垂。

［禁忌证］

①严重心脑血管及肺部疾病者。

②严重糖尿病患者。

③凝血功能障碍、有出血倾向疾病者。

④恶性肿瘤放化疗期间。

⑤有其他严重内科疾病患者和活动受限者。

［使用药物］芍倍注射液原液。

［操作方法］

① 嘱患者屏气用力，使脱垂部分充分暴露在肛外。体弱者侧卧位不能完全暴露脱垂时，术者可将干纱布置入肠腔与患者共同向外用力协助其脱出。

② 在脱垂段近心端，用止血钳钳夹 3、6、9、12 点位，用丝线结扎固定钳夹部位，以作为注射和结扎的标记。

③ 小角度或平行进针，向未翻出部分均匀注射芍倍原液，使其饱满。

④ 自脱垂顶端起始位置开始至脱垂底部，沿直线每隔 1~1.5cm 做一结扎固定，使结扎点大致成一纵行。

⑤ 保持每纵行结扎点间距约 2cm，重复步骤 ④ 结扎全部脱垂部分。（彩图 19-6a）

⑥ 在每两列结扎点之间，自脱垂顶端起至底部，纵向注射芍倍原液（柱状注射），使注药区隆起呈串珠状。（彩图 19-6b）

⑦ 全部注射完毕后将脱垂部分手托还纳肛内，并于齿线上区黏膜补充结扎和注射。

［注意事项］

① 术前使脱垂部分充分暴露在肛外。

② Ⅰ度或脱出较小的Ⅱ度直肠脱垂，可不做纵行结扎，近心端结扎亦可选择 3、7、11 点位。

③ 注射时小角度或与平行进针，进针遇抵抗感后退针给药，注射以饱满为度。

［术后处理］

① 抗菌药物防治感染。

② 控制进食，术后 48 小时排便。便后正常饮食。

③ 换药时在肛镜下用生理盐水冲洗清洁肠腔。

2. 肛门缩窄术

单纯的肛门缩窄手术并不足以消除脱出症状，因此临床多联合其他治疗方法共同使用。

（1）肛门环缩术

［适应证］直肠脱垂伴肛门松弛、括约肌收缩无力者。

［禁忌证］

①严重心脑血管及肺部疾病者。

②严重糖尿病患者。

③凝血功能障碍、有出血倾向疾病者。

④恶性肿瘤放化疗期间。

⑤有其他严重内科疾病患者和活动受限者。

［操作方法］

①在肛门前后正中位置（12点位和6点位），距肛缘2cm处，各作一小放射状梭形切口，切开皮肤约0.5cm。

②切除游离皮肤后，用弯头止血钳在前正中切口创面上向下分离皮下组织，至外括约肌下缘。

③环绕肛门沿右半侧外括约肌下缘作钝性分离，直至止血钳钳尖自后正中切口穿出。

④穿出后钳夹住可吸收缝合线的一端，并退钳将其从前正中切口拉出。同法将该可吸收缝合线另一端置入肛缘左半侧皮下，使其围绕肛门成一圆环，而两线头均位于前正中切口。

⑤助手将食指放入肛内，术者拉紧两线头并结扎，以肛门紧贴食指为度。

⑥剪除多余缝合线，将线头埋入外括约肌皮下层下方，缝合皮肤前后正中切口，术毕。

另外也有人用大弯圆针代替止血钳，将可吸收线贯穿切口；还有人选择用金属丝线代替可吸收缝合线，但置入半年后须取出。（图19-3）

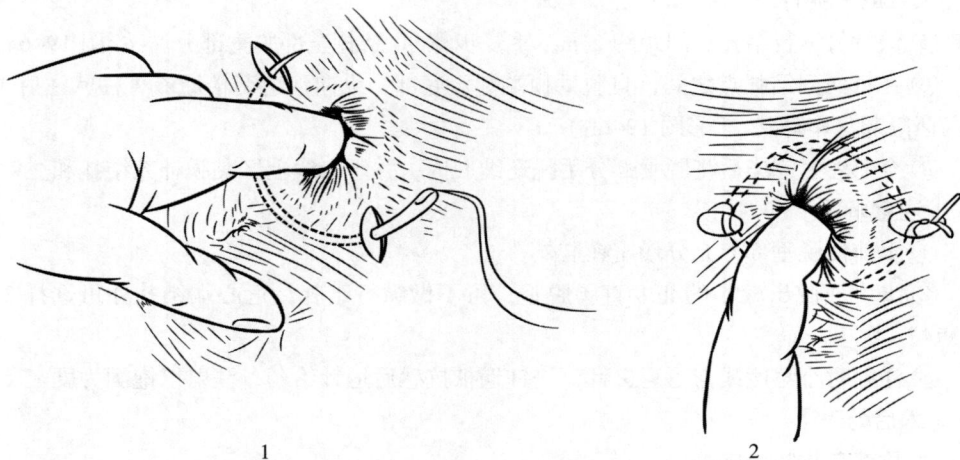

图19-3　肛门环缩术

［注意事项］埋藏在皮下组织中的丝线不能太浅，以患者感觉不出丝线的存在为度。拉紧丝线时，肛门松紧度应以紧贴食指为度，以免太紧造成排便困难，过松易再脱垂。前、后切口应在拔出肛门内手指以前缝合，以免污染切口。一旦切口感染，预示着手术失败。成人单独使用该术时，疗效较差，应与直肠周围注射术、直肠黏膜环切术或结扎注射术相结合。

［优点］该术式切口小，恢复快，能有效地控制肠管再脱垂。

［缺点］如发生环线切口感染，手术失败率较高。

（2）肛门紧缩术（肛门括约肌折叠术）

［适应证］直肠脱垂伴肛门松弛、括约肌收缩无力者。

［禁忌证］

①严重心脑血管及肺部疾病者。

②严重糖尿病患者。

③凝血功能障碍、有出血倾向疾病者。

④恶性肿瘤放化疗期间。

⑤有其他严重内科疾病患者和活动受限者。

[操作方法]

① 在肛门后方距肛缘 1.5cm，沿肛缘作一半环形切口，切口长度依肛门松弛程度而定。

② 切开皮肤、皮下组织，剥离皮瓣至齿线，暴露外括约肌浅层及肛门后三角形间隙，关闭肛管后三角间隙。

③ 梭形切除皮瓣，切口上端至齿线。然后将肛门肛管皮肤作全层间断缝合。紧缩后，肛门大小以可伸入一食指为度。

[注意事项] 术中应彻底止血，关闭肛管后三角间隙不留死腔。

[缺点] 缩窄程度不易把控，多凭临床经验，过紧易排便困难，过松易再脱垂。

3. 其他经肛门手术

（1）吻合器痔上黏膜环形切除钉合术（PPH 术）

[适应证] PPH 术由于吻合器所切除的肠壁宽度有限，主要较适合于直肠内脱垂及 I 度外脱垂。

[操作方法]

① 用圆形肛管扩肛器进行扩肛，在扩肛器引导下置入透明肛镜并固定。

② 根据病变情况，在肛镜缝扎器的显露下，于齿状线上 2.5~4.0cm 做荷包缝合。荷包缝线应全部潜行黏膜下层并保持在同一水平。

③ 旋开圆形吻合器至最大位置，将钉砧头导入并使之置于荷包线之上，将荷包线收紧并打结。用带线器将荷包线尾端从吻合器侧孔中拉出。

④ 适度牵拉荷包线，同时旋紧吻合器，将圆形吻合器送入肛门直至 4cm 刻度处。

⑤ 击发吻合器，松开手柄，静待 30s，将吻合器旋开 1/2~3/4 圈后移出，检查切除黏膜的完整性。

⑥ 仔细检查吻合口，遇有活动性出血的部位必须用可吸收线缝扎止血。

[注意事项] 女性患者应注意防止误伤阴道后壁，男性注意防止误伤前列腺。术后需密切观察有无吻合口出血。

[优点] 操作简便，恢复较快。

[缺点] 术后可能出现吻合口狭窄、炎性增生，钛钉脱落出血、下坠、疼痛等。

（2）黏膜纵切横缝术（Bacon 术）

[适应证] 黏膜脱垂。

[操作方法]

① 于脱垂前面正中位齿线上 1~2cm 处，向内纵行切开黏膜至黏膜下层，切口长度随脱出物大小而不同，一般为 4~6cm，将黏膜与肌层钝性分离，充分止血。

② 再将切口向两侧牵拉，变纵切口为横切口，多余黏膜皱褶剪除，将黏膜内缘与肌层缝合，最后间断缝合横切口。

③ 同法在后正中位行纵行切开横行缝合。

（3）直肠黏膜袖状切除肠壁折叠术（Delorme 手术）

[适应证] Ⅱ ～ Ⅲ度直肠脱垂。

[操作方法] 自齿状线上方 2.5cm 处环形切开直肠黏膜和黏膜下层，袖套状剥离，显露直肠环形肌层，直到脱垂的顶点，用 2-0 缝线进行肌层折叠缝合，再进行黏膜缝合。

[缺点] 手术操作时间较长，出血较多。远期复发率较高，常有直肠狭窄并发排便困难等。

（4）会阴部直肠乙状结肠部分切除吻合术（Mikulicz 手术）

[适应证] 脱出部分已有严重的水肿、粘连、不能返纳或已有坏死的直肠脱垂。

[操作方法] 用海绵钳钳夹脱垂的肠管，向外牵引，在距肛缘 1.5cm 处环形切开脱出的肠管前壁，如切开的直肠前壁处已到达游离腹腔，将会有小肠经切开的直肠前腹膜凹陷处疝出。此时应将小肠推回腹腔，缝合盆腔腹膜。用 2-0 丝线分别间断缝合浆肌层及全层。同法切开吻合脱垂肠管的后壁，从而切除整个脱垂坏死肠管，同法进行后壁吻合。吻合完毕后，将肠管复位，肛门内放置乳胶管减压。

[注意事项] 切开脱垂肠管时，应注意止血，最好用双极电刀切开肠管，电凝止血，以减少出血量。切开脱垂肠管前壁后，探查有无小肠嵌塞于盆腔腹膜凹陷处。如有小肠嵌塞时，应设法推回腹腔，尽量避免切开腹膜；如已切开，注意切勿损伤小肠。妥善缝合腹膜。

[缺点] 有吻合口瘘和直肠狭窄的危险。

（5）Weinlechner 人工坏死术

[适应证] 绞窄性直肠全层脱垂，肠管已变黑坏死，绝不能手法复位，又无法做其他手术者。

[操作方法] 用一橡皮圈套在脱出肠段近端尚未完全坏死部位，再取一硬橡皮管在脱出肠段远端肠腔口部，缓慢插入至近端橡皮圈套内，这样橡皮环更能勒紧脱出肠管，而成为人工促进坏死，最终脱落。

[缺点] 患者须忍受嵌顿，坏死的痛苦。尚有发生腹膜炎或腹膜穿孔的危险。

经骶部手术

（1）直肠后壁黏着术（Sick 法）

[适应证] Ⅰ度直肠脱垂。

[操作方法] 于肛尾间沟做一纵向切口，并逐渐剥离至直肠后壁层，使成一开放创口，肛管不切开，创口填塞纱布，10 天左右即可取出，或术后每天换药填塞新纱布，使创面由基底部逐渐生长。

[优点] 简便易行，损伤小。

[缺点] 疗效欠佳，易损伤临近组织或影响其功能，有时可穿破腹膜。

（2）经骶部直肠缝合固定术

[操作方法] 用一大弯针穿粗丝线，由尾骨的左侧穿过皮肤、皮下组织和直肠壁进入直肠腔内。再由尾骨右侧由内向外穿出，另一手示指伸入直肠作引导，最后将尾骨两侧缝线，结扎于覆盖的敷料上，术后 10~20 天可取出缝线。

[优点] 简便易行。

[缺点] 远期疗效不理想。

经腹部手术

（1）直肠前悬吊固定术（Ripstein 手术）

［适应证］完全性直肠脱垂。

［操作方法］将直肠后壁游离到尾骨尖，提高直肠。用宽 5cm 的 Teflon 网悬带围绕上部直肠，并固定于骶骨隆凸下的骶前筋膜和骨膜，将悬带边缘缝于直肠前壁及其侧壁，不修补盆底。

［注意事项］术中注意应将腹膜完全覆盖补片，避免与小肠粘连，以防发生粘连性肠梗阻。

［优点］该手术优点是提高了盆腔陷凹，用宽 Teflon 带悬吊并固定直肠，不需切除肠管，据报道术后复发率为 1.6%。该方法目前是欧美国家最常用的手术方法。国内孙嵩洛等采用涤纶带悬吊联合直肠前加固的方法治疗完全性直肠脱垂也取得了较为满意的疗效。

［缺点］有粪嵌塞、肠梗阻、直肠狭窄、骶前静脉丛出血、粘连性小肠梗阻、感染和悬吊固定不牢滑脱等并发症。

（2）直肠后悬吊固定术（Well 手术）

［适应证］完全性直肠脱垂。

［操作方法］经腹游离直肠到肛管直肠环的后壁，切断直肠侧韧带上半，用不吸收缝线将半圆形 Ivalon 海绵薄片缝合在骶骨凹内，将直肠向上拉，并放在 Ivalon 薄片前面；或仅与游离的直肠缝合包绕，不与骶骨缝合，避免骶前出血。将 Ivalon 海绵与直肠侧壁缝合，直肠前壁保持开放约 2~3cm 宽间隙，避免肠腔狭窄。

［注意事项］直肠应游离到盆底部，使直肠抬高。术前要做充分的结肠准备。Ivalon 只能与直肠侧壁缝合，直肠前壁应保持开放 2~3cm，防止直肠狭窄。

［优点］可有效防止直肠套叠形成和直肠脱垂发生，复发率低。

［缺点］最严重的并发症是盆腔化脓性感染，还有肠腔狭窄、骶前出血、男性性功能障碍等。

（3）直肠悬吊固定术：即通过直肠前、后位进行加固的方法。

［适应证］完全性直肠脱垂。

［操作方法］游离直肠，用网片（或其他）将直肠、乙状结肠固定在周围组织上，其中骶前及两侧是重要的固定部位；也可同时将松弛的盆底、肛提肌进行缝合，或切除冗长的乙状结肠和直肠；但应注意不要损伤骶前静脉丛及周围神经。

［注意事项］用腹膜覆盖补片避免与小肠粘连，以防形成严重便秘。直肠固定术时，网片不能固定过紧，悬吊时不能形成锐角，以防排便障碍。

［优点］术中提高了盆腔凹陷，不需要修补盆底，复发率低。

［缺点］对严重的直肠内套叠，特别是高位直肠黏膜松弛套叠者，手术效果不满意。

（4）直肠骶骨悬吊术（Orr 手术）

［适应证］完全性直肠脱垂。

［操作方法］游离直肠后，用两条股部阔筋膜将直肠固定于骶骨上，每条宽 2cm，长 10cm，将筋膜带一端缝在直肠前外侧壁，向上牵紧直肠，将两条筋膜的另一端固定于骶岬上方的筋膜，达到悬吊的目的。

［注意事项］筋膜带或纺绸带与直肠及骶骨筋膜的缝合要牢固，缝合悬带要拉直，才能起到悬吊作用。悬带与骶骨筋膜缝合时，要避开筋膜下血管，使其不受损伤。

［优点］手术效果较好。

［缺点］为了获取阔筋膜须加做股部切口，增加了手术创口。

（5）耻骨直肠肌悬吊术（Nigro 手术）

［适应证］盆底缺损较大直肠角完全消失的完全性直肠脱垂。

［操作方法］在直肠深筋膜与骶前筋膜间游离直肠后壁达尾骨尖，将 Teflon 网带固定在直肠侧壁和后壁，并将其两端从耻骨联合两侧闭孔牵出，缝合固定在耻骨结节和耻骨梳韧带上。

［优点］重建了肛直角，改变了直肠的垂直状态，疗效较好。

［缺点］手术难度较大，需较有经验的医师进行，感染和出血是其主要的并发症。

（6）直肠前壁折叠术（沈克非手术）

1953 年沈克非根据完全性直肠脱垂的发病特征提出了此术式。

［适应证］成人完全性直肠脱垂

［操作方法］开腹、游离直肠，自直肠和乙状结肠移行部位开始向下，折叠直肠前壁 4~5 层并在每层缝合固定，最后再将直肠两侧壁骶前筋膜缝合固定。

［注意事项］切开分离后腹膜结缔组织时，应注意保护双侧输尿管，可用纱布条将输尿管拉开，以免损伤。肠壁折叠的凹陷必须是向下，以免粪便积留其中而引起炎症。折叠时，缝针只能穿过浆肌层，不得透过肠腔，以防感染。

［优点］该术式既解决了直肠本身病变，也加固了乙、直肠交界处的固定点，符合治疗肠套叠的观点。

［缺点］可引起小便时下腹痛和残余尿等并发症。

（7）直肠固定乙状结肠切除术（Frykman 术）

［适应证］完全性直肠脱垂伴便秘和乙状结肠冗长者。

［操作方法］该术式是将直肠、乙状结肠游离，将冗长的乙状结肠切除，在 S2–5 水平将拉直的直肠侧鞘缝合固定到骶骨上，并将肛提肌折叠缝合。

［注意事项］游离直肠及乙状结肠应适度，肠管吻合不能有张力，但不宜过松。

［优点］该术式经腹部游离直肠后，将直肠侧壁与骶骨骨膜固定，抬高盆底，同时切除冗长的乙状结肠，效果好。

［缺点］但该术式创伤较大，有吻合口瘘风险等。

（8）腹腔镜手术

腹腔镜手术治疗直肠脱垂是直肠脱垂治疗的最新进展，国外关于这方面的报道较多，包括腔镜下直、结肠切除术、悬吊固定术和直肠缝线固定术等，但尤其适用于悬吊术。该方法操作方便、患者痛苦小、术后恢复快，并发症少，缺点是手术时间较长，手术效果受术者技术水平影响较大。

［总结］中医学在很早就对脱肛类疾病给出了深刻的认识和相对规范的治疗方法，但是对于较为严重的完全性直肠脱垂，一味依靠中医中药很难达到根本治愈的效果，往往需要借助西医的手术疗法。西方医学治疗本病主要采取的是手术疗法，但手术疗法某种程度上是对组织的一种破坏，具有痛苦大，高风险，费用高等弊端。同时，一些较为轻度的直

肠脱垂，大可不必手术，也可达到治愈效果。所以，恰到好处的将中西医治疗方法相结合，会达到意想不到的治疗效果。

目前国内外治疗直肠脱垂的方法各式各样，但各有利弊，不可千人一方。对于直肠脱垂这一国际上较为难治的疾病，我们应该因人而异，结合患者自身的不同因素，选择最适合患者的治疗方法，为患者治愈疾病，减除痛苦，尽量降低经济开销。对于单纯的小儿早期直肠脱垂，不要一味追求手术疗法，应该考虑其自限性，给予相关辅助治疗，将会达到事半功倍的效果；对于成人的直肠脱垂或者较为严重的Ⅱ度、Ⅲ度完全性直肠脱垂则应考虑结扎术、注射术、肛门环缩术的综合手术方法的运用，同时配合中药口服外洗外敷，这种中西医结合的治疗方法将更为显效。

十一、现代研究进展

（一）基础研究

直肠脱垂的病因目前尚未完全明确，大部分医家认为与多种因素有关，包括解剖学、盆底组织病变、腹内压改变等因素有关，直肠肛管角变化，直肠受压增大，长时间就会形成直肠下移，盆底肌肉功能的异常，老年多产女性以及手术损伤阴部神经均会导致盆底肌肉功能异常，肌肉萎缩，丧失生理功能，从而导致直肠脱垂。

目前对于直肠脱垂的辅助检查：电生理学检查包括肛管直肠测压，盆底肌电图，阴部神经末梢运动潜伏期（pudendal nerve terminal motor latency，PNTML）等能对盆底功能起到较好的检测、反馈作用，特别是对术后肛管直肠功能状态的评估至关重要。对于盆底肌功能障碍患者，可用生物反馈进行治疗。

排粪造影仍然是对直肠内脱垂诊断的金标准，同时影像学检查还包括结肠镜、钡灌肠、结肠传输实验，近年来磁共振的发展与应用，更好的观察盆底周围肌肉和盆腔内器官状态，能检测出传统 X 线不能显示的疾病。

有学者认为直肠脱垂病因复杂，往往存在神经系统发育不良及局部解剖结构的异常，加之病变区域解剖结构复杂，牵涉组织较多，在治疗上颇为棘手，因而会出现数十种甚至上百种治疗方式，令医者难以选择。但总的指导思想是治疗方法要因人、因病而异。

（二）临床研究

综合近十年来的有关报道，目前对于直肠脱垂的手术方式主要采取经肛门和经腹两大类手术，国外学者 Blas-Eranco 等报道一种经肛吻合器直肠后壁纵行切除术疗效显著，Scherer 等开创的经肛门吻合器直肠脱垂切除术，手术过程简便，安全性好，术后患者恢复快。国外学者也多提倡经肛门手术即可取得满意效果。当然，Bodrdeianou 等人曾假想经肛内镜下微创手术原理，将乙状结肠固定在骶骨胛上，治疗直肠完全脱垂，效果可与开腹手术相媲美，但该术式尚未应用于临床。国内治疗中度、重度直肠脱垂，多主张经肛门综合治疗为主，少数患者需经腹手术。无论是经肛门手术还是经腹手术，术后并发症多，复发率高，功能改善差，甚至合并感染、大出血、肠梗阻、肠麻痹、肛门狭窄、大便失禁等仍是医患共同关心和急需解决的问题。提高疗效、降低复发率、减少并发症等问题，已成为国内外专业人员研究的新课题。以芍倍注射法为代表中医注射法操作简单、肛周无切口、出血少、不易破坏直肠解剖结构、保护直肠生理功能、术后疼痛轻、疼痛时间短、治疗效果明显，减少了术后并发症的发生。这也许是将来治疗直肠脱垂的主流趋势。

参考文献

［1］赵宝明，李民山. 肛门直肠病诊断治疗学［M］. 中国协和医科大学出版社，2001：55.

［2］安阿玥，闫孝诚. 肛肠国萃［M］. 中医古籍出版社，2013：177-189.

［3］韩宝，徐慧岩. 消痔灵经肛门内外注射法治疗直肠脱垂84例［J］. 世界中西医结合杂志，2011，5（5）：413-414.

［4］刘进中，闫山英，刘晓丹. 经腹、肛门联合式治疗成人直肠脱垂临床观察［J］. 实用临床医药杂志，2012，16（9）：50-52.

［5］M. Blas-Franco, C. Valenzuela-Salazar, E. Concha-Blankenagel, et al. Stapled transanal longitudinal posterior proctectomy（STALPP）in total rectal prolapse：a 7-year experience［J］. Tech Coloproctol, 2014, 18（2）：173-178.

［6］Scherer R, Marti L, Hetzer FH. Perineal stapled prolapse resection：a new procedure for external rectal prolapse［J］. Dis Conlon Rectum, 2008（51）：1727-1730.

［7］Liliana B, Patricia S, Christine V Kinnier, et al. Perineal sigmoidopexy utilizing transanal endoscopic microsurgery（TEM）to treat full thickness rectal prolapse：a feasibility trialin porcine and human cadaver models［J］. SurgEndosc, 2015, 29（3）：686-691.

［8］许天银. 经腹、肛三联术治疗成人重度直肠脱垂的临床疗效观察［J］. 结直肠肛门外科，2012，18（6）：356-358.

［9］张小冠，李春青，叶浩波，等. PPH治疗直肠黏膜脱垂40例临床效果观察［J］. 中华普外科手术学杂志（电子版），2015，9（02）：125-127.

［10］张廷涛，张秋雷，江从庆，等. 经会阴直肠乙状结肠部分切除手术并发症防治（附48例报告）［J］. 中国实用外科杂志，2016，36（10）：1094-1095+1100.

［11］田振国，韩宝. 中医肛肠理论与实践［M］. 福州：海潮摄影艺术出版社，2010：602-604.

［12］Hamalainen KJ, Raivio P, Antila S, et al. Biofeedback therapy in rectal prolapse patients［J］. Dis Colon Rectum, 1996（39）：262-265.

［13］李新梅. 补中益气汤加减治疗小儿脱肛23例［J］. 实用医学杂志，2000，16（9）：772.

［14］孟德霞，王凤翔. 加味补中益气汤配合五倍子散治疗小儿脱肛56例［J］. 四川中医，2008，26（7）：88.

［15］冯朝，王喜成. 益气固脱饮治疗直肠脱垂［J］. 内蒙古中医药，2008，5（1）：6.

［16］周庆坚. 中医辨证治疗脱肛116例［J］. 新中医，1997，29（增刊）：43-44.

［17］王凤仪，赵堂生. 中医辨证治疗小儿脱肛50例［J］. 中医杂志，2002，43（3）：205.

［18］王荣，刘希家. 痔疮洗剂治疗炎性外痔 100 例分析［J］. 中医药学刊，2004，22（6）：1030.

［19］党长宁. 肛管直肠脱垂的诊断和治疗［J］. 实用乡村医生杂志，2003，2（10）：9.

［20］段海涛，曹庆祥. 丁氏脱肛散治小儿直肠脱垂 12 例［J］. 江西中医药，1995，26（3）：22（总 150）.

［21］吴朝宗，李新. 中药熏洗治疗脱肛 249 例［J］. 新中医，1996，4：51-52.

［22］赵连生，杨秀华. 中药外敷治疗小儿脱肛 22 例［J］. 中医外治杂志，2008，17（3）：13.

［23］唐泗明，黄安清. 艾灸关元穴治疗直肠脱垂 57 例分析［J］. 山西中医，2009，25（1）：25.

［24］高景芳. 中医方法治疗直肠脱垂 100 例体会［J］. 黑龙江医药科学，2004，27（3）：112-113.

［25］韩新强，韩艳茹. 针刺配合中药治疗脱肛 44 例［J］. 云南中医中药杂志，2006，27（4）：30.

［26］简弄根. 中药熏洗配合艾灸治疗小儿脱肛 37 例［J］. 中医外治杂志，2008，17（6）：13.

［27］张曼. 半刺法治疗小儿直肠脱垂 36 例［J］. 北京中医药大学学报，2000，23：76.

［28］谌东，郭新民. 中西医结合治疗脱肛的体会［J］. 新疆中医药，1999，17（3）：63.

［29］俞立民. Ⅱ～Ⅲ度直肠脱垂的消痔灵注射疗效分析［J］. 大肠肛门病外科杂，2005，11（1）：51-52.

［30］王作端，王晓媛. 速消痔注射治疗直肠脱垂 26 例报告［J］. 实用中西医结合临床，2007，7（4）：56-57.

［31］李华山. 消痔灵双层 4 步注射治疗完全性直肠脱垂临床疗效评价［J］. 首都医科大学学报，2006，27（6）：812-815.

［32］师丙帅，王春花. 硬化剂注射治疗直肠脱垂 56 例［J］. 中国社区医师，2005，2（7）：18.

［33］吴凤. 直肠黏膜下注射法在直肠黏膜脱垂中的应用［J］. 中国实用乡村医生杂志，2006，13（4）：31.

［34］任贵全，王铭. 芍倍注射液治疗老年直肠脱垂的临床体会［J］. 中国老年保健医学杂志，2005，4（3）：42.

［35］贺平，杨超. 三联手术治疗Ⅱ、Ⅲ度直肠脱垂临床疗效观察［J］. 结直肠肛门外科，2010，16（1）：30.

［36］薛红喜. 改良式治疗成人重度直肠脱垂［J］. 中医社区医师·医学专业，2010，12（249）：66-67.

［37］司君成. 直肠脱垂手术治疗［J］. 辽宁中医药大学学报，2010，12（8）：161-162.

［38］马慧. 吻合器痔上黏膜环切治疗直肠内脱垂的效果［J］. 齐鲁医学杂志，2004，19（3）：246-247.

［39］徐德峰. 经肛门序贯手术治疗直肠脱垂 19 例［J］. 中国当代医学，2007，6（6）：65-66.

［40］王文峰，马红. 中西医结合治疗成人直肠脱垂 50 例临床观察［J］. 结直肠肛门外科，2009，15（1）：35-36.

［41］吉强，许玉莲. 三联术加中药内服治疗Ⅲ度直肠脱垂 48 例［J］. 河南中医，2003，23（6）：28-29.

［42］杨立民. 中西医结合治疗直肠脱垂 42 例［J］. 陕西中医，2005，26（6）：501-503

［43］胡宝光，卫洪波，刘建培，等. 21 例成人型直肠脱垂的外科治疗［J］. 中华普通外科学文献（电子版），2008（01）：49-51.

［44］孙嵩洛，胡军红，李诗杰，等. 涤纶带悬吊联合直肠前加固治疗完全性直肠脱垂 89 例报告［J］. 山东医药，2006（36）：73.

［45］孙军席，郭澎，王海霞，等. 盆腔紧固术治疗完全性直肠脱垂 28 例［J］. 中华胃肠外科杂志，2006（04）：356-357.

［46］Douard R，Pascal F，Martin B，et al. Functional results after the Orr-Loygue transabdominal rectopexy for complete rectal prolapse［J］. Dis Colon Rectum，2003，46（8）：1089-1096.

［47］安阿玥. 肛肠病学［M］. 第三版. 北京：人民卫生出版社，2015：340-342.

［48］刘建宁. Ⅱ度、Ⅲ度直肠脱垂术改良初探［J］. 青海医药杂志，2005，5（35）：28.

［49］CormanM I. Colon&Rcctal Surgery［M］. 4th cd. Philadelphia：Lippincott Raven Publisher，1998：419.

［50］Frykman HM，Goldberg SM. The surgical treatment of rectal precidentia［J］. SurgGyneeolObstet，1969，129（6）：1225-1230.

［51］崔熙君，冯金星，苑世锋，等. 肛提肌悬吊直肠前壁折叠缝合术治疗成人完全性直肠脱垂［J］. 山东医药，1997（05）：34-35.

［52］Graham RR. Operative repair of massive rectal prolapse［J］. Ann Surg，1942（115）：1007-1014.

［53］Mehendale VG，Chaudhari NC，Sheiioy SN，et al. Devadhar's operation for complete rectal prolapse：25 years' experience［J］. Indian J Gastroenterol，2005（24）：9-11.

［54］Sobrado CW，Kiss DR，Nahas SC，et al. Surgical treatment of retalprolapse with transanal resect ion according to Altemeie［J］. Experience and results［J］. Chir Ital，2003，55（5）：687-692.

［55］佘剑波. Delmere 术式治疗完全性直肠脱垂的临床观察［J］. 结直肠肛门外科，2011，17（6）：354-357.

［56］Zbar AP1，Takashima S，Hasegawa T，Kitabayashi K. Perineal rectosigmoid -ectomy（Ahemeier's procedure）：a review of physiology，technique and outcome［J］. Teeh

Coloprocto, 2002, 6（2）：109–116.

［57］徐靖平，王华，余雁，等. 吻合器痔上黏膜环切术双荷包治疗成人直肠脱垂效果分析［J］. 实用医院临床杂志，2008（01）：61.

［58］美国结直肠外科医师协会标准化工作委员会. 直肠脱垂诊治指南［J］. 中华胃肠外科杂志，2012，15（07）.

［59］Harmston C1, Jones OM, Cunningham C, Lindsey I. The relationship between internal rectal prolapse and internal anal sphincter function［J］. ColorectalDis, 2011, 13（7）：791–795.

［60］Jeroen Heemskerk, Dominique E. N. M. de Hoog, Wim G. van Gemert, Cor G. M. I. Baeten, Jan Willem M. Greve, Nicole D. Bouvy. Robot–assisted vs. Conventional laparoscopic rectopexy for rectal prolapse：A comparative study on costs and time［J］. Dis Colon Rectum, 2007, 50（11）：1825–1830.

［61］Schultz I. Continence is improved after Ripstein rectopexy. Different mechanisms in rectal prolapse and rectal intussusception［J］. Dis Colon Rectum, 1996, 39.

［62］Brown AJ, Anderson JH, McKee RF, Finlay IG. Surgery for occult rectal prolapse［J］. Colorectal Disease, 2004（3）：176–179.

［63］Jorge JM, Habr–Gama A, Wexner SD.Biofeedback therapy in the colon and rectal practice［J］. Scand J Surg, 2003, 28（1）：47–61.

［64］Kairaluoma MV, Kellokumpu IH. Epidemiologic aspects of complete rectal prolapse［J］. Scand J Surg, 2005, 94（3）：207–210.

［65］Kashanian M1, Ali SS, Nazemi M, Bahasadri S. Evaluation of the effect of pelvic floor muscle training（PFMT or Kegel exercise）and assisted pelvic floor muscle training（APFMT）by a resistance device（Kegelmaster device）on urinary incontinence in women：a randomized trial［J］. Eur J Obstet Gynecol Reprod Biol, 2011, 159（1）：218–223.

［66］Kaufman HS, Buller JL, Thompson JR, Pannu HK, DeMeester SL, Genadry RR, etal. Dynamic pelvic magnetic resonance imaging and cystocolpoproctography alter surgical management of pelvic floor disorders［J］. Dis Colon Rectum, 2001, 44（11）：1575–1583.

［67］Khaikin M, Wexner SD. Treatment strategies in obstructed defecation and fecal incontinence［J］. World Journal of Gastroenterology, 2006, 12（20）：3168–3173.

［68］Kohler A, Athanasiadis S. The value of posterior levator repair in the treatment of anorectal incontinence due to rectal prolapse—a clinical and manometric study［J］. Langenbecks Arch Surg, 2001, 386（3）：188–192.

［69］Siproudhis L, Bellissant E, Juguet F, Mendler MH, Allain H, Bretagne JF, et al. Rectal adaptation to distension in patients with overt rectal prolapse［J］. The British journal of Surgery, 1998（11）：1527–1532.

［70］Lindsey I. Commentary：Best practice in rectal prolapse［J］. Colorectal Dis, 2010, 12（6）：512–514.

[71] Liu J, Guaderrama N, Nager CW, Pretorius DH, Master S, Mittal RK, et al. Functional correlates of anal canal anatomy: Puborectalis muscle and anal canal pressure [J]. Am J Gastroenterol, 2006, 101 (5): 1092–1097.

[72] Luukkonen P1, Mikkonen U, Järvinen H. Abdominal rectopexy with sigmoidectomy vs. rectopexy alone for rectal prolapse: a prospective, randomized study [J]. Int J Colorectal Dis, 1992, 7 (4): 219–222.

[73] 李华山. 直肠脱垂的诊断、鉴别诊断、治疗进展、临床指南及路径 [A]. 2012.

第二十章 肛门直肠狭窄

肛门直肠狭窄（anorectal stenosis），是指肛管或直肠的腔道直径变小、狭窄，使粪便通过受阻、排出困难的一类疾病。临床上根据狭窄的部位不同，分为肛门狭窄和直肠狭窄。

一、病名溯源

（一）中医的认识

古代并没有以肛门直肠狭窄为病名的记载，本病属于中医学中"谷道狭小""锁肛""大便难"等范畴，"谷道狭小"指先天性畸形，"锁肛"指肛管直肠癌，"大便难"则泛指排便困难的一系列证候群。明孙志宏曾记："罕有儿初生无谷道，大便不能者，旬日后必不救。需用细刀刺穿，要对孔亲切，开通之后用绢帛卷如小指，以香油浸透插入，使不再合，傍用生肌散敷之自愈。"清《外科大成》有载："锁肛痔，肛门内外如竹节紧锁，形如海蛰，里急后重，便粪细而带匾，时流臭水，此无治法。"《内经》中亦称排便困难为"后不利、大便难"。

（二）西医的认识

肛门直肠狭窄分为先天性肛门直肠狭窄和后天性肛门直肠狭窄。先天性肛门直肠狭窄属于先天性肛门直肠发育畸形的一种；后天性获得性肛门直肠狭窄是多种肛肠疾病和损伤发生、发展的结果，不是一个独立存在的疾病。发病原因主要以原发性肿瘤、肛肠术后并发症为主。本章就后天性肛门直肠狭窄着重讨论。

二、流行病学资料

先天性肛门直肠闭锁/狭窄总发生率为3.17/万，我国东部地区发生率高于中、西部。临床中多见因肛门部手术操作不当造成的医源性肛门狭窄。据国外报道混合痔外剥内扎术引起肛门狭窄的发生率为2.9%，而PPH术后直肠狭窄的发生率大概为0.8%~2.5%。后天获得性肛门直肠狭窄发病年龄多在40岁以上。

三、病因病机

（一）中医病因病机

中医学认为，谷道狭小（先天性畸形）多由先天不足，胞胎发育不良所致，锁肛痔（肛管直肠癌）则因痰、食、气、血郁结而成。大便艰难则多因外伤失治误治引发。大肠谷道乃"传导之官，变化出焉"，又属六腑范畴，"六腑者，所以化水谷而行津液者，故满而不能实"。如今谷道狭小，甚或锁肛，必热结肠燥，既实且满，则见大便秘结，努挣难下；气机逆乱，则升降失调而见腹胀、腹痛、恶心、呕吐诸证；日久不治，则见食欲不振、气短乏力、面黄肌瘦，终致衰败之相。若因外伤失治引发，则肛周疤痕坚硬，浊物浸淫，必肛门瘙痒。

总之，本病的病因病机是由先天不足或热结肠燥，气机不畅，气血瘀滞，湿热积聚而成癥瘕痞块，蕴阻于肛门直肠，或与外伤失治误治有关。

（二）西医病因病机

1. 病因

凡可使直肠肛门结缔组织增生肥厚，形成瘢痕，致使肛门直肠失去弹性和管腔狭窄的因素，均可导致直肠肛门狭窄。另外，直肠肿物占据或压迫肠腔（如直肠癌、肛管癌、直肠巨大息肉）等，及邻近器官的肿物压迫直肠腔道（如前列腺肿瘤、子宫及卵巢肿瘤、骶尾部肿瘤）等，也都能引起直肠肛门狭窄。常见的病因有以下几种：

（1）先天性畸形：在胚胎发育时期，由于胚胎发育不全，导致直肠与肛管之间的肛门直肠膜发育失常，或直肠与肛管之间的肛膜未破裂或不全破裂，生后肛门闭锁处理不当，并有骶尾骨发育畸形压迫肛门直肠致肛门直肠狭窄。

（2）炎症：直肠肛门的各种慢性炎症和溃疡，可使直肠壁及肛门形成瘢痕，进而挛缩造成直肠肛门狭窄。如肛周脓肿、肛瘘、直肠溃疡、梅毒，淋病，淋巴肉芽肿等局部炎症浸润侵犯肛门和直肠，致使纤维组织增生，形成瘢痕，引起肛门直肠狭窄。

（3）损伤或手术不当：肛门部外伤，烫伤，冷冻伤，损伤后容易引起感染，在组织修复过程中纤维组织增生，瘢痕形成；手术处理不当，如内痔或环形混合痔手术，切除过多的黏膜和肛管皮肤，直肠吻合术后形成环形瘢痕，直肠阴道手术，术后瘢痕挛缩，弹性减弱因而导致肛门直肠狭窄。郝青义等报告的混合痔外剥内硬注术后肛门直肠狭窄 12 例临床分析，大多数由于环状混合痔手术切口过大，过多，未行分段结扎，损伤过大所致。内痔结扎和直肠黏膜结扎时损伤黏膜过多、结扎过多，或选择性痔上黏膜吻合术（TST）术中吻合口止血时结扎黏膜过多、过深，或未保留黏膜桥，且结扎处位于同一水平，或结扎过深伤及基层，也可出现瘢痕性狭窄；内痔注射（硬化剂、坏死剂等）治疗后创面感染坏死；激光烧灼正常组织较多，外用腐蚀性药物不当等，都可以引起狭窄。

（4）肿瘤：直肠内肿瘤或直肠周围肿瘤、肛门或肛管部肿瘤、性病性淋巴肉芽肿、平滑肌瘤、畸胎瘤等，均可以由于肿瘤迅速生长导致压迫，或肿瘤浸润、感染，引起肛门直肠狭窄。常见的肿瘤疾病有：直肠癌、直肠平滑肌肉瘤、直肠巨大息肉，阴道、子宫肿瘤，前列腺癌，淋巴瘤，脊索瘤，骶前脊膜膨出，骶前囊肿，骶尾部畸胎瘤等。

（5）肌肉挛缩：常见原因有由肛裂及长期使用泻药引起的内括约肌痉挛，或耻骨直肠肌痉挛，盆底肌群痉挛引起的功能性肛管直肠狭窄，又称假性狭窄。若有耻骨直肠肌肥厚可致真性狭窄。

2. 病理

肠黏膜和肠壁全层在炎症或损伤后的组织修复、炎症愈合过程中发生一系列炎细胞浸润、纤维组织增生、瘢痕组织形成等变化，导致肛门直肠不同程度的狭窄。环形狭窄者其病变多以黏膜层为主，而肠腔的管状狭窄则提示肠壁全层受累。

四、中医辨证分型

1. 气滞血瘀型

辨证要点：大便困难，大便变细、变扁，腹部刺痛，疼痛固定不移，伴有腹胀、食欲不振、乏力、舌质紫暗或有瘀斑，苔黄或白，脉弦。

2. 湿热蕴结型

辨证要点：大便困难，大便变细，腹泻与便秘交替出现，或伴有黏液，脓血，小腹坠胀，里急后重，肛门潮湿、瘙痒，舌红，苔黄腻，脉滑数。

3. 热结肠燥型

辨证要点：大便困难，大便秘结，干硬难解，大便时伴便血，痛如针刺，尿少，口干，舌红，苔黄少津，脉数。

4. 气阴两虚型

辨证要点：大便困难，大便变细，时有便溏，便中带血，色泽紫暗，便后肛门坠胀；或伴心烦口干，夜间盗汗；舌红或绛，苔少，脉细弱。

五、西医分类

1. 按狭窄性质分类法

按病理性可分为良性、恶性两类。

良性狭窄：由先天发育异常、创伤、感染和医源性损伤等因素引起的狭窄。

恶性狭窄：由恶性肿瘤引起的狭窄。

2. 按狭窄部位分类

（1）低位狭窄

位于齿线下，约距肛门 3~4cm 以内，即肛门狭窄或肛管狭窄。

（2）中位狭窄

位于齿线上至肛门 7~8cm 以内，即直肠下段狭窄。

（3）高位狭窄

位于距肛门 7~8cm 以上之直肠狭窄。

低位狭窄又称肛门狭窄，狭窄部位位于肛管。中位狭窄、高位狭窄又称为直肠狭窄，狭窄部位位于直肠内，多在齿线上 2.5~5cm 处或直肠壶腹部，又因狭窄区位置的不同分为中位狭窄和高位狭窄。

3. 按狭窄形态分类法

（1）线状狭窄

指狭窄部位呈线状或半环状不构成环。多见于外伤、痔瘘术后和肠腔外肿瘤压迫，又称镰状狭窄。

（2）环状狭窄

指狭窄部位病变累及肠管一周，呈环状，其纵向长度在 2cm 以下。多见于直肠切除术后直肠、肛管吻合处。（彩图 20-1）

（3）管状狭窄

同环状狭窄，即狭窄部位病变累及肠管一周，呈环状，但其纵向长度超过 2cm，多由炎症引起。

4.按狭窄程度分类法

（1）轻度狭窄：多为线状狭窄或肠外肿瘤压迫部分肠腔所致，症状较轻：排便不畅，粪便变形，无肠梗阻表现，指诊时手指可通过，但麻醉状态下两指不能通过。

（2）中度狭窄：多为环状或管状狭窄，狭窄孔径约1cm左右，患者症状明显：排便困难，便细或稀便，不完全肠梗阻表现，指诊时手指通过困难。

（3）重度狭窄：多为严重环状或管状狭窄，狭窄孔径小于1cm，患者症状严重：排便极其困难或假性失禁，常需依靠灌肠排便，完全性肠梗阻表现，指诊时手指无法通过。

临床上常采用综合分类法：如轻度中位环状狭窄、重度低位管状狭窄等。

六、临床表现

（一）病史

患者有肛管直肠外伤史、手术史、炎症病史、局部注射史。

（二）症状

（1）排便困难：为本病的主要症状，粪便不易排出，便条变细或呈扁条状。由于狭窄的程度不同，症状也有轻重之别。

（2）便不净感，便意频频：由于粪便难以排净，刺激肠道感受器，导致肛门直肠坠胀不适，粪便排不净感，日久可引起时时欲便，便意频频。

（3）疼痛：由于粪便通过狭窄肠管，排便时用力努挣，造成肛管直肠损伤，可致便时及便后均有局部疼痛。

（4）肛周潮湿：大便次数增多，脓性或黏液性分泌物或肠液流出刺激肛周皮肤可继发肛周湿疹、皮炎等。

长期大便困难还伴有腹痛、腹胀、恶心、食欲不振、排便次数增多、黏液便、脓血便、体质消耗明显等全身症状。若病程较长，尚可诱发肛门部分泌物增多，长期刺激肛周皮肤可继发肛周湿疹、皮炎等不适，严重排便困难患者常依靠灌肠或指抠等方法辅助排便。一般而言，直肠狭窄比肛管狭窄症状严重，病程也较长。重度狭窄者，由于排便极度困难，有时因粪便在直肠狭窄上部时间过长，而发酵产气，故有肠内胀气现象。另外，肛门直肠狭窄患者不可因排便困难而服强烈性泻药，否则将会引起肠蠕动加强，可诱发肠梗阻。

（三）体征

（1）肛门小且紧，肛门括约肌痉挛。

（2）肛管直肠瘢痕形成。

（3）肛门指诊时示指通过困难或不能通过，可以触摸到坚硬的纤维带或环状狭窄。指诊时应该注意，不要使手指强行通过狭窄区，以免造成出血或人为的撕裂伤。

七、实验室及其他辅助检查

（一）内镜、直肠镜、乙状结肠和纤维结肠镜检查

可见肠腔缩小，黏膜肥厚、粗糙，如已形成瘢痕，则呈黄白色。纤维结肠镜检查可了解狭窄的位置、范围及程度，镜下可见肠腔缩小，瘢痕纤维化形成，亦或狭窄环表面黏膜糜烂、溃疡或出血，若用可以通过狭窄的内镜检查，可查明狭窄区的长度和狭窄部及上部的炎症、溃疡、出血等情况；严重者肠镜不可通过，活组织检查有助于了解狭窄的性质，尤其是直肠癌保肛手术后的狭窄，更应排除局部复发的可能。

（二）直肠腔内 B 超、盆腔 B 超、CT 检查

有助于直肠及其邻近器官肿瘤的诊断。经会阴 3D 超声检查可提供狭窄长度、程度及肛门括约肌的详细信息，为手术方式的选择提供有力依据，直肠腔内 B 超、盆腔计算机断层扫描（computed tomography，CT）等检查亦可提供较重要的参考价值。

（三）细菌培养检查

某些特异性感染，如结核、阿米巴痢疾、血吸虫病等常需行细菌培养和涂片、活检等检查方可以确定特异感染所致的肛管直肠狭窄。

（四）X 线下消化道造影

适用于不能通过手指和内镜的患者，气钡灌肠双重造影检查则可了解狭窄范围和程度，亦可提示狭窄环的具体位置，影像中可见狭窄部位呈缩窄形，狭窄近端肠腔明显扩张。如钡剂灌肠，环状狭窄显示亚铃状（彩图 20-1）；管状狭窄显示漏斗状；瓣形狭窄者，呈缺损形态。

（五）病理学检查

可以确定病变的性质。

八、诊断

1. 中医的辨病要点和辨证要点

肛门直肠狭窄的发病部位在肛肠，以排便困难为主症，兼肛门疼痛、腹胀等。在发病初期，狭窄程度较轻，排便困难但可排出，肛门疼痛明显，此多为气滞所致，以标实为主。若病程较长，狭窄程度较重，粪便稀尚可排出，粪便干燥则难排出，此多为气虚所致，以本虚为主，临床治疗时应辨清虚实，分证治疗。

2. 西医诊断要点

①多有肛门直肠炎症、损伤、局部注射硬化剂治疗、放射治疗等病史。②有排便困难、稀便、脓血便、里急后重、肛门疼痛、潮湿以及腹胀、消瘦等临床表现。③腹部检查常可见肠型，肛门部皮肤潮湿、皮疹，有时可见脓性分泌物。④直肠指诊往往可触及、质硬、无弹性、有触痛的狭窄环。低位狭窄者，指诊可触及肛门变小，食指不易通过，局部

变硬，无弹性或弹性差。狭窄较重，肠镜不能通过，可作钡灌肠以了解狭窄的形态、程度、高度等。怀疑为恶变者，应做活检。

根据病史、症状及体征、指诊和镜检结果诊断并不困难。轻度狭窄示指通过困难；中度狭窄，指诊时有阻力和固定感，示指不能通过，并有明显触痛；重度狭窄小指通过困难，疼痛剧烈。均能触到固定的瘢痕，指套可有脓血。乙状结肠镜检，狭窄上段黏膜变厚，狭窄为环状或镰状，中间孔道有粪汁或脓性分泌物流出，狭窄环上下长度不超过2.5cm，多见于痔切除和直肠吻合术后的肛门和直肠狭窄。镰状狭窄占肛管和直肠腔一部分，呈半环状狭窄。管状狭窄呈管状，狭窄区域较长，上下长度超过2.5cm，多见于炎性肠病，做气钡或碘油灌肠X线摄片可确定狭窄部位。可取材做活检以与肠阿米巴、血吸虫和结核鉴别。对可疑性病者应做血清梅毒试验、血清冷凝集试验等与梅毒和第四性病鉴别。对直肠及盆腔肿瘤，直肠腔内超声检查及CT检查均有参考价值。

诊断本病应首先确定有无狭窄，如有狭窄再进一步明确是良性或恶性、恶性程度和范围以确定治疗方案。对良性狭窄进行不适当扩大切除，或对恶性狭窄误诊误治，都会给患者带来不应有的痛苦和后果。X线检查要排除肠管痉挛所致的功能性狭窄，尤其是乙状结肠容易发生痉挛。对仅根据X线诊断为狭窄就做手术，但术中并无狭窄的情况，临床应引以为戒。

九、鉴别诊断

（1）直肠肿瘤：早期多无明显症状，形成直肠狭窄往往已到晚期，直肠指诊可触及质硬、固定、高低不平或如菜花样的肿块，内镜可见直肠病灶，病理检查可确诊。一般良性肿瘤成环状，硬而光滑，而恶性肿瘤所致狭窄是不规则性狭窄，不难鉴别。

（2）肛裂：周期性疼痛，排便时加剧，出血，血色鲜红，肛门视诊可见肛管纵向裂隙或溃疡，指诊可及括约肌痉挛，无狭窄环。

（3）溃疡性直肠炎：直肠多发性溃疡在愈合过程中形成肉芽肿和瘢痕而导致直肠狭窄，患者往往有慢性反复发作的腹泻史。

（4）性病性淋巴肉芽肿：患者以女性为主，有性病接触史，病变主要在生殖器和腹股沟淋巴结，常伴有肛门刺激症状，便脓血、黏液，可并发肛瘘，狭窄一般在齿线上方，质硬但表面光滑，呈苍白色，肛门口呈开放状，补体结合试验及病毒检查阳性。

（5）日本血吸虫性肠病：患者多有疫水接触史，慢性日本血吸虫病晚期，直肠壁内有大量虫卵沉着，肉芽肿形成或纤维化，形成质硬、凹凸不平的狭窄区，粪便卵孵化或肠黏膜活检压片可找到虫卵。

表 20-1　常见肛门直肠狭窄的鉴别诊断

病名	简要病史	诊断要点
先天性畸形	有先天性病史	出生后排便哭闹，腹胀、便细，可并发瘘
损伤感染	外伤后感染，烧伤等	排便困难或失禁，多为肛门或肛管环形狭窄
溃疡性结肠炎	病因不详，可能与感染、免疫等因素有关	腹泻、腹痛、便脓血；窥镜可见黏膜病变；X线可见肠狭窄

病名	简要病史	诊断要点
克罗恩病	免疫功能低下，中青年易患	腹痛、腹泻、发热、乏力、消瘦，X线显示肠管节段性狭窄、鹅卵石样变
肛门梳硬结	肛管感染或痔手术后	大便困难和疼痛，指诊肛管狭窄、触痛
性病	不洁性交或浴盆接触感染等	脓血便、里急后重、直肠呈管状狭窄；血清冷凝集和Freire试验（+）
先天肛门畸形术后	畸形行手术后	便条细，排便不畅；指诊、X线检查有狭窄
硬化剂内痔注射感染	注射药浓度高、剂量大、注射部位低或过深，多为坏死剂合并感染	肛门痛，排便困难；肛管和直肠下端管状狭窄，多数合并大便失禁
痔切除术后	痔切除保留皮桥过少，术后感染等	排便不畅，肛管呈线状或管状狭窄
肠吻合口狭窄	肠吻合口术后吻合口扭转，狭窄或吻合口及盆腔感染	排便困难，发热，便中有脓血；可查及线状或环状狭窄
复杂肛瘘	切除组织多，反复感染与手术	排便困难，发热、便中有脓血；可查及线状或环状狭窄
放射性直肠炎	盆腔放疗史，多见于直肠狭窄	黏液脓血便，里急后重，重者有梗阻症状
肿瘤（骶尾部畸胎瘤）	切除不彻底，复发，恶变，婴幼儿多见，呈Currarino三联症，一种胚胎尾端的先天性发育畸形，表现为肛门直肠畸形（直肠肛门狭窄、异位和无肛），骶骨缺损和骶前肿块（脊膜膨出，畸胎瘤和肠源性囊肿等）三主症，成人型多在青春期或外伤后出现症状	骶尾部肿块，胀痛，易误为肛瘘，指诊直肠后间隙饱满，可行B超、X线检查，病理检查可确诊
子宫内膜异位症	多为已婚中年妇女	继发不孕，痛经和性交痛、便秘等；指诊可有黏膜下结节
肠壁肿瘤	如类癌、平滑肌瘤、纤维瘤或肉瘤	便秘，进行性排便困难；指诊黏膜下结节
盆腔种植肿瘤	有消化道和盆腔肿瘤史	排便困难、里急后重；指诊直肠狭窄、不平、有固定感
直肠癌	晚期特殊类型癌，如弥漫浸润性癌（皮革样癌）等	便血，便频，里急后重，指诊肿物硬而固定；病理可确诊
先天性巨结肠症	为肠神经节缺乏引起直肠痉挛性狭窄	便秘、腹胀、营养不良；钡灌肠见直肠狭窄，近端肠管扩张；肠壁活检神经节缺乏
直肠内脱垂	多为中老年，女性多见	排便困难、便秘和排便不尽感；指诊黏膜壅集；排粪造影黏膜脱垂呈漏斗状，并可见骶、直肠分离

十、治疗

根据肛门直肠狭窄的原因、程度、范围采取适当的治疗。对于轻中度狭窄的患者应考虑采取非手术治疗，经非手术治疗效果不佳或伴有梗阻症状者及重度狭窄患者可考虑手术治疗。

（一）中医内治法

肛门直肠狭窄在发病初期，狭窄程度较轻，大便难但可顺利排出，肛门疼痛重，多为气滞所致，以标实为主。若病程较长，狭窄程度较重，稀便尚可排出，干结大便则难排出，肛门疼痛较轻者，则多为气虚所致，以本虚为主，应辨清虚实，分证治疗。

1. 气滞血瘀型

［治法］活血化瘀，理气通便。

［方药］延胡索散合桃红四物汤加减。

［常用药］延胡索、当归、桃仁、红花、白芍、熟地、川芎等。

2. 湿热蕴结型

［治法］清热燥湿。

［方药］黄连解毒汤合龙胆泻肝汤加减。

［常用药］黄连、黄芩、泽泻、栀子、龙胆草、当归、滑石、青皮、火麻仁、白头翁等。

3. 热结肠燥型

［治法］滋阴润肠，清热凉血。

［方药］增液承气汤合麻仁丸加减。

［常用药］厚朴、火麻仁、枳实、生地黄、沙参、地榆、木香、石膏、天花粉、芒硝等。

4. 气阴两虚型

［治法］益气养阴，润肠通便。

［方药］八珍汤。

［常用药］人参、白术、茯苓、甘草、当归、白芍、地黄、川芎。

5. 中成药

随着对中医药认识的不断发展，大批优秀的中成药进入市场，丰富了临床医生内治法治疗肛门直肠狭窄的选择。

（1）木香槟榔丸：每次 3~6g，每日 3~4 次，温开水送服，本方行气导滞，泻热通便。用于大便秘结，脘腹胀满疼痛。

（2）沉香化滞丸：每次 3~6g，每日 2 次，温开水送服，本方宽中降气，行滞消积。用于大便秘结，脘腹胀满。

（3）补中益气丸：每次 9g，每日 2 次，温开水送服，本方补中益气，升阳举陷。用于气虚便秘兼下坠感者。

（4）十全大补丸：每次 9g，每日 2 次，温开水送服，本方双补气血，润肠通便。用于气血两虚便秘。

（5）麻仁滋脾丸：每次9g，每日2次，温开水送服，本方润肠通便，滋胃健脾。用于胃肠积热，肠燥津伤。

（二）中医外治法

（1）灌肠法：可用肥皂水或温盐水灌肠。对轻度肛门直肠狭窄者，可用清热利湿，解毒通便的中药汤剂灌肠，使症状缓解。对于溃疡性结肠炎、血吸虫病可采用抗生素保留灌肠，必要时可加用激素治疗减少瘢痕形成，促进愈合。

（2）塞药法：常用栓剂，将栓剂塞入肛内，待体温融化药物后直接作用于肛管直肠皮肤黏膜，以清热利湿、消肿止痛止血。

（3）针刺疗法：偏实证用泻法，以顺气导滞，偏虚证用补法，以润肠通便。取穴：大肠俞、天枢、支沟、照海；气滞加中脘、太冲；气血虚弱加脾俞、胃俞、足三里。（《中国针灸学》）

（4）火熨法：大黄30g，巴豆15g为末，葱白十根，酒曲和成饼，加麝香1g，贴脐上，布护火熨，觉肠中响甚去之。（《证治汇补》）

（5）敷药法：常用九华膏、五倍子散或痔疮膏等，可制成不同的散剂或油膏直接作用于患处以治疗不同症状的患者。该法活血消肿、化瘀止痛效果显著。

（三）西医非手术疗法

1. 理疗

微波透热治疗和红外线照射治疗对轻度狭窄有一定的疗效，每日1次，每次20~30min，连续4~6周。

2. 局部注射药物

对于局限性瘢痕可用醋酸氢化可的松1ml加1%普鲁卡因2~3ml或糜蛋白酶局部注射于瘢痕区，5~7d注射1次，6~10次为一个疗程。

3. 扩肛疗法

该法对于环形狭窄或肛管半环形狭窄效果显著，对于肛门或肛管轻度狭窄及直肠下段环形狭窄而出现排便困难的患者可口服中药的同时行扩肛法。

（1）扩肛原理：以手指、肛门镜或直径不同的扩肛器扩张肛门，可使瘢痕组织断裂，肛门得以松解，局部血流增加。与手术相比，具有痛苦小、操作简单、患者容易接受及费用低的优点。但本法需要较长的治疗周期。

（2）具体操作：患者取截石位或侧卧位，常规络合碘消毒肛门周围皮肤和肛内。术者右手戴上手套，涂上润滑剂，示指缓慢伸入肛内，在患者可以耐受的疼痛范围内，渐渐进入头节，其次进入中节、末节，患者无痛苦即可。轻轻向四周按压，每次3~5min，每日1~2次。也可用肛门镜或扩肛器，根据肛管直径选择适宜的器械，遵循由小到大的原则进行扩肛，每次10~15min。开始每日扩1次，3~5d后每周扩3~4次，以后间隔时间逐渐延长，直至狭窄消散，症状解除，排便正常，肛内可纳入两指，不再复发为止。扩肛时忌暴力，应缓慢进行。

（四）手术疗法

1. 括约肌松解术

[适应证]适用于肛管半环形或环形狭窄者。

[操作方法]患者取截石位或侧卧位，局部消毒。在肛门的左后位或右后位行放射状切口，切开肛管皮肤，松解部分括约肌，使肛门扩大，能顺利通过2指。术式同肛裂切开术。肛门内放置油纱条包裹的排气管，覆盖敷料，丁字胶布固定。

[注意事项]本术式分切开与扩肛两步，尤以后步为重，如果不在近愈合期扩肛，会造成创口再次狭窄。术后外用无痛生肌散，每日坐浴，换药。术后一周开始间断扩肛，直至切口愈合，排便通畅为止。

[优点]简单易行。

[缺点]遗留创面过宽和过深，会造成肛门失禁。

2. 纵切横缝术

[适应证]适用于肛管及直肠下端环形狭窄或半环形狭窄者。

[操作方法]截石位，环形狭窄者于肛管直肠后正中做一纵行切口，半环形狭窄者，于狭窄处纵行做纵行切开，切口上至狭窄环上端，下至瘢痕下1.0cm，游离切口两侧皮肤各0.5cm，深度以切断纤维瘢痕组织而不切透肠壁为度。如果瘢痕较厚，可作"∧"形切口，切除一部分瘢痕组织，使肠腔扩大。然后用4号丝线将切口行上下横形缝合。无菌敷料包扎，丁字带悬吊固定。肠壁纵行切口不要太长，上下略超过狭窄即可，以免横行缝合时张力

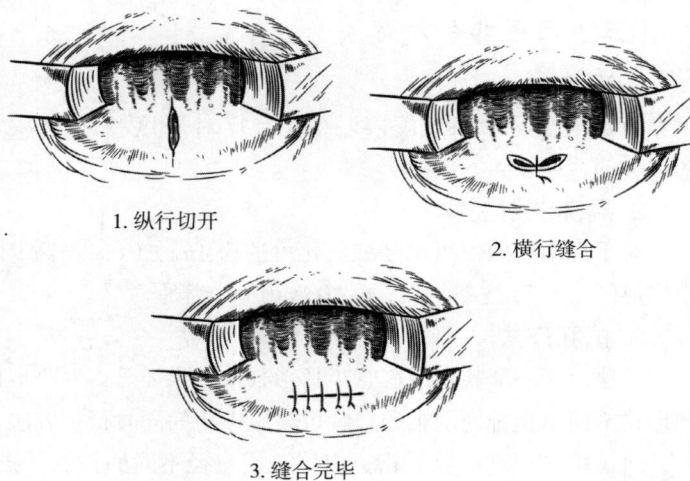

1.纵行切开　　2.横行缝合

3.缝合完毕

图 20-1　纵切横缝术

太大，使切口裂开。缝合各层时最好不在同一个平面，使高低错开。（图20-1）

[注意事项]保持创面清洁干燥，酌情给予抗生素预防感染，5~7d拆线。拆线后用活血化瘀中药坐浴，并用电子直肠按摩器，按摩扩肛2周。

[优点]避免开腹，操作简单。

[缺点]术中无菌操作严格，术后易感染。

3. 肛门 Y-V 成形术

[适应证]适用于先天性狭窄及齿线以下各种肛管狭窄（肛管半环形或环形狭窄）。

[操作方法]患者取截石位，在肛管的前后位正中线处各作一个切口，切入肛管。在切口外端的肛门外再作两个"V"形切口，使整个切口呈Y形，切开皮肤及皮下组织，充

分游离皮瓣，然后将皮瓣尖部牵拉向肛管，用4号丝线将皮片尖端与切口上端直肠黏膜间断缝合，两侧皮肤间断对位缝合。这样Y形切口就变成V形，从而扩大肛管直径。如果切口缝合张力过大，可在其外侧皮肤做弧形减张切口，无菌纱布包扎，丁字带固定。（图20-2）

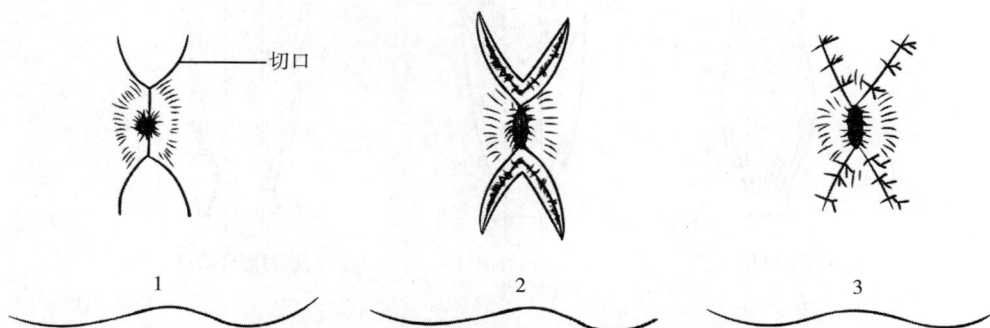

1. 肛门前后正中位 Y 形切口；2. 游离 V 形皮片拉向肛管；3. 缝合创口呈 V 形覆盖切口尖端

图 20-2　肛门 Y-V 成形术

［注意事项］保持切口清洁干燥，酌情给予抗生素预防感染，5~7d 拆线。拆线后用电子直肠按摩器，按摩扩肛 2 周。

［优点］方法简便，效果较好。

［缺点］缝合时张力大，皮瓣回缩，造成移植失败。

4. "Z"型成瓣转移肛门成形术

［适应证］适用于肛门肛管环状狭窄，瘢痕较轻者。

［操作方法］患者取截石位，在肛门一侧皮肤与瘢痕交界处切开约1cm，再由切口两端分别向相反方向切开约1cm，应保持两切口与原第一切口的夹角为60°~75°，切至皮下及黏膜下，并分别游离皮瓣及黏膜瓣，然后将此皮瓣与黏膜瓣互换位置，用细肠线或丝线缝合。如一次手术尚不能完全松解肛管，可于对侧如法手术。

［注意事项］保持切口清洁干燥，酌情给予抗生素预防感染，5~7d 拆线。拆线后用电子直肠按摩器，按摩扩肛 2 周。

［优点］手术在直视下进行，方法简便。

［缺点］瘢痕大、狭窄严重者不宜采用此法。

5. 直肠狭窄松解术

［适应证］此术式适用于腹膜反折以下直肠狭窄。

［操作方法］患者取俯卧位。在臀部正中线、尾骨至距肛门 2.5cm 处做一切口。切除尾骨和一部分骶骨。切开直肠后部组织，暴露直肠。剥离直肠两侧组织，使直肠后部及两侧充分暴露。然后用一硬质扩张器由肛门伸入直肠，通过狭窄部位。于直肠后壁纵行切开切口切开狭窄，切口应达到狭窄部位上下正常肠壁；取出扩张器，将凡士林纱布包裹的橡胶管，由肛门伸入狭窄部位上方，然后将切口两边向两侧牵开，使纵行切口变成横切口；缝合切口，先缝合肌层，再缝合筋膜，然后缝合皮肤切口，上部放一引流条，24 小时后，去除引流条。直肠内胶管 5 日内取出，直肠狭窄伴有完全梗阻者，可做横结肠造口术。（图20-3）

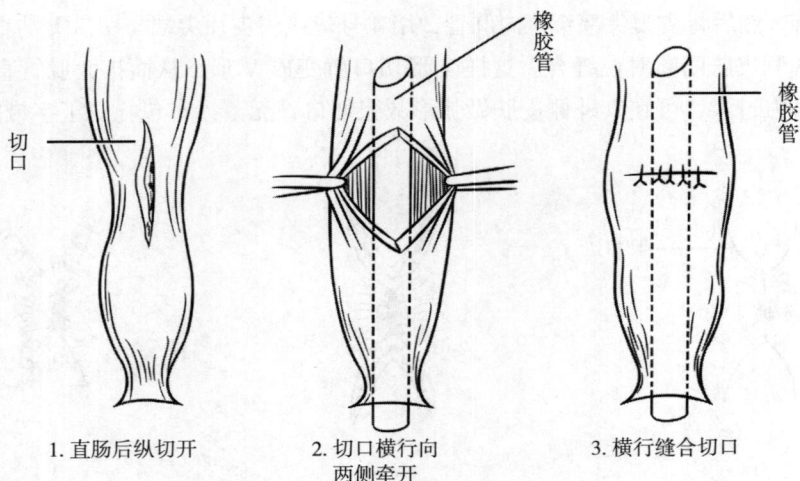

1. 直肠后纵切开　　2. 切口横行向两侧牵开　　3. 横行缝合切口

图 20-3　直肠狭窄松解术

[注意事项] 术前给予低渣饮食。以甲硝唑、新霉素等肠道准备。术前 4d 起，每晚将粗导尿管，通过狭窄肠段，用温盐水灌洗肠道，排除积存粪便，保持术前肠道清洁。术后给予少渣饮食，抗生素预防感染。术后 48h 拔除橡胶管。术后每天扩肛 1 次，直至狭窄消失为止。

[优点] 方法简便。

[缺点] 容易复发。

6. 挂线疗法

[适应证] 适用于高位直肠的环形或半环形狭窄。

[操作方法] 患者取截石位，局部消毒、麻醉后。在狭窄部处，食指于肛内始终抵住探针头的前进方向，用有头探针从狭窄下缘入，穿过基底部，拉出探针，探针穿过狭窄基底部时，手法要轻巧，探针与直肠纵轴平行，轻轻上挑前进，以免损伤直肠浆膜层。引入橡皮筋，尽量拉紧后再结扎，使其一次脱落，无须紧线。根据狭窄范围也可以同时几处挂线。术后每日坐浴，并适当牵拉橡皮筋，待脱落后，定时扩肛一个时期。

[注意事项] 进刀时勿刺破肛管皮肤，回拉时刀口向下要有一定压力，确保切断皮下肌层。

[优点] 手术创面小，出血少，患者痛苦小，手术时间短。

[缺点] 挂线疗法在组织慢性切割过程中会形成新生瘢痕组织。

7. 经腹直肠狭窄切除术

[适应证] 适用于直肠上段狭窄或中下段狭窄经以上治疗无效者。

[操作方法] 手术方法同直肠癌手术。

[注意事项] 以切除狭窄段为目的，尽量减少正常肠壁的切除。如伴有严重性肠梗阻、内瘘、肛周感染等并发症时，宜先做结肠造口，二期手术再行关闭造口、狭窄切除术。

[优点] 病灶去除彻底。如狭窄是良性病变，对狭窄部以外的组织要尽量减少损伤。如管状狭窄并发完全性结肠梗阻、内瘘、肛周感染等症时，应先作横结肠造瘘术，待并发症消除后再关闭造瘘口。

[缺点] 操作复杂。

8. 安氏纵切横扩瘢痕松解注射术

[适应证] 肛门瘢痕性狭窄或 PPH 术后直肠瘢痕性狭窄。

[操作方法] 常规消毒。麻醉成功后，消毒肠腔，以喇叭形肛门镜入肛内，直视下将稀释后的芍倍注射液注射于狭窄的直肠环基底部；纵行小切口切开狭窄环的表层，肛门镜下扩肛使小切口成横向扩张，可反复重复 2~5 次，直至手指触摸时狭窄环消失。术毕以顺利通过肛门镜为宜。

[注意事项] 注意注射的部位，避免过于表浅、过深或过于集中，应注射到狭窄的直肠环基底部，可反复多次注射狭窄处，彻底使狭窄处松解。

[优点] 直视下、操作方便、可多次、反复注射芍倍注射液，安全可靠，远期效果突出。

十一、现代研究进展

（一）基础研究

先天性肛门直肠畸形：先天性肛门直肠畸形是新生儿期威胁患儿生命的常见疾病之一，其病因较为复杂，临床表现也十分丰富，除去特征性的肛门陷窝处正常肛门开口外，常常伴有其他畸形。从胚胎学观点看，该病的起因可能为尾退异常、泄殖腔转型异常、直肠迁移异常等。伴随科技进步以及基因组学研究的深入，国内外的学者对于先天性肛门直肠畸形基因学的研究陆续展开，包含 Sonic hedgehog 通路以及 Hox 通路等。在此基础上，临床医生对于该病手术方式的改进也在同时进行，使患儿在术后可以获得更好的生活质量。由于先天性肛门直肠畸形发病因素的多样性及病理改变的复杂性，其具体病因以及胚胎形成机制至今为止尚未完全阐明。目前认为可能在妊娠期，尤其在妊娠早期即肛门直肠发育的关键时期因受外界因素例如病毒感染、环境、化学物质及营养因素等干扰而引起了宫内环境的不良从而导致发育异常。有证据证实，不良的宫内环境，如孕母饮食就可引起表观遗传学变化。遗传因素虽然在发生过程中起了重要作用，一系列的证据也可证明环境因素也参与其发生。近年来研究发现 SHH/BMP4 信号在高等脊椎动物的胚胎发育中具有非常重要的作用，它参与多种组织结构的形成。在肠道发育中，它的作用更为广泛，在维持肠上皮的生长、肠壁层次的形成、肠管沿前后轴的区域性分化以及肠神经系统的建成等诸多方面起着重要的作用。这个信号通路中的成员一旦发生突变将导致不同畸形和疾病。转基因动物实验发现敲除 Shh 信号的鼠发生了从单纯肛门狭窄到复杂的一穴肛等各种不同类型的肛门直肠畸形，说明肛门直肠的正常发育需要 Shh，提示肛门直肠畸形发生可能与 Shh/BMP4 信号异常有关。先天性肛门直肠畸形的发病率国外报道为 1/2000~1/5000，国内报道约为 1/2800，其中 1/3~2/3 患儿伴发其他畸形，男性患儿略多于女性（1：0.68）。患儿中最常见的女性畸形为直肠膀胱瘘，男性患儿的表现则为直肠尿道瘘。该病患儿中的 5% 单纯患有肛门闭锁但不合并瘘。经调查后研究显示，先天性肛门直肠畸形的患儿发病与唐氏综合征存在一定的联系。

（二）临床研究

手术方面，不断有新的手术方式被提出，寻求新的方法，提高疗效，减少术后并发症，是肛肠科术者不断探寻的方向。雷华涛等采用房式推移皮瓣术治疗医源性肛门狭窄患者 35 例，其中完全治愈 30 例，有效 5 例，无效 0 例，总有效率 100%。由于肛管皮肤弹性差，手术的目的是增加肛管的宽度，房式推移皮瓣术能为整个肛管提供足够的皮瓣，可以一期缝合供皮区，具有愈合快的特点。具体操作：采用骶管麻醉或硬膜外阻滞麻醉，截石位或折刀位。切开肛管一侧狭窄及肛门括约肌，扩肛并切除瘢痕组织。然后在切口上下横行切开，并向左右稍做游离，设计如屋顶样皮瓣，切开皮肤，向外周分离皮下组织，但不分离岛状皮瓣下方组织。向肛内推移房式皮瓣，用 5-0 可吸收线与黏膜缝合，边缘与肛管切口缝合，最后缝合皮肤切口。肛管内放置一根缠有凡士林纱块的乳胶管，适当加压包扎。狭窄严重的可在对侧做一同样推移皮瓣。术后半个月开始配合扩肛治疗 2~3 个月。李清等以无菌纱条包裹在直径 1.5cm 的硬质硅胶引流管外，用 10 号丝线缠绕包紧制成空心梭形棒，直接放置狭窄部位扩张肛门治疗肛门直肠狭窄 380 例，效果满意，扩肛后联合外用丝裂霉素 C 亦可起到较好的作用，该药是一种化疗剂，可以抑制 RNA 和蛋白质的合成，有效预防成纤维细胞过度增殖产生瘢痕而诱发再狭窄的发生，且无明显不良反应。近年来吻合器的广泛使用，吻合口狭窄的发生率逐年上升，内镜下球囊扩张法通过产生放射状张力直接作用于狭窄部位，可避免沿肠管纵向撕脱和其他扩张器产生的切割力而造成肠管损害。于恩达等报道应用 Olympus 肠镜及直径 25mm 的球囊扩张器，在准确测量吻合口大小及长度的前提下，将涂有润滑剂的球囊扩张器经肠镜活检孔直插至吻合口狭窄处，并逐渐向球囊内注射生理盐水后扩张治疗直肠狭窄。治疗的过程中应待气囊完全膨胀之后，将其固定于狭窄部位约 1~2 分钟，同时保证球囊的中间部分刚好位于狭窄环的最细部位，与此同时操作应仔细，避免扩张的头端对肠壁造成损伤，该法需要长期随访，必要时可重复扩张治疗。临床中也有报道使用金属橄榄状扩张器，该种方法与球囊扩张术相比，疗效相当，然而因其使用的设备成本较低，考虑到第一次治疗的经济利益明显优于球囊扩张法。对于位置相对较高的肛门直肠狭窄，如若经扩张治疗效果不佳，也可应用可膨胀式假体或支架植入的方法缓解狭窄的梗阻症状，但需注意的是，该疗法存在支架移位、肠穿孔、支架断裂等并发症，且多被用于直肠癌所导致的恶性狭窄难以行手术治疗者。Currie 等人系统分析了 122 例自膨胀式支架植入治疗良性结直肠梗阻性疾病，技术成功 115 例（94%），临床治疗成功 108 例（87%），穿孔率为 12%（15/122），再梗阻率为 14%（17/122），因此他认为支架植入治疗良性梗阻性疾病的并发症发生率相对较高，临床不推荐使用。非手术方面，张金哲、李龙等人提出了利用张力 - 应力原理，同时采用球囊持续扩张的方法，治疗肛门直肠狭窄患者 13 例，这 13 位患者均是儿童，其中先天性肛门狭窄 2 例，肛门成形术后肛门狭窄者 5 例，先天性直肠狭窄者 1 例，术后及外伤性直肠狭窄 4 例，先天性肛门直肠狭窄者 1 例。狭窄段长度 1.2~5.0cm 9 例，0.6~1.0cm 4 例。其中 8 例曾经扩肛器扩肛失败。持续使用球囊扩肛每天 20 小时，扩张压力属狭窄部静息压力曲线的迅速上升期范围。13 例中的 12 例扩肛成功，排便通畅，肛检及球囊造影显示狭窄段消失。所需时间 5~15d，平均 6.7d。1 例无效。随访 6~18 个月无复发者。球囊持续扩张是治疗小儿肛门直肠狭窄的真实可靠方法，尤其适用于狭窄段长以及常规扩张器扩张治疗失败的患者。

药物方面曲安奈德是肾上腺皮质激素，有较强的抗炎、抗过敏作用，可使瘢痕软化，减轻充血，降低血管的通透性，抑制炎症的渗出，消除肛门内括约肌的长期痉挛，改善局部组织缺血及营养障碍，促进局部代谢，使粘连和瘢痕软化吸收，促进溃疡愈合。亚甲蓝、布比卡因及利多卡因等可阻滞神经降低肛门周围神经的敏感性，减轻术后疼痛，从而减少患者因疼痛、紧张等引起的痉挛，加速伤口愈合。中医传统药线具有化管生肌、消毒杀菌之效，以线代刀可起到持续引流的作用。药线方由细丝线 50g，大黄 15g，黄连 9g，黄柏 15g，白芷 15g，大戟 15g，芫花 15g，甘遂 12g，地榆 15g，防风 15g，血竭 6g，乳香 15g，没药 15g，金银花 15g，连翘 15g，巴豆 15g，白砒 6g，土茯苓 15g，密陀僧 30g，麝香 1.5g，熊胆 1.5g 等组成。

罗明雷等在小针刀治疗肛门狭窄的临床研究中指出小针刀在治疗 I 度肛门狭窄和部分 II 度肛门狭窄中取得了良好的效果。具体操作：左手示指、中指涂抹液体石蜡后放入肛内并撑开肛管，使之有一定的张力，并了解肛门大小。用小针刀从 3 点或 5 点肛缘 1.5cm 处刺入，沿皮下潜行达齿线上 0.5~1.0cm，缓慢用力平衡均匀地切断部分肛门内括约肌束，左手两指感觉肛门内括约肌已完全松解为度。用双手示指、中指缓慢扩肛达 4 指，压迫约 5 分钟，术毕用油纱条肛门填塞压迫。

参考文献

[1] 于永铎，柳越冬. 新编肛肠病学 [M]. 沈阳：辽宁科学技术出版社，2001.8.

[2] 乔良，朱军. 采用两维图论聚类法分析中国直肠肛门闭锁/狭窄的空间分布 [J]. 中华流行病学杂志，2009（2），04：163-166.

[3] 贾兰斯，李俊佼. 肛门狭窄的中西医诊疗研究进展 [J]. 中日友好医院学报，2014（5），04：308-310.

[4] 安阿玥. 肛肠病学 [M]. 第三版. 北京：人民卫生出版社，2015.179-183.

[5] 任红霞，陈新新，陈兰萍，等. SHH/BMP4 信号在肛门直肠畸形肠神经系统发育中的作用研究 [J]. 中国药物与临床，2012（09）12：1136-1139.

[6] 雷华涛，汤明胜，黄新. 房式推移皮瓣术治疗医源性肛门狭窄 35 例 [J]. 江苏中医药，2012，（10）：46.

[7] 李宇飞，王晓锋，李华山. 医源性肛门直肠狭窄的诊断与治疗 [J]. 世界华人消化杂志，2016，（11）：1632-1638.

[8] 于恩达. 经内镜气囊扩张术治疗大肠良性吻合口狭窄 [A]. 中华医学会. 第六回中日大肠肛门病学术交流会论文汇编 [C]. 中华医学会：2001：1.

[9] 余文芳，杨超，白凤全. 切开挂线加封闭治疗 8 例医源性肛管直肠狭窄临床分析 [J]. 结直肠肛门外科，2010，（06）：382-383.

[10] 罗明雷，马传玉. 小针刀法治疗肛门狭窄的临床研究 [J]. 山东医学高等专科学校学报，2016，（03）：211-213.

[11] 黄乃健. 中国肛肠病学 [M]. 济南：山东科学技术出版社，1996.6.

[12] 于永铎. 肛肠病诊治彩色图谱大全 [M]. 沈阳：辽宁科学技术出版社，2015：85.

[13] 李日庆，何清湖. 中医外科学 [M]. 北京：中国中医药出版社，2012：271.

[14] 郝青义，余瑛. 混合痔外剥内硬注术后肛门直肠狭窄 12 例临床分析 [J]. 宁夏医学杂志，2006，28（12）：918

［15］何永恒、凌光烈. 中医肛肠科学［M］. 北京：清华大学出版社，2011：186.

［16］Kołodziejczak M，Santoro GA，Słapa RZ，et al. Usefulness of 3D transperineal ultrasound in severe stenosis of the anal canal：preliminary experience in four cases［J］. Tech Coloproctol 2014，18：495-501.

［17］刘佳林，吴璇昭. 先天性肛门直肠畸形的病因及手术方式研究进展［J］. 新乡医学院学报，2016（11）08：1014.

［18］Anderson RC，Reed SC. The likelihood of recurrence of congenital malformationgs［J］. Lancet，1954，74（5）：175-176.

［19］Falcone RA Jr，Levitt MA，Peña A，et al. Increased heritability of certain types of anorectal malformations［J］. Pediatr Surg，2007，42（1）：124-128.

［20］李宇飞. 良性肛管直肠狭窄的手术学评价与中医挂线法的优化研究［D］. 中国中医科学院，2017（05）28：25.

第二十一章 肛门失禁

肛门失禁（anal incontinence，FI）是指机体自主排气和（或）排便（固态或液体）功能丧失。粪失禁（fecal incontinence，FI）指不自主地排出液体粪便和固体粪便。肛门失禁大多数情况下等同于粪失禁。中医称肛门失禁为"大便滑脱"或"久痢滑泻"或"遗矢"。《诸病源候论》曰："大便失禁者，由大肠与肛门虚弱冷滑故也。肛门，大肠之候也，俱主行糟粕，既虚弱冷滑，气不能温制，故使失禁。"主要症状可见粪质稀溏，或完谷不化，或如水样，大便次数增多，甚则滑脱不禁。亦有学者提出，对于肛门失禁的定义，需要指出年龄超过 4 岁，每天至少 2 次或 2 次以上不随意控制的排便和排气，持续时间超过 1 个月。肛门失禁虽不直接威胁生命，但会造成生理和心理上的双重打击，干扰正常生活和工作。

一、流行病学资料

肛门失禁的发生率约为 1.5%~15%。上述发生率尚可能存在低估的情况，因为据统计只有 25% 的肛门失禁患者会有肛门失禁的主诉。肛门失禁的发生与年龄密切相关，随着年龄的增加而增加。大于 65 岁的人群中，肛门失禁发生率可以达到 18%。肛门失禁的发生，女性多于男性。在尿失禁的女性中，尤其是急迫性尿失禁的女性中，具有很高的肛门失禁发生率。

有报告指出全球范围内，每年大约需要花费 4 亿美元用于大小便失禁的内衣裤开支。随着中国老龄化日益加剧，肛门失禁发病率也逐年增加，产生了越来越重的社会负担。

（一）年龄

对于绝经后妇女，年龄是肛门失禁发生的危险因素，但更可能受到其他危险因素的影响，如劳动或肛门创伤相关的原因。在回顾目前的文献中，一个意外的发现是，20 岁以下的孕妇比 30 岁以上的妇女更易患肛门失禁，研究还指出，72 岁以上的成年人发生肛门失禁的风险增加（在调整其他危险因素后）。

（二）性别

最近的两项研究证实，女性中肛门失禁的患病率更高，而另一些研究则没有发现性别与患病率有关。此外，其他研究表明男性性别是肛门失禁的一个独立危险因素，甚至更易发生尿失禁。

（三）体重指数与糖尿病

在女性中，BMI 的增高并没有增加肛门失禁的风险，但在糖尿病患者中肛门失禁的患病率在 1% 到 13% 不等。

（四）药品摄入

有证据表明，65 岁以上的成年人摄入处方药（如抗惊厥药、抗抑郁药、抗帕金森药物、抗精神病药、麻醉药、催眠药）能够增加肛门失禁的发生率，但到目前为止，这些证据仍然是不完全确定的。

（五）肿瘤与前列腺疾病

年龄较大的直肠癌患者被证明有最高的患病率。与健康人相比，接受根治性前列腺切除术患者发生肛门失禁的风险也增加。除其他混杂因素外，接受放射治疗者比接受根治性前列腺切除术者有更高的肛门失禁发生概率。

（六）直肠脱垂与尿失禁及泌尿生殖道脱垂

患有压迫性尿失禁的妇女肛门失禁发生率为 28%，而患有膀胱过动症的女性肛门失禁发生率更是高达 41%。Ⅱ度盆底器官脱垂患者肛门失禁发生率较 0 或 Ⅰ 度患者增加 4.9 倍。

（七）会阴、肛门手术损伤

有研究显示，会阴肛门部手术或损伤增加患肛门失禁的风险，其发生率高达 11.2%。分娩后发生 Ⅳ 度括约肌撕裂的患者中肛门失禁的患病率最高，大约为 40%，并且与助产相关设备有关（如胎头吸引器、产钳、会阴侧切术等）。相比之下，剖宫产术后肛门失禁的患病率最低（0.3%）。此外，肛门失禁的发生也与胎儿的因素有关，与出生相关的肛周损伤的损伤程度与肛门失禁发生相关。生育 4 胎以上的妇女肛门失禁发生比例最高（24.4%）；然而，约 20.3% 的初产妇也会发生肛门失禁。对于患泌尿生殖道脱垂的妇女，可能是由于解剖结构的改变，她们的肛门失禁发生率大于 10%，但是即使接受手术（如阴道悬吊术），与健康对照组相比，她们的生活质量也受到较大的影响。

二、病因病机

（一）中医病因病机

本病病变所属脏器主要在肠，涉及脾肾二脏。久泻不止，损脾伤肠，脾虚气弱，运化失司，可导致气虚下陷，滑脱不禁，大便失控；脾肾亏虚或年老体衰或病后体虚，所致脾肾阳虚，命门火衰，火不暖土，命门之火不能上温脾土，脾阳不升而水谷下趋，终可致肠失固涩，肛门失禁；手术损伤或生产用力损伤或久病失治、误治，以致肛门功能受损，亦可发展为肛门失禁。

（二）西医病因病机

正常排便活动在是神经内分泌调节下条件反射的随意活动，是由多个系统参加的复杂生理过程。结肠内粪便或气体随着结肠节律性收缩运动和胃结肠反射的不自主活动到达直肠下段后，刺激直肠壁压力感受器。当腔内压达到一定阈值时，交感神经兴奋，直肠扩张、内括约肌收缩，肛隐窝受到刺激而产生便意。这一冲动传入腰髓的排粪中枢，再传入大脑皮质感觉区和运动区。当大脑皮质解除排便的抑制时，外括约肌和耻骨直肠肌松弛，即可出现排便活动。

关于肛门失禁的机制目前尚不完全清楚。上述所述排便活动中某个生理反应出现病变，单独并不能引起肛门失禁。肛门失禁往往是多种原因引起的具有多种病理生理基础的一种综合表现。肛门失禁是泛指消化道下端出口处失去正常的控制，这包括不同的类型和不同的程度，如睡眠时不能控制排便，排气时出现漏粪和不能控制稀便，直至完全不能控制排气和排便等。排便是复杂而又协调的反射性动作，是在内脏自主神经和大脑中枢神经双重支配下完成的反射活动。直肠下端的切除、神经反射的障碍和肛门括约肌张力的丧失，亦可发生大便失禁。老年人可由于肛门括约肌萎缩而引起肛门失禁。突然受到惊吓时尚可引起暂时性大便失禁。

因此，大脑的功能，粪便的容量和稠度，结肠的节律性收缩运动，直肠的膨胀性、肛门括约肌的功能、肛门直肠的敏感性和肛门直肠反射等可能与大便失禁发生相关。具体原因总结如下。

1. 局部会阴部病变

可以根据解剖位置不同分为肛门括约肌损伤和直肠病变。

（1）引起肛门括约肌损伤的原因包括：①产后损伤、性侵、烧伤、烫伤和化学药品腐蚀引起大面积瘢痕，其中产后损伤为最常见的原因。②肛门部其他手术，如肛瘘手术和痔疮手术。③肛管癌和肛门会阴部的克罗恩病。

（2）直肠病变，包括慢性炎症性直肠病变、放射性直肠炎、直肠癌、大便嵌塞、直肠脱垂和直肠癌手术（比如 Dixon 手术）。

2. 全身性病变

由慢性肠炎、肠易激综合征、感染性腹泻等引起的急性或慢性腹泻。系统性硬化病亦与肛门失禁有关。

3. 神经性病变

包括中枢性和外周性神经病变。

（1）中枢性神经病变包括：中风、休克和惊吓之后都可出现暂时性肛门失禁；胸、腰、骶椎骨折或者椎间盘突出压迫损伤脊髓或脊神经，造成截瘫，进而引起肛门失禁。

（2）外周性神经病变，包括糖尿病或酒精性神经病变。

三、中医辨证分型

1. 气虚下陷型

大便不能完全控制，伴神疲乏力，纳谷不馨，或大便溏薄，甚至时流出而己不知，形体消瘦，精神委顿，少气懒言，语声低微，面色㿠白，舌质淡胖，边有齿痕，脉沉细无力。

2. 脾肾阳虚型

大便失控，病程日久，伴畏寒肢冷，头昏耳鸣，腰酸乏力，夜寐多梦。舌淡，苔白根腻，脉沉细无力。

四、西医分类

（1）根据失禁程度可分为完全性失禁和不完全性失禁。完全性失禁是指肛门不能控制干便、稀便及气体的排出。不完全失禁是指仅能控制干便而不能控制稀便和气体的排出。

（2）按肛门失禁的严重程度可分为三度：Ⅰ度，粪便偶然污染内裤；Ⅱ度，不能控制粪便漏出，经常污染内裤，并伴有气体失禁；Ⅲ度，完全失禁。

（3）按患者直肠感觉，可分为三种：分别是真性失禁，部分失禁和溢出性失禁。真性失禁：由中枢神经系统疾病所引起，粪便失禁时，患者即无任何感觉，亦无足够的随意收缩，如脊髓瘤。部分失禁：大便失禁发生时，气体或稀便通过肛门时，患者或无感觉或无足够的收缩，多见于内痔环切术后。溢出性失禁：直肠过度扩张，肛门内外括约肌松弛或疲劳无力收缩，如老年人粪便嵌顿，只有黏液和稀便经肛门溢出。

五、临床表现

（1）患者不能随意控制排气、排便，气体及粪便从肛门不自主溢出，咳嗽、下蹲、行走、睡觉时都可有粪便或肠液流出，污染衣裤和被褥。

（2）会阴部受粪水刺激，肛周皮肤可出现瘙痒、糜烂、溃疡或疼痛等不适。

（3）影响患者自尊及日常生活，少数患者甚至出现精神障碍。

六、实验室及其他辅助检查

详细的病史和临床检查是正确诊断的基础，但单凭临床资料远远不够，据统计，经特殊检查后可发现有 19% 患者失禁原因判断不准确，有 16% 需改变治疗方案。因此对肛门失禁的诊断需多种方法综合研究。

1. 排粪造影检查

若灌入直肠的造影剂通过提肛可保留，说明肛管括约肌有一定功能；若造影剂随意流出，说明肛门失禁。

2. 肛管超声检查

应用肛管超声检查，能清晰地显示出肛管直肠黏膜下层、内外括约肌及其周围组织结构。通过观察有无括约肌受损、评估肌肉的连续性和厚度，协助诊断肛门失禁，被认为是目前检测肛门括约肌缺陷、评估失禁的有效方法，如对于外科手术或分娩损伤几年（甚至几十年）后才发展为肛门失禁的患者，肛内超声检查可以观察到括约肌的缺陷，帮助明确诊断。

3. MRI 检查

磁共振（MRI）在诊断括约肌缺陷上等同或优于超声，可显示括约肌缺损的部位及范围，对于经肛管超声结果不确定时可考虑应用 MRI。可对肛管括约肌进行矢状面、斜面、冠状面扫描，并且可清晰地显示内、外括约肌的松弛、紊乱、缺损等病变。正常的肛管括约肌呈现为头侧逐渐增厚的圆柱体。背侧横纹肌厚度为（24.7±4.6）mm，腹侧明显变薄，为（6.6±1.7）mm。肛管内括约肌厚度差异不大，约 9.0~9.6mm。MRI 较腔内 B 超可进一步精细显示内、外括约肌病变，可用于某些复杂病例。

4. 内镜检查

直肠镜检查可观察肛管部有无畸形，肛管皮肤黏膜状态，肛门闭合情况。纤维结肠镜检查可观察有无结肠炎、克罗恩病、息肉，肿瘤等。

5. 肛管直肠压力测定

检测指标包括肛管静息压，内括约肌长度，肛管直肠容积，直肠肛管抑制反射等。可测定内、外括约肌及耻骨直肠肌有无异常。肛门直肠抑制反射，了解其基础压、收缩压和直肠膨胀耐受容量。包括肛门内括约肌控制的静息压，外括约肌随意收缩时最大压力，舒张时刺激的知觉阈值。肛门失禁患者表现出肛管直肠内压力降低；肛管收缩压下降；直肠肛管抑制反射消失。检测的仪器很多，一般肛管直肠压力值呈梯度分布，已报告的压力值范围较大，为 2~13kPa。内、外括约肌损伤患者 90% 以上出现肛管静息压、收缩压明显降低。42% 出现括约肌长度、矢状对称指数降低。应用肛管直肠测压，诊断率达 90% 以上。

6. 直肠感觉阈值测定

将 6cm×4cm 大小带有导管的球囊置入直肠，然后向球囊内注入水或气体，正常直肠的感觉阈值是 40~50ml，如为神经性肛门失禁，直肠感觉阈值消失。

7. 球囊逼出试验

此检查既可用来判断直肠的感觉是否正常，又可判断肛管括约肌的功能，如肛管括约肌受损、无功能，则球囊可自行排出肛门，或轻微增加腹压后即可将球囊排出。

8. 盆底肌电图检查

是反应盆底肌肉及括约肌生理活动，了解神经和肌肉损伤部位与程度的客观依据。肛门失禁与肌组织病变和神经病变都有关，肌电图、阴部神经刺激试验是肛肠动力学研究不可缺少的部分。肌电图鉴别神经性排便失禁，此时动作点位呈多阶梯状，肌纤维密度增加。多电极检测可判断括约肌损伤部位。阴部神经刺激试验是通过刺激骶 2 至骶 4 神经检测潜伏间期，潜伏间期延长提示存在神经病变。肌电活动减弱、反常肌电活动、神经节病变是许多疾病如儿童大便失禁、盆底痉挛综合征等的常见表现。

七、诊断

1. 诊断要点

（1）病史：有先天性畸形、手术或外伤史等。

（2）症状：控制排便能力减退或消失，便次增多，精神状态欠佳。

（3）体征：肛门有粪便污染，有时糜烂湿疹，缩肛无力。

（4）肛门指诊：指检括约肌收缩无力，肛管直肠环张力减退，直肠肠腔扩张，黏膜松弛脱垂。

（5）辅助检查：包括排粪造影检查，肛管超声检查，MRI 检查，内窥镜检查，肛门直肠电生理学测试（包括：肛管直肠压力测定、直肠感觉阈值测定），球囊逼出试验和盆底肌电图检查等。通过上述检查，不但可以了解缺损的部位、范围、病因及程度，还可以为治疗方法的选择提供一定的依据。

恰当的评估明确肛门失禁病因及严重程度是必需的。每例患者都需有详细的病史、体格检查、肛门直肠镜检查，一部分患者仅通过这些就能找出失禁的原因。需详细记录患者的主诉及对生活的影响，诱发、加重因素及症状的存在时间。无论治疗成功与否，所有既往的评估、治疗情况以及目前的治疗方案及生活日常，都须详细记录。

2. 肛门失禁的严重程度评价

评价失禁的严重程度方法可分为两类，即主观评价法和客观评价法，目前前者占主导地位。

（1）主观评价法：即各种问卷式打分系统，如 AMS 法、Pescatori 法和 Wexner 法等。它们的最大缺点是不能排除患者的主观性因素，而且这类问卷较复杂，需专人进行解说并指导填写。

（2）客观评价：恒速灌肠器进行水保持试验对失禁程度的评价具有客观、计时、定量、方便的优点，可以避免主观评价法的主观性和缺乏可比性，但该方法尚未得到普及。

恒速灌肠法高度模拟肛门直肠对液体便的应激控制实况，用于评估肛门失禁严重程度和评估各种肛门修补，低位直肠癌保肛，肛门再造等手术效果，又可用于各治疗单位间对治疗肛门失禁疗效的横向比较。术前测定还能筛选出有潜在肛门失禁可能的患者，从而有助于医方避免行可能损及肛门直肠控便功能的诊疗，避免术后的医患纠纷。恒速灌肠法有望取代目前的各种失禁严重程度打分系统而成为失禁严重程度评估的主导方法，当然这还需临床长期大宗的病例来验证。

用恒速灌肠测定肛门直肠控便能力时，患者取坐便姿势，嘱尽量保持灌水不漏，通常以漏水 10ml 为观察终点。为方便观察可以自制漏水报警器来代替肉眼观察，方法是在患者的坐便器下安装一个漏斗，把漏水引入一个小量筒，在量筒 10 ml 刻度处安置水位传感器，传感器连接蜂鸣器即可。由于灌肠速度恒定为 11 ml/s，到达观察终点（蜂鸣器响）时，秒表记录的灌肠时间（秒数）也就是患者能够耐受的灌肠容量（毫升数），数字越大，控便功能越强。

八、鉴别诊断

（一）中医鉴别诊断

（1）泄泻：两者均可见大便次数增多、粪质稀薄，均有腹痛肠鸣。但泄泻以大便次数增多，粪质稀薄为主症，肛门收缩功能正常。肛门失禁以大便不能自控，滑脱不禁为主症。

（2）痢疾：两者均表现为便次增多，病变部位均在肠间。肛门失禁常见大便不能自控，滑脱不禁。痢疾常见痢下赤白脓血便，或纯下鲜血，或纯为白冻，伴里急后重。

（二）西医鉴别诊断

（1）痔、瘘、肿瘤：上述疾病引起的肛周流脓、黏液易与肛门失禁相混淆，应予以鉴别。通过详细的肛门指检可发现大部分痔、瘘、肿瘤等病变，并可评估肛门括约肌的收缩力来明确是否有肛门失禁的存在。

（2）手术或损伤：充分了解每位患者是否有痔疮、肛瘘、肛裂修补术等肛周疾病手术史、会阴部创伤史、分娩过程是否难产、是否使用产钳、会阴撕裂等，结合肛门指检缩肛无力的体征及实验室检查结果可做出诊断。

（3）神经病变：让患者蹲下观察有无因盆底薄弱引起的直肠脱垂及会阴下降，并评估肛周的感觉功能，感觉功能受损则提示有外周或中枢神经病变可能。肛门直肠电生理学测试可进一步明确有无神经性肛门失禁。

（4）充盈性失禁：指检可发现大部分粪便填塞患者，粪便填塞可导致充盈性失禁，当粪块位置较高时，指检就不能发现，可行腹部影像学检查（造影）协助检查。

九、治疗

（一）中医内治法

（1）气虚下陷型

［病机］中气不足，脾虚不固。

［治法］补中益气，健脾升阳。

［方药］补中益气汤（《脾胃论》）合真人养脏汤（《太平惠民和剂局方》）加减。

［常用药］党参 10g，白术 10g，茯苓 30g，升麻 10g，柴胡 10g，肉蔻 30g，诃子 10g，炙芪 15g，归尾 10g。

［方解］方中党参、白术、茯苓补中益气；《本草纲目》："升麻引阳明清气上升，柴胡引少阳清气上行"，两药配伍升阳举陷；肉蔻、诃子固涩止泻，体现了"滑者涩之"法则；炙黄芪、归尾益气养血。诸药合用具有标本兼治的特点。

［加减］如虚寒冷滑不固，加干姜 10g，肉桂 10g；如正虚而湿热逼迫，去诃子、肉蔻，加黄连 10g，白头翁 30g，白芍 10g。伴脱肛者重用升麻、柴胡、党参、黄芪。腰酸耳鸣者加山茱萸 10g，覆盆子 10g。兼气滞者加木香 9g，枳壳 9g 以理气解郁。

（2）脾肾阳虚型

［病机］阳气不足，肾虚不固。

［治法］温肾壮阳，益气固脱。

［方药］六柱饮（《太平惠民和剂局方》）合四神丸（《内科摘要》）加减。

［常用药］党参 10g，附子 10g，肉桂 10g，肉蔻 30g，诃子 10g，升麻 10g，吴茱萸 10g，补骨脂 30g，五味子 10g。

［方解］方中附子、肉桂温肾壮阳，吴茱萸温脾阳散阴寒，补骨脂补命门之火以温养脾土，党参、升麻健脾益气升阳，肉蔻、诃子、五味子壮阳固脱。

［加减］伴头昏耳鸣者加天麻 10g、生龙齿 30g，腰酸乏力加狗脊 15g、川断 15g；夜寐多梦加合欢皮 10g、夜交藤 15g，煅龙骨 30g，煅牡蛎 30g。兼遗精者加沙苑子 10g，山茱萸 10g，覆盆子 10g。

（3）中药单味药治疗

红参须：5~10g 煎服，日 2 次，具有大补元气，益气固脱之效。

炙升麻：3~9g 煎服，日 2 次，具有升阳举陷，益气固脱之效。

（4）中成药治疗

可酌选参苓白术散、附子理中汤、金匮肾气丸等。

（二）中医外治法

（1）浴洗方：五倍子汤加减。常用药：五倍子 15g，瓦松 15g，石榴皮 30g，生铁落

30g，明矾 30g 等，水煎每日坐浴、擦洗 2 次。亦可五倍子，单味药，煎水外洗。苦参汤加五倍子 15g，石榴皮 30g，明矾 30g 等，水煎每日坐浴、擦洗 2 次。

（2）熏药：回阳熏药卷。常用药：肉桂 9g，炮姜 6g，川芎 9g，茴香 6g，五味子 9g，当归 9g，白芥子 6g，白蔹 15g 等，水煎熏蒸仪熏蒸，每次 30 分钟。

（3）敷脐：补骨脂 10g，吴茱萸 5g，五倍子 10g，肉豆蔻 10g，五味子 10g，混合打磨粉末食用醋调成糊状，敷于脐部，小纱布外固定，红外线灯照射 15~20 分钟，保留 24 小时，次日更换。

（4）穴位注射：可选天枢穴、上巨虚。用维生素 B_1 或维生素 B_{12} 注射液穴位注射，每穴位每次注射 0.5~1ml，每日或隔日 1 次。

（3）针灸

［主穴］长强、百会、足三里

［配穴］寒邪伤中配关元、神阙，气虚下陷配承山、气海；脾肾阳虚配脾俞、肾俞、命门。

［操作］常规针刺，根据虚补原则操作。长强斜刺，针尖向上与骶骨平行刺入 0.5~1 寸，不得刺穿直肠，以防感染，提插捻转平补平泻法；百会向后平刺 0.5~1 寸，捻转补法；足三里向腹部斜刺 1~1.5 寸，提插捻转补法；针刺得气后，留针 30 分钟。关元、神阙、气海、百会用灸法。取艾炷，回旋灸，每次 15~20 分钟，皮肤发热轻微发红为宜。

［方义］长强、百会提气固脱，神阙温补元阳，关元、气海益气固脱，足三里、脾俞补虚健脾，肾俞、命门温肾壮阳。梅花针：在肛门周围外括约肌部位点刺。耳针：选大肠、脾、胃、肾交感穴。用磁珠或王不留行籽贴压。每 3 个小时按压刺激，隔日一次。

（三）西医非手术疗法

肛门失禁的治疗无一例外应先选择非手术治疗，其最主要的目标包括：改善大便性状；减缓肠道动力；减少直肠内粪便负载。当非手术治疗无效或预计手术效果满意，如产伤、外伤等引起括约肌缺损的病例才选择外科手术治疗。

1. 一般治疗

肠道调理可以作为第一步治疗方案，尤其是对于粪便嵌塞的充盈性失禁患者，此类患者应常规使用轻泻药使直肠空虚，以防粪便填塞的发生。应避免容易导致腹泻的饮食，适当补充膳食纤维并减少水分摄入对形成成型粪便有帮助，但过量的膳食纤维可能会适得其反。粪便成形时，患者症状都能得到改善，并使肠道运动重新协调。肠道炎症需充分重视并积极治疗腹泻，若无法明确腹泻原因或治疗无效，应使用阿片类止泻药，复方地芬诺酯、盐酸洛哌丁胺类是常用药，膨胀剂能帮助大便成形。

2. 理疗

（1）提肛活动：每组 100 次，坚持 20~30 分钟。

（2）远红外线照射：用远红外线灯直接照射骶尾部，每次约 20 分钟，一日 1~2 次。

（3）电刺激疗法：将电极板置入患者肛内，用直流电刺激肛门括约肌和盆底，电流逐渐增大至患者有麻刺感，伴肛门肌肉收缩。刺激频率：40~80Hz，每日 1 次，每次治疗 20min。该法可逐步提高肛门括约肌张力和收缩性，改善某些肛门失禁患者的随意控制过程，对括约肌疲劳、神经麻痹型有效。

（4）生物反馈训练：指导患者跟随监视器上的各种反馈信号（肛管收缩压图像），训练肛门自主收缩时括约肌与直肠的协调性。将小气囊置入直肠充入空气，以引起直肠扩张感，让患者感知后能快速收缩肛门外括约肌，训练反应性收缩。每次训练持续30~60min，每周2次，8周为一个疗程。待患者掌握正确的肛门收缩方式后再锻炼3~4天，即可在家中自行训练，根据患者肛管收缩反射压、最大收缩压提高的程度决定复查时间，待这两项指标达到正常值后，停止强化训练。

生物反馈治疗对多种病因引起的肛门失禁有效，如糖尿病、肛肠手术后损伤，通常与其他保守治疗方案一起进行。该方法简单安全，无副作用，但患者需具有一定程度的直肠感觉功能和自主收缩功能。据报道，生物反馈训练总的有效率约为70%，且效果可维持多年。

（四）手术疗法

正常的排便反射是一种内脏正反馈的反射动作，当粪便下降到直肠，刺激直肠壁神经元，触发排便反射最终使降结肠、乙状结肠和直肠等发生一系列的蠕动运动，同时又使肛管内、外括约肌放松以及腹壁肌等收缩，遂将粪便排出。其低级中枢在脊髓腰骶部，并受高级中枢的控制。排便反射弧的解剖及功能的完整性对于正常的排便功能维持是至关重要的，但是控便机制涉及的重要因素不仅于此。还包括肛管直肠环的解剖及功能的完整性、粪便量和性状、结肠运输时间、直肠顺应性等。肛管直肠环由肛管内括约肌、直肠壁纵肌的下部、肛管外括约肌的深、浅二部和邻近的部分肛提肌（耻骨直肠肌）纤维共同组成的肌环。肛管直肠环的解剖及功能的完整性的重建是外科手术治疗的重要介入点。

1. 括约肌修复术（括约肌成形术）

［适应证］有明确的肛门外括约肌缺损的肛门失禁患者。

［禁忌证］①无明确的肛门外括约肌缺损的肛门失禁。

②虽有明确的肛门外括约肌缺损，但其诱发因素尚未得到纠正。

③合并有明显的急慢性炎症尚未得到有效控制。

④克罗恩病、溃疡性结肠炎累及肛周，未得到有效控制。

⑤合并低位直肠癌、肛管癌疾病。

［解剖要点］肛门外括约肌是包裹肛管直肠内层平滑肌管道的横纹肌，被直肠纵肌和肛提肌纤维穿过而分为皮下部、浅部、深部。外括约肌浅部附着于尾骨部分形成三角形间隙，称Minor三角；深部呈圆形环绕于内括约肌和直肠纵肌的外面，与耻骨直肠肌合并。肛门外括约肌平时能闭合肛管，排粪时舒张以帮助排粪。Shafik提出肛门外括约肌的三部分组成三个"U"形环，顶环是肛门外括约肌深部与耻骨直肠肌，中间环是肛门外括约肌浅部，底环是肛门外括约肌皮下部，三者同时收缩的状态下顶环和底环牵拉肛管后壁，中间环牵拉肛管前壁，使肛管闭合。肛门外括约肌及耻骨直肠肌由躯体神经支配（阴部神经支配外括约肌，盆神经骶3和骶4的分支支配耻骨直肠肌），肛提肌功能受损会造成严重的肛门失禁。

［操作方法］最常用的术式是前方括约肌折叠成形术（图21-1），因大多数的肛门括约肌损伤均由女性分娩引起。

①术前借助MRI、经肛门彩超以及肛门指诊等相关诊疗措施准确定位外括约肌缺损部

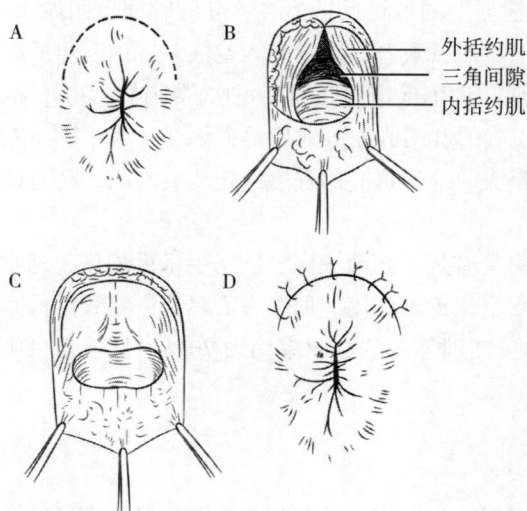

图 21-1 括约肌折叠成形术

A.肛门前方半圆形切口；B.暴露两侧外括约肌和内
括约肌三角间隙；C.缝合外括约肌闭合三角间隙；
D.缝合皮肤切口

位及范围。

②根据术前定位，全麻或椎管内麻醉下沿肛周做弧形小切口，分离显露出括约肌的两断端，注意不要向侧方游离过多以免损伤神经。切除瘢痕组织后给予可吸收线折叠缝合；创面局部给予皮条引流，3~4 天后拔除。

[优点] 手术操作简单，风险低，短期效果可靠。括约肌成形术对 85% 的产伤所致缺陷患者有满意的短期治疗效果。

[缺点] 长期效果欠佳，约只有10%~14% 的患者症状得到长期改善。

[注意事项]

①括约肌成型手术效果不佳时需注意寻找失败因素，否则再次手术的效果不佳。

②括约肌成形术失败后通常应避免再次重建，除非缺乏其他治疗方式或治疗无效，而且再次手术至少需要等待 3~6 个月后进行。

③通常需要联合其他治疗方式（例如生物反馈训练或骶神经调节治疗）以获得更好的长期疗效。

④手术时机的选择直接影响着手术的效果。虽然有文献显示女性产伤导致的肛门失禁分娩后立即修补与分娩后 8~12h 修补差异无统计学意义。但我们认为，不超过 24h 的会阴撕裂伤，都应该尽量立即修补，超过 24h 的会阴撕裂伤，要视创面的情况而定。对直肠会阴部有明显充血、水肿或炎性病变者，应该待炎症完全控制，充血、水肿消退后才考虑手术，否则极易出血，也很难找到直肠和阴道之间的正确层面。

⑤术前肠道准备要充分，术后肠道准备要重视，尽可能减少术区污染，在手术部位形成一个无菌环境。感染是会阴撕裂伤修补术失败的一个重要原因。

2.动力性股薄肌成形术

[适应证] 外括肌损伤而不能修复，或各种修复方法失败者可采用此手术；Ⅴ级肛门失禁多年患者，并已行积极保守治疗以及生物反馈训练等无效者。

[禁忌证] 炎性肠道疾病、患者活动无力或智力不全者；装有起搏器，因为股薄肌脉冲发生器有可能干扰起搏器的功能。

[解剖要点] 肛门括约肌损伤后，特别是局部缺损严重时在肛门附近找一条能环绕肛门，替代肛门外括约肌功能最理想的肌肉当属股薄肌。股薄肌是位于大腿内侧的浅肌，属于内收肌群的一部分，位于内收长肌的后方。上起耻骨联合下部及耻骨弓下半部，肌肉垂直下行，肌腱较长，经过股骨内髁下方附着于胫骨上端内侧的平台，形成鹅掌的一部分。该肌肌腹长，呈圆锥形，上部宽，下方略微扁平。正常肛门外括约肌主要（80%）属Ⅰ型、耐疲劳肌纤维，但股薄肌仅含 43% Ⅰ型纤维。1960 年发现Ⅰ型肌纤维的神经接至

Ⅱ型肌纤维，电刺激该神经对连接的肌肉也起同样的作用，长期低频率刺激使快速肌向低速肌转化，长期高频率刺激则使低速肌向快速肌转化。1986年Baeten在股薄肌成形术后第一次移入神经刺激器，使其Ⅱ型纤维转为Ⅰ型，将主动收缩转为刺激介导性收缩。Williams将电极直接固定在闭孔神经上，使能完全恢复其运动单位功能。Baeten（1995年）将电极固定在肌肉内。

［操作方法］

① 股薄肌的切取（图21-2）：当患者大腿屈曲外翻时可清楚地看见一条近似于弦状的长条形肌肉突起在大腿内侧，即内收长肌，紧贴该肌肌腹后方的则是股薄肌。股薄肌的主要神经血管束在距耻骨下方4~5cm处，切开深筋膜后先分离股薄肌，在内收长肌与股薄肌之间可以看到神经血管束，应妥为保护，在分离股薄肌时要注意妥为结扎进入该肌的小动脉。将整条股薄肌游离出来，尽量保留肌腱长度。

② 肌肉转位术（图21-3）：先在距肛缘2~3cm处上下左右各做一个垂直肛门的切口，将它们彼此在皮下贯通，然后将游离后的股薄肌肌腱连同肌腹从皮下切口迁出放入隧道。

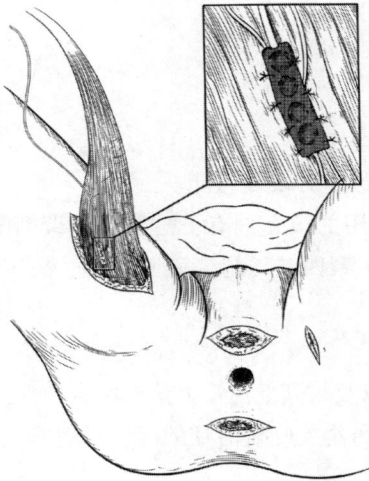

图21-2　股薄肌的游离及电极的固定，肛缘切口的选择及皮下隧道的形成

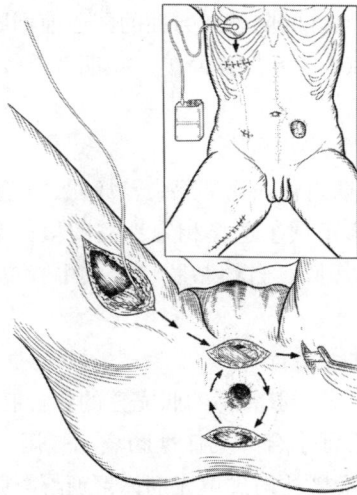

图21-3　股薄肌顺时针放置于肛周皮下断端固定于会阴部切口。电极线经皮下固定于右前上胸腹部

③ 电极的植入：早期电极植入常在股薄肌移位后6周才植入，现在两者可在同一手术时完成。在大腿内侧作一切口，在闭孔神经远侧向肛管处置入可屈性铂铱线，作为阳极，电极与股薄肌纤维垂直，固定于肌外膜，导线由皮下隧道引至下腹壁，连接至脉冲发生器。3天后开始刺激，其脉冲宽度210μs，刺激频率25次/s，工作周波8%（肌肉真正在收缩的时间）。2周后周波增至14%（开时间由0.1s增至0.2s，关时间仍为1.2s），4周后增至36%（开时间0.4s，关时间0.7s），6周后增至67%（开时间1.0s，关时间0.5s）。自第8周起，开始持续刺激。一外源磁铁用以改变脉冲发生器工作状态，在排便时关上，在排便后开启。

［优点］在肛括约肌机械性缺损导致的肛门失禁不能手术修补或手术失败或各种保守治疗无效者，行动力性股薄肌成形术，部分患者可获症状的明显改善，短期效果显著。

[缺点]

①手术操作较复杂，手术死亡率为 1%（0~13%）。

②长期效果的评价缺乏前瞻性随机对照数据。

③短期内存在局部感染及肌肉坏死等严重并发症可能。

[注意事项]严格手术适应证的选择。

肛缘切口的选择及皮下隧道的形成。断端固定于会阴部切口。电极线经皮下固定于右前上胸腹部。

3. 填充剂注射

[适应证]主要适用于轻度的肛门失禁，其肛门外括约肌完整。

[禁忌证]患者有活动性炎症性肠病、直肠前突、肛门直肠放射治疗史、直肠全层脱垂和肛门直肠畸形等。

[操作方法]患者取俯卧折刀位或膀胱截石位，肛门镜下显露齿状线上方术野良好。在超声引导或直接将生物相容性高的填充剂于齿线上方 5~10mm 以 30° 角进针至黏膜下层，注射后针原位保持 30s 后退针，以避免注射胶体渗漏，共注射四个象限。其前壁注射时应避免损伤女性的阴道及男性的尿道前列腺等组织。

[优点]手术操作简单，短期效果较好。

[缺点]

①长期效果不佳。

②短期内存在局部感染及坏死、直肠阴道瘘等严重并发症可能。

[注意事项]选择相容性高的填充剂。目前常用的填充剂有：透明质酸聚糖酐凝胶、聚四氟乙烯胶、自体脂肪、合成牛真皮胶原蛋白、聚四氟乙烯、硅胶 PTQ、稳定透明质酸等。

4. 射频治疗

[适应证]肛管括约肌完整的各种肛门失禁，以及与其他治疗方法的联合治疗。

[禁忌证]合并炎症性肠病、腹泻、慢性便秘和盆腔放射治疗的患者是射频治疗的相对禁忌，而曾注射过填充剂如聚糖酐凝胶则是绝对禁忌。

[操作方法]可在手术室或内镜室进行，必要时给予局麻，但最好保持患者清醒。在透明的塑料肛门镜显露下，将带有 4 枚可回缩的针状电极刺入直肠黏膜将射频能量传输至内括约肌。自齿状线开始，共激活 4~5 次，每次激活前向近端移动 5mm。其原理为：使括约肌再生，并增加平滑肌与结缔组织的比率，减少Ⅰ型、Ⅲ型胶原纤维和 Cajal 间质细胞，从而改善患者排便失禁症状。

[优点]操作简单，风险较小；短期可取得一定的疗效。

[缺点]

①需要专用的射频传输设备，费用较高。

②长期效果不理想。

[注意事项]需要专用的射频能量传输设备，设备传输射频能量时自动监测能量传输时间、组织温度和阻抗以避免烧伤。术后存在包括疼痛、溃疡和出血等罕见并发症可能。

5. 骶神经调节治疗

[适应证]所有肛门失禁患者，不论其是否存在括约肌缺损。

[禁忌证] 合并有严重威胁生命的相关疾病，预期生存期短的患者。

[操作方法] 选择合适的骶前神经刺激器，同时根据个体反应模式对每个刺激装置进行编程，制定优化策略。植入骶前神经刺激器的方法有两种，一种为在门诊条件下，根据解剖标志于骶神经发出部位附近植入周围神经刺激引线，经过 1~2 周的反应测试期后，若患者反应良好，则于手术室植入长期刺激装置。另一种更为临床所接受的两阶段技术，第一阶段于手术室在 X 线和患者直接感受引导下，于第 3 骶孔植入导线；然后经过 2 周试验期，如果反应良好，则实施第二阶段手术，植入长期刺激装置并连接导线。试验期内可对刺激效果不佳的部位及时进行调整。

[优点] 治疗有效性高、长期效果良好。骶神经调节治疗可降低肛门失禁发作频率。荟萃分析显示目前骶神经调节治疗肛门失禁短期（0~12 个月）和长期（＞36 个月）有效率分别达 79% 和 84%。

[缺点] 需要专用的骶前神经刺激设备，费用高；操作相对较复杂，并且需要 2 周左右的试验期，并有反复调整植入器部位的可能。

[注意事项] 注意观察手术相关的潜在并发症可能，如手术部位疼痛和异物感、导线移位，以及植入手术部位感染等。其中感染半数需要外科处理。

6. 人工括约肌替代治疗

包括人工括约肌植入术和新型的磁性括约肌设备。人工肛门括约肌是一个充满液体的系统，由人工括约肌环、储水球囊和控制阀通过管道连接构成；磁性括约肌是一种新的肛门闭合装置，由一串带有磁芯的钛珠组成，完整植入肛周，排便过程中产生的压力突破磁珠吸引力，磁珠分开，打开肛门。

[适应证]

①严重肛门失禁且具备基本智力和操作能力的患者。

②其他治疗无效、严重括约肌缺损（范围＞180°）、先天性畸形、脊髓损伤造成神经源性肛门失禁，或因手术所致肠功能障碍但肛管结构完整的患者。

[禁忌证] 包括活动性感染、严重组织硬化、肿瘤、肛交、肛周或直肠阴道隔薄弱等。

[操作方法] 这些部件需经会阴、下腹部横切口和大阴唇或阴囊切口分别植入。人工括约肌环型号需根据肛管的周长和宽度选取，植入后注意保留足够的末端组织以避免感染和坏死。一般术后 4 至 6 周内暂不使用，以便手术伤口充分恢复。成功完成人工肛门括约肌替代术治疗的患者，功能和生活质量改善良好。

[优点] 若设备植入和保留期内未出现并发症，肛门失禁可较好改善。

[缺点]

①价格昂贵。

②并发症及事故率较高，包括感染（急性和慢性）、装置侵蚀、肛门直肠溃疡、装置液体泄漏引起的设备故障、设备移位、疼痛和便秘等。其并发症通常发生在术后早期（急性感染、技术问题），或在术后后期（迟发感染、装置侵蚀、设备故障，功能障碍如出口梗阻，发生率为 8%）。

[注意事项] 注意观察急慢期的各种并发症及设备故障，及时采取干预措施。

7. 其他治疗

包括阴部神经刺激、阴部神经减压、会阴耻骨直肠肌吊带、动力性股薄肌成形术和臀大肌成形术等均在临床得以开展，但鉴于缺乏足够的客观数据支持，其治疗效果、安全性等需要进一步评估。

8. 结肠造口术

适用于其他治疗方法无效或不想寻求其他治疗方法的患者。合适的结肠造口对控制肛门失禁非常有效，其主要缺点是其可能成为患者严重的心理负担。当其他治疗方法不适用或治疗失败时，结肠造口术可让患者恢复日常活动，提高生活质量。

十、现代研究进展

肛门失禁主要由于外伤或手术引起，因此关于肛门失禁的基础研究较少，主要是与临床相关的研究。近年来，除传统的治疗方式以外，肛门失禁的治疗涌现出许多新的方式，如盐酸甲氧明（NLR001，一种 α_1 肾上腺素受体激动剂）、干细胞注射和人工磁性肛门括约肌等。

（一）局部应用 α_1 肾上腺素受体激动剂

α_1 肾上腺素受体激动剂局部注射能够促进肛门内括约肌收缩，从而改善肛门失禁症状，但其临床耐受性较差，未在临床广泛应用。NLR001 是一种剂量依赖性 α_1 肾上腺素受体激动剂，通过调整剂量可以改善患者耐受性，然而目前只有 I 期临床试验报道。一项名为"Libertas"的 II 期、双盲、随机、安慰剂对照的临床试验正在实施，该试验将评估 NRL001 的有效性、安全性及耐受性。

（二）干细胞注射

干细胞分为间充质干细胞或肌源性干细胞，干细胞注射主要分为两种：直接在括约肌处注射或在肛周植入生物工程括约肌。目前为止，干细胞直接注射主要应用在动物模型中，据报道它能良好的改善肛门功能。在一项研究中，分离人肛门括约肌平滑肌细胞和人肠神经前体细胞去重建生物工程肛门内括约肌，培养成熟后，种植入裸鼠肛周 4 周后观察，所有动物都能良好耐受并且没有发生并发症。植入期间裸鼠能够正常排便，植入 4 周后，生物工程括约肌能够生长入裸鼠直肠周围组织，肉眼观察组织呈粉红色、生长良好，并且免疫组化检测发现其中有血管新生。因为该项技术主要为自体取材，所以可以克服异体间排斥等问题，然而目前仍需要进一步研究证实该方法的有效性。

目前为止，只有两项研究报道人体应用干细胞，第一项研究发表于 2010 年，该研究对象包括 10 名肛门失禁的女性。在这个初步研究中，由胸大肌提取细胞，培养成为成熟的自体的成肌细胞，在超声引导下注射入外括约肌缺损处。12 个月后，患者 Wexner 评分与生活质量（QOL）评分均得到提高，注射后第 1 个月与第 6 个月，肛门收缩压力得到显著提高，该方法有良好的耐受性并且没有明显的副作用。第二项报道于 2013 年，一名 20 岁男性，因车祸引起外括约肌断裂。该研究从股四头肌中提取并培养成为自体成肌细胞，注射入体内并取得良好的效果。尽管如此，关于此方面研究仍是缺乏的，未来仍需要大量的研究来证实该方法的有效性。

（三）胃窦幽门括约肌移植

该项技术将胃窦幽门括约肌移植于肛门作为肛门括约肌，应用于人体最早报道于2011 年。Goldsmith 等的研究证实了该项技术在人体中应用的有效性。该项研究包括 17 例患者，中位随访时间 18 个月，术后患者静息括约肌压力及 QOL 评分得到显著提高。尽管这是一个创新性的技术，但却是一个有创性操作，目前仍处于研究的早期阶段，未来仍需要大量研究来证实其有效性。

（四）其他治疗

1. 毒素

最早泌尿科医生将肉毒杆菌毒素（Botulinum Toxin，BT）注射到膀胱逼尿肌以治疗膀胱过度活动症。同样可以将该理论应用于肛门失禁中。目前有一项前瞻性队列研究评估该方法的有效性，该研究包括 6 例肛门高收缩频率的患者，肛门括约肌在大多数患者是完整的（其中 4 例因直肠癌接受直肠切除术）。在这项研究中，注射 BT 3~6 个月后，所有患者克利夫兰临床评分均得到了提高，收缩的幅度得到了显著的下降，但频率未得到有效的改善。该方法是一种简单的非侵入性治疗，但其有效性需要在选定患者的更大规模的研究中证实。

2. 阴道直肠控制系统

阴道直肠控制系统又称 Eclipse 系统，是一项非侵入性、非手术性治疗方式。它是一个含压力控制泵的阴道植入物，这个植入物由一个向后的含硅涂层的不锈钢底座气球构成。在一项包含 110 例患者的前瞻性研究中发现，1 个月的治疗成功率为 78.7%，3 个月的成功率为 86.4%，患者症状能够得到显著改善，并且没有严重的副作用发生。该装置无创，使用简单，可以由患者独自完成，因此未来有可能得到更广泛的应用。

参考文献

［1］颜帅，刘佃温，刘翔，等. 张东岳教授防治肛门失禁经验撷要［J］. 时珍国医国药，2016，27（02）：480-481.

［2］朱泽. 肛门失禁的中医治疗体会［J］. 中国现代药物应用，2015，（4）：210-211.

［3］刘丹，孙全胜，杨晓冬. 中医治疗肛门失禁患者的临床治疗［J］. 中国伤残医学，2013，（11）：251-252.

［4］Vivian WS，Michelle LR，Deborah LM，et al. National trends and costs of surgical treatment for female fecal incontinence［J］. Am J Obstet Gynecol，2007，197（6）.

［5］Siproudhis L，Jones D，Shing RN，et al. Libertas：rationale and study design of a multicentre，Phase II，double-blind，randomised，placebo-controlled investigation to evaluate the efficacy，safety and tolerability of locally applied NRL001 in patients with faecal incontinence［J］. Colorectal Dis.，2014，16（Suppl 1）：59-66.

［6］Shreya R，Eiichi A，Miyasaka，et al. Perianal implantation of bioengineered human internal anal sphincter constructs intrinsically innervated with human neural progenitor cells［J］. Surgery，2014，155（4）: 668-674.

［7］Romaniszyn M，Rozwadowska N，Nowak M，et al. Successful implantation of autologous muscle-derived stem cells in treatment of faecal incontinence due to external sphincter rupture［J］. Int J Colorectal Dis.，2013，28（7）: 1035-1036.

［8］Bridoux V，Gourcerol G，Kianifard B，et al. Botulinum A toxin as a treatment for overactive rectum with associated faecal incontinence［J］. Colorectal Dis.，2012，14（3）: 342-348.

［9］Richter HE，Matthews CA，Muir T，et al. A vaginal bowel-control system for the treatment of fecal incontinence［J］. ObstetGynecol.，2015，125（3）: 540-547.

第二十二章 便秘

便秘是常见的临床疾病，主要表现为排便次数减少、排便困难、便不尽感和粪便干结。这几种症状可单独出现，也可以同时或相间出现，通常以排便频率降低为主要表现，一般每 2~3 天或更长时间排便一次，其发病率约为 20%，以女性和老年患者居多。便秘既可以是胃肠道功能紊乱引起的单一疾病，也可以是继发于其他器质性疾病的临床症状。健康人群排便次数亦存在较大差异，一组调查结果提示，每天排一次大便者约占 60%，一天排便几次者占 30%，几天一次者约 10%，因此诊断便秘应结合个人排便习惯综合判断。由于便秘可继发于甲状腺功能减退、血卟啉病、甲状旁腺功能亢进、先天性巨结肠、胃肠道占位性病变、脊髓损伤等多种疾病，鉴于篇幅所限，本章仅针对结肠慢传输型便秘和出口梗阻型便秘系统介绍。

一、病名溯源

（一）中医的认识

据各种相关文献记载，便秘最初作为其他疾病的一个相关症状被记载，到后来逐渐演变为一个独立的疾病。在这过程中，由于没有一个绝对的标准，医家之间也没有交流，便秘便有了多种不同的称谓。

至今为止，在可以考据的文献中，便秘最早的相关记载可见于春秋战国时期的《黄帝内经》，如《素问·至真要大论》曰："太阴司天，湿淫所盛大便难"；《素问·厥论》曰："太阴之厥，则腹满䐜胀，后不利"；《素问·举痛论》曰："热气留于小肠……则坚干不得出，故痛而闭不通矣"等等。相关称谓很多，但并不是随便用的，著书者已经注意到了从"不利""难"到"不通""闭"等程度上的差别（闭，通"秘"），但不分二便，只作为疾病的一个相关症状，描述笼统。

在东汉张仲景的《伤寒杂病论》中，对便秘的描述较前清晰，如"不大便六七日""大便难""燥屎五六枚""大便必坚"。可见，张仲景对便秘的观察已比较全面，在继承了《黄帝内经》中关于便秘症状描述的基础上区分了二便且较为详细地描述了便秘的不同表现。

另外，《伤寒论·辨脉法》曰："其脉浮而数，能食，不大便者，此为实也，名曰阳结也。其脉沉而迟，不能食，身体重，大便反硬，名曰阴结也。"《金匮要略》曰："趺阳脉浮而涩，浮则胃气强，涩则小便数，浮数相搏，大便则硬，其脾为约。"这其中的"阴结""阳结"及"脾约"等，已经有了病因病机的涵义。但是在此书中，便秘还是和其他症状同论，并未作为独立疾病描述。

到隋唐时期，隋朝巢元方的《诸病源候论》以病为纲，书中有《诸病源候论·卷十四·大便病诸候》，提出"大便秘难""秘涩"等称谓，并有较为详细的病因病机论述。

自此书开始，大便病正式作为独立的病来讨论，并涵盖了包括便秘在内的较多方面疾病。而在唐朝孙思邈的《备急千金要方》中，称便秘为"秘涩"，便秘正式作为独立疾病论述。其后医家多继承了相关称谓。

明清时期，医家对于便秘多取用"秘结"一名，另有"便闭"（尤在泾）"大便闭"（龚廷贤）等。而明朝戴思恭中首次以"大便秘"作为病名，而进入民国以后，医家对于便秘的名称论述逐渐开始一致。"便秘"作为正式病名是从伐因勃兰特氏《小儿便秘之疗法》开始的，并沿用至今。

（二）西医的认识

便秘（constipation，别名 alvoadstricta、alvoadstricto、bowels not open、costiveness、oppilation、torpor intestinorum constipation），主要是指排便频率减少，一周内大便次数少于 2~3 次，或者 2~3 天才大便 1 次，粪便量少且干结时称为便秘。必须结合粪便的性状、本人平时排便习惯和排便有无困难做出有无便秘的判断，如超过 6 个月即为慢性便秘。

便秘常给人带来一定的痛苦和精神负担，西医学对便秘的危害有较深入的研究。便秘可以导致自身中毒。20 世纪初，现代老年医学的创始人之一，俄国的梅·奇民科夫首先提出：人体肠道中寄生的细菌，尤其是大肠杆菌，可产生大量毒素，如吲哚、吲哚乙酸素，吸收入血会使机体产生慢性中毒，便秘会加重这些有毒物质的吸收。微生态学说认为，生理性菌群与宿主之间形成一个相互依存和制约的协调整体，维持着动态平衡，是人体健康的一个标志。一旦有益菌群中双歧杆菌、乳酸杆菌破坏，致病菌就会大量繁殖，机体就会出现病理变化，引起病变。老年性便秘患者，肠道菌群结构发生了显著的变化，与健康人比较，双歧杆菌、类杆菌、乳酸杆菌数量显著减少，梭杆菌和大肠埃希菌比例相对增加。便秘导致氧自由基反应和脂质过氧化反应加剧，超氧化物歧化酶（SOD）是体内清除自由基的重要酶，便秘可致 SOD 活性下降，功能性便秘患者体内的氧自由基反应及脂质过氧化反应较健康成人明显增强。便秘可导致癌基因暴露，机体内高浓度 LPO 及其代谢产物可与细胞中的靶分子相互作用并攻击核酸和 DNA，使其发生断链或碱基修饰，造成癌基因显露，DNA 复制和转录出错，细胞周期改变及发生突变，进而导致细胞分裂和增殖的速度急剧加快而最终造成癌变。北美、西欧等国，大肠癌往往是第一二位的常见内脏恶性肿瘤。其原因可能是欧美人饮食过于精细，高脂肪、高蛋白，但纤维素很低，每周排便次数少，（平均 1.5~2 次）而致易发生癌变。

老年人过分用力排便时，可导致冠状动脉和脑血流的改变。由于脑血流量的降低，排便时可发生昏厥。冠状动脉供血不足者可能发生心绞痛、心肌梗死。高血压者可引起脑血管意外，还可引起动脉瘤或室壁瘤的破裂、心脏附壁血栓脱落、心律失常甚至发生猝死。由于结肠肌层张力低下，可发生巨结肠症。用力排便时，腹腔内压升高可引起或加重痔疮，强行排便时损伤肛管，可引起肛裂等其他肛周疾病。粪便嵌塞后会产生肠梗阻、粪性溃疡、尿潴留及大便失禁。

二、流行病学资料

随着饮食结构改变、生活节奏加快和社会心理因素影响，便秘患病率有上升趋势。不同研究之间患病率有差异，除与地域有关外，抽样方法及应用的诊断标准不统一亦有影响。据调查统计，全球范围内，普通人群便秘的患病率平均16%。其中，北美普通人群慢性便秘患病率为12%~19%，欧洲、大洋洲的患病率分别为17.1%及15.3%，而亚洲普通人群慢性便秘的患病率明显较其他大洲低，韩国为3%~9%，新加坡为4%~7%。在我国，对社区人群进行的流行病学研究显示，成人慢性便秘患病率为4%~6%，并随年龄增长而升高，60岁以上人群慢性便秘患病率可高达22%，女性患病率高于男性，男女患病率之比为1∶1.22~1∶4.56，但国内目前有关慢性便秘发病率的报道尚少。

需要指出的是，随着医学模式的转变，传统的生物医学模式已转向生物—心理—社会医学模式，"病"与非病的概念也发生了转变。就排便这一生理现象来看，因气候环境、饮食习惯、工作性质、种族等不同，排便习惯及粪便性质有一定的差异，每个人的排便规律是根据各自的生理状况而形成的。因此，尽管存在排便间隔时间延长，或排便量不多等差异，但只要排便过程顺畅，未伴有不适者，应当视为个人的生理现象，而不能定义为便秘。

三、西医分类

根据便秘的发生、发展规律及临床治疗可分为三大类：慢传输型便秘、出口梗阻型便秘以及混合型便秘。其中出口梗阻型便秘又分为七类：直肠前突；直肠内脱垂；盆底疝；耻骨直肠肌综合征；盆底痉挛综合征；会阴下降综合征；孤立性直肠溃疡综合征。

对便秘概念的规范和分类的细化，有利于总结便秘的研究成果，规范便秘的研究，指导临床正确认识及诊治便秘。

第一节　结肠慢传输型便秘

结肠慢传输型便秘是指粪便在结肠中通过缓慢，水分重吸收过多，临床出现排便次数减少、便意感减弱或消失、腹胀、排便费时费力等排出困难症状，好发于老年及女性患者。

结肠慢传输型便秘属于中医"脾约""秘结""大便闭"等的范畴。

一、流行病学资料

结肠慢传输型便秘是常见的肛肠病，不同研究之间患病率有差异，除与地域有关外，抽样方法及应用的诊断标准不统一亦有影响，本病占慢性便秘的16%~40%，女性高于男性，农村高于城市。

二、病因病机

（一）中医病因病机

关于便秘症状的描述，首见于《黄帝内经》，如《素问·厥论》曰"太阴之厥，腹满膜胀，后不利，不欲食，食则呕，不得卧。"汉·张仲景《金匮要略·五脏风寒积聚病脉证并治》曰："趺阳脉浮而涩，浮则胃气强，涩则小便数，浮涩相搏，大便则坚，其脾为约，麻子仁丸主之。"在此基础上，率先将便秘分为阴结、阳结两类，首次提出了便秘的辨证论治，并创造了诸承气汤、厚朴三物汤、麻子仁丸等内服方剂；宋·严用和《济生方·秘结》谓"摄养乖理，三焦气涩，运掉不行，于是乎壅结于肠胃之间，遂成五秘之患。夫五秘者，风秘、气秘、湿秘、寒秘、热秘是也。"进一步完善了辨证分类。

明·李中梓《医宗必读·大便不通》云："玩内经之言，则知大便秘结，专责之少阴一经，症状虽殊，总之津液枯干，一言以蔽之也……每见江湖方士，轻用硝黄者十伤四五，轻用巴丑者十伤七八，不可不谨也，或久而愈结，或变为肺痿吐脓血，或饮食不进而死。"认为便秘主要是因津液枯干而致，不应滥用硝黄等泻药。

清·叶桂治疗便秘强调宣降肺气以通便闭，如华玉堂整理的《临证指南医案》指出："肠痹本与便闭同类……故先生但开降上焦肺气，上窍开泄，下窍自通矣。"

中医认为便秘发病的原因归纳起来有：饮食不节、情志失调、外邪犯胃、禀赋不足等。过食辛辣、肥甘厚味，致使肠胃积热，大便干结；忧愁思虑过度致气机郁滞，不能宣达，通降失常，传导失职，糟粕内停，谷道不通，而致便秘；贪凉饮冷致阴寒内盛，凝滞胃肠，失于传导；热病之后肠燥津亏，大肠失于濡润，大便干结，排便困难；素体虚弱，气血不足，气虚则大肠传导无力，阴血亏虚导致无水行舟致大便干结难下，而成便秘。便秘的表象为大肠传导失司，其发生与肺、脾、胃、肝、肾等脏腑功能失调有关。如胃热过盛，津伤液耗，则肠道失濡润；脾肺气虚，则大肠传送无力；肝气郁结，气机壅滞，或气郁化火伤津，则腑失通利；肾阴不足，则肠道失于濡润；肾阳不足，则阴寒凝滞，津液不通，皆可影响大肠传导，发为本病。

（二）西医病因病机

排便过程是一个复杂的、由多种因素参加的综合性活动。健康人直肠内通常没有粪便，随起床引起的直立反射，早餐饮食引起的胃、结肠反射，结肠产生强烈的集团蠕动，把粪便送入直肠，当直肠内粪便达到一定的量，约 150~200ml，可产生 45~55mmHg 的内压，就会刺激直肠壁内神经感受细胞，使直肠运动亢进，直肠纵肌收缩，直肠内压进一步上升，直肠与乙状结肠、降结肠及肛门之间的弯曲度变小或消失，直肠伸展变直，肛门内、外括约肌舒张，粪便排出体外。这一过程称为直肠肛门反射，或排便反射。

直肠壁内神经感受细胞对压力非常敏感，当受到一定阈值的压力时，即可将冲动通过盆神经及腹下神经传至骶部脊髓（S2~S4）的排便反射低级中枢，此中枢一方面可直接传出冲动，通过盆神经及腹下神经达直肠壁及肛门内括约肌，使其产生效应，进一步收缩或舒张。另一方面又可将冲动上升，传至丘脑和大脑皮层的排便活动高级中枢，引起便意。若条件许可排便，即发出指令至脊髓（S5），通过阴部神经，令随意肌的肛门外括约肌舒张，肛提肌肌向上向外收缩牵拉，使肛管上口张开。同时膈肌下降，腹肌收缩，呼吸暂停，使胸内压及腹内压急剧上升，促进粪便排出。当外界条件不许可排便，高级中枢则下达指令使肛门外括约肌收缩，外括约肌收缩引起肛门内括约肌及耻骨直肠肌等同时收缩，从而闭合肛管。此时乙状结肠、直肠舒张，并通过直肠的逆蠕动使粪便返回乙状结肠，便意暂时消失。这种随意性自制有时间限制，当外括约肌疲劳而麻痹后，大便即可自行排出。

排便的这种大脑皮层随意控制作用，有利于人应变环境，养成定时排便习惯。若长期任意延缓排便，将使直肠对粪便压力刺激失去正常的敏感性，使粪便久存积于直肠而不发生排便反射，从而形成便秘。

总之，正常的排便过程需要以下条件：①适量的水分和一定容量的粪便。②正常的消化道功能和结构。③运行至远端结肠粪团的刺激。④直肠对扩张的正常感觉。⑤肛门内括约肌对扩张的反射性松弛。⑥周围神经系统对扩张刺激的正常反应，并传递至中枢。⑦中枢神经对传入刺激的适量反应，作好精神、生理上的排便准备。⑧辅助肌群的协调运动，腹压增高。以上任何一个环节出现问题都可能导致便秘。

目前，结肠慢传输型便秘发生的病因、病理尚未完全明了，但就其西医病因来说，主要包括以下几方面。

1. 摄入纤维素量不足

当摄入纤维素量不足，尤其是膳食纤维不足，粪便内的含水量和容积减少，对肠壁的刺激减弱，肠蠕动降低，肠内容物通过时间延长，水分过度重吸收，导致粪便干结、排出困难。

2. 药物原因

许多药物可以引起便秘，如：抗抑郁药、抗癫痫药、抗组胺药、抗震颤麻痹药、抗精神病药、解痉药、钙拮抗剂、利尿剂、单胺氧化酶抑制剂、阿片类药、拟交感神经药、含铝或钙的抗酸药、钙剂、铁剂、止泻药、非甾体抗炎药，此外，长期口服刺激性泻剂（含蒽醌类：大黄、番泻叶、芦荟等）也可导致便秘。

3. 器质性疾病

肠道疾病（结直肠肿瘤、憩室、肠腔狭窄或梗阻、巨结肠）；内分泌和代谢性疾病（严重脱水、糖尿病、甲状腺功能减退、甲状旁腺功能亢进、多发内分泌腺瘤、重金属中毒、高钙血症、高或低镁血症、低钾血症、卟啉病、慢性肾病、尿毒症）；神经系统疾病（自主神经病变、脑血管疾病、认知障碍或痴呆、多发性硬化、帕金森病、脊髓损伤）；肌肉疾病（淀粉样变性、皮肌炎、硬皮病、系统性硬化）。

三、病理

1. 肠神经系统改变

肠神经系统（enteric nervous system，ENS）主要指消化道的壁内神经丛，即黏膜丛、黏膜下丛、肌深丛、肌间神经丛和浆膜下丛，19世纪初期，Langley建议将其命名为肠神经系统。大量的实验证明了ENS的独特性、组织连接的复杂性和神经细胞类型的多样性。

（1）ENS递质或调质异常：①抑制性神经递质：氧化氮、血管活性肠肽、生长抑素降钙素基因相关肽、三磷腺苷；②兴奋性神经递质：P物质、乙酰胆碱、5~羟色胺、速激肽、酪氨酸激酶–C、胃泌素。研究发现STC患者中抑制性神经递质增加，兴奋性神经递质减少，或节段性分布异常，导致结肠松弛、蠕动缓慢，或蠕动不规律，无效蠕动，进而引起便秘。

（2）ENS组织学改变：通过免疫组织化学的进步，发现STC患者结肠神经元数目减少，残余细胞体积变小、皱缩，轴突数目减少。神经节内胞核的变异增多，肌间神经丛支持组织增多。Cajal间质细胞（ICC）超微结构出现退行性变；STC患者肠黏膜下神经细胞轴索发生空泡变性，排列紊乱，轴索面积增大，神经末梢分泌颗粒减少等。

2.血液中激素和酶水平改变

STC患者血中胃动素水平明显低于正常人，内皮素水平明显高于正常人。孕期发生便秘与体内激素水平，特别是雌激素的变化有关，整个消化道的动力都有改变，包括恶心、呕吐等，子宫的压迫对其影响不大。研究发现STC患者红细胞超氧化酶活性比正常人明显下降，血浆中过氧化脂质与红细胞中过氧化脂质平均含量显著上升。可能为体内产生和清除活性氧等自由基的动态平衡严重失衡，从而引起氧自由基反应和脂质过氧化反应的明显加剧。

四、中医辨证分型

1.肠道实热证

大便干结，腹部胀满，按之作痛，口干或口臭。舌苔黄燥，脉滑实。

2.肠道气滞证

大便不畅，欲解不得，甚则少腹作胀，嗳气频作。苔白，脉细弦。

3.肺脾气虚证

大便干结如栗，临厕无力努挣，挣则汗出气短，面色㿠白，神疲气怯。舌淡，苔薄白，脉弱。

4.脾肾阳虚证

大便秘结，面色萎黄无华，时作眩晕，心悸，甚则少腹冷痛，小便清长，畏寒肢冷。舌质淡，苔白润.脉沉迟。

5.津亏血少证

大便干结，状如羊屎，口干少津，神疲纳差。舌红，苔少，脉细小数。

五、西医分类

1.根据结肠运动异常的特征分类

根据结肠运动异常的特征可以粗略地将结肠慢传输型便秘分为两组。

（1）全结肠慢传输型便秘：结肠传输功能检查发现从回肠末端开始标记物在升结肠、横结肠和降结肠中前行受阻，运行速度减慢。

（2）直肠乙状结肠传输迟缓型便秘：升结肠、横结肠传输运动正常，标记物（和粪便）主要累积于直肠、乙状结肠区域。这种"功能性梗阻"可以继发于某种尚未能探明的盆底异常，或者由某种原发性乙状结肠运动性疾病引起。因此，只有在除外明显的盆底异常和可以造成结肠传输减慢的全身神经系统异常情况的前提下才能正确做出本病的诊断。

2.四类分类法

有报道将结肠慢传输型便秘分为四类。

（1）原发性便秘：又称为特发性便秘，是结肠慢传输型便秘中比较常见的一种类型，但临床尚无关于明确的病因以及病理学特征等方面的详细研究，有学者初步认为其发病与遗传因素存在一定的相关性。

（2）结肠性便秘：主要是相对于梗阻性便秘以及因胃肠道功能障碍引发的便秘而言的一种便秘类型，是因便秘病变的部位主要集中于结肠，且导致结肠功能出现不同程度异常的便秘，此种类型临床相对也比较常见，且与时间的延长呈现出明显的正相关性，临床采用手术方式治疗的患者中，结肠性便秘患者占据较高的比率。

（3）功能性便秘：功能性便秘临床单纯通过基本表现症状往往较难做出准确的判断，一般需要经临床结肠镜检以及灌肠检查等辅助检查方式，并结合病理组织学方可最终确诊。发病的具体病因一般不明显，在具体的诊断中，可通过以下相关标准进行诊断。排便次数中约有25%会具有排便不彻底，排便困难以及粪便呈现硬结状或团状现象，且25%排便次数中需要通过泻剂或者手法帮助等辅助方式方可顺利实现排便；另外，所有排便中均未见稀便现象，且每周的排便次数低于2次。功能性便秘是结肠慢传输型便秘中最为常见的一种类型，发生率接近于50%，临床应对无药物及器质性原因所致的便秘患者及时行相关辅助检查，以防止功能性便秘出现误漏诊。

（4）慢性传输便秘：主要是就肠道传输功能以及传输速度而言，主要是指因各种原因导致肠道出现的传输功能障碍，并因此导致肠道传输物无法及时传输并排解掉，一般患有此种类型的便秘后，会同时出现不同程度的胃功能和食管功能异常等症状，部分患者会出现胆囊功能异常。慢性传输便秘的致病原因临床通常认为与肠道感觉神经出现功能异变有着一定相关性，肾上腺的交感神经的异变常是导致慢性传输便秘发生的主要原因之一。临床诊断中可通过对患者肠动力情况的判断对病症做出初步的判断，并结合患者临床其他相关症状以及辅助检查等，同时参照病理组织学予以诊断。

六、临床表现

（一）症状

主要表现为长期便次减少，可3~7天以上排便1次，缺乏便意，腹胀，纳差，有食欲，不敢正常进食，进食后腹胀加重，或有便意，排便费力，蹲厕后不能排出粪便，或每次排出少量粪便，粪便干结，排便时间较长，一般在15~45分钟，甚至更长，甚至不能排出粪便仅能排气，必须依赖泻剂排便，且疗效逐渐减弱至消失，甚至最后使用泻剂也完全不能排便。部分患者伴有下腹隐痛、口苦、口干、口臭、呃逆、面色晦暗、心情烦躁、焦虑、抑郁、睡眠障碍等全身症状。此外，可合并以下症状。

（1）粪嵌塞：多量而坚硬的粪块停滞嵌塞在直肠内不能排出，称为粪嵌塞。嵌塞的粪便在细菌作用下，周围可产生液化便而不时排出肛外，称为假性腹泻，亦即中医学中的热结旁流。

（2）粪石症：粪便或粪便中的异物，如果核、瓜子皮等，在消化道内滞留过久，被钙化而形成球状坚硬的粪块，称为粪石症。常见于慢性便秘，巨结肠症、下部结肠肿瘤、乙状结肠狭窄、直肠狭窄亦可发生。

（3）宿便性溃疡：由于粪便停滞的时间过长，压迫肠壁黏膜缺血，而发生结、直肠壁溃疡，称为宿便性溃疡。常见于恶病质或长期卧床的患者。

（4）痔、肛裂、肛乳头瘤、肛窦炎等肛门直肠疾病：也常被认为是便秘的合并症。

（二）体征

STC患者多无特殊体征，超过7天未排便者常可见腹部膨隆，腹部触诊可扪及腹腔内有条索状硬结形成，其中左下腹常见，直肠指检有的可扪及直肠中上段有成形干结粪块形成，或成形软便潴留，嘱患者行排便动作，粪块未见明显下移，合并盆底疝患者可触及直肠前壁饱满、向下冲击感。

七、实验室及其他辅助检查

1. 胃肠运输试验

为 STC 首选的检查方法，主要包括不透 X 线标志物法和放射性同位素法。X 线的方法简单、易行、廉价、应用广泛、结果可靠。不透 X 线标志物法诊断标准：80% 的标志物在 3 天以上不能排出。放射性同位素法是将放射性核素标记的不被肠道吸收的物质引入到结肠内，随着结肠的蠕动向前传动，在体外连续监测整个过程，计算出局部或整段结肠通过时间，了解结肠的运动功能。全结肠运输时间测定是结肠生理检查最重要的组成部分。有三种结果：正常，部分肠段延迟及全结肠传输慢。通过该试验能确定传输减慢的肠段，对指导外科手术有重要意义，但目前缺乏统一的标志物制作及口服方法，各地区间有方法上差异，并且要求患者在检查前及检查期间停服通便药物及相关治疗，故受患者依从性的影响较大。

2. 电子肠镜

肠镜检查的目的主要是排除肠癌等肠道器质性病变，以及肠道黏膜是否有炎症、溃疡、黑变，是否合并憩室、息肉等改变。

3. 钡灌肠、排粪造影、盆底四重造影

清洁灌肠后经肛门注入稀钡，首先注入 30ml，观察静息下直肠充盈状态，了解是否有直肠横襞（直肠瓣）的变异，充盈全结肠，分别摄取正位片和侧位片，了解结肠的走形、长度、形态学改变，指导患者坐在特制的马桶上，分别摄取静息、提肛、力排、力排末期、排空相，测量静息状态和模拟排便时的肛管直肠角、肛上距（肛管上部中点至耻尾线的垂直距离）、肛管长度、直肠骶前间距等数据，了解是否存在盆底痉挛综合征、耻骨直肠肌综合征、直肠前膨出、直肠黏膜脱垂（套叠）、骶直分离、会阴下降、盆底疝等病变，在行排便造影的同时在腹腔、膀胱以及女性的子宫内注入造影剂，配合排粪造影检查，可以了解盆底的病变，如：盆底疝、子宫脱垂、子宫后倾、膀胱脱垂、会阴下降等。

4. 肛门直肠测压

需测定肛管静息压、肛管收缩压、直肠静息压、肛门直肠抑制反射、肛门括约肌功能、直肠顺应性。该法简单、有效，对诊断巨结肠、出口梗阻性便秘有重要意义。

5. 胃肠心理评估

由经验丰富的专业精神心理科医师进行，主要借助以下几种评估工具完成：① 90 项症状自评清单，又名症状自评量表（Self-reporting Inventory），为患者自评问卷。②焦虑自评量表（Self-Rating Anxiety Scale，SAS），为患者自评问卷。③抑郁自评量表（Self-Rating Depression Scale，SDS），为患者自评问卷。④汉米尔顿焦虑量表（Hamilton Anxiety Scale，HAMA），为他评问卷，由精神科医生或心理医生来完成。结果主要为三种：正常、焦虑或抑郁状态、焦虑症、抑郁症或精神分裂症等，并指导相关治疗，包括药物治疗、心理治疗。

6. 盆底肌电图

此法可发现肛门内外括约肌和耻骨直肠肌有无在排便时产生反常的肌电活动，每一块

肌肉分别测得静止状态，收缩状态及力排状态下的肌电图像，对盆底痉挛综合征、耻骨直肠肌综合征有重要意义。

7. 呼氢试验

为乳果糖氢呼吸试验，其原理是定时口服含一定量同位素乳果糖不被小肠吸收，当到达盲肠经结肠内细菌酵解为短链脂肪酸并产生氢气，吸收后经血液循环到肺呼出时，用气象色谱仪测定呼出的含同位素测定口服乳果糖至呼出的气体中氢气含量升高时间来评定小肠通过时间，以判定有无胃和小肠的传输缓慢。

8. 球囊逼出试验

主要评价受试者排便动力或直肠的敏感性，将球囊插入直肠壶腹部，然后向球囊内注入不同容量的温水或气体，令受试者将其排出，正常人很容易排出 50ml 体积的球囊，而慢传输患者则只能排出较大体积的球囊，甚至当球囊充盈至 200ml 以上方能将其排出。

八、诊断

（一）主要诊断依据

1. 符合罗马Ⅲ标准

（1）必须包括以下 2 项或 2 项以上：①至少 25 % 的排便感到费力；②至少 25% 的排便为干球状便或硬便；③至少 25 % 的排便有不尽感；④至少 25% 的排便有肛门直肠梗阻感或阻塞感；⑤至少 25 % 的排便需要手法帮助（如用手指帮助排便、盆底支持）；⑥排便次数＜3 次 / 周。

（2）在不使用泻药时很少出现稀便。

（3）没有足够的证据诊断 IBS。

诊断前症状出现至少 6 个月，且近 3 个月症状符合以上诊断标准。

2. 辅助检查

胃肠运输试验阳性是诊断的最重要指标，但假阴性率较高，需结合以下检查综合评估后才能进一步明确，并指导治疗，结合钡灌肠提示有结肠冗长、盘曲、结肠袋形变浅或成腊肠样改变、脾曲综合征等可辅助诊断，排粪造影、盆底四重造影、盆底肌电图、肛门直肠测压、胃肠心理评估、球囊排出试验、呼氢试验可辅助是否合并出口梗阻、小肠慢传输，电子肠镜可排除肠癌等器质性病变。

（二）分度诊断

1. 轻度便秘

症状表现有排便过程费力，排便时间延长，或虽有便意而欲排不排，或便后不爽，或肛门坠胀等，在不使用泻剂的情况下，7 天内自发性排空粪便少于 2 次。

①病程＜半年；

②病程虽＞半年，但排便障碍的相关症状较轻（便秘症状及疗效评估表 0~6 分），对患者的生活工作影响不大；

③使用泻剂或胃肠动力药物有效；

④无焦虑、抑郁等精神、心理改变。

2. 中度便秘

症状表现有排便过程费力，排便时间延长，或虽有便意而欲排不排，或便后不爽，或肛门坠胀等，在不使用泻剂的情况下长期便意差甚至无便意。

①病程＞半年；

②生活质量下降，对生活、工作有较大影响；

③药物治疗基本无效；

④生物反馈治疗无效；

⑤排便障碍的相关症状较重（便秘症状及疗效评估表 7~15 分）；

⑥无焦虑、抑郁等精神、心理改变；

⑦有结肠动力改变，如结肠运输试验、呼氢试验、结肠压力试验等检查的异常；

⑧有结直肠或盆底形态学改变：如结肠冗长、结肠盘曲、直肠黏膜内脱、会阴下降、直肠前突、横结肠下降、子宫后倾、盆底疝等等；

⑨可能有肠神经系统的改变；

⑩病程虽＜半年，但排便障碍的相关症状较重（便秘症状及疗效评估表 16~24 分），且患者自觉特别痛苦。

3. 重度便秘

重度便秘除外与中度便秘同样的症状表现、体征及实验室检查指标等，还伴有不同程度的精神心理症状，根据精神症状的严重程度又分为 A 期和 B 期。

A 期：患者有焦虑、抑郁等精神、心理改变：临床定式检查问卷（SCID，患者版）发现已具有障碍倾向，但 SCID 尚不足以确诊心境障碍、抑郁症或焦虑症，处于焦虑症、抑郁症等精神疾病前期；

B 期：患者有明显的焦虑、抑郁等精神心理改变，且符合焦虑症、抑郁症等精神科诊断标准（由临床经验丰富的精神科专业医师对抑郁焦虑障碍进行 SCID 检查，按 DSM-4 诊断标准诊断心境障碍、抑郁症或焦虑症）。

九、鉴别诊断

（1）与全身性疾病引起的便秘相鉴别：如硬皮病、麻痹性腹膜炎、甲状腺功能亢进或减退、铅中毒、肠外肿块压迫等均可出现便秘症状，但除便秘外，结合病史及相应的症状、体征、理化指标等可资鉴别。

（2）与结直肠、肛门的占位性病变所致便秘相鉴别：如结直肠、肛门等部位的良性、恶性肿瘤、肠粘连、疝嵌顿、肠道炎症性和肉芽肿等病变、肠系膜血管梗死、先天性巨结肠、重度痔病、肛裂等；以上疾病均可伴有便秘的症状，但各有不同的临床特点，完善肿瘤标志物检查、电子结肠镜，必要时可取活检及行 CT、MRI 等检查，可资鉴别。

（3）与腰、尾段脊髓占位病变所致的便秘相鉴别：一般有外伤史或相关病史，有腰痛等相关病史，行下腹部 CT、脊髓造影等可鉴别。

十、治疗

治疗原则：便秘的治疗应遵循"分度论治、中西合璧、内外结合、上下兼顾、身心同治"的综合治疗原则。

（一）中医内治法

中医学对便秘的治疗历来强调需从整体出发，针对病因，调节饮食、起居、情志，遵照"保胃气、存津液"原则，合理用药。反对滥用泻剂，伤气耗液。

1. 肠道实热证

[治法] 润肠泻热，行气通便。

[主方] 麻子仁丸（《伤寒论》）加减。

[常用药] 生大黄、厚朴、枳实、火麻仁、杏仁、芍药、栀子、车前子、竹叶。

2. 肠道气滞证

[治法] 疏肝理脾，通便导滞。

[主方] 六磨汤（《证治准绳》）加减。

[常用药] 沉香、木香、槟榔、乌药、枳实、大黄、莱菔子。

3. 肺脾气虚证

[治法] 补益脾肺，润肠通便。

[主方] 黄芪汤（《伤寒论》）加减。

[常用药] 人参、黄芪、生白术、白蜜、陈皮、麻子仁、莱菔子。

4. 脾肾阳虚证

[治法] 温补益精，润肠通便。

[主方] 济川煎（《景岳全书》）加减。

[常用药] 肉苁蓉、当归、川牛膝、枳壳、升麻、泽泻、附子、干姜、小茴香、红景天。

5. 津亏血少证

[治法] 养血滋阴，润肠通便。

[主方] 润肠丸（《沈氏尊生书》）加减。

[常用药] 当归、生地、火麻仁、桃仁、枳壳、肉苁蓉、玄参、苦参。

（二）中医外治法

1. 敷脐疗法

同中医学其他疗法一样有着悠久的历史，我国最早的医书《五十二病方》中就有敷脐疗法的记载，之后历代医家均有论述。脐在经络系统中是一个重要的穴位，属于任脉，任脉为阴脉之海，与督脉、冲脉"一源而三歧"，联系周身经脉，故中医有"脐通百脉"之说。西医学研究表明，脐部皮肤表皮角质层较薄，屏障功能较差，并且脐下无脂肪组织，皮肤筋膜和腹膜直接相连，故渗透性较强，药物分子较易透过脐部皮肤的角质层，进入细胞间质，迅速弥散入血到达全身。根据不同的疾病，选用不同的药物治疗，运用敷脐疗法治疗便秘，效果良好。方剂选沉香通便散，药物组成：沉香、生白术、莱菔子各等份研细末；具体应用方法：患者仰卧，用75%乙醇消毒肚脐及肚脐周围皮肤，将上药取5g兑温水调成糊状敷于肚脐，其上敷纱布固定。每天更换1次。2周为一疗程。

2. 中药灌肠

具有良好效果，方剂可选大承气汤，每次煎取100ml，每天灌肠1次，每次灌50~100ml。

3. 针刺治疗

[主穴]第1组：天枢、气海、上巨虚、足三里、百会；第2组：中髎、下髎、大肠俞、肾俞、脾俞。

[配穴]肝脾不调加支沟、合谷、太冲、肝俞、三阴交；气阴两虚加三阴交、照海、太溪。

[加减]肝脾不调加支沟、合谷、太冲、肝俞、三阴交；肺脾气虚灸神阙、气海、百会；气阴两虚加三阴交、照海、太溪；脾肾两虚灸关元、命门、腰阳关。

两组穴位隔日交替使用，留针30min。

4. 穴位埋线治疗

是治疗便秘常用的一种中医外治方法，是将不同型号的羊肠线，根据需要埋入不同的穴位，通过羊肠线对穴位的持续弱刺激作用（相当于持续留针），达到治疗疾病的目的。其机制是通过羊肠线的物理性和生物性刺激而起到治疗作用。埋线疗法是依靠刺激穴位引发经络的调节作用从而改变人体内分泌及体内的神经体液平衡。羊肠线对相关穴位的持续性刺激可以增强肠道平滑肌的张力及兴奋性，促进肠蠕动。由于针刺方法只能短时留针，不能起到持续性刺激作用，所以埋线疗法的治疗作用突出。定位埋线法安全有效、无痛苦，是一种简便易行的、融多种疗法、多种效应于一体的复合性治疗方法。具体方法是：①将无菌包装的羊肠线取出，用生理盐水冲洗干净，消毒剪刀剪成1cm的线段，置于无菌盘内，将其穿入埋线针内备用；②选用穴位：根据中医辨证可选取不同的穴位，常用的有天枢、足三里、大肠俞等。如合并出口梗阻，可加长强穴；③取合适体位，显露所取穴位，常规消毒，将放置肠线的针穿刺入所选穴位，出现针感后，边推针芯，边退针管，将肠线注入穴位中（2cm左右），出针后，压迫止血，无菌敷料固定。

5. 耳穴贴压疗法

是用质硬而光滑的植物种子或具有一定形状和质地的药物及制品粘贴在耳廓表面的穴位上，并施加一定压力，以达刺激耳穴、防治疾病的一种方法。此法是在耳毫针治疗疾病的基础上替代耳穴针刺或埋针的一种简易治疗法。它较耳穴针刺或埋针更为简便易行，安全可靠，无创伤，无不良反应，且能起到持续刺激的效果。

根据病情选取特定的主穴和配穴，将耳廓常规消毒后，把粘有王不留行籽的0.8cm×0.8cm的胶布，贴于穴位上，常用的穴位有肺、脾、大肠、直肠、皮质下、便秘点、胃、腹、三焦等。采用轻柔按摩法：用指腹轻轻将压贴的穴位压实贴紧，然后轻轻按压顺时针方向旋转，以患者有酸胀或胀痛或轻微刺痛为度。并嘱患者照此法，每天自行按压耳穴3~5次。两耳交替治疗，隔天更换1次；治疗5次为一疗程。

（三）西医非手术疗法

1. 容积性泻药

主要为欧车前亲水胶，及含纤维素的各种制剂如小麦麸皮、玉米麸皮、魔芋、甲基纤维素等，服用后一至数天内即可起效，口服不吸收，无全身作用，可长期使用，服用时应多喝水，对严重的慢传输型便秘患者，应逐渐加量，有肠道狭窄时慎用。

2. 渗透性泻药

（1）盐类泻药：有硫酸镁、硫酸钠（芒硝）、磷酸镁、枸橼酸镁等。过量或反复应用盐类泻剂可引起高镁血症、高钠血症及高磷血症，故常用于结肠检查前的肠道准备或中毒后导泻。镁盐慎用于消化道出血及消化性溃疡患者，以免增加吸收，引起中毒。肾功能不全的便秘患者也应慎用。

（2）聚乙二醇（PEG）散：目前临床上主要有 PEG3350（默维可）、PEG4000（福松）等。其特点为：①纯渗透作用，无结肠胀气；②不影响电解质平衡；③不影响肠黏膜的完整性；④不改变肠道内正常的 pH；⑤不含糖分，糖尿病患者可用；⑥疗效作用持久，耐受性良好，是容积性轻泻药疗效差的便秘患者的较好选择。

（3）乳果糖和山梨醇糖浆：乳果糖和山梨醇糖浆是常用的渗透性缓泻剂，特别适用于便秘伴肝功能失代偿患者，可以预防和治疗肝性脑病。但因其分解过程产生二氧化碳和水可引起腹胀，还可因肠道内有效的高渗性物质逐渐减少，疗效随时间延长而降低，不适合长期服用。

3. 刺激性泻药

主要有番泻叶、酚酞（果导片）、希波鼠李皮、蓖麻油、比沙可啶等。这类药物作用强且迅速，影响水、电解质和维生素的吸收，还可导致大肠肌无力，形成药物依赖和大便失禁，故不宜长期应用，主要用于结肠检查前的肠道准备。蒽醌类泻剂长期应用可引起平滑肌萎缩和损伤肠肌间神经丛，反而加重便秘，停药后可逆。还可刺激肠道黑色素的产生引起结肠黑变病，目前结肠黑变病和肠道肿瘤的关系尚不完全清楚，但应该引起重视。

4. 润滑性泻药

包括液状石蜡、甘油和多库酯多醛等。主要应用于避免用力排便的患者，例如年老体弱或伴有高血压、心功能不全等患者。但服用时可因误吸引起类脂性肺炎，肛门渗溢以及肛门直肠黏膜破损时引起异物反应。

5. 促动力药

主要为 5-羟色胺（5-HT）受体激动药、拟副交感神经药、胃动素激动药、CCK 受体阻滞药等。其中 5-HT 受体激动剂是目前治疗慢性便秘较常用的药物，包括苯甲酰胺类、苯并咪唑类和吲哚烷基胺类。苯甲酰胺类 5-HT$_4$ 受体激动剂有西沙必利、莫沙必利等。西沙必利和莫沙必利为非选择性 5-HT$_4$ 受体激动剂，但西沙必利可延长 Q-T 间期，引起严重心律失常，特别是与影响细胞色素 P450 的药物如红霉素、氟康唑等同时应用时，目前临床已经停用。普芦卡比利为苯并咪唑类 5-HT 受体激动剂，是选择性的结肠动力药。替加色罗为吲哚烷基胺类选择性 5-HT 受体部分激动剂，治疗便秘、增加排便次数、软化粪便，并同时改善患者胃肠道症状。

6. 微生态制剂

常用药品主要有双歧三联活菌（粪链球菌、乳酸杆菌、双歧杆菌）、整肠生（地衣芽孢杆菌）、乳酸菌素片等。口服微生态制剂可以补充大量的生理性细菌，还可促进食物的消化、吸收和利用，减少体内腐败菌产生的胺酚、吲哚类代谢产物堆积和吸收，改变粪便性状有利粪便排出，活菌制剂不需通过全身吸收，不易引起不良反应，因而用于长期通便是较安全的。

7. 胃肠平滑肌选择性钙离子通道阻滞剂

此类药物通过调节肠道运动功能，纠正内脏感觉异常及改善中枢情感。主要有：匹维溴胺、奥替溴胺、曲美布汀。

[合并症药物]合并纳差者，可给予多潘立酮片、多酶片、健胃消食片口服，合并失眠者，可予艾司唑仑片、佐匹克隆片口服，合并抑郁、焦虑者，可予草酸艾斯西酞普兰片口服。

（四）手术疗法

手术治疗应遵循：个体化手术方案，即选择性结肠切除术，因为切除过多，可能导致严重的腹泻，切除太少，又有复发的风险，就应尽可能多的切除病理性肠段，同时又尽可能多的保留功能性肠段。选择的要点：①主刀医师：应具备丰富的便秘诊治及外科手术经验；②全面的检查：明确病变的肠段，以及潜在可能病变的肠段，除外 STC 的其他便秘病因（如出口梗阻等）；③手术时机：中度以上便秘提倡早期手术，但对于重度 B 期患者手术应十分慎重，应先采用非手术综合疗法并配合精神心理干预使患者便秘降期后再采取手术；④患者及家属：疾病对患者生活质量影响大，主动要求手术，患者直系亲属理解并支持手术；⑤主管医师：具备中西医知识储备，有丰富的便秘诊治经验，具备预知并处理术后并发症能力；⑥专职心理护士：必须具备一名专职从事心理疏导的护士，参与诊治的全过程。

符合 STC 诊断及分度诊断，符合手术标准，具备行选择性结肠切除术条件者，可行手术治疗。

1. 全结肠切除回 – 直吻合术。

[适应证]全结肠传输功能障碍。

[禁忌证]合并小肠传输功能障碍，分度为重度 B 期患者。

[体位]截石位，平卧分腿位。

[麻醉]全麻，持续硬膜外麻醉或复合麻醉。

[操作方法]麻醉成功后，转截石位；常消毒铺巾，取腹正中左绕脐切口，逐层切开，进入腹腔，探查腹腔；依次游离升结肠、横结肠、降结肠、乙状结肠，注意紧贴肠壁操作，避免损伤输尿管、十二指肠、胰尾、生殖血管，保留大网膜；充分游离回盲部及部分回肠至长度足够行回直肠吻合；依次离断供应结肠的肠系膜上动静脉、肠系膜下动静脉；予闭合器在预切除直肠处断肠，在预切除回肠处断肠，移除标本，并行荷包缝合，安置吻合器钉头；会阴组消毒、铺巾，扩肛后置入吻合器，在腹部组的辅助下完成吻合，取出吻合器，行充气试验检查；在左、右下腹处适当位置戳孔，安置腹腔引流管；大剂量生理盐水（8000ml）加奥硝唑（2000ml）冲洗腹腔，理顺小肠，喷洒防粘剂（术尔泰、粘连平），逐层关腹。

此术式至今仍是便秘手术的标准术式。

[优点]便秘疗效确切。

[缺点]手术创伤大，术后出现顽固性腹泻、肛周粪性皮炎概率较高。目前临床应用较少。

2. 结肠次全切除、升 – 直吻合术（回 – 乙吻合术）

[适应证]结直肠大部分传输功能障碍，经评估升结肠（或乙状结肠、直肠）部分功能良好者。

[禁忌证]合并小肠传输功能障碍，分度为重度 B 期患者。

［体位］截石位，平卧分腿位。

［麻醉］全麻，持续硬膜外麻醉或复合麻醉。

［操作方法］

①结肠次全切除升-直吻合术：游离全结肠，根据术前分析及术中探查，确定保留升结肠及直肠的长度，以及吻合方式，在预定切除升结肠及直肠部位断肠，注意确保回结肠动脉弓及直肠上动脉血供，吻合后无张力，升结肠顺时针旋转后与直肠行端端吻合术，若合并直肠松弛、盆底疝、子宫后倾，应切开腹膜反折，切除一部分直肠，同时行盆底抬高术、直肠悬吊术、子宫悬吊固定术；或不打开腹膜反折，保留全直肠，从后方经骶前游离至齿线上，升结肠与直肠先行端侧吻合，再行侧侧吻合术（金陵术）；或升结肠方向不变，盲肠与直肠行端端吻合术。

②结肠次全切除回-乙吻合术：游离全结肠及回盲部、部分回肠后，根据术前分析及术中探查，确定保留乙状结肠的长度，行回肠乙状结肠吻合术。

［注意事项］因术后阑尾位置发生改变，若再发阑尾炎治疗困难，可预防性切除阑尾，但术前应向患者及家属说明，并征得同意。

［优点］便秘疗效确切，复发率低，出现顽固性腹泻的概率较低。

［缺点］仍有一定的复发率。目前临床应用较广泛。

3. 全结直肠切除、回肠贮袋肛管吻合术

［适应证］结直肠传输功能障碍。

［禁忌证］合并小肠传输功能障碍，分度为重度 B 期患者。

［体位］截石位，平卧分腿位。

［麻醉］全麻，持续硬膜外麻醉或复合麻醉。

［操作方法］游离全结直肠及回盲部、部分回肠后，直肠黏膜必须完整剥除，不得残留，如不能完整剥下，残留的岛状黏膜也应分别剔除，黏膜下注射肾上腺盐水可减少出血；末端回肠贮袋有 J、S、W、H 等形式，J 形贮袋最简单，但容量小，S 形贮袋较大，但远侧输出端不宜超过 2cm，W 和 H 形构建复杂，较少应用；肌鞘宜短，这样剥离黏膜少，易操作；充分游离回肠系膜达到下拖回肠无张力；肌鞘内必须充分电凝止血，下拖贮袋与肌鞘间应放引流物；保护盆腔自主神经，以保存性功能和排尿功能；做好保护性回肠造口。术后定期扩肛，防治吻合口狭窄。

［优点］便秘疗效确切，复发率低。

［缺点］手术创伤大，部分患者术后仍有顽固性腹泻，出现肛周粪性皮炎，以及肛门坠胀不适等不适症状。目前临床应用较少。

4. 结肠旷置术

［适应证］结直肠传输功能障碍。

［禁忌证］合并小肠传输功能障碍，分度为重度 B 期患者。

［体位］截石位，平卧分腿位。

［麻醉］全麻，持续硬膜外麻醉或复合麻醉。

［操作方法］根据选择，决定结肠的取舍，采取横-直或升-乙或盲-乙或盲-直吻合。在决定取舍的位置切断肠管，先将远端肠管之切口封闭，旷置远段肠管，再将近端肠管与乙状结肠下段或直肠上段或直肠中下段行端侧吻合，从而使结肠成为一个 Y 状结构，

旷置的结肠内容物亦可顺利排出。

[优点]手术简单、创伤较小．

[缺点]部分患者术后存在腹胀、肛门坠胀、腹痛等症状无法缓解，粪便可逆行返回旷置的肠段，甚至形成粪石，引起旷置综合征，需要再次手术治疗，目前应用较少。

5. 造瘘术（结肠造瘘术、回肠造瘘术）

[适应证]结直肠传输功能障碍（或合并小肠传输功能障碍）、高龄、心肺功能差（难以耐受较长手术及麻醉时间）。

[禁忌证]身体功能差，无法耐受手术。

[体位]截石位，平卧分腿位。

[麻醉]全麻，持续硬膜外麻醉或复合麻醉。

[操作方法]同"结直肠癌"章节。

[优点]手术简单、创伤较小，无复发。

[缺点]需要终生的造口护理，排便位置更改后社交活动等有不变，对患者生活质量带来一定的影响。目前在老年患者中应用较多。

6. 腹腔镜辅助手术

以上手术均可以用腹腔镜辅助完成，手术适应证与开腹无差异，手术禁忌证为：既往有腹部外科手术史，经腹腔镜探查肠粘连广泛致密，手术操作困难，高龄，肥胖，合并基础疾病难以耐受长时间手术者。腹腔镜的清晰视野和放大图像，有利于精细解剖，减少出血，避免了腹壁切口的大范围损伤，疼痛轻，能早期下床活动，有利于快速康复及预防肠粘连，患者接受度高。腹腔镜技术在便秘外科治疗中已得到广泛的推广及接受，随着外科器械及技术的进步，目前已引入机器人辅助腹腔镜手术。

◆ 腹腔镜辅助全（次全）结肠切除吻合术

[操作方法]取改良截石位建立气腹，脐下置入腹腔镜，常规探查腹腔情况，明确结肠形态分布，结合术前检查等进行选择决定切除的肠段范围。分别于左上腹、左下腹、右上腹作 3 个操作孔，置入 0.5cm 套管，右下腹置入 1.5cm 套管。游离结直肠及系膜，按直肠、乙状结肠、降结肠、横结肠、升结肠和盲肠顺序，保留大网膜，显露并保护双侧输尿管和十二指肠，注意右侧分离升结肠和盲肠时，尽量靠近血管根部游离，保护边缘血管弓，保留回结肠动脉主干，充分向腹主动脉方向游离回盲部。游离直肠至预切除处并裸化，腔镜闭合器断肠，于右下腹做麦氏切口，长约 5cm，依次切开进腹，拖出标本，在预切除肠段处断肠，安置吻合器抵钉座，重建气腹。会阴组充分冲洗消毒直肠及会阴区，并充分扩肛达 4 指，自肛门伸入圆形吻合器完成吻合。

医学在不断进步，除了健康，人们对微创和美观有更高的追求，也激发了临床医师的不断创新，在杨向东教授的指导下，成都肛肠专科医院便秘科龚文敬主任对腹腔镜便秘手术不断进行优化改良。

[改良一]为达到腹部无切口，充分利用自然腔道，完成腹腔镜辅助经肛门 NOTES 结肠次全切除升直吻合术。

操作要点：在运用腔镜完成结肠游离后，在直肠适当位置处切断，会阴组完成准备后用卵圆钳伸入腹腔经肛门拖出结肠，判断拖出段血供良好后，于合适位置切断升结肠，近端荷包缝合后置入吻合器抵钉座收紧荷包打结，经肛门将升结肠拖回腹腔，再用吻合器闭合直肠断端，修剪并取出残余的直肠，自肛门伸入圆形吻合器行升结肠与直肠吻合。

此改良术式的优点：避免了传统腹腔镜腹部辅助切口，更微创。但是存在术中腹腔污染的风险，受结肠血供影响较大，无法进行选择性切除，对肠道准备的要求高。因此需要特别注意：①术前充分的肠道准备和术中充分的直肠冲洗消毒，以减少腹腔内断肠后的污染；②分离升结肠和盲肠时，尽量靠近血管根部游离，保护边缘血管弓，保留回结肠动脉主干，充分向腹主动脉方向游离回盲部，以保证拖出肛门外的升结肠血供良好，回结肠动脉主干较短者不宜施行此手术；③会阴组应进行充分扩肛，以利于标本的拖出。

［改良二］若不能达到选择性结肠切除，手术疗效会受到影响，因此术者运用反穿刺技术，进一步改良了腹腔镜辅助经肛门NOS结肠次全切除升直吻合术。

操作要点：在运用腔镜完成结肠游离后，在直肠适当位置处切断，会阴组完成准备后将反穿刺器（2-0可吸收线穿过吻合器抵钉座尖端的小孔，线尾打结形成长约2cm的编织瓣，牵引线总长约4cm）经直肠送入腹腔，在升结肠合适位置前壁做一约2cm横切口，经此切口将反穿刺器头端朝盲肠方向，整体送入升结肠内，随后在将反穿刺器尾端的带线针在切口上方预切除结肠处"反向"缝出，并顺势适当抽紧牵引线，再用闭合器在牵引线穿出处下方夹闭，断肠，标本经肛门拖出，用分离钳夹住牵引线用力向外抽，直至将抵钉座内芯从结肠前壁穿出并抽紧固定，抽取内芯，再用吻合器闭合直肠断端，修剪并取出残余的直肠，自肛门伸入圆形吻合器行升结肠与直肠吻合。

此改良术式的优点：受结肠长度及血供影响小，可按需要完成选择性结肠切除，但是术中腹腔污染的风险增加，对术前肠道准备的要求更高。

［改良三］慢性顽固性便秘患者肠道准备十分困难，术中腹腔污染风险的增加严重制约了改良二术式的应用，针对这一情况，龚文敬发明了"腹腔镜辅助经肛门NOS结肠次全切除手术的吻合器导送钳"，术中使用电子肠镜配合，进一步改良形成：双镜联合经肛门NOS结肠次全切除升直吻合术。

操作要点：在运用腔镜完成结肠游离后，在结肠远段予纱条结扎，会阴组反复冲洗直肠，超声刀于直肠适当位置处切断，经肛门将标本拖出，肠镜经结肠远端进入，冲洗肠腔，在腔镜下于升结肠适当位置处穿入，并在肠镜下引出肛门外，完成反穿刺器（抵钉座）安置，并用吻合器导送钳整体送入升结肠内，并顺势适当抽紧牵引线，再用闭合器在牵引线穿出处下方夹闭，断肠，标本经肛门拖出，用分离钳夹住牵引线用力向外抽，直至将抵钉座内芯从结肠前壁穿出并抽紧固定，抽取内芯，再用吻合器闭合直肠断端，修剪并取出残余的直肠，自肛门伸入圆形吻合器行升结肠与直肠吻合。

十一、现代研究进展

（一）结肠慢传输型便秘的病因病机

后世医家在前人的理论基础上，对便秘的病因病机作了进一步的研究探索。刘绍能等认为功能性便秘以气虚为本，病程中可与气滞、郁热、津亏、血虚等同时存在，各因素之间互相影响，恶性循环，导致便秘反复难愈。曹志群认为脾气亏虚，肺失宣肃是功能性便秘的主要病机，肠燥津亏，气机不畅是病机之关键。

（二）结肠慢传输型便秘的辨证及治则

李国菁等的"百病生于气"理论认为，功能性便秘的治则宜疏肝理脾，宣肺通腑。李景远等认为中医治疗慢传输型便秘多从益津润肠入手，以扶正为主，兼以祛邪，同时从脾、肝、肾、肺四脏入手辨证论治，从脾论治，健脾助运，升清降浊；从肝论治，行气通腑，兼以活血化瘀；从肾论治，滋阴润肠或温阳通便；从肺论治，益气肃肺，清化痰热。便秘的中医辨证治疗固然重要，然而仅局限于中医辨证用药不仅束缚了中医治疗便秘的发展，而且也存在着许多的弊端。因此，慢传输型便秘的诊治应结合病症，以中医辨证为中心，结合西医辨病，有利于提高辨证的准确性及临床疗效。

（三）结肠慢传输型便秘的中医药治疗

中医对本病的治疗主要有中医药内服及中医外治法。目前中医药治疗结肠慢传输型便秘已制定了临床路径和综合治疗方案，并已开始进行多中心的规范研究。

1. 中医药内服

虽然中医对于便秘的认识历史悠久，但对于本病的辨证分型尚无统一标准，不同医家都有着自己独到的见解。很多医生认识到，在进行慢传输型便秘的治疗过程中，不能太过拘泥于疾病的分型，便秘的根本在于大肠传导功能的失司，根据整体思想，除了大肠本身的病变之外，五脏六腑皆可影响大肠的传导功能。故临床具体用药时，除了根据疾病的分型进行辨证治疗外，还需强调五脏辨证，多方式灵活施治。

2. 中医外治法

中医外治法包括针灸、灌肠、贴敷等，都取得了较好的疗效，且安全性较好。

（四）结肠慢传输型便秘的手术治疗

目前国内外文献报道的结肠慢传输性便秘的手术方式有以下几种：① 全结肠切除、回肠直肠吻合术；② 次全结肠切除、回肠乙状结肠吻合术或盲肠直肠吻合术；③ 结肠部分切除术；④ 回肠或阑尾造口顺行灌洗术；⑤ 结肠旷置术。国外文献报道行回肠造口或盲肠造口顺行灌洗术，国内文献未见上述手术方法的报道。主要原因是该术式术后生活质量低，患者难以接受该手术。近年来国外文献报道腹腔镜全结肠切除术治疗溃疡性结肠炎、家族性腺瘤性息肉病和结肠慢传输性便秘。与传统的开腹全结肠切除术相比，腹腔镜手术术后效果与传统开腹术相似，且创伤小、痛苦小、恢复快、住院时间短。尽管长期效果有待观察，术后患者均对外观美容效果满意，腹腔镜结肠切除术是治疗结肠慢传输性便秘的理想术式，值得临床推广应用。

第二节　出口梗阻型便秘

当粪便运输到直肠，达到一定容量，刺激肠壁感受器，发出冲动传入腰骶部低级排便中枢，并上传至大脑皮层而产生便意，大脑皮层发出冲动，产生排便反射，乙状结肠和直肠收缩，肛门括约肌舒张，肛提肌收缩将括约肌向外牵拉，肛管直肠角角度增大，粪便通过肛管，排出体外。在试图排便时，如果肛门直肠及周围的结构发生改变，导致直肠管腔相对狭窄，或直肠管腔过度扩张，或盆底肌肉不协调收缩，或肛门括约肌松弛不充分，或排便时直肠推进力不足等，而出现排便费力，排便不尽，肛门坠胀等肛门直肠梗阻感表现时，被称之为出口梗阻型便秘。

出口梗阻型便秘可单独出现，也常常与慢传输型便秘共同存在，互为因果，其发生机制尚未完全清楚，根据结构的改变可分为七类：直肠前突；直肠内脱垂；盆底疝；耻骨直肠肌综合征；盆底痉挛综合征；会阴下降综合征；孤立性直肠溃疡综合征。现分述如下。

<h2 style="text-align:center">直肠前突</h2>

直肠前突（rectocele，RC）实际是直肠前壁和阴道后壁的疝，亦有人称之为直肠前膨出，是指直肠前壁、直肠阴道隔和阴道后壁薄弱，直肠前壁呈囊袋状突入阴道内形成的内疝，是造成女性出口梗阻型便秘的常见原因之一。直肠前突有 3 种类型：低位、中位和高位。中、高位大多数合并盆腔脏器的脱垂，包括子宫脱垂和盆底疝，低位直肠前突是由于直肠阴道间隔的筋膜和括约肌上部缺陷所致。

该病属于中医"脾约"或"便秘"范畴。

一、流行病学资料

在顽固性便秘的病例中，直肠前突发病率占 30.6% ~62.0%。直肠前突可在 20%~81% 无症状女性中发生。Blatchford 等对一组平均年龄 21 岁的无症状、未经产妇的研究表明，81% 的调查者有直肠前突，其中 80 % 为轻度或中度（＜2cm）。戎兴元等行排粪造影检查发现 72 例直肠前突，其中功能性直肠前突 54 例，占 75%，有些为中度膨出（1.5~3cm），它们只是在排便过程中短暂地动力性扩张。卢任华报告 461 例，发现单纯直肠前突的发生率高达 79.37%，未婚和已婚未育者占 18.23%，其中年龄最小者 7 岁。上述流行病学资料表明：直肠前突的发病带有普遍性，只是前突程度有个体差异。此种现象与女性盆部的解剖生理学特点有关。因此，有学者认为功能性直肠前突是一种解剖学变异，而非病理现象。

二、病因病机

（一）中医病因病机

中医学认为，多由于排便习惯不良，临厕努挣，妇女多产，会阴产伤，以及老年女性身体功能渐衰导致正常解剖结构改变，或气机阻滞，或气阴两虚，或阳虚寒凝，日久肠胃受损，大便排出不畅或排便不尽、排便困难。

（二）西医病因病机

直肠前突的患者绝大多数为女性，经产妇多见，男性的直肠前壁有前列腺支持，由于支持力量较强，很少发生直肠前突，只有当前列腺切除术后，偶尔形成轻度或中度的直肠前突。这是与女性盆底的特殊结构有关，女性尿生殖三角区的肌肉筋膜不甚坚固，骨盆出口宽度和长度较大是形成直肠前突的生理解剖条件。分娩、发育不良、筋膜退变及长期腹压增高可使盆底受损而松弛。尤其是分娩时，可使肛提肌裂隙中的交织纤维撕裂，腹会阴筋膜极度伸展或撕裂，从而损伤直肠阴道隔的强度，影响其抵抗排便的水平分力而逐渐向前突出。直肠前壁向前膨出类似疝突出。

1. 解剖学因素

直肠前壁由直肠阴道隔支撑，直肠阴道隔是女性胚胎发育期形成的维持盆底正常功能的重要结构。直肠阴道隔发育不良，生理或病理因素造成雌激素水平下降而致直肠阴道隔的退行性变（直肠阴道隔的形成、发育与女性体内的雌激素水平有关），长期便秘或分娩造成的直肠阴道隔损伤等众多因素，皆可造成直肠阴道隔的薄弱、缺损，而致直肠前突。故从解剖学的角度来看，直肠前突的发生主要归咎于直肠阴道隔的薄弱、缺损。

2. 排便因素

正常排便时腹压升高，盆底肌松弛，肛管直肠角度变钝，盆底呈漏斗状，肛管成为最低点，粪便在排便压力驱动下排出。由于骶曲的影响，下行粪块的垂直分力成为排便动力，而水平分力则作用于直肠前壁。女性由于前方较空虚，只是靠直肠阴道隔与肛提肌脚、耻骨直肠肌的前中线交叉纤维及会阴体融合来加强其强度，以抵抗上述水平分力。若水平分力过大，直肠前壁不能抵抗时，则直肠前壁就会向前突出。既往认为直肠前突系排便时直肠前壁过度突入阴道的一种病理状态。但由于女性的直肠阴道隔本身就比较薄弱，近来有研究认为，功能性直肠前突是一种由于不良因素长期或者过强地作用于直肠阴道隔造成的解剖学结构异常，而非病理现象。

三、病理

盆底神经肌肉受损后，盆底及其所支持的盆腔组织器官下降，盆底松弛。引发多种其他类型的盆底松弛性病变，如肠癌、膀胱脱出、直肠脱垂等。直肠前突是盆底松弛综合征的一种表现，盆底松弛可以导致直肠前突，而直肠前突又加重盆底松弛，两者互为因果。

四、中医辨证分型

1. 气机阻滞证

大便秘结，欲便不能，甚则便条不粗仍排出困难，兼有嗳气频作，胸胁痞满，甚则腹中胀痛，纳食减少。舌苔薄腻，脉弦。

2. 脾虚气陷证

大便不干，便条不粗，但排出困难，伴有神疲乏力，少气懒言，食少纳呆，舌苔白，脉弦。

3. 气阴两虚

老年体弱之人，虽有便意，但临厕努挣乏力.挣则汗出气短，面色㿠白，兼有恶心烦热、盗汗，神疲乏力，懒言，舌淡红，苔薄而少，脉细。

4. 阳虚寒证

大便艰涩，排出困难，小便清长，面色苍白，四肢不温，喜热怕冷，腹中冷痛或腰脊酸冷，舌淡苔白，脉沉迟。

五、西医分类

按其排粪造影时直肠前突的深度将其分为 3 度：6~15mm 为轻度，16~30mm 为中度，

30mm 以上为重度。按解剖位置其在阴道上 1/3 为高位，阴道中 1/3 为中位，阴道下 1/3 为低位。根据直肠前突的线图像设立测量标准线，将直肠前突分为 3 型，即：高鼻型、憩室型、横峰型。一些学者将直肠前突分为慢性排便困难、盆腔（生殖）器官位置正常（Ⅰ）型和并发盆腔器官脱垂（Ⅱ）型。

六、临床表现

（一）症状

排便困难；肛门坠胀；排便不尽；排便时肛门有持续压力下降感；会阴部有下坠感；需在肛门周围加压才能排便，或者需用手指插入阴道或直肠才能排便；将卫生纸卷插入直肠诱导排便；肛门处有疝或陷窝的感觉。

（二）体征

肛管直肠指检可触及肛管上端的直肠前壁有一圆形或卵圆形突向阴道的薄弱区，严重者可将阴道后壁推至阴道外口。

七、实验室及其他辅助检查

1. 排粪造影

排粪造影是诊断直肠前突的可靠影像学依据。显示排便时直肠前下壁向前突出，相应部位的直肠阴道隔被推移变形，钡剂通过肛管困难。前突的形态多为囊袋状，鹅头角状或土丘状，边缘光滑。根据排粪造影时直肠前突的深度将其分为 3 度：6~15mm 为轻度，16~30mm 为中度，30mm 以上为重度。具备上述 3 项即可明确诊断。

2. 结肠运输试验

标志物聚集于直肠、乙状结肠区域，常见于直肠前突患者。

八、诊断

首先详细询问病史，收集症状学特点，尤其是有手协助排便或插入阴道协助排便史。其次，直肠指诊时在直肠前壁齿线上会触碰到一个圆形或卵圆形凹陷的薄弱区，触及囊状突入阴道内。让患者用力排便时凹陷更加显著，甚至可将阴道后壁按压至阴道口外，这样就可初步诊断。排粪造影是明确诊断的最佳检查方法，可发现直肠前膨出的形态、大小、长度、深度和"鹅头征"，发现合并异常的征象。因此，有典型症状，结合直肠指诊和排粪造影征象便能确诊。

根据 1999 年全国便秘诊治新进展学术研讨会拟定的直肠前突分度标准，以排粪造影结果判断前突的深度和宽度。一般将前突分为 3 度，即 6~15mm 为轻度；16~30mm 为中度；大于 31mm 为重度。Blatghford 和 Nichols 等将直肠前突分为高位、中位和低位型对临床诊断治疗也有指导意义。

九、鉴别诊断

（1）慢传输性便秘：一般在症状上慢传输性便秘以便次少、便意少、腹胀等症状为主，而直肠前突以有便意但排出困难、肛门坠胀、肛门梗阻感等为主。慢传输性便秘通过结肠传输试验来诊断和排除，而直肠前突通过排粪造影可以显示直肠前突的深度。

（2）耻直肌综合征：耻直肌综合征与直肠前突都有大便排出困难，排出费力，肛门坠胀等症状。但在排粪造影检查上，直肠前突以囊袋状或土丘状钡影向阴道突出，而耻直肌综合征则表现在肛直角没有扩大、钡影搁架症、耻直肌切迹深大。并且在肛门指检上，直肠前突表现为触及直肠前壁薄弱向阴道突起，而耻直肌综合征表现为耻直肌粗大或努挣时耻直肌不放松。

十、治疗

对于轻度直肠前突患者或无明显临床症状者，采取保守治疗的方法。对于其他类型患者，多采取手术的方法，手术治疗目的是消除薄弱区，加强直肠阴道隔的支撑作用。

（一）中医内治法

1. 气机阻滞证
[治法] 顺气行滞通便。
[主方] 六磨汤。
[常用药] 槟榔、沉香、木香、乌药、大黄、枳壳各等份。

2. 脾虚气陷证
[治法] 补气润肠，健脾升阳。
[主方] 黄芪汤。
[常用药] 黄芪、熟地黄各 9g，牡蛎、炒白术、麦冬各 6g，茯苓、防风各 3g，炙甘草 1g，浮小麦 30g。

3. 气阴两虚证
[治法] 益气养阴通便。
[主方] 八珍汤。
[常用药] 人参、白术、茯苓、甘草、当归、白芍、地黄、川芎。

4. 阳虚寒凝证
[治法] 温阳通便。
[主方] 济川煎加肉桂。
[常用药] 当归 9~15g，牛膝 6g，肉苁蓉（酒洗去咸）6~9g，泽泻 4.5g，升麻 1.5~3g，枳壳 3g。

（二）中医外治法

参考结肠慢传输型便秘的相关内容。

（三）西医非手术疗法

（1）饮食治疗，多吃富含纤维的蔬菜、水果、粗制的主食。
（2）每日饮水 3000ml。
（3）增加体育活动，以改善胸、腹、膈肌的力量。

444

（4）按摩腹部，养成定时排便的良好习惯等。

（5）必要时可服缓泻剂。

（6）生物反馈治疗。

（7）便前温水坐浴。促进肛门括约肌松弛，有利于粪便的排出。

（8）便时压住阴道后壁，增加直肠内压力，促进肛门括约肌松弛，使粪便顺利排出、排净。

（四）手术疗法

1. 手术适应证

（1）阴道内有包块或膨出的感觉或用手协助排便；

（2）排粪造影显示直肠前突内粪便潴留；

（3）伴有直肠前壁脱垂的直肠前突。符合其中之一则具有手术指征。

2. 手术方式选择原则

由会阴体破裂及肛管括约肌损伤引起的低位直肠前突可采用括约肌成形术。中位直肠前突可用经阴道或经肛门方法进行修补。高位直肠前突用经阴道法是最合适的，它可以更好的观察近端阴道的情况。当存在阴道穹窿脱垂和阴道后疝时偶尔也用经腹手术。修补直肠前突的同时也应治疗合并的疾病，使手术效果更确切。

3. 手术操作

（1）经肛门直肠前突修补术

由于经肛门直肠前突修补术可同时治疗其他肛门直肠病变，通常又是外科医师最熟悉的一种方法，且经肛门手术更容易被患者接受，因此临床较为常用。一般分为：硬化注射法、闭合式修补法和开放式修补法。

◆ 硬化剂注射法

[适应证] 轻、中度的中、低位直肠前突。

[操作方法] 将硬化剂（常用 1∶1 消痔灵注射液）于黏膜下注射到直肠阴道隔之间，使直肠阴道隔的耻骨直肠肌前中线交叉纤维及其周围支撑组织起到互相粘连、纤维化的作用，可将松弛黏膜借纤维组织重新固定于肌壁上。

◆ 闭合式修补法

[适应证] 轻、中度的中、低位直肠前突，此术式对于单纯的中度直肠前突较为适用。

[操作方法] 患者取俯卧位，双下肢下垂 45 度左右，下腹及耻骨联合部略垫高。可采用腰俞穴麻醉或骶麻。用宽胶布粘贴侧臀部，向两侧牵开，显露肛门部。常规消毒臀部、肛门及阴道，用手指轻轻扩张肛门，以容纳 4~6 指为宜。将直角拉钩或 S 形拉钩伸入肛门内，助手协助暴露直肠前壁。常用的手术方法分为 2 种：

A. 根据前突大小，用弯曲血管钳纵行钳夹直肠黏膜层，再用 2-0 铬制肠线自下而上连续缝合黏膜肌层，直到耻骨联合处。缝合时应下宽上窄，以免在上端形成黏膜瓣影响排粪。

B. 在直肠前突处行双重连续交锁缝合，将该处直肠黏膜、黏膜下组织和肌层缝合在一起，消灭直肠前壁囊袋。连续交锁缝合要勒紧，以达到绞窄效果，从而引起黏膜坏死脱落，靠该处黏膜下和肌层组织使创面快速愈合。该类手术适用于中位直肠前突，特点是快速、简单易行、出血少、不足之处是有时前突封闭不完全，术后可能复发。

◆ 开放式修补法

[适应证] 适用于重度直肠前突。

[操作方法] 术前准备同上。常用的手术方法分为 3 种。

A. 在直肠下端，齿线上方 0.5cm 处作纵形切口，长约 5 ~ 6 cm，深达黏膜下层，显露肌层，根据前突的宽度，游离两侧黏膜瓣，为 1~2cm。左食指插入阴道内，将阴道后壁向直肠方向顶起，以便于协助压迫止血及防止损伤阴道，然后用 2-0 铬制肠线缝合，进针距中线的距离可根据前突程度而定，一般进针点选择在前突的边缘正常组织处可从右侧肛提肌边缘自外向内进针，再从左侧肛提肌边缘自内向外出针，间断缝合 4~5 针。缝毕，用右手食指能触摸出一条垂直而坚固的肌柱。缝合时针尖切勿穿过阴道后壁黏膜，以防发生阴道直肠瘘。最后修正两侧黏膜瓣，用铬制肠线间断缝合黏膜切口。

B. 在齿线处作横切口，长为 1.5~2cm，在切口两端向上各作纵形切口，每侧长约 5~6cm，成 "U" 字形。游离基底较宽的黏膜肌层瓣（瓣内必须有肌层），黏膜肌层瓣向上分离须超过直肠阴道隔的薄弱处。先做 3~4 针间断横行缝合，横行缝叠松弛的直肠阴道隔；再做 2~3 针间断垂直缝合，缩短直肠前壁，降低缝合黏膜肌层瓣的张力，促进愈合。切除过多的黏膜，将黏膜肌层瓣边缘与齿线间断缝合，最后间断或连续缝合两侧纵形切口。

C. 双吻合器经肛门直肠部分切除术（Double Stapled Transanal Rectal Resection，STARR 手术）。先在直肠前突中部（距齿线 5~6cm）2、12、10 点位作 "降落伞" 式牵引缝线，缝线深达肌层，12 点牵引线 2 根分别与 2、10 点位牵引线打结，留作荷包牵引线，从透明肛镜后侧窗口插入压肠板以保护直肠后壁，置入 33mm PPH 吻合器，用带线器将牵引线牵出，适当牵引，使黏膜进入吻合器套管内，收紧吻合器，检查阴道壁，击发同时完成直肠下端黏膜的切割和吻合。切断两侧端连接（猫耳朵），检查吻合口，止血，于两侧猫耳朵处作贯穿吻合口的 "8" 字缝扎，并留作牵引线，在同平面 6 点处再作 "降落伞" 式牵引缝线，从透明肛镜前侧窗口插入压肠板以保护直肠前壁，置入 33mm PPH 吻合器，切除多余后侧肠壁。

（2）经阴道直肠前突修补手术

经阴道手术优点是术野洁净，解剖清晰，便于护理换药，适用于合并有子宫脱垂、膀胱突出的患者，但此术式不能切除直肠内多余的黏膜以及治疗肛管和直肠病变，并可发生阴道狭窄和缩短、术后性交痛、直肠阴道瘘或阴道黏膜坏死等并发症。

[适应证] 中、重度直肠前突。

[操作方法] 腰俞穴麻醉下，取膀胱截石位，常规消毒肛管直肠，冲洗、消毒阴道、拉钩牵开阴道，暴露阴道后壁。根据前突的长度，在阴道后壁正中行纵向切开，游离黏膜，食指在肛管直肠内向阴道方向顶起，显露直肠阴道隔，用细丝线或 2-0 肠线缝合关闭囊袋，修剪黏膜瓣，用肠线缝合黏膜切口。缝合时针尖切勿穿过直肠壁。

上述手术需认真做好术前准备和术后护理。术前 3 日口服肠道抗生素，术前 2 日进软食，手术当日禁食，并清洁灌肠、冲洗阴道。术后继续用抗生素或甲硝唑等预防感染，进流食，控制大便 3~5 天。大便后用 1：5000 高锰酸钾水坐浴后伤口处用复方紫草油纱条换药至痊愈。

（3）经会阴直肠前突修补手术

［适应证］由会阴体破裂及肛管括约肌损伤引起的低位直肠前突。

［操作方法］在肛门与阴道之间作一长 4~5cm 的弧形切口，逐层切开，向上分离至齿线水平上 2~2.5cm，先将直肠阴道隔折叠缝合 6~8 针，间距 0.5cm，再将阴道横膈和两侧的肛提肌边缘间断缝合，直至直肠指诊前壁薄弱区消失为止。

十一、现代研究进展

各种研究资料和文献表明，传统的中药口服、刮痧、针灸、拔罐及按摩等在术前、术后的综合应用，能够提高临床疗效，缩短病程，极大改善了直肠前突的主要症状，加快了术后肛门的恢复能力。不仅对直肠前突型便秘的产生起到了治疗的作用，同时也达到了预防的目的。但是中医药疗法作为独立治疗方法的研究相对较少，不利于体现该法的确切疗效。

RC 的手术指征为具有典型的临床表现和排粪造影显示前突内有钡潴留以及巨大前突（深度＞3cm）者，或排粪造影显示前突部位不完全排空，并伴有症状，经 3 个月以上严格的保守治疗无效者可选择手术治疗。无症状的 RC、排粪造影显示为完全排空的 RC，不予手术治疗。并且治疗 RC 必须同时处理与其并存的合并症。

直肠前突型便秘的手术方式从入路大致可分为四大类：经直肠、经阴道、经会阴、经腹。有学者采用吻合器治疗及经腹腔镜直肠阴道固定术治疗，也取得了不错的疗效。就现有的文献报道上述四类手术方式的术后疗效无显著差异；而手法协助排便史、排粪造影中直肠前突内钡剂潴留程度、直肠前突的大小、合并结肠慢传输及其他出口梗阻因素、一些全身性疾病等对直肠前突便秘的术后疗效均有影响。

RC 是一种直肠阴道隔解剖学异常改变，其发病带有普遍性。但从目前的临床研究上看，RC 的手术治疗远期疗效较差，复发率较高。这可能与大多数 RC 常合并其他便秘、没有按照严格的手术指征来选择病例及术后患者的不良饮食习惯与生活习惯有关。为了提高 RC 的治疗效果和降低 RC 的复发率，临床上需要注意以下几点：①术前 RC 必须诊断明确并严格把握其手术适应证，故需制定一个统一的诊断标准及手术指征。② RC 术前必须排除其他合并疾病，故需研究合并疾病的排除手段，并同时治疗存在的合并疾病。③ RC 术后要养成良好的饮食习惯及排便习惯，并可配合中药治疗。

直肠前突影像学诊断方面，传统排粪造影在诊断和评估出口梗阻型便秘中的作用，操作简单易行，诊断价值肯定，依然是被人们作为诊断 RC 的金标准。磁共振排粪造影目前认为是评价盆底功能障碍性疾病最佳影像学检查手段，在印证临床诊断、指导制定精密的盆底手术方案和评价手术效果等方面表现出广阔的应用前景。盆底超声采取经会阴和经肛的途径，对排出梗阻的患者进行评估，与传统排粪造影能取得较好的一致性，此检查技术省时、廉价、无辐射，容易广泛地应用于临床。

直肠内脱垂

直肠内脱垂（inter rectal prolapse，IRP）是指在排便过程中近侧直肠壁全层或单层黏膜层折入远侧肠腔或肛管内，不超出肛门外缘，并在粪块排出后持续存在，又称直肠内套叠、不完全直肠脱垂、隐性直肠脱垂。近年来，随着排粪造影等新技术的推广应用认识到本病并不少见，是出口梗阻型便秘中的常见类型，故提高本病的诊断和治疗水平对便秘的临床治疗有积极的意义。

一、流行病学资料

本病并不少见。发病率约为直肠脱垂的 3~10 倍，男女之比为 1∶6，以 50~70 岁多见。

二、病因病机

（一）中医病因病机

中医学认为，此病是由于合并有习惯性便秘、慢性腹泻等，长期用力努挣排便，腹内压力增高，引起直肠黏膜松弛，向下滑动而形成；或内痔晚期，肛门衬垫下移，直肠前壁黏膜反复受牵拉，容易松弛脱垂；或产妇分娩时直肠阴道隔过度扩张，盆底肌肉有不同程度劳损，产后如果恢复不全，直肠阴道隔松弛，盆底肌张力下降诱发直肠前壁松弛脱垂。因此，本病多由禀赋不足，妊娠分娩，久痢便秘，内伤饮食，感受外邪、肺气闭塞不宣而致脾胃虚弱，中气下陷，固摄乏力，升举无力而出现直肠内脱垂。

（二）西医病因病机

目前，人们对直肠内脱垂的病因及发病机制尚不十分清楚，但根据国内外研究表明，直肠内脱垂存在一些解剖学异常：异常加深的 Douglas 陷窝、直肠活动性异常、肛提肌缺陷、乙状结肠冗长等，一般认为长期腹内压增加，导致盆底薄弱，最终引起直肠内脱垂，支持这一观点的学说主要有：滑动性疝学说、会阴下降综合征学说、肠套叠学说和提肌功能障碍综合征学说。由此可见，本病的病因可能与下列因素有关。

1. 先天性因素

部分患者直肠黏膜下组织薄弱，对直肠黏膜固定作用差，在大便干结无规律、慢性炎症等因素作用下出现黏膜脱垂。直肠与骨盆壁（主要是骶骨）间韧带松弛，使近端直肠向远端脱垂。

2. 继发性因素

如长期腹压增高，使盆底下降，乙状结肠及直肠均向盆底下垂，当肛门括约肌功能正常时，下垂的直肠难以脱出肛门外。

3. 经产妇

可能由于怀孕期盆腔血管受压迫，直肠黏膜血管回流不畅，局部慢性瘀血，减弱了肠管黏膜张力所致。另外分娩时阴道、盆底横纹肌损伤，导致会阴下降综合征。

4. 胃肠调节肽变化 P 物质

胃肠调节肽变化 P 物质（substance P，SP）广泛存在于消化道各层，在大肠的肌间神经丛和环肌层中有密集的含 P 物质的神经纤维，P 物质对胃肠道平滑肌有很强的刺激收缩作用。国内研究表明，直肠内脱垂患者的乙状结肠肠壁神经丛内 P 物质较对照组明显减少，造成结肠收缩功能受损。另外，国内外也研究了血管活性肠肽（vasoactive intestine polypeptide，VIP）在出口梗阻型便秘患者结肠中的变化，结果发现 VIP 含量下降，但未能解释其与出口梗阻型便秘的关系。

三、中医辨证分型

1. 中气下陷证

肛门坠胀，神疲乏力，食欲缺乏，甚至头昏耳鸣，腰膝酸软，舌淡，苔薄白，脉弱。

2. 湿热下注证

肛门坠胀、腹泻或便秘、肛门红肿疼痛、口渴喜饮、面赤唇红、舌质红、苔黄腻、脉弦数。

3. 肾虚失摄证

肛门坠胀、肛门松弛、排便困难、头昏眼花、腰膝酸软、小便频数、舌淡胖嫩或舌红少津，脉沉细或细数。

四、西医分类

（一）传统分类

根据排粪造影将直肠内脱垂分为三类。

（1）直肠前壁黏膜脱垂：指松弛的直肠黏膜脱垂于肛管上部前方，使该部呈凹陷状，而直肠肛管结合部后缘光滑连续。

（2）直肠内套叠：松弛的黏膜脱垂或全层肠壁在直肠内形成环形套叠，多数在直肠远端。

（3）肛管内直肠套叠：套叠和脱垂的鞘部为肛管。

（二）张东铭分类

根据套叠的鞘部，以及套入部是累及肠壁全层或是单纯累及黏膜层，将直肠内脱垂分为直肠黏膜脱垂和全层直肠套叠两类。直肠黏膜脱垂又分为直肠前壁黏膜脱垂和直肠全环黏膜脱垂；全层直肠套叠又分为直肠内全层直肠套叠（直肠内套叠），肛管内全层直肠套叠（肛管内直肠套叠）。

五、临床表现

（一）症状

由于直肠内脱垂造成直肠或肛管的部分阻塞，临床症状主要为排便困难及费时费力、肛门阻塞坠胀感、大便变细及重复排便，大便数日1次或1日数次，排便时间延长，往往需要0.5小时至1小时，甚至更长时间。此外，部分患者肛门部胀痛、便血等。便血的原因是由于黏膜损伤所致。同时，直肠内脱垂也可引起直肠炎或孤立性溃疡，孤立性溃疡多发生于直肠前壁，距肛门6~8cm，这是直肠内脱垂鞘部的最低部位，发生原因不详，可能是排便时该部位黏膜受到牵拉所致。

严重的直肠内脱垂可出现大便失禁，这是由于脱垂肠管下降，肛管机械性扩张，导致内括约肌功能紊乱，以致排便失禁，直肠壶腹部感觉破坏，导致不能控制气体。

（二）体征

（1）视诊：肛门外形正常。

（2）直肠指检：取蹲位或侧卧位，令患者排便动作，可触及直肠腔内黏膜折叠堆积，柔软光滑，上下移动，有壅阻感，内脱垂部分与肠壁之间有环形沟。肛管直肠指检以排除肛管直肠肿瘤和其他疾病。

（3）乙状结肠镜或肛门镜检：患者稍加腹压即可见直肠黏膜下垂堆积，似瓶塞样突入镜筒开口。在直肠肛管交界出现环形或子宫颈状黏膜内折。直肠镜可见直肠前壁黏膜过多，用力排便动作时可见嵌入镜腔或出现于齿线下方，患者可见黏膜水肿、质脆、充血，或有溃疡、息肉样等病变。乙状结肠镜和肛门镜可除外肠道肿瘤、憩室等器质性病变，并可发现结肠黑变病。

六、实验室及其他辅助检查

1. 内镜检查

肛门镜和纤维结肠镜检查时，当患者稍加腹压，即可见直肠黏膜下垂堆积，似瓶塞样突入镜筒前端开口。若局部黏膜有炎症改变或孤立直肠溃疡时，可见直肠黏膜充血、水肿，散在的糜烂、溃疡和出血点，常易误诊为直肠炎症。因插入肛门镜和纤维结肠镜时已将脱垂复位，不能发现直肠内脱垂。

2. 排粪造影

排粪造影是本病最有价值的诊断方法。典型的直肠内脱垂排粪造影变化为：在排便过程中肛缘上 6~8cm 处直肠前后壁出现折叠，并逐渐向肛管下降，最后直肠下段变成杯口状的鞘部，其上方直肠缩窄成锥状形成套入部，部分直肠内脱垂可仅发生于前壁，但此时也可能是全层直肠套叠。排粪造影可以明确内脱垂的类型——直肠黏膜脱垂还是全层脱垂，内脱垂的部位——高位、中位还是低位，以及内脱垂的深度等，影像学改变主要有以下几种。

（1）直肠前壁脱垂：肛管上方直肠前壁出现折叠，使该部呈凹陷状，而直肠肛管结合部后缘光滑延续。

（2）直肠全环内脱垂：排便过程中肛缘上方 6~8cm 直肠前后壁出现折叠，并逐渐向肛管下降，最后直肠下段变平而形成杯口状的鞘部，上方直肠缩窄形成锥状的套入部。

（3）肛管内直肠脱垂：直肠套入的头部进入肛管而又未脱出肛缘。

排粪造影发现直肠内脱垂并不困难，近年来随着排粪造影的推广应用，诊断水平有了较大的提高，但仍不能区别直肠黏膜脱垂和直肠全层内脱垂，更不能明确是否存在盆底疝等疾病，从而难以满足临床要求，通过研究发现直肠黏膜脱垂只累及直肠黏膜层，排粪造影一般无直肠周围的松弛，测压结果也证实其盆底肌肉损伤轻微或正常。直肠全层内脱垂多累及直肠壁全层，有直肠壁周围组织的松弛、盆底腹膜异常下降、盆底肌肉的损伤等症状，且多数伴有会阴下降。因此，从诊断和治疗的角度应将二者区分开来。

目前，国内外对直肠内脱垂的程度有不同的区分方法，本书以 1999 年全国便秘诊治新进展学术研讨会拟订的直肠内脱垂的诊断分度标准分为轻、中、重度为依据，根据排粪造影结果显示直肠在直肠内脱垂的深度划分，正常范围深度＜3mm；轻度直肠内脱垂深度为

3~15mm；中度为 16~30mm；重度直肠内脱垂深度则＞31mm 或多处套叠或厚度＞5mm。

3. 盆底肌电图

肌电图检查是通过记录神经肌肉的生物电活动，从电生理角度来判断神经肌肉的功能活动和形态学变化，可以客观准确地估计肌肉的神经支配情况。直肠内脱垂同步肌电图可出现典型失神经点位。静息时有持续低频紧张性电活动；随意收缩时，肌纤维参加活动的数量减少，波形稀疏，呈干扰型～混合型，但电位电压增高＞2000μV，多相电位明显增多。

4. 直肠测压

提示直肠感觉功能损害和内括约肌功能损害。

5. 球囊逼出试验

排出时间超过 5 分钟甚至排不出为球囊逼出试验阳性，系患有出口阻塞疾患。其中侧位试验阳性系直肠无力性便秘的反应，包括直肠内脱垂。

七、诊断

直肠内脱垂的诊断主要依据患者的症状、体征、排粪造影等检查结果，排粪造影结果是主要诊断依据。肛管直肠测压和肛肠肌电图可了解盆底肌肉、神经的受损程度，为手术提出客观依据及手术前后肛门功能的评定。为指导临床选择合理的治疗方法，应首先行纤维结肠镜、钡灌肠等检查，除外肠道肿瘤、炎症等疾病。因为从症状、体征等方面看，直肠内脱垂与直肠癌亦容易混淆，同样都有肛门坠胀、便次增多，甚至同样可以有便血、黏液便，故全面的胃肠道检查，除外恶性疾病及炎症性疾病等非常重要。钡灌肠检查还可了解有无结肠冗长、扭曲、结肠扩张或狭窄等。

（1）临床症状：直肠内脱垂是导致顽固性便秘的主要原因之一，主要症状为排便梗阻感，其次为排便不尽感和肛门疼痛，另外可有直肠出血和泻剂的应用等。

（2）直肠指诊：可触及直肠壶腹部黏膜折叠堆积，柔软光滑，上下移动，内脱垂的部分与肠壁之间可有环形沟，部分患者可触及宫颈状物或直肠外的后倒子宫。典型的病例直肠指诊时让患者做排便动作，可触及套叠环。

（3）辅助检查：排粪造影可确诊，典型表现是直肠侧位片见黏膜脱垂呈漏斗状影像，部分患者有骶骨直肠分离现象。

八、鉴别诊断

（1）直肠癌：直肠癌患者亦可见到排便困难，便次频繁，排便不尽的感觉，但一般呈进行性加重明显，肛诊可触及肿物，质硬或直肠镜检查可见到肿物，不光滑，呈菜花状。病理可以确诊。

（2）内痔：较严重的内痔时，由于痔核较大及脱出，亦可见排便困难、排便不尽的症状，但肛门镜可于齿线上肛管处见到黏膜隆起。通过排粪造影可以与直肠内套叠区别。

（3）直肠前突：表现为出口阻塞症状，排便困难，排便不尽，但指诊时与直肠壁可扪及明显的薄弱凹陷区，肠壁松弛，弹性下降，做排便动作时凹陷区更加明显。

（4）盆底肌痉挛综合征：是由于肛门外括约肌、耻骨直肠肌在排便过程中的反常收缩，导致直肠排空障碍性便秘的一种盆底疾病，是一种功能性疾病，是正常盆底肌肉的功能紊乱，而不同于耻骨直肠肌综合征的异常肌肉的功能改变。病理检查肌纤维及肌细胞正常，盆底肌电图、排粪造影检查有助于诊断。

（5）会阴下降综合征：指盆底肌肉异常松弛引起的一系列临床综合征，如排便困难、排便不全、会阴坠胀、肛门失禁等。长期的用力排便可能是主要原因，且文献报道此病女性中多数有多产、产伤史。本病的诊断主要依靠临床表现和实验室检查结果，最主要的是排粪造影结果，如果患者有出口梗阻的表现，排粪造影是会阴下降值达到了诊断标准，即可诊断。

九、治疗

直肠内脱垂的治疗包括手术治疗和非手术治疗。目前研究表明，直肠内脱垂的发生、发展与长期用力排便，及盆底形态学的改变有关。因此，除手术治疗方法外，非手术治疗也相当重要，很多患者经过非手术治疗可以改善临床症状。

（一）中医内治法

1. 中气下陷证

［治法］补气升提，收敛固涩。

［主方］补中益气汤加减。便秘加麻仁润肠通便；便血加地榆炭以清热、凉血，止血；疼痛加白芍以缓急止痛。

［常用药］黄芪 15~20g，甘草 5g，人参、当归各 10g，橘皮 6g，升麻 3g，柴胡 3g，白术 10g。

2. 湿热下注证

［治法］清热除湿。

［主方］葛根芩连汤或白头翁加减。

［常用药］葛根、甘草、黄芩、黄连。

3. 肾阳虚失摄证

［治法］温阳固脱。

［主方］桂附六味地黄丸。

［常用药］桂枝 6g、附子 20g，熟地 240g，山萸肉、干山药各 120g，丹皮、白茯苓、泽泻各 90g。

4. 肾阴虚失摄证

［治法］养阴通便。

［主方］六味地黄丸。

［常用药］熟地 240g，山萸肉、干山药各 120g，丹皮、白茯苓、泽泻各 90g。

（二）中医外治法

（1）针刺：针刺或结合电刺激增强肛门括约肌收缩功能，改善局部症状的作用。常用穴位有，百会、长强、提肛、气海、足三里、天枢等。其中以提肛穴疗效较好。

（2）推拿按摩：此法可缓解腹内停滞积气，加强肛门括约肌功能，减轻及消除肠管脱垂。

（三）西医非手术疗法

1. 建立良好的排便习惯

让患者了解直肠内脱垂发生、发展的原因，认识到过度用力排便会加重直肠内脱垂和盆底肌肉神经的损伤，加重直肠内脱垂的程度及临床症状，因此，在排便困难时，避免过度用力，以及排便时间过久。可采取胸膝位或俯卧位，以便解除直肠内脱垂，达到缓解症状的目的。

2. 提肛锻炼

直肠内脱垂多伴有盆底肌肉的损伤，有些患者手术后临床症状仍然存在，可能与盆底肌肉发生不可逆损伤有关。因此，除避免过度用力排便外，还应坚持提肛锻炼，争取恢复盆底肌肉的功能。在胸膝位下锻炼效果最好。

3. 调节饮食和泻剂应用

饮食中应增加纤维素的含量，多饮水，每日 2000ml 以上，另外可服用液体石蜡，每晚 20~30ml，使大便软化易于排出。

4. 生物反馈疗法

可提高外括约肌功能，但肛管静息压不能因为生物反馈治疗而提高。此方法适合轻度直肠内脱垂或以大便失禁为表现的内脱垂。

（四）手术疗法

直肠内脱垂的手术治疗方法有两种类型，分为经肛门手术和经腹手术。术前全面的体检，详细询问病史，诊断明确并选择合适的手术方式是取得成功的关键因素。下面就将临床常用的各种手术方式分述之。

1. 经肛门手术

（1）芍倍注射液注射治疗

[适应证] 直肠黏膜脱垂和直肠内脱垂，不合并或合并轻度的直肠前突、会阴下降。

[机制] 通过药物的致炎作用和异物的刺激，使直肠黏膜与肌层之间、直肠与周围组织之间产生纤维化而粘连固定直肠黏膜和直肠，以防止直肠黏膜或直肠的脱垂。

[操作方法] 参照三期内痔的注射方法，齿状线上方选择 3~4 个部位，从上到下行柱状注射，注射芍倍注射液时，进针后遇肌性抵抗感后退针给药，将药液注入黏膜固有层与直肠肌层之间，这样收敛固定效果更佳，有时可用原液注射治疗以获得更好效果，注射药液总量一般不超过 40ml。

根据笔者临床经验，应用芍倍注射液局部注射加用益气升提、润肠通便药物治疗因直肠内脱垂引起的习惯性便秘效果很好，二者相辅相成，既可迅速改善患者排便困难、排便不尽的临床症状，更使注射治疗的远期疗效得到保证。

对严重的内套叠可将缝合或柱状结扎松弛黏膜与注射疗法相结合，即在缝合或结扎后的其他部位行注射，这样可以达到由点到线、由线到面的广泛固定作用。

[并发症] 规范操作，很少有并发症的发生。

（2）硬化剂注射治疗

采用各种硬化剂注射于局部，引起无菌性炎症反应产生粘连而固定脱垂。注射疗法操作简单，痛苦小，安全，易于普及，较常用的硬化剂如消痔灵注射液、明矾、鱼肝油酸钠、中药复方制剂等，现在较常用的是直肠黏膜下和直肠周围硬化剂注射疗法。

［适应证］直肠黏膜脱垂和直肠内脱垂，不合并或合并轻度的直肠前突、会阴下降。

［机制］通过药物的致炎作用和异物的刺激，使直肠黏膜与肌层之间、直肠与周围组织之间产生纤维化而粘连固定直肠黏膜和直肠，以防止直肠黏膜或直肠的脱垂。

［操作方法］患者取截石位，使脱垂的黏膜和套叠的直肠复位，以便于将其固定于正常的解剖位置。经肛门镜行黏膜下注射后，采用直肠指诊引导行直肠周围注射。肛周严格消毒后，经肛旁 3cm 左右进针，进针 6cm 至肠壁外后注射。

［并发症］如果肛周皮肤消毒不严格，可发生肛周脓肿。

（3）胶圈套扎术

［适应证］直肠中段或直肠远段黏膜内脱垂。

［机制］以多个胶圈套扎直肠壶腹黏膜，使造成疤痕固定，以纠正套叠。

［操作方法］患者取截石位，肛管直肠常规消毒以吸引套扎器在 3 点位齿线上 0.3cm 起至直肠 10cm 之间作一排 3~5 组套扎点，各套扎点之间留约 1~2cm 间距。用同样方法在 6、9、12 点位作同样套扎点，但临近套扎点应交错不在一个水平面。套扎的排数视直肠壶腹扩张的程度适当增减，组数视直肠冗长的程度增减，但以套扎点尽可能高为佳，至少应超过腹膜返折面（约 6~8cm）。

（4）直肠内脱垂纵缝加硬化剂注射术

［适应证］直肠远端黏膜脱垂和全环黏膜脱垂，以及直肠全层内脱垂。

［机制］以缝叠支撑直肠黏膜，以注射硬化剂纠正直肠浆膜与周围组织的分离。

［操作方法］①患者取截石位，麻醉满意后，钳夹折叠缝合直肠远端松弛的黏膜，先以组织钳夹持齿状线上方 3cm 处的直肠前壁黏膜，提拉组织钳，随后以大弯血管钳夹持松弛多余的直肠前壁黏膜底部，稍向外拉，以 2-0 号可吸收线在其上方缝合两针，两针的距离约 0.5cm，使局部的黏膜固定于肌层。以 7 号丝线在大弯血管钳下方贯穿黏膜，然后边松血管钳边结扎。将第 1 次缝合的组织稍向外拉，再用组织钳在其上方 3cm 处夹持松弛下垂的黏膜，再以大弯血管钳在其底部夹持，要夹住全部的黏膜，但不能夹住肌层。继以 2-0 可吸收线在上方结扎 2 针，再如第 1 次的方法用丝线结扎黏膜。②距肛门缘约 8cm，在其相同高度的左右两侧以 5 号针头向黏膜下层注入 1∶1 消痔灵注射液 5~8ml，要求药液均匀浸润，然后，再将消痔灵注射液注射于被结扎的黏膜部分，2 分钟后，以血管钳将被结扎的两处黏膜组织挤压成坏死的薄片。至此，对直肠前壁黏膜内脱垂的手术完毕。如果属于直肠全周黏膜脱垂，则在直肠后壁黏膜内再进行一次缝扎。③消痔灵注射液以低浓度大剂量，用左手食指在直肠做引导，将穿刺针达左右骨盆直肠间隙，边退针边注药，呈扇形分布。然后穿刺针沿直肠后壁进针 4cm 左右，达直肠后间隙，注入药物。每个部位注入药物总量 10~15ml。

（5）直肠减容术

该术式是直肠黏膜选择性切除的一类手术方式的总称，包括 Delorme 手术、多排直肠黏膜结扎术、纵行直肠黏膜条状切除术、直肠黏膜侧切术、经肛门直肠黏膜环切肌层折叠缝合术（改良 Delorme 手术）等，主要适应于直肠远端黏膜脱垂、直肠远端和中位内脱垂，特别适应于长型内脱垂（4~6cm），但此类手术不适应于合并腹泻和外脱垂者。在此不作

——赘述。

（6）PPH 术

即痔上黏膜环切术，是直接将齿状线上 2~5cm 的直肠黏膜环形切除，并将脱垂的黏膜组织悬吊在正常的位置。由于它能环形切除直肠黏膜，因此理论上可以切除并拉紧松弛的直肠黏膜，造成黏膜与肌层粘连而达到治疗直肠黏膜脱垂的目的。

2. 经腹手术

（1）Ripstein 直肠固定术

［适应证］该术式是治疗直肠脱垂的方法，亦可以治疗中位和高位的直肠内脱垂，亦可以用于经腹手术中的直肠悬吊术。

［操作方法］①切开直肠乙状结肠两侧的腹膜，分别于直肠前后游离直肠达肛提肌水平。②将直肠向上牵拉，在骶骨中线右侧 1cm 处，用 4 号无创伤缝线缝入 3~4 针，并保留缝线。③将 Teflon 网剪成 4cm 宽的条片，其中一侧先缝合于右侧的骶骨前。将直肠拉紧后，用丝线将 Teflon 网缝合于直肠，一般缝合 5 行，每行 4 针。④修剪 Teflon 网，使缝合后无张力，可在直肠后放一手指。左侧网端缝合于左侧。另一种缝合 Teflon 网方法：将 Teflon 网条缝合于骶骨中线筋膜，直肠拉紧后，将网条的两端向前绕过直肠两侧至前壁，分别缝合固定。但直肠前壁中央留 2cm 宽的间隙，以防止直肠狭窄。

此外尚有与该手术方式相类似的经腹直肠缝合固定术、Well 手术等，在此不作赘述。

（2）乙状结肠部分切除、直肠固定盆底抬高术

［适应证］严重的内脱垂，尤其是高位直肠内脱垂。若合并有盆底疝、子宫后倒、孤立性直肠溃疡、骶直分离，或者合并结肠传输延迟，则更是手术指征。

［操作方法］①直肠固定术：取左正中旁切口，显露直肠子宫或直肠膀胱陷窝，切开直肠和乙状结肠两侧的腹膜。分离直肠前壁疏松组织，直达肛提肌。锐性或钝性分离直肠后壁，直达尾骨尖。分离直肠前陷窝的腹膜，直到膀胱或子宫后壁。拉直游离的直肠，用 4 号丝线将直肠的后壁两侧与骶前筋膜缝合 3~4 针，并将直肠乙状结肠交界处缝合于骶骨岬。②盆底抬高：将直肠膀胱或子宫陷窝的前腹膜向上提起，剪去多余的腹膜，缝合于提高并固定的直肠前壁。③子宫固定术：用 7 号丝线缝合子宫圆韧带，并将其缩短。④乙状结肠部分切除：将冗长的乙状结肠切除。

此外，张胜本等采用功能性直肠悬吊术对直肠内脱垂有确切疗效，其适应证与该术式相同，手术方式主要包括：①改良的 Orr 直肠悬吊术；②盆底抬高；③乙状结肠切除；④子宫固定术。

（3）Orr 手术

［适应证］该术式是 Orr 等 1947 年首先应用于临床，治疗直肠外脱垂，以后人们将其应用于治疗严重的直肠内脱垂。

［操作方法］①取大腿阔筋膜或者腹直肌前鞘筋膜，大小 1cm×10cm~2cm×10cm。②将两条筋膜带分别缝合于直肠两侧，以及骶骨岬筋膜，使直肠悬吊。③缝合盆底，关闭 Douglas 陷窝。

（4）Nigro 手术

［适应证］严重的直肠内脱垂。

［操作方法］①切开直肠两侧的腹膜，游离直肠至肛提肌。②Teflon 网条缝合固定在

直肠两侧及后壁。③Teflon 网条固定在耻骨，向前悬吊直肠。

（5）腹腔镜手术

目前经腹腔镜治疗直肠内脱垂，包括直肠部分切除和直肠不切除的直肠固定术，这是一种安全有效的手术方式。

十、现代研究进展

直肠内脱垂是指排便过程中近端直肠黏膜层或全层套叠入远端直肠腔或肛管内而未脱出肛门外的一种功能性疾病。直肠内脱垂可引起一系列症状，如排便困难，排便不尽感，肛门疼痛。直肠出血和依赖泻剂等。少数患者有腰、骶部疼痛和排便时有里急后重感。通过病史及直肠指诊仅能诊断 30 %~40 % 的直肠内脱垂，而排粪造影检查是目前最好的诊断方法。

直肠内脱垂致顽固性出口梗阻性便秘经非手术治疗无效后，可借助外科手术治疗改善症状。手术的目的是纠正造成梗阻的形态学异常，阻断引起直肠内脱垂各因素的相互影响。手术方式有经腹和经会阴两种途径，包括直肠黏膜套扎术、直肠黏膜间断缝扎术、Delorme 手术、Ripstern 手术、乙状结肠切除及直肠固定术和功能性直肠悬吊术等。经会阴途径手术操作简便，创伤小，耗时短，对低位且无其他合并症的直肠内脱垂应为首选。而那些严重的高位直肠内脱垂，若合并腹膜疝、盆底疝、子宫后倾，或者传输延迟，非经腹手术难以全面纠正盆底形态异常及解除梗阻病因。对于复发患者，复查排粪造影表明盆底形态已得到纠正，但临床症状未能改善，可见亦不能单纯地考虑从解剖结构上纠正直肠内脱垂及其他形态学改变，过分强调恢复解剖意义上的正常，势必加重盆底神经及肌肉损伤，患者的症状不但不能改善，反而有部分患者术后病情加重。功能性直肠悬吊术通过改进手术操作，既适当地纠正了盆底形态异常，又避免过多的损伤盆底神经肌肉，疗效满意。功能性直肠悬吊术包括直肠悬吊，盆底抬高或修补，子宫复位固定及切除冗长的乙状结肠等，若合并结肠传输延迟则切除相应的肠段。直肠内脱垂各种手术方式的疗效报道不一致，因为各自的适应证不同，且缺乏前瞻性对照研究，很难评价其优劣。顽固性梗阻性便秘病程长，病因复杂多变，事实上想简单地通过一种手术就能彻底地解决多因素引起的顽症，是很困难的。由此可见，手术治疗直肠内脱垂必须结合结肠传输试验、肌电图、肛管测压等检查全面分析多因素对排便的影响，经过严格的非手术治疗，包括体位锻炼，粗纤维饮食，软化粪便，适当应用缓泻剂或栓剂无效后方可考虑手术治疗。术后注意饮食调节，改变不良的排便习惯，加强功能锻炼，防止复发。

在硬化剂注射治疗方面，对于无直肠肌层、盆底腹膜形态变化、盆底肌功能障碍轻的直肠黏膜脱垂应采用黏膜下注射硬化剂是简单而有效的方法；但对有直肠固定松弛、伴盆底病、盆底肌功能障碍重的全层直肠套叠应将硬化剂注射于直肠周围或采取经腹直肠悬吊手术治疗。

盆底疝

盆底疝（pelvic floor hernia）是指腹腔的组织或器官的一部分离开原来的部位，通过盆底的间隙、缺损或薄弱部位进入另一部位。根据病因的不同，可分为盆底腹膜疝（peritoneocele）和盆底解剖异常形成的疝两大类。后者包括闭孔疝、坐骨疝和会阴疝等，临床罕见，与腹股沟疝相类似，不属于出口梗阻型便秘的范畴，在此不详述；前者属于滑动性内疝，以压迫直肠导致便秘为主要临床表现，是本节论述的主要内容。

盆底腹膜疝是指腹腔组织、器官或 Douglas 陷窝在各种致病因素的作用下发生变异，Douglas 陷窝向下延伸，腹腔组织、器官进入陷窝内壅塞，压迫周围组织而引起以便秘为主的多种症状的一类疾病。本病女性较男性多见，且多伴有会阴下降、直肠黏膜内套叠、直肠前膨出症等。疝内容物多为小肠、乙状结肠，亦称之为肠疝（enterocele），有学者依据疝内容物的不同分为小肠疝（enterocele）和乙状结肠疝（sigmoicele），实际上子宫甚至大网膜亦可为疝内容物，但罕见。1995 年，Bremmer 等采用排粪造影同时行盆底腹膜造影术，根据盆底腹膜的位置将肠疝分为 3 种类型：直肠型盆底腹膜疝、阴道型盆底腹膜疝和间隔型盆底腹膜疝。实际上阴道型盆底腹膜疝可以认为是间隔型盆底腹膜疝发展、恶化的结果。在静息状态下，虽然有疝囊，但其中并无疝内容物，只是在腹内压增加或用力排便时，乙状结肠、小肠、大网膜甚至子宫等才会进入疝囊。直肠型盆底腹膜疝等同于直肠黏膜全层套叠，如上所述，在此不再赘述。

临床上，将这类由盆腔脏器脱垂、脏器移位等引起的不适症状，诸如便秘、直肠前膨出、张力性尿失禁和子宫阴道脱垂等疾病，统称为盆底松弛综合征（relaxed pelvic floor Syndrome，RPS）或盆底功能障碍性疾病（pelvic floor dysfunction，PFD），盆底疝为其突出表现。

一、流行病学资料

目前，临床上盆底疝发病率呈逐年上升趋势。流行病学调查显示：盆底松弛综合征是中老年人的常见病，女性多见；其发病率年龄段分布差异，大体为 50~59 岁约占 12.5%，60 岁以上者为 76.7%。曾有报道，女性一生中盆底松弛综合征发生率约为 11%，30 年后可增加 1 倍。在美国约有 20 万例 / 年接受盆底松弛综合征的盆底重建术，我国虽尚无准确统计数据，但临床上此类手术的需求量有明显增高。由于盆底疝的高发病率和高复发率严重影响着患者的生活质量，并给家庭和社会带来很大负担。因此，对盆底疝发病和治疗的研究已成为当今医学界重点关注的热点之一。

二、病因病机

（一）中医病因病机

中医学认为，多由于排便习惯不良，临厕努挣，妇女多产，会阴产伤，以及老年女性身体功能渐衰导致正常解剖结构改变，或气机阻滞，或气阴两虚，或阳虚寒凝，日久肠胃受损，大便排出不畅或排便不尽、排便困难。

（二）西医病因病机

（1）导致盆底解剖学改变的因素：①盆底松弛：是造成 Douglas 陷窝加深，形成腹膜疝的病理基础，常合并直肠外脱垂、直肠内脱垂、直肠前膨出、膀胱膨出、阴道或子宫膨出等；②高龄、多产妇女、肥胖、分娩损伤可继发盆底松弛；③前列腺肥大等疾病致盆底松弛；④骨盆宽大、子宫前倾等致 Douglas 陷窝宽大；⑤手术因素：经阴道或经腹子宫切除术，Douglas 陷窝较薄弱或手术中未封闭 Douglas 陷窝；⑥先天性因素：Ranney 等（1981

年）报道胚胎时直肠子宫陷窝之间未完全融合。

（2）导致腹内组织、器官解剖学改变因素：①结肠冗长：横结肠下垂、乙状结肠冗长盘曲等；②肠系膜松弛；③盆底脏器组织松弛；④子宫后倾。

（3）引起腹内压增加的因素：习惯性便秘、慢性支气管炎、肺气肿、支气管哮喘等。

盆底腹膜疝导致功能性出口处梗阻性便秘机制有以下几点。

（1）疝内容物对直肠前壁的压迫，致使直肠前壁封闭了肛管上口，阻碍了粪便的排出，且愈用力排便，疝内容物对直肠前壁的压力愈大，粪便排出愈困难。

（2）疝内容将直肠挤压至骶骨表面，使粪便阻于直肠、乙状结肠交界以上，而不能排出。

（3）乙状结肠系膜过长或乙状结肠冗长，当其疝入后可能使乙状结肠扭曲成角导致粪便不能通过。盆底腹膜疝是导致直肠排空障碍型（功能性出口处梗阻型）慢性便秘的重要原因之一。女性较男性多见，且多伴有会阴下降、直肠黏膜内套叠、直肠前膨出症等。

三、中医辨证分型

1. 中气下陷证
肛门坠胀，神疲乏力，食欲缺乏，甚至头昏耳鸣，腰膝酸软，舌淡，苔薄白，脉弱。

2. 湿热下注证
肛门坠胀、腹泻或便秘、肛门红肿疼痛、口渴喜饮、面赤唇红、舌质红苔黄腻，脉弦数。

3. 肾虚失摄证
肛门坠胀、肛门松弛、排便困难、头昏眼花、腰膝酸软、小便频数、舌淡胖嫩或舌红少津，脉沉细或细数。

四、西医分类

盆底疝根据解剖部位及疝内容物可分为盆底腹膜疝、坐骨孔疝、闭孔疝、会阴疝。

1. 盆底腹膜疝（peritoneocele hernia）
是指盆腔腹膜及腹腔脏器或组织，突入直肠与阴道之间或直肠与前列腺之间，又称Douglas陷凹疝。此类疝的内容物多为小肠、乙状结肠，在女性有时是子宫及附件。此类疝常常会压迫直肠，导致直肠排空障碍，这也是梗阻型慢性便秘的原因之一。本病女性较男性多见，多伴有会阴下降、直肠黏膜内套叠、直肠前膨出等症状。其原因主要为盆底腹膜松弛、盆底会阴区筋膜支持结构损伤，盆底腹膜扩展直肠前壁而形成疝囊；在腹内压增加或用力排便时，乙状结肠、小肠、大网膜甚至子宫和附件等进入疝囊。据不完全统计，约有83%的此类患者有明显的便秘的症状：如排便困难，有便不尽感、肛门直肠胀感、重复排便等；部分女性患者在排便时觉阴道、会阴部膨隆，常需按摩肛门周围或阴道后壁方能排出大便。

2. 坐骨孔疝
腹腔、盆腔脏器或组织经坐骨大孔、小孔脱出的，称坐骨孔疝。疝出途径以坐骨大孔脱出者为多。坐骨疝的内口在阔韧带后方的卵巢窝。疝内容物以小肠最为多见。疝内容物进入疝囊后，经梨状肌上或梨状肌下，或坐骨棘下脱出盆腔，沿阻力最小的坐骨神经向下进入股部，在臀大肌的下缘或大腿的后侧出现。坐骨孔疝主要临床表现大体如下：①在坐骨大小孔部位出现压痛，伴或不伴有臀上臀下、坐骨神经痛。②在腹股沟处有肿物，且有时肿物随体位而变化，腹压增大时局部有冲击感或有肿物出现。③病程中患者常有下腹部坠胀、疼痛等不适感。当疝发生嵌顿时，肿物会持续增大、变硬等，会出现机械性肠梗阻的相关症状。

3. 闭孔疝

是指腹膜外脂肪或肠袢由闭孔膨出，偶尔疝沿闭孔血管和神经由闭孔疝出，是一种少见的腹外疝，仅占疝的 0.05%~0.70%；由于女性骨盆宽大，闭孔管较大及生育的原因，其男女性别发病率比为 1∶6~9。闭孔疝疝内容物亦包括膀胱、输卵管、阑尾、结肠以及 Meckel's 憩室等。发病部位多为单侧，以体型消瘦者，老年女性多见。闭孔疝的内容物为肠壁时，病史中多有反复出现的不全性肠梗阻症状，若疝内容物压迫闭孔神经，可出现患侧大腿内侧、髋臀部疼痛，即 Howship–Rhomberg 征（80% 阳性），由于闭孔疝位置较深，直肠指检很难触及盆腔包块，女性患者阴道指诊可能有阳性发现。

4. 会阴疝

会阴疝大多由于子宫及附件切除后盆腔空间增大、薄弱的盆底直肠前腹膜陷凹突入盆腔而形成。会阴疝多见于 60 岁以上的老年女性，是子宫切除后的常见并发症，主要是未将阴道穹隆固定于冠状韧带和子宫骶韧带，未封闭 Douglas 陷凹。此病症状常常表现为排便困难、下腹部、会阴部或直肠坠胀感等症状。在增加腹压做排便动作时，会阴区常常出现一软包块。

五、临床表现

（一）症状

主要为疝内容物对直肠前壁的压迫，导致粪便通过障碍、排便反射紊乱等而出现的便秘症状：①排空障碍综合征：排便不完全、排便中断、下坠感、堵塞感、会阴胀痛、便不尽感、肛门坠胀、排便时肛门与阴道之间突出一包块，需用力挤压肛门周围方能排出大便等；②排便反射紊乱：便意强烈、频繁蹲厕，每次只排出少量大便等。

（二）体征

嘱患者做模拟排便动作，此时，行直肠阴道双合诊可发现直肠前壁有饱满感，并多可扪及疝内容物。

六、实验室及其他辅助检查

1. 排粪造影

当有钡剂在乙状结肠和小肠内时，力排时可见乙状结肠或小肠通过 Douglas 陷窝压迫直肠及肛管上缘，与耻尾线形成锐角。静坐相时恢复正常。如疝内容物为腹膜，则无法显示。

2. 排粪造影同步腹腔造影

可显示盆底腹膜构成的疝囊，表现为直肠与阴道间距增宽。按腹膜膨出的位置分为直肠型、间隔型和阴道型。

七、诊断

盆底腹膜疝诊断主要依据影影像学检查，根据出口梗阻型便秘的典型症状，可行盆腔造影联合排粪造影检查，其目的在于能尽可能显示疝囊形态，明确有无疝内容物及疝内容物的类型，此外还可以了解盆腔其他组织的形态。

对于女性患者，由于腹膜在子宫后方仅覆盖子宫颈及阴道后穹隆，正常 Douglas 陷窝深，与阴道后穹隆间仅隔以较薄的阴道壁，因此陷窝的底部相当于阴道后穹隆的位置，故阴道标志物应放置在阴道后穹隆部。当标志物达 Douglas 陷窝上缘水平时，诊断即成立，并且可通过测量对其进行分度。此时，在 Douglas 陷窝底部左侧坐位力排时，必低于耻尾线，同时静坐与力排相比，Douglas 腔底部下降程度超过 2.5cm 以上。

对于男性患者，由于腹膜在直肠前方只覆盖到直肠中段，正常直肠膀胱陷凹底部应不低于直肠中远段下界，因此直肠膀胱陷凹底部低于直肠中下交界时应考虑盆底腹膜疝的可能，尤其是充钡的直肠前壁有受压的表现情况下，更能支持诊断，同时，力排与静坐相比，直肠膀胱陷凹底下降程度亦超过 2.5cm 以上，由于男性患者疝囊底部下降以直肠中远段交界为参照，参照标志相对较模糊，下降程度制定尚待进一步探究。

八、鉴别诊断

（1）内脏下垂：内脏下垂者肠管也下移至耻尾线以下，但距直肠较远，且在耻尾线以下的肠管扩大，与耻尾线形成钝角。

（2）闭孔内疝：表现为小肠肠壁部分或全部嵌入闭孔管内，60%发生在右侧。多发生在 70 岁以上的体瘦女性。表现为急性或间歇性肠梗阻及大腿中部或髋部疼痛。因发病率低及症状不典型，术前诊断率为 30%，一旦发生绞窄坏死，死亡率很高。

（3）会阴疝：多继发于腹会阴手术后或盆腔脏器切除术后 1~2 年。发生率为 1%~10%。可发生排便困难，直肠和阴道坠胀，蹲位时加重，偶有排尿困难。排粪造影同步腹腔造影可明确诊断。

九、治疗

盆底疝的治疗方式主要分为两大类：非手术治疗和手术治疗。非手术治疗为首选方法，目的在于减轻和（或）消除便秘的症状。

（一）中医内治法

1. 中气下陷证

［治法］补气升提，收敛固涩。

［主方］补中益气汤加减。便秘加麻仁润肠通便；便血加地榆炭以清热，凉血，止血；疼痛加白芍以缓急止痛。

［常用药］黄芪 15~20g，甘草 5g，人参、当归各 10g，橘皮 6g，升麻 3g，柴胡 3g，白术 10g。

2. 湿热下注证

［治法］清热除湿。

［主方］葛根芩连汤或白头翁加减。

［常用药］白头翁 15g，黄柏 12g，黄连 4~6g，秦皮 12g。

3. 肾阳虚失摄证

［治法］温阳固脱。

［主方］桂附六味地黄丸。

［常用药］桂枝 12g，附子 6g，熟地 240g，山萸肉、干山药各 120g，丹皮、白茯苓、泽泻各 90g。

4. 肾阴虚失摄证

［治法］养阴通便。

［主方］六味地黄丸。

［常用药］熟地 240g，山萸肉、干山药各 120g，丹皮、白茯苓、泽泻各 90g。

（二）中医外治法

参考结肠慢传输型便秘的相关内容。

（三）西医非手术疗法

（1）一般治疗：包括多进食膳食纤维、多饮水，养成良好的定时、定式的排便习惯等。

（2）功能锻炼：膝胸位锻炼，提肛锻炼，气功、导引等。

（3）药物治疗：主要为泻剂，以促动力药为主，但对含有蒽醌类物质的刺激性泻剂要合理应用，不宜长期服用，以免损害肠神经系统，导致结肠无力，并可诱发"结肠黑变病"。

（四）手术疗法

经过严格的非手术治疗，效果不明显者，可考虑手术治疗。因导致便秘的原因有多种，行手术治疗前应明确有无合并其他类型便秘，综合治疗，提高疗效。

手术适应证为：① 直肠型盆底疝，直肠全层内脱垂有腹腔内容物进入疝囊者；② 子宫切除术后盆底疝，疝囊突出阴道外口、有溃疡形成或症状严重者；③ 合并需要开腹行手术治疗的妇科疾病者。

手术治疗的重点是针对盆底疝的主要原因，纠正其异常的解剖部位，关闭盆底腹膜的缺损，适当抬高 Douglas 陷凹，女性达子宫骶韧带下 1~2cm，男性在膀胱颈水平。目前主要术式有以下两种。

1. 经腹盆底疝修补术

合并妇科疾病者，在行经腹妇科手术时，同时行盆底疝修补术，丝线间断缝关闭疝囊，固定乙状结肠，手术时注意勿损伤输尿管或导致输尿管成角等，若行子宫切除时，需将阴道穹窿固定于冠状韧带和子宫韧带。合并直肠全层内脱垂，应同时行直肠悬吊或固定术，可采用 Ripstein 手术，其基本方法是游离直肠后壁达尾骨，提高直肠，用 Teflon 网将直肠上段固定于骶前筋膜。亦可采用功能性直肠悬吊术，其优点为不做广泛解剖，仅剪开盆底腹膜显露骶骨岬及直肠侧壁即可，较少损伤盆神经，用丝线或筋膜单侧或双侧悬吊直肠于骶骨岬。合并有乙状结肠冗长者，应同时行乙状结肠切除术，防止乙状结肠冗长扭曲成角影响粪便通过。对有子宫脱垂或后倾者，应将子宫于前倾位固定。

2. 经阴道盆底疝修补术

对子宫切除后盆底疝亦可采用经阴道的手术，其原则是分离并高位结扎疝囊，用子宫骶韧带、直肠阴道隔组织和两侧肛提肌边缘行疝修补术。经阴道入路损伤较小，但不能同时处理并存的直肠全层内脱垂，剪除阴道黏膜瓣时要考虑到阴道狭窄的可能，以防术后出现性交困难。若伴有直肠前膨出则应同时予以修补。

十、现代研究进展

盆底疝是与老龄化及退化相关的一组疾病，其发病率呈逐年上升趋势，以女性患者居多。我国 60 岁以上老人已达 2 亿多，人口老龄化导致的保健和医疗等问题尤为突出。

盆底疝的成因是多方面的，大体可分两类：一是先天或后天等各种因素引起的腹内压、盆腔内压的升高，此类常见于肥胖、习惯性便秘、长期吸烟或肺部疾患引起的咳嗽，以及老年男性前列腺增生引起的排尿困难、女性妊娠等；二是手术或非手术因素造成的盆底筋膜组织损伤，此类多见于女性分娩、腹盆腔手术等。

近年来有研究显示，雌激素水平明显下降是女性患盆底疝的危险因素，是女性绝经期后盆底疝发病率升高的重要原因之一。绝经前及绝经后女性盆底疝患者雌激素水平均显著低于正常对照组，雌激素水平明显下降是女性患盆底疝的危险因素，是女性绝经期后盆底疝发病率升高的重要原因之一。

雌激素对血管形成的影响被越来越多的科学家所认知。然而，血管新生和血管内皮生长因子（vascular endothelial growth factor，VEGF）有着密不可分的关系。雌激素在生物补片修补盆底疝后的盆底组织结构和功能重塑过程中的作用还未见报道，雌激素是否直接影响 VEGF 的产生以及内皮细胞的新血管形成，是否参与盆底组织胶原蛋白合成代谢以及纤维化等过程值得关注并进一步研究。

在诊断方面，对于盆底脱垂性疾病，盆底动态 MRI 作为一种无创、安全快捷的检查技术，可用于全面检测盆腔器官脱垂和盆底病变。盆底脱垂性疾病易出现整个盆底虚弱，常发生于多个部位，包括膀胱膨出、子宫颈及阴道脱垂、盆底疝和肛直肠连接异常下降等，并伴随盆膈裂孔显著膨胀。

对于盆底疝的治疗，首选非手术治疗，减轻和（或）消除慢性便秘的症状，包括多进食膳食纤维、多饮水，养成良好的定时、定式的排便习惯，提肛锻炼等，必要时可辅以口服泻剂，对含有蒽醌类物质的刺激性泻剂要慎用、少用、间断地用，否则会损害肠神经系统，导致结肠无力，并可诱发"结肠黑变病"。如经过一段时间的严格的非手术治疗收效不大，可考虑手术治疗。

疝修补术是最常见的外科手术操作之一。目前国内外对盆底疝的治疗尚无统一标准和共识，手术选择何种手术方式、何种修补材料与科室传统、患者病情及医师对该类型疝的熟悉程度，以及医院所具备的疝修补材料有相当的关系。传统的修补材料在盆底修补手术中的应用可明显降低其复发率，但术后存在疼痛、异物感等并发症。近年来，随着各种新型生物材料补片的发明，临床应用其修补盆底疝正逐渐引起广大学者的关注。生物材料疝修补补片相对于传统的人工合成的不可吸收材料具有可降解、皱缩小、防粘连及组织相容性好等特点。然而，生物材料补片也并不是完美的补片，也存在某些问题：随着细胞外基质材料的逐渐降解，其补片的远期力学强度难以有效维持，在某些自身组织修复较慢，或者存在局部炎症的病例中尤为突出，这直接关系到盆底疝患者的治疗效果。若能将不可吸收补片的力学强度大等优点与生物材料舒适性好等优点结合起来，弥补相互之间的不足，将是盆底疝修补领域的一个新的思路。

耻骨直肠肌综合征

耻骨直肠肌综合征（puborectalis syndrome，PRS）是以耻骨直肠肌痉挛性肥大、盆底出口梗阻为特征的排便障碍性疾病。1964 年 Wassirman 首次报道并详细描述了 4 例耻骨直肠肌痉挛性肛门狭窄，施行耻骨直肠肌部分切除术，效果良好，病例报道有明显的肌纤维肥大，故定名为"耻骨直肠肌综合征"。

耻骨直肠肌综合征属于盆底失迟缓综合征的一类。盆底失迟缓综合征是由于盆底横纹肌和平滑肌的神经支配异常或反射异常，在排便时盆底肌不但不松弛甚至反常收缩，进而引起进行性排便困难。盆底失迟缓综合征囊括了之前的"盆底痉挛综合征"（Spastic pelvic floor syndrome，SPFS）、"耻骨直肠肌痉挛综合征"（Puborectal muscle syndrome，PRS）等概念。依据罗马Ⅲ标准将此类综合征归为"功能性排便障碍"（functional defecation disorders，FDD）。

一、流行病学资料

耻骨直肠肌综合征属于常见的慢性功能性便秘，据统计约占成人便秘的 8.4% 以上。

二、病因病机

（一）中医病因病机

耻骨直肠肌综合征在中医属"便秘"范畴。请参考本章第一节《结肠慢传输型便秘》的相关内容。

（二）西医病因病机

耻骨直肠肌综合征病因目前尚不清楚。据现有的文献资料，推测可能和以下原因有关：① 由于多数患者自幼即有严重的便秘或粪块直径细小，故其病因可能与先天性异常有关；② 部分病例病史中有多次不明原因的发热，在手术分离直肠周围纤维瘢痕时发现有小脓肿存在，因此局部炎症使耻骨直肠肌瘢痕化及刺激肌纤维增生、肥大是又一病因；③ 有些耻骨直肠肌肥厚患者同时合并存在盆底痉挛，或可发生于其他出口阻塞综合征如直肠前突、盆底痉挛纠正以后，提示其病因也可能与后天长期肌痉挛并发耻骨直肠肌肥厚有关；④ 滥用泻药。

三、病理

组织学改变为耻骨直肠肌肌纤维肥大。

四、中医辨证分型

1. 肠道实热证

大便干结，腹部胀满，按之作痛，口干或口臭。舌苔黄燥，脉滑实。

2. 肠道气滞证

大便不畅，欲解不得，甚则少腹作胀，嗳气频作。苔白，脉细弦。

3. 肺脾气虚证

大便干结如栗，临厕无力努挣，挣则汗出气短，面色㿠白，神疲气怯。舌淡，苔薄白，脉弱。

4. 脾肾阳虚证

大便秘结，面色萎黄无华，时作眩晕，心悸，甚则少腹冷痛，小便清长，畏寒肢冷。舌质淡，苔白润，脉沉迟。

5. 津亏血少证

大便干结，状如羊屎，口干少津，神疲纳差。舌红，苔少，脉细小数。

五、临床表现

（一）症状

耻骨直肠肌综合征的主要临床表现为：缓慢、进行性加重的排便困难；排便需灌肠协助或服泻剂，泻剂用量逐渐加大；排便时过度用力，常大声呻吟，大汗淋漓；排便时间过长，每次常需 0.5~1h；便次频繁、有排便不畅感；排便前后常有肛门及骶后疼痛，或直肠下段有重压。

（二）体征

直肠指诊可见肛管张力增高，肛管明显延长，耻骨直肠肌明显肥大、肿痛，有时有锐利边缘。

六、实验室及其他辅助检查

（1）肛管压力测定：静止压及最大收缩压均增高，提示有异常排便反射曲线，括约肌功能长度显著增加，可达 5~6cm。

（2）气囊逼出试验：50ml 或 100ml 气囊均不能自直肠排出，正常时 5 分钟内排出。

（3）盆底肌电图：耻骨直肠肌有显著反常肌电活动。

（4）结肠传输功能检查：有直肠内潴留。

（5）排粪造影：各测量数据尚正常，但排粪时肛管不开，在静止及用力排粪时均有搁架征。

七、诊断

病史询问有出口梗阻的症状。

直肠指诊：肛管紧张度增高，肛管长度延长，耻骨直肠肌肥大，有时有锐利边缘，常有触痛；直肠后方较深且呈袋状，常有粪便潴留。

辅助检查：

（1）肛管直肠压力测定：静止压及最大收缩压均增高［分别为（5.1±2.94）kPa和（18.03±7.44）kPa］，直肠静息压为［1.76±0.88）kPa］；括约肌功能增加，可达5~6cm；排便反射曲线异常。

（2）球囊逼出实验：50ml、100ml球囊自直肠排出时间均大于5分钟，或不能排出。

（3）盆底肌电图：耻骨直肠肌和外括约肌有不同程度的异常肌电活动，排便不能静息。

（4）结肠传输试验：多数患者排空延迟，有明显的直肠滞留现象。

（5）病理：耻骨直肠肌肌纤维显著肥大，伴肌间纤维组织增生或肌纤维化。

（6）排粪造影：①肛管直肠角变小：正常人静坐时为90°±14°，用力排便时为115°±15°；②肛管变长：正常人用力排便时为（37±6）mm［男：（40±6）mm、女（34±4）mm］；③搁架征：肛管直肠部坐位侧面观，静坐和用力排便时肛管直肠结合部后上方（相当于耻骨直肠肌部）均平直不变或少变，状如搁板，此征阳性率为100%，搁板长度静坐时为（28±8）mm，用力排便时为（31±8）mm；④造影剂不排或少排。

八、鉴别诊断

（1）盆底痉挛综合征：是盆底肌群痉挛性收缩为主的一种功能性疾病，病理检查无肌纤维肥大，肛直角（ARA）虽小，但排粪造影中未见"搁架征"。

（2）内括约肌失弛缓征：是由于排便过程中内括约肌不能弛缓，导致肛管、直肠、内括约肌的神经肌肉运动功能失常，使粪便滞留于直肠内，直肠的顺应性明显增高，直肠的收缩运动逐渐减弱，致使肛管内口以上的直肠发生囊性扩张，甚至形成继发性巨直肠。

（3）直肠前突：是在作排便动作，腹压增高时，直肠前壁如同疝一样向前突出而致大便排解困难，患者需用手在肛门周围或阴道内加压等协助排便，指诊可扪及直肠前壁凹陷的薄弱区，排粪造影可显示直肠前突的宽度和深度，肛门肌电图多属正常。

（4）肛管直肠狭窄：可有肛门直肠手术史，指诊肛管和直肠可触及狭窄环或弹性差。

（5）直肠癌：亦可见到排便困难，便次频繁，排便不尽的感觉，但一般呈进行性加重明显，肛诊可触及肿物，质硬或直肠镜检查可见到肿物，不光滑，呈菜花状，病理可以确诊。

九、治疗

（一）中医内治法

1. 肠道实热证

［治法］润肠泻热，行气通便。

［主方］麻子仁丸（《伤寒论》）加减。

［常用药］生大黄、厚朴、枳实、火麻仁、杏仁、芍药、栀子、车前子、竹叶。

2. 肠道气滞证

［治法］疏肝理脾，通便导滞。

[主方] 六磨汤（《证治准绳》）加减。

[常用药] 沉香、木香、槟榔、乌药、枳实、大黄、莱菔子。

3. 肺脾气虚证

[治法] 补益脾肺，润肠通便。

[主方] 黄芪汤（《伤寒论》）加减。

[常用药] 人参、黄芪、生白术、白蜜、陈皮、麻子仁、莱菔子。

4. 脾肾阳虚证

[治法] 温补益精，润肠通便。

[主方] 济川煎（《景岳全书》）加减。

[常用药] 肉苁蓉、当归、川牛膝、枳壳、升麻、泽泻、附子、干姜、小茴香、红景天。

5. 津亏血少证

[治法] 养血滋阴，润肠通便。

[主方] 润肠丸（《沈氏尊生书》）加减。

[常用药] 当归、生地、火麻仁、桃仁、枳壳、肉苁蓉、玄参、苦参。

（二）中医外治法

1. 敷脐疗法

同中医学其他疗法一样有着悠久的历史，我国最早的医书《五十二病方》中就有敷脐疗法的记载，之后历代医家均有论述。脐在经络系统中是一个重要的穴位，属于任脉，任脉为阴脉之海，与督脉、冲脉"一源而三歧"，联系周身经脉，故中医有"脐通百脉"之说。西医学研究表明，脐部皮肤表皮角质层较薄，屏障功能较差，并且脐下无脂肪组织，皮肤筋膜和腹膜直接相连，故渗透性较强，药物分子较易透过脐部皮肤的角质层，进入细胞间质，迅速弥散入血到达全身。根据不同的疾病，选用不同的药物治疗，运用敷脐疗法治疗便秘，效果良好。方剂选沉香通便散，药物组成：沉香、生白术、莱菔子各等份研细末；具体应用方法：患者仰卧，用75％乙醇消毒肚脐及肚脐周围皮肤，将上药取5g兑温水调成糊状敷于肚脐，其上敷纱布固定。每天更换1次。2周为一疗程。

2. 中药灌肠

具有良好效果，方剂可选大承气汤，每次煎取100ml，每天灌肠1次，每次灌50~100ml。

3. 针刺治疗

可选用长强、会阴、八髎、肾俞、肛周阿是穴，一般用补法，或加用电针疗法。

4. 穴位埋线治疗

是治疗便秘常用的一种中医外治方法，是将不同型号的羊肠线，根据需要埋入不同的穴位，通过羊肠线对穴位的持续弱刺激作用（相当于持续留针），达到治疗疾病的目的。其机制是通过羊肠线的物理性和生物性刺激而起到治疗作用。埋线疗法是依靠刺激穴位引发经络的调节作用从而改变人体内分泌及体内的神经体液平衡。羊肠线对相关穴位的持续性刺激可以增强肠道平滑肌的张力及兴奋性，促进肠蠕动。由于针刺方法只能短时留针，不能起到持续性刺激作用，所以埋线疗法的治疗作用突出。定位埋线法安全有效、无痛苦，是一种简便易行的、融多种疗法、多种效应于一体的复合性治疗方法。

具体方法是：①将无菌包装的羊肠线取出，用生理盐水冲洗干净，消毒剪刀剪成 1cm 的线段，置于无菌盘内，将其穿入埋线针内备用；②选用穴位：根据中医辨证可选取不同的穴位，常用的有天枢、足三里、大肠俞等。如合并出口梗阻，可加长强穴；③取合适体位，显露所取穴位，常规消毒，将放置肠线的针穿刺入所选穴位，出现针感后，边推针芯，边退针管，将肠线注入穴位中（2cm 左右），出针后，压迫止血，无菌敷料固定。

5. 耳穴贴压疗法

是用质硬而光滑的植物种子或具有一定形状和质地的药物及制品粘贴在耳廓表面的穴位上，并施加一定压力，以达刺激耳穴、防治疾病的一种方法。此法是在耳毫针治疗疾病的基础上替代耳穴针刺或埋针的一种简易治疗法。它较耳穴针刺或埋针更为简便易行，安全可靠，无创伤，无不良反应，且能起到持续刺激的效果。

根据病情选取特定的主穴和配穴，将耳廓常规消毒后，把粘有王不留行籽的 0.8cm×0.8cm 的胶布，贴于穴位上，常用的穴位有肺、脾、大肠、直肠、皮质下、便秘点、胃、腹、三焦等。采用轻柔按摩法：用指腹轻轻将压贴的穴位压实贴紧，然后轻轻按压顺时针方向旋转，以患者有酸胀或胀痛或轻微刺痛为度。并嘱患者照此法，每天自行按压耳穴 3~5 次。两耳交替治疗，隔天更换 1 次；治疗 5 次为一疗程。

（三）西医非手术疗法

1. 提肛疗法

采用坐位、卧位、站立位均可，深吸气的同时上提收缩肛门，5~10 次 /min，每次运动 5~10min，每日数次。对调整肌肉功能有一定帮助。

2. 扩肛疗法

扩肛疗法是一种非常安全、简单、有效的方法，可在麻醉下做扩肛处理（扩张至可容 4 指，扩张时间为 5min 左右，每周 1 次），同时对肛门周围肌肉、会阴部、臀部进行按搓等手法按摩。渐进性扩肛疗法是最简单有效治疗方法。

3. 生物反馈疗法

该疗法通过收缩放松训练加强盆底肌收缩功能，提高盆底肌张力和耐力训练，同时可采用高频电刺激提高患者直肠敏感性，对耻骨直肠肌综合征所致出口梗阻型便秘疗效满意。正确运用生物反馈疗法关键在于选对适应证，在临床实践中，患者除存在耻骨直肠及综合征外，也可同时存在引起便秘的其他因素，如直肠前突、直肠黏膜内脱垂等，生物反馈疗法也作为综合疗法中的一个主要组成部分。

4. 肉毒杆菌毒素 A 注射

肉毒杆菌毒素 A 在神经肌肉接头处阻断乙酰胆碱释放，松弛横纹肌，能有效减轻耻骨直肠肌的异常收缩，而且不会引起永久性的括约肌损伤。注射肉毒杆菌 A 是一项简单易行的治疗耻骨直肠肌综合征的方法，但是肉毒素 3 个月后失去效力，需要重复注射以维持疗效。

（四）手术疗法

多采用耻骨直肠肌部分切断的方法，有助于解除肛管狭窄，从而缓解排粪困难。

术前要注意排除影响手术效果的其他原因：如应在术前先行局部理疗和气囊扩肛，使瘢痕软化，恢复肛管直肠的顺应性；常可达到治愈的目的。

操作方法：按常规做好消毒、骶部麻醉等术前准备，在尾骨尖向下做正中切口，长4.0~5.0cm。电刀逐层切开，暴露尾骨尖，即为耻骨直肠肌上缘标志。术者左食指伸入直肠，向上顶起耻骨直肠肌，以弯钳将其自肠壁小心分离，注意不要损伤肠壁，于两钳间切除耻骨直肠肌肌束1.5cm宽，残端缝扎止血，冲洗伤口。并放置橡皮片引流。缝合皮下组织及皮肤。术后24小时拔除引流片，注意伤口出血、裂开、窦道形成及伤口感染等并发症。一般无大便失禁。

术后禁食3天，使用抗生素，保持术区清洁。一般术后24h拔除引流橡皮片；注意切口是否有出血、裂开、避免感染及窦道形成。术后一般无大便失禁发生，因肛门自控机制十分复杂，并非单一耻骨直肠肌的功能；当耻骨直肠肌后方肌束切断后，两残端仍紧密附于直肠壁两端，而不会全部退缩，仍能部分控制肛门，加之尚存肛管外括约肌全层，故行耻骨直肠肌部分切除不会引起肛门失禁。

十、现代研究进展

耻骨直肠肌综合征是出口梗阻型便秘的一种常见类型，其概念首先是由美国学者Wasserman提出。也有人称耻骨直肠肌肥厚症，是因耻骨直肠肌纤维粗大、肌组织肥厚，引起盆底出口梗阻，进而导致进行性排便困难的一种疾病。过去治疗这类疾病通常依靠药物。自1964年以来，国外肛肠科医生在保守治疗无效的情况下，开始采用手术治疗耻骨直肠肌综合征。自20世纪90年代初开始，国内肛肠科医生开始采用手术方法治疗这类疾病。

国内外学者对于耻骨直肠肌综合征的治疗意见尚不能统一，治疗方法广泛而多样，主要包括保守治疗、手术治疗两大方式。保守治疗方式包括生物反馈治疗、扩肛治疗、肌肉神经阻滞法、针灸、穴位敷贴、推拿疗法等，手术疗法包括切断后断端修剪术、闭孔内肌自体移植术、断端返转包埋术、切开结扎开放引流术等，各种治疗方式都取得了一定的治疗效果，但部分治疗方式长期疗效欠佳。

1. 保守治疗

对发现早、临床症状较轻者，宜先保守治疗。①一般治疗：包括调整不良的生活习惯与排便习惯，按喻德洪先生提出的三多（多食纤维素食物、多饮水、多活动）以及自行练习提肛运动等。尽可能减少药物引起的便秘。日常生活中也可经常使用具有润肠通便功效的中药作为保健食（饮）品，常见的有：杏仁、肉苁蓉、何首乌、黑芝麻、当归、蓖麻等。以上治疗对许多轻症的排便困难可以起到良好效果。②针灸治疗：针法目前常用穴位有：天枢、支沟、承山、长强、足三里、上巨虚、秩边等。灸法：取支沟、天枢，配阳陵泉、气海、足三里，每次15 min，每日1次，10d为1个疗程。③推拿疗法：在大腿部内侧大筋（股内侧肌群）外，以手握住，用力捏动，每侧2~5次，至患者感到有肠鸣音增加为止，1次/d。④穴位敷贴：取穴：多取神阙穴。常用具有通便作用的单味中药及复方制剂如大黄、承气汤系列。文献中大黄生用研粉制膏者为多。⑤肌肉神经阻滞法：目前常用的为A型肉毒素，阻碍神经末梢释放乙酰胆碱，使受胆碱能神经支配的骨骼肌麻痹，从而改善一系列与肌肉痉挛有关的临床症状，但由于肉毒素3个月便失去效力，必须重复注射以维持疗效。本疗法仍需继续观察其大宗病例的长期效果。⑥扩肛疗法：研究发现，本法的短期疗效是肯定的，但相当一部分患者，尤其是合并有心理障碍的患者，长期随访的效果不甚理想；但国外有资料显示，本法有增加 60 岁以上患者肛门失禁的可能，临床应根据患者情况灵活选择应用，且要防止暴力扩肛及过度扩肛。⑦生物反馈电刺激：Collins 等认为，生物反馈治疗配合患者教育、行为治疗及心理支持，可重塑肠道肌肉功能，矫正耻骨直肠收缩，增强盆底肌肉功能协调性，改善肠道不良症状。Wiesel 等也认为经皮神经电刺激可通过调节骶骨神经改善便失禁症状。⑧尾骶骨磁性刺激：Shafik 等报道，对 11 例耻骨直肠肌综合征患者通过对 L4 及 L5 的磁性刺激，使患者直肠腔内压力上升、肛管压力下降，并使患者成功排出直肠内的水囊，认为此方法可作为一种简单易行、非侵入性的基础治疗。

2. 手术治疗

[手术原则] 对于耻骨直肠肌综合征的治疗缺乏统一标准，临床上一般先采取严格的非手术内科保守治疗，经过长期的内科保守治疗无效以后，病程达 3~5 年以上，且主要的临床症状、体征以及 MR 排粪造影、球囊排出实验、结肠传输实验、肛门直肠测压、盆底肌电图以及 Wexner 便秘量化评分及汉密尔顿焦虑量表（HAMA）评分等相关检查结果都明确符合耻骨直肠肌综合征的征象者，病情严重影响患者的生活，给患者的身心带来极大的痛苦，患者急切要求手术者，在严格掌握手术适应证之后，可以考虑实施手术治疗。手术的目的不在于根治性切除病灶，而是祛除直肠梗阻的因素，以恢复其正常的生理解剖结构，排便时使耻骨直肠肌松弛，降低直肠腔内压力，从而恢复正常的排便功能，因而应尽量选取创伤小而且可以有效改善临床症状的术式。正如 AW Marino（1980）所说："不要对没有症状的肛门体征治疗，也不要治疗没有肛门体征的症状。"术中同时处理其他能够引起便秘的并发症，术后换药亦需正规操作，术后亦不能忽视能够维持远期疗效的保守治疗。

对有明显肌肥大、肛管显著延长、长期保守治疗无效者，可采用手术治疗，其中最为常用的是经肛门耻骨直肠肌部分切断术。手术疗法主要包括：①切断后断端修剪术：因直接切断后的耻直肌受其他肛管直肠环肌肉的束缚，断端不会完全退缩。②闭孔内肌自体移植术：此手术本身并未解决耻骨直肠肌本身的痉挛肥厚、排便时反常收缩等问题，仅是提供了强的外力迫使反常收缩的耻直肌与外括约肌张开。术式过程复杂，不易推广。③后方横切口切除部分耻骨直肠肌及掩埋断端术：在尾骨尖和肛缘中间做一横行切口（可为梭行或线形切口），逐层切开，顿性分离，暴露尾骨尖，即为耻骨直肠肌上缘标志，游离耻骨直肠肌，钳夹、切断耻骨直肠肌束，耻骨直肠肌两断端丝线缝合掩埋。④断端返转包埋术：是将断端彻底止血后向外翻转后缝合，可较好地避免断端粘合。⑤切开结扎开放引流术：在肛缘后侧正中距肛缘约 1.5cm 处做纵形切口，将耻骨直肠肌单独游离出并充分暴露，根据检查结果的具体情况，部分或全部挑起耻骨直肠肌肌束，用两把中弯止血钳并列夹住耻骨直肠肌肌束，从中间离断肌束，结扎断端，切口置凡士林油纱引流。⑥经直肠内纵切横缝术：切开直肠壁全层以及肥厚的耻骨直肠肌时，边切边持续扩开双叶肛门镜让切断的肌束分离。要切断全部变硬的肌束，手指应感觉直肠环处有一明显的凹陷形成。缝合时一定要穿过耻直肌肌肉断端，才能起到止血和防止断端重新回缩粘连的作用。注意同时处理其他梗阻因素。⑦耻骨直肠肌节段切除。于截石位 6 点处做放射状切口，提出耻骨直肠肌，确定无血管后切除 1~2cm 长的肌肉，肛缘 6 点给予纵切横缝。此方法对耻骨直肠肌痉挛者效果差。⑧其他手术方法：小针刀钩切耻骨直肠肌、长强穴切挂、耻骨直肠肌部分切除挂线加中药口服等治疗耻骨直肠肌综合征。

手术失败的常见原因：①长期便秘并发直肠黏膜内套叠、脱垂或同时伴有直肠前突、会阴下降，术中未同时处理。②术中切除肌束长度过短 < 1.5cm，引起术后肌束断端粘连，致症状复发。③感染或多次行肛管直肠、盆底手术，使耻骨直肠肌瘢痕化严重，若切除瘢痕范围不够，常收不到满意效果。④单纯行耻骨直肠肌部分切除不致引起肛门失禁，但盲目扩大切除直肠括约肌的范围，则可能导致术后大便失禁。⑤术前肠道准备不佳或术中缺乏无菌原则，导致创口感染，耻骨直肠肌周围的瘢痕化，影响疗效。术后在不影响切口愈合情况下，宜早期行气囊扩肛，既可避免耻骨直肠肌断端粘连或瘢痕形成，又可训练患者的排便反射。

以盆底功能失协调为主要特点的出口梗阻型便秘中，耻骨直肠肌综合征不可避免会出现。目前西医对耻骨直肠肌综合征病因的研究尚未明确，西医治疗耻骨直肠肌综合征方法虽然多样，但有回顾性研究表明，手术治疗虽然可在短期内有效缓解患者症状，但其复发率高，都存在不同程度不足。由于出口梗阻型便秘通常不是单一因素所致，同时处理肛门直肠可能存在的合并症，如痔、黏膜内脱出、直肠前突等是必要的。中医辨证论治体现了个性化的治疗，对巩固术后疗效发挥着积极的作用，又可最大程度上使患者避免了对泻剂的依赖，充分体现了中医药的特色，今后应加大研究力度，进行更为客观全面的研究，以对耻骨直肠肌综合征的诊断和治疗有更深刻的认识。

盆底痉挛综合征

盆底痉挛综合征（spasticpelvic floor syndrome，SPFS）是指盆底肌群在排便时舒缩功能失调，而致排便困难的一种病症，表现为静息时盆底肌呈持续收缩状态，排便时盆底肌不仅不放松，反而收缩，属功能性排便障碍的一种综合性证候群。

一、流行病学资料

盆底痉挛综合征（SPFS）是一种常见的功能性便秘，由荷兰外科医生 Kuijpers 在 1985 年最早命名。新颁布的罗马Ⅲ便秘诊治标准将盆底痉挛综合征归类为出口梗阻型便秘又名为排便困难性便秘。

二、病因病机

（一）中医病因病机

盆底痉挛综合征在中医属"便秘"范畴。请参考本章第一节《结肠慢传输型便秘》的相关内容。

（二）西医病因病机

盆底痉挛综合征病因尚不十分明确，其可能的病因涉及盆底整体肌群（横纹肌和平滑肌）、周围神经调节（骶副交感神经、阴部神经）、中枢神经调节（中枢、脊髓及多发性神经元损伤及外伤）、发育异常、心理及行为异常、脑 – 肠轴调节异常等多因素有关。

盆底痉挛综合征的发病机制尚未完全明确，可能与排便时盆腔底部肌群异常肌电活动或盆底横纹肌整体的反射性弛缓功能失常有关，主要的病因病理有：①炎症刺激：耻骨直肠肌周围感染引起的炎症刺激导致水肿、纤维化，甚至形成瘢痕，使耻骨直肠肌失去正常舒张功能。亦可引起耻骨直肠肌和肛门外括约肌痉挛，排便时不能有效松弛，反而收缩，表现为肌肉间的不协调运动；②精神上的痛苦和焦虑：长期处于精神紧张状态、精神萎靡、忧郁或烦躁不安；③盆底肌持续性或超负荷收缩：可造成阴部神经受到牵拉、刺激和水肿；④滥用缓泻药物或灌肠：使直肠反射敏感性减弱，便意阈值提高，耻骨直肠肌和肛管内外括约肌长期处于收缩甚至痉挛状态。

三、中医辨证分型

1. 肠道实热证
大便干结，腹部胀满，按之作痛，口干或口臭。舌苔黄燥，脉滑实。

2. 肠道气滞证
大便不畅，欲解不得，甚则少腹作胀，嗳气频作。苔白，脉细弦。

3. 肺脾气虚证
大便干结如栗，临厕无力努挣，挣则汗出气短，面色㿠白，神疲气怯。舌淡，苔薄白，脉弱。

4. 脾肾阳虚证
大便秘结，面色萎黄无华，时作眩晕，心悸，甚则少腹冷痛，小便清长，畏寒肢冷。舌质淡，苔白润，脉沉迟。

5. 津亏血少证
大便干结，状如羊屎，口干少津，神疲纳差。舌红，苔少，脉细小数。

四、临床表现

（一）症状

盆底痉挛综合征以排便困难为主要表现，排便需过度用力，往往越用力，粪便排出越困难，且便条细，欲便不能，排出不畅，排便时间延长，或排便前后有肛门及骶尾部疼痛，有时可伴黏液便或血液，由于每次排便量少，粪便潴留于直肠，所以患者排便后仍有便意，便次频繁，直肠下段有重压及堵塞感，部分患者常借助泻剂排便，但效果不可靠，泻剂的用量随病程延长而越来越大。少数患者采取手指插入肛门刺激或用水灌肠才能排便。

（二）体征

肛管直肠指诊：肛管张力较高，有时手指插入肛门困难，需用力方能通过肛管。肛直环肥大、肛管较长，有的可长达 6cm 以上。直肠壶腹后方变深呈囊袋状。在做提肛动作时耻骨直肠肌后缘向前上方收缩，其边缘较锐，在模拟排便动作时耻骨直肠肌后缘不松弛反而向前上方收缩，肛管压力亦增高。

五、实验室及其他辅助检查

（1）结肠传输时间：结肠传输时间一般没有异常，可见标记物滞留在直肠。

（2）肛门测压：盆底痉挛综合征患者肛门紧缩和静止时的肛门测压多为正常。

（3）肌电图：出口梗阻型便秘肌电图异常率达 95.56%，痉挛性疾病主要表现为耻骨直肠肌的异常电位。

（4）排粪造影：盆底痉挛综合征排粪造影的诊断标准是力排时肛直角不增大，仍保持在 90° 左右或更小，且多在直肠肛管结合部后缘出现耻骨直肠肌痉挛压迹。排粪造影是诊断盆底痉挛综合征的主要诊断方法。

在传统排粪造影的基础上采用动态 MR 排粪造影，是诊断盆底痉挛综合征的新方法。在患者直肠内置入水囊，嘱患者做排便动作，动态观察水囊变化，盆底痉挛综合征患者表现为耻骨直肠肌痉挛性反向收缩。动态 MR 排粪造影能评价 SPFS 患者耻骨直肠肌或肛门内外括约肌形态学、功能性改变。盆底动态 MRI 同时可观察患者动态排便过程，并测量排便时间。动态 MR 排粪造影能动态观察水囊变化，进而确定肛门及会阴部肌肉收缩舒张情况。

六、诊断

患者有排便困难的典型变现，球囊逼出试验或影像学检查证实有排出功能减弱；肛管直肠压力测定、影像学或肌电图检查证实盆底肌肉（如肛门括约肌或耻骨直肠肌）不协调性收缩或括约肌基础静息压松弛率＜ 20%。

七、鉴别诊断

（1）耻骨直肠肌综合征：为耻骨直肠肌痉挛肥厚导致肛管狭窄引起的排便困难，指诊能明显地触及直肠后方有较深呈袋状的"搁架征"，肛肠动力学检查示肛管静息压增高，肛管功能长度延长，病理切片可见骨骼肌纤维显著增厚，排粪造影中可见"搁架征"。

（2）内括约肌失弛缓征：是由于排便过程中内括约肌不能弛缓，导致肛管、直肠、内括约肌的神经肌肉运动功能失常，使粪便滞留于直肠内，直肠的顺应性明显增高，直肠的收缩运动逐渐减弱，致使肛管内口以上的直肠发生囊性扩张，甚至形成继发性巨直肠。

（3）直肠前突：是在作排便动作，腹压增高时，直肠前壁如同疝一样向前突出而致大便排解困难，患者需用手在肛门周围或阴道内加压等协助排便，指诊可扪及直肠前壁凹陷的薄弱区，排粪造影可显示直肠前突的宽度和深度，肛门肌电图多属正常。

（4）肛管直肠狭窄：可有肛门直肠手术史，指诊肛管和直肠可触及狭窄环或弹性差。

（5）直肠癌：亦可见到排便困难，便次频繁，排便不尽的感觉，但一般呈进行性加重明显，肛诊可触及肿物，质硬或直肠镜检查可见到肿物，不光滑，呈菜花状，病理可以确诊。

八、治疗

盆底痉挛综合征的治疗需去除导致和激发本病的原因，恢复盆底肌群的舒缩功能，预防复发。生物反馈、针灸、导引术、心理治疗、微波理疗等治疗均有一定的效果，部分病情严重的患者，可行手术治疗，但需严格把握手术适应证。

（一）中医内治法

1. 肠道实热证

［治法］润肠泻热，行气通便。

［主方］麻子仁丸（《伤寒论》）加减。

［常用药］生大黄、厚朴、枳实、火麻仁、杏仁、芍药、栀子、车前子、竹叶。

2. 肠道气滞证

［治法］疏肝理脾，通便导滞。

［主方］六磨汤（《证治准绳》）加减。

［常用药］沉香、木香、槟榔、乌药、枳实、大黄、莱菔子。

3. 肺脾气虚证

［治法］补益脾肺，润肠通便。

［主方］黄芪汤（《伤寒论》）加减。

［常用药］人参、黄芪、生白术、白蜜、陈皮、麻子仁、莱菔子。

4. 脾肾阳虚证

［治法］温补益精，润肠通便。

［主方］济川煎（《景岳全书》）加减。

［常用药］肉苁蓉、当归、川牛膝、枳壳、升麻、泽泻、附子、干姜、小茴香、红景天。

5. 津亏血少证

［治法］养血滋阴，润肠通便。

［主方］润肠丸（《沈氏尊生书》）加减。

［常用药］当归、生地、火麻仁、桃仁、枳壳、肉苁蓉、玄参、苦参。

（二）中医外治法

1. 敷脐疗法

同中医学其他疗法一样有着悠久的历史，我国最早的医书《五十二病方》中就有敷脐疗法的记载，之后历代医家均有论述。脐在经络系统中是一个重要的穴位，属于任脉，任脉为阴脉之海，与督脉、冲脉"一源而三歧"，联系周身经脉，故中医有"脐通百脉"之说。西医学研究表明，脐部皮肤表皮角质层较薄，屏障功能较差，并且脐下无脂肪组织，皮肤筋膜和腹膜直接相连，故渗透性较强，药物分子较易透过脐部皮肤的角质层，进入细胞间质，迅速弥散入血到达全身。根据不同的疾病，选用不同的药物治疗，运用敷脐疗法治疗便秘，效果良好。方剂选沉香通便散，药物组成：沉香、生白术、莱菔子各等份研细末；具体应用方法：患者仰卧，用75%乙醇消毒肚脐及肚脐周围皮肤，将上药取5g兑温水调成糊状敷于肚脐，其上敷纱布固定。每天更换1次。2周为一疗程。

2. 中药灌肠

具有良好效果，方剂可选大承气汤，每次煎取100ml，每天灌肠1次，每次灌

50~100ml。

3. 针刺治疗

[主穴]第1组：天枢、气海、上巨虚、足三里、百会；第2组：中髎、下髎、大肠俞、肾俞、脾俞。

[配穴]肝脾不调加支沟、合谷、太冲、肝俞、三阴交；气阴两虚加三阴交、照海、太溪。

[加减]肝脾不调加支沟、合谷、太冲、肝俞、三阴交；肺脾气虚灸神阙、气海、百会；气阴两虚加三阴交、照海、太溪；脾肾两虚灸关元、命门、腰阳关。

两组穴位隔日交替使用，留针 30min。

4. 穴位埋线治疗

是治疗便秘常用的一种中医外治方法，是将不同型号的羊肠线，根据需要埋入不同的穴位，通过羊肠线对穴位的持续弱刺激作用（相当于持续留针），达到治疗疾病的目的。其机制是通过羊肠线的物理性和生物性刺激而起到治疗作用。埋线疗法是依靠刺激穴位引发经络的调节作用从而改变人体内分泌及体内的神经体液平衡。羊肠线对相关穴位的持续性刺激可以增强肠道平滑肌的张力及兴奋性，促进肠蠕动。由于针刺方法只能短时留针，不能起到持续性刺激作用，所以埋线疗法的治疗作用突出。定位埋线法安全有效、无痛苦，是一种简便易行的、融多种疗法、多种效应于一体的复合性治疗方法。具体方法是：①将无菌包装的羊肠线取出，用生理盐水冲洗干净，消毒剪刀剪成 1cm 的线段，置于无菌盘内，将其穿入埋线针内备用；②选用穴位：根据中医辨证可选取不同的穴位，常用的有天枢、足三里、大肠俞等。如合并出口梗阻，可加长强穴；③取合适体位，显露所取穴位，常规消毒，将放置肠线的针穿刺入所选穴位，出现针感后，边推针芯，边退针管，将肠线注入穴位中（2cm 左右），出针后，压迫止血，无菌敷料固定。

5. 耳穴贴压疗法

是用质硬而光滑的植物种子或具有一定形状和质地的药物及制品粘贴在耳廓表面的穴位上，并施加一定压力，以达刺激耳穴、防治疾病的一种方法。此法是在耳毫针治疗疾病的基础上替代耳穴针刺或埋针的一种简易治疗法。它较耳穴针刺或埋针更为简便易行，安全可靠，无创伤，无不良反应，且能起到持续刺激的效果。

根据病情选取特定的主穴和配穴，将耳廓常规消毒后，把粘有王不留行籽的 0.8cm×0.8cm 的胶布，贴于穴位上，常用的穴位有肺、脾、大肠、直肠、皮质下、便秘点、胃、腹、三焦等。采用轻柔按摩法：用指腹轻轻将压贴的穴位压实贴紧，然后轻轻按压顺时针方向旋转，以患者有酸胀或胀痛或轻微刺痛为度。并嘱患者照此法，每天自行按压耳穴 3~5 次。两耳交替治疗，隔天更换 1 次；治疗 5 次为 1 个疗程。

（三）西医非手术疗法

1. 提肛疗法

采用坐位、卧位、站立位均可，深吸气的同时上提收缩肛门，5~10 次 /min，每次运动 5~10min，每日数次。对调整肌肉功能有一定帮助。

2. 扩肛疗法

扩肛疗法是一种非常安全、简单、有效的方法，可在麻醉下做扩肛处理（扩张至可容

4指，扩张时间为 5min 左右，每周 1 次），同时对肛门周围肌肉、会阴部、臀部进行按搓等手法按摩。渐进性扩肛疗法是最简单有效治疗方法。

3. 生物反馈疗法

该疗法通过收缩放松训练加强盆底肌收缩功能，提高盆底肌张力和耐力训练，同时可采用高频电刺激提高患者直肠敏感性，对盆底痉挛综合征所致出口梗阻型便秘疗效满意。正确运用生物反馈疗法关键在于选对适应证，在临床实践中，患者除存在盆底痉挛综合征外，也可同时存在引起便秘的其他因素，如直肠前突、直肠黏膜内脱垂等，生物反馈疗法也作为综合疗法中的一个主要组成部分。

4. 肉毒杆菌毒素 A 注射

肉毒杆菌毒素 A 在神经肌肉接头处阻断乙酰胆碱释放，松弛横纹肌，能有效减轻耻骨直肠肌的异常收缩，而且不会引起永久性的括约肌损伤。

（四）手术疗法

盆底痉挛综合征主要体征是排便时盆底肌不松弛反而收缩，括约肌功能长度明显变长，根据肛管直肠测压、盆底肌电图和排粪造影表现确定盆底痉挛是以平滑肌为主还是横纹肌为主，如病变以盆底横纹肌为主者以切开部分肛门外括约肌和耻骨直肠肌为主，以盆底平滑肌为主者以切开内括约肌为主。目前国内外无论采用哪种手术方法，近期疗效可以，远期疗效欠佳，疗效不稳定，且可引起肛管自控能力减弱，严重的可造成肛门失禁，临床应用时既要保证疗效，又要避免出现术后并发症，因此，手术难度较大，需要足够的临床经验。

◆ 闭孔内肌移植术

闭孔内肌位于左右两侧闭孔的内侧面，被闭孔内肌筋膜覆，该筋膜形成肌鞘并附着于坐骨和耻骨支，闭孔内肌在排便时呈收缩状态，使两侧臀部向外侧翻张。肌电图研究表明闭孔内肌无论正常人或盆底痉挛的患者，排便时或在模拟排便动作时均呈收缩状态。闭孔内肌肌腱切断后不影响筋关节的内旋内收动作。闭孔内肌移植后建立了肛管扩张机制，以对抗反常收缩的耻骨直肠肌和外括约肌，又不影响直肠的感觉，也不损害排便的节制肌肉。从理论上讲，闭孔内肌自身移植术是治疗盆底痉挛综合征的理想方法。术后排粪造影证实肛直角在提肛及力排时明显增大，肛管静息压、最大收缩压明显降低，术前排便困难症状缓解或消失。因此，闭孔内肌自身移植术是一种治疗盆底痉挛综合征的有效手术方法。

［适应证］盆底痉挛综合征。

［麻醉］骶麻或连续硬膜外阻滞麻醉。

［体位］折刀位。

［操作方法］

切口：距肛缘 1.5cm 处的坐骨直肠窝左右两侧各做一长约 5cm 的切口。

解剖闭孔内肌下缘：切开皮肤、皮下组织及坐骨直肠窝的脂肪组织。术者左手食指插入直肠，在坐骨结节上 2cm 处触摸到闭孔内肌下缘，用拉钩牵开坐骨直肠窝内的组织，在左手示指的引导下用尖刀切开闭孔内肌筋膜。用锐性和（或）钝性的方法游离闭孔内肌的下缘和后下部。

闭孔内肌移植术：将游离的闭孔内肌后下部、闭孔内肌筋膜缝合在肛管的每一侧的耻骨直肠肌、外括约肌深部和浅部之间。每侧缝合 3 针，即前外侧、正外侧和后外侧各缝合一针，3 针缝合后一起打结。在缝合耻骨直肠肌及外括约肌时，勿穿透肠壁。

缝合切口：检查无活动性出血后，放置橡皮条引流，缝合皮肤。

九、现代研究进展

盆底痉挛综合征（SPFS）是功能性出口梗阻的主要原因之一。有报道通过肌电图测定盆底肌群电活动诊断 SPFS 较排粪造影诊断 SPFS 更敏感，但假阳性率较高。综合应用排粪造影、肌电图测定及肛管直肠测压等有助于 SPFS 的诊断和分析，有助于临床治疗方案的选择和疗效评价。

本病可能涉及盆底整体肌群，可以从脑 - 肠轴调节异常等方面深入探讨，尤其可能与精神因素密切相关，因而心理干预在治疗中不容忽视。中医方面可能与气滞血瘀，气机不畅，或久病体虚，气虚血行不畅，不能濡养筋脉，导致的盆底失养，或情志不畅，久之致肝肾阴虚，筋脉失养所致。诊断上应属于功能性胃肠病罗马Ⅲ诊断标准中功能性排便障碍中的排便协同失调型（Dyssynergic defecation），故诊断上可参照。在治疗方面，应采用综合诊断思路和个性化治疗方案。西医治疗方法大多存在一定的弊端，手术治疗应该慎重，相比之下中医中药效果明确，副作用小。中医可遵循滋阴增液，行气活血，调畅气机，濡养筋脉的基础上，随证论治。生物反馈治疗便秘疗效是肯定的，可能是今后本病的主要治疗手段之一，其疗效的保证与患者的选择、训练方案、治疗师指导以及设备等因素密不可分。今后要多重视在中医中药、针灸、生物反馈、心理疏导等非手术疗法的运用研究，探索微创手术治疗方法，进一步提高对盆底失弛缓型便秘的疗效。

对于盆底肌痉挛综合征的手术治疗，仍存在较多争议。过去由于对该病的认识不足，常与耻骨直肠肌肥厚相混淆，而且将其归咎于耻骨直肠肌的功能紊乱、反常收缩所致，所以曾有人采用耻骨直肠肌切断术、耻骨直肠肌全束部分切除术，未能取得满意的疗效。杨新庆等设计了"闭孔内肌自体移植术"治疗盆底痉挛综合征，取得了较好的疗效。国外研究提示闭孔内肌可部分替代盆底肌的功能，且经会阴部进行闭孔内肌自体移植在手术操作上是可行的。术后建立肛管扩张机制，以对抗反常收缩的耻骨直肠肌和外括约肌，可以解除盆底痉挛引起的直肠排空障碍。杨新庆用此手术治疗 48 例，部分患者加用耻骨直肠肌全束部分切断术，有效率达 95.83%（46/48），症状完全缓解达 87.5%（42/48）。术后排粪造影证实肛直角在力排时明显增大，术前排便困难症状明显缓解或消失。

盆底痉挛综合征常合并有其他异常，如直肠内套叠、直肠前膨出症、内括约肌失弛缓症等，亦应在手术时同时予以处理，否则会影响手术效果，症状会持续存在。

会阴下降综合征

会阴下降综合征（descending perineum syndrome，DPS）是指以盆腔脏器为主的盆底组织异常松弛引起的一系列临床症状群，如排便困难、排便不全、会阴坠胀、肛门失禁等。会阴下降的患者常有多部位、多系统、多脏器松弛性改变，以盆腔脏器最为突出，包括直肠、子宫及其固定结构、直肠阴道隔松弛、腹膜腔位置过低、盆腔以上各部位结肠固定的松弛。

一、流行病学资料

会阴下降综合征在女性中发病率较高，30 岁以上的经产妇多见。2000 年出版的《盆底与肛门病学》讲述此病的发病率至今不清楚，认为本病是一种盆底疾病，盆底肌肉变性，功能障碍，安静状态下会阴位置低，用力排便时会阴下降超过正常范围，常作为直肠内脱垂的伴随病变。

二、病因病机

（一）中医病因病机

中医学认为，本病多由于排便习惯不良，临厕努挣，妇女多产，会阴产伤，以及老年女性身体功能渐衰导致正常解剖结构改变，或气机阻滞，或脾胃虚弱，中气下陷，固摄乏力，升举无力，或阳虚寒凝，日久肠胃受损，大便排出不畅或排便不尽、排便困难。

（二）西医病因病机

目前几乎所有的学者都认同过度用力排便（摒便）是 DPS 的主要病因，过度用力排便使腹压增高，长期的腹内压增高可使盆底肌肉薄弱，肛管直肠角缩小。若继续摒便，增高的腹内压力可传导至直肠前壁，使该处的直肠黏膜脱垂至肛管上端。直肠前壁黏膜脱垂可产生排便不全感，使患者再次摒便，如此形成恶性循环，促使和加重会阴下降。盆底过度下降时，支配肛门外括约肌的阴部神经分支将受到牵拉，过度牵拉将影响到神经功能。

分娩时产伤、多胎妊娠，且经阴道分娩，妊娠或分娩过程中的损伤也是形成会阴下降的主要原因，因为支配耻骨直肠肌的骶神经行走于盆底肌表面，进入耻骨直肠肌，在分娩过程中容易造成损伤。多数初产妇损伤可很快恢复，少数女性主要是多次分娩者因反复损伤而无法恢复。

DPS 很可能还与中年以后人体激素水平下降，导致结缔组织的退变松弛有关，激素水平下降引起全身多种松弛性病变，其中也包括盆底组织的松弛，由此诱发出口梗阻症状，而出口阻塞所致过度用力排便，更加重松弛性改变，最终导致会阴下降。

三、中医辨证分型

1. 气机郁滞证
排粪不尽，粪便排出困难，会阴部钝痛，有时也可有黏液血便。每因情志不遂而发或加重，嗳气频作，胸胁胀满，甚至腹中胀痛不适，纳食减少，舌淡苔黄，脉弦。

2. 中气下陷证
虽有便意，临厕努挣乏力，挣则汗出，便后疲乏，大便并不一定干硬，会阴部隐痛不适，面色㿠白，神疲气怯，舌淡嫩，苔薄，脉细弱。

3. 脾肾阳虚证
大便艰涩，排出困难，甚至稀便排出不畅，腰膝酸软、水肿、乏力；性欲低下，尿频、尿不畅、尿失禁、头晕耳鸣四肢不温，喜热怕冷，腹中冷痛，或腰背酸冷，肛门下坠，舌淡苔白，脉沉迟。

四、临床表现

（一）症状

会阴下降综合征除有消化系统部分解剖、生理、病理改变所具有的症状外，还有因盆底肌及其筋膜、周围神经和盆腹腔及其脏器、生殖泌尿系统的变化所引起的症状。

长期排便困难是其主要临床表现，无论硬便还是软便，甚至是软便成细条也困难。有时有黏液便或黏液血便及大便失禁，常诉有肛门、直肠、盆腔坠胀、有胀痛感及排便不尽感。女性患者可出现有孕产感和尿频、尿不尽的症状。有的有腹部胀痛。

（二）体征

（1）静息时，肛管位于正常位置或骨盆骨性出口之下 1.0cm，但因患者蹲位肛门努挣时，则可见肛管下降超过 2.0cm 以上甚至超过坐骨结节水平。同时，常可见到有直肠黏膜或痔的脱出。

（2）直肠指诊：在静止期的肛管扩张力减退，嘱患者做随意收缩时，肛管收缩力明显减弱。

（3）肛门镜检查：可见直肠前壁黏膜堆积，堵塞镜端。

五、实验室及其他辅助检查

（1）肛管直肠压力测定：肛管静息压、最大收缩压均降低。

（2）排粪造影：在影像学上表现为耻尾线肛上距加大、骶骨分离、肠疝及正位像的直肠左右折曲等。

六、诊断

Parks 最早提出该病时认为，在正常时，上端肛管恰在耻骨联合与尾骨连线处（代表正常状态下的盆底位置），用力排便时肛管下降小于 2cm，若大于 2cm 即诊断为会阴下降综合征。虽然后来许多学者提出了其他的诊断标准，但目前该诊断标准在临床上还是使用最广泛的。诊断方法有如下几种。

（1）直肠指检：在静止期，过度的肛管扩张力减退；嘱患者随意收缩时，肛管收缩力明显减弱。

（2）肛肠测压：肛管测压肛管静息压、最大收缩压均降低。

（3）排粪造影：会阴下降综合征的排粪造影诊断标准有：①以耻骨直肠肌压迹中点代表会阴位置，以坐骨结节下缘水平线为参照，排便前静息相会阴位置低于坐骨结节下缘 2cm，和（或）排便中会阴下降大于 3cm 者；②以肛管上部，即肛管直肠结合部中点代表会阴位置，以耻骨联合下缘至尾骨尖的连线，即耻尾线为参照，正常静息时，肛管上部正好位于耻尾线下缘，经产妇肛管上部低于耻尾线 3.5cm，其他人低于 3cm，或排便中下降大于 3cm。在影像学上则表现为耻尾线肛上距加大、骶骨分离、肠疝及正位像的直肠左右折曲等。

七、鉴别诊断

（1）直肠前突：表现为出口阻塞症状，排便困难，排便不尽，但指诊时与直肠壁可扪及明显的薄弱凹陷区，肠壁松弛，弹性下降，做排便动作时凹陷区更加明显。

（2）盆底痉挛综合征：是由于肛门外括约肌、耻骨直肠肌在排便过程中的反常收缩，导致直肠排空障碍性便秘的一种盆底疾病，是一种功能性疾病，是正常盆底肌肉的功能紊乱，而不同于耻骨直肠肌综合征的异常肌肉的功能改变。病理检查肌纤维及肌细胞正常，盆底肌电图、排粪造影有助于诊断。

（3）直肠黏膜脱垂：是指直肠黏膜层或全层套叠入远端直肠腔或肛管内，但未脱出肛门的一种疾病，主要临床表现有排便困难、排便不尽。直肠指诊可发现直肠腔扩大、直肠下端黏膜松弛，或肠腔黏膜堆积。侧卧位或蹲位行排便动作时可扪及套叠的顶端。出现会阴下降时常伴有直肠前突和直肠黏膜脱垂。

八、治疗

治疗当以益气升提为主，另辅以提肛之法增强盆底肌群的功能，用膝胸卧位锻炼协助下降之物升提，内服外练，标本并治。本病使用外治法多适于病史较短，病情较轻者；对于病情较重者可采用手术治疗，但要严格掌握手术的适应证及术后调养。

（一）中医内治法

1. 气机郁滞证
［治法］疏肝解郁，理气导滞。
［主方］六磨汤加减。
［常用药］槟榔、沉香、木香、乌药、大黄、枳壳各等份。

2. 中气下陷证
［治法］补益中气。
［主方］补中益气汤加减。
［常用药］黄芪 15~20g，甘草 5g，人参、当归各 10g，橘皮 6g，升麻 3g，柴胡 3g，白术 10g。

3. 脾肾阳虚证
［治法］温肾健脾。
［主方］附子理中丸合肾气丸加减。
［常用药］白术 15g，党参 30g，附子 12g，干姜 12g，甘草 9g。

（二）中医外治法

（1）中药熏洗：当归、生地黄、赤芍、黄柏等，水煎后先熏洗，待温后坐浴。每天2~3次，每次 20min，有活血化瘀，缓急止痛作用。

（2）针刺：可选用长强、会阴、八髎、肾俞及肛周阿是穴，一般用补法，或用电针疗法。

（三）西医非手术疗法

（1）提肛疗法：采用坐位、卧位均可，深吸气的同时上提收缩肛门，5~10 次 /min，每次运动 5~10min，每天数次。对调整肌肉功能有一定帮助。

（2）膝胸卧位锻炼：保持膝胸卧位 15~20min，每天早、晚各 1 次，通过体位变换减轻腹内脏器对盆底肌群的压力，改变某些脏器的位置（如子宫后位或下垂情况适用），以帮助其功能恢复。

（3）生物反馈也是重要治疗方法之一，还有激素替代疗法，改善女性因激素水平下降而引起的各种松弛性改变。

（四）手术疗法

经上述治疗如仍无好转，可考虑手术。虽然除先天因素和后天损伤以外，中年以后人体性激素水平下降，是导致结缔组织的退变松弛，发生会阴下降的主要原因，外科手段不能阻断这种自然规律，但对这种退变造成的某些显著性的解剖变化则可以矫正。对于盆腔或腹腔内脏的松弛病变实施紧固手术，可以改变因这些松弛病变导致的通道阻塞，以及压迫之类的病变，起到缓解症状的作用，因而，外科手术治疗盆底下降综合征具有一定的价值。

手术方法主要为盆腔紧固手术，包括盆底重建、子宫固定、直肠悬吊及冗长乙状结肠切除，必要时加直肠前突修补等。

1. 盆底固定术

［适应证］重度会阴下降，非手术治疗无效，患者自觉症状非常痛苦。

［禁忌证］合并严重内科疾病者；伴有心理疾病者。

［操作方法］下腹正中切口或旁正中切口，从耻骨联合上缘至脐或稍左旁。开腹后探查有无内脏下垂；Douglas 陷凹及子宫（男性膀胱）直肠窝深度；疝的内容物，骶直分离及子宫后倾、下垂程度；向上提拉直肠观察会明下降程度（一般 > 4cm）；为决定手术方案提供参考。还纳疝内容物，如下垂的乙状结肠、小肠等，术前检查有结肠慢传输，可做好切除结肠行端—端吻合术的准备（最后行此步手术）；缩短直肠前壁固定黏膜；上提并缝合固定直肠，缩小骶直间距，自直肠外侧转向侧后骶前，直至骶 1、骶 2 的高度。同法缝对侧，处理子宫、膀胱下垂后倾，提高子宫直肠窝。

［术后处理］常规补液，应用抗生素，一般 24~72h 拔除胃管，排气后进流食。术后 96h 可进少渣半流或半流食，7d 后进普食。进食后保持大便通畅，不用力排便。可用中药辅助机体排便功能恢复。注意规律排便习惯的训练。3 个月内不从事较重体力活动，逐步进行体能锻炼。

2. 消痔灵注射治疗

［适应证］诊断明确，经过非手术治疗 3 个月以后无效者，身体一般情况好，无严重伴发症，血糖，血压、肝肾功能基本正常或偏高者均可接受治疗。

［禁忌证］肛周、直肠有明显炎症，伴有全身严重疾病，不能耐受手术创伤者。

［操作方法］术前：备皮，清洁肠道；术中：常规消毒，局麻或骶麻，用消痔灵（1∶1）液，在喇叭状肛门镜下，进行直肠内黏膜下、高位多点注射。一般进镜 12cm 开始

多点自上而下开始注射，每点位注射 1：1 消痔灵液 1~2ml，直肠内一般注射量 20~30ml，然后进行直肠周围注射，一般选择三点位注射法，或四点位注射，注射方法同直肠脱垂注射方法。

［术后处理］同"直肠脱垂注射"。

九、现代研究进展

会阴下降综合征多见于女性，与女性盆腔生理结构及妊娠生育有密切关系，与先天禀赋不足、体质虚弱、长期过度用力排便、生活无节等亦有直接关系。目前对本病治疗尚无特效之法。中医理论认为：本病是气虚为主，中气下陷，无力升提，转输无力是根本病机，也有虚中挟实者。在肛肠疾病的诊断中，本病与其他疾病的鉴别诊断应为临床医生所重视，以期能更好为患者服务。

对于需要采取手术治疗的患者，采取开腹手术的方法。术前准备同开腹胃肠手术和结肠癌、直肠癌的术前准备，麻醉可选用全麻，硬膜外麻醉效果亦可，体位有两种，多用仰平卧位，需行肛门紧缩术或直肠前突手术者则用截石位。

孤立性直肠溃疡综合征

孤立性直肠溃疡综合征（solitary rectal ulcer syndrome，SRUS）是一种以血便、黏液便、排便困难及肛门坠胀疼痛为主要症状的慢性非特异性肛肠疾病，多见于成人，无性别差异。特征性改变是直肠远端孤立性溃疡、红斑、息肉样损害。

1830 年 Cruveilhier 首次报道了 4 例不常见的直肠溃疡，20 世纪 30 年代后期研究者首先引用"孤立性直肠溃疡"这个术语并描述了该病的病理特征。但直到 1969 年 Madigan 和 Morson 对 68 例患者回顾性分析报道后，孤立性直肠溃疡才被广泛认可。实际上，SRUS 是一个误称，因为发现只有 40% 的患者有溃疡，其中 20% 是孤立性溃疡，其余的表现为黏膜充血、息肉，且其大小和形状各不相同。

一、流行病学资料

孤立性直肠溃疡综合征（SRUS）是一种少见的直肠功能障碍，但并非是罕见的疾病，估计年发病率为十万分之一。常见于青年人，绝大多数在 40 岁前发病，高发年龄是 20~40 岁，女性多见。

二、病因病机

（一）中医病因病机

孤立性直肠溃疡综合征在中医属"便秘"范畴。请参考本章第一节《结肠慢传输型便秘》的相关内容。

（二）西医病因病机

本病的病因不明确，慢性便秘和粪便梗阻可能在其发病中有作用。可能与下列因素相关。

（1）缺血：①脱垂的黏膜顶端嵌顿于肛管，加之外括约肌的强力收缩，可致黏膜缺血、压迫性坏死；②黏膜大量脱垂时，黏膜下血管伸展、破裂而缺血；③固有层纤维化及肌层的填充，使黏膜下毛细血管闭塞。

（2）外伤：患者使用手指或器械插入直肠使脱垂黏膜复位时造成损伤。

（3）其他：可能与肠道炎症、血管异常、细菌或病毒感染等有关。

三、病理

组织学检查是本病诊断和鉴别诊断的主要依据。组织学特征包括：黏膜固有层的纤维闭塞；黏膜肌层增厚；隐窝结构变形、再生和改变。黏膜固有层被平滑肌和胶原取代，导致黏膜肌层的肥大和结构破坏，称之为纤维肌性闭塞。孤立性直肠溃疡综合征的另一种形式息肉的组织学特征除了增生变化外与溃疡相似，如黏膜细胞增生、腺体增生和锯齿状改变的发生率相对较高。

四、中医辨证分型

1. 肠道实热证

大便干结，腹部胀满，按之作痛，口干或口臭。舌苔黄燥，脉滑实。

2. 肠道气滞证

大便不畅，欲解不得，甚则少腹作胀，嗳气频作。苔白，脉细弦。

3. 肺脾气虚证

大便干结如栗，临厕无力努挣，挣则汗出气短，面色㿠白，神疲气怯。舌淡，苔薄白，脉弱。

4. 脾肾阳虚证

大便秘结，面色萎黄无华，时作眩晕，心悸，甚则少腹冷痛，小便清长，畏寒肢冷。舌质淡，苔白润，脉沉迟。

5. 津亏血少证

大便干结，状如羊屎，口干少津，神疲纳差。舌红，苔少，脉细小数。

五、临床表现

（一）症状

本病的病程多数为慢性，临床表现多种多样，几乎任何肛肠疾病的症状都可出现，亦可无症状。最常见的症状是便血，色鲜红、量少，偶有大量便血；疼痛及黏液便，排出少量黏液便后疼痛可缓解。用力排便时肛管梗阻感。频繁排便仍不能排净，患者有时需用手指插入肛门协助排便，几乎每例均有过度用力排便史。

（二）体征

直肠指诊：肛管直肠交界处可触及增厚而活动的黏膜，有压痛，有时硬变区呈结节状或绒毛状，易误诊为息肉或癌。

六、实验室及其他辅助检查

1. 内窥镜

镜下可见直肠壁黏膜充血、溃疡和息肉状改变等。①溃疡位置：溃疡下缘距肛缘3~15cm，多在 7~10cm 处，高位少见。70% 位于前壁，20% 位于后壁，10% 呈环形，常骑跨于直肠瓣膜处；②溃疡数目：70% 为单个，30% 为多个，高位溃疡常为多个。③溃疡外形：溃疡均较浅表，1/3 为不规则葡萄形或卵圆形，1/3 为数毫米到 2cm 的直线形，1/3 为圆形或卵圆形；④溃疡大小：大小不等，可自火柴头到 3cm×5cm，多数直径在 2cm 左右。⑤其他：多数溃疡较浅表，边界清楚，基底覆盖有灰白色坏死物，溃疡周围黏膜呈轻度炎症，也可无溃疡而呈结节样息肉增生。其典型表现为：直肠腔内有黏液，血迹，黏膜充血水肿。

2. 钡灌肠检查

钡灌肠检查可显示溃疡、息肉、狭窄和结节等直肠壁的慢性病变。

3. 排粪造影

SRUS 行排粪造影检查可发现直肠内脱垂、直肠前突、盆底痉挛、会阴下降、肠疝和直肠脱垂等变化。

4. 病理学检查

这是 SRUS 区别于肿瘤、炎症肠病及其确诊的唯一可靠依据。SRUS 最明显的组织学改变是固有层血管闭塞，由纤维化及黏膜肌层的纤维向肠腔生长所致。黏膜下可能有异位腺体，内有黏膜充填及衬有正常结肠上皮。此外，常可见浅表性黏膜溃疡、腺管组织不规则及上皮增生等。SRUS 的典型组织学改变为：①黏膜表面糜烂或浅溃疡形成；②黏膜肌层增生肥厚、平滑肌细胞向固有膜内生长，并围绕肠腺；③固有膜内纤维组织增生；④腺体变性、破坏及增生反应；⑤部分有黏膜层及黏膜下层黏液池形成。

根据 SRUS 的病理变化，可分为 2 期：①溃疡前期：表现为黏膜固有层由成纤维细胞和排列规则的肥大黏膜肌层代替，以后黏液腺间平滑肌进一步肥厚并排列不规则，黏膜肌层和固有层增厚；②溃疡期：始为肠腔表面息肉样变及上皮下毛细血管扩张，继之溃疡形成，伴纤维蛋白等渗出物，类似伪膜性肠炎，并出现典型黏膜固有层纤维化闭塞、黏膜肌层排列紊乱增厚，以及黏膜下腺体异位或形成囊性扩张。

七、诊断

SURS 临床表现多样，部分患者无临床症状，同时伴随的疾病较多，容易误诊，影响疾病的诊断。

本病的诊断主要靠内镜检查和组织活检。直肠指检及其他辅助检查手段亦有助于诊断。

八、鉴别诊断

（1）克罗恩病：可累及胃肠道的任何部位，肠壁因慢性炎症而增厚，引起管腔狭窄。发生在肛管直肠部位时有疼痛、便秘或腹泻，直肠黏膜可呈肉芽肿性炎症，容易与孤立性直肠溃疡综合征混淆。

（2）溃疡性结肠炎：本病是结肠、直肠黏膜弥漫性炎症，早期累及黏膜和黏膜下层，形成肠隐窝脓肿，向表面破溃形成溃疡，肠壁黏膜充血水肿，表面常覆有血液、黏液，并可见点状出血，溃疡呈点状缺损，以后发展成较大溃疡，外形不规则，呈纵形。其主要症状为腹泻，或有便秘、便血等症状。

（3）大肠良性上皮肿瘤：常为黏膜或黏膜下腺体局限性增生，多见于黏膜长期接受刺激的部位。黏膜增生一般较小，隆起，或呈乳头状。黏液腺体的增生常表现为数目众多的腺腔扩大，并有黏液充盈，与孤立性直肠溃疡综合征极为相似。

（4）性病性淋巴肉芽肿：累及直肠时可产生溃疡、炎症、狭窄甚至出现梗阻等症状。

（5）直肠胶样腺癌：呈肿块样隆起，浸润弥漫，可使肠壁广泛增厚，境界不清楚，表面常形成深浅不等的溃疡，表面有较多胶冻样黏液，极容易与孤立性直肠溃疡综合征的深部囊性直肠炎相混淆。

（6）其他：本病的各种表现还需与大肠息肉、绒毛状腺瘤、肠结核、阿米巴肠病等鉴别。

九、治疗

孤立性直肠溃疡综合征是一个相当复杂的问题，许多患者还具有明显的精神问题，目前尚无特效的治疗方法，大多数患者保守治疗效果欠佳，手术治疗的疗效也不十分肯定。

（一）中医内治法

1. 肠道实热证
［治法］润肠泻热，行气通便。
［主方］麻子仁丸（《伤寒论》）加减。
［常用药］生大黄、厚朴、枳实、火麻仁、杏仁、芍药、栀子、车前子、竹叶。

2. 肠道气滞证
［治法］疏肝理脾，通便导滞。
［主方］六磨汤（《证治准绳》）加减。
［常用药］沉香、木香、槟榔、乌药、枳实、大黄、莱菔子。

3. 肺脾气虚证
［治法］补益脾肺，润肠通便。
［主方］黄芪汤（《伤寒论》）加减。
［常用药］人参、黄芪、生白术、白蜜、陈皮、麻子仁、莱菔子。

4. 脾肾阳虚证
［治法］温补益精，润肠通便。
［主方］济川煎（《景岳全书》）加减。
［常用药］肉苁蓉、当归、川牛膝、枳壳、升麻、泽泻、附子、干姜、小茴香、红景天。

5. 津亏血少证
［治法］养血滋阴，润肠通便。
［主方］润肠丸（《沈氏尊生书》）加减。

[常用药] 当归、生地、火麻仁、桃仁、枳壳、肉苁蓉、玄参、苦参。

（二）中医外治法

中药灌肠：中药苦参汤、紫草油等灌肠治疗有一定疗效。

（三）西医非手术疗法

（1）可针对患者排便困难应用高纤维素饮食、容积性泻剂等一般治疗，让患者养成避免用力排便的习惯，其不但可软化大便，使便柱增粗，减轻用力排便及肛门疼痛等，减少或避免直肠脱垂的发生，达到促进溃疡愈合的效果，必要时也可应用糖皮质激素、抗生素、水杨酸柳氮磺吡啶。硫糖铝也有促进溃疡愈合以及细胞保护作用，但长期效果不明确。

（2）药物灌肠：硫糖铝灌肠有促进溃疡愈合以及细胞保护作用，但长期效果不明确。

（四）手术疗法

[适应证] SURS 是一种慢性非特异性良性疾病，通常保守治疗有效，症状顽固或恶化的病例才需手术治疗，故对手术适应证应严格掌握。SRUS 的手术适应证应包括：① SRUS 诊断明确，除外恶性疾病；②伴随直肠脱垂或直肠黏膜内脱等排便困难疾病；③经半年以上非手术治疗无效，症状严重者。

[手术方式] 本病手术方式较多，主要有直肠黏膜局部切除术、Delorme 术、经腹直肠固定术等。由于本病发病率低、手术例数少、病因复杂，效果不尽相同。

十、现代研究进展

孤立性直肠溃疡综合征多见于青年人，发病机制尚不清楚，是慢性、良性的直肠功能失调，与排便用力或者不良的排便习惯有关，常伴有排便费力、大便习惯的改变以及黏液血便，内镜和组织学检查可以明确诊断。可以试用不同的治疗方案，包括局部药物治疗、行为调整（纤维性膳食和生物反馈）和外科治疗。患者的健康教育和保守治疗、阶梯治疗和个体化方案仍然在孤立性直肠溃疡综合征治疗中不容忽视。

对保守治疗、生物反馈或直肠黏膜全层增厚及显著脱垂的难治性患者，可以选择手术治疗。手术方式包括溃疡的局部切除、直肠固定、会阴部的直肠切除术或者改道。Sitzler 等的一项回顾性分析研究显示，对内科治疗无效的孤立性直肠溃疡综合征患者进行防脱垂手术并对其预后长期观察发现，55%~60% 的患者症状改善或者完全消失，术后排便造影检查显示，直肠固定术可以改变直肠的结构，可以成功治疗孤立性直肠溃疡综合征患者的直肠脱垂。对于全层脱垂，提倡黏膜切除术（Delorme's 术）或者经会阴直肠切除术（Altimeter's 术）。当上述方法失败，考虑黏膜袖状切除术并结肠造瘘改道。因为手术预后的不确定性及对不同手术方式的效果缺乏很好的评估办法，所以手术治疗不作为首选。

参考文献

[1] 周荣珍. 结肠慢传输型便秘的临床研究进展 [J]. 数理医药学杂志（R574.2），2013，26（3）：342-344.

［2］刘嬥，丁曙晴. 结肠慢传输型便秘的中医药治疗现状［J］. 中华结直肠疾病电子杂志，2015，4（3）：306-308.

［3］刘宝华. 结肠慢传输性便秘外科治疗国内外进展［J］. 中国普外基础与临床杂志，2007，14（6）630-631.

［4］贺平，何红艳，郑发娟. 直肠前突的研究进展现代临床医学［J］，2007，33（增刊2）：237-240.

［5］石洋. 直肠前突外科治疗现状［J］. 中国中西医结合外科杂志，2012，18（06）：638-640.

［6］徐昭娟，薛伟彩，白建英，等. 直肠前突型便秘的中西医结合治疗进展及思考［J］. 中国中西医结合消化杂志，2017，25（08）：638-640.

［7］何洪波，陈晓辉，张永玲，等. 直肠前突型便秘的手术新进展及预后相关因素分析［J］. 华西医学，2006（03）：494-496.

［8］杜永红，薛雅红，金黑鹰. 直肠前突影像学诊断的研究进展［J］. 世界华人消化杂志，2016，24（14）：2198-2203.

［9］刘宝华，方仕文，张连阳，等. 直肠内脱垂的手术疗效分析［J］. 中华普通外科杂志，2004（03）：12-13.

［10］张连阳，张胜本. 直肠内脱垂盆底形态和肛肠功能的研究［J］. 重庆医学，1993（02）：73.

［11］秦昌富，陈晨，陈杰，等. 女性盆底疝患者的发病与绝经及雌激素水平的分析研究［J］. 中华疝和腹壁外科杂志（电子版），2016，10（04）：245-247.

［12］秦昌富，邢蓬蕊，陈杰，等. 盆底疝的发病特点及治疗现状［J］. 中华疝和腹壁外科杂志（电子版），2017，11（01）：24-26.

［13］杨新庆. 盆底疝的诊断与治疗［J］. 中国实用外科杂志，2002（12）：15-16.

［14］王毅，龚水根，张伟国，等. 女性正常盆底与盆底脱垂性疾病MRI初步研究［J］. 第三军医大学学报，2004（12）：1055-1057.

［15］李国栋，刘丛丛. 耻骨直肠肌综合征的诊治进展［J］. 川北医学院学报，2014，29（06）：522-526.

［16］陈硕，王燕，卜范峰. 耻骨直肠肌综合征治疗研究进展［J］. 山东医药，2014，54（41）：104-106.

［17］关晓峰，高春芳，俞伦新，等. 耻骨直肠肌综合征的外科治疗［J］. 中华普通外科杂志，1997（04）：41-42.

［18］易秉强，杨新庆. 盆底痉挛综合征的外科治疗［J］. 中国实用外科杂志，2002（12）：14-15.

［19］焦俊，沈桂权，许力行，等. 盆底痉挛综合征38例X线分析［J］. 贵阳医学院学报，2000（02）：127-129.

［20］杨新庆，丁步国，岳卫红. 盆底痉挛综合征［J］. 大肠肛门病外科杂志，1995（02）：30-32.

［21］王振彪，吴佐周. 会阴下降综合征的发病与中西医结合治疗［J］. 辽宁中医杂志，2008，35（12）：1886-1887.

［22］周慧聪. 孤立性直肠溃疡综合征［J］. 国际消化病杂志，2010，30（06）：335-337.

［23］韩宝，张燕生. 中国肛肠病诊疗学［M］. 北京：人民军医出版社，2011.295-312.

［24］刘宝华，兰平，张安平. 结直肠良性疾病外科治疗［M］. 北京：人民军医出版社，2012.61-182.

［25］赵发，李红岩. 便秘［M］. 北京：军事医学科学出版社，2007.159-204.

［26］荣文舟. 便秘［M］. 北京：科学技术文献出版社，2001.285-299.

［27］刘宝华. 便秘的诊断及治疗［M］. 北京：军事医学科学出版社，2002.165-181.

［28］杜如昱等主译. 结肠与直肠外科学［M］. 北京：人民卫生出版社，2009.401-437.

［29］中华医学会消化病学分会胃肠动力学组中华医学会外科学分会结直肠肛门外科学组. 中国慢性便秘诊治指南（2013年，武汉）［J］. 中华消化杂志，2013，33（5）：291-297.

［30］中华中医药学会脾胃病分会. 慢性便秘中医诊疗共识意见［J］. 北京中医药，2011，30（1）：3-7

［31］柏连松，张雅明. 柏氏肛肠病学［M］. 上海：上海科学技术出版社. 2016.251-277.

第二十三章 肠易激综合征

肠易激综合征（irritable bowel syndrome，IBS）指的是一组包括腹痛、腹胀、排便习惯改变和大便性状异常、黏液便等表现的临床综合征，持续存在或反复发作，经检查排除可以引起这些症状的器质性疾病。本病是最常见的一种功能性肠道疾病，其发病率相当高，据流行病学调查，世界范围内普通人群中有典型肠易激综合征症状的患者高达 9%~23%。但仅约 1/4 的患者就诊，男女之比约为 1/2，患者以 20~40 岁（平均年龄 33 岁）的青壮年居多。国内潘国宗教授报告：北京符合 Manning 标准 IBS 检出率为 7.01%；符合罗马 I 标准 IBS 检出率为 0.82%，男女比为 1∶1.15，多见于 18~30 岁。广州、武汉的流行病学调查显示两地 IBS 患病率分别为 5.6%、10.7%。

一、病名溯源

（一）中医的认识

中医根据肠易激综合征的临床表现，一般将其归属于中医的"泄泻""腹痛""郁证"等范畴。病因有多种，如感受外邪、饮食劳倦、七情所伤等，与肝、脾、心、肾等脏器密切相关。总的病机是脾胃素虚，肝木乘脾，导致脾失健运湿浊内生，大肠传导失职，混杂而下遂成泄泻，可出现腹痛腹泻症状。其主要特征是腹痛即泻，泻后痛缓，发作多与情志有关。古代医家吴鹤皋曾说："泻责之脾，痛责之肝，肝责之实，脾责之虚，脾虚肝实，故令痛泻。"在治法上宜疏肝补脾。

（二）西医的认识

肠易激综合征属于胃肠功能紊乱性疾病，指的是一组以长期、反复发作性腹痛、腹胀、排便习惯和大便性状异常、黏液便为特征，又缺乏形态学和生化学异常改变可解释的证候群。过去称为急性肠炎、结肠痉挛、结肠过敏、过敏性结肠炎、易激结肠等。本病为临床常见病，西方国家统计占胃肠门诊的 20%~50%，多见于中青年人，女性约为男性的 2 倍。

二、病因病机

（一）中医病因病机

1.脾虚为致病之本

脾居中焦，喜燥而恶湿，以升为健，胃为燥土，喜润而恶燥，以降为和。脾胃为仓廪之官，燥湿相合，为后天之本，是气血生化之源，共司受纳腐熟、运化水谷之职。脾胃中气健旺，则气血化源充足，周身得以充养。正如仲景所言："四季脾旺不受邪"，《脾胃论》

亦强调："内伤脾胃，百病由生"。若脾胃虚弱，健运通降失职，可影响大小肠的功能，致肠腑传导失司，通降不利而出现多种肠道病症，如腹痛、腹胀、泄泻、便秘等。故 IBS 临床所表现出的症状虽以腹痛、泄泻、便秘等肠道功能失调为主，然究其本质，实乃脾胃虚弱也。

2. 肝郁为致病之标

喜、怒、忧、思、悲、恐、惊是人类情志活动所产生的七种不同的感情变化，它和脏腑气血密切相关，由五脏精气所化生，《素问·天元纪大论》说："人有五脏化五气，以生喜怒悲忧恐"。过度的七情变化，会引起脏腑气血的功能紊乱。中医学历来重视精神致病因素，而且认为七情除了由心主宰外，与肝也有密切的关系。肝主疏泄，调畅气机，调节情志，故情志失调，首先伤肝。肝失疏泄会使气机郁结不畅，脏腑功能紊乱而出现脘腹痞满，不思饮食，大便泄泻等症，或导致大肠传导失常而发生便秘、腹胀等症；或愤怒太过，气机逆乱，可见胸闷太息，胃脘疼痛痞满，腹痛泄泻等症。

（二）西医病因病机

肠易激综合征（IBS）的病因尚不明确，找不到任何解剖学的原因，可能与多种因素有关。

1. 胃肠动力学异常

在生理状况下，结肠的基础电节律为慢波频率 6 次 / 分钟，IBS 以便秘、腹痛为主者 3 次 / 分钟慢波频率明显增加。

2. 内脏感知异常

肠道高敏感性是 IBS 发病的重要原因，IBS 患者的排便与痛觉阈值均明显低于正常对照组。中山大学附属第一医院应用灌注导管测压也发现 IBS 患者对快速扩张感觉阈值显著下降，但症状严重程度与直肠运动和感觉功能无相关性。

3. 精神因素

研究认为，本病症状发作或加重均与情绪紧张有关，焦虑、抑郁、激动、恐惧等情绪不安因素刺激机体，影响了自主神经功能，从而引起结肠和小肠的运动功能改变及分泌功能的失调。刘谦民等研究显示：IBS 患者与正常人的性格有着明显差异，性格可能在 IBS 的发病中起一定作用。

4. 遗传因素

肠易激综合征有明显的家族集聚倾向。国外 33% 的患者有家族史，国内与此接近，而且同一家族中肠易激综合征患者的临床表现雷同。

5. 感染因素

约 1/4 肠易激综合征患者的症状起自胃肠炎、痢疾或其他直接影响胃肠功能的疾病。研究认为各种细菌、病毒感染因素可引起肠黏膜下巨细胞或者其他炎性细胞所释放的细胞因子，可能引起肠道功能紊乱而发生肠易激综合征。

6. 饮食因素

食物本身并不引起肠易激综合征。肠易激综合征患者可因乳糖酶缺乏发生乳糖类消化不良，很多患者可因进食或刺激性食物发作，可能对某种或多种食物不耐受，致使肠腔扩张和肠蠕动正常功能发生紊乱而发病。

7. 神经和内分泌因素

研究表明，便秘型肠易激综合征与胆碱能神经异常有关，而腹泻型则与肾上腺能神经异常有关。更主要的是本病与内分泌激素如血管活性肠肽（VIP）、胆囊收缩素（CCK）、P物质（SP）、生长抑素（SS）、胃动素（MOT）及5-羟色胺（5-HT）等含量异常有密切联系。

除上述因素之外，人体内微量元素的改变，气候变化均可诱发和加重病情。总之，各种因素最终导致结肠分泌和吸收功能紊乱，以及肠道动力学改变而发生本病。

三、病理生理学

在IBS患者中，小肠和乙状结肠的环形肌和纵行肌对动力异常特别敏感。近端小肠似乎对食物和拟副交感神经药物具有高度反应性。在IBS患者的小肠转运变化多端，而且肠转运时间的变化通常与症状无关联。乙状结肠管腔内压力测定显示功能性便秘可以发生在结肠袋状分节运动呈高反应性时（如收缩的频率和幅度增加），相反，腹泻与运动功能降低有关。

IBS患者常常发生黏液过度分泌，这与黏膜损伤无关，其原因不明，但与胆碱能神经活动性过高有关。

与患者对肠腔内正常量和质的气体存在时很易感到疼痛一样。IBS的疼痛似乎由小肠平滑肌异常强度的收缩引起或由对小肠肠腔扩张过度敏感引起。可能也存在对胃泌素和胆囊收缩素的高敏感性。然而，激素的波动与临床症状并不一致。摄入食物热卡的增加可提高肌电图活动和胃活动的幅度和频率。脂肪的摄入可能造成动力高峰延迟出现，这种现象在IBS患者更明显。月经最初几天可能引起短暂前列腺素E_2升高，导致疼痛和腹泻加重。这并非雌激素或孕激素所致，而是为前列腺素释放所致。

四、中医辨证分型

1. 肝郁气滞型

腹痛、便秘、脘腹胀满、疼痛走窜，以左下腹为主，排气后缓解，恼怒忧虑易发作，舌苔薄，脉弦。

2. 肝脾不和、中焦痞满型

大便黏滞，甚者带黏冻状物，肠鸣矢气多，腹胀，时痞满，食少，脉弦。

3. 脾胃虚弱型

水样泻，挟不消化食物，面色萎黄，食少神疲，腹胀不舒，舌淡，苔白，脉濡缓。

4. 脾肾虚寒型

肠鸣腹胀，五更溏泻，食少不化，久泻不止，面黄肢冷，舌淡苔白滑，脉沉。

五、西医分类

肠易激综合征目前尚无统一分类标准，目前临床上主要分为以下三型。

（1）痉挛性结肠型：以下腹尤其是左下腹痛和便秘为主。

（2）无痛性腹泻型：以腹泻为主，伴有黏液。

（3）混合型：可有腹痛、腹胀与便秘，亦有腹泻者，或二者交替出现。

此外，本病尚有其他分型方法，如 Bockus 所分三型为：结肠痉挛型、黏液腹痛型、神经性下痢型；另一种三型分类法为：不安定型、持续下痢型、分泌型；另有分为四型者，即腹泻型、便秘型、腹泻便秘交替型、黏液型。

六、临床表现

（一）症状

最主要的临床表现是腹痛与排便习惯和粪便性状的改变。

1. 腹痛或腹部不适感

疼痛性质多样，可为隐痛、胀痛、灼痛及痉挛样疼痛。程度各异，轻者仅为轻微不适，重者甚至影响正常生活。疼痛部位多位于左下腹部，或为全腹疼痛。多伴有腹胀。起病缓慢，间歇性发作，不具特异性，症状的出现或加重常与精神心理因素或应激状态有关，白天明显，排便常发生于早餐后，睡眠中极少出现。

2. 排便异常

排便次数 > 3 次 / 日或 < 3 次 / 周。性状为稀便、水样便或干硬便，可伴黏液，排便费力或不尽感，但无血便，也可表现为秘泻交替。

3. 肠外症状

可有上消化道症状如烧心、早饱、恶心、呕吐、嗳气等，部分患者有明显的焦虑或抑郁表现。

（二）体征

以肠道症状为主，腹胀严重者可见腹部膨隆；腹痛者为脐周及左下腹可有轻压痛；腹泻者肠鸣音可亢进；便秘者肠鸣音可减弱；部分患者直肠指诊可有直肠后壁触痛，也有的患者可无明显的阳性体征。部分患者可触及腊肠样肠管，直肠指检可感到肛门痉挛、张力较高，可有触痛。

七、实验室及其他辅助检查

各种临床检查的目的主要在于排除肠道器质性病变。

1. 血常规

包括红细胞和白细胞计数、血红蛋白量、白细胞分类以及红细胞沉降率均应在正常范围内。

2. 粪便检查

可见到黏液，但不应有较多的红、白细胞，隐血试验应为阴性，也无致病菌、溶组织阿米巴滋养体和包囊、其他肠原虫、血吸虫卵等。

3. 钡餐检查

口服钡餐示钡剂迅速充盈小肠和结肠，钡剂经小肠时间显著缩短，此点颇为突出。钡剂灌肠 X 射线检查示结肠充盈迅速、结肠腔普遍变细呈索条状（索状征），或节段性变细，或袋形增多和加深，特别以在横结肠为突出和典型；结肠形态可有变化，甚至和变细的肠段交替出现某些肠段袋形消失或轻度扩张，但从无黏膜破坏、溃疡、固定狭窄、充盈缺损等征象。在进行 X 射线检查前，宜用温盐水作清洁灌肠，因为用皂水或寒冷液体灌肠均能引起结肠痉挛和类似本病的 X 射线图像。口服导泻剂也将影响检查结果。

4. 纤维结肠镜检查

常由于结肠的强烈收缩，器械不易进入满意的深度，此时患者常诉说有左下腹痛。所见肠膜可有轻度充血水肿和过度黏液分泌，但无出血、黏膜脆弱易碎、颗粒状息肉、溃疡等，黏膜活检正常。

此外，肠道消化和吸收功能试验、钡餐检查上中消化道等一般不作为本病的常规检查，但可在鉴别诊断中选用。

八、诊断

IBS 目前尚无统一诊断标准，现主要存在以下几个诊断方法供参考。

（一）罗马Ⅲ诊断标准

反复发作的腹痛或不适，最近 3 个月中每月至少发作 3 天，并伴有 2 个或更多的以下症状。

（1）排便后腹痛或不适症状改善（不适是指非疼痛性质的不舒服感觉。诊断时以上症状出现至少 6 个月以上）；

（2）发作伴有排便频率的改变；

（3）发作伴有粪便性状的改变。

以下症状并非诊断所必需，但支持 IBS 的诊断：①排便频率异常：每周 ≤ 3 次或每天 > 3 次；②粪便性状异常：硬粪、糊样粪或水样粪；③排便费力；④排便急迫感、不尽感；⑤排出黏液；⑥腹胀。

（二）罗马Ⅲ分型

罗马Ⅲ诊断标准提出根据粪便的性状进行分型。在没有使用泻剂和止泻剂的情况下，可应用 Bristol 粪便性状量表，判断粪便性状。

1 型：硬块状便为坚果状（不易排出）。

2 型：腊肠状但成块。

3 型：腊肠状但表面有裂缝。

4 型：腊肠状平滑软便。

5 型：有明确边界的软团状物（易于排出）。

6 型：整齐边界的松散片状物，糊状便或水样便。

7 型：没有固体成分，完全是液体。

1 型和 2 型判断为便秘，6 型和 7 型判断为腹泻。

IBS 的分型包括 IBS 腹泻型、IBS 便秘型、IBS 混合型和 IBS 不定型。

（三）中国成都标准（1986）

（1）以腹痛、腹胀、腹泻及便秘等为主诉，伴有全身性神经官能症状。

（2）一般情况良好，无消瘦及发热，系统检查仅发现腹部压痛。

（3）多次粪常规及培养（至少3次）均阴性，粪潜血试验阴性。

（4）X线钡剂灌肠检查无阳性发现，或结肠有激惹征象。

（5）纤维结肠镜示部分患者有运动亢进，无明显黏膜异常，组织学检查基本正常。

（6）血、尿常规正常、血沉正常。

（7）无痢疾、血吸虫等病史，试验性治疗无效。临床研究选择病例时，其病程应超过2年。

（四）日本川上标准（1989）

（1）有IBS的典型症状：① 儿童时有腹痛病史；② 因腹部剧痛，曾需紧急治疗；③ 以往常有腹痛；④ 腹部得暖则疼痛减轻；⑤ 排粪后腹痛减轻；⑥ 可见肠管功能异常；⑦ 排粪诱发腹痛；⑧ 腹痛伴腹泻；⑨ 腹泻便秘交替；⑩ 以前有腹泻或便秘的病史；⑪ 兔粪状便；⑫ 有兔粪状便和腹痛；⑬ 粪便中可见黏液。如有上述各项中的6项即可怀疑本征。

（2）一般检查无异常，无发热，红细胞、白细胞、血红蛋白、血沉等均正常。

（3）粪便潜血试验阴性。

以上四种诊断标准各有侧重，需要指出的是IBS症状并无特异性，所有症状均可见于胃肠道器质性疾病，所以诊断该病除详细询问病史、临床症状、体格检查外，应常规进行血常规检查、大便常规＋潜血试验、肝功能检查、红细胞沉降率检查、肠道肿瘤标记物筛查及结肠镜检查，必要时做腹部影像学检查、甲状腺功能测定、血钙测定、72小时粪便脂肪定量、乳糖氢呼气试验等，以排除其他器质性疾病。

九、鉴别诊断

（1）吸收不良综合征：本征常有腹泻，但大便常规可见脂肪和未消化食物。

（2）慢性结肠炎：亦常有腹痛腹泻，但以黏液血便为主，结肠镜检查所见结肠黏膜充血水肿、糜烂或溃疡。

（3）慢性痢疾：腹泻以脓血便为主，粪常规可见大量脓血球，或见痢疾杆菌，大便培养可见痢疾杆菌生长。

（4）克罗恩病：常有贫血、发热、虚弱等全身症状，肠镜检查见"线性溃疡"或肠黏膜呈"铺路石样"改变。

（5）肠结核：有腹痛、腹泻、粪便中可见脓血并有全身中毒症状，如消瘦、低热等，或有其他结核病灶。

（6）肠肿瘤：可有腹泻，但以陈旧性血便为主，肠镜及X线钡灌肠及直肠指诊可有阳性体征。

（7）乳糖不耐受症：乳糖不耐受症是渗透性腹泻的原因之一，其临床表现与肠易激综合征十分相似，可通过氢呼气试验或乳糖耐受试验加以鉴别。

（8）胰腺外分泌功能不全：胰腺外分泌功能不全可导致吸收不良，出现腹泻、腹痛等症状，可通过苏丹Ⅲ检测粪便脂类增加而确诊。

十、治疗

（一）一般治疗

建立良好的生活习惯。饮食上避免诱发症状的食物，因人而异，一般而言宜避免产气的食物如乳制品、大豆等。高纤维食物有助改善便秘。对失眠、焦虑者可适当给予镇静药。

（二）中医内治法

1. 辨证论治

（1）肝郁气滞

[治法] 疏肝行气。

[方药] 柴胡疏肝饮加减。

[常用药] 柴胡、炒枳实、白芍、甘草、青皮、陈皮、制香附，痛剧加川楝子、延胡索，便秘加火麻仁、柏子仁、厚朴、槟榔等；如肝郁偏于阴虚者，可应用一贯煎加减。

（2）肝脾不和，中焦痞满

[治法] 调和肝脾，消痞除满。

[方药] 半夏泻心汤加减。

[常用药] 半夏、黄连、黄芩、干姜、甘草、大枣、人参。该方寒热互用以和其阴阳，辛苦并进以调其升降，补泻兼施以顾其虚实，方中虽无疏肝理气之品，但可调气机之升降，气机畅达，肝气自舒，湿重而便有白黏冻者，加厚朴、苍术、砂仁。

（3）脾胃虚弱

[治法] 健脾化湿。

[方药] 参苓白术散加减。

[常用药] 党参、白术、茯苓、甘草、陈皮、山药、薏苡仁、白扁豆、莲子、砂仁等。

（4）脾肾虚寒

[治法] 健脾温肾。

[方药] 附子理中丸、四神丸化裁。

[常用药] 制附片、党参、炒白术、干姜、甘草。肉豆蔻、补骨脂（盐炒）、五味子、吴茱萸、大枣（去核）。

2. 有效方药

（1）木香顺气汤加味：木香顺气汤由木香、青皮、陈皮、厚朴、当归、草蔻仁、益智、苍术、半夏、吴茱萸、干姜、茯苓、泽泻、升麻、柴胡组成，其中木香、厚朴、青皮、陈皮，味辛能行气，兼能疏肝；草豆蔻、益智，芳香能醒脾；苍术、半夏，味辛能燥湿；干姜、吴茱萸，性温能散寒；茯苓、泽泻，味淡以泄浊阴；升麻、柴胡，质轻以升脾阳，全方理气燥湿，升清降浊，能消脘腹胀满，减轻 IBS 患者腹痛、腹胀、便秘等证候。吴昕妍运用木香顺气汤，水煎 300ml，早午晚 3 次口服，治疗气秘型 IBS 患者 50 例，腹痛明显加白芍，口苦口干加黄连、栀子，便结加火麻仁、桃仁，腹胀加莱菔子，6 周后结果表明，治疗组总有效率为 92.5%，对照组总有效率为 74.4%，治疗组优于对照组（P

< 0.05)。

（2）痛泻要方：痛泻要方由陈皮、白术、白芍、防风组成，其中白术苦温，健脾燥湿；白芍酸寒，柔肝缓急止痛；陈皮辛苦而温，理气燥湿，醒脾和胃；防风燥湿以助止泻，全方共奏补脾柔肝之功，能减轻 IBS 患者腹痛、腹胀、泄泻等证候。韩凯运用痛泻要方治疗 IBS 患者 48 例与对照组（常规西药）48 例比较，28 天后结果表明，治疗组总有效率为 91.7%，对照组总有效率 62.50%，治疗组优于对照组（P < 0.05）。

（3）四逆散合痛泻要方：四逆散由柴胡、白芍、枳实、甘草组成，其中柴胡入肝胆经，升发脾阳，疏肝解郁；白芍补养肝血，条达肝气，可使柴胡升散而无耗伤阴血之弊；枳实理气破结，使气血调和；甘草调和诸药，益脾和中，全方共奏疏肝理气、升清降浊之功，与痛泻要方结合使用，较单用痛泻要方有更好的理气消胀的作用，能减轻 IBS 患者腹痛、腹胀、泄泻等证候。黎军用四逆散合痛泻要方治疗 IBS 患者 68 例，对照组 IBS 患者 57 例给予曲美布汀 100 mg，每日 3 次，治疗 28 天后结果表明，治疗组总有效率为 85.3%，对照组总有效率为 66.7%，治疗组优于对照组（P < 0.05）。

（4）逍遥散：逍遥散由柴胡、当归、芍药、薄荷、茯苓、生姜、大枣组成，其中柴胡疏肝解郁；当归甘辛苦温，养血和血；白芍酸苦微寒，养血敛阴，柔肝缓急；白术、茯苓健脾去湿，使运化有权，气血有源；炙甘草益气补中，缓肝之急；加入薄荷少许，疏散郁遏之气，透达肝经郁热；生姜温胃和中，全方共奏疏肝健脾养血之功，能减轻 IBS 患者腹痛、腹胀、便秘等证候。梁晓东用逍遥散治疗 IBS 患者 198 例，30 天后结果表明，总有效率为 92.9%（P < 0.05）。

（5）通便汤：通便汤由白芍、白术、肉苁蓉、杏仁、槟榔、当归、枳实、厚朴、小麦、柴胡、甘草、生姜、大枣组成，其中白芍柔肝养血；白术益气健脾；肉苁蓉润肠通便；当归补血活血，润肠通便；杏仁宣降肺气，润肠通便；槟榔行气利湿；枳实、厚朴下气宽中；小麦益养心气；甘草调和诸药，全方共奏理气健脾、养血润肠之功，能减轻 IBS 患者腹痛、腹胀、便秘、泄泻等多种证候。赵彬等以通便汤为主方治疗便秘型 IBS 患者 120 例，28 天后结果表明，治疗前便秘评分为（14.2 ± 0.3）分，治疗后便秘评分为（7.0 ± 0.2）分。治疗前排便次数评分为（13.6 ± 0.4）分，治疗后排便次数评分为（6.4 ± 0.3）分，治疗前排便感评分为（14.5 ± 0.3）分，治疗后排便感评分为（6.1 ± 0.2）分，治疗前腹部不适评分为（13.8 ± 0.6）分，治疗后腹部不适评分为（6.8 ± 0.4）分，治疗后临床症状评分显著改善（P < 0.05）。

（6）柴胡疏肝散合痛泻要方：柴胡疏肝散由陈皮、柴胡、川芎、香附、枳壳、芍药、甘草组成，柴胡疏肝解郁；香附理气疏肝而止痛；川芎活血行气止痛；陈皮、枳壳理气行滞；芍药、甘草养血柔肝，缓急止痛；甘草调和诸药，全方共奏疏肝行气、活血止痛之功，与痛泻要方结合使用，比单用痛泻要方有更好的理气、止痛的作用，能减轻 IBS 患者腹痛、腹胀、泄泻等证候。张秀莲运用柴胡疏肝散合痛泻要方治疗 IBS 患者 60 例，对照组 60 例用匹维溴铵进行治疗，每日服用 3 次，每次服用 50mg，6 周后结果表明，治疗组有效率为 91.7%，对照组有效率为 62.5%，治疗组优于对照组（P < 0.05）。

（7）芍药甘草汤合四君子汤：芍药甘草汤由白芍、甘草组成，功能调和肝脾，缓急止痛；四君子汤由人参、白术、茯苓、甘草组成，功能益气健脾，两方结合使用共奏疏肝健脾、缓急止痛之功，能减轻 IBS 患者腹痛、泄泻等证候。邱俊林将 112 例 IBS 患者随机分为两组，治疗组 56 例予以芍药甘草汤合四君子汤治疗，对照组 56 例予以马来酸曲美布汀片治疗，结果治疗组总有效率为 92.9%，对照组总有效率为 76.8%，治疗组优于对照组（P < 0.05）。

（三）西药治疗

1. 微生态疗法

已有报道 IBS 患者存在肠道菌群的失调，运用本类药物可以控制患者腹泻、腹胀等症状，目前临床采用双歧杆菌制剂或乳酸杆菌制剂。给予乳糜生 0.5g/ 次，3 次/ 日，口服，疗程为 10~14 天。

2. 止痛剂

有抗胆碱能药（美贝维林）、钙拮抗剂（硝苯地平）两类，抗胆碱能药主要用于腹痛、餐后腹痛的治疗。少数腹泻患者也可能有一定的效果。但对便秘为主的患者、精神因素明显者及某些女性患者，疗效较差。溴丙胺太林 15mg 口服，3 次/ 日。钙离子拮抗剂常用于治疗 IBS 患者腹痛，取得了良好的效果。实验研究发现钙离子拮抗剂可以松弛痉挛的胃肠道平滑肌。一些选择性作用于消化道平滑肌的钙离子拮抗相继用于临床，如匹维溴胺（得舒特）、奥替溴胺等不仅可明显改善 IBS 患者腹痛、腹胀等症状，而对 IBS 患者异常的内脏敏感性及结肠动力紊乱均有一定的调节作用。用法：匹维溴胺 50mg/ 次，3 次/ 日，疗程 1~2 周。

3. 促胃肠动力药

主要用于腹胀明显、胃肠道内气体增多和部分轻度便秘患者。西沙必利是一种 $5-HT_4$ 受体激动剂，可以促进胃排空，增加小肠动力，加速结肠转运，使肠道的感觉阈值增加，对便秘型 IBS 具有良好的效果。最近研究问世的替加色罗，与西沙比利相比作用更大。可改善 IBS 腹痛、腹胀及大便性状，目前只仅限于女性患者使用，研究显示：Tegaserod 6mg/ 次，2 次/ 日，对便秘型 IBS 安全，有效。但近期一项研究显示其对男性及女性患者无差异。

4. 止泻剂

代表药是洛哌胺（loperamide），主要用于以腹泻为主的 IBS 患者，可增加肛门括约肌收缩力，减低结肠肌电活动，促进肠道对水电解质重吸收，有助于止泻，缓解便意急迫，但对腹痛效果较差，用药原则是尽可能用最小剂量、最短疗程，治疗有效，数天后停药，不宜长期服用。

5. 通便剂

适用于以便秘为主且经饮食治疗无效的 IBS 患者。用药原则是尽可能用最小剂量、最短疗程。对腹胀明显者，应慎用高渗性泻药（如乳果糖等），因为此类泻剂不被吸收，被肠道细菌分解易产生气体，加重腹胀症状。目前常用液体石蜡或蓖麻油。

6. 抗抑郁药

对存在有抑郁症状的 IBS 患者可试用抗抑郁药，这不仅能提高患者的情绪，还能帮助改善肠道症状。一般认为传统的三环类、四环类抗抑郁药，单胺氧化酶拮抗剂和近年上市的 SSRLs 如帕罗西汀和氟罗西汀的治疗效果大致相当。但前者不良反应大，难以长期服用。帕罗西汀和氟罗西汀等服用安全，但起效较慢，常需 2~3 周起作用，故疗程不宜过短，症状控制后可逐步减量，稳定后才考虑停药。

7. 调整内脏感觉异常的药物

内脏敏感性增高是 IBS 的基本病理生理之一，因此研究调整内脏感觉异常的药物是近年来 IBS 药物治疗的热点。已有的研究表明 $5-HT_3$ 受体拮抗剂、$5-HT_4$ 受体激动剂、生长抑素及其类似物、阿片肽受体激动剂均具有调整内脏感觉的作用。不少此类药物已应用于临床，如 $5-HT_3$ 受体拮抗剂阿洛司琼对非便秘型女性 IBS 患者具有缓解腹痛不适、减少大便频率、促进大便成形的治疗作用；而 $5-HT_4$ 受体激动剂替加色罗则具有促动力和降低内脏敏感性的双重作用

8. 多离子通道调节剂

此类药物可直接作用于细胞膜的 K^+、Na^+、Ca^{2+} 等离子通道，调节肠平滑肌运动功能。曲美布汀具有抑制和兴奋平滑肌运动的双重作用，目前市场上有舒丽启能和援生力维两种商品名。可用于 IBS 便秘型及腹泻型患者，可明显改善患者的各种症状。

（四）心理治疗

服药效果不良可考虑咨询心理治疗。多数提示有抑郁状态或焦虑症状，经治疗心理因素缓解后该病症状可减轻。

（五）生活治疗

IBS 是功能性疾病，因此一经确立诊断，应消除恐惧心理，放松心情。部分患者可调整生活方式，如避免过量的脂肪及刺激性食品如咖啡、乙醇的摄取，经常进行体育锻炼，减少对各种应激的反应等就足以达到治疗目的。日常饮食中减少产气食物的摄入，如奶制品、大豆等。以腹泻为主的患者应酌情限制粗质蔬菜以及水果。以便秘为主的患者则提倡摄入富含纤维素的食品，以增加大便容积，缓解便秘，减轻腹痛。

总之 IBS 是一种多因性、多相性的胃肠功能性疾病，其病因及发病机制非常复杂，目前尚不十分明了，因而对其诊断只能建立在症状学基础上，目前的诊断标准存在操作繁琐，且较易受主观因素影响，未考虑精神心理因素等问题。西医学药物治疗虽有一定的疗效，但仍存在副作用大，适应范围狭窄等问题。中医对此病虽有较好的疗效，但目前中医对本病的认识、诊断、疗效评价均无统一的标准。随着医学界对 IBS 研究的重视，对其病因及病理生理机制的深入了解，人们必将制订出方便、实用、敏感性及特异性均较强的诊断标准。治疗方面也会有针对其主要病理环节，开发出疗效好、副作用小的药物应用于临床。

参考文献

[1] 潘国宗，曹世植. 现代胃肠病学 [M]. 北京：科学出版社，1998：1293-1306.

[2] Garnett WR. Clinical consult: management of irritable bowel syndrome [online]. JAm Soc Consultant Pharm, 1999, 14（Suppl 8）.

[3] 潘国宗，鲁素彩，柯美云，等. 北京地区肠易激综合征的流行病学研究：一个整群，分层，随机的调查 [J]. 中华流行病学杂志，2001：21：26-29.

［4］尉秀清，王锦辉，胡品津，等．广州市居民肠易激综合征及功能性便秘的流行病学调查［J］．中华内科杂志，2001；40（8）：517-520.

［5］胡品津，潘国宗．中华医学会第一届全国肠易激综合征学术会议纪要［J］．中华内科杂志，2003，42（9）：658-659.

［6］刘谦民，齐欣，郭全平，等．肠易激综合征与性格关系的探讨［J］．中华内科杂志，2003，42（9）：602.

［7］詹丽杏，李兆申，邹多武．匹维溴铵治疗肠易激综合征的临床疗效及改变肛门直肠动力和内脏敏感性研究［J］．中华消化杂志，2002，22（8）：478-480.

［8］Talley NJ. Evaluation of drug treatment in irritable bowel syndrome［J］. Br J Clin Pharmacol，2003，56（4）：362-369.

［9］同济医科大学附属同济医院消化内科等．舒丽启能治疗肠易激综合征的多中心临床研究［J］．临床消化病杂志，2000，11（4）：149-151.

［10］吴昕妍．木香顺气汤治疗气秘型肠易激综合征随机平行对照研究［J］．实用中医内科杂志，2015，29（1）：29-31.

［11］韩凯．痛泻要方治疗肠易激综合征临床研究［J］．中医学报，2012，27（8）：1224-1226.

［12］黎军．四逆散合痛泻要方化裁治疗肠易激综合征68例［J］．中国社区医师：医学专业，2012，14（8）：756-758.

［13］梁晓东．中医药治疗肠易激综合征［J］．医学信息，2012，25（8）：973-974.

［14］赵彬，孙玉芳．通便汤为主治疗便秘型肠易激绕合征120例［J］．河南中医，2012，32（7）：1334-1335.

［15］张秀莲．柴胡疏肝散合痛泻要方治疗肠易激综合征60例临床观察［J］．中国医药指南，2013，14（4）：773-775.

［16］邱俊林．芍药甘草汤合四君子汤治疗肠易激综合征56例［J］．河南中医，2013，33（5）：989-991.

第二十四章　肛周皮肤病和性病

第一节　肛门周围湿疹

肛门周围湿疹是肛门周围发生的一种过敏性炎症性皮肤病，多系非感染性疾病，本病可发生于任何年龄，无性别差异。目前发病机制不明确，可能与免疫缺陷或 β− 肾上腺素受体阻滞等有关，属于中医"肛门湿疡"范畴。

一、病名溯源

（一）中医的认识

中医学将肛周湿疹称之为"血风疮""肛门湿疡""肛周风""阴囊风"等，湿疹的病名最早见于汉代张仲景《金匮要略》论著，《金匮要略·疮痈肠痈浸淫病脉证并治》中说："浸淫疮，从口流向四脚者可治"，"浸淫疮，黄连粉主之"。而隋代《诸病源候论·浸淫疮候》中也曾记载："浸淫疮是心家有风热，发于肌肤。初生甚小，先痒后痛而成疮。汗出浸渍肌肉，浸淫渐阔，乃遍体。"《外科正宗》中说："血风疮，乃风热、湿热、血热三者交感而生，发则痛痒无度，破流脂水，日渐沿开。"《医宗金鉴·外科心法要诀》云："此证初如粟米，而痒兼通，破溃黄水，浸淫成片，随处可走。"

（二）西医的认识

肛周湿疹（eczema of anus，EA）是一种由多种内、外因素引起的肛门周围浅层真皮及表皮的炎症，是肛肠科常见的变态反应性皮肤病。其病变多局限于肛门口及肛周皮肤，也可延及会阴部以及外生殖器等部位。临床以瘙痒、局部分泌物增多、皮疹呈多形性、易复发为主要特点。由于其病程长，分泌物反复刺激，故肛门及肛周皮肤常常变厚，苔藓样变或皲裂。本病任何年龄与性别均可发生。

二、流行病学资料

本病病因复杂、反复发作，可发生在任何年龄，任何性别的人群。

三、病因病机

（一）中医病因病机

本病的发生是内因与外因共同作用的结果，内因多因饮食不节，情志内伤，脾失健运，湿邪内停，蕴久发热，内蕴血分，外搏肌肤而发病，外因多因久居湿地，或风湿邪气侵袭机体与内在湿热之邪相合，搏于肌肤而发病。

（二）西医病因病机

西医认为本病是内外因共同作用致病。外因包括生活环境、气候变化的影响，饮食及药物影响，动物皮毛、植物、化学物质和日常生活用品的刺激。内因：个人体质及遗传性过敏性疾病，某些慢性消化系统疾病，精神系统疾病以及新陈代谢障碍，血液循环障碍，内分泌功能失调等均可引起或加重湿疹的病情。一些肛门部病变如长期的痔、肛瘘、肛裂、肛门失禁等，对肛门周围皮肤形成慢性刺激，也可引起湿疹。儿童湿疹多见于蛲虫病患者。

四、病理

（1）急性湿疹以渗出为主。在红斑期，真皮浅层毛细血管扩张，显著水肿，表皮细胞内水肿，严重时可使细胞破裂，细胞间体液增多，表皮内发生水疱，水疱不断增大，融合成大疱，常因搔抓后形成渗出糜烂面，表皮细胞可见角化不全，皮肤附件和血管周围有炎性细胞浸润。

（2）慢性湿疹以增生为主。常见棘状层肥厚，上皮脚延长，表皮细胞间轻度水肿，无水疱形成，角质层角化明显不全，基底层有时黑色素增多，真皮浅层血管周围有中度炎性细胞浸润，强力纤维和胶原纤维皆可有变性。

五、中医辨证分型

1. 湿热下注症

起病较急，皮损潮红灼热，瘙痒无休，渗液较多；伴身热、心烦口渴、大便干、尿短赤，舌红、苔黄腻，脉滑数。

2. 脾虚湿盛证

起病较缓慢，皮损潮红、瘙痒，抓后糜烂渗出，可见鳞屑；伴有纳少神疲，腹胀溏泄，舌淡胖，苔白或腻，脉弦缓。

3. 血虚风燥

病程日久，皮损色暗红或色素沉着，剧痒，或皮肤粗糙；伴口干不欲饮，纳差腹胀，舌淡，苔白，脉细弦。

六、西医分类

根据临床表现与体征及病程，可分为急性肛门湿疹，亚急性肛门湿疹，慢性湿疹。

（1）急性肛门湿疹：病变皮损以红斑、丘疹、渗出、糜烂、结痂、脱屑等多种皮损并存，以一种皮损为主，起病急，病程短，易复发。

（2）亚急性肛门湿疹：多种皮疹的炎性症状减轻可出现继发性皮损，如鳞屑、结痂。

（3）慢性肛门湿疹：皮疹的水肿及炎症症状减轻，皮损干燥、棕红色或带灰色，增厚，病程长，迁延不愈。

七、临床表现

（一）症状

肛门湿疹呈间歇性或阵发性肛门瘙痒发作，夜间加剧，肛门潮湿不适，污染内裤，可伴有肛门疼痛。

（二）体征

表现为肛门皮肤片状红斑，脱屑、丘疹、水疱或有苔藓样皮疹。

（1）急性湿疹发病快，病变常为片状或弥漫性，无明显边界，皮损多为密集的米粒大小的丘疹、丘疱疹、基底潮红。由于搔抓，丘疹、丘疱疹或水疱顶端破溃后可见渗液、糜烂及结痂，皮损中心较重。（彩图24-1-1）

（2）亚急性湿疹，以丘疹、结痂、鳞屑为主，仅有少量水疱及轻度糜烂，自感瘙痒剧烈。（彩图24-1-2）

（3）慢性湿疹肛缘皮肤增厚粗糙，弹性减弱或消失，暗红色或紫褐色，皮纹显著或苔藓样改变，伴有皲裂，皮损界限不清楚，自觉瘙痒，呈阵发性，病程较长，常年不愈，反复发作。（彩图24-1-3）

八、实验室及其他辅助检查

无特异性，血液中嗜酸性粒细胞可能升高。

九、诊断

根据病史、皮疹形态及病程，湿疹的诊断一般不困难。①病程多不规律；②反复发作，瘙痒剧烈；③皮损为多形性、弥漫性、分布对称，急性者有渗出，慢性者有浸润肥厚。

1. 病史

询问是否有蛋白质、花粉、皮毛、染料、化妆品、肥皂等接触史，是否患有痔疮、脱肛、肛管上皮缺损、糖尿病等疾病，女性患者是否有月经不调病史，症状是否发展迅速，且反复发作。

2. 查体

（1）皮损的形态：首先是皮损形态的多样性，初起表现为患处皮肤潮红、肿胀，向健康皮肤蔓延，呈"红斑性湿疹"；继而出现散在或片状的小米粒大小的丘疹，呈"丘疹性湿疹"；继续发展，丘疹充满浆液，形成丘疱或水疱，呈"水疱样湿疹"；感染后形成脓疱，呈"脓疱性湿疹"；破裂后疮面渗液糜烂，呈"糜烂性湿疹"；渗液干燥后，形成痂皮，呈"结痂性湿疹"；治疗后炎症消退，皮肤覆以鳞屑，呈"鳞屑性湿疹"。以上各种皮损，在一个部位可以同时并存。

（2）皮损的范围：皮损为弥漫性，无论哪种皮损，均无明显的边界性，可向周围健康皮肤弥漫；再次是皮肤苔藓样变。无论哪种湿疹，由于反复发作，最终均可出现患部皮肤弹性减弱或丧失，皮肤增厚，苔藓样变，色素沉着或脱失。

3. 实验室检查及辅助检查

斑贴试验，疑有接触因素者，可做斑贴试验，以确定变应原。真菌学检查，用以除外皮肤癣菌病，实验室检查无特异性，血液中嗜酸性粒细胞可能增加。

十、鉴别诊断

（1）肛门瘙痒症，仅有肛门瘙痒症状，无原发皮损，多因搔抓引起的继发性皮损如血痂、渗出、糜烂等。

（2）肛门接触性皮炎，有明显的接触变应原病史，病变多局限在接触或暴露部位，皮疹多单一形态，边界清楚，病程短，病因去除后自愈，不复发。

（3）肛周神经性皮炎，有瘙痒症状，搔抓后出现扁平丘疹、有苔藓样变，淡褐色，病变部位可延至骶尾部、会阴及阴囊。

十一、治疗

需去除导致和激发本病的原因，减少皮肤损害，防止复发。

（一）中医内治法

1. 湿热下注证

[治法] 清热利湿，祛风止痒。

[方药] 萆薢渗湿汤加减（《疡科心得集》）合龙胆泻肝汤（《医方集解》）加减。

[常用药] 萆薢、车前子、茯苓、莲子心、石菖蒲、黄柏、白术、地肤子、龙胆、丹参。

2. 血虚风燥证

[治法] 养血润肤，祛风止痒。

[方药] 当归饮子（《济生方》）或四物消风饮（《外科证治全书》）。

[常用药] 当归、川芎、白芍、地黄、防风、白蒺藜、荆芥、何首乌、黄芪、甘草。

3. 脾虚湿盛证

[治法] 健脾利湿。

[方药] 除湿胃苓汤（《外科正宗》）加减，或参苓白术散（《太平惠民和剂局方》）。

[常用药] 苍术、厚朴、陈皮、猪苓、茯苓、白术、滑石、防风、栀子、通草、肉桂、甘草、灯心草。

（二）中医外治法

湿疹急性期无糜烂渗出者，可用炉甘石洗剂，肛门湿疹急性期可选用清热止痒的苦参、黄柏、地肤子、黄芩、荆芥煎水坐浴，每次20分钟，每日2次，亚急性期可用三黄洗剂外搽（大黄15g，黄柏15g，黄芩15g，苦参15g），慢性期可用5%硫黄软膏、青黛膏外搽。

（三）西医非手术疗法

可选用抗组胺药物服用，如盐酸苯海拉明、异丙嗪等可止痒，加用地西泮（安定）等镇静药物，有助于增加疗效，可静脉注射 5% 溴化钙或 10% 葡萄糖酸钙 10ml，每日 1 次。对伴有感染、发热、淋巴结肿大者，可酌情选用抗生素。

急性湿疹无糜烂渗出者，可选用 2% 的硼酸溶液湿敷，糜烂渗出者，可选用 2%~3% 硼酸溶液、0.5% 醋酸铅溶液湿敷。

亚急性期以消炎止痒、干燥收敛为主，可用氧化锌油膏或乳剂外涂。

慢性期湿疹以止痒，抑制表皮血管增生，促进真皮炎症吸收为主，可选用 5%~10% 复方松馏油，5% 糠馏油软膏、激素类软膏外涂。

（四）手术疗法

1. 肛周湿疹亚甲蓝封闭注射术

［适应证］肛周急、慢性湿疹，见有局部潮湿、潮红、皲裂、皮肤粗糙、肥厚，或干糙脱屑、色素脱失者。

［禁忌证］不能耐受手术者，腹泻者。

［术前准备］①肛周备皮；②长效麻药（亚甲蓝制剂）：1% 亚甲蓝（亚甲蓝）2ml+0.5% 利多卡因 20ml 混合均匀，备用。1% 亚甲蓝（亚甲蓝）2ml+0.5% 利多卡因 10ml+0.5% 布比卡因 10ml 混合均匀，无需麻醉。

［操作方法］肛周皮肤常规消毒，以长效麻醉液于湿疹皮损区行点状皮内注射，使皮肤呈皮丘状隆起并呈蓝色，各皮丘互相连接没有间隙，布满所有病灶区，不遗留皮损。用药总量可至 40~50ml。

［术后处理］①术后普食，忌食辛辣刺激食品及饮酒。②术后保持肛周清洁、干燥，便后坐浴。

［术中注意点］①长效麻药液注入皮内为佳，注入皮下效果差，切不可注射到肌层。②积极治疗原发病是根治肛门湿疹的关键。如注射过深可引发肛周感染、溃疡。

［优点］湿疹为变态反应性疾病，亚甲蓝可阻断"瘙痒 - 反复搔抓 - 皮肤苔藓样变加重"的恶性循环，亚甲蓝有较强的亲神经性，皮肤末梢可发生可逆性坏死修复，可缓解皮损的不良神经刺激。

［缺点］如亚甲蓝注射过深，可导致肛周感染、溃疡、脓肿。亚甲蓝可逆性损害末梢髓质，新生的髓质 30 天后修复完毕，瘙痒可能复发，最初注射可出现皮肤烧灼感。

十二、现代研究进展

肛周湿疹与其他部位的湿疹一样，不仅是一种皮肤的炎性反应，更是一种免疫性疾病，近年来，用应用肠道微生态制剂治疗婴儿湿疹，取得了较好的效果，肠内的有益菌不仅能抵御病菌的侵袭，维持肠菌群的平衡，还能调节宿主免疫功能，过敏儿童与健康儿童之间肠道菌群的组成和数量存在差异，肠道微生态环境是过敏倾向的儿童发生和发展成过敏性疾病的重要因素，为应用益生菌制剂调节婴儿肠道免疫，预防和治疗过敏性疾病提供理论依据。随着微生态学说的兴起，国内学者通过对湿疹患儿和健康儿童粪便样本细菌总 DNA 提取，利用高通量测序技术，比较健康儿童和湿疹患儿肠道菌群的异同，发现湿疹患儿肠道菌群与健康儿童相比，菌群多样性指数（Shannon 指数和 Simpson 指数）未见明显差异，但在菌群结构上发生了一些变化，某些特别的细菌菌属存在显著性差异。因此对于湿疹的病因病机不仅与皮肤的菌群有关，同时与肠道的菌群也有一定的关系。

第二节　肛门周围神经性皮炎

肛周神经性皮炎是一种常见的以剧烈瘙痒及皮肤局限性苔藓样病为特征的慢性皮肤功能障碍性皮肤病。本病以中青年男性患者居多，好发于颈项部位、双上眼睑、肘、腰、肛门骶尾部及会阴。其特点为病程长、症状易反复、没有渗出倾向。本病属于中医"顽癣""牛皮癣"范畴。

一、病名溯源

（一）中医的认识

本病首载于《诸病源候论》，名为"摄领疮"。《太平圣惠方》中描述道："夫癣病之状，为皮肉瘾疹如钱文，渐增渐长，或痒，或痛……有棱廓……搔之有汁"。这与现代《皮肤病学》中所描述的"刚发病时原发丘疹，伴随瘙痒，继而由于抓挠等继发苔藓样变、糜烂、溃疡、感染等"几乎一致。

（二）西医的认识

肛周神经性皮炎（perianal neurodematitis PN），又被称作"肛周慢性单纯性苔藓（PSC）"，是一种慢性的神经功能障碍性的疾病；本病的发生于大脑皮层兴奋与抑制功能失调有明显关系。本病多属于"神经性皮炎"中"局限性神经性皮炎"，少数可见"广泛性神经性皮炎"的肛周局部表现。其临床特征为：多型丘疹、瘙痒、皮肤增厚、皮沟加深等。

二、流行病学资料

本病多发于中青年男性患者，病程长，时轻时重，易复发。

三、病因病机

（一）中医病因病机

中医学认为本病的形成多因情志不遂，致肝火内生，风邪侵扰肛门，以致营血失和，凝滞于肌肤，或因脾湿蕴热，风邪侵扰，使营血热盛，经脉充盈。总之，情志内伤，风邪侵扰是本病的诱发因素，营血失和，经脉失疏是本病的病机特点。

（二）西医病因病机

本病的发病机制不明确，多数学者认为肛周神经性皮炎属于神经功能障碍性疾病，皮损表现为一种慢性的皮肤炎症。本病的发生与大脑皮层的功能失调有关，兴奋与抑制功能出现失衡。主要的诱因有精神因素如精神紧张、性情急躁、情绪抑郁、过度疲劳、睡眠不佳，过食辛辣刺激海鲜等，胃肠道功能障碍，如消化不良、便秘等，由于搔抓或者摩擦，使皮肤很快苔藓样化，局部皮肤病理变化又使痒感加剧，如此形成恶性循环，进一步加重患者的焦虑烦躁感。

四、病理

受累皮肤角化细胞形成过度，棘突延长，棘层增厚；真皮部周围的毛细血管可增多，蜿蜒迂曲；同时可见淋巴细胞等炎性细胞在迂曲的血管四周浸润、堆积；或可见真皮成纤维细胞增生，呈纤维化。

五、中医辨证分型

1. 肝郁化火证

皮损鲜红，心烦，易怒，头晕目眩，心悸，失眠，多梦，口苦咽干；舌尖红，脉弦数。

2. 风湿蕴肤证

症见皮损成片，颜色暗红，粗糙肥厚，阵发剧痒，或者部分皮损潮红、糜烂、湿润和血痂；舌红，苔薄黄、黄腻，脉濡缓。

3. 血虚风燥证

症见皮损肥厚粗糙，上覆盖有少许白色鳞屑，瘙痒夜间较白天加重，病程较长，反复发作，可伴有头晕，心悸怔忡，气短乏力，妇女月经量过多等；舌淡，苔薄白，脉细弱。

六、西医分类

（1）局限性肛周神经性皮炎：病灶局限于肛周局部，边界清楚。

（2）广泛性神经性皮炎：病灶除见于肛周表皮外，还可见于体表其他部位散在多发性相同病灶。

七、临床表现

（一）症状

肛周的剧烈瘙痒，呈间歇性发作，夜间加剧，因瘙痒导致搔抓和摩擦可出现肛门轻微疼痛。

（二）体征

典型皮损为针帽大小或稍大的正常皮色、淡红色、褐黄色扁平丘疹，表面有少量鳞屑或光滑。初起时局部可无典型皮损，先有瘙痒或摩擦等机械性刺激，后迅速出现皮纹加深和皮嵴隆起的典型苔藓样变。丘疹密集，分布为成片，类似圆形或不规则形，钱币至掌心大小的苔藓样变。陈旧性皮损可有色素沉着，或呈褐黄色或正常皮色，患部皮肤粗糙干燥，浸润肥厚，嵴沟明显，表面可见抓痕、新旧不一的血痂。斑片的数目、大小、形状不一。自觉阵发性瘙痒。

八、实验室及其他辅助检查

可进行如下检查：①血常规、嗜酸性细胞计数；②血尿卟啉检测（有条件可开展）；③血液学检查：肝肾功能、电解质、血糖、ANA、ENA、IgE，必要时作硫代嘌呤甲基转移酶；④皮肤组织病理学检查，必要时免疫组织化学检查及直接免疫荧光检测；⑤外周血异型淋巴细胞检测。

九、诊断

根据病史、皮疹形态及病理，肛门周围神经性皮炎的诊断一般不困难。病程一般较长，局部瘙痒反复发作，皮损多为皮肤增厚、皮沟加深和多角形丘疹为特征的。

1. 病史

询问是否可伴有神经功能失调，是否有全身多发散在性皮肤瘙痒病史的青壮年患者。

2. 查体

（1）皮损的形态：典型的损害为多数米粒或高粱米大淡红色至黄褐色或与皮色一致的圆形或多角形有光泽的扁平丘疹，密集成片，表面附有少量鳞屑。

（2）皮损范围：局限性肛周神经性皮炎病灶仅局限于肛周局部，边界清楚。播散性病灶除肛周外，还可见腰骶部、会阴、阴囊等部位。

3. 实验室检查及辅助检查

组织病理表现为表皮角化过度，棘层肥厚，表皮嵴延长，也可伴有轻度海绵形成。真皮部毛细血管增生，管壁增厚，血管周围有淋巴细胞浸润。此外，尚可见真皮成纤维细胞增多，呈纤维化。

十、鉴别诊断

（1）肛门瘙痒症：有瘙痒症状，无原发性皮损，无苔藓样变。

（2）肛周慢性湿疹：浸润肥厚更显著，境界清楚不及慢性单纯性苔藓，两者组织病理学变化相似。

（3）扁平苔藓：皮损亦为扁平丘疹密集或融合而成，但其表面多有蜡样薄膜或特征性白色网状条纹，病理切片有其特异性。

十一、治疗

积极治疗原发病，去除可能的致病因素，缓解患者的紧张情绪。

（一）中医内治法

1. 肝郁化火证

[治法] 疏肝理气，泻火止痒。

[方药] 龙胆泻肝汤（《医方集解》）合丹栀逍遥散加减（《内科摘要》）。

[常用药] 龙胆草、柴胡、黄芩、栀子、生地黄、车前子、泽泻、当归、白蒺藜、白鲜皮、苦参、甘草。

2. 风湿蕴肤证

［治法］祛风祛湿，清热止痒。

［方药］消风散加减（《太平惠民和剂局方》）。

［常用药］荆芥穗、甘草、川芎、羌活、白僵蚕、防风、茯苓、蝉蜕、藿香叶、人参、厚朴、陈皮。

3. 血虚风燥证

［治法］养血润燥，息风止痒。

［方药］当归饮子加减（《重订严氏济生方》）。

［常用药］当归、白芍药、川芎、生地黄、白蒺藜、防风、荆芥、何首乌、黄芪、甘草。

（二）中医外治法

（1）中药熏洗：适用于肛周神经性皮炎皮肤干燥者，用鸡血藤、当归、丹参、三棱、莪术、白鲜皮等具有活血化瘀，软坚散结的中药外用坐浴。

（2）点涂剂：常用鸦胆子软膏、疣克净、红升丹等直接点涂疣体使之枯萎脱落。

（3）中药外涂：黄连膏、青黛膏，外涂。

（三）西医非手术疗法

局部药物治疗：外用药物多选用各种皮质类固醇制剂和各种止痒剂。

（四）其他疗法

（1）针灸治疗：毫针治疗，对肛周皮损进行周围毫针围刺治疗。

（2）艾灸治疗：用艾条对肛周皮损进行灸疗，每天 1 次，7 天为 1 个疗程。

十二、现代研究进展

全国多中心的横断面调查显示，我国神经性皮炎在湿疹、皮炎中很常见，发病无明显性别差异，发病以成人为主，年龄越大，患病风险越高，多累及项部、颈侧，常见皮损类型是苔藓样变，瘙痒为最常见的症状，且以中度瘙痒为主，与其他湿疹、皮炎患者相比，较少出现过敏史和皮肤干燥史。近年来皮肤科专家越来越关注皮肤疾病与皮肤屏障功能受损的关系，皮肤的正常屏障功能主要依靠角质层。国内学者认为神经性皮炎患者皮脂水平、水合度以及 K17 和 AQP3 的表达与正常皮肤存在差异。目前在神经性皮炎治疗方面，报道最多的是火针的治疗，近年火针疗法被广泛应用，并在治疗神经性皮炎方面取得良好疗效。临床治愈率各家报道不一，有单纯的火针治疗，火针配合拔罐、体针、穴位埋线、耳穴埋豆结合等不同形式。

第三节　肛门瘙痒症

肛门瘙痒症是一种神经功能障碍性皮肤病，仅有肛门周围皮肤顽固性瘙痒，而无原发性皮肤损害，好发于中年以上的男性。目前本病的发病机制尚不明确，可能与局部神经较丰富，对刺激敏感相关，属于中医"谷道痒"或"肛痒风"范畴。

一、病名溯源

（一）中医的认识

中医认为，肛门瘙痒属于"肛痒风""谷道痒""风瘙痒"的范畴，风瘙痒的病名，首见于《诸病源候论》。因其病因不同、皮疹和部位的不同，相继出现的病名主要与风邪相关，故称为风痒，与搔抓有关，称为爪风疮，《外科证治全书·痒风》记载："遍身瘙痒，并无疥疮，搔之不止。"不外乎内外两种病因致病，外因主要为感受风、湿、热邪以及虫淫骚扰，内因则多因久病体弱，血虚风燥，肝肾不足，脏腑衰弱所致，故有"诸痒属虚、属风，热微则痒"和"血虚则生风，风聚则发痒"之说。

（二）西医的认识

肛门瘙痒症的发病机制不明确，一般认为表皮及真皮内浅层的游离神经末梢为痒觉感受器，受物理、化学、饮食、粪便等因素刺激后导致局部组胺、激肽和蛋白质分解酶等化学介质的释放，并作用于神经末梢，引起冲动，产生痒觉。

二、流行病学资料

男性发病率高于女性，人群发病率为1%~5%。好发于20~40岁的中年人，尤其好发于安静和不常运动的人，20岁以下的青年人及老年人发病较少，儿童也很少发病。

三、病因病机

（一）中医病因病机

本病的发生是内因与外因共同作用的结果，外因常有风、湿、热、虫毒等，内因多为血虚风燥，肝肾不足，风湿挟热，阻滞于肛门皮肤而成，或虫蚀其肛门所致。

（二）西医病因病机

原发性肛门瘙痒的病因学说有很多，大多数都找不到确切的原因。目前认为肛门瘙痒可能与下列因素有关系。其发病因素主要由各种刺激因素的共同作用所致，尤其是粪便排泄物的通过和日常饮食的影响，当然也不排除与局部的肛门皮肤病。肛门及会阴部疾病。寄生虫及一些全身性疾病有关。此外，精神紧张、焦虑抑郁也有可能相关。国外早期的文献表明，与正常人相比，肛门瘙痒症患者肛门括约肌更易对直肠张力产生松弛反应，因而直肠的膨胀使肛门瘙痒症患者更容易产生粪便的浸渍和沾染。

四、病理

肛门瘙痒症因反复搔抓常引起皮炎，引发瘙痒－搔抓－皮肤改变－瘙痒的恶性循环，局部皮肤发生萎缩或肥厚，或发生结节和瘢痕。本病组织学改变似化学性皮炎的变化，可见到上皮细胞水肿、毛囊过度角化、皮脂腺萎缩、血管和淋巴管扩张，但神经末梢没有变化。本病病理过程：上皮细胞水肿，肛门皮肤皱襞肿胀变平→纤维组织增生、皮脂腺萎缩→皮肤变厚、表面粗糙不平，弹性降低→表皮脱落，可见出血、糜烂和臭味分泌物。

五、中医辨证分型

1. 风热袭肺证

肛门瘙痒伴灼热感，遇冷遇热则痒甚，口干口苦，心烦易怒，大便秘结，小便短赤，肛周皮肤不潮湿，皮损不明显，瘙痒易作易休，舌尖红，苔薄白或薄黄，脉数或略浮。

2. 湿热阻滞证

肛门皮肤瘙痒、渗出、潮湿，可蔓延到阴部及阴囊部，局部皮肤常有破溃、出血，时轻时重，肛门周围皮肤粗糙，皱褶增厚，分泌物较多，可伴有腹胀食少，大便秘结，舌红苔黄，脉弦滑。

3. 血虚风燥证

肛门奇痒难忍，皮肤干燥，无光泽，少弹性，常因搔抓而造成抓痕和血痂，伴有心悸失眠，五心烦热，口干舌燥，久治不愈，舌淡少苔，脉弦细。

六、西医分类

根据临床表现与体征及病程，可分为原发性瘙痒与继发性瘙痒。原发性瘙痒是指无原发皮损的顽固性瘙痒，继发性瘙痒有明显的致病原因。

七、临床表现

（一）症状

肛门瘙痒症以肛门周围顽固性瘙痒为主要症状，典型的肛门瘙痒初起时一般局限在肛门周围皮肤微痒，如长期不愈合，可波及前阴和阴囊，以会阴前后痒甚，症状时轻时重，有时如虫爬蚁走，有时如蚊咬火烤，有时剧痒难忍，夜间更甚，令人坐卧不安，难以入睡，无法忍受。患病日久，可引起神经衰弱、精神不振、焦虑易怒、腹胀少食、失眠等。

（二）体征

由于搔抓，皮肤呈破溃、渗出、糜烂、出血、结痂。长期反复发作可致肛周皮肤增厚，皲裂粗大，呈苔藓样改变。

八、实验室及其他辅助检查

无特异性，血液中嗜酸性粒细胞可能升高。

可行血常规、尿常规、生化功能、胸片、腹部B超等检查，排除内科疾病如糖尿病、甲状腺功能异常、肝肾疾病引发的皮肤瘙痒。肛门镜和纤维结肠镜检查，对于长期肛门瘙痒的患者，应行肛门镜及纤维结肠镜检查，以排除近端结肠或肛门直肠的肿瘤，微生物镜检及培养，必要时应对肛门周围皮肤进行真菌、细菌和寄生虫学的检查，排除相关疾病。

九、诊断

根据病史、皮损形态及病理检查确诊。

[诊断要点]

1. 病史

有长期而顽固的肛周瘙痒病史。

2. 查体

（1）皮损的形态：初起肛周无原发性皮损病变，长期发作可见肛门多处皮肤变厚、抓痕、糜烂、出血、皲裂、肛门皱襞粗大，皮肤苔藓样变，皮肤光泽与弹性消失。

（2）排他性诊断：瘙痒是一种自觉症状，因各人的感觉及精神因素的影响而不同，因此患者的反应往往有所夸大或缩小，诊断时需全面询问病史，并行相关的检查。为排除其他病变，应做较详细的全身性检查，如粪便检查有无发酵、腐败和肠寄生虫，尿检查有无糖尿，皮肤变态反应试验，检查皮肤对食物和真菌有无敏感反应。

十、鉴别诊断

（1）老年性瘙痒，多见于60岁以上的老人，以四肢和躯干瘙痒为主，长期搔抓后皮肤呈湿疹样变。

（2）冬季瘙痒症，秋冬发作，夏秋缓解，多发生于躯干、小腿屈面，关节周围。

（3）肝肾疾病，黄疸伴瘙痒，有梗阻性胆道疾病病史，慢性肾盂肾炎和肾小球肾炎在尿毒症阶段，常伴有瘙痒。

（4）内分泌瘙痒，糖尿病的瘙痒由于皮肤内含糖量升高刺激末梢神经导致全身及会阴、肛门瘙痒。

（5）继发性瘙痒，多继发于痔病，肛瘘、肛裂、神经皮炎、蛲虫症等。

十一、治疗

本病应积极治疗引起肛门瘙痒的原发病或全身性疾病，防止皮肤的继发性损害。

（一）中医内治法

1. 风热袭肺证

[治法] 清热凉血，疏风止痒。

[方药] 凉血消风散（《外科正宗》）。

[常用药] 地黄、当归、荆芥、蝉蜕、苦参、知母、石韦、白蒺藜、甘草。

2. 湿热阻滞证

[治法] 清热利湿，祛风止痒。

[方药] 龙胆泻肝汤（《医方集解》）加减。

[常用药] 龙胆、地黄、当归、柴胡、泽泻、车前子、木通、钩藤、决明子。

3. 血虚风燥证

[治法] 养血润燥，息风止痒。

[方药] 当归饮子（《济生方》）加减

［常用药］当归、地黄、白芍、川芎、何首乌、荆芥、防风、白蒺藜、黄芪、柏子仁、远志、生甘草。

（二）中医外治法

根据肛门部的情况，可选用粉剂、洗剂、油剂、霜剂、酊剂外擦或外敷，如炉甘石洗剂，30%百部酊、青黛粉、湿毒膏、九华粉洗剂等，均可酌情使用。

外用药，可用止痒熏洗汤加减，药用苦参、蛇床子、地肤子、白鲜皮、川椒、黄柏、苍耳子、茵陈等煎汤熏洗坐浴。

（三）西医非手术疗法

氧化锌油膏、8%樟脑粉，2%苯酚软膏、激素软膏外敷。

（四）手术疗法

1. 注射封闭疗法

［操作方法］术前常规准备，取折刀位，肛管及肛周皮肤常规消毒铺巾，局部麻醉，将药物注射到瘙痒部位的皮下或皮内，药物直接破坏肛门周围的感觉神经，使局部失去知觉而达到止痒目的。

［常用药物］2%亚甲蓝溶液，4%苯酚杏仁油、95%乙醇等。

［注意事项］注意注射不可过深或过浅，严格无菌操作。

［优点］本术式操作简单，可短期缓解瘙痒症状，减轻搔抓对皮肤的损害。

［缺点］长期效果不佳，可作为短期治疗的一种选择。

2. 叶状皮肤切除术

［操作方法］术前常规准备，取折刀位，肛管及肛周皮肤常规消毒铺巾，局部麻醉，将患者自觉最瘙痒的皮肤作为切除区，放射状切除，使切口呈叶状，各切除之间保留正常皮肤桥。切口上端到肛管内齿线下方，切口下端到肛门周围皮肤，切除深度以切开皮下层为度，保留皮下组织，经切口用剪刀从各保留的皮肤桥与皮下组织之间作钝性分离，切断皮下神经。

［缺点］本术式国内应有较少，损伤较大。

3. 病变皮肤切除缝合术

［操作方法］术前常规准备，取折刀位，肛管及肛周皮肤常规消毒铺巾，局部麻醉，沿肛缘两侧各作新月形皮瓣切除，保留皮下组织，用剪刀经切口游离创口外侧皮肤与皮下组织，以减少缝合时的张力，用丝线间断缝合两侧创口。对于瘙痒范围小的皮损可选用此法，可直接切除病灶。

4. 肛周皮下神经末梢分离术

［操作方法］术前常规准备，取折刀位，肛管及肛周皮肤常规消毒铺巾，局部麻醉，在肛门两侧距肛缘约5cm处各作一弧形切口，不切开肛门前方及后方皮肤，用手术刀向肛缘方向潜行分离皮肤，显露括约肌纤维，将感觉神经完全切断，拨回皮条，用丝线缝合。适用于瘙痒范围大的患者，易出现皮瓣坏死。

十二、现代研究进展

肛门瘙痒症是指肛周皮肤无任何原发性损害而仅有瘙痒症状的一种神经功能障碍性疾病，病变部位基本局限于肛周，偶尔蔓延到会阴部，其瘙痒顽固不愈，给患者的生活带来极大不便。近年来研究表明，辣椒素通道 –1（transient receptor potential vanilloid subfamily member 1，TRPV1）在瘙痒发生机制中起着重要作用。目前 TRPV1 是疼痛、瘙痒、肠易激综合征等疾病中的热点研究离子通道。2009 年发现 TRPV1 基因敲除小鼠对组胺引发的瘙痒反应减弱，明确了 TRPV1 激活可引发组胺所致的皮肤瘙痒，是近年来国内外瘙痒研究领域的重要分子靶点之一。国外研究已证明 TPRV1 在组胺受体途径（H1R）及蛋白酶活化受体 2 途径（PAR–2）介导的瘙痒信号传导通路中都发挥着重要作用。

第四节　肛周接触性皮炎

接触性皮炎是指皮肤、黏膜接触刺激物或致敏物后在接触部位所发生的急性或慢性皮炎，肛周接触性皮炎是指局限于肛门周围皮肤的皮肤变态反应。中医文献没有统一的病名概括接触性皮炎，根据接触物不同，接触生漆引起者称为"漆疮"，接触膏药引起者称为"膏药风"，使用马桶引起者称为"马桶癣"等。

一、病名溯源

（一）中医的认识

本病相当于中医的"漆疮"，因臀部接触马桶油漆而发病者，称为"马桶癣"。

（二）西医的认识

接触性皮炎是指皮肤或黏膜接触某些外界致病物质引起的皮肤急性或慢性炎症反应，其临床特点是发病前均有明显的接触某种物质的病史，好发于接触部位，皮疹上有红斑、丘疹、水疱、糜烂、渗出、结痂等。

二、流行病学资料

文献无特定发病率的记载，随着工业化进程的发展，发病率逐年增加。

三、病因病机

（一）中医病因病机

中医认为，本病多为禀赋不耐，肌肤不密，玄府失固，或血热、湿热内蕴，复因接触漆毒、药毒，辛热之毒动风，风火相结而生，或辛热之毒与内蕴之湿热搏结，湿热浸渍肌表，侵袭体肤，邪滞肌肤，则发本病。风邪往来肌肤则瘙痒，热毒之邪熏于肌表则出现红斑，湿性重浊，聚于肌肤则出现水疱、大疱、糜烂、渗出；湿热久羁，耗伤阴血则肌肤失养，出现皮肤肥厚、干燥、粗糙、鳞屑或皲裂。

（二）西医病因病机

西医认为本病由于过敏反应与直接刺激导致，常见的致敏物质如下。

（1）动物性：如动物的毒素、皮屑、羽毛、毛虫、昆虫的毒毛等；

（2）植物性：某些植物的叶、茎、花、果或其产物，主要有漆树、生漆、荨麻、补骨脂、毒常春藤等；

（3）化学性：金属制品、化工原料、某些外用药、化妆品、农药及其他化工制品。Th细胞介导Ⅳ型超敏反应，变应原与皮肤接触形成变应原－载体复合物；诱导皮肤中抗原递呈细胞处理并递呈变应原给T细胞，T细胞活化形成抗原特异性致敏T细胞；再次接触相同变应原，致敏T细胞移行、聚集到变应原刺激部位，释放一系列炎症介质，引发皮肤炎症反应。

四、病理

急性期可表现为表皮细胞水肿，亚急性期表现为表皮轻度增厚，慢性表现为棘层肥厚，表皮角化过度，角化不全。

五、中医辨证分型

1.湿热蕴毒证

发病急骤，肛门皮肤色鲜红肿胀，有水疱或大疱，水疱破溃后糜烂渗液，自觉灼热，瘙痒，伴发热，口渴，大便干，小便短黄，舌红，苔黄，脉弦滑数。

2.血虚风燥证

病程长，病情反复发作，皮损肥厚干燥有鳞屑，或呈苔藓样变，瘙痒剧烈，有抓痕或结痂，舌淡红，苔薄，脉弦细。

六、西医分类

肛周接触性皮炎可分为两大类：原发性刺激性皮炎和变应性接触性皮炎。

原发性刺激性皮炎指具有强刺激性的物质（少数人对低浓度物质亦可发生刺激性反应），如强酸、强碱等，只要接触其一定的浓度和一定的时间，任何接触部位都会在一定的时间（几分钟至1~2小时），发生急性皮炎。

变应性接触性皮炎（ACD）系由接触致敏个体再次接触相应变应原后在局部发生的急性或慢性皮炎，属皮肤Ⅳ型超敏反应，为皮肤科多发病、常见病，习惯上所说的接触性皮炎即指此型。

七、临床表现

（一）症状

（1）发病前均有过敏物质或刺激物接触史，一般发病急，一般在接触部位可出现境界清晰的红斑、丘疹或水疱。

（2）皮损的轻重与致敏物或刺激物质的强弱、作用时间的长短、接触面积大小以及机体的敏感性有关。轻者局部仅有充血，境界清楚的淡红或鲜红色斑；重者可出现丘疹、水疱、大疱糜烂渗出等损害；刺激性强烈者可致皮肤坏死或溃疡；机体高度敏感时，可泛发全身。除瘙痒疼痛外，少数患者可有恶寒、发热、恶心、呕吐等全身症状。本病有自限性，除去病因后，可很快自愈。若未能及时除去病因，致使病程迁延，可转变成慢性，类似湿疹样皮炎。

（二）体征

接触性皮炎表现不一，从暂时性潮红到伴有大疱形成的严重肿胀，常有瘙痒和水疱形成。其特点是皮炎首先仅限于肛周，以后可播散到其他部位。病程长短不一。如果病因去除，单纯的红斑在数天内消退，水疱干枯，水疱和大疱，可发生破溃，渗出和结痂。如果炎症消退则有鳞屑，有时皮肤会发生暂时性增厚。继续与致病因子接触或出现并发症（如受到刺激或外用药过敏，表皮剥脱，感染）可使皮炎持久存在。

八、实验室及其他辅助检查

斑贴试验，疑有接触因素者，可做斑贴试验，以确定变应原。

九、诊断

根据患者有接触史，皮损发生在接触部位和典型的皮疹表现以及斑贴试验阳性，即可做出诊断。

十、鉴别诊断

肛门急性湿疹：急性湿疹病因不一，发病呈广泛性，皮损为多形损害，病程长，有复发倾向，无过敏物质的接触史。

十一、治疗

在识别致病原的前提下，去除或避免再次接触致病原，变应原不明的患者进行对症治疗，清热祛湿止痒为主要治法。

（一）中医内治法

1. 湿热蕴毒证
[治法] 清热祛湿，凉血解毒。
[方药] 化斑汤加减（《温病条辨》）合龙胆泻肝汤（《医方集解》）加减。
[常用药] 龙胆草、茯苓、泽泻、黄柏、黄芩、生石膏、牡丹皮、六一散等。

2. 血虚风燥证
[治法] 养血润肤，祛风止痒。
[方药] 当归饮子（《济生方》）或四物消风饮（《外科证治全书》）。
[常用药] 当归、川芎、白芍、地黄、防风、白蒺藜、荆芥、何首乌、黄芪、甘草。

（二）中医外治法

潮红、丘疹为主者，可用三黄洗剂（大黄、黄柏、黄芩、苦参）、炉甘石洗剂，外擦，或用青黛散冷开水调敷，每日 4~5 次。

肿胀糜烂渗液较多者，可用蒲公英 60g，桑叶、生甘草各 15g，水煎待冷后湿敷。并可用 10% 黄柏溶液，生理盐水，3% 硼酸水湿敷。糜烂结痂者可用青黛膏，或清凉膏外擦每日 3~4 次。瘙痒者可用苦参汤煎水坐浴。

（三）西医非手术疗法

1. 抗组织胺药

可选用苯海拉明 25~50mg、马来酸氯苯那敏 4~8mg，每日 3~4 次口服。或氯雷他定10mg，每日 1 次口服，可并用维生素 C 100~200mg 每日 3~4 次口服。

2. 钙剂

可口服钙片，肌内注射维丁胶钙、静脉注射 10% 葡萄糖酸钙。

3. 肾上腺皮质激素

皮损广泛而严重时，可配合使用泼尼松 10~20mg，每日 3~4 次，口服。或地塞米松10~20mg，加入 5% 葡萄糖液 500ml 中，静脉滴注，每日 1 次。

4. 利尿剂

对伴发全身皮疹，水肿严重者，可配合服用氢氯噻嗪 25mg，每日 2~3 次，连服 2~3天，有利于消肿。

5. 外治法

（1）皮疹有糜烂渗液者，可选用 5% 硼酸溶液、1% 硫酸镁、0.1% 明矾溶液、醋酸铝溶液作冷湿敷，合并感染者可用 1∶5000~10000 的高锰酸钾冷湿敷。

（2）皮疹无糜烂渗液者可用上述方法治疗，或外擦炉甘石洗剂。

（3）皮疹呈慢性湿疹样皮炎者，可用肾上腺皮质激素类软膏，如醋酸氢化可的松软膏、醋酸氟氢可的松软膏、醋酸地塞米松软膏、去炎松软膏或醋酸氟轻松软膏等。

十二、现代研究进展

肛周接触性皮炎是由接触损伤或刺激肛周皮肤的物质造成的。目前接触性皮炎的发病机制不十分明确，临床上也无完全治愈的方法，皮肤暴露于刺激物之后，随着皮肤屏障的破坏，表皮双层脂质分子结构的破坏，经表皮失水量相应增加，导致大量促炎性细胞因子在表皮的产生。研究证实，作为主要效应细胞，表皮角质形成细胞（keratino-cytes，KCs）在启动和传递接触刺激反应中起着关键作用。接触性皮炎的发病涉及表皮角质形成细胞、效应 T 细胞以及炎症因子的相互作用。除了特异反应性 T 细胞，不依赖抗原提递细胞提呈的淋巴细胞亚群，也在皮肤变态反应的启动和快速放大中起重要作用。

第五节　肛周化脓性汗腺炎

肛周化脓性汗腺炎（perianal hidradenitis suppurativa）是指肛周皮肤内大汗腺反复感染化脓所形成的慢性蜂窝组织炎，并广泛蔓延，形成多发性表浅的小脓肿、窦道等，瘢痕、脓痂与溃口脓液并存，经久不愈，肛周皮肤增厚、变硬、色素沉着。中医属"串臀瘘""蜂窝炎"等范畴。

一、病名溯源

（一）中医的认识

最早提出"串臀瘘"病名的是宋代的窦汉卿，对本病的症状病因进行详细的描写在《医宗金鉴》："此病初起如米……破溃留黄水，浸淫成片，随处可生，由脾胃湿热，外感风邪，相搏而成。"

（二）西医的认识

化脓性汗腺炎又名反常性痤疮、毛囊闭锁三联征（聚合性痤疮、脓肿性穿凿性头部毛囊周围炎）等。1839 年由 Velpeau 首次描述。1975 年 Plewing 等学者提出毛囊上皮异常是上述疾病的共同特征，建议用反常性痤疮代替以往化脓性汗腺炎、毛囊闭锁三联征等几种命名。2009 年 3 月墨西哥的化脓性汗腺炎基金会第二次会议指出：本病为慢性、复发性、炎症性、消耗性皮肤毛囊疾病，通常青春期后发病，表现为大汗腺区深在性痛性炎性损害，常发生于腋窝、腹股沟、肛门及生殖器等部位。

二、流行病学资料

肛周化脓性汗腺炎好发于素体肥胖多汗的 20~40 岁青壮年，大汗腺的发育受雄激素水平影响，故大汗腺炎的发病除了细菌性感染、胚胎发育不良及局部潮湿等因素外，与体内雄激素水平有着密切关系，具体发病原因尚无统一标准。

三、病因病机

（一）中医病因病机

本病多因正气虚弱，湿热浸渍，外感风邪，二者相合，下注肛周，肛周皮肤感受毒邪，蕴结不散；皮肤或黏膜受损，郁而发热，或心脾两虚，健运失职，痰湿内生，结聚肛门而发。

（二）西医病因病机

化脓性汗腺炎本病病因复杂，可能与体内激素失衡、胚胎发育不良、局部潮湿、吸烟过多、细菌感染等诸多因素有关，细菌侵入汗腺、毛囊及与相通之导管，迅速繁殖，放出毒素，使腺管发炎、水肿、阻塞、化脓，在皮下蔓延扩散，形成多个脓肿。其间窄道相互通连，以致造成反复感染，病原菌多为金黄色葡萄球菌、链球菌、厌氧菌和厌氧链球菌。

四、病理

早期在大汗腺及其扩张导管周围有白细胞浸润，在腺体及真皮内有大量球菌，以后小汗腺亦受侵，在血管周围有大量淋巴细胞和浆细胞浸润，最后形成脓肿，皮肤附属器官均被破坏，残余的腺体被异形巨细胞围绕，愈合区内可见广泛的纤维化。病理进展过程：肛周大汗腺（即顶浆分泌腺）腺管阻塞，汗液潴留→细菌感染，形成脓肿→反复发作，多个腺体受侵，病变蔓延→引起肛周、臀部、骶尾及阴囊广泛蜂房状脓肿、窦道和致密的疤痕。

五、中医辨证分型

1.湿毒内蕴

多见于化脓性汗腺炎初起阶段，以硬结、发红、化脓、多自然溃破，流出糊状有腥臭味脓液，湿毒内蕴，下注于肛门郁久不散，郁久化毒，毒盛则肉腐，舌红，苔黄腻，脉弦滑为辨证要点。

2.正虚邪恋

多由于患病日久，时好时发，缠绵难愈；发作时局部仍可见红肿灼热疼痛。可伴有面色㿠白，神疲，倦怠乏力，气短，纳呆。舌质淡，少苔，脉细或细弱（急性发作时可见脉弦滑）。

六、西医分类

Hurley 分级：将该疾病的皮损分为三级，I 级是有脓肿形成，不伴有瘢痕和窦道；Ⅱ级是一处或者多处孤立的脓肿，伴有瘢痕和窦道；Ⅲ级是有融合的脓肿和窦道形成。

七、临床表现

初起为在骶会阴、阴囊区单发或多发的、皮下或皮内大小不等、与汗腺毛囊一致的炎性条索状硬结、脓疱或疖肿。以后化脓发生溃疡，瘘道形成，红肿明显，自觉疼痛，溃后排出恶臭的糊状脓性分泌物。但病变仅位于皮下，不深入内括约肌。随着第一个窦道形成，许多窦道相继形成，融合成片，皮下发生广泛坏死，皮肤溃烂，可扩展到肛门周围、阴囊、阴唇、骶尾部、臀部、腰部和股部，愈合后常导致硬化和瘢痕形成。常伴有发热、全身不适、淋巴结疼痛肿大及肛周出现藏毛窦。晚期可出现消瘦、贫血，或并发内分泌和脂肪代谢紊乱等症状。

八、实验室及其他辅助检查

（1）血常规：白细胞分类计数升高。
（2）脓液细菌培养见金黄色葡萄球菌等致病菌或非致病菌。

九、诊断

（1）肛周皮下反复感染的瘘管，病程长，反复发作，不愈合。
（2）肛周多发皮下瘘管、窦道和小脓肿，与肛管直肠无明显关系，无肛瘘内口。

十、鉴别诊断

（1）疖：毛囊性浸润明显，呈圆锥形，破溃后顶部有脓栓，病程短，无一定好发部位。

（2）淋巴结炎：结节较大、坚实，炎性浸润较深，附近有感染病灶。

（3）复杂性肛瘘：管道较深，内有肉芽组织，常有内口，多有肛门直肠脓肿史。

（4）潜毛囊窦道：几乎总位于会阴缝的后部，且在许多病例中，脓性分泌物中可见毛发。

（5）畸胎瘤：瘘管很深，常通入明显的脓腔。

十一、治疗

初期以抗感染为主，病程日久，反复发作，形成瘘管、瘢痕，行手术治疗，手术治疗的关键是尽量保留正常的皮肤。

（一）中医内治法

1. 湿毒内蕴

[治法] 清热解毒，消肿散结。

[方药] 五味消毒饮（《医宗金鉴》）加减。

[常用药] 银花、野菊花、蒲公英、紫花地丁、紫背天葵子。

2. 正虚邪恋

[治法] 扶正祛邪。

[方药] 托里消毒散（陈实功《外科正宗》）加减。

[常用药] 生黄芪、党参各 20~30g，当归、金银花、连翘、赤芍各 15g，白术 12g，炒穿山甲 12g（先煎），皂角刺 9g，生甘草 6g。

（二）中医外治法

（1）熏洗法：辨证施治，中药汤剂温后坐浴。

（2）外敷法：据病情，适当选用外用药物外敷于创面。

（3）药捻：创口引流不畅者，可用药捻，对于单发或不太复杂的汗腺炎可望不用于手术而治愈。

（4）待腐尽创面红活时，用生肌收敛之剂，如皮粘散等。

（三）西医非手术疗法

1. 抗感染治疗

急性期可酌情应用抗生素，一般根据细菌培养和药敏试验，决定选用抗生素的种类。常选用的药物有青霉素、红霉素、盐酸多西环素、万古霉素等，但因本病常反复发作，病灶周围纤维化，抗生素可能不易透入，所以药敏试验不一定与临床效果一致。

2. 肾上腺皮质激素

应用泼尼松龙、地塞米松等，可控制炎症，但不宜久用。

3. 抗雄性激素治疗

近年来研究应用抗雄性激素药物环丙氯地孕酮（CPA）治疗化脓性汗腺炎取得了较好的效果

（四）手术疗法

顶端切除及外置术：将病变区全部切开，切除瘘道两侧，只留瘘道基底部，以便周围上皮长入。手术时使用尖形弯钳，暴露化脓性汗腺炎瘘道的基底，修剪时必须至正常组织边沿，目的是去除可能因炎症的纤维化反应而使大汗腺管阻塞，防止病变复发，用刮匙刮取肉芽组织，细心检查残留的瘘道基底，任何微小的残留肉芽，都应用细探针仔细探查，有时可发现极微小的瘘道，后再行外置手术。本术式对肛周皮肤损伤小，避免了损伤肛周大面积的皮肤，但易复发。

十二、现代研究进展

化脓性汗腺炎，常与聚合性痤疮、脓肿性穿凿性头部毛囊周围炎合并发生，国内常以"毛囊闭锁三联征"报道该病。目前认为，化脓性汗腺炎是一种毛囊性疾病，而不是以往认为的顶泌汗腺疾病。目前多数学者认为化脓性汗腺炎细菌感染为继发性的，细菌可能在慢性复发性皮损中发挥作用并参与其破坏过程。患者 35%~40% 有家族史，有可能是一种遗传异质性疾病，其发病可能与多个基因有关。主要的病因是遗传、免疫、细菌、内分泌综合作用的结果。在诸多的因素中遗传因素被认为是始动因素，γ- 分泌酶亚单位基因（NSCTN，PSENEN 和 PSEN1）被认为是导致化脓性汗腺炎发病的主要原因。发病机制是毛囊漏斗部的上皮细胞过度增生造成毛囊口及皮脂腺阻塞，皮脂排出不畅，引发细菌的感染。

第六节 肛门癣

肛门癣是指发生肛门周围的皮肤真菌感染，临床上少见，也不易发现，一般因直接接触传染或股癣蔓延到肛门、会阴、臀部，相当于中医文献的"圆癣、钱癣"范畴。

一、病名溯源

（一）中医的认识

隋代巢元方所著的《诸病源候论·癣病》将癣分为干癣、湿癣、风癣、白癣、牛癣、圆癣、狗癣、雀癣、刀癣等九种。圆癣即属于肛门癣的范畴，我国现存的最早的中医外科专著《刘涓子鬼遗方》中已有用雄黄、矾石、水银、黄柏等治癣记载。《诸病源候论》中说："癣病之状，皮肉隐疹如线纹，渐渐增长或圆或斜，痒疼，有匡郭，里生虫，搔之有汁，此由风湿邪气客于腠理，复值寒湿，与血气相搏，则血气痞涩，发此疾。"《医宗金鉴》记载："此证初如粟米，而痒兼痛，破流黄水，浸淫成片，随处可生，由脾胃湿热、外受风邪相搏而成。"

（二）西医的认识

顾名思义，是位于肛门周围的一种皮癣。目前认为臀部感染真菌后引起的皮肤癣病，其发生与运动后出汗潮湿，和接触肛门癣患者的衣物有关。

二、流行病学资料

多发于青年人，男性多于女性，多发于夏季，气候潮湿或炎热使本病加重，冬季可缓解。

三、病因病机

（一）中医病因病机

该病是由外受风毒，凝聚皮肤，甚则皮肤不能濡润；或由于风寒外袭，营卫失调；或风热侵入毛窍，郁久血燥；或冲任失调，营血亏耗，血虚生风化燥等致皮肤失养；或被风湿所侵，留于腠理；或久居湿地，水浆浸渍，湿邪外浸，郁于皮肤；或因汗衣湿溻，淹渐肌肤，复受日晒，暑湿浸渍毛窍而成本病。

（二）西医病因病机

本病是由霉菌所致，而霉菌种类繁多，绝大多数不会致病，其中一小部分为条件致病菌，可存在于人的皮肤、黏膜、肠道等处。正常情况下，各菌群间相互影响，相互制约，平衡代谢。但由于长期使用抗生素可造成体内菌群失调，当人体皮肤破损，抵抗力下降时，致病性霉菌则大量繁殖，浸入皮肤，皮下组织而引起癣的发生。病菌主要是红色毛癣菌，其次是絮状表皮癣菌或石膏样毛癣菌。

四、病理

经过碘酸希夫反应（PAS）和（或）六胺银染色（GMS）可见角质层中有菌丝。

五、中医辨证分型

1. 湿毒下注证

发病急剧，多见于疾病初期，肛门皮肤潮红，伴有丘疹、水疱，多因饮食不洁，过食肥甘厚腻食物，或虫扰肛门，脾失健运，湿热内生，下注肛门。舌红，苔黄腻，脉滑数。

2. 血虚风燥

肛周皮肤肥厚，肛周皮肤肥厚粗糙，可见皲裂，皮肤表面可见抓痕或出血点，伴有鳞屑。舌淡苔白，脉弦细。病程缠绵，患者素有阴血亏损，血虚生风生燥，肌肤失养则皮肤干燥。

3. 脾虚湿盛

肛周皮肤肥厚粗糙，伴有鳞屑，口渴不思饮，便溏，腹泻，舌淡，舌体胖，舌边有齿痕，苔白腻，脉沉缓。患者本脾虚，湿浊内生湿邪郁久化热，湿邪下注于肛门皮肤而发病。

六、西医分类

根据其病理改变，分为两类。

一类是浅部霉菌病，病菌侵犯表皮毛发，常见有肛门部癣与肛门花斑癣。

二类是深部霉菌病，病菌侵犯皮肤深部、黏膜、内脏、中枢神经系统或结缔组织，常见有肛门放线菌。

七、临床表现

（一）症状

股癣症状主要表现为患病部位瘙痒难忍，起丘疹或小水疱，脱皮屑、色素深，好发于股部，常累及会阴、阴阜部、肛周、臀部、阴囊皱褶等处，自觉瘙痒。皮损在气候潮湿或夏季加重，冬季缓解或痊愈。

（二）体征

皮损主要是淡红色或丘疹或小水疱，逐渐扩展成环，形成多环形斑片状，边界清楚，边周呈堤状隆起，上有细薄的鳞屑，中心形成环状损害，向外扩散。误用糖皮质激素外用制剂一般会使皮疹蔓延扩大，甚至形成肉芽肿。

八、实验室及其他辅助检查

（1）直接镜检：取皮损边缘的小片鳞屑，置于玻片上，滴入一点氢氧化钾溶液，使角蛋白溶解，在显微镜下观察真菌菌丝。

（2）真菌培养：真菌培养及菌种鉴定可确诊。

九、诊断

本病多发于肛周部位，可向会阴、臀部延伸，自觉瘙痒，病变皮肤环形或多形斑片，显微镜检查真菌阳性。

十、鉴别诊断

（1）肛门慢性湿疹，无传染性，有急性肛门湿疹病史，皮损为多形性损害，显微镜检查，真菌为阴性。

（2）肛周神经性皮炎，会阴及骶尾部瘙痒，皮损为典型的苔藓样变及色素沉着，无渗出，真菌检查阴性。

十一、治疗

治疗目标是清除病原菌，快速缓解症状，清除皮损，防止复发。外用药、口服药或二者联合均可用于肛门癣的治疗，但应进行个体化选择。

（一）中医内治法

1. 湿毒下注证

[治法] 清热利湿，祛风止痒。

[方药] 龙胆泻肝汤（《太平惠民和剂局方》）。

[常用药] 龙胆草、柴胡、泽泻、车前子、木通、生地黄、当归、黄芩、栀子、甘草。

2. 血虚风燥证

[治法] 养血润燥，清热祛风。

[方药] 滋阴除湿汤（《外科正宗》）。

[常用药] 川芎、当归、白芍、熟地各3g，柴胡、黄芩、陈皮、知母、贝母各2.4g，泽泻、地骨皮、甘草各1.5g。

3. 脾虚湿盛证

[治法] 健脾益气，燥湿祛风。

[方药] 除湿胃苓汤（《医宗金鉴》）。

[常用药] 苍术（炒）、厚朴（姜炒）、陈皮、猪苓、泽泻、赤茯苓、白术（土炒）、滑石、防风、山栀子（生研）、木通各3g，肉桂、甘草各1g。

（二）中医外治法

中药熏坐洗：多采用具有清热燥湿止痒之中药复方组成。如苦参汤（苦参、蛇床子、白芷、金银花、菊花、黄柏、地肤子、大菖蒲）加减。湿毒膏，涂患处。五倍子散，每日3次，涂患处，能收湿止痒。

（三）西医非手术疗法

1. 局部治疗

通常为首选方案，唑类、丙烯胺类、吗啉类、环吡酮类和硫脲类等药物外用制剂均可用于治疗体股癣。一般为每日1~2次，疗程2~4周。目前已上市的外用药以唑类和丙烯胺类药物最多见。唑类的代表药物有联苯苄唑、咪康唑、益康唑、克霉唑、酮康唑、舍他康唑等。丙烯胺类主要包括特比萘芬、布替萘芬和萘替芬等。其他还有阿莫罗芬（吗啉类）、环吡酮胺（环吡酮类）、利拉萘酯（硫脲类）等。外用抗真菌药物复方制剂，一般含有抗真菌药物和糖皮质激素，如复方硝酸益康唑乳膏等，可用于治疗炎症较重的体股癣患者，但应注意避免糖皮质激素的不良反应，建议限期应用1~2周，随后改用单方抗真菌药物至皮损清除。肛周癣特别要注意外用剂型的选择，避免刺激反应。

2. 系统治疗

对于外用药治疗效果不佳、泛发或反复发作以及存在免疫功能低下的病例，可选用系统抗真菌药物治疗。目前常用的口服抗真菌药为特比萘芬和伊曲康唑。特比萘芬成人量为250 mg/d，疗程1~2周。伊曲康唑100mg/d，疗程2周，或100~200 mg/次，每日2次，疗程7天。儿童患者其剂量可参照说明书酌减。

十二、研究进展

股癣是皮肤科临床常见疾病，常见致病菌为红色毛癣菌，其次为絮状表皮癣菌、白色念珠菌、酵母菌等。股癣在温热潮湿季节易于发生，常可因密切接触和共用物品而传染。股癣的易感因素调查表明，男性患者多于女性患者，体型肥胖患者的发病率高于正常人群，患有手足癣、体癣、花斑癣的个体，患股癣的危险性高于正常人群，部分患者股癣的传染源并非来自足癣病变，感染股癣可能存在真菌易感性。

股癣的治疗目前仍以药物局部外用为主，主要的外用药物包括唑类、丙烯胺类、吗啉类，唑类药属于广谱抗真菌药，可抑制真菌细胞膜中麦角甾醇的合成，从而抑制真菌生长。目前临床上应用的外用唑类药物主要有咪康唑、克霉唑、联苯苄唑、氟康唑等。丙烯胺类主要包括特比萘芬、盐酸布替萘芬等，它的作用方式类似于硫氨基甲酸，可抑制角鲨烯环氧化酶，达到杀灭真菌的作用，属治疗皮肤真菌感染的新药。阿莫罗芬系苯丙基吗啉衍生物类抗真菌药，具有广谱抗真菌活性，对皮肤癣菌、酵母、马拉色菌、暗色真菌及部分双相真菌和一些条件致病真菌都很敏感，低浓度下有抗菌作用，可用于敏感菌引起的皮肤癣菌病。

第七节　肛周皮肤结核

肛周皮肤结核病（tuberculosis of perianal skin）是由结核分枝杆菌感染所引起的肛周皮肤黏膜感染。腔口部皮肤结核是较为罕见的一种继发性皮肤结核病。通常发生于患严重活动性内脏结核的年轻人，由于机体丧失对结核杆菌的反应或抵抗力降低时，结核杆菌可由自然腔道蔓延至体表腔口部的皮肤黏膜交界处而发病，如口腔、肛门、鼻腔、尿道外口周围。中医学的"痰毒"属本病范畴。本病男多于女，男女之比约为 4∶1。

一、病名溯源

（一）中医的认识

结核中医称"瘰疬"，俗称瘰病，早在两千多年前，《黄帝内经》中就有类似的结核病的记载，把结核归入"虚损""虚劳"等病证中，之后在《中藏经》记述中认识到本病具有传染性。肺外结核中医学也有很多记载，骨结核中医称为流痰，如《外科医案汇编》云："痰凝于肌肉、筋骨、骨空之处，无形可征，有血肉可以成脓，即为流痰。"关于肛门周围皮肤结核病尚无查见具体论述，分析考虑应属于中医学"痰毒"范畴。肛周皮肤结核相当于中医痰毒的范畴，"毒"顾名思义是指伤害人体的致病因素，可分为内毒与外毒，外毒可分为"脓毒、风毒、痰毒、癣毒、房室毒、虫蛇创灼毒"六个小类别。"痰毒"即现在的肛周皮肤结核。

（二）西医的认识

肛周皮肤结核是由于结核分枝杆菌感染导致，是腔口结核性溃疡的一种，腔口结核性溃疡有活动性内脏结核者，当机体抵抗力降低时，病菌可由自然腔道蔓延至皮肤黏膜（如口腔和肛门）。本病现已极罕见。发生于肛门部者，多为疣状皮肤结核和溃疡性皮肤结核。

二、流行病学资料

肛周皮肤结核病在结核病所占比例小于 1%，男性多于女性，常与肺结核相伴，也有不伴有肺结核的，多见于发展中国家。

三、病因病机

（一）中医病因病机

中医学认为，情志不畅，郁而化火，灼津为痰。结聚成核，乃成斯疾，炎灼肾阴、肝肾阴虚，此病作矣。

（二）西医病因病机

肛周皮肤结核多因结核分枝杆菌经内源性和外源性两种途径侵入人体皮肤。

（1）外源性接种，包括原发性接种性结核病、疣状皮肤结核；

（2）内源性皮肤接触传播或自身接种，包括瘰疬性皮肤结核、腔口部位皮肤结核；

（3）血性播散至皮肤，包括寻常狼疮、急性粟粒性皮肤结核、结核性溃疡、树胶肿或脓肿、结核蜂窝组织炎等；

（4）结核疹，包括硬红斑、丘疹性坏死性结核疹、瘰疬性苔藓等。皮肤或黏膜外伤可继发结核菌的原发接种，结核菌感染肛周区域的机制是：原发肺结核病灶通过血行播散，活动性肺部病灶排痰进入消化道，摄食污染了结核菌的牛奶，从附近感染器官直接播散，以及感染淋巴结经淋巴管播散。

四、病理

溃疡为非特异性炎症，主要为中性粒细胞浸润，周围有棘层增厚，真皮深部可见结核结节，明显干酪样坏死，抗酸染色易查到结核杆菌。

五、中医辨证分型

1. 正虚毒恋证

临床表现为肛门隐痛，灼热不舒，肛门创口流脓，质地稀薄，伴午后潮热，心烦口干，少气懒言，疲乏无力，食欲缺乏，舌红少苔或苔腻，脉细数。查创口皮色暗淡，创口难敛、潮湿，底部有污灰色苔膜覆盖，时有分泌物，内有潜行及坏死组织。

2. 阴液亏虚证

临床表现为肛门隐痛减轻，伴潮热盗汗，心烦口干，舌红苔少，脉细数。肛检：创口颜色淡红，脓液减少，但创口仍肉芽生长缓慢，肉芽水肿苍白不结实。病理机制为邪毒渐去，阴液亏虚，阴虚阳盛，迫汗外溢而有盗汗，舌红脉细数也是阴虚之候。

3. 阴虚火旺证

临床表现为创口肉芽较前红润，肉芽增生明显，但不规则，肉芽不结实，伴有颧红，潮热，盗汗，形体消瘦，口干喜冷饮，舌红绛苔薄黄，脉沉细数。

4.气阴两虚证

临床表现为邪毒已去，气血亏虚，创口肉芽红润而潮湿，不结实，创口难以愈合，面色苍白，神疲体软，纳呆便溏，畏风自汗，舌淡苔白有齿痕，脉沉细而少力。

六、西医分类

可分为两类，一类是增殖性肛周皮肤结核，二类是溃疡性肛周皮肤结核。

（1）增殖性肛周皮肤结核（疣状结核）：初起为肛管或肛周红色或暗红色硬节性小结节，数目不定，发展缓慢。数月后结节逐渐增大，表面粗糙角化，附有灰白色鳞屑或痂皮，互相融合，呈乳头状、疣状或菜花状。疣状增生裂隙间可有脓液，皮损四周有炎症红晕，界限清楚。中央呈乳头状突起，挤压有脓样分泌物，有臭味，中心可萎缩结疤自愈。自觉肛门灼热发痒，一般无痛。结节病理检查和脓液涂片均可查到结核杆菌，结核菌素试验呈弱阳性。

（2）溃疡性肛周皮肤结核：初发多在肛管，呈颗粒样结节，逐渐破溃，向外蔓延至肛周皮肤，形成不规则的浅表溃疡。溃疡基底苍白，内芽粗糙，触之易出血，周围边界显著潜行。多为单发，一般不痛，但受外界刺激可引起疼痛，分泌物增多。病程迁延，可数年不愈，常伴有腹股沟淋巴结核，结核菌素试验阴性或呈弱阳性。

七、临床表现

（一）症状

皮损初起为针头大小、黄色或淡红色颗粒状结节，逐渐增大、破溃形成溃疡，边界不整，基底不平，有少量脓液，边缘潜行性，周围有红晕。溃疡直径可1cm或更大，但很少超过2cm，可伴有局部淋巴结肿大，自觉有显著疼痛。全身中毒症状严重，常伴发热、消瘦、盗汗、体重减轻、食欲下降、女性患者月经紊乱等症状，结核菌素试验阴性，预后差。

（二）体征

皮损主要是淡红色或丘疹或小水疱，逐渐扩展成环，形成多环形斑片状，边界清楚，边周呈堤状隆起，上有细薄的鳞屑，中心形成环状损害，向外扩散。误用糖皮质激素外用制剂一般会使皮疹蔓延扩大甚至形成肉芽肿。皮损初期为棕红色丘疹，之后可发展形成溃疡性斑块，称为结核性下疳。局部有淋巴结肿大。如肛瘘手术后经久不愈合，或者特别部位的肛裂应做活检并进行染色或培养，排除结核菌感染。

八、实验室及其他辅助检查

（1）活检组织抗酸染色找分枝杆菌；

（2）细菌豚鼠接种；

（3）皮肤病理可见干酪样坏死性肉芽肿即可确诊；

（4）肺部有活动性病变或结核菌素皮试阳性有助诊断。

（5）真菌培养，真菌培养及菌种鉴定可确诊。

九、诊断

根据患者的典型临床表现，活检组织抗酸染色找分枝杆菌，皮肤病理可见干酪样坏死性肉芽肿即可确诊。

十、鉴别诊断

（1）三期梅毒溃疡：边缘有堤状隆起及暗红色浸润，形状整齐，多呈肾形，性质较坚硬，梅毒血清反应常为阳性。

（2）急性外阴溃疡：急性发病，炎症较明显，可自愈，但易复发。溃疡呈漏斗状，常并发结节性红斑及滤泡性口腔炎，分泌物中可查到粗大杆菌。

（3）基底细胞癌：溃疡基底部有多数珍珠样小结节，边缘卷起，触之较硬，活检可发现癌细胞。

十一、治疗

主要以抗结核药物治疗，注意应该联合、全程、足量用药，在局部或全身症状消退后再持续数月。

（一）中医内治法

1. 正虚毒恋证

［治法］扶正祛邪。

［方药］滋阴除湿汤（《外科正宗》卷四）。

［常用药］生地 30g，玄参 10g，丹参 15g，当归 10g，茯苓 10g，泽泻 10g，地肤子 10g，蛇床子 10g。

2. 阴液亏虚证

［治法］养阴清热。

［方药］沙参麦门冬汤加减（《温病条辨》）。

［常用药］沙参、玉竹、麦门冬、天花粉、生扁豆、桑叶。

3. 阴虚火旺证

［治法］滋阴降火。

［方药］秦艽鳖甲汤加减（《卫生宝鉴》）。

［常用药］鳖甲 30g，地骨皮、青蒿及白及各 15g，知母、生地黄及熟地黄各 12g，玄参、秦艽、银柴胡、川贝、当归及乌梅各 9g。

4. 气阴两虚证

［治法］益气养阴。

［方药］保真汤加减（《十药神书》）。

［常用药］黄芪及薏米仁 15g，白术、茯苓、熟地、地骨皮及扁豆各 12g，党参、当归、天冬、白芍、黄柏、知母、银柴胡及陈皮各 9g，炙甘草 6g。

（二）中医外治法

阳和解凝膏加黑退消局部贴敷。

（三）西医非手术疗法

（1）局部可用 10% 硝酸银、0.5% 新霉素软膏、5% 异烟肼软膏、5%~10% 焦性没食子酸软膏等涂擦。

（2）异烟肼、利福平和乙胺丁醇等联合使用，常可见 2~3 周内使肛门部病损消退。

（四）手术疗法

[操作方法]

（1）增殖型肛周结核，全身无活动性结核者可用电灼法切除病灶。若肛门皮肤结核病变局限，全身条件良好，可做病灶切除，有蒂皮瓣填充法。

（2）局麻下，将病变周边扩大 0.5cm 切除。在病灶近处，取同等大健康有蒂皮瓣作补填，然后将皮瓣周边缝合固定。取皮瓣处伤口缝合。外盖无菌敷料，术后 5~7 天拆线。

第八节　肛门直肠尖锐湿疣

尖锐湿疣（Condyloma Auminatum，CA）又称肛门生殖器疣（anogenital warts），是由人类乳头瘤病毒（Human Papilloma virus，HPV）选择性感染皮肤或黏膜上皮所致，以生殖器、会阴、肛门为主要发病部位的一种常见的性传播疾病。是我国最常见的性传播疾病之一，发病人数仅次于淋病，居第二位。好发于青壮年，儿童和婴儿少见，男女发病率相近。治疗后容易复发，有的发生癌变。

一、病名溯源

（一）中医的认识

早在《五十二病方》就有针灸治疣的记载，《灵枢·经脉》篇提到"虚则生疣"。《薛氏医案》曰："疣属肝胆少阳经风热血燥，或怒动肝火，或肝客淫气所致。"《中医志》中所载的鸦胆子"主治疣赘"沿用至今。其病名有"瘑瘊""瘊子"等。

（二）西医的认识

尖锐湿疣的病原体是人类乳头瘤病毒（HPV），HPV 有 100 多种亚型，已发现与尖锐湿疣有关的型别达 34 种。HPV 有低危型和高危型之分，最常见的属低危 HPV（6、11 型），也是肛门直肠尖锐湿疣最主要的致病类型；而持续的高危 HPV 感染（如 16 和 18 型）与肛门及肛管癌密切相关。HPV 最易在温暖潮湿的环境中繁殖，故肛门直肠区和生殖器区最易发病。其传播途径主要是性接触，在男性同性恋者中发病率很高。但还存在其他传播途径，如接触病毒污染物以及垂直传染等。

二、流行病学资料

有多性伴，不安全性行为，或性伴感染史；或与尖锐湿疣患者有密切的间接接触史，或新生儿母亲为 HPV 感染者。

三、病因病机

（一）中医病因病机

房事不洁或间接接触污秽之物品，湿热淫毒和秽浊之邪从外侵入外阴皮肤黏膜，导致肝经下焦湿热郁阻，气血不和，湿热毒邪搏结而成疣。湿热毒邪和秽浊之邪蕴结，致局部气滞血瘀，经络阻塞，凝滞不散，发为疣目。湿毒为阴邪，易损伤阳气，阻遏气机升降，脾性喜燥恶湿，脾阳耗伤，湿邪困遏脾气，水湿运化不利，可助外感湿毒久聚不去；湿毒之邪，其性黏滞，侵入机体后缠绵难去，且易耗伤正气，以致正虚邪恋，导致尖锐湿疣皮损反复发作，难以治愈。

（二）西医病因病机

本病由人类乳头瘤病毒（HPV）感染致病，且与患者自身免疫功能低下有关。HPV 是一种具有明显宿主和组织特异性的 DNA 病毒。人类是其唯一的宿主，因此 HPV 只能感染人类。HPV 具有严格的嗜上皮细胞性，感染人体后主要限定于皮肤、黏膜和化生的鳞状上皮，尚未证实有病毒血症的存在，也不会引起人体内脏器官尖锐湿疣损害。性接触或间接接触时，生殖器或接触部位的表皮出现微小的创伤或裂隙，就为病毒的接种提供了条件。当含有大量病毒颗粒的脱落上皮或角蛋白接种到此处时，即可发生潜伏的感染；病毒进入人体后潜伏在基底角质形成细胞，然后随表皮复制进入细胞核内。细胞分裂时伴病毒颗粒的繁殖与播散，形成临床所见的皮损或亚临床的感染。尖锐湿疣患者存在细胞免疫功能的失衡，HPV 发生免疫逃逸，机体不能有效发挥免疫效应清除病毒，是导致尖锐湿疣反复发生的主要原因。

四、病理

病理组织检查典型表现为表皮乳头瘤样增生伴角化不全，棘层肥厚和颗粒层、棘层上部出现空泡化细胞，胞质着色淡，核浓缩深染，核周围有透亮的晕（凹空细胞）为特征性改变；真皮浅层毛细血管扩张，周围常有较多炎性细胞浸润。

五、中医辨证分型

1. 湿毒蕴结证

以疣体红色或污灰色，易糜烂，上覆秽浊分泌物，恶臭为辨证要点。湿热淫毒蕴结下焦，搏结于二阴部皮肤黏膜，故肛门或阴部发生疣状丘疹或增生，呈红色或污灰色。由于湿毒之邪为患，故易于糜烂，渗液恶臭。湿毒邪扰膀胱腑，故见小便黄或不畅。苔黄腻，脉滑或弦数均为湿热之象。

2. 瘀毒阻滞证

疣体暗红或紫色，为辨证要点。热淫毒蕴之邪蕴结，阻碍局部气血运行，气血凝滞、经络阻塞，故疣体暗红或紫色；由于会阴部为肝经循行之处，血瘀肝经，故会阴或胁肋刺痛；舌质紫暗，脉象沉涩均为瘀血内停之象。

3. 脾虚湿浊

湿疣反复发作，疣体色淡红，神疲乏力为辨证要点。脾气亏虚，运化失司，水湿运化不利，湿毒难去，故湿疣反复发作，女性白带多而清稀；脾虚运化无力，故纳呆便溏，少气懒言；舌淡苔白腻，脉濡弱为脾虚湿浊之象。

六、西医分类

根据其病情可分为早期、中期、晚期三种类型。

（1）早期：为淡红色针头大的小丘疹。

（2）中期：呈乳头状、菜花状或蕈样疣状物，数量增多。

（3）晚期：疣状物间有脓液、渗液、出血、恶臭，甚则癌变。

七、临床表现

（一）症状

潜伏期3周至8个月，平均3个月，主要发生在性活跃的人群中，发病高峰年龄为20~40岁，占80%以上。感染可分为3种情况：尖锐湿疣显性感染、亚临床感染、隐形感染。

（1）显性感染：多发于肛周皮肤，其次是肛管、直肠较少见，常并发于外生殖器及阴道、宫颈。初期无明显自觉症状，疣体出现并逐渐增大后有瘙痒、潮湿、出血及异物感等。直肠内尖锐湿疣患者可有便次增多，黏液便，伴里急后重。

（2）亚临床感染：可单发或与尖锐湿疣伴发，通常指临床上肉眼不能辨认的皮损，醋酸白试验阳性或具有典型组织病理学表现，亚临床感染的存在和再活动与本病复发有关。

（3）隐形感染：是指外观皮肤黏膜正常，醋酸白试验阴性，但HPV抗体检测或PCR检测阳性。其具有传染性，可发展为亚临床感染和显性感染，如经合理治疗，亦可将病毒清除不发病。

（二）体征

尖锐湿疣好发于肛管黏膜与皮肤交界处、肛缘、肛周及外阴部。基本皮损为乳头状、疣状或菜花状的高起病变。初起病变为微小淡红色、暗红色或污灰色乳头状隆起，质软而脆，逐渐增至米粒大小，增大增多，孤立或融合成小片，或像瓦片重叠。根部常有蒂，表面凹凸不平、柔软湿润，呈乳头样、菜花样、鸡冠状或蕈样疣状物，表面易于糜烂，触之易出血。感染后脓性分泌物、混浊浆液可积于皮损的裂损处，并散发出恶臭。女性患者需常规行妇科检查。有一种较少见的巨大型尖锐湿疣，与HPV6、HPV11型有关。这种疣生长过度，呈巨大的肿瘤状，外形似鳞状细胞癌，故也称癌性尖锐湿疣，但其组织学为良性病变，少数可癌变。（彩图24-8-1）

八、实验室及其他辅助检查

（1）醋酸白试验：将 3%~5% 醋酸涂或湿敷于疣表面，5~10 分钟后可出现局部感染区发白，即有"醋酸白现象"。但缺乏特异性，其结果并不影响临床处置，因此将其作为常规检查手段并不可取。

（2）病理学检查：符合尖锐湿疣的病理学。

（3）抗原检测：目前已有不同型别的抗体检测病变组织中的 HPV 抗原。

（4）核酸扩增试验：对 HPV 特异性基因进行体外扩增，这是目前检出 HPV 感染最敏感的方法，同时可以做型别特异性分析。

九、诊断

诊断要点

（1）临床诊断病例：应符合临床表现，有或无流行病学史。

（2）确诊病例：应同时符合临床诊断病例的要求和实验室检查 2、3、4 中任一项。

十、鉴别诊断

（1）鲍恩样丘疹病：发生于男女两性外阴部位成群扁平棕红色或褐色小丘疹，组织病理为原位癌表现。

（2）扁平湿疣：为二期梅毒特征性损害，表现为外阴肛周部位成群的扁平丘疹，表面光滑潮湿，不角化，RPR 试验和 TPHA 试验阳性。

十一、治疗

治疗的目的是清除肉眼可见的疣体。亚临床生殖器 HPV 感染可自行清除，因此不推荐特定的抗病毒疗法来清除 HPV 感染。应根据疣体的大小、数量、解剖部位、患者偏好、治疗成本、方便性、不良反应、患者治疗经历等因素来制定个体化的治疗方案。由于尚无有效的杀灭 HPV 的方法及有效提高机体免疫力的药物，故采用中医药调节机体免疫功能及抗病毒作用的优势，就成为目前防治尖锐湿疣的重点。目前治疗方法有 4 大类。

（一）中医内治法

1. 湿毒蕴结证

［治法］清热利湿，化毒散结。

［方药］黄连解毒汤（《外台秘要》引崔氏方）加减。

［常用药］黄连、黄芩、黄柏、栀子，可加板蓝根、马齿苋、土茯苓、大青叶。

2. 瘀毒阻滞证

［治法］清热利湿，解毒化瘀。

［方药］桃红四物汤（《医宗金鉴·妇科心法要诀》）加减。

［常用药］当归、白芍、熟地黄、川芎、桃仁、红花，加牛膝、苍术、马齿苋、土茯苓、大青叶。

3. 脾虚湿浊

［治法］健脾除湿，解毒除疣。

［方药］除湿胃苓汤（《外科正宗》）加减。

［常用药］苍术、厚朴、陈皮、猪苓、泽泻、茯苓、白术、滑石、防风、山栀子、木通、桂枝、甘草。

（二）中医外治法

（1）点涂剂：常用鸦胆子软膏、疣克净、红升丹等直接点涂疣体使之枯萎脱落。

（2）中药熏坐洗：多采用具有清热解毒，活血化瘀软坚之中药复方组成。如疣毒净洗剂、消疣煎洗剂等。但由于中药湿敷或外洗剂浓度不易掌握，药物作用难以直达病损部位，且临床起效慢，疗程长，因此临床上多配合其他治疗手段进行。

（三）西医非手术疗法

1. 局部药物治疗

（1）0.5% 足叶草毒素溶液或凝胶：单次治疗疣体总面积不应 > 10cm²，用药总量应该限制在 0.5ml/d，敷用 1~4 小时后应彻底冲洗掉，如有必要可重复治疗。肛管内尖锐湿疣对足叶草酯很敏感，一般用药 24~48 小时后即可完全脱落，但单一用药复发率较高。本品可能有致畸作用，孕妇忌用。

（2）0.15% 鬼臼毒素乳膏：每日外用 2 次，连续 3 天，随后停药 4~7 天，此为一疗程。如有必要，可重复治疗，不超过 3 个疗程。鬼臼毒素是从足叶草脂中提取的活性成分，临床治愈率与足叶草脂相同，但复发率低于足叶草脂。本品可能有致畸作用，孕妇忌用。

（3）10% 或 15% 茶多酚软膏每日外用 3 次，药物外用后不用清洗，直至疣体完全清除，最多应用 16 周。10% 和 15% 的软膏作用无明显差异。虽然此药的短期治愈率并不高，但因其有较低的复发率，有可能成为一种预防复发的外用药。本品可能有致畸作用，孕妇忌用。

（4）5% 咪喹莫特乳膏：涂药于疣体上，隔夜 1 次，每周 3 次，次日晨起用肥皂和水清洗用药部位，最长可用至 16 周。

（5）80%~90% 三氯醋酸溶液（TCA）：用棉棒沾取少量 TCA 直接涂于疣体表面，通常每周 1 次。适用于小的尖形的疣体或丘疹型疣体，不太适合角化的或大的疣体。TCA 具有腐蚀性，烧灼过度可引起瘢痕，使用时应备好中和剂（如碳酸氢钠）。

2. 局部物理治疗

（1）液氮冷冻：破坏受感染组织和激发该部位的免疫应答。治疗中要保护损害周围黏膜，直肠内治疗要待解冻后才能取出肛门镜，以免冻伤正常黏膜，发生阴道直肠瘘。

（2）激光治疗：CO₂ 和 YAG 激光适用于疣体较小的疣，利用其高温使疣体组织炭化，临床一次性治愈率高，治疗中痛苦轻、感染少，但复发率较高。

3. 艾拉 – 光动力疗法（ALA–PDT）

不同于传统物理疗法的"点清除"疣体，ALA-PDT 可通过疣体及其周围受 HPV 感染的细胞对 ALA 吸收，经特定波长红光照射和光斑面积大小的辐射作用产生光动力反应，达到"面清除"作用，对疣体周围可能存在的亚临床感染有预防和治疗作用。单个疣体直径＜0.5cm，疣体团块直径＜1cm者可直接采用光动力疗法治疗，超出以上疣体大小建议采用其他物理疗法联合光动力疗法治疗，合并有直肠疣时可单独采用光动力疗法配合柱状光源或采用物理方法联合光动力疗法治疗。

（四）手术疗法

外科手术适用于大的皮肤损害。对于肛管直肠内或肛周巨大尖锐湿疣，或有合并恶变的尖锐湿疣，应采用外科手术切除法。皮损少适合剪切术，在切除病灶过程中需紧贴疣体根部，清除组织深度不超过真皮浅层，手术范围超出皮损约1mm，术后辅以电凝控制出血，并破坏残余的疣体。

十二、现代研究进展

（一）中西医结合治疗尖锐湿疣临床研究

1. 中药与光动力（ALA-PDT）结合治疗

王夏青等用光动力（ALA-PDT）联合自制消疣洗剂（黄连、黄柏、丹皮、黄芪、苦参、苍术、白头翁、白及、诃子、蒲公英、土茯苓、马齿苋、贯众、地肤子、忍冬藤）浓煎至20ml保留灌肠治疗肛管尖锐湿疣总有效率达100%，复发率9.8%，不良反应发生率19.0%，结果优于单纯光动力（ALA-PDT）治疗。

张辉等观察口服正清疣汤（赤芍、白花蛇舌草、薏苡仁、黄芪、半枝莲、马齿苋、紫草、白术、三棱）联合光动力疗法（ALA-PDT）治疗尖锐湿疣有效率90.5%，不良反应发生率为10.7%，复发例数及复发疣体数均显著少于单纯卡介菌多糖核酸治疗组。

2. 自体疣包埋治疗尖锐湿疣

自体疣包埋是近年来兴起的一种免疫疗法，一般采取削除或者切取的方法取得疣体组织后，消毒剪碎，再以手术埋植或者注射的方法置于皮下层，埋植部位一般选择上臂内侧、三角肌部位、前臂屈侧等，常与其他方法联用，对多种病毒性疣有较好的疗效。自体疣包埋治疗尖锐湿疣的疗效可能与HPV抗原的人工导入，为免疫细胞提供大量抗原，从而刺激机体产生特异性的免疫反应有关。

（二）中医药对病毒疣的实验研究

1. 抗病毒疣体细胞过度增殖的研究

现代病理学研究证明，细胞过度增殖是病毒疣的基本病理变化。蒋毅等对"克疣灵"外搽剂（主要含生药苦参、黄连等）治疗尖锐湿疣的作用机制进行了研究。本研究通过动物实验结果表明：不同浓度"克疣灵"对尖锐湿疣细胞增殖有显著的抑制作用，细胞增殖率与药物浓度呈负相关；随着药物浓度的增大，HPV6/11 DNA表达水平降低，药物浓度与HPV6/11 DNA表达水平呈负相关。提示"克疣灵"具有显著抗HPV6/11及阻断尖锐湿疣细胞增殖的作用。

2. 对体外人乳头瘤病毒杀灭作用的研究

中药抗病毒疣的药理研究将成为新的方向。吴元胜等将新鲜疣体组织制成匀浆，然后加入自制外用药"疣毒净"（主要药物是板蓝根、虎杖、鸦胆子、紫草、莪术、川贝母、枯矾等）洗液，在一定条件下进行核酸荧光定量 PCR 检测，结果尖锐湿疣的组织匀浆在加入中药"疣毒净"后，自 24 小时至 13 天恒定地不能再检出病毒，而空白对照管及中药对照管却仍继续维持原有浓度，说明中药"疣毒净"在体外能快速有效地破坏病毒 DNA，具有杀灭病毒的能力。孟昭影等同样运用核酸荧光定量 PCR 检测来测定自制的消疣液（白花蛇舌草、土茯苓、黄柏、姜黄、莪术、红花、皂刺、紫草、薄荷、石榴皮等 10 味中药），结果证明，中药"消疣液"在临床上能够治疗尖锐湿疣术后复发，清除局部残余病毒，有明确的杀灭病毒疣的作用。

3. 对机体免疫的调节

病毒疣的发生及转归与机体的免疫状态有密切关系。张春敏等将尖锐湿疣患者分为 I 型（湿热蕴结型）和 II 型（正虚邪恋型），并检测了外周血单核细胞内 IFN-γ 及 IL-4 细胞因子的 mRNA 表达水平。结果显示：湿热蕴结型 CAIFN-γ mRNA 表达增强，与正虚邪恋型对照组有显著差异，说明本型患者的细胞免疫状况良好；正虚邪恋型患者 IFN-γ mRNA 表达不强，而 IL-4 mRNA 表达增强，与湿热蕴结型，对照组相比有显著差异，此型患者的 Th1 型细胞活动处于弱势，Th2 型细胞活动相对强势，免疫反应由病毒激发的细胞免疫应答倾斜漂移于 Th2 型介导的免疫应答。该实验证明尖锐湿疣患者存在 Th1/Th2 细胞因子平衡失调现象，且 Th1/Th2 亚群与尖锐湿疣的中医证型密切相关，IFN-γ、IL-4 在尖锐湿疣的发生及转归中起着重要作用，IFN-γ mRNA 表达的降低及 IL-4 mRNA 表达的升高可能是正虚邪恋型患者的发病机制之一。

（三）HPV 疫苗的临床应用

HPV6/11 属于低危型 HPV，可导致 90% 生殖器疣；HPV16/18 属于高危型 HPV，66% 的宫颈癌的发病与此相关。目前有 3 种 HPV 疫苗获得了美国食品和药物管理局（FDA）认证：2 价疫苗（卉妍康）可防止 HPV16/18 型感染；4 价疫苗（佳达修）可防止 HPV6/11/16/18 感染；9 价疫苗（佳达修）可预防 HPV6/11/16/18/31/33/45/52/58 型感染。其中 4 价或 9 价疫苗可预防生殖器疣的发生。所有 HPV 疫苗接种应在 6 个月内分 3 次注射给药，第 1 次给药后 1~2 个月和 6 个月分别进行第 2 次和第 3 次给药。在整个 3 次给药中应使用相同的疫苗产品。

第九节　梅毒

梅毒是由梅毒螺旋体引起的一种慢性性传播疾病，民间俗称"花柳病"。本病可以侵犯机体各个器官和组织。本病属于全身性感染，临床表现多为全身，梅毒属于全身性感染。肛门直肠部位的梅毒主要表现为肛周梅毒疹、肛门部下疳、肛门扁平湿疣、梅毒性直肠炎和直肠梅毒瘤等。

一、病名溯源

（一）中医的认识

霉疮病名出自《霉疮秘录》："霉疮一症……古未言及，究其根源，始于午会之末，起于岭南之地，致使蔓延通国，流祸甚广。"本病早期称为杨梅疳疮，中期称为杨梅疮，晚期称为杨梅结毒。此外，胎传者称为猴狲疳。肛门部受损称之为杨梅疮。

（二）西医的认识

1492 年哥伦布第一次航行到美洲，一些水手与美洲妇女发生过性关系，水手回到欧洲时，将此病传播到意大利、西班牙。1494 年法兰西国王查理第八世募集各国士兵三十余万人，远征意大利，梅毒正蔓延于意大利国内，当围攻那不勒斯时，军营中发生了梅毒大流行。1495 年这些患有梅毒的士兵回国后，造成欧洲梅毒流行。有人认为 1488 年，葡萄牙舰队将梅毒带到印度。也有学者认为，1498 年哥伦布的船队绕过好望角，到达印度。由于感染梅毒船员的到达，将梅毒也带到印度。通过商业往来，梅毒也进入了我国，1505 年在广东省首先发现和记述了梅毒病例，此后，梅毒便从沿海到内地在我国广泛传播开来，发病率居高不下，居性病之首。

二、流行病学资料

梅毒患者是唯一的传染源。性接触传染占 95%，主要通过性交由破损处传染，梅毒螺旋体大量存在于皮肤黏膜损害表面，也见于唾液、乳汁、精液、尿液中。20 世纪 70 年代，梅毒主要在男性同性恋中流行，随着 AIDS 的流行以及安全性知识的普及梅毒的发病率有所下降，1984 年由于开始异性恋的梅毒患病率增长，可能由于更换多个服用毒品的性伴侣所致，最近梅毒在同性恋及双性恋中都有新的爆发，未经治疗的患者在感染一年内最具传染性，随病期延长，传染性越来越小，病期超过 4 年者，通过性接触无传染性。亦可通过干燥的皮肤和完整的黏膜而侵入。少数可通过接吻、哺乳等密切接触而传染，但必须在接触部位附有梅毒螺旋体。由于梅毒螺旋体为厌氧性，体外不易生存，且对干燥极为敏感，故通过各种器物的间接传染，可能性极小。输血时如供血者为梅毒患者可传染于受血者。先天梅毒是患有梅毒的孕妇通过胎盘血行而传染给胎儿。一般在妊娠前四个月，由于滋养体的保护作用，梅毒螺旋体不能通过，故妊娠前四个月胎儿不被感染，以后滋养体萎缩，梅毒螺旋体即可通过胎盘进入胎儿体内传染胎儿。

三、病因病机

（一）中医病因病机

中医认为，淫秽疫毒，可与湿热、风邪杂合致病。传播方式主要是精化传染（直接传染），间有气化传染（间接传染）和胎传染毒。邪之初染，疫毒结于阴器及肛门等处，发为疳疮；流于经脉，则生横痃；后疫毒内侵，伤及骨髓、关窍、脏腑，变化多端，证候复杂。

（二）西医病因病机

西医学认为，梅毒是梅毒螺旋体感染引起的疾病，梅毒螺旋体进入人体后，几小时后侵入附近淋巴结，2~3 天内即可进入全身血循环而播散全身。3 周后梅毒血清学检查阳性，此期为梅毒感染第一期。8~10 周左右产生全身广泛性早发梅毒疹，1~2 年内出现复发性梅毒疹，称为第二期梅毒。梅毒疹在 4 年以上发作者称为第三期梅毒。

四、病理

三期梅毒的组织病理改变，肉芽肿性损害，血管变化较二期轻，由上皮细胞和巨噬细胞组成的肉芽肿，中间可有干酪样坏死，周围的大量淋巴细胞与浆细胞浸润，并出现一些成纤维细胞和组织细胞，血管内皮细胞有增生肿胀，可出现血管阻塞。

五、中医辨证分型

1.肝经湿热

肛门部单个质地坚韧丘疹，患处灼热、腹股沟有杏核或鸡蛋大小的白色坚硬肿块，伴口苦纳呆、尿短赤、大便秘结、舌红、苔黄腻、脉弦数。

2.痰瘀互结

疳疮色紫红，四周坚硬突起，或横痃质地坚韧，或杨梅疮呈紫色结节。舌淡紫或暗、苔腻或滑润，脉滑或细涩。

3.脾虚湿蕴

疳疮破溃，疮面淡润，或腐肉败脱，久不收口。伴纳呆食少、便溏、肢体倦怠，舌淡、苔腻、脉滑或濡。

4.气血两虚

疮面肉芽色白，脓水清稀，久不收口，面色萎黄，气短懒言。舌淡，苔薄，脉细无力。

5.气阴两虚

病程日久，低热不退，皮肤干燥，溃面干结，久不收口，发枯脱落，伴口干咽燥、头昏目眩、视物昏花。舌红，苔少，脉细数无力。

六、西医分类

（1）一期梅毒：肛门部症状主要表现为硬下疳或肛周梅毒疹。

（2）二期梅毒：可表现为肛门扁平湿疣，也可表现为梅毒性直肠炎。

（3）三期梅毒：可表现为直肠梅毒瘤，或梅毒性直肠炎。

七、临床表现

（一）症状

（1）全身症状：可有发热、头痛，肌肉、骨和关节疼痛。

（2）肛门直肠部位症状：可出现肛门部位潮湿、瘙痒、刺痛等症状。发生梅毒性直肠炎时，可出现排便不尽、里急后重和脓血便等；发生梅毒性直肠瘤时，可出现小腹坠胀、排便不畅、腹泻、里急后重及黏液脓血便等。

（二）体征

（1）肛门部下疳的体征：下疳是梅毒的原发性损害，肛门部下疳检查可见肛门边缘小块溃疡、圆形、质硬，边缘突起、色红、不痛、底灰色、常有少量脓性分泌物。

（2）肛周梅毒疹的体征：皮疹不痛不痒、对称、广泛或稠密，不融和，大小 1cm 左右，圆形或椭圆形或略带不规则形，淡红色、青色或棕色。

（3）肛门扁平湿疣的体征：肛门直肠梅毒的第二期损害，湿疣单个或群生，突起扁平、底宽、常附有灰色坏死薄膜。

（4）梅毒性直肠炎体征：直肠镜检查可见肠黏膜溃疡形成、边缘突起、底硬、带有黄绿色分泌物。肛门指诊可有肛门狭窄等。

（5）梅毒性直肠瘤体征：直肠黏膜下层出现圆形或椭圆形肿瘤、大小不等，质地坚硬、表面光滑、色紫、不痛，或出现溃疡。

八、实验室及其他辅助检查

1. 暗视野显微镜检查

早期梅毒皮肤黏膜损害的部位可查到梅毒螺旋体。

2. 梅毒血清试验

用非螺旋体抗原试验做筛选检测，如果阴性，只有在怀疑患者感染梅毒的再进一步检查。如结果为阳性可结合病史及临床表现确定其诊断，如病史及临床体征不符合梅毒表现，应做进一步螺旋体抗原试验，一般情况下如果试验结果为阳性，可以确定梅毒的诊断，如果为阴性者，则非螺旋体抗原试验的结果可能为生物学假阳性反应，可做出否定的诊断。

3. 脑脊液检测

对神经梅毒诊断，治疗及预后的判断均有帮助。检查项目包括：细胞计数，总蛋白测定，性病玻片试验（VDRL），VDRL 应用较为广泛，试剂已经标准化，应用方便，且可做定型及定量试验。

九、诊断

（1）病史：流行病学史，常有硬下疳史，多性伴，不安全性行为史或性伴侣感染史，或有输血史，临床表现有符合二期梅毒的临床表现。

（2）实验室检查：暗视野显微镜检查：二期皮损尤其是扁平湿疣及黏膜斑，可见梅毒螺旋体，梅毒螺旋体抗原血清试验：阳性。

十、鉴别诊断

（1）肛裂：一期病变由于可自然缓解，或容易误诊为肛裂。对可疑患者应作梅毒血清学检查。特别值得注意的是，结果呈阴性，梅毒仍不能排除，最好在 4 周后再次进行血清学检查。4 周后如结果阳性，可诊断为梅毒，结果阴性，则通常为肛裂。

（2）尖锐湿疣：尖锐湿疣患者肛门部位疣的数目比梅毒多，而且表面不平，组织学检查确诊。尖锐湿疣患者除了病理学检查可以帮助诊断外，还可选用醋白试验、碘黄实验进行鉴别。

（3）直肠癌：患者可表现为大便频繁、黏液血便、肛门坠胀等，患者多有排便不畅，大便变细、变扁。直肠指检时见肿块坚硬、表面结节状，有肠腔狭窄。可出现贫血、低热等全身症状。诊断须结合组织学检查。

（4）软下疳：软下疳是由杜克雷嗜血杆菌引起的一种性传播疾病。本病的临床表现为肛门、生殖器部位单个或数个溃疡，基底部柔软，伴有疼痛，单侧腹股沟淋巴结肿大，有触痛，破溃后形成鱼口，暗视野显微镜检查梅毒螺旋体阴性，梅毒血清试验阴性。Gram染色涂片可查到短而细的革兰阴性杆菌，临床可初步考虑软下疳。有条件的单位，如培养鉴定出杜克雷嗜血杆菌则可明确诊断。

（5）性病性淋巴肉芽肿：本病临床上表现为肛门、外生殖器部位溃疡，腹股沟淋巴结化脓、穿孔，晚期外生殖器象皮肿，也可出现直肠狭窄症状；病变部位采用细胞培养方法可鉴定出沙眼衣原体，微量免疫荧光试验检查沙眼衣原体抗体阳性有助于诊断。

（6）腹股沟肉芽肿：本病由杜诺凡菌感染引起，主要发生于热带和亚热带地区，潜伏期 10~40 天，临床表现为生殖器溃疡，单发或多发，溃疡基底部位为肉红色，边缘高起及乳头瘤样增生，一般无疼痛，病程慢性，数月至数年，组织碎片 Giemsa 染色或病理切片 HE 染色可找到 Donovan 小体。

（7）肛门部疱疹：本病表现为部位的水疱、浅表糜烂或溃疡。伴有疼痛或摩擦痛，疱疹常在同一部位反复发作，Tzanck 涂片阳性。病毒培养或直接免疫荧光方法可以有助于诊断。

十一、治疗

诊断明确后，越早治疗效果及预后就越好。治疗剂量必须足够，疗程必须规则，经治疗症状完全消失后要定期追踪观察。应避免接触传染源并动员性伴同时接受检查及治疗。治疗前及治疗期间禁止性交。对于一、二期梅毒患者，应迅速或尽早使其病损失去传染性，以免传染继续扩散，并逐步达到临床治愈，血清反应转阴。

（一）中医内治法

1. 肝经湿热

［治法］清热解毒，利湿化斑。

［方药］龙胆泻肝汤加减（《太平惠民和剂局方》）。

［常用药］龙胆草（酒炒）、黄芩（炒）、栀子（酒炒）、泽泻、木通、车前子、当归（酒洗）、生地黄（酒炒）、柴胡、甘草（生用）。

2. 痰瘀互结

［治法］祛瘀化毒，化痰散结。

［方药］方用二陈汤合消疬丸加减（《普济方》《疡医大全》）。

［常用药］夏枯草、连翘、蓖麻仁、半夏、橘红、白茯苓、甘草。

3. 脾虚湿热

［治法］健脾化湿，解毒祛浊。

［方药］芎归二陈汤加减（《万氏女科》）。

［常用药］陈皮、白茯苓、归身、川芎、香附、枳壳、半夏、甘草、滑石。

4. 气血两虚

［治法］补气养血，扶正固本。

［方药］方用十全大补汤加减（《太平惠民和剂局方》）。

［常用药］人参、肉桂（去粗皮，不见火）、川芎、地黄（洗，酒蒸，焙）、茯苓（焙）、白术（焙）、甘草（炙）、黄芪（去芦）、川当归（洗，去芦）、白芍药各等份。

5. 气阴两虚

［治法］益气养阴，补肾填精。

［方药］生脉散合大补阴丸（《内外伤辨惑论》《丹溪心法》）。

［常用药］人参、麦门冬、五味子、知母、黄柏、熟地、炙龟甲。

（二）中医外治法

（1）熏洗法：选用蛇床子、土茯苓、地骨皮、硫黄、白鲜皮等中药水煎外洗。本方法适用于肛周梅毒疹、肛门部下疳、肛门扁平湿疣。

（2）灌肠法：选用土茯苓、黄连、黄柏、白鲜皮、苦参等中药水煎后灌肠，可用于梅毒性直肠炎。

（三）西医非手术疗法

1. 一期梅毒

（1）成人推荐方案：苄星青霉素 G 240 万单位，单次肌内注射。

（2）儿童推荐方案：苄星青霉素 G 5 万单位 /kg，不超过成人剂量 240 万 U，单次肌内注射。

（3）青霉素过敏的非孕妇梅毒推荐方案：盐酸多西环素片 100mg，口服，2 次 / 日，共 14 天；或四环素 500mg，口服，4 次 / 日，共 14 天。

2. 二期梅毒

治法与一期相同。

3. 三期梅毒

对于无青霉素过敏、可用苄星青霉素 G，总量 720 万单位，分 3 次，1 次 240 万单位，肌内注射，1 周 1 次。

十二、现代研究进展

最新的指南指出青霉素 G 的胃肠外给药是作为所有病期梅毒的首选治疗，根据梅毒的分期和临床表现选用不同的制剂（如苄星青霉素、普鲁卡因青霉素、水剂青霉素）、剂量和疗程。选择合适的青霉素制剂对于梅毒的治疗非常重要，治疗方面，指南强烈推荐使用苄星青霉素，认为其比口服抗菌药物更加有效，价格更加便宜，是治疗梅毒最为有效的药物。过去，多项研究表明阿奇霉素的单剂口服疗效良好，认为阿奇霉素与苄星青霉素在治疗早期梅毒方面有同等效价，被评估为有可能作为对青霉素过敏的梅毒孕妇的替代用药，有取代红霉素，甚至多西环素的可能。然而，针对近年来多例梅毒螺旋体对阿奇霉素抵抗的报告，指南认为需要重新评估衡量阿奇霉素抵抗作用及其效能，深入探讨青霉素过敏的梅毒患者治疗方案，如脱敏疗法或每天注射头孢曲松。通过临床评估和血清学检测以确定治愈，以及发现再感染或复发。对早期梅毒最少也应在治疗后第 1、3、6、12 个月做出临床和血清学评估。早期梅毒治疗后，NTT 的滴度一般在 6 个月应下降 2

个稀释倍数（4倍下降）；但也有15%以上的患者达不到此标准，早期梅毒一般治疗1~2年后NTT转阴，但TT持续终身阳性；晚期（潜伏）梅毒的NTT往往为阴性。如非HIV感染的晚期潜伏梅毒患者NTT阳性保持1个低滴度水平上的稳定，治疗后的随访也不一定需要，如果治疗后NTT滴度上升4倍，则为再感染或复发，应对患者及其性伴重新筛查。

第十节　淋菌性肛门直肠炎

淋菌性肛门直肠炎又称为直肠淋病（rectal gonorrhea），是由淋病双球菌（淋病奈瑟氏菌）引起的肛管直肠的一种特异性炎症改变，主要通过性接触传播。

一、病名溯源

（一）中医的认识

淋病在中医学文献中早有论述，《黄帝内经》曾有所谓的"淋""溲""满"等病名的记载。在《诸病源候论》中，巢元方又提出"五淋"和"二浊"的概念，"五淋"即"血淋、石淋、膏淋、劳淋、气淋"，"二浊"即"赤浊、白浊"。《金匮要略·消渴小便不利淋病脉证并治》篇中，也曾论述道："淋之为病，小便如粟状，小腹弦急，痛引脐中。"但是古代医学所指的淋证是指泌尿系感染的总称。

（二）西医的认识

淋病是最古老的性传播疾病，它的症状在公元前1500年的《旧约全书》中已有描述。希腊医圣希波克拉底（公元前400年）把淋病称之为"维纳斯病"，即因性爱所致。1879年，人们分离出淋球菌。淋病的流行往往与战争有关，因淋病造成的军队的减员有时竟超过战争的死伤。第一次、第二次世界大战都出现过淋病的大流行。直到50年代以来青霉素的广泛使用才遏制了它的大范围的流行。70年代以后，由于西方性放纵的影响，淋病再次广为传播。目前国内淋病患者居性传播疾病的首位。多数患者在感染后3~5天出现症状，也可在1天或两周后发病。淋球菌主要感染男女下泌尿生殖道（尿道、子宫颈），也可以感染肛门和直肠部位。本病严重者可并发脓肿、肛瘘等，愈合时由于瘢痕形成和收缩而出现肛门和直肠狭窄。

二、流行病学资料

在男性同性恋中有55%是隐匿的淋病，由肛门性交引起，40%~50%侵及直肠。在我国自80年代初随着国际的交往增加和进出境旅游业的发展，性病又重新流行，发病人数呈持续上升或蔓延趋势，其中淋病发病人数占我国目前性病患者的首位。患者多为20至30岁的青年人，其中以流动性大，社会交往频繁的职业者为多见。

三、病因病机

（一）中医病因病机

中医学认为肛门直肠淋病主要有以下几点：①湿热下注：湿热之邪内蕴，下注肛门；②脾气下陷：本病日久，可造成脾气虚弱，脾虚不能传输精微，清浊不分，则时有白浊淋下；③阳虚下脱：淋浊日久，久病及肾，导致肾阳亏虚，下脱不固，精浊下走。

（二）西医病因病机

人体是淋球菌唯一的自然宿主，有易感性而缺乏先天免疫力，故该病菌可多次重复感染。一旦入侵人体黏膜，其菌体上的特殊结构菌毛粘附于黏膜上或嵌入细胞内，镜下中性粒细胞内可见有淋菌。淋菌侵入生殖泌尿系等黏膜上可致其发炎，男性多为尿道炎，女生多为宫颈内膜炎，性乱者或同性恋者肛交可使淋菌侵及肛门直肠，引起淋病性直肠炎、肛门周围皮肤炎。

四、病理

本病的主要病理改变为直肠黏膜充血、水肿，有黄白色脓汁。感染严重者可造成直肠黏膜糜烂，形成溃疡或疤痕。

五、中医辨证分型

1. 湿热下注

肛门灼热，里急后重，排便时疼痛，有脓血黏液便。舌红，苔黄，脉滑数。

2. 脾气下陷

肛门坠胀，里急后重，乏力，舌淡胖，苔薄白，脉细。

3. 阳虚下脱

可有肛门坠胀，乏力，四肢不温，舌淡胖，苔薄白。脉沉细无力。

六、西医分类

（1）急性期：肛周瘙痒，直肠灼热、疼痛，脓血黏液便，肛门下坠，排便时可引起肛门直肠剧烈疼痛。

（2）慢性期：肛门不适或瘙痒，排便时肛门疼痛轻微，溃疡愈合形成疤痕可造成肛门狭窄。

七、临床表现

（一）症状

一般感染后潜伏 2~10 天，平均 3~5 天。急性发作的淋菌性肛门直肠炎，肛周瘙痒、直肠灼热、疼痛，有脓血黏液便，臭味明显，肛门下坠，排便时可引起肛门直肠剧烈疼痛。

慢性淋菌性肛门直肠炎，多因急性未愈转为慢性。肛门不适或瘙痒，排便时肛门直肠疼痛轻微。溃疡愈合形成瘢痕可造成直肠狭窄。

（二）体征

肛门内灼痛，排便时加重，并有里急后重感和大量黄白色带臭味的稀淡分泌物自肛门流出，有时带有血丝。肛门部皮肤常有糜烂及裂口，使患者感觉疼痛。肛门镜检查时可见直肠黏膜充血、水肿、有黄白色分泌物。直肠指诊时直肠黏膜灼热、肿胀、有压痛。视诊可见肛门括约肌痉挛，肛管肿胀充血。溃疡愈合形成后可见疤痕。

八、实验室及其他辅助检查

淋球菌涂片检查：取患者分泌物涂片进行革兰染色，可见多中性粒细胞有革兰阴性双球菌。涂片对于外尿道脓性分泌物的检测具有初步诊断的意义，敏感性和特异性达90%以上。但对无明显临床症状较轻者，尤其是女性患者，常不易找到淋球菌，检出率较低，诊断意义不大，只作涂片检测漏诊40%左右，因此应作培养。淋球菌培养后要根据菌落形态，氧化酶试验和糖发酵试验做进一步鉴定。药物敏感性试验在培养呈阳性反应后可进一步做药敏试验，以确定淋菌对抗生素的敏感性，合理选择药物。

九、诊断

临床诊断一定要根据病史，临床症状和实验室检测结果进行具体分析，综合判断。淋菌性直肠炎患者大多有肛门性交或同性恋史，所以一定要慎重、详细、耐心、策略地询问病史。有性病接触史或其他直接或间接接触患者分泌物史。

十、鉴别诊断

淋菌性直肠炎容易与痢疾、溃疡性直肠炎及直肠癌等病混淆，应注意加以鉴别。

（1）痢疾：发热恶寒，主要表现为腹痛腹泻、里急后重、黏液脓血便。体检时可见肠鸣音亢进、左下腹压痛；实验室检查可见血象白细胞增多，粪便检查可见大量红细胞、白细胞并有吞噬细胞；取脓血部分作细菌培养可见痢疾杆菌生长。

（2）直肠癌：患者可表现为大便频繁、黏液血便、肛门坠胀等，患者多有排便不畅，大便变细、变扁。直肠指检时见肿块坚硬、表面结节状，有肠腔狭窄。可出现贫血、低热等全身症状。诊断须结合组织学检查。

（3）溃疡性结肠炎：临床表现为持续性或反复发作性的黏液脓血便，可有不同程度的全身症状，如关节、皮肤、眼、口及肝胆等肠外表现。结肠镜检查见黏膜充血、水肿、粗糙呈颗粒状，有脓性分泌物附着，病变明显时可见多发性、弥漫性糜烂或溃疡。黏膜活检可见隐窝炎性细胞浸润、隐窝脓肿、隐窝结构异常、杯状细胞减少、隐窝上皮增生、固有膜内弥漫性炎症细胞浸润。黏膜表层多发性糜烂及溃疡形成。诊断应排除细菌性痢疾、阿米巴痢疾、血吸虫病、肠结核、缺血性肠炎放射性肠炎等疾病。

十一、治疗

淋病的治疗应遵循及时、足量、规则用药的原则，根据不同的病情采用相应的治疗方案。性伴如有感染应同时接受治疗。治疗后应进行随访判愈。

（一）中医内治法

1.湿热下注

[治法]清热利湿，解浊败毒。

[方药]八正散（《太平惠民和剂局方》）加减。

[常用药]木通9g，瞿麦9g，萹蓄9g，车前子12g，滑石15g，栀子9g，大黄9g，甘草梢6g。

2.脾气下陷

[治法]健脾升阳，除湿化浊。

[方药]方用补中益气汤（《脾胃论》）加减。

[常用药]炙黄芪、党参、炙甘草、白术（炒）、当归、升麻、柴胡、陈皮。

3.阳虚气脱

[治法]滋阴补肾，固精止浊。

[方药]知柏地黄丸加减。

[常用药]知母、黄柏、熟地黄、山萸肉、山药、泽泻、茯苓、丹皮。

（二）中医外治法

（1）外洗法：可用大黄、黄柏、白头翁、土茯苓、苦参、蛇床子、地肤子等中药水煎煮后坐浴。

（2）灌肠法：可选用清热燥湿的中药水煎后灌肠。

（三）西医非手术疗法

直肠淋病感染：推荐治疗方案：头孢曲松250mg单次肌内注射加阿奇霉素1g单次顿服。两种药物在同一天应用。头孢曲松250mg单次肌肉对直肠淋病的治愈率为99.2%。单剂量注射除头孢曲松外的其他头孢菌素方案安全且对单纯性泌尿生殖道和肛门直肠的淋病感染高度有效。这些头孢菌素包括：头孢唑肟500mg肌内注射；头孢西丁2g肌内注射加丙磺舒1g口服，头孢噻肟500mg肌内注射。

（四）手术疗法

患者如有脓肿形成者，宜切开排脓；瘘管形成者，按常规冲洗，并于淋病愈合后手术切除。肛门狭窄者按肛门狭窄处理。

第十一节　性病性淋巴肉芽肿

性病性淋巴肉芽肿（venereal lymphogranuloma）是由L型沙眼衣原体引起的一种经典的性传播疾病。临床上以生殖器溃疡、腹股沟淋巴结病或生殖器肛门直肠综合征为主要特征，病程慢性，多年后还可引起直肠狭窄、外阴象皮肿等。本病在中国极为少见。

一、病名溯源

（一）中医的认识

横痃病名出自《外科正宗》，根据古文记载，横痃位于小腹之下的毛际区域，右侧腹股沟结肿化脓名曰便毒；左侧腹股沟结肿破溃，随之行动而开合，犹如鱼口，故名鱼口，由此而推论，本病就是西医所说的性病性淋巴肉芽肿。

（二）西医的认识

沙眼衣原体是一种专性细胞内寄生的原核细胞微生物，感染人体可引起沙眼、包涵体性结膜炎、泌尿生殖道衣原体感染、性病淋巴肉芽肿和沙眼衣原体肺炎。美国和中国的疾病预防控制中心（CDC）分别于 2002 年和 2006 年将其正式更名为沙眼衣原体泌尿生殖道感染，男性包括尿道炎、前列腺炎、附睾炎、直肠炎、Reiter 综合征；女性包括黏液性宫颈炎、尿道炎、子宫内膜炎、盆腔炎、肛周炎。

二、流行病学资料

近年在欧美国家的男同性性行为者中有性病性淋巴肉芽肿暴发流行，其流行菌株主要是 L2b 型沙眼衣原体。男同性性行为者人群中的性病性淋巴肉芽肿多为有症状的直肠炎，有多性伴或高危性行为，常合并 HIV 感染、其他性传播疾病和血源性疾病。

三、病因病机

（一）中医病因病机

该病由于淫毒内攻，肝肾主下焦，野合不洁淫妓，入房忍精，强固不泻，或欲念已萌，停而不遂，以致精血交错，凝滞郁结而成。或因奔走劳逸，或者情志郁结，气血违和，肝经湿热下注，以致小腹合缝之间结毒不化，本病初期实证居多，后期以虚证为主，病变脏腑在肝肾。

（二）西医病因病机

引起 LGV 的病原体是沙眼衣原体，1970 年人们用微量免疫荧光法鉴别出患者的沙眼衣原体分为 L1、L2 和 L3 型。本病主要引起淋巴结病变。人类是本病的唯一自然宿主。本病患者发病后首先出现外生殖器疱疹、糜烂，1~6 周后腹股沟淋巴结肿大，破溃成脓，病毒经淋巴管引流到直肠部位，可引起直肠炎和肛门狭窄。起初肠黏膜糜烂、肉芽肿，呈小结节状，色紫，易出血。后可因为疤痕收缩造成肛门狭窄，肠狭窄位于齿线及其上方、直肠壶腹或结肠。肛周结缔组织增生，肛门不能闭合。肠壁可因有结缔组织增生，肠管弯曲不整，有时可见瘘管通于脓腔。

四、病理

病理学检查本病的主要病理变化是淋巴结的卫星状脓肿，由上皮样细胞岛组成，在上皮样细胞间可见中等量的郎格罕细胞，其中心坏死，充满多形核白细胞。

五、中医辨证分型

1. 淫毒内攻

多见于疾病初期，腹股沟淋巴结肿大，其大小约为蚕豆至鸡卵，肤色正常或微红，自觉胀痛，压痛或牵引痛，伴有发热、恶寒、困倦乏力、头痛或食少及全身症状。舌质红，苔少，脉细数。

2. 湿热下注

患处肿痛，或见丘疱疹、脓疱等，伴有小便涩滞，腹内急痛或小腹痞闷，舌质红，苔薄黄，脉弦数。

3. 余毒残留

患处结肿逐渐软化，破溃后有黄绿色脓液流出，创口站立则合，身曲张开，形如角口开合之状，迁延日久难愈。舌质淡红，苔少，脉细弱。

六、西医分类

（1）早期：会阴部单个丘疹、疱疹，有水疱或脓疱。

（2）中期：主要表现为腹股沟淋巴结炎，2/3病例出现两侧腹股沟淋巴结肿大，称"第四性病横痃"。淋巴结肿大开始呈孤立、散在性，质硬，有疼痛及压痛，以后互相粘连成块状，皮肤表面呈紫色或青色。数周后肿大淋巴结可出现波动感。由于腹股沟韧带将肿大的淋巴结上下分开，呈槽形征。1~2周后软化破溃，排出黄色浆液或血性脓液，形成多条瘘管，经数周至数月而逐渐愈合，常留有疤痕。出现淋巴结炎症时可出现轻重不等的全身症状。如发热、关节痛、呕吐以及肝脾肿大等。

（3）晚期：晚期可出现肛门直肠狭窄、生殖器象皮肿等。

七、临床表现

（一）症状

本病早期症状表现为会阴部单个丘疹及疱疹，有水疱或脓疱。中期主要表现为腹股沟淋巴结炎。晚期主要表现为生殖器象皮肿（疣状增生或息肉样生长）和肛门直肠炎症。以下主要介绍该病引起直肠炎的症状。

（1）便血：初起表现为少量便血，继而出现脓性分泌物。

（2）当出现直肠狭窄时，大便次数增多，有排便不尽感，里急后重，便条变细。

（二）体征

肛门可见脓肿、瘘管和肉芽肿。早期肛门指诊呈颗粒感，以后肛门变环形或管状狭窄。结肠镜检查可见肠黏膜充血、水肿、颗粒状表面覆盖有脓性黏液，也可见炎性息肉或溃疡。

八、实验室及其他辅助检查

实验室检查诊断标准如下。

（1）从临床标本中分离出 L1、L2 或 L3 血清型沙眼衣原体。

（2）从腹股沟淋巴结抽取物的白细胞用免疫荧光法显示包涵体。

（3）沙眼衣原体性病性淋巴肉芽肿株微量免疫荧光血清学试验阳性。

（4）本病早期免疫球蛋白（Ig）升高，特别是 IgA，血沉增快，白细胞数增多，淋巴细胞或单核细胞相对增多。另外，Frei 试验阳性，可作为参考条件，但特异性不强。

九、诊断

潜伏期 5~21 天，平均为 10 天左右，有冶游史，局部原发性损害，腹股沟淋巴结肿大，结肠炎或直肠炎，肛瘘，直肠狭窄或结肠狭窄，弗莱试验（Frei test）阳性率为 90%~100%，发病早期可出现阴性结果，补体结合实验发现抗体，滴度在 1∶64 上有意义。

十、鉴别诊断

（1）软下疳：本病是一种流行于非洲的疾病，病原体是革兰阴性杜克雷嗜血杆菌，初起见红色丘疹，迅速变成脓疱，脓疱破溃后形成疼痛、边界清楚、柔软不齐的溃疡，周围红晕，溃疡底部有污秽的脓性分泌物，易出血。半数病例可出现腹股沟淋巴结炎，往往局限于单侧。在溃疡表面刮取渗出物涂片、染色后在光学显微镜下可见到杜克雷嗜血杆菌。

（2）梅毒性横痃：是一期梅毒伴随疳疮而发的腹股沟淋巴结肿大，在胯腹部一侧或两侧出现初起形状如杏核，渐大如鸡卵、色白坚硬不痛，皮核不相亲、很少破溃的肿块。用暗视野显微镜观察、梅毒血清学实验等检查可加以鉴别。

（3）化脓性淋巴结炎：肿块初起形如鸡卵、肿胀发热、皮色不变、疼痛明显、患侧步行困难，伴随有怕冷发热等全身症状。

（4）直肠癌：患者可表现为大便频繁、黏液血便、肛门坠胀等，患者多有排便不畅，大便变细、变扁。直肠指检时见肿块坚硬、表面结节状，有肠腔狭窄。可出现贫血、低热等全身症状。诊断须结合组织学检查。

十一、治疗

治疗早期主要是控制感染，如有形成直肠狭窄，选择相应的手术治疗。

（一）中医内治法

1. 淫毒内攻
［治法］疏散淫毒。

［方药］透骨搜风散合龙胆泻肝汤加减（《太平惠民和剂局方》）。

［常用药］龙胆草、柴胡、泽泻、车前子、木通、生地黄、当归、黄芩、栀子、甘草。

2. 湿热下注
［治法］清肝清火，疏通气血。

［方药］逍遥散（《太平惠民和剂局方》）加减。

［常用药］川芎、当归、白芍、熟地各 3g，柴胡、黄芩、陈皮、知母、贝母各 2.4g，泽泻、地骨皮、甘草各 1.5g。

3. 余毒残留

［治法］益气托毒，解毒敛疮。

［方药］内托生肌散（《医学衷中参西录·上册》）。

［常用药］生黄芪、甘草、生乳香、生没药、生杭芍、天花粉、丹参。

（二）中医外治法

结肿未破溃时，可选用如意金黄散，凡士林调成软膏，敷贴。化脓未破时，可以抽脓或切开排脓。

（三）西医非手术疗法

（1）2010 年美国 CDC 指南推荐方案：阿奇霉素 1g 顿服或头孢曲松钠 250mg 单次肌内注射，加盐酸多西环素片 100mg，口服，2 次 / 天；7 天为 1 个疗程。

（2）2012 年欧洲直肠炎指南推荐治疗：盐酸多西环素片 100mg，口服，2 次 / 天，7 天为一疗程。

（3）专家推荐经验治疗：阿奇霉素 500mg，口服，4 次 / 天，3 周为一疗程；或盐酸多西环素片 100mg 口服，2 次 / 天，3 周为 1 个疗程。

（四）手术疗法

形成直肠狭窄可行狭窄切除术或直肠切除乙状结肠造瘘。

第十二节　艾滋病

AIDS（Acquired Immune Deficiency Syndrome）即获得性免疫缺陷综合征，是代谢异常和细胞免疫缺陷导致的机会感染、肿瘤发生发展、人体系统功能失常与消耗性证候群。艾滋病（获得性免疫缺陷综合征）是由人类免疫缺陷病毒（HIV）引起的传染性疾病，AIDS 不等于"HIV 感染"，不是"HIV 血清抗体阳性"，也不是"CD$^+$T 细胞数量减少"。艾滋病是一种病死率极高的慢性传染病，临床特点是：HIV 能特异性侵犯 Th 淋巴细胞（CD4$^+$），引起机体细胞免疫系统严重缺陷，导致各种机会性顽固感染、恶性肿瘤的发生，并对机体各系统尤其是神经系统造成致命的损害。主要通过性接触及血液、血液制品和母婴传播传染。属于中医学"疫疠""虚劳"。现在由于广泛使用了高效抗逆转录病毒治疗（HAART），艾滋病患者能生存的更久，生存质量有了一定程度的提高。

一、病名溯源

（一）中医的认识

早在《黄帝内经》就有"五疫之至，皆相染易，无问大小，症状相似"的记载。明代吴有性《瘟疫论》提出"瘟疫之为病，非风、非寒、非暑、非湿，乃天地之间别有一种的异气所感"，"异气""疠气"均属于"毒"，"毒"既与六淫、疫疠之气有密切的联系，又与其有不同之处。寓于六淫之毒，多无传染性；寓于疫疠之毒则常具有传染性。《黄帝内经》认为偏胜之气为毒，并将其分为"寒毒""热毒""湿毒""燥毒"等类，其产生与气候有关，属六淫之毒，无传染性。此后《肘后备急方》《诸病源候论》《备急千金要方》等先后有关于"沙风毒""水毒""狂犬毒"等病因的描述，认为其具有一定的季节性及媒介传入的特点。

（二）西医的认识

在 1981 年 6 月 5 日，美国疾病控制中心（CDC）发布报告：在 1980 年 10 月到 1981 年 5 月期间，先后发现 5 例病例，经检查确诊得了"卡氏肺囊虫肺炎"，免疫功能极度衰竭，患者均为男性同性恋者。这些死亡的年轻患者共同的特点是严重免疫功能缺陷。1982 年美国疾病控制中心把这类疾病称为"获得性免疫缺陷综合征"，即艾滋病（AIDS）。艾滋病的英文简称为 AIDS，国内 1986 年以前音译为"爱滋病"，后来考虑到该命名会引起人们的误解，以为此病只是通过性途径传播而忽视了其他传播途径，故改名为"艾滋病"。1985 年 4 月，在美国亚特兰大召开的国际艾滋病专题会议上，正式将导致艾滋病的这种逆转录病毒命名为 LAV/HTLA–Ⅲ。1985 年 6 月更名为 HIV。在第 39 届世界卫生组织大会上；世界卫生组织宣布今后艾滋病病毒即以 HIV 命名，即人类免疫缺陷病毒（Human Immunodeficiency Virus）。艾滋病被称为"后世纪的瘟疫"，也被称为"超级癌症"和"世纪杀手"。

二、流行病学资料

传染源：AIDS 患者和 HIV 携带者（具有重要意义）是本病唯一传染源。血清病毒阳性而抗体阴性的窗口期感染者亦是重要传染源，窗口期通常为 2~6 周。传染途径：性接触（男传女概率高）、血液传播、母婴传播（胎盘、产道、哺乳）。易感人群：人群普遍易感。高危人群有性乱者（男同、娼妓、嫖客）、静脉药瘾者、血友病、多次接受输血或血制品者、HIV（＋）的性配偶及婴儿。

三、病因病机

（一）中医病因病机

由于邪毒外袭和正气不足所致，邪毒为疫疠之气，疫疠之邪为病毒，具有强烈的传染性，可侵犯肺卫或上蒙清窍而发病。正气不足多为肾不藏精，肾亏体弱，多因嫖娼、肛交、滥交伐精纵欲者，其肾精亏虚，易为邪毒所犯，病机为邪盛与正虚共存，最终导致正气衰竭，五脏受损，阴阳离绝。

（二）西医病因病机

大多数的艾滋病患者可出现肛门直肠疾病，如肛周脓肿、直肠炎、单纯疱疹病毒感染和恶性肿瘤也可能为艾滋病的先驱症状。肛周疾病的患者，肛周皮肤、黏膜有破损、溃烂，会增加感染病毒的危险。艾滋病病毒感染者的精液或阴道分泌物中有大量的病毒，当肛门性交、阴道性交时，艾滋病病毒随精液和阴道分泌物，通过肛周破损的皮肤、黏膜进入血液循环，造成艾滋病病毒感染。肛门的内部结构比较薄弱，直肠的肠壁较阴道壁更容易破损，精液里面的病毒可通过这些小伤口，进入未感染者体内繁殖，肛周疾病伴艾滋病的比例高。

四、病理

（1）病理显示组织炎症反应少，机会性感染病原体多。

（2）病变主要在淋巴结和胸腺等免疫器官。

（3）淋巴病变可以是反应性，如滤泡增生性淋巴结肿；也可以是肿瘤性病变，如卡波西肉瘤及非霍奇金淋巴瘤、伯基特淋巴瘤等。

（4）胸腺可萎缩、退行性或炎性病变。

（5）中枢神经系统有神经胶质细胞灶性坏死、血管周围炎及脱髓鞘等。

五、中医辨证分型

1. 热毒内蕴证

不规则发热，体温38℃左右，皮肤红疹或斑块或疱疹（疼痛剧烈，面积大，反复难愈），或口疮（多发、易复发、面积大，缠绵难愈），或有脓疱，或躯干四肢有疖肿，或疮疡，伴红肿热痛，或咳嗽痰黄，口苦口臭。舌质红或绛，苔黄腻，脉滑数。（静脉吸毒感染者、早期感染者较多见）

2. 肝郁气滞证

胸胁胀满，善太息，情志抑郁，急躁易怒，失眠多梦，口苦咽干，全身淋巴结肿大（一般大于1cm，多发于耳前、耳后、下颌、腋下、腹股沟等处）；妇女月经不调，乳房胀痛，少腹结块。舌苔薄白，脉弦。（早中期感染者、性传播感染者较多见）

3. 肺脾两虚证

声低懒言，神疲乏力，久咳不止，气短而喘，咯痰清稀，面白无华，食欲不振，食少，腹胀，便溏，以慢性腹泻多见，次数多于3次/日，持续时间长，抗菌药治疗效果不明显。舌淡，苔白滑，脉弱。（采供血感染者、中晚期患者较多见）

4. 气虚血瘀证

面色萎黄或暗黑，乏力，气短，躯干或四肢有固定痛处或肿块，午后或夜间发热，遇劳复发或加重，自汗，易感冒，食少便溏，或脱发。舌暗红，或有瘀点瘀斑，脉沉涩。（静脉吸毒感染者、合并HCV感染者，中晚期患者较多见）

5. 阴虚内热证

两颧发红，形体消瘦，午后潮热，或夜间发热，失眠盗汗，五心烦热，咳嗽，久嗽，乏力、气短，口燥咽干，大便干结，小便黄赤。舌红少苔，脉细数。（合并结核、中晚期患者较多见）

6. 气阴两虚证

少气，懒言，神疲，乏力，自汗，盗汗，动则加剧，易感冒，或伴口干舌燥，五心烦热，形体消瘦，体重减轻，或见干咳少痰。舌体瘦薄，舌质淡，苔少，脉虚细数无力。（中晚期患者较多见）

7. 脾肾阳虚证

面色㿠白，畏寒肢冷，腰膝酸软，腹中冷痛，或腹胀肠鸣，腹泻剧烈或五更泄泻，下利清谷，或小便不利，或面浮肢肿，或见小便频数，余沥不尽。舌质淡胖有齿痕，苔白滑，脉沉迟细弱（采供血感染者、性传播感染者、晚期患者较多见）。

六、西医分类

潜伏期数月~15年，平均9年。

（1）急性期：感染后2周~6周，出现发热，盗汗，全身不适，恶心、呕吐、腹泻，头痛、咽痛、肌痛、关节痛，皮疹、淋巴结肿大，神经系统症状。大多数感染者临床症状轻微，持续1周~3周后缓解。急性期血清可检出HIV-RNA及P24抗原。CD4$^+$T淋巴细胞计数一过性减少，同时CD4/CD8比例倒置。部分患者可有轻度白细胞和（或）血小板减少或肝功能异常。感染后2周~4周，逐渐出现HIV抗体。

（2）无症状期：可从急性期进入此期，或无明显的急性期症状而直接进入此期。一般持续6~8年。持续时间与病毒型别、病毒数量、感染途径、机体免疫状况、营养卫生条件、生活习惯均相关。多无任何症状和体征，但HIV持续复制（较低水平），CD4$^+$T淋巴细胞数进行性减少。具有传染性。

（3）艾滋病期：感染HIV的最终阶段。CD4$^+$T淋巴细胞计数＜200个/μl，HIV-RNA高水平。出现一种或以上艾滋病指征性疾病：卡氏肺孢菌肺炎、卡波西肉瘤、肺部或食管念珠菌病、隐球菌脑膜炎、肠道隐孢子虫病、巨细胞病毒感染、HIV相关性脑病、单纯疱疹病毒感染、组织胞浆菌病、淋巴瘤、结核病、弓形虫脑病、HIV相关性消瘦综合征。

七、临床表现

（一）症状

（1）发病以青壮年较多，发病年龄80%在18~45岁，即性生活较活跃的年龄段。

（2）在感染艾滋病后往往患有一些罕见的疾病如肺孢子虫肺炎、弓形体病、非典型性分枝杆菌与真菌感染等。

（3）持续广泛性全身淋巴结肿大。特别是颈部、腋窝和腹股沟淋巴结肿大更明显。淋巴结直径在1厘米以上，质地坚实，可活动，无疼痛。

（4）并发恶性肿瘤。卡波西肉瘤、淋巴瘤等恶性肿瘤等。

（5）中枢神经系统症状。约30%艾滋病例出现此症状，出现头痛、意识障碍、痴呆、抽搐等，常导致严重后果。

（二）体征

（1）全身体征：艾滋病患者的体征最常见的是反复出现的低热（约占72%），伴有寒战、消瘦、疲乏无力，体重下降（可达5~22公斤），继之极度嗜睡无力，不能支持平常的体力活动。慢性腹泻也是某些艾滋患者的十分明显的早期临床表现。并且常找不到发热、腹泻和体重减轻的原因。根据艾滋病的临床表现特征分析，以上症状及体征均占总病例数的80%以上。

（2）淋巴结肿大：发生率为55%~100%，当高危人群患者出现全身淋巴结肿大又不能用其他原因解释时，很可能与艾滋病毒感染有关。肿大的淋巴结虽然是全身性的，但是多见于颈后、颌下或腋下淋巴结。肿大的淋巴结不融合，质硬，偶有压痛，表面皮肤无改变。淋巴结肿大的程度与血清内艾滋病抗体滴度高低相关。此外，艾滋病伴发有淋巴瘤，包括 Burkitt（伯基特）淋巴瘤，免疫母细胞淋巴瘤及霍奇金病等亦可发生淋巴结肿大。

（3）皮肤损害：皮肤黏膜是艾滋病侵袭的主要部位之一，皮肤损害是艾滋病患者常见体征中最明显的。许多艾滋病患者是以皮肤损害为首发症状的。在临床上有多种表现，如皮疹、全身瘙痒、尖锐湿疣、接触性湿疣、荨麻疹等。当感染艾滋病毒后，多数患者成为无症状艾滋病毒携带者或表现症状不明显，即医学上称为亚临床患者，仅部分患者出现有临床症状。

八、实验室及其他辅助检查

1.HIV 感染病原学检测

HIV 感染病原学检测是对血液和体液中的 HIV 及其标志物的测定，包括分离 HIV 病毒，检测 HIV 抗原、HIV 抗体和 HIV RNA 以及 HIV DNA 等。HIV 病原学检测是 HIV/AIDS 的确诊依据，在艾滋病诊断中处于首要的地位。

（1）HIV 抗体检测：分为初筛实验和确认实验。目前常用酶联免疫吸附法或其他初筛方法检查血清、血浆、尿液或脑脊液。初筛实验发现 HIV 抗体阳性，应该用同一种方法和另一种实验原理不同的方法重复检测。结果都为阴性时报告为 HIV 抗体阴性；如结果均为阳性或一阴一阳时，该份标本应送到 HIV 抗体确认实验室，用蛋白印迹法或其他确认方法加以确认。确认实验结果为可疑阳性者应在 3 个月后复检。如果届时确认实验结果还不符合阳性判定标准，则报告为 HIV 抗体阴性。

（2）病毒载量测定：常用方法有逆转录 PCR 法（RT-PCR）、核酸序列依赖性扩增（NASBA NucliSens）技术、分枝 DNA 信号放大系统（bDNA）等。其临床意义有：预测疾病进程、判定抗病毒治疗的起点、评估治疗效果、指导治疗方案的调整；同时也是 HIV 感染早期诊断的参考指标，如 HIV 阳性母亲生下的婴儿在 18 个月内血液中还残留 HIV 抗体，检测 HIV RNA 或 HIV DNA 可早期了解婴儿的感染情况。高危行为后约 2 周可预测是否感染。

（3）T 淋巴细胞亚群检测：HIV 感染人体后，$CD4^+T$ 细胞进行性减少，$CD8^+T$ 细胞显著上升，$CD4^+/CD8^+$ 比值倒置；HAART 治疗中，$CD4^+$ 可有不同程度增加。目前常用的 T 淋巴细胞亚群检测方法为流式细胞术，也可通过白细胞分类计数后换算为 $CD4^+T$ 淋巴细胞绝对数，或用淋巴细胞绝对数作为参考。$CD4^+T$ 淋巴细胞计数的临床意义是：了解机体的免疫状态和病程进展、确定疾病分期和 HAART 起动时机、判断治疗效果和估计 HIV 感染者可能发生的临床合并症。

2. 其他临床检测

（1）血常规检查：可见白细胞减少甚至全血细胞下降；免疫学检测有 T 细胞计数下降、$CD4^+T$ 细胞减少、CD4/CD8 < 1.0；还有血清 β_2 微球蛋白上升、肝肾功能受损等。

（2）特殊检查：包括痰、咽拭子、粪、尿、脑脊液和支气管分泌物的涂片镜检，血、胸水、腹水的培养，X 线照片、内镜检查、超声波检查和组织活检等。

九、诊断

诊断原则：HIV/AIDS 的诊断需结合流行病学史（不安全性生活史、静脉注射毒品史、输入未经 HIV 抗体检测的血液或血液制品、HIV 抗体阳性者所生子女或职业暴露史等）、临床表现和实验室检查等进行综合分析，慎重做出诊断。诊断 HIV 感染必须是 HIV 抗体确认试验阳性，HIV RNA 和 P24 抗原检测有助于 HIV/AIDS 的诊断，尤其是在抗体产生的"窗口期"和新生儿 HIV 感染的早期诊断。小于 18 月龄的婴儿 HIV 感染诊断以 2 次 HIV 核酸检测阳性结果作为诊断的参考依据，18 月龄以后再经 HIV 抗体检测确诊或排除。

（1）急性期诊断标准：患者近期内有流行病学史和临床表现，结合实验室 HIV 抗体由阴性转为阳性即可诊断，或仅实验室检查 HIV 抗体由阴性转为阳性即可诊断。

（2）无症状期诊断标准：有流行病学史，结合 HIV 抗体阳性即可诊断，或仅实验室检查 HIV 抗体阳性即可诊断。

（3）艾滋病期诊断标准：有流行病学史、HIV 抗体确认实验阳性，加以下各项中任何一项临床表现即可诊断为艾滋病。或者 HIV 抗体阳性，CD4$^+$T 淋巴细胞数＜ 200 个 /μl，也可诊断为艾滋病。

十、鉴别诊断

（1）肺孢子虫病：起病缓慢，常有乏力、咳嗽、严重者有呼吸困难，X 线检查可见双肺间隙性透光度增加，支气管灌注标本涂片可见卡氏肺孢子病，无 HIV 感染。

（2）特发性 CD4$^+$T 淋巴细胞减少症和艾滋病相似，但无 HIV 感染。

（3）淋巴结肿大疾病：如卡波西肉瘤、霍奇金病、淋巴瘤、血液病病理诊断可明确诊断。

（4）假性艾滋病综合征：无 HIV 感染。

十一、治疗

艾滋病的致病源 HIV 是一种逆转录病毒。感染 HIV 后，它们与宿主细胞结合在一起，治疗非常困难，尤其是 HIV 可潜伏于中枢神经系统的细胞中，由于血脑屏障的保护作用，多种药物都不能通过。因此目前还没有特效药物能治愈艾滋病，也没有特异性疫苗能预防。艾滋病的治疗一般都是对症治疗，原则是：增强免疫功能、抗感染、抗肿瘤、抑制或杀灭病毒等。

（一）中医内治法

1.热毒内蕴证
［治法］清热解毒，宣散透邪。
［方药］黄连解毒汤合升降散（《肘后备急方》《伤寒瘟疫条辨》）加减。
［常用方］黄连、黄芩、黄柏、栀子、僵蚕、蝉蜕、姜黄、大黄、荆芥、防风、牛蒡子、金银花、大青叶、板蓝根、丹皮、桔梗、薄荷、甘草。

2.肝郁气滞证
［治法］疏肝理气。

［方药］柴胡疏肝散（《景岳全书》）加减。

［常用药］柴胡、白芍、陈皮、川芎、香附、枳壳、甘草。

3. 肺脾两虚证

［治法］益肺健脾。

［方药］参苓白术散（《太平惠民和剂局方》）加减。

［常用药］人参、茯苓、白术、山药、莲子肉、白扁豆、薏苡仁、砂仁、桔梗、炙甘草。

4. 气虚血瘀证

［治法］益气活血。

［方药］补中益气汤合血府逐瘀汤（《内外伤辨惑论》《医林改错》）加减。

［常用药］黄芪、人参、白术、当归、陈皮、柴胡、升麻、桃仁、红花、生地、川芎、赤芍、牛膝、桔梗、枳壳、甘草。

5. 阴虚内热证

［治法］养阴清热。

［方药］百合固金汤合六味地黄丸加减（《慎斋遗书》《小儿药证直诀》）。

［常用药］百合、熟地、生地、麦冬、玄参、当归、白芍、桔梗、贝母、山萸肉、山药、泽泻、丹皮、茯苓、甘草。

6. 气阴两虚证

［治法］益气养阴。

［方药］参芪地黄汤（《沈氏尊生书》）加减。

［常用药］人参、黄芪、生地、山药、山萸肉、茯苓、泽泻、丹皮、五味子。

7. 脾肾阳虚证

［治法］温补脾肾。

［方药］真武汤合附子理中汤（《伤寒论》《三因极一病证方论》）加减。

［常用药］附子、茯苓、白芍、白术、干姜、人参、肉桂、淫羊藿、鹿角胶、阿胶、天花粉、沙参、麦冬、甘草。

（二）中医外治法

针灸治疗：针灸可调动机体的免疫系统，提高抗病能力，可选关元、命门、肾俞、脾俞、足三里、内关、合谷、曲池、百会等穴位调动机体免疫系统。

（三）西医非手术疗法

1. 支持疗法

尽可能改善 AIDS 患者的进行性消耗。

2. 免疫调节剂治疗

（1）白细胞介素 2（IL-2）：提高机体对 HIV 感染细胞的 MHC 限制的细胞毒性作用，亦提高非 MHC 限制的自然杀伤细胞（NK）及淋巴因子激活的杀伤细胞（LAK）的活性。

（2）粒细胞集落刺激因子（G-CSF）及粒细胞 - 巨噬细胞集落刺激因子（GM-CSF）：增加循环中性粒细胞，提高机体的抗感染能力。

（3）灵杆菌素：激活脑下垂体－肾上腺皮质系统，调整机体内部环境与功能，增强机体对外界环境变化的适应能力，刺激机体产生体液抗体，使白细胞总数增加，吞噬功能加强，激活机体防御系统抗御病原微生物及病毒的侵袭。

（4）干扰素（IFN）：1α－干扰素（IFN-α），对部分患者可略提高 CD4$^+$T 细胞，40%Kaposis 肉瘤患者有瘤体消退；②β－干扰素（IFN-β）：静脉给药效果与 IFN-α 类似，但皮下注射，抗 Kaposis 肉瘤作用较弱；③γ－干扰素（IFN-γ）提高单核细胞－巨噬细胞活性，抗弓形体等条件性感染可能有一定效果。

3. 抗病毒制剂

（1）抑制 HIV 与宿主细胞结合及穿入的药物：可溶性 rsCD4 能与 HIV 结合，占据 CD4 结合部位，使 HIVgp120 不能与 CD4T 淋巴细胞上的 CD4 结合，不能穿入感染 CD4T 淋巴细胞。剂量：rsCD4 临床试验 30mg/日，肌内注射或静脉注射，连续 28 天。

（2）抑制 HIV 逆转录酶（RT）的药物：通过抑制逆转录酶，阻断 HIV 复制。效果较好的药物有：叠氮胸苷、双脱氧胞苷。目前国际上有六类 30 余种 ART 药物——核苷类反转录酶抑制剂（NRTI）、非核苷类反转录酶抑制剂（NNRTI）、蛋白酶抑制剂（PI）、进入和融合抑制剂（EI/FI）、整合酶抑制剂、CCR5 抑制剂。

高效抗逆转录病毒治疗（HAART）：仅用一种抗病毒药物易诱发 HIV 变异，产生耐药性，因而目前主张联合用药，称为 HAART。

治疗时机：在开始 HAART 治疗前，如果患者存在严重的机会性感染和既往慢性疾病急性发作期，应控制病情稳定后再进行。

十二、现代研究进展

艾滋病病毒 1 型（HIV-1）病毒库是目前高效抗逆转录病毒治疗（HAART）不能根治艾滋病的主要障碍，是抗病毒治疗不能停药的原因，也是目前国际艾滋病治疗领域研究的热点和难点。HIV-1 临床治愈的"柏林患者"，该患者接受了 CCR5 缺陷型干细胞移植后，停药数年后体内 HIV-1 DNA 及 RNA 均检测不到，这位患者的成功治愈，激起了研究者们期望通过改造干细胞使其 CCR5 功能缺陷达到功能性治愈目的的兴趣。目前探讨的针对艾滋病功能性治愈的细胞疗法主要有以下几种：骨髓干细胞移植治疗，目前这种方法应仅视为应用于 HIV-1 感染合并恶性肿瘤患者。基因工程修饰的干细胞治疗、间充质干细胞治疗目前临床报道对 HIV-1 感染的患者有一定的有效性。对于 HIV-1 感染患者干细胞移植的安全性问题，世界范围内针对 CD4 细胞或干细胞进行 CCR5 基因改造回输的临床试验，只有少数报道有轻微的并发症，并且能够看到病毒的降低及免疫的恢复。但关于此类治疗方法的长期影响及安全性还需要更多的随访观察。

联合抗逆转录疗法（cART）能有效抑制 HIV 复制和增加 CD4 细胞数量，但对 HIV 引起的免疫活化则无明显抑制作用，持续的免疫活化目前已经成为治疗 AIDS 的重大难题。氯喹与羟氯喹为 4－氨基喹啉类水溶性化合物，具有廉价、高效且副作用小的特点。在过去的几十年中，氯喹与羟氯喹一直是首选的一线抗疟疾药物，氯喹对 HIV 病毒复制有抑制作用，能抑制 HIV 感染引起的持续性免疫活化，能减少 HIV 病毒库的作用。同时氯喹作为 HIV-1 疫苗 F4/AS01B 的免疫激动剂，具有良好的临床安全性，可以帮助疫苗诱导更强特异性抗体的生成，同时对 CD8 T 细胞的反应包括其细胞因子的分泌与产生并没有显著的影响。

参考文献

［1］中华中医药学会. 中医肛肠科常见病诊疗指南［M］. 中国中医药出版社，北京，2012：14.

［2］陆金根. 中西医结合肛肠病学［M］. 中国中医药出版社，北京，2009.

［3］王和平，王玉蕾，郑跃杰，等. 湿疹患儿肠道菌群高通量测序初步探索［J］. 中国微生态学杂志，2016，28（7）：751-755.

［4］王波，孙琦. 益生菌在儿童湿疹中的治疗作用临床疗效观察［J］. 中国微生态学杂志，2014，26（10）：1209-1210.

［5］赵暕，禤风麟，李邻峰. 全国多中心横断面调查：神经性皮炎的发病及相关因素分析［J］. 临床和实验医学杂志，2016，15（11）：1131-1135.

［6］张丽丽. 神经性皮炎和亚急性湿疹患者皮肤屏障功能临床及实验室研究［D］. 天津医科大学，2012.

［7］郑凤娇，王悦，袁野，等. 火针治疗神经性皮炎的研究进展［J］. 湖南中医杂志，2015，31（8）：175-176.

［8］何永恒. 中医肛肠科学［M］. 清华大学出版社，2012.

［9］Lerch M，Peteja M，Ihnát P，et al，Pruritus ani［J］. Rozhl Chir，2015，94（7）：269-275.

［10］Han L，Dong X. Itch Mechanisms and Circuits［J］. Annu Rev Biophy，2014，5（43）：331-335.

［11］Choisl，Lim JY，Yoo S，et al. Emerging Role of Spinal Cord TRPV1 in Pain exacerbation［J］. Neural Plast，2016，Jan，1-10.

［12］张泰昌，刘新光，刘建湘. 大肠肛门病学［M］. 北京科学技术出版社，北京，2010.

［13］钟声，宋志强. 接触性皮炎的发病机制研究进展［J］. 中国麻风皮肤病杂志，2015，31（1）：29-31.

［14］付思祺，范金财. 反常性痤疮的治疗进展［J］. 中华整形外科杂志，2013，29（1）：73-7.

［15］刘源. 逆向性痤疮的命名、发病机制及病因学研究进展［J］. 中国皮肤性病学杂志，2014（8）：849-851.

［16］陶宇莎，刘先洲. 股癣的易患因素分析［J］. 中国麻风皮肤病杂志，2012，28（1）：75-76.

［17］周立奉，茆建国，路荣，等. 体股癣的治疗进展［J］. 中外医学研究，2010，08（22）：18-20.

［18］赵辨. 临床皮肤病学［M］. 南京：江苏科学技术出版社，2010：1816-1821.

［19］徐辉，邹先彪. 2015 美国 HPV 及相关疾病指南解读［J］. 实用皮肤病学杂志. 2016，9（2）：118-123.

［20］张金浩，耿建祥，樊志敏，等. 257 例肛门及肛管尖锐湿疣组织 HPV 感染的基

因分析［J］. 临床与实验病理学杂志，2013，29（05）：520-523.

［21］张辉，史龙泉，韩晓红，等. 扶正清疣汤联合光动力疗法治疗尖锐湿疣的临床观察［J］. 陕西中医，2016，37（05）：600-602.

［22］王夏青，王晓霞，夏峰，等. ALA光动力联合中药保留灌肠治疗肛管尖锐湿疣临床观察［J］. 湖北中医药大学学报，2016，18（05）：82-84.

［23］覃巍，阚冬梅，张皓. 自体疣包埋治疗尖锐湿疣疗效的Meta分析［J］. 中国麻风皮肤病杂志，2016，32（06）：331-334.

［24］蒋毅，张蜀武，王久源，等. "克疣灵"治疗尖锐湿疣的实验研究［J］. 中华微生物学和免疫学杂志，2003（08）：50.

［25］吴元胜，范瑞强，禤国维. 核酸荧光定量PCR检测"疣毒净"洗剂对体外人乳头瘤病毒清除作用的实验研究［J］. 实用中西医结合临床，2003，3（2）：1.

［26］孟昭影，刘金禄，高永荣. 消疣液体外抗尖锐湿疣皮损中HPV的研究［J］. 中国皮肤性病学杂志，2007，21（2）：103.

［27］欧阳恒. 中西医临床性病学［M］. 北京：中国中医药出版社，1998：265-272.

［28］柯吴坚，杨斌. 2015美国疾病控制中心性传播疾病（梅毒）治疗指南［J］. 皮肤性病诊疗学杂志. 2015.22（4）：343-344.

［29］明浩，邹先彪. 2014年欧洲梅毒管理指南解读［J］. 中国临床医生杂志. 2015（8）：87-90.

［30］薛如君，张锡宝. 中外最新梅毒指南的解读、比较及更新内容［J］. 皮肤性病诊疗学杂志. 201，24（1）：52-56.

［31］樊尚荣，周小芳. 2015年美国疾病控制中心性传播疾病诊断和治疗指南（续）——淋病的诊断和治疗［J］. 中国全科医学，2015（18）26：3129-3131.

［32］苏晓红，龚向东. 性病性淋巴肉芽肿的研究进展［J］. 国际皮肤性病学杂志，2011，37（6）：398-402.

［33］汤镇. 持续复发性沙眼衣原体感染治疗的研究进展［J］. 检验医学与临床，2016，13（4）：562-565.

［34］李建成. 艾滋病中医病因病名探析［J］. 中医学报，2014，29（9）：1243-1244.

［35］徐伟祥，曹永清. 实用中医肛肠病学［M］. 上海：上海科学技术文献出版社，2014.

［36］陈红凤. 中医外科学［M］. 北京：中国医药科技出版社，2016.

［37］焦艳梅，杨鸿鸽，王福生. 艾滋病功能性治愈研究的进展及挑战［J］. 中国艾滋病性病，2017（1）：91-94.

［38］向思颖，张高红，郑永唐. 氯喹/羟氨喹在艾滋病治疗中的应用研究进展［J］. 国际药学研究杂志，2017，44（1）：13-17.

第二十五章　大肠息肉

第一节　概述

息肉（polyps）为一形象学名词，泛指一切空腔脏器向腔内凸出和隆起的病变。据此，任何大肠肠腔内的凸起性病变，无论其大小、形态、组织学结构如何，均可称为大肠息肉。这一概念虽然涵盖广泛，包括了黏膜上皮源性和非上皮源性的各类良、恶性肿瘤样病变，但在描述的精确性上有所欠缺，易造成混淆。因此目前临床上提到的"大肠息肉"多是指其相对狭义的概念，即肠黏膜上皮源性的瘤样病变和良性肿瘤，这一定义方法，排除了非上皮源性和恶性病变，涵盖内容较少，但表述相对精准，较适合临床应用。本章节将主要讨论狭义的"大肠息肉"。

一、病名溯源

（一）中医的认识

目前，中医对于本病病名尚无统一认识，根据临床症状或病症特点，或可将其归入"腹痛""肠澼""肠覃""泄泻""便秘""便血""积聚""肠瘤""息肉痔"等病范畴。

（二）西医的认识

大肠息肉是西医疾病名称。该病为临床常见的消化内科疾病，指结肠黏膜表面向肠腔内凸出的赘生物。其临床表现无特异性，可无任何特殊不适，或仅表现为腹痛、腹胀、大便习惯、性状改变及便血等，需依赖结肠镜检查或X线钡剂灌肠检查做出临床诊断。

二、流行病学资料

多数的大肠息肉不引起明显症状，因此其发病率很难计算，故目前多采用临床就诊患者的肠镜检出率评价大肠息肉的发病情况。但由于受检对象的年龄、性别、地理环境、饮食结构及具体检查方法的不同，各文献报道的检出率差异也较大，如陕西省人民医院在2001年1月至2008年9月，行肠镜检查5851例，其中检出大肠息肉患者736例，检出率为12.58%；广州中山大学第一附属医院，2005年1月至2010年12月行肠镜检查4630例，检出大肠息肉824例，检出率17.80%。大肠息肉的发病年龄，除家族性息肉和幼年性息肉见于青年、少年期外，一般多见于50岁以后中老年，可占到患者数的75%以上，并且随着年龄的增加，发病率呈上升趋势。性别上，男性息肉患者多于女性，统计国内部分文献，男女患病比例为1.4~2.7：1。地理上，东部沿海地区发病率高于中部和西部地区，且城市显著高于农村，可能与生活环境、饮食结构和生活习惯不同有关。

三、病因病机

（一）中医病因病机

中医认为该病多因饮食不节、情志内伤等导致脾胃运化失常，湿热痰浊内生气血瘀滞，以致气、湿、痰、瘀等病理因素相互聚结，日久息肉乃生。该病多属慢性病程，因而具有本虚标实、虚实夹杂的病机特点，其中多以脾虚、肾虚为本，以湿、痰、瘀为标。在临床中，每种证型往往兼夹出现，同时兼具一种或多种病理因素，具有复杂多变的证型，如气滞痰阻、痰瘀互结、痰热瘀结等。

（二）西医病因病机

目前关于大肠息肉的发病原因研究较少，大肠息肉的形成主要是位于肠隐窝的肠干细胞在增殖、分化、凋亡这一自我更新的平衡状态被打破的结果。影响大肠息肉发生的西医学相关因素有以下几种。

（1）生活习惯及饮食：不良生活习惯如抽烟、饮酒、高脂肪摄入等是生命健康与疾病发展的危险因素，与大肠息肉的发生相关。

（2）胆汁代谢紊乱：胃十二指肠溃疡、行胃空肠吻合以及胆囊切除术后患者，胆汁的流向和排出时间发生改变，大肠内胆汁酸的含量增加。实验显示胆汁酸以及胆汁酸的代谢产物脱氧胆酸和石胆酸均有诱发结直肠黏膜产生腺瘤性息肉或癌变的作用。

（3）遗传因素：在结直肠癌患者中，约有10%的患者具有家族患癌病史。同样，家族成员中有人患有腺瘤性息肉时，其他成员发生结直肠息肉的可能性明显升高，尤其是家族性息肉病具有明显的家族遗传性。另外，曾经患过其他部位癌肿，如消化道癌、乳腺癌、子宫癌以及膀胱癌的患者结直肠息肉的发生率也明显升高。

（4）肠道炎性疾病：结肠黏膜的慢性炎症病变是导致炎症性息肉发生的主要原因，最多见于慢性溃疡性结肠炎、克罗恩病以及阿米巴痢疾、肠道血吸虫和肠结核等，也见于结肠手术后吻合口部位。

（5）基因异常：家族性息肉的发生可能与第5对染色体长臂内一种被称为APC（adenomatous polyposis coli）的等位抑癌基因的功能丧失或缺如有关。正常情况下，该等位基因需要同时发挥作用以抑制肿瘤的生长，当该基因出现缺如或发生突变时，对肿瘤的抑制作用消失，从而发生结直肠腺瘤性息肉病和癌变。

四、中医辨证分型

1.肠道湿热证

腹胀腹痛，大便溏泻，或黏液便，泻下不爽而秽臭，或有便血，或大便秘结，兼口渴喜饮，小便黄，肛门灼热坠胀，舌质偏红，舌苔黄腻，脉弦滑或滑数。

2.气滞血瘀证

脘腹胀闷疼痛，或有刺痛，便秘，便血或大便溏泄，或有癥块，时消时聚，舌质偏暗或有瘀斑，脉弦或涩。

3. 痰瘀内阻证

大便黏滞不爽，或见便下鲜红或暗红血液，或腹痛腹胀，或腹部不适，脘闷纳少。舌质偏暗或有瘀点、瘀斑，苔白厚或腻，脉弦或涩。

4. 脾虚夹瘀证

见腹痛隐作，大便溏泄，便血色淡，神倦乏力，面色萎黄，纳呆，或畏寒，四肢欠温，舌质淡胖而暗，或有瘀斑、瘀点，脉虚或细涩。

五、西医分类

大肠息肉的分类方法众多，形态学上分为带蒂和广基；遗传学上分为遗传性和非遗传性；数目上又可分为单发和多发。我国采用的分类法是以 Morson 组织学分类法和大肠息肉狭义概念为基础，结合国内大肠息肉发病特征提出的，该法将大肠息肉分为腺瘤性、错构瘤性、炎症性、化生性和黏膜肥大性五类。（表 25-1-1）

表 25-1-1　大肠息肉的分类

	单发	多发
腺瘤性	管状腺瘤 绒毛状腺瘤 管状绒毛状腺瘤	家族性腺瘤性息肉病 非家族性多发腺瘤 Gardner 综合征 Turcot 综合征
错构瘤性	幼年性息肉 Peutz-Jeghers 息肉	幼年性息肉病 Peutz-Jeghers 综合征
炎症性	炎性息肉 血吸虫卵性息肉 良性淋巴样息肉	假息肉病 血吸虫卵性息肉病 良性淋巴样息肉病
化生性	化生性（增生性）息肉	化生性（增生性）息肉病
其他	黏膜肥大性赘生物	Cronkhite-Canada 综合征

该分类法将与癌密切相关的大肠黏膜上皮源性良性肿瘤定义为"腺瘤"，将其他瘤样病变均定义为"息肉"，这一在病理组织学上的区分，更有利于指导临床治疗。

六、临床表现

1. 症状

不同类型的肠息肉临床差异比较大，大部分肠息肉患者没有任何自觉症状，少部分会有便血、黏液便或便秘、腹痛、腹泻等异常。肠息肉由于位置、病理性质的类型不同，临床表现也各有差异。

（1）直肠息肉的主要症状为便血、脱垂、肠道刺激症状。

便血：无痛性便血是直肠息肉的主要临床表现。息肉出血量较少，如果由于排粪时挤压而使息肉脱落以及息肉体积大位置低，可发生较多量的出血。便血的特点为大便带血，而不发生滴血。

脱垂：息肉较大或数量较多时，由于重力的关系牵拉肠黏膜，使其逐渐下垂，可并发直肠脱垂。

肠道刺激症状：当肠蠕动牵拉息肉时，可出现肠道刺激症状，如腹部不适、腹痛、腹泻、脓血便、里急后重等。

（2）结肠息肉的主要症状为间断性便血、大便异常、腹痛、息肉脱垂。

便血：间断性便血或大便表面带血，多为鲜红色，继发炎症感染可伴黏液便或黏液血便，可有里急后重，便秘或便次增多，位置近肛者可有息肉脱出肛门，亦有引致肠套叠者。

大便习惯改变：包括大便时间、次数的改变，以及便秘或不明原因的腹泻，特别是便秘与腹泻反复交替出现，更要引起警惕。

大便形状异常：正常的粪便应该呈圆柱形，但如果息肉在结肠腔内，压迫粪便，则排出时往往会变细，或呈扁形，有时还附着有血痕。

临床上只有很少一部分肠息肉的患者出现便血、黏液便或便秘、腹痛、腹泻等异常，这些症状也缺乏特异性。在有症状的结肠腺瘤中，大便带血或黏液血便最多见，一般是见于比较大的直肠息肉，有时忽然大量出血，也有患者因息肉而长时期慢性失血，出现贫血。直肠的较大腺瘤还可以引起大便次数增多或肛门下坠感，甚至脱垂出肛门。在一些罕见的情况下，结肠腺瘤有可能引起肠套叠、肠绞痛。小肠息肉的症状常不明显，可表现为反复发作的腹痛和肠道出血。

2. 体征

可有腹部局部压痛体征，也可无体征表现。

七、实验室及其他辅助检查

（1）内镜检查：息肉以直肠、乙状结肠多见，表现为黏膜隆起性肿物或表面结节颗粒状隆起，根据蒂部情况可分为有蒂、无蒂、亚蒂息肉。

（2）X 线检查：钡餐及灌肠检查可见息肉呈单个或多个类圆形的充盈缺损，带蒂者可活动。绒毛状腺瘤呈一大簇葡萄状或不规则类圆形充盈缺损，排钡后呈条纹状、网格状外观，具有诊断意义。

（3）直肠指诊可触及低位息肉。

八、诊断

参照《胃肠病学（第三版）》（郑芝田主编，人民卫生出版社）《临床诊疗指南——消化系统疾病分册》（中华医学会编著，人民卫生出版社）。

（1）有腹痛、腹泻及黏液便或便秘、便血等症状或局部压痛体征，也可无症状及体征。

（2）肛门直肠指诊：是检查肛缘以上 7cm 内最简单实用的方法。

（3）肛门镜检查：可观察到齿线以上 5cm 内的直肠黏膜，与指诊互补。

（4）直肠乙状结肠镜检查：检查范围限于乙状结肠和直肠，是检查低位息肉的最简单方法。

（5）结肠镜检查：是检查和诊断结肠息肉的最主要方法，诊断准确率可达 90% 以上，检查过程中还可进行钳取组织标本、染色、直接切除病变等操作，因此是临床上不可或缺的检查和治疗项目。

（6）X线检查：气钡双重造影也常用于息肉的检出，但漏诊率较高，常作为结肠镜未能完成结肠全程检查者的补充手段。两者作为互补方法联合应用，可以提高结肠腺瘤的检出率。

（7）组织活检：内镜下对息肉样病变均应行全部切除或钳取部分组织以行病理学检查，确定病变的性质、类型和有无癌变等。对指导进一步治疗具有重要意义。

九、鉴别诊断

（1）早期大肠癌：早期大肠癌表浅型中Ⅰ型（隆起型）和Ⅱ型（平坦型）与息肉的外形相似，内镜下应特别注意加以鉴别。通常早期大肠癌有以下特征：多无蒂或较宽的亚蒂，肿块较大，形态不规则，顶部糜烂或伴溃疡，表面凹凸不平，质脆或硬，易出血。内镜下准确的活检或全瘤切除是诊断的关键。

（2）黏膜下肿块：黏膜下肿块多呈Ⅰ型隆起，但隆起的起始部界限不明显，表面黏膜光整。活检时黏膜在肿块表面滑动而肿块不与黏膜一同被提起。超声内镜可协助鉴别。

（3）乳头型回盲瓣：乳头型回盲瓣很像息肉，但其形态可变，有开口，内镜可由开口进入末端回肠，旁边可见阑尾开口。

十、治疗

（一）中医内治法

1. 辨证论治

（1）痰瘀内阻证

［治法］行气化湿，活血止痛。

［方药］平胃散合地榆散加减。

［常用药］苍术、陈皮、制半夏、地榆、槐花、茯苓、薏苡仁、莪术、丹参、赤芍、槟榔等。

（2）肠道湿热证

［治法］清热解毒，行气化湿。

［方药］地榆散合槐角丸加减。

［常用药］地榆、槐花、枳壳、槟榔、当归、赤芍、黄芩、茯苓、蒲公英、薏苡仁、防风等。

（3）气滞血瘀证

［治法］活血化瘀，行气止痛。

［方药］血府逐瘀汤加减。

［常用药］当归、生地、桃仁、红花、枳壳、赤芍、柴胡、川芎、牛膝、薏苡仁、槐花、地榆、桔梗、甘草等。

（4）脾虚夹瘀证

［治法］补益气血，活血化瘀。

［方药］四君子汤合化积丸加减。

［常用药］党参、白术、茯苓、薏苡仁、莪术、煅瓦楞子、丹参、三七、槟榔等。

2. 静脉滴注中成药注射剂

根据病情可辨证选用丹参注射液、血塞通注射液等。

（二）中医外治法

1. 穴位注射疗法

［主穴］大肠俞、天枢、三阴交、足三里、上巨虚。

［配穴］痰瘀内阻证配血海、丰隆；肠道湿热证配下巨虚；气滞血瘀证配太冲、膈俞；脾虚夹瘀证配脾俞、血海。

［药物］黄芪注射液、当归注射液、丹参注射液。

［操作方法］穴位常规消毒，用5ml注射器，选择上述药液其中一种，吸取4ml。刺入穴内，探得针感后，回抽无血，缓慢注入药液，每穴注射1ml。主、配穴可轮换搭配使用。

［疗程］每2天1次，10天为1个疗程。一般治疗2~3个疗程。

2. 贴敷疗法

［常用穴］神阙、天枢、关元。

［辨证用药］

（1）痰瘀内阻证：薏苡仁、苍术、制半夏、当归、赤芍、川芎、冰片各等份，研细末。

（2）肠道湿热证：黄芩、黄连、茯苓、冰片各等份，研细末。

（3）气滞血瘀证：当归、赤芍、延胡索、香附、冰片各等份，研细末。

（4）脾虚夹瘀证：党参、黄芪、川芎、桃仁、红花、冰片各等份，研细末。

［操作方法］在调配好的中药粉末中加入适量凡士林或蜂蜜调成膏状，做成直径约0.5cm的药饼，用胶布固定于所选穴位上。贴药后留置8小时。敷药后局部皮肤若出现红疹、瘙痒、水疱等过敏现象，应暂停使用。

［疗程］每次选1~2个穴位。每日换药1次，10天为1疗程，一般为1~3个疗程。

3. 埋线疗法

［主穴］大肠俞、天枢、三阴交、足三里、上巨虚。

［配穴］痰瘀内阻证加血海、丰隆；肠道湿热证加下巨虚；气滞血瘀证加太冲、膈俞；脾虚夹瘀证加脾俞、血海。

［操作方法］将已消毒的羊肠线置入注射器针头内，局部消毒后快速刺入穴位，将羊肠线推入穴位皮下或肌层。

［疗程］10天/次，一般治疗4~5次。

4. 艾灸治疗

［穴位］关元、天枢、大肠俞。

［灸法］艾条灸30分钟，艾罐灸30分钟。

［操作方法］点燃艾条，将点燃的一端，在距离施灸穴位皮肤3cm左右处进行熏灸，以局部有温热感而无灼痛为宜。每处灸30分钟，至局部皮肤红晕为度。

［疗程］每天1次，每次2个部位。10天为1疗程，一般治疗3个疗程。

5. 中药灌肠治疗

（1）证候偏于湿热者，治宜清热除湿，导滞止痛。

推荐方药：白头翁汤合香连丸加减。白头翁、秦皮、黄连、木香、地榆、槐花、赤芍、苍术、延胡索、冰片等。使用结肠途径治疗仪进行水疗或保留灌肠，每日 1 次，7 日为一疗程，治疗 1~2 个疗程。

（2）证候偏于痰瘀者，治宜化痰除湿，清热活血。

推荐方药：平胃散合香连丸加减。苍术、陈皮、黄连、木香、茯苓、槐花、丹参、地榆、赤芍、冰片等。使用结肠途径治疗仪进行水疗或保留灌肠，每日 1 次，7 日为一疗程，治疗 1~2 个疗程。

（三）针灸治疗

[主穴] 天枢、大肠俞、上巨虚、三阴交、血海。

[配穴] 湿瘀阻滞证配阴陵泉、丰隆；肠道湿热证配合谷、内庭、阴陵泉；气滞血瘀证配太冲、阳陵泉；脾虚夹瘀证配脾俞、足三里、关元。

[操作方法] 患者取卧位或坐位，使用 0.40×50mm 毫针，取主、配穴进行治疗，根据穴位部位不同选择进针角度及深度，根据病情使用补、泻手法，留针 30 分钟。

[疗程] 每天 1 次，7 天为 1 个疗程。一般治疗 3~4 个疗程。

（四）西医治疗方案

1. 内镜治疗

内镜治疗是切除肠息肉，尤其是结肠息肉的最常用方法。最适用于有蒂息肉。内镜息肉切除的方法很多，应根据息肉的部位、大小、形态，有蒂或无蒂等，选用不同的治疗方法。近年来，随着内镜治疗技术的提高，结肠镜内镜切除的手段越来越多，适应证越来越广。

一般来说，对于较大的有蒂和亚蒂息肉，直径 2cm 内的可直接用接高频电的圈套器套入息肉根部，一次性进行切除。大于 2cm 的宽基底息肉可分次摘除或用尼龙圈套扎。扁平无蒂息肉可以采用内镜下黏膜切除术（EMR）方法切除，在基底部黏膜下层分点注射肾上腺素盐水，待病变隆起后，即圈套切除，既可预防出血和穿孔，又达到了治疗的目的。对于小于 0.5cm 的息肉，直接用活检钳钳取切除，有时候也用氩气激光电凝的方法治疗，安全快速。内镜切下的息肉一般要收回，并送病理检查。

2. 手术治疗

息肉及息肉病的手术治疗一般包括：局部切除、肠段切除、结肠次全切除、全结肠切除、全结肠及直肠切除。视息肉的多少、基底的宽窄及所在的部位而定。

（1）对单个有蒂息肉可作内镜下圈套、电灼（凝）或结扎摘除；对体积较大者，可选择肠壁、肠段切除。

（2）无蒂或广蒂息肉，位于腹膜反折以下的可经肛局部切除（一般要求息肉距肛缘的距离小于 5 厘米）或经骶后路局部切除（息肉距肛缘的距离 6~9 厘米）；息肉位于腹膜反折以上的可行肠壁切除或肠段切除。

（3）息肉病：可根据情况行全结肠、直肠切除，回肠造瘘；全结肠、直肠切除，回肠贮袋肛管吻合；结肠次全切除、盲肠直肠吻合；结肠全切、回肠贮袋直肠吻合术。

对于手术切除的息肉，应常规送快速病理检查，根据快速病理结果决定是否进一步处理。

十一、现代研究进展

研究表明大肠息肉是饮食、遗传、慢性炎症刺激、肠道菌群失调等多种因素导致肠上皮细胞出现的异常增生的结果，因此加强对结肠息肉的病因及相关危险因素认识，从而提高结肠息肉的诊治水平，对减少结直肠癌的发生具重要临床意义。目前，关于大肠息肉与肠道微生态相关性的研究较少。秦环龙等针对肠道微生态变化的研究显示，在结直肠癌和癌前病变患者中，其肠道菌群结构发生明显的变化，双歧杆菌、乳杆菌数量减少，肠球菌、肠杆菌及酵母菌数量增加。肠道菌群是构成肠道黏膜屏障以及免疫屏障的基础，肠道菌群的改变势必导致肠道慢性炎症的发生，从而增加结直肠肿瘤的发生概率。另外临床大量资料提示，老年人肠道菌群失调、有益菌减少是衰老的病因。幽门螺杆菌（Hp）目前是临床研究热点，Hp 感染造成肠息肉发生的机制尚不清楚。推测结肠息肉和大肠癌的发生与 Hp 阳性患者的 COX-2 表达有关。长期便秘患者以及滥用蒽醌类泻剂导致结肠黑变病（MC）的患者也是结直肠息肉的危险因素。MC 与结肠息肉发生存在某种内在联系，于树明等在一项探讨结肠黑变病与结直肠息肉、结直肠癌的关系的研究中提出，MC 患者中结肠息肉发病率明显高其他人群。Nusko G 等的回顾性研究亦发现，结肠黑变病伴发结肠息肉的危险性增加，进一步说明 MC 与结直肠息肉的发生有相关性。

第二节　大肠腺瘤及其癌变

腺瘤性息肉（adenomatouspolyp），顾名思义，属大肠黏膜腺体的异常增生，是大肠息肉中最常见的组织学类型，约占到各类息肉的 45%~80%。其发病位置从结肠镜检查的资料看，乙状结肠占 40%，其余各肠段分布基本一致。另外，非家族性的腺瘤仍有多发倾向。据统计，20%~25% 的腺瘤患者同时有 3 枚或 3 枚以上的腺瘤病灶。

一、流行病学资料

腺瘤是大肠黏膜腺体的异常增生，根据组织结构，可分为管状、绒毛状和绒毛管状三种。大肠黏膜的腺体呈管状，正常时大肠管状腺体的细胞分裂和 DNA 复制主要局限在腺管的下 1/3，然后沿腺管向上逐渐分化为成熟的杯状细胞和吸收细胞，当细胞分裂和 DNA 复制失控后即形成腺瘤。观察腺瘤的组织学结构时，除可见管状腺体成分外，还常发现或多或少的绒毛状成分，腺瘤的组织学分类，即由这两种不同成分所占比例决定。

至于分类的标准，国外曾有人提出以 5% 和 50% 为分界线，即当绒毛状成分小于 5%时属管状腺瘤，绒毛状成分位于 5%~50% 之间者属绒毛管状腺瘤，占 50% 以上者则属绒毛状腺瘤；还有人提出以 25% 和 75% 为分界线：绒毛成分在 25% 以下时属管状腺瘤，25%~75% 时属绒毛管状腺瘤，占 75% 以上者为绒毛状腺瘤。由于各种标准间差异较大，且无可比性，20 世纪 80 年代我国大肠癌病理会议建议并提出了国内统一标准：绒毛状成分占 20% 以下者属管状腺瘤，占 20% 至 80% 者属绒毛管状腺瘤，占 80% 以上者属绒毛状腺瘤。该标准目前已被国内广泛采用。根据这一标准，国内不同文献报道的三种腺瘤的发生率也有较大差异，如王水红等 2010 年报道 379 例共 957 枚腺瘤，管状、绒毛管状和绒毛状腺瘤分别占 68.03%、18.70%、13.27%；于亚男等 2011 年报道了 1331 例肠息肉患者的 2010 枚腺瘤，所占比例为 87.31%、9.85% 和 2.84%。这种差异可能是由于受检人群的年龄结构、性别组成、饮食及地理环境等因素导致。然而值得注意的是，由于同一腺瘤不同部位绒毛状成分和管状成分的比例不同，因此不同部位组织切片的检查结果常与实际情况不符，在绒毛成分多的部位取标本可报告为"绒毛状腺瘤"，在绒毛状成分少的部位取标本则又可报告为"管状腺瘤"或"绒毛管状腺瘤"。由此，不同文献资料中各类腺瘤所占的比例有所不同就不难理解了。综合国内外文献资料，管状腺瘤、绒毛管状腺瘤、绒毛状腺瘤，占全部腺瘤的比例约为 75%、15% 和 10%。

二、西医分类

1. 管状腺瘤

管状腺瘤的绒毛状成分小于 20%，大多呈圆形、椭圆形或不规则分叶状，表面光滑，颜色粉红或暗红，质软，随着瘤体增大，质地逐渐变实。常有长度粗细不等的蒂附着于肠黏膜上，也可呈广基型，总体来说，带蒂型较广基型相对多见。组织学上，可仅呈轻度腺体增生，即腺体数量增多，但其上皮细胞的大小、形状、细胞核的位置、染色深浅以及杯状细胞数等均无异常（彩图 25-2-1）。如病变进展，除腺体数量增多外，还可见腺管明显增生、分支和扩张，同时伴有上皮细胞形态与染色的不同程度改变和核分裂。间质有少量结缔组织、小血管和炎性细胞浸润。

2. 绒毛状腺瘤

绒毛状腺瘤的绒毛状成分大于 80%，临床所见绝大多数为广基型，呈绒毛状或粗颗粒状隆起的菜花状，颜色苍白发黄，质脆而软，易出血。伴有宽广的基底，有时可侵占肠周径的大部分，其表面可覆盖一层黏液，质地较管状腺瘤柔软。在少数病例中绒毛状腺瘤可以有蒂，活动度极大。组织学上绒毛状腺瘤呈典型的纤细绒毛状结构，中心为血管结缔组织，表面由单层柱状或假复层上皮和杯状细胞覆盖，细胞大小不等、排列规则，核浓染位于基底，核分裂象多见，腺体成分较少。（彩图 25-2-2）

3. 绒毛管状腺瘤

绒毛管状腺瘤又称混合型腺瘤，绒毛成分介于 20%~80% 之间，在形态和组织学上兼有绒毛状腺瘤和管状腺瘤的特征，并随着成分的变异而有所不同。（彩图 25-2-3）

另外随着内镜技术的发展和广泛应用，人们对腺瘤的形态又有了进一步的认识，按照外观可将其分为三种：隆起性腺瘤、扁平腺瘤和凹陷性腺瘤。特别是对于凹陷性腺瘤，以往是不易被发现的，因其表现为边缘稍隆起高出周围黏膜而中央稍凹陷的形态。在连续的病理切片中证实为该种形态的息肉属腺瘤，并且因较高的癌变率而被归属到高级别上皮内瘤变。

三、大肠腺瘤的不典型增生

不典型增生主要指上皮细胞异乎常态的增生，增生的细胞功能、大小、形态、排列等方面均与正常的成熟细胞不同，属于重要的癌前病变。腺瘤不典型增生程度的分级，对判断腺瘤的病变程度及估计预后具有重要意义。目前发现的一些与大肠腺瘤恶变的有关因素如腺瘤大小，组织类型、腺瘤解剖分布以及腺瘤数目等，归根到底都是与不典型增生程度有关。腺瘤不典型增生程度分级有多种方法，国内普遍采用的是 Morson 等提出的轻、中、重 3 级分类法。

1. 轻度不典型增生（Ⅰ级）

以细胞学的异型性为主，腺管或绒毛状结构尚规则，腺管稍延长，细胞分化好，细胞核较正常拉长、增大、深染、规则排列于细胞基底部，核层不超过 2 层，高度不超过细胞的1/2，细胞核极性尚存在。核分裂象数较正常稍增加，杯状细胞减少或发育不良，呈笔杆状、紧挤、复层排列，黏液聚集在细胞的基底膜层，黏液分泌量降低。

2. 中度不典型增生（Ⅱ级）

表现为细胞异型加重并出现组织学异型性。部分腺管增生、扭曲、分叉，绒毛也可伸长、分支。部分腺管或绒毛的上皮细胞可见共壁及背靠背现象。其中一部分核增大呈椭圆形，染色质粗，呈块状，细胞核假复层，占据细胞的 2/3，极性轻度消失，多形性趋势增加，黏液分泌量进一步减少。

3. 重度不典型增生（Ⅲ级）

表现为两种异型均较显著。腺体结构破坏，可见多发性腺腔内出芽、搭桥、腺体空隙消失，共壁及背靠背多见。胞核复层，占据整个上皮细胞的胞浆，核大、多形、染色深。杯状细胞罕见或消失，上皮细胞极性消失，黏液极少存在。该级别的不典型增生，往往被视为原位癌或癌交界性病变，目前又被称为"高级别上皮内瘤变"。

该分级方法虽然被广泛应用，但实际上上述分级标准却并不十分客观，不易掌握，即使是有经验的病理学专家对不典型增生分级亦存在较大误差，甚至同一病理学专家在不同时期，对同一份组织切片的判断也有差异，故目前临床上对于大肠息肉的不典型增生程度常以Ⅰ～Ⅱ级或Ⅱ～Ⅲ级等较模糊分级方法表示。

四、大肠腺瘤的癌变

腺瘤之所以作为一种单独类型从息肉中分出来，除了组织学上与其他息肉不同之外，更重要原因是与癌密切相关，一般认为其属于癌前病变，即所谓"腺瘤 – 癌"演变理论。相对于这一理论学说被广泛认同，仍有少部分学者认为癌在开始时就是癌，并非从腺瘤演变而来（Denovo 腺癌直接发生理论），其理论基础是小部分的肿瘤，镜下病理切片显示其全部为癌组织，并无腺瘤组织痕迹，进而表明癌肿的发生并未经历腺瘤阶段，属原发性。

虽然发生理论有差异，但腺瘤与癌之间的密切关系却是毋庸置疑的。大量文献资料显示，大肠腺瘤与大肠癌之间在性别、年龄与发病率等方面均有密切相关性。如男性和女性的腺瘤、腺癌发病之比均接近 3∶2；发病年龄均以 40~65 岁中老年为高发期，且腺瘤发病的平均年龄（43~55 岁）低于大肠癌发病的平均年龄（57~62 岁），合乎腺瘤癌变的发展过程；而高腺瘤发病率的地区腺癌发病率也较高，二者呈正相关，并且在相同年龄组中，腺瘤患者癌的发生率明显比非腺瘤患者高。结构上，腺瘤与癌有密切相关性，临床上经常可发现同一组织上有不同程度的不典型增生直至癌变，而单纯的癌肿切片中也常有腺瘤组织残留，并且腺瘤组织残留的概率随癌肿浸润深度的增加而降低，说明随着癌肿的发展不断破坏，替代了腺瘤组织。此外，肠癌合并腺瘤患者在施行根治性切除后发生第 2 个大肠癌的概率远高于不合并腺瘤者。以上这些情况均有力支持了"腺瘤 – 癌"演变理论。

腺瘤癌变的可能性是存在的，但并不是必然发生的。腺瘤可以存在并保持较长时间不变或生长很慢，偶尔也有自行消退，事实上，终生不癌变的腺瘤仍占腺瘤的多数。腺瘤癌变的规律虽尚未完全阐明，但可导致癌变的危险因素是可确定的，目前认为主要有以下几方面：

1. 腺瘤的大小

一般认为对癌变具有很大影响，常作为癌变的单一因素出现。一般规律为腺瘤癌变机会随腺瘤体积增大而增加。大的腺瘤易发生癌变，是由于它有着更多的不典型增生的腺细胞。小于 1.0cm 的腺瘤癌变的总体概率在 1% 左右，大于 1.0cm 者癌变机会增大，1~2cm 腺瘤的癌变率达 10% 左右，大于 2cm 的腺瘤的癌变率可高达 50%。

2. 绒毛状成分的多少

绒毛成分的多少对确定癌变的可能性是另一个重要因素，恶变率与所含绒毛成分的数量呈正相关，所以绒毛状腺瘤的癌变率明显高于管状腺瘤，绒毛状管状腺瘤（混合性腺瘤）的恶变率则居于两者之间。有文献报道，大肠绒毛状腺瘤小于 1.0cm 的癌变率为 12.5%，超过 1.0cm 时，癌变率即上升为 31.8%，均明显高于总体癌变率。

3. 腺瘤的形态和数目

呈四周稍隆起而中央凹陷形状的腺瘤癌变率明显高于其他形状者。另外具有长细蒂的腺瘤极少恶变，阔蒂或无蒂广基者，恶变机会增加。总体来说，广基腺瘤的癌变率约为有蒂腺瘤的 2 倍以上，而且广基腺瘤发展为浸润型癌的机会也比有蒂腺瘤为高，因为有蒂腺瘤癌变罕有侵入其蒂部者。数目上，多发性腺瘤较单发性腺瘤的癌变率增高，并且腺瘤数目越多，癌变率越高，据统计，单发性腺瘤癌变率为 7%，家族性腺瘤性息肉病的腺瘤数目在 100 个以上，癌变率则达 40%~50%。

4. 年龄与性别

腺瘤癌变的危险性随年龄而增加，尤其是 50 岁以后，癌变率上升明显。从性别因素看，一般男性腺瘤恶变率较女性高，比例约为 3∶2。

以上各因素归根到底都是与不典型增生程度有关，在三级分类法中，不典型增生等级越高，癌变率就越高，如管状腺瘤，多为Ⅰ～Ⅱ级不典型增生，恶变率就较Ⅱ～Ⅲ级不典型增生为主的绒毛状腺瘤明显偏低。

五、临床表现

绝大多数体积较小的大肠腺瘤并不引起任何自觉症状，多在电子结肠镜检查时无意中发现，部分瘤体较大者可能具有以下一个或几个症状：

1. 便血

是临床上最常见的症状，多呈间歇性。腺瘤位于结直肠等较低位置时便血为鲜红色，位置较高时则多呈暗红色；若出血量较少，仅粪便隐血阳性，出血量较多则大多布于粪便表面，不与粪便相混，肉眼可见。临床上腺瘤引起的大出血少见。一般瘤体越大，出血越多，直径小于 1cm 者很少出血。当腺瘤位置较高时，长期慢性小量出血不易被发现，但可引起贫血。

2. 黏液便

多由绒毛状腺瘤引起，黏液成分主要是其分泌物，常伴有便频和里急后重感，易被误当作慢性肠炎或痢疾。部分瘤体较大的绒毛状腺瘤分泌亢进，可有较多黏液分泌，24 小时分泌量可达 1000ml 以上，可导致大量黏液性腹泻，从而引起严重脱水和电解质紊乱，如不及时补充纠正体液紊乱和去除肿瘤，可危及生命。

3. 其他临床表现

多发性腺瘤或腺瘤较大时，可能影响肠道功能，引起便秘、腹泻等排便习惯改变症状。较大的有蒂腺瘤还偶可引起肠套叠、腹部绞痛，位于直肠时可在排便时脱出肛外，有时甚至需手托还纳，还有部分带蒂腺瘤可因蒂扭转而自行脱落，随大便排出。

六、诊断

多数大肠腺瘤并不引起特殊症状，因此诊断主要依靠临床检查。

（1）肛门直肠指诊：是检查肛缘以上 7cm 内最简单实用的方法。

（2）肛门镜检查：可观察到齿线以上 5cm 内的直肠黏膜，与指诊互补。

（3）直肠乙状结肠镜检查：检查范围限于乙状结肠和直肠，是检查低位息肉的最简单方法。

（4）结肠镜检查：是检查和诊断结肠息肉的最主要方法，诊断准确率可达 90% 以上，检查过程中还可进行钳取组织标本、染色、直接切除病变等操作，因此是临床上不可或缺的检查和治疗项目。

（5）X 线检查：气钡双重造影也常用于息肉的检出，但漏诊率较高，常作为结肠镜未能完成结肠全程检查者的补充手段。两者作为互补方法联合应用，可以提高结肠腺瘤的检出率。

（6）组织活检：内镜下对息肉样病变均应行全部切除或钳取部分组织以行病理学检查，确定病变的性质、类型和有无癌变等。对指导进一步治疗具有重要意义。

七、治疗

腺瘤性息肉无论大小、部位，都有癌变甚至转移的可能，因此发现后均应行常规活检，明确性质，并且以祛除病灶为治疗原则。祛除腺瘤的方法应根据其大小、部位、数目，有无癌变等情况决定，对于病理检查无癌变者，无需进一步治疗，有癌变者应根据浸润深度选择不同的治疗方式。

1. 内镜摘除术

该方法是最简便的方法，也是首选的方法。主要适用于各种大小的带蒂腺瘤、直径小于 1cm 的不带蒂腺瘤，及属于以上两种类型的散在分布且数量较少的多发腺瘤。对于带蒂者，宜行圈套电灼摘除术；直径小于 1cm 的广基腺瘤，确定无癌变后可电灼切除。内镜下电灼后可能出现肠穿孔和出血等并发症。前者一般在术后数小时内发生，常由烧灼过深引起，主要表现为腹膜刺激征，发现后需及时修补；后者一般在术后 1 周出现，多为电灼后的坏死组织脱落引起的继发性出血，表现为便血，可予止血药物灌肠或直接内镜下寻找出血点。

2. 经肛门手术

（1）结扎切除术：适用于齿线以上 7cm 内的低位带蒂息肉。术中用止血钳钳夹蒂的基底部，并在止血钳下侧用丝线结扎或缝扎，最后切除丝线以上的残端即可。

（2）切除术：适用于直肠下端的广基腺瘤，直径小于 1cm 时可直接切除，大于 1cm 需将其周围 1~1.5cm 范围黏膜一并切除。黏膜下血运丰富，切除后注意止血。

3. 经直肠后部切除术

适用于体积较大的广基腺瘤，位于腹膜反折平面以下而经肛门无法切除者。

术中患者需取俯卧位，臀部抬高。在后正中线上，骶骨下端至肛门上方 2cm 之间，做纵向切口，逐层向下分离，露出尾骨，必要时可切除。继续切开肛提肌和直肠后壁，暴露腔内息肉，将息肉周围黏膜与基层分离，连同息肉一并切除。最后止血、横行缝合直肠切口以防狭窄，两侧引流，逐层缝合。（图 25-2-1）

4. 开腹切除术

适用于乙状结肠以上瘤体较大的息肉。可以根据息肉所在位置、数量和大小选择腹部切口的部位和长短（此部分可参考相关章节）。

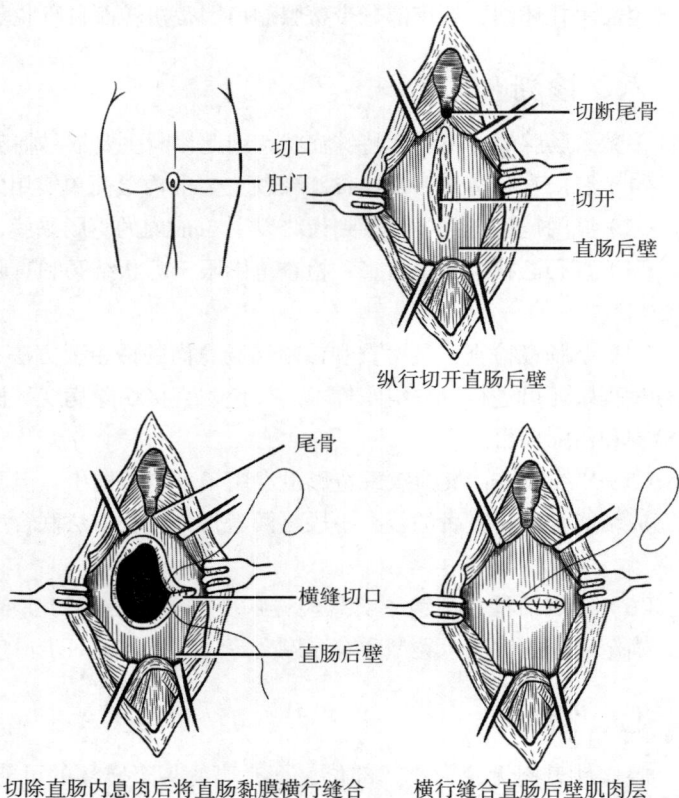

纵行切开直肠后壁

切除直肠内息肉后将直肠黏膜横行缝合　　横行缝合直肠后壁肌肉层

图 25-2-1　经直肠后部息肉切除术

5. 癌变腺瘤的治疗

早期癌变大多系局灶性，并非整个腺瘤均癌变。带蒂腺瘤癌变极少侵及蒂部，故一般只需摘除即可，病理检查时应注意其蒂部有无浸润；广基不带蒂腺瘤切除时应包括瘤体周围 1cm~1.5cm 正常黏膜，深度应达浅肌层，病理检查时尤应注意标本基底和边缘，以便正确了解有无浸润和浸润深度。大肠黏膜无淋巴管，故局限于黏膜内的癌肿并无淋巴转移的可能，因此局部切除已经足够。癌变浸润黏膜下层时，可以有 5%~29% 发生局部淋巴结转移，浸润至肌层则转移率更高，此时应进一步检查是否有淋巴结转移，并改作根治性经腹直肠切除术。

6. 治疗后随访

综合多篇文献报道结果，大肠腺瘤摘除术后约有 25%~30% 的患者再生新的腺瘤。由此强调对于大肠腺瘤患者不能满足于经内镜下摘除或手术切除，还应定期随访检查。并且在随访时应根据复发风险不同，采取不同的随诊方案。

（1）单个、有蒂、广基但小于2cm的管状腺瘤，伴轻或中度不典型增生的腺瘤一般复发风险较低，行电子肠镜下检查并切除后第2年重复结肠镜检查，如镜检阴性，则每年行大便潜血检查，每隔3年重复内镜检查，连续3次内镜检查阴性者，内镜检查延至每5年1次。如某次检查发现腺瘤，再治疗后仍按首次治疗后随诊原则进行。

（2）凡有下列情况之一者，复发风险高：①多发性腺瘤；②腺瘤直径大于2cm；③广基的绒毛状或绒毛管状腺瘤；④伴重度不典型增生的腺瘤或伴原位癌以及有浸润性癌变的腺瘤。

首次治疗的同时行电子结肠镜检查，以后3~6个月重复内镜检查。如镜检阴性，6~9个月再重复镜检；仍阴性者，则镜检间隔延至1年；连续两次镜检阴性，镜检间隔延至3年；同时，每年行便潜血检查。如某次镜检发现新的腺瘤，治疗后仍按首次治疗后随诊原则进行。

第三节　错构瘤性息肉

错构瘤（hamartoma）是指发育过程中正常组织错误组合、排列而形成的瘤样病变。当这一病变发生在大肠黏膜上皮，即为错构瘤性息肉，在临床上主要表现为幼年性息肉（病）和Peutz-Jeghers综合征息肉。

幼年性息肉和息肉病

幼年性息肉（juvenile polyps）为非先天性疾病，可发生于任何年龄，其中以5~8岁儿童为主，男童多于女童，比例约为1.5∶1，18岁以上成年患者约占发病人数的22%，国外也有文献报道称其发病在4~5岁及18~22岁呈现两个高峰，占到80%以上。单发的幼年性息肉多数发生在距肛缘10cm以内的直肠内，多发的息肉和数目在100枚以上的幼年性息肉病，则主要分布于于直肠和乙状结肠，散在或密集分布，少数可累及整个胃肠道。

一、形态学和组织学结构

对于错构瘤形成的机制，目前尚不明确。有人认为其发生与黏膜慢性炎症、导致腺管阻塞、黏液滞留相关，故又有贮留性息肉和黏液性息肉之名。形态学上，息肉多呈圆球形或椭圆形，直径约1cm，带蒂，呈鲜红、粉红或暗红色，表面光滑，如继发感染可呈现粗糙颗粒状或分叶状。组织学上，息肉蒂部为正常大肠黏膜，当逐渐转为息肉时，大肠黏膜上皮即转为慢性肉芽组织，由大量结缔组织、血管组织、单核和嗜酸性细胞浸润，其中还有许多黏液腺增生和含有黏液囊腔组成，显微镜下见这类囊腔被覆以立方、扁平或柱状上皮细胞（彩图25-3-1）。同时，囊腔还是产生炎症的场所，表现为上皮脱落、脓肿形成及出血。由此，组织学上幼年性息肉并不是真性肿瘤，与癌的关系并不密切，理论上不易癌变，但我国刘彤华和张月彩分别在1978年和2001年报道过1例和3例幼年性息肉癌变，故对此仍应提高警惕。

二、诊断

在临床上，幼年性息肉和息肉病主要表现为便血和息肉自肛门内脱出两大症状。便血多呈鲜红色，布于粪便表面或在便后滴血，与粪便不相混，出血量不多，部分还可伴有黏液。在便时下蹲用力，较低位的息肉可自肛门内脱出，便后即自行回缩，也有较大者需手托还纳。个别位于结肠内的较大息肉还可引起肠套叠。除临床表现外，幼年性息肉的诊断还依靠肛内指诊、内镜和组织学镜检等临床检查。较低位的息肉可通过指诊和乙状结肠镜查知，位置较高者则需行电子结肠镜检，并且无论是否怀疑幼年性息肉，都要在检查时取下活体标本，行显微镜下的组织学检查予以确诊。

三、治疗

由于幼年性息肉极少癌变，治疗时当以清除息肉，减轻症状、避免并发症为原则。当息肉单发或数量较少时，可经肛门镜或结肠镜予直接结扎切除或电灼切除；数量较多时需分期分批摘除较大者、有溃疡出血以及形态异常者，并密切观察随访。由于多发者息肉常累及整个胃肠道，无论是预防还是治疗，原则上不行肠段或器官切除，以免引起消化道功能异常。

Peutz-Jeghers 综合征

Peutz-Jeghers 综合征（Peutz-Jeghers syndrome，PJS），又称家族性黏膜皮肤色素沉着胃肠道息肉病，简称黑斑息肉综合征，是一种由 LKB1/STK11 胚系突变引起的、以胃肠道多发错构瘤性息肉和皮肤、黏膜特定部位色素沉着为特征的常染色体显性遗传性疾病。本病由 Peutz 于 1921 年首先报道，随后 Jeghers 在 1949 年详细描述了本病家族遗传性及皮肤、黏膜色素斑的特点，故称为 Peutz-Jeghers 综合征。本病可发生于任何年龄，多见于儿童和青少年，男女发病率大致相同。

一、病理

PJS 的主要病理改变为黏膜、皮肤色素斑和胃肠道息肉。黏膜、皮肤色素斑由真皮基底内黑色素细胞数量增加、黑色素沉着形成；息肉为多发错构瘤性，部分伴存腺瘤样结构，大多数腺瘤样结构与息肉同存一体，有的位于息肉顶部或体部，个别腺瘤单独存在。本病息肉为错构瘤性，理论上不存在癌变可能，但有国外文献提出患本病者结肠癌发病率增加，国内蒋晓忠等 2006 年也报道称 25 例 PJS 中有 6 例发生恶变，恶变率 24%，病理组织学分型均为低分化黏液腺癌。对本病的癌变问题尚未有明确定论，即便有恶变，也须严格区分是息肉恶变还是所合并腺瘤等其他疾病发生恶变。

二、诊断

2003 年全国遗传性大肠癌协作组制定的 PJS 诊断标准是：消化道多发错构瘤性息肉伴皮肤、黏膜色素沉着，可有或无家族史。被诊为 PJS 者应进行 LKB1/ SIK11 和（或）FHIT 基因的突变检测。因此，典型 PJS 的临床诊断并不困难，临床主要依据以下几点：

1. 家族史

该病为常染色体显性遗传，约 50% 患者有明确家族史，部分 PJS 病例可出现隔代遗传现象。另外 50% 患者则无明显家族史，可能是由于新的基因突变所造成的，但其后代仍有发病的可能。

2. 色素沉着

主要发生于口唇、颊黏膜及颜面部、指、趾和手掌足底部皮肤等处，颜色为黑色或褐色，常紧凑出现，形态上不统一，边界清晰，不高出皮肤或黏膜。可出现于任何年龄，青春期时最明显，25 岁以后可逐渐减退或消失。

3. 消化道息肉

检查时以内镜为主，常呈多发性，单发罕见，最好发于空肠上段，可分布在整个胃肠道，大小不定，小者直径不及 0.1cm，大者直径可达 6cm 以上，表面光滑，质硬，蒂的长短、粗细不一，也可无蒂，较大息肉可呈菜花样。可引起急慢性腹痛、腹泻、出血等胃肠道症状，其中以小肠套叠引起的恶心、呕吐、疼痛最常见。

绝大多数病例色素沉着和消化道息肉同时存在，仅约 5% 的患者仅有胃肠道多发性息肉或色素沉着。两者在出现顺序上，临床多为先有色素斑点，然后才发生息肉，但色素斑的数目和深浅与息肉的数目无相关性。

三、治疗

本病的治疗以对胃肠道息肉和其并发症的治疗为主，色素沉着导致的黑斑不对病患造成其他影响，因而一般无需治疗。胃肠道息肉的治疗原则和方法与幼年性息肉类似，开腹及腹腔镜手术主要是针对由息肉引起的肠梗阻、套叠、出血、恶变等并发症，术中应注意最大限度保留肠管。

第四节　炎症性息肉

炎性息肉（inflammatory polyp）

炎性息肉指单发的非特异性炎症所引起的黏膜上皮瘤样病变，组织结构为炎症刺激形成的肉芽肿，周围黏膜亦常有炎症改变。炎性息肉大部分无蒂，呈圆形或椭圆形，颜色苍白无光泽，大部分仅几毫米大小，少数可达几厘米，质脆，往往炎症消退后，息肉可自行消逝。

假性息肉（pseudo polyposis）

是多发的炎症性息肉，主要由慢性溃疡性结肠炎或克罗恩病的长期炎症刺激导致大肠黏膜破坏，修复时肉芽组织增生而形成，其组织结构和形态上与单发炎性息肉无明显差异。在其形成的早期，如原发病能获得控制，息肉可能随之消失，但如慢性炎症不能得到有效的控制，而呈持久的慢性刺激，肉芽肿就有恶变的可能。因此，对这些假息肉病应视作癌前病变，慎重处理。

血吸虫卵性息肉

血吸虫卵性息肉是一类特殊的炎性息肉，是由沉积于肠壁的血吸虫卵产生炎性刺激，引起黏膜腺体和黏膜下结缔组织增生而形成。多好发于降结肠、乙状结肠和直肠。

形态学上，在血吸虫卵沉积初期，一般表现为球状或条索状、成簇分布的小结节，中央橘黄色，周围灰白色。在长期慢性刺激后，可逐渐成为大小 1cm 左右、顶尖、底阔、无蒂、较狭长的息肉，表面光滑，有充血发红，周围黏膜常伴慢性血吸虫性肠炎改变。组织学上，血吸虫卵性息肉可分为黏膜型和混合型两类，前者主要由正常黏膜腺体增生形成，在间质内有数目不等的血吸虫卵沉积；后者由黏膜腺体增生和黏膜下结缔组织增生混合构成，结缔组织中亦可见到虫卵沉积。

结肠血吸虫卵性息肉具有很大癌变倾向，也是一种癌前病变。据我国浙江省 1974~1976 年 3 年期间死亡回顾调查结果显示，嘉善县既是血吸虫病流行最高的地区，大肠癌的发病率也较高，达 44.19/10 万，高居全国之首，另据 1984 年江苏省一项调查研究发现，血吸虫感染患者和未感染者的直肠癌的发生风险比值比达 4.5~8.3∶1。因此临床上对于血吸虫感染引起的肠病亦不能有所忽略。

良性淋巴样息肉（病）（benign lymphoid polyp and polyposis）

良性淋巴样息肉是肠黏膜下淋巴滤泡因炎症刺激而增生，并在肠腔内凸起的瘤样病变，因此，所谓息肉实质是增生的、高度活跃的淋巴组织。好发于回肠末端及腹膜返折下直肠，多为单发广基，多发时一般不超过 5 枚，大小多在 1~3cm 之间，呈白色或灰白色，表面光滑。组织学上，表面覆盖有正常的直肠黏膜上皮，在黏膜下层有大量淋巴组织和增生滤泡，无淋巴窦及包膜，周围淋巴细胞分化正常。本病一般不引起症状，系良性，不会发生恶变，往往可自行消退。

第五节　增生性息肉（病）和其他类型息肉

增生性息肉（病）

又称化生性息肉，是一种原因不明的黏膜肥厚增生性病变，以直肠和乙状结肠为多见，发病者多为 40 岁以上中老年人，男性多于女性，一般并不产生症状，故多在检查时偶然发现。形态上，增生性息肉呈圆形露珠样凸起，偶有分叶，表面光滑、颜色淡红，大小很少超过 1cm，多为多发性。组织学检查，见其黏膜肥厚、增生，结构基本正常，腺管可稍增大延长，形态规则或呈囊状扩张趋势，有丰富的黏液分泌，呈过度成熟表现，细分裂增加，但分化完全（彩图 25-5-1）。本病一般无需治疗，可自行消退。

Cronkhite–Canada 综合征

Cronkhite–Canada 综合征又称息肉 – 色素沉着 – 脱发 – 爪甲营养不良综合征，临床极为罕见，国内外文献均以个案报道为主。本病不属于遗传疾病，病因迄今未明，以胃肠道多发息肉伴皮肤色素沉着、脱发、指（趾）甲萎缩等为主要特征，发病年龄为 25~85 岁，平均 60 岁，约 80% 患者初发年龄超过 50 岁。男女发病之比为 1.5~2.3：1。

一、诊断

诊断主要依靠临床表现、内镜检查和病理改变综合判断。

（1）消化道症状：表现不一致，以腹泻、腹痛最常见，少部分还伴有食欲不振和（或）味觉减退。其中腹泻者多为慢性反复出现的水样便，每天数次至十余次，可间断好转，偶伴出血。疼痛一般为绞痛，常伴随水样便出现，便后缓解。

（2）皮肤症状：一般认为是由于消化道息肉影响必要物质吸收引起，主要包括色素沉着、毛发脱落和爪甲变化。

（3）内镜检查和组织学特征：内镜下可见息肉累及全消化道，以胃和结肠为多、食管罕见，一般为多发，大部分广基，小部分带蒂，表面光滑或充血糜烂，大小自数毫米至几厘米不等。显微镜下可见息肉为囊肿性腺体，被覆单层柱状上皮，腺管囊肿性扩张，伴间质水肿和炎性浸润，黏膜上皮一般保持正常。

二、治疗

治疗方法包括内科保守治疗和外科手术治疗。

（1）内科治疗以对症缓解症状为主，包括营养支持治疗、糖皮质激素、抗生素、抗凝剂、组胺受体拮抗剂等。

（2）外科手术治疗方法是切除部分肠段，适用于息肉癌变、消化道梗阻及蛋白丢失性肠病者，激素治疗效果不理想或禁忌时也可手术治疗。

第六节　家族性腺瘤性息肉病

家族性腺瘤性息肉病（familial adenomatous polyposis，FAP）是一种常染色体显性遗传疾病，致病基因为变异的 APC 基因。该基因位于染色体 5q21，能抑制正常细胞向过度增殖细胞转化，当其发生变异，细胞增殖过度，可导致肿瘤发生。FAP 不属于先天性疾病，发病年龄多在 15~25 岁，亲代单方患病，有 50% 的子代获得致病基因成为携带者，其中 70%~95% 发病，Gonzalez 等 2005 年统计其发病率约为 7.4/10 万，男女发病率均等，无明显地域或种族差异，部分该病患者未发现有家族史，可解释为基因突变所致。FAP 是一公认的癌前病变，癌变倾向高，如不予治疗，有 90% 以上可在发病 15 年后转变为腺癌，癌变年龄多在 30 岁以后。

一、病理

病理上家族性腺瘤性息肉病具有三大特点。

1. 多发性

FAP 腺瘤的数目多少不一，会随着年龄增加而增长，一般发现时均在 100 枚以上，最多可达数千枚，平均在 1000 枚左右。

2. 多形性

同一例 FAP 的众多腺瘤大小不一、分布不均。大小自数毫米至数厘米不等，但 90 % 以上小于 0.5cm，常密集排列，成串或成簇，数量较多者腺瘤间几无正常黏膜存在。分布上以左半结肠和直肠最多，约 5% 的病例累及胃和十二指肠，偶见累及回肠末端。形态上 FAP 腺瘤既有广基的，又有带蒂的；既有表面光滑的，又有糜烂、出血的；既有规则椭圆形的，又有分叶、绒毛状等不规则形的。组织学上，显微镜下既可观察到管状腺瘤，又可见少部分绒毛状或混合型腺瘤；既可见单纯的腺体增生，又可见到重度不典型增生甚至癌变。

3. 高癌变率

FAP 的癌前期病程的长短不一，平均为 15 年，但这并不意味每个腺瘤都将癌变，而是在众多的腺瘤中必有个别癌变。影响癌变的因素与一般腺瘤类似，主要包括以下几点。

（1）腺瘤的大小：大于 1cm 的腺瘤，癌变可能性增加；大于 2cm 的腺瘤，癌变可能较大。

（2）绒毛状成分的多少：绒毛状腺瘤的癌变率比管状腺瘤高 5~10 倍，混合型腺瘤的癌变率则介于两者之间。

另据报道，约 2/3 病例在明确诊断时已有癌变存在，而在癌变病例中则有 50% 具有两处或两处以上癌灶，40 岁以后则不可避免的均出现癌变。

二、临床表现

FAP 的最常见症状是间歇性大便带血，多呈鲜红色，浮于粪便表面，如掺杂在大便中，则一般呈暗色，有个别便血较多者还可出现果酱样粪便。反复出血者多有贫血表现，一次大量出血者不多见。除出血外，患者大便中还常带有大量黏液，同时伴有腹部隐痛、大便次数增多、肛门下坠等症状。随着息肉增大、增多，上述症状逐渐加重，并可引起肠套叠，继而出现较剧烈的腹痛和腹胀、恶心、呕吐等梗阻症状。以上症状反复发作或长期不缓解，还可导致患者精神疲惫、全身乏力、消瘦等消耗性症状。

三、诊断

根据有家族史、青年期发病、腹部隐痛、腹泻、黏液血便等症状，结合临床检查，FAP 诊断并不困难，对于没有家族史，但是有上述典型表现的患者，也可诊断 FAP。具有诊断意义的临床检查主要包括以下几项。

（1）肛内指诊：手指进入 7cm 左右可触及散在或密集隆起的瘤体，有癌变时可触到癌性溃疡，指套常染血。本项检查可为下一步检查提供初步依据。

（2）结肠气钡双重造影：病变肠管充盈后，边缘呈花边状，并可见密集的小充盈缺损。钡排出后，可见杂乱的蜂窝状改变，肠管僵直，边缘不整齐，但肠腔一般无狭窄变形。（彩图 25-6-1）

（3）内镜检查：包括硬管乙状结肠镜和电子结肠镜检查，由于乙状结肠和直肠是最好发的病变部位，因而硬管乙状结肠镜检已足够帮助明确诊断。在确定诊断后，应继续行电子结肠镜检查，以了解病变范围，同时可钳取部分组织行病理学检查，明确腺瘤性质和有无癌变，以决定治疗方案。（彩图 25-6-2）

（4）APC 基因检测。

四、治疗

1. 手术治疗

由于家族性腺瘤性息肉病的恶变率极高，因此目前多数学者认为手术是治疗该病的最佳方法。FAP 出现症状的平均年龄为 20 岁，发现癌变的平均年龄为 38 岁。20 岁左右出现癌变者为数极少，因此目前认为最理想的手术时机是在癌变前，一旦确诊，即行手术，而非癌变后再治疗。不同阶段 FAP 的手术治疗应个体化，常用的手术方式有以下几种。

（1）结直肠全切除、永久性回肠造口术：是传统的经典手术，治疗彻底，但导致的功能效果较差，适用于年纪大、肛门括约肌功能不全或合并低位直肠癌的患者。由于术后患者生活质量受到较大影响，目前已较少使用。

［操作方法］手术采取腹正中线切口，游离结肠自右开始，在盲肠外侧结肠旁沟剪开侧腹膜，游离出盲肠和升结肠。剪开胃结肠韧带，保留大网膜，结扎并切断肝结肠韧带和脾结肠韧带。再沿左侧结肠侧沟切开侧腹膜，游离出降结肠和乙状结肠，沿肠结扎结肠系膜血管并切断结肠系膜，全结肠得以完全游离。在这一阶段需要注意保护十二指肠、两侧输尿管，供应性腺的血管。在距回盲瓣近端 3~4cm 处横断回肠，结扎回结肠动脉回肠支。回肠断端各以 10 号丝线扎紧并以手套保护。

［注意事项］游离直肠宜紧贴直肠进行。提起乙状结肠，打开直肠膀胱隐窝分离直肠周围组织。在骶骨岬前方游离时注意保护交感神经、腹壁下神经和骶前静脉丛，特别是盆腔处直肠周围神经丛。会阴部的手术采用括约肌间入路，这样只切除内括约肌而保护外括约肌，耻骨直肠肌和提肛肌完整无损。这一手术途径能够保证不伤害供应膀胱和生殖器官的副交感神经，造成的手术缺损很小，安全可靠。

回肠造口位置设在右下腹部，宜在开腹前以甲紫液标出。这样就可避免开腹后肌肉收缩，使手术时把造瘘口安置在不正确的位置上，回肠造口在关闭腹腔之前整理好腹内肠管，关闭腹腔之后再完成腹外部分。将肠管做成突出于皮肤之上 2~3cm 的外翻式。在完成造口时应该铭记以下几点：①皮肤和筋膜的切口不应大于两指宽，以预防造口旁疝，我们通常将皮肤提起，依事前划好的甲紫标记切成直径 3cm 左右的圆形切口；②以不吸收的丝线将回肠固定于筋膜，可以预防形成疝、肠管缩入或脱出；③皮肤平面以上的回肠必须松弛无张力以保证血供和防止缩窄；④回肠黏膜须立即翻转，预防挛缩。以上手术方式被称为 Brooke 回肠造口术。

（2）结肠全切除、回直肠吻合术：适用于直肠腺瘤较少的患者，手术中保留 10cm 左右直肠远端，切除其余直肠部分和全结肠，吻合直肠和回肠，吻合口以下的直肠腺瘤经肛门切除。

［优点］安全，并发症少，保留正常排便功能，对生活质量影响小。

［缺点］术后排便次数增加，保留段直肠仍有腺瘤再生和癌变的危险。

（3）全结肠切除、直肠黏膜剥除、回肠袋肛管吻合术：是目前手术治疗 FAP 的主要术式。

手术中切除全部结肠及近端直肠，剥除远端直肠黏膜，同时利用回肠制作贮袋，经直肠肌鞘行回肠贮袋与肛管吻合。

[优点]该方法切除全部大肠黏膜，既杜绝腺瘤再生，又可防止发生癌变，同时还可保留正常排便功能，因此是一个效果较好的术式。

[缺点]操作相对复杂，并且术后易形成吻合口瘘和感染，因此需积极随访。

2. 中医辨证治疗

手术方法治疗 FAP 效果确切，但需切除大段的肠管，因此会对生活质量造成不同程度的影响，并且不能完全避免腺瘤复发，同时也有部分患者由于各种原因不愿接受或不适合手术治疗，对于这类患者，笔者主要采用中药内服加灌肠法，疗效较好。该法对疾病初期瘤体小且数目不多者，可根治而使其免除手术之苦；对于病情较重者，亦可延缓病情发展，改善全身症状，提高生活质量。

本病是因先天禀赋不足，气血亏虚而易感受外邪，外邪入里化热，热毒壅滞气血于肠间所致。因此临证宜以扶正祛邪为治法，并且内服结合灌肠，内外同治、攻补兼施，方可见效。

主要方药如下：

内服方：以软坚散结、清热解毒、益气养阴、养血活血为治疗原则，药物主要包括紫花地丁、蒲公英、半枝莲、生地榆、白花蛇舌草、桃仁、白术、炙甘草、蜂房、穿山甲、生地、玄参、当归。

灌肠方：以清热解毒、涩肠止血为治疗原则，药物主要包括：乌梅、五倍子、五味子、生牡蛎、夏枯草、生地榆、马齿苋、贯众、秦皮、石榴皮。

参考文献

[1]张毅.消化道息肉的中医证治[J].中医药临床杂志，2009，21（2）：183-184.

[2]马晓霖，肖政，饶振芳，等.结肠息肉病因病机及临床证治浅探[J].新中医，2008（05）：105-106.

[3]王斐，韩树堂.中医药治疗消化道息肉的研究进展[J].南京中医药大学学报，2011，27（3）：298-300.

[4]秦环龙，梁勇.肠道微生态变化及临床应用[J].中国普外基础与临床杂志，2011，18（12）：1237-1241.

[5]于树明，崔龙，杨明.结肠黑变病与结肠直肠息肉、结肠直肠癌的关系[J].2010，15（2）188-190.

[6]Nusko G，Schneider B，Schneider I，Wittekind C，Hahn EG. Anthranoid laxative use is not a risk factor for colorectal neoplasia: results of a prospective casecontrol study[J]. Gut，2000，46（5）：651-655.

第二十六章 结直肠肿瘤

第一节 结直肠癌

结直肠癌是常见的恶性肿瘤，包括结肠癌和直肠癌。结直肠癌的发病率从高到低依次为直肠、乙状结肠、盲肠、升结肠、降结肠及横结肠，近年有向近端（右半结肠）发展的趋势。其发病与生活方式、遗传、大肠腺瘤等关系密切。

一、病名溯源

（一）中医的认识

中医学对肛肠肿瘤的记载是比较丰富的，属中医"锁肛痔""脏毒""癥瘕""积聚"等范畴。如《外科大成》中记载："锁肛痔，肛门内外如竹节锁紧，形如海蜇。里急后重，粪便细而带扁，时流臭水……"。中医学已经对本病症状作了较为详细的描述，其早期特点是便血、大便习惯改变。

（二）西医的认识

公元 1625 年 John Baptista Courtesius 给意大利波洛尼亚贵族 De Caldarinis 伯爵所做的尸检报告称："在死者结肠腔内有一大肉团，硕大的肉团阻碍粪便通过，这一障碍造成梗阻之结果，导致患者的死亡，因此特别值得注意"。这份珍贵的原始医学文件被当代的Morgagni 收录在他的著作中。这是 17 世纪人们最早认识到结肠肿瘤导致的肠梗阻而死亡的记录。1776 年法国医生 Pillore 首次为直肠癌所致之肠梗阻作了结肠造口手术。1833 年Reybard 最早为结肠癌作乙状结肠切除和端－端吻合。患者存活 1 年，因肿瘤复发死亡。结肠外科随着造口方式的进步、吻合方法的创新得以不断地发展，20 世纪在诊断方面的发展得益于电子结肠镜、CT、MRI 等高科技仪器的应用，使结肠癌的诊断得以大大提高。近年来分子遗传学的研究结果对于大肠癌的发生有了进一步的认识。吻合器的应用以及近年腹腔镜微创手术的发展，使结直肠癌的外科治疗更加完善。

二、流行病学资料

在西方，结直肠癌是排在皮肤癌之后的第二位恶性肿瘤。全世界结直肠癌平均发病率男性 16.6/10 万，女性 14.7/10 万。2004 年美国新增病例 146940 例，死于本病者 56730 人。据 1993 年法国国际癌症研究所 Parkin 等报告，1985 年全世界共有结直肠癌新发病例 67.8万，发病例数仅次于肺、胃、乳癌，为第四位常见癌症；其中我国共有 9.12 万例新发患者，排在于胃、肺、食道和肝癌之后，居第五位。上述数字与1980年相比，五年之中全世界大肠癌年发病数增加了18.4%，中国则增加了14.3%。我国上海市肿瘤发病和死亡登记资料；1981年~1983年3年中上海市区共有大肠癌患者3665人。另据统计，1979年大肠癌发病率20.37/10万。1989年上升至28.2/10万。上海市肿瘤研究所金凡等研究自1989年起大肠癌累积发病率（0~70岁）约为2.3%~2.5%，即每诞生40~42个婴儿中将有1个患大肠癌。1997年我国大肠癌平均调整死亡率为3.54/10万，占癌瘤死亡的5.29%，他们的观察都认为近年来大肠癌发病率有上升趋势。上海市1981年~1983年3年统计比1972年~1974年3年增加48.1%。哈尔滨市1986年统计死亡率3年比1976年3年增加1.39/10万。天津医大病理教研室病理检查材料：1981年~2000年恶性肿瘤24624例，其中大肠癌2664例。据统计，后10年较前10年增加56%。原天津市滨江医院，1980年1月至2002年12月共收治大肠癌患者4941例，其中直肠癌3573例，占72.33%，直肠癌的高比例是与专科相关。另以1980~1984年314例与1998~2002年的2232例相比，后5年比前5年住院人增加7倍。在性别方面，赵丽中统计天津市人民医院4941例大肠恶性肿瘤男女性别无大差异（2555 vs. 2386）

三、病因病机

（一）中医病因病机

中医学认为，本病是由于忧思抑郁，以致气滞血瘀，湿热蕴结，乘虚下注，或由于饮食所伤，久泻久痢等诱发。如《灵枢·刺节真邪》云："有所结，气归之，卫气留之，不得反，津液久留，合而为肠瘤，久者数岁乃成……"。又如《灵枢·水胀》篇云：肠覃者"寒气客于肠外，与卫气相搏，气不得荣，因有所系，癖而内著，恶气乃起，息肉乃生"。指出机体失调，再加上外来因素的影响，是诱发本病的主要原因。

（二）西医病因病机

与其他癌瘤一样，结直肠癌的病因迄今尚不真正的明确，但对其发病的危险因素已有较深入的研究。国内近20年来，从高发现场以及中美跨地区华人间配对调查和我国杭州、大连、银川、郑州、贵阳、沈阳等6个城市之间大肠癌病例对照研究，认为大肠癌是由饮食、环境以及生活习惯与遗传因素协同作用的结果。迄今，结直肠癌发病的危险因素研究仍然集中在饮食、生活习惯、遗传和环境方面，近年也涉及药物与医疗。

1. 饮食与结直肠癌

流行病学调查与实验研究表明，饮食类型与营养习惯是对结直肠癌起决定性作用的重要因素。在西方人中，饮食因素可能与大约50%的结直肠癌有因果关系。但目前一致认为，动物脂肪和蛋白质摄入过高，食物纤维摄入不足是结直肠癌，尤其是结肠癌的主要发病因素，至今有多项病例对照研究结果显示，高蛋白摄入与结直肠癌危险性增高有关，特别是动物蛋白尤其是红肉为甚；而饮食中的其他营养素包括维生素A，维生素C、D和钙等属于有益的因素。

（1）高脂肪、高蛋白饮食：与饮食有关因素的是动物脂肪与蛋白质的高摄入。Armstrong等于1975年首先描述结直肠癌发生率和死亡率与高脂肪、肉类和动物蛋白有密切正相关。随后许多资料表明高脂肪饮食是结直肠癌发病的危险因素；Wynder 和 Redd 指出，西方饮食中动物脂肪占比显著高于低危人群动物脂肪占比。Byers 等统计发现高脂肪饮食者大肠癌发生率比低脂肪饮食者高 2 倍。移居美国夏威夷的日本人，大肠癌的发生率比日本国内居民高 2.5 倍；移居美国的中国人发生大肠癌的危险性也随高脂肪饮食而增加。类似这样的移民研究很多，提示饮食改变是结直肠癌危险增加的重要因素。曹浩明提到西方饮食中脂肪占总热量的 45%。致病机制是高脂肪刺激胆汁分泌，其胆盐和脂肪酸经肠道内厌氧菌作用形成致癌因子而诱发大肠癌。Bayerdorffer 等发现患者血清脱氧胆酸与大肠腺癌的发生成正相关。Fernandez-Banares 等也提出黏膜中脂肪酸的状况在结肠、直肠腺瘤 - 癌序列早期阶段与对照组有显著差异，动物脂肪与蛋白质中的高胆固醇与大肠腺癌的发生密切相关。大量数据表明，大肠癌发生与肠道中次级胆汁酸的浓度有关，胆汁酸在体内经酶转化为致癌物质——甲基胆蒽。结直肠癌的发病率与加工过的肉类和饱和动物脂肪有明显的相关性，相关系数为 0.8~0.9。Keady 用 1.2- 二甲基肼（DMH）诱发大鼠结肠肿瘤时发现，饮食中脂肪含量占 5% 时，结肠肿瘤诱发率为 17%~36%；当脂肪含量占 20% 时，诱发率则高达 64%~67%，二组诱发率有显著差别。多数学者认为，结直肠癌的发病与饱和动物脂肪饮食密切相关，而总脂肪摄取与植物脂肪摄取量则无明确关系。

（2）低膳食纤维：缺乏膳食纤维成为结直肠癌病因的概念是 20 世纪 70 年代初期 Burkitt 通过调查提出的，他认为结直肠癌的发生与饮食中富含精制碳水化合物、缺乏膳食纤维有关，即膳食纤维可减少食物通过肠道的时间。粪便较快地通过结肠可促使大肠黏膜与粪便中的致癌物质接触的时间缩短；另一种可能是，膳食纤维增加粪便量，稀释了致癌物的浓度或使较多的胆酸经粪便排出。1982 年国际癌症中心为了验证纤维素摄入量与结直肠癌危险性之间的关系，对丹麦、芬兰结直肠癌发病率不同的四个地区人群饮食、粪便作了进一步的研究，结果这四个地区各 30 名 50~59 岁男性都有高脂饮食习惯，四组在摄入脂肪量上无明显差异，但摄入纤维量有显著性差异，大肠癌危险性与总纤维摄入量呈负相关，每天平均粪便量与总纤维摄入量呈正相关。Coumings 等收集了 12 个国家 20 个人群的粪便重量资料，对不同人群的饮食纤维（非淀粉多糖）、大便习惯、粪便重量和粪便通过时间与患结直癌的危险性进行了研究，发现每天平均粪重与患结直肠癌的危险性呈负相关，与膳食纤维的摄入量呈正相关，排粪量随膳食纤维的增加而增加。国内上海的全人群病例对照研究也显示少摄取新鲜蔬菜、水果为结直肠癌的危险因素。Levin 研究也发现给妇女增加水果纤维摄入量，其发生直肠癌的危险性比摄入少者显著降低，发生癌的相对危险性为 0.62。有人认为膳食纤维的保护作用是由于含纤维质食物中的植物盐能与膳食中的铁结合的结果；另外钙离子与脂质结合形成不溶性钙皂，从而抑制脂肪酸和胆酸作用，美国犹他州和夏威夷等地的研究发现，摄入高钙者比低钙者的大肠癌发生率显著降低。

（3）微量元素和维生素：多年来，人们研究了微量元素钼、硒等与结直肠癌的关系。钼是植物亚硝酸还原酶的组成元素，它可使土壤中亚硝酸还原为氨，解除其致癌性，土壤中缺钼可导致硝酸盐、亚硝酸盐增加，在肠道细菌作用下，它可能转化成致癌物引起直肠癌。钼还是已知的一种抗氧化剂，食物中缺钼，使人体从食物中获得过量的硝酸盐和亚硝酸盐，缺乏抗氧化剂，从而缺乏防止致癌物活动的保护剂，所以，土壤中钼的多少与结直肠癌发生有一定关系。硒、锌、钙、铁及氟化物被认为对结肠癌发生有重要性。对硒的研究广泛而结果相互矛盾，硒可改变致癌原代谢，抑制细胞增殖，保护机体免受氧化剂损害，提高免疫功能并抑制肿瘤代谢。鼠类补充较多硒，可以降低结肠肿瘤发生率和肿瘤数目；美国一项研究表明，病例对照及群体都表明胃肠癌患者的血硒水平较低，Clark 等表明血硒水平低的患者较常人发生腺瘤的危险高 4 倍。但是相反，爱荷华州的研究表明补充硒并无作用，并且大剂量硒还有毒性。铁有提高结直肠癌危险的可能，铁可能有突变原性，可能通过产生自由基而攻击 DNA 及损伤染色体而起作用。一项病例对照研究表明，暴露于铁可能和腺瘤形成有关。美国的随访研究表明，结肠癌病例的血清铁和转铁蛋白饱和度显著高于非癌者。抗氧化剂维生素 A、C、E、D 等，可抑制自由基反应而防止对 DNA 的氧化剂损伤。维生素 A、C、E、D 使腺瘤患者的结肠上皮过度增生逆转为正常。维生素 A 调控上皮组织分化，使上皮细胞发育导向成熟的非角质化的细胞，当缺乏维生素 A 时上皮细胞分化将导向角质化形成鳞状细胞，最终发展成癌。实验动物缺乏维生素 A 则易发生结肠癌，食用适量的维生素 A 可为肠道提供额外的防护作用；另外，胡萝卜素、维生素 B_2、维生素 E 均能降低结直肠癌发病的相对危险度。国外学者发现，摄入维生素 D 与钙量最多的人，患结直肠癌危险性最小，日光照射与结直肠癌的发生呈负相关。足量的钙还可与脂肪酸及胆汁酸相结合形成不溶性化合物排出体外，有对抗脂肪及胆汁的作用，从而减少患癌的危险性。日照多的地区，其谷类、蔬菜和水果生长时接受的阳光多，这些食物中含的维生素 D 可能更丰富，人们以谷类为主食，结肠癌发生率低。

2. 不健康的生活习惯与结直肠癌

（1）吸烟与酗酒等不健康的生活习惯：Adachi 等认为在这种状态下免疫功能下降，免疫功能低下可能对于结肠癌的发生起一定的作用。酗酒可导致肝硬化，而 Naveau 等发现肝硬化是发生大肠腺瘤性息肉的危险因素。另一项对夏威夷日本人前瞻性研究显示，乙醇与大肠腺癌的发生有关，这归因于他们大量的啤酒消费。另据观察，某些宗教团体大肠癌低发病率可能与禁止饮酒和吸烟的教义有关。杭州郑树等与六地区的协作研究中提示酗酒可能是结直肠癌的危险因素。最近美国伊利诺伊大学在动物实验中却发现，啤酒能够减少肠道肿瘤的发生，丹麦一啤酒厂的调查分析表明，该厂工人虽然每天可免费饮啤酒 6 瓶，其结直肠癌的发生率并不高于普通人。总之，饮酒与结肠肿瘤的关系尚待进一步研究。流行病学研究也几乎没有发现乙醇与结直肠癌之间存在相关关系。一些国外的研究结果也存在明显差异。推测其原因，结直肠癌的发生可能仅与某地区酿造的原料、工艺流程有关，而不是普遍地与乙醇本身有关。酗酒常常伴随高脂肪、低纤维等不健康饮食相关联是尽人皆知的。Shaepe 的一项研究表明；吸烟与远端结肠癌的发生有关，他认为虽然没有统计学意义，但是"阳性作用"是可以肯定的，比较多数认同的观点是长期吸烟与结直肠腺瘤有正相关的关系。

（2）肥胖：美国癌症协会的一项大规模研究发现，严重超重（体重超出平均值 30% 以上）的男子中间，结直肠癌的发生率较高。在中国六地区进行的多中心的相互协作病例对照研究，经定量分析发现危险因素主要是低 Quetelet 指数（身高 / 体重）等。中日抗癌协会的一项大规模研究发现，严重超重的男子中结肠癌和直肠癌的发生率高，但分析原因可能是肥胖人的一般脂肪摄入较多，结直肠癌高发很可能是一种伴随现象，胆囊摘除术后的患者结直肠癌亦相对较高。近来日本报道糖尿病患者患大肠癌的病例较多。

（3）缺乏体力活动：关于体力活动与结直肠癌的关系国内外均有直接报道。有学者调查了华人和旅居北美华人的体力活动和饮食情况与结直肠癌的关系，结果表明静态工作和体育锻炼较少者发生结直肠癌的可能性比活动性较强工作者和经常参加体育锻炼者高 4 倍。体力活动的保护作用见于腺瘤和癌，可能由于对结肠动力的影响，体力活动促进前列腺素分泌，从而刺激结肠蠕动并减少杂乱的非推进性节段活动，可能起到抑癌的作用。

3. 遗传因素与结直肠癌

大量研究认为约有 25% 结直肠癌患者与遗传因素有关。另一些研究调查了大肠癌患者一级亲属恶性肿瘤的发病率，结果显示比普通人群高 4 倍。有报道说：大肠癌患者的后代约 1/3 可能发生癌，尤其是癌患者比较年轻（年龄 40 岁左右）或多发性息肉存在时，其父母有 15%~20% 的患病可能性，大肠癌亲属属于高危范围，应定期检查。目前，为证实遗传因素在结直肠癌发生发展中起重要作用而进行的研究已取得飞速进展，染色体的研究已经成功鉴定出在结直肠癌中出现 18q 的某一基因改变，其中大于 70% 的患者发生基因的缺失，考虑该区域存在抑癌基因。大肠癌从细胞向癌变演进，腺瘤 - 癌序列需大约经历 10~15 年，在此癌变过程中，遗传突变包括 K-ras、c-myc、EGFR 等致癌基因的激活，或 APC（位于 5q21-22）、DCC、p53 等抑癌基因失活或突变，以及错配修复基因突变（HMSHI、HLH1、PMS1、PMS2、GTBP）及危险修饰基因改变等（COX-2、CD44v）。APC 基因失活到杂合性缺失（loss of heterozygosity），错配修复基因突变至基因不稳定，将出现遗传性非息肉病性大肠癌（hereditary non-polyposis colorectal cancer，HNPCC）综合征。几种综合征包括以下几种。

（1）家族性大肠癌综合征 I 型（Lynch Syndrome I）。

（2）家族性大肠癌综合 II 征型（Lynch Syndrome II，Li-Fraumeni Syndrome）：遗传性癌，软组织、骨、乳腺很少累及，结肠癌患者伴有 p53 基因突变。

（3）Muir-Torre 综合征：即 Lynch 综合征合并各种内脏器官的恶性肿瘤（大肠或膀胱常见）伴有皮脂腺肿瘤。

（4）Turcot 综合征：胶质胚细胞瘤合并大肠癌。

这些综合征一般认为系常染色体显性遗传。原发癌多发于右半结肠，平均年龄 35~45 岁，比散发性癌 55~60 岁小得多。家族高危险成员可发现多个腺瘤，其常染色体显性遗传基因表达明显增高，但这类肿瘤局部侵袭能力较低，生存期较长。另一种出现在家族中的结直肠癌，即遗传性非息肉病性结肠癌（hereditary nonpolyposis colorectal cancer，HNPCC）综合征。据报道，这种遗传易感性造成的结直肠癌占全部结直肠癌的 5%~10%，甚至 25%。Lynch 等人定义了两种临床类型：Lynch 综合征 I 型或称遗传性非息肉病性大肠癌（HNPCC）和 Lynch 综合征 II 型或称遗传性位点特异性非息肉病性大肠癌（HSSCC）。Lynch 等人描述的患者特征如下：①诊断原发结直肠癌的平均年龄为 44.6 岁；②在首发结直肠癌中 72.3% 位于右侧结肠，仅有 25% 位于乙状结肠和直肠；③ 18.1% 的患者同时患有异位结直肠癌，10 年内出现异时性结直肠癌的风险为 40%。研究证实有 19% 的人存在基因缺失，这种缺失可以增加肠上皮对粪便中致癌物质的易感性。

Lynch 综合征 I 型应具有如下特征：常染色体占优；发病时年龄较小；近端肠腔受累重；多个原发结肠肿瘤。Lynch 综合征 II 型不仅应有以上特征，还应有其他腺癌表现，尤其是患有子宫内膜癌和卵巢癌。有人还在此范围内加上了胃、小肠、尿路恶性肿瘤。

以下临床线索提示医生考虑 HNPCC 的诊断。

（1）结直肠癌的早期发生，尤其是在近端肠腔（无多发性肠息肉）；

（2）存在多种原发癌（如结肠癌、子宫内膜癌和卵巢癌），显著高于非癌者。

4. 疾病与结直肠癌

（1）肠道疾患：国内外大量研究结果表明，一些肠道疾患诸如肠息肉、溃疡性结肠炎、克罗恩病、有胆囊或阑尾切除史等与结直肠癌的发病有关系。慢性溃疡性结肠炎是结直肠癌的高危因素，通常在发病 5~8 年后发生恶变，不过其恶变发生率在世界范围内的统计不一致。慢性溃疡性结肠炎发生结直肠癌的概率比正常人高 5~10 倍，一般认为，溃疡性结肠炎病程愈长结直肠癌发生率愈高，Deveroeae 统计溃疡性结肠炎浆黏膜病史在 10 年、20 年、40 年者恶变率分别为 3%、20%、43%。溃疡性结肠炎发病年龄愈小，最终发生癌的可能性愈大，病变累及结直肠的范围也与结直肠癌的发生有密切关系。

（2）肠息肉：息肉与结直肠癌的联系极为密切，已如前述；上海的研究表明大肠息肉患者发生结直肠癌的危险度是非息肉人群的 22 倍，调整病程后，腺瘤性肠息肉与结直肠癌的关系更为密切，腺瘤性肠息肉被公认为是癌前病变。

（3）血吸虫病：血吸虫病是我国主要的地方性寄生虫病，病变可累及全部结肠，以乙状结肠和直肠最严重。病理变化：①大体变化：肠黏膜红肿，呈急性卡他性，并可见散在的点状出血点和小溃疡，晚期肠壁纤维化，黏膜粗糙不平，并可见黏膜萎缩和小息肉形成。②组织学变化：肠黏膜层及黏膜下层可见围绕虫卵形成结核样结节，晚期发生纤维化，肠黏膜可见溃疡形成，肠黏膜上皮可发生增生变化，增生腺体可延伸至黏膜下。流行病学调查发现，血吸虫病流行区大肠癌的发病率及死亡率明显高于非流行区，合并血吸虫病的大肠癌患者平均年龄明显低于一般大肠癌患者。病理学发现合并血吸虫病的大肠癌一般分化较好，癌灶多见于血吸虫息肉的底部及侧面，癌组织周围可见大量陈旧钙化的虫卵，在息肉及溃疡旁可见上皮增生及腺体突破黏膜层，上述结果说明血吸虫病与大肠癌有较密切关系。

四、分类与病理分期

（一）部位

结直肠癌是结直肠上皮的恶性肿瘤，发生部位以直肠最多。全国大肠癌协作组 3147 例分析，直肠癌占 66.9%，其次为乙状结肠癌占 10.8%。近十几年结肠癌有增多趋势。大肠癌多为单发，多发占 3~6%，肿瘤的发生部位与肿瘤的分子遗传学有关，具有高度微卫星不稳

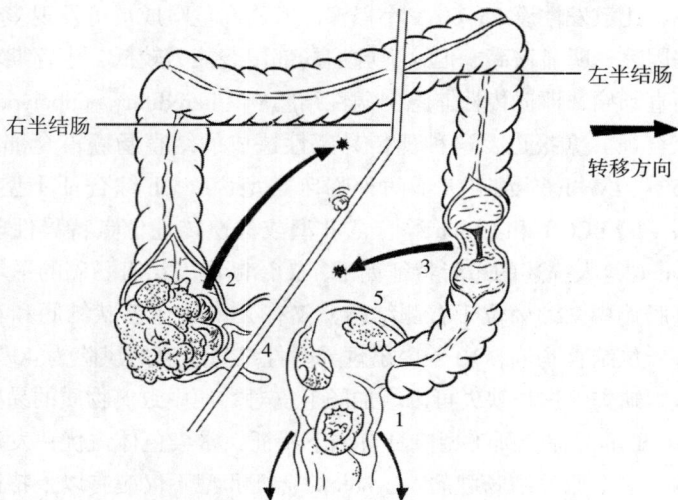

图 26-1-1　大肠癌的类型和好发部位

定性或 Ras 原癌基因改变。突变的肿瘤常发生在盲肠、降结肠和横结肠。右半结肠癌多见于年老的患者，左半结肠癌常见于 50 岁以下的女性。据上海莫善兢观察，大肠癌发病部位有右移倾向，唐世孝等报道 941 例大肠癌 20 年间右半结肠由 18.3% 升至 30.2%。乙状结肠 – 直肠由 68.9% 降至 57.1%。（图 26-1-1）

（二）早期结直肠癌

根据 1975 年日本大肠癌研究会的讨论意见将癌限于大肠黏膜及黏膜下者称为早期大肠癌，一般无淋巴结转移，但癌侵入至黏膜下层者约 5%~10% 伴局部淋巴结转移。全国大肠癌协作组 1981 年份型：息肉隆起型（Ⅰ型）：[又可分为有蒂型（IP 型）、亚蒂型（ⅠSP 型）和广基型（ⅠS 型）]、扁平隆起型（Ⅱa 型）、扁平隆起伴溃疡型（Ⅱa+Ⅱc）。

为了介绍 WHO2000 年结直肠癌的新分类，规范我国日常病理诊断标准，于 2003 年 11 月在北京召开了结直肠癌活检中癌及前驱病变诊断问题研讨会，会议焦点集中在如何理解结直肠癌的定义，探讨以往诊断增生性病变、不典型增生、腺瘤癌变、原位癌、黏膜内癌、黏膜固有层早期浸润癌的诊断，以与 WHO 接轨。WHO 2000 年分类中，结直肠癌的定义为"结直肠恶性上皮性肿瘤，只有肿瘤穿透黏膜肌层抵达黏膜下层时，才能确定为恶性"。定义的要点如下。

（1）部位：只限于结直肠。

（2）深度：穿透黏膜肌层抵达黏膜下层。

（3）可同时伴有散在的 Paneth 细胞，神经内分泌细胞或小灶状鳞状细胞分化。

新分类中将上皮内癌变与异型增生视为同义词，轻度和中度异型增生归入低级别上皮内癌变。重度异型增生、原位癌和黏膜内癌都归入高级别（high-grade）上皮内癌变。新分类中将那些具有腺癌形态特点的病变仅限于黏膜上皮或侵犯黏膜固层，几乎没有转移风险的病变，称为高级别上皮内癌变。结直肠癌必须浸润到黏膜下层才能诊断，原位癌、黏膜内癌不发生转移，故不必列为结直肠癌。

（三）进展期结、直肠癌

1. 大体类型

（1）隆起型：肿瘤的主体向肠腔内突起，外观呈息肉样、结节样或菜花样，根据其形状之不同又可分为：①隆起息肉型；②盘状型。

（2）溃疡型：肿瘤形成深在溃疡，该型在大肠癌中为常见，约占 51.2%。根据溃疡之外形及生长情况又可分为两个亚型：①局部溃疡型；②浸润溃疡型。

（3）浸润型：肿瘤不形成明显溃疡或向肠腔内隆起的肿块，在肠壁弥散浸润生长，多累及肠管全周，并伴有明显的纤维组织增生，形成环状狭窄约占 10%，多呈半透明胶冻状。隆起型大多为分化较高的管状腺癌或乳头状腺癌，浸润型多为低分化腺癌，肠壁内有分层结构并充有黏液胶冻样物。

2. 组织学分类

大肠癌大部分为高分化及中分化管状腺癌，Ⅰ级（高分化）乳头状腺癌及高分化管状腺癌；Ⅱ级（中分化）腺癌及黏液腺癌；Ⅲ级（低分化）管状腺癌及印戒细胞癌及未分化癌。也可见到其他种的分类如：①乳头状腺癌；②管状腺癌；③黏液腺癌；④未分化癌；

⑤印戒细胞癌；⑥鳞状细胞癌；⑦神经内分泌分化肿瘤和类瘤等；⑧其他如透明细胞癌、绒毛膜上皮癌、子宫内膜样癌等。

3. 免疫组织化学和其他特性染色分类

免疫组化染色显示结直肠癌细胞角蛋白 20 染色阳性，而细胞角蛋白 7 染色阴性，此现象在结直肠癌的鉴别诊断中具有重要意义。癌胚抗原（CEA）染色阳性，染色程度与血清 CEA 浓度相关，而与肿瘤组织学分级或分化程度无关。绒毛蛋白的表达也一样，结直肠癌一致表达，但与分化无关。浸润性结直肠癌中肿瘤 TAG-72 相关糖蛋白 100% 阳性染色。HCG 免疫组化染色反应性较高，尤其是黏液腺癌和低分化腺癌。约半数的结直肠癌 P53 蛋白染色阳性，而有 90% 的结直肠癌 c-myc 表达增强。

（四）分期

1926 年伦敦圣马克医院 JC Lockhart-Mummery 认识到结直肠癌病理分期的重要性并首次提出分期系统；Lockhart-Mummery 通过 200 例直肠癌切除标本的病变在直肠壁扩散范围及周围组织和淋巴结内的扩散的研究，提出将直肠癌分为 A、B、C 三期。这一分期的缺点是 "B" 含义不明，难以确定是指根本无淋巴受累或少数淋巴受累。Lockhart-Mummery 结直肠癌病理分期系统几经修改，临床应用达 80 年之久。1932 年该医院的 C.Dukes 根据 2000 多例结直肠癌手术切除标本建立了新的 Dukes 分期，Dukes 这个分期系统考虑了肿瘤组织病理学的两个特征；即肠壁浸润深度和有无区域淋巴转移。简单易记，能较好地反映患者的预后并指导治疗方案的选择，因此广为临床工作者采用并成为现在许多分期系统的基础，但随着临床治疗选择的多样化，Dukes 分期也暴露出一些不足，如分期不够细化，有些期别相同的患者预后存在较大差别。

此后便不断地有基于 Dukes 概念并根据病理状况等预后相关因素修订的各种方案出现，如 Kirklin 分期、Astler and Coller 分期、Turnbull 分期、GundersonSosin 分期、Australian 分期、中国分期、Concord Hospital 临床病理分期、记分分期系统、日本分期等。Kirklin 分期、Astler and Coller 分期、Turnbull 分期、GundersonSosin 分期、Australian 分期、中国分期均为 Dukes 分期的改良。1954 年 Pierre Denoix 根据局部肿瘤（Tumor）、淋巴结（Nodes）和转移（Metastases）情况提出崭新的 "TNM 分期"，首次基于临床和病理发现确定疾病范围。1986 年美国癌症联合会（AICC）准确地提出结、直肠癌 TNM 分期系统分类，1997 年 AICC 和国际抗癌联盟（UICC）对该分期进行了修订，提出结、直肠癌新的 TNM 分期系统，并于 2003 年再次修订。新的 TNM 分期较 Dukes 分期能更准确、详细地反映临床和病理情况并强调了肿瘤局部浸润深度、淋巴结转移的数量和部位对预后的影响。

目前国内外公认的结直肠癌分期标准是 2003 年修改的国际抗癌联盟（UICC）和美国肿瘤联合会（AICC）联合制定的 TNM 分期法和改良版 Dukes 分期法。由于改良后的 Dukes 分期法方法简便，易于掌握，因此被较广泛的采纳使用。

1.Dukes 分期法改良版

A 期：肿瘤限于肠壁内

B 期：肿瘤已侵及肠壁外

C 期：伴有淋巴结转移

D 期：有远处转移

2. TNM 分期

现在结直肠癌分期标准是国际抗癌协会（UICC）TNM 分期并得到广泛的应用。

T 代表肿瘤：Tx 原发肿瘤不能测定，T0 没有原发肿瘤的证据，Tis 原发肿瘤（上皮内或黏膜内），T1 肿瘤侵入黏膜下层，T2 肿瘤侵及肌层，T3 肿瘤穿透肌层达浆膜下层，或浆膜外或直肠周围组织，T4 肿瘤直接侵犯周围组织和器官。

N 代表淋巴结：Nx 区域淋巴结不能测定，N0 没有区域淋巴结转移，N1 第 1~3 站淋巴结转移，N2 第 4 站或更远淋巴结转移。

M 代表肿瘤转移：Mx 远处转移不能确定，M0 无远处转移，M1 出现远处转移。

在记录 TNM 分期时，符号 p 代表 TNM 分期的病理诊断，如 p T1。符号 c 代表 TNM 分期的临床诊断。病理学分期是基于治疗前原发肿瘤的大体检查和镜下形态。pT 的判定标准是原发肿瘤切除后通过显微镜观察确定的，用于病理学的诊断报告。结、直肠肿瘤TNM 符号的表述如下。

T ——原发性肿瘤

Tx 原发性肿瘤无法确定浸润深度

T0 没有检出原发性肿瘤

Tis 原位癌（上皮内癌或黏膜内癌）

T1 肿瘤侵犯黏膜下层

T2 肿瘤侵犯肌层

T3 肿瘤穿过肌层侵犯浆膜下层或无腹膜覆盖的结直肠周围组织

pT3a ——最小侵犯，穿透肌层但距肌层肌边缘在 1 mm 内

pT3b ——轻度侵犯，穿透肌层但距肌层肌边缘在 1~5 mm 内

pT3c ——中度侵犯，穿透肌层但距肌层肌边缘在 5~15 mm 内

pT3d ——广泛侵犯，穿透肌层但距肌层肌边缘超过 15 mm

T4 肿瘤直接侵犯其他器官或组织（T4a），或已侵犯到脏腹膜之外（T4b）

N ——局部淋巴结

Nx 局部淋巴结是否转移无法确定

N0 无局部淋巴结转移

N1 已转移到 1~3 个淋巴结

N2 已转移到 4 个或更多淋巴结

M ——远处转移（M）

Mx 无法确定是否有远处转移

M0 无远处转移

M1 已有远处转移

（五）癌前病变

（1）灶性迷离腺体是上皮性肿瘤最早出现的形态学变化，组织学显示，灶性迷离腺体的腺上皮增生变大，具有增生性息肉的特征和 ras 原癌基因突变。另一型是与 APC 基因突变相关的 ACFs 不典型增生（微腺瘤），从 ACF 到腺瘤到癌的进度，体现了 ACF 在结直肠癌中的致癌作用，APC 基因的突变在腺瘤形成中起关键作用。

（2）腺瘤是指出现在上皮内的瘤变。右半结肠腺瘤占 40%，左半结肠占 40%，直肠占 20%。尸检发现 30%~35% 个体有腺瘤存在。

（3）增生性息肉，传统上认为增生性息肉不是真性息肉，但是 ras 基因突变却经常发生，提示此息肉可能是肿瘤性的。Friedman 等报道 13% 的增生性息肉含有腺瘤灶，而 16% 的绒毛状腺瘤内含有增生性结构。Longacre 报道 10% 的增生性息肉可以癌变。

（4）幼年性息肉：儿童常见，典型呈球形、分叶状和带蒂的外观。

（5）Peutz-Jeghers 息肉（P-J 息肉）：包括三部分，胃肠道 P-J 息肉、常染色体显性遗传和皮肤黏膜色素沉着。多见于儿童与青少年，常见于小肠，其次胃与大肠，息肉常为多发。一般认为 P-J 息肉为错构瘤，但有报道发生癌变，同时 P-J 息肉可合并消化道其他部位癌如卵巢癌、子宫癌，与 19 号染色体上的 LRB1（STK11）基因突变有关。

（6）炎性息肉：在慢性结肠炎中多见，并有报道癌变者。

（7）淋巴间质性息肉：往往含有反应性的黏膜相关淋巴组织。

（8）溃疡性结肠炎。

（9）克罗恩病。

（六）结直肠癌的分子遗传学

大多数结肠癌的发展是从肠上皮细胞 APC（腺瘤性息肉病基因）这一肿瘤抑制基因突变失活开始。这个失活过程是多步骤的，包括干扰 β-catenin（β- 钙黏附素）的平衡和重新调节转录基因，引起其下游基因表达的改变，如原癌基因 c-myc、ras 基因的激活和抑癌基因的失活。

微卫星不稳定（MSI）亦称做体细胞突变或 DNA 重复错误或核苷酸不稳定。最近研究表明 DNA 错配修复的缺陷与 WNT 信号传导通路上存在功能性联系。带有错配修复缺陷的偶发结肠癌约有 25% 出现 AX1N2 基因的框移突变，后者导致 β-catenin 的稳定和激活细胞受体 TCF，这种突变在没有错配修复缺陷和没有 APC 基因突变的结肠癌肿瘤细胞核常可见到。

（七）与癌预后有关的一些病理学因素

1. 大体观

位于左半结肠的肿瘤预后好于右半结肠肿瘤，但左半结肠肿瘤晚期复发率较高，肿瘤体积大、广基和溃疡型、广泛浸润肠壁周围组织和出现梗阻者预后较差。

2. 组织病理学

肿瘤侵入肠壁深层和浆膜外，呈浸润性生长预后差，肿瘤组织学分级与预后明显相关，如印戒细胞癌、黏液腺癌、小细胞癌等，其中直肠的黏液腺癌预后最差。

3. 淋巴结转移

出现肠系膜淋巴结、远处淋巴结转移或逆行转移时常提示预后不佳。淋巴结受累的数愈多预后愈差。

4. 肿瘤血管生成

肿瘤性血管生成对肿瘤的生长起到关键作用，高血管密度是预后不佳的指征。

5. 血管和神经的侵犯

如果肿瘤累及血管，则 5 年生存率明显下降，神经受侵犯也是肿瘤进展的表现。

6. 炎性反应

肿瘤中出现大量炎性细胞浸润，提示预后较好，在淋巴结引流区域出现 T 淋巴细胞聚集区和生发中心的高度增生，也是预后良好的指征。

7. 手术切除范围

手术切除范围的大小反应手术医生的水平，较小的手术范围常与不良预后有关；在直肠癌手术中，清楚分离癌旁周围组织是重要的。

8. 细胞增殖与 DNA 倍体

对于 S 期的肿瘤细胞的数量与预后相关，非整倍体肿瘤细胞的存在与复发的危险或生存相关。

五、中医辨证分型

1. 湿热壅盛

腹痛、腹胀，里急后重，便带脓血，伴发热、胸闷，舌红，苔黄腻，脉滑数。

2. 瘀毒阻滞

腹痛明显，里急后重，泻下紫脓血，伴烦热口渴，舌紫暗，有瘀斑，脉细涩。

3. 脾肾阳虚

畏寒肢冷，腹痛喜按，五更泄泻，少气乏力，舌淡苔白，脉细弱。

4. 肝肾阴虚

头晕目眩，五心烦热，少寐盗汗，腰膝疲软，舌红少苔，脉弦细而数。

5. 气血两亏

面色苍白，神疲乏力，少气懒言。可伴脱肛，舌淡，脉沉细无力。

六、临床表现

（一）结肠癌的临床特点

结肠癌的主要表现是排便习惯的改变和粪便性质的改变、腹痛、腹部包块、肠梗阻和贫血等。结肠癌从出现症状到明确诊断，其中 66% 的患者已历时平均 6 个月以上。文献报道的多组病例，早期患者仅占 2%~7%。鉴于结肠癌的发病率明显上升，因此早期诊断已成为当前迫切需要解决的问题，因此有以下症状的患者都应警惕结肠癌的可能：

（1）原因不明的消瘦、贫血、乏力、食欲不振。

（2）便血：粪便性质的改变，出血属下消化道出血，呈暗红色或鲜红色，黏液脓血便。

（3）便频：便频早期可有腹胀不适、消化不良等症状，随便次增多出现排便习惯的改变。

（4）排便习惯改变：稀便或便秘两者交替出现，当肿瘤部分或全部堵塞肠腔，粪便在肠腔内不能正常通过以致大便干结便秘。

（5）腹部隐痛、胀痛：其中腹痛的发生率比腹胀高，腹痛的原因有：肿瘤的局部侵犯愈深疼痛愈重，肿瘤所致的肠道刺激所引起，肿瘤穿透肠壁引起腹膜及周围炎，肿瘤引起肠梗阻。

（6）腹部肿块：结肠癌的腹部肿块主要是由于肿瘤本身所引起，其次是由于肿瘤侵及肠壁全层后引起肠周炎症，与邻近组织或脏器粘连形成，肿瘤不断增大引起肠梗阻后也可出现腹部肿块。腹部肿块是结肠癌的主要表现之一，发生率47%~80%。出现上述症状，须做进一步调查。

（7）肠梗阻表现：肠梗阻是结肠癌的后期症状。当肿瘤生长到一定大小时，可以阻塞肠腔引起完全性或不完全性梗阻症状，特点是常进行性加重，非手术方法难以缓解。大肠癌伴肠梗阻的发生率各家报道不一，约占3.8%~29%，左半结肠肿瘤梗阻的发生率较右半结肠为高。国内报道结肠梗阻中20%~55%由结肠癌引起；Buechter报告127例急性肠梗阻者，肿瘤引起者99例，占78%。

（8）急性腹膜炎：结肠癌合并肠穿孔而致急性腹膜炎占结肠癌患者的6%，继而突然出现腹部剧痛、发烧、急性腹膜炎刺激征合并全身中毒症状。

（9）中毒症状：患者主要出现贫血、低烧、乏力、消瘦、浮肿。贫血的主要原因是肿瘤溃疡、长期失血、血管破溃，以慢性失血为主。晚期肿瘤转移对造血系统的破坏，晚期出现消瘦、乏力、浮肿，低蛋白血症等。

（10）其他症状：为癌肿侵及周围脏器形成内瘘，并可引起相应的症状。晚期结直肠癌可出现黄疸、腹水、肝转移征象。随病程进展，患者可出现慢性消耗性症状，如贫血、消瘦、乏力及发热，甚至出现恶病质。

（二）不同部位的结肠癌的临床特点

1. 右半结肠癌

右半结肠癌常表现出腹部肿块、贫血、腹痛、全身乏力与消瘦等症状。由于盲肠及升结肠为腹膜间位器官，位置相对固定，其肿块活动度较小，若肿瘤活动，则上下方向活动度较左右方向小；结肠肝曲发生肿块时，可随肝下缘的水平有所升降。当肿块由于肠周炎而与周围脏器及肠管粘连时，触及的腹部肿块常固定，而且边缘不清，表面不光滑并有一定的压痛。腹部肿块继续增大，少数患者可出现肠梗阻。腹痛是右半结肠癌患者就诊的主要原因之一，有报道认为腹痛占右半结肠癌各种症状首位。早期患者一般没有腹痛表现，或仅在进食后可有右侧腹部隐痛和胀痛。进展期患者可有右侧腹部持续性胀痛或钝痛，有时可类似于胆囊炎和十二指肠溃疡的症状，这主要是因为腹痛定位不准确（牵涉痛）而造成。部分患者的腹痛可因体位的变化或活动而加剧；部分患者还可因肠梗阻而引起腹痛，特别是急性完全性肠梗阻引起的阵发性绞痛并同时伴有便秘，腹胀及肠鸣音亢进、呕吐等症状；个别患者可因癌肿穿孔而引起急性弥漫性腹膜炎，出现腹部剧痛、压痛、反跳痛与腹肌板样强直等腹膜刺激征表现。贫血是右半结肠癌的较常见症状，可作为首发症状出现。因右半结肠癌出血肉眼不易察觉，许多患者以原因不明的贫血而就医，此时应警惕结肠癌的发生。

2. 左半结肠癌

肠腔较狭小，粪便成为半固体状。肿瘤多为浸润型癌，呈环形生长，易致肠腔狭窄。临床以便血、脓血便，大便习惯改变，肠梗阻以左半结肠癌多见。便血是左半结肠癌最常见的症状。由于距肛门较近，可被较快的排出体外，故易被患者发现而引起重视。由于肿瘤分泌物较多、继发感染等原因，常为黏液血便或黏液脓血便。左半结肠癌引起的肠道刺激症状可较早出现，所以排便习惯改变的症状较右半结肠明显，常表现为便频，腹泻与便秘交替。另外，左半结肠的肠径小，发生肿瘤后易引起梗阻，成型的大便嵌于狭窄部位亦是梗阻原因之一。左半结肠癌所致的梗阻明显较右半结肠癌多见，有报道是右半结肠的8倍，因此而致的腹痛也较多见。

（三）直肠癌的临床特点

1.直肠癌主要的临床症状

（1）便血：是直肠癌患者最早期和常见的症状，多呈鲜血或暗红色血液，与大便不相混淆，大量出血者则罕见，有时便中含有血块和脱落的坏死组织。

（2）排便习惯改变：是直肠癌患者的主要临床症状之一。主要表现为大便次数的增多，每日数次至十数次，多者甚至每日数十次，每次仅排少量的血液及黏液便，多伴持续性肛门坠胀感及排便不尽感。

（3）大便形状变化、肛坠疼痛：大便变细、变形，有时排便困难及便秘。部分中晚期直肠癌患者，可因肿瘤侵透肠壁全层并浸润至直肠周围组织及神经而出现剧烈疼痛。

（4）相关系统的症状：位于直肠前壁的肿瘤如向前浸润，在男性患者可累及前列腺或尿道而出现尿频、尿急、尿痛、排尿不畅及血尿等尿道刺激征；如瘤体浸润透膀胱可形成直肠膀胱瘘，患者在排尿时有气体逸出，尿液中带粪汁；在女性患者癌肿累及阴道后壁时，患者常有白带增多，穿透阴道壁可形成直肠阴道瘘，阴道内可有非正常的血性分泌物或粪便排出。

（5）部分的直肠癌可有肠梗阻表现：以直肠上段癌多见，多数位于腹膜返折处。梗阻表现可因瘤体表面的组织坏死脱落暂时有所缓解，肿瘤的进一步生长，梗阻症状复又出现。当完全梗阻后，临床检查中除看到整个结肠均有充气扩张表现外，症状与低位结肠癌梗阻的表现相同。除上述临床症状与表现外，部分直肠癌患者尚有贫血、全身乏力、体重减轻等症状。

2.直肠癌的体征

直肠指诊是检查直肠癌最简单且阳性率最高的检查方法，但由于直肠指诊并不像想象的那样受人重视，故仅有10%的肠癌患者曾经接触过检查者的手指。在我国，直肠癌占大肠癌的70%左右，而80%的直肠癌位于指诊可触及的部位，也就是说只要认真作直肠指诊就可使50%以上的大肠癌得以诊断，所以对有下消化道出血、便频、腹泻、肛坠等排便习惯和粪便内容有所改变的患者，疑有大肠疾患者皆应进行直肠指诊检查。

指诊一般采用侧卧位，亦可采用膝胸卧位或截石位。一般可触及距肛缘8cm左右的直肠情况，如触及肿物，应仔细体会及辨别肿物的大小、距肛缘的远近；肿物位于直肠的前壁或后壁；是部分肠壁受累还是侵及全周；肿物可为活动的或固定的，基底部与周围组织器官的关系，是否存在粘连；肿物为溃疡型或肿块型；外生性生长还是浸润性生长等等。还应注意直肠外有无肿物尤其应注意膀胱直肠陷凹（直肠子宫陷凹）和直肠后壁陷凹内有无肿物。检查两侧闭孔内有无肿大淋巴结，如触及坚硬的淋巴结提示肿瘤转移，这是一项有价值的预后指标。在女性，应检查子宫颈及阴道后壁情况，男性应注意前列腺是否光滑，有无肿大。退指后还应观察指套有无脓、血及坏死组织等。还应对粪便的性状、颜色作详细描述。

（四）肛管癌的临床表现特点

出血和疼痛是肛管癌的主要症状。

肛门部的瘤体在早期即可侵及神经引起疼痛，尤其在排便时，疼痛明显加剧，患者因此而恐惧排便，造成便秘。任何造成肛管扩张的检查治疗都可使疼痛加重，以致患者常常拒绝检查。当肿瘤侵及肛门括约肌后可引起大便失禁。由于此部位接近体外，有时癌肿可外翻而突出于肛门。肿瘤组织坏死，触之易出血，出血多为鲜血，附在粪便的表面。由于肛管部位的淋巴引流特点：向上流至直肠下动脉到闭孔和髂内血管旁淋巴结，向下到闭孔动脉和髂内血管旁淋巴结，若出现闭孔淋巴结转移而累及神经时，患者常有顽固的会阴部疼痛，并向大腿内侧放射。淋巴引流向下与肛周的皮肤淋巴管相汇合后引流至腹股沟淋巴结，故腹股沟淋巴结多有肿大，如肿大的淋巴结质地较硬，位置较固定或有融合现象，多提示为转移。肛管癌约占大肠癌患者总数的 2.3%。早期临床上应注意与痔疮鉴别。

七、实验室及其他辅助检查

（一）粪便检查

1. 粪便潜血试验

作为一种简便、快速的大肠肿瘤筛检方法，粪便隐血试验可以从健康人群中检出可疑大肠肿瘤的患者，并为进一步精查高危人群提供线索。虽然粪便隐血试验阳性即可意味着肠黏膜已有溃破，并非早期，但国内外学者通过大量的对照性研究证实，粪便隐血试验对大肠癌的早期诊断仍有十分重要意义。有研究表明，每年进行一次粪便隐血试验检查最高可以使大肠癌死亡率降低 33%。多数临床实验室使用化学法隐血试验，该试验是借助其检出血红蛋白和血红素含有过氧化物酶活性的原理，判断粪便中是否含有血红蛋白和血红素。当然，应该注意，此种试验可在粪便中任何含过氧化酶活性的物质时做出反应；如食物中的非人类血红蛋白、新鲜水果和未加工蔬菜等，均会产生假阳性。

免疫法粪便隐血试验原理是抗原、抗体的特异结合，故其只检出人的血红蛋白，比较而言，免疫法较化学法灵敏度高。胡伟国等用免疫法和传统的化学法检测阳性率分别为 84.6% 与 61.5%（P < 0.01），提示免疫法可明显提高人群粪便隐血试验的阳性率，有利于大肠癌的早期诊断。加上免疫法粪便隐血试验是人血红蛋白特异性抗原抗体反应，受食物、药物影响较小，在大肠癌患者普查中有更好的应用前景。美国最近根据免疫法粪便隐血实验的原理研制一种粪便隐血实验产品，灵敏性和特异性较好，使用简单，且不需要在检查前限制某些食品摄入，被美国癌症协会认为将替代化学法粪便隐血实验。

由于癌组织和癌前病变组织的出血呈间歇性，而非癌或癌前病变的大肠组织同样可以出血，所以粪便隐血试验不可避免会出现假阴性和假阳性结果。

2. 粪中大肠脱落细胞检测

大肠脱落细胞的检查起始于 20 世纪 50 年代，健康人大肠黏膜上皮细胞每 3~4 天更新一次，随粪便排出体外。理论上讲，从如此大量的脱落细胞中收集肿瘤细胞不应有太大的困难。事实上，由于肠腔多种理化和生物学因素的影响，脱落细胞的形态已有很多改变，加之粪便中混有大量细菌、食物残渣、胆色素及肠道黏液，使细胞的分离、辨认存在一定的难度。为克服上述困难，许多研究人员不断改进细胞收集方法，使之日臻完善。Rosman 等应用口服泻剂清肠法收集 15 例大肠癌患者腹泻液，结果 10 例检出癌细胞，4 例检出不典型增生细胞。但由于该法患者需口服泻药或 2~4L 平衡盐液，年老体弱者难以耐受，致使患者的依从性差。Albaugh 等应用密度梯度离心法提取脱落细胞，提取的细胞量达（0.75~1.2）×10^6/g 粪便，且 80% 以上为活细胞。进一步用 ELISA 方法研究证实，分离的脱落细胞几乎来源于结、直肠。但由于粪便中的肠道脱落细胞缺乏典型的上皮细胞形态，这给建立在形态学观察基础上的细胞检测带来一定困难。

3. 粪中 DNA 及肿瘤标记物的检测

众所周知，恶性肿瘤的发生发展是一个多基因作用的多阶段过程，癌基因的激活和抑癌基因的失活，使细胞增殖、分化不良而癌变。有了这些肿瘤发生分子生物学机制的理论依据，不少研究者针对不同的基因进行了一系列实验，检测粪便中肿瘤表面脱落细胞的突变 DNA。

粪便基因检测于 1992 年首次报道，从 9 例大肠癌患者粪便中提取 DNA，经 Southernblot 法杂交检出 K-ras 突变。虽然报道的病例均不多，但很快就被誉为 21 世纪大肠肿瘤筛检的方向。此后陆续出现类似报道，涉及的基因还包括 APC、CD44v6 及 v10、bc1-2 等。ras 基因家族包括 K-ras、H-ras、N-ras，因编码蛋白质的分子量均为 21kDa，故称为 p21，大量研究表明大肠癌组织中基因突变率在 50% 左右。

K-ras 基因第 12、13 或 61 位密码子点突变在很多肿瘤中常见，大约 20%~50% 大肠癌患者带有此种突变，且 85% 左右发生在第 12、13 位密码子。Prix 等运用包含 K-ras 第 12、13 位密码子最常见的 10 种突变的寡核苷酸诊断芯片，对 26 份患者粪便（7 例结直肠癌患者，15 例可疑大肠癌患者，4 例有大肠癌高危因素者）进行了分析。发现其中有 9 份标本中有第 12 位密码子突变，其中 8 份突变形式为 G-T，1 份为 G-A，与同时进行的直接测序法、RAS-PCR、HCA-PCR 做出的结果基本吻合。这种 k-ras 诊断芯片，能避免假阳性结果，同时，基因芯片具有高通量、高效率、低消耗处理生物信息的特点，只需一次实验，就可得到高精度大信息量的结果，适用于多位点突变的同时快速检测。

（二）X 线检查

1. 腹平片

普通透视及平片不是检查结肠疾病的常规方法，但对肠穿孔及肠梗阻有一定的诊断价值。成年人如出现肠梗阻要考虑到肿瘤存在的可能性，应进一步进行检查。

2. 钡灌肠

钡灌肠是检查结肠器质性病变的常用方法之一。目前，一种常用的方法是钡灌肠的同时将空气注入结肠，形成双对比图像，并注射抗胆碱药物使肠管张力减低，蠕动消失，可显示无名沟等细微结构，对肠管狭窄的鉴别诊断有一定的帮助。如为炎性痉挛狭窄则可缓解，如为癌性浸润狭窄则不能缓解，并能显示出病变段与狭窄段之间的清楚分界。钡灌肠表现：（1）肠腔内出现充盈缺损区，轮廓不规则，黏膜皱襞破坏中断，病变肠壁僵硬平直、皱襞消失；（2）肠管狭窄，呈局限性，狭窄可偏于一边或环绕整个肠壁，形成环状狭窄，轮廓不规则或较光滑整齐，肠壁僵硬，黏膜破坏消失，分界清楚；（3）形状不规则的龛影，边缘不整齐，呈尖角征改变，周围呈充盈缺损和狭窄，肠壁僵硬，结肠袋消失，黏膜破坏。

3. 结肠气钡双重对比检查

是发现结肠癌最简单安全的常规检查方法，对结肠癌诊断和早期发现有重要意义。其优势在于能显示病灶多方位情况，对黏膜破坏能较早发现，其最大优点是能观察结肠功能，如肠壁柔软度、蠕动及肠腔排空情况。双对比检查虽然有许多优点，但应注意：（1）肠腔的术前准备必须到位，若有残留粪便则不能正确诊断；（2）检查技巧熟练，对显示肠段要气钡适中，必须随显示的肠段而选择不同体位；（3）对各种双对比征象要有足够的认识，以免漏诊和误诊；（4）双对比造影往往对盲、升结肠显示不好，主要是钡剂不能进入或其内有部分粪便，易于漏诊，因此在注气时要注意右侧低位，使钡充分注入该部位；（5）不能对病变部位直接取活检病理检查，不能得到最终的明确诊断，仍需结肠镜检查。

（三）直肠镜及乙状结肠镜检查

直肠镜及乙状结肠镜是最有价值的诊断工具之一。其方法简便易行，患者痛苦少，经济成本低廉。由于约80%的大肠肿瘤位于直肠镜及乙状结肠镜所及的范围，所以尽管在电子结肠镜较为普及的今天，直肠镜及乙状结肠镜在肛肠疾病的诊断中仍占据着不可忽视的地位。我们认为，即使有电子结肠镜的诊断，如果病变位于乙状结肠镜可及的范围，术前最好再做乙状结肠镜检查，明确病变的形态、位置，以利于将来对手术切口及术式的选择。

多数患者检查前无需任何准备，少数有便秘的患者可以开塞露射肛，待排便后再行检查。患者多取膝胸卧位，应循腔进镜。能否顺利进入及进入的深浅，与操作者对直肠及乙状结肠解剖的熟悉程度有关。镜身插入的平均深度为20cm，很少患者能达到25cm。退镜时应仔细观察，并使黏膜皱襞展平，以免遗漏小病变。

（四）结肠镜检查

是诊断结肠癌最主要而有效的手段。随着电子结肠镜的广泛应用，使大肠癌的检出率，尤其是右半结肠癌及早期癌的检出率逐年提高。早期大肠癌是指局限于黏膜或黏膜下层且无淋巴结转移的大肠癌。从近年统计的大肠癌术后5年生存率来看，早期大肠癌可达到90%，而进展期大肠癌仅为50%~60%。因此，提高术后生存率的关键是提高早期大肠癌的检出率。早期阶段检出大肠癌相当困难，该阶段患者多无明显症状，就诊率低。所以，虽然由于条件的限制，将结肠镜作为普查项目尚为时过早，但放宽结肠镜检查的适应证，以提高早期癌的检出率是有必要的。

早期直肠癌指限于直肠黏膜或黏膜下的癌。早期直肠癌的诊断主要依靠内镜与活检。早期直肠癌内镜分型不一，但多执行与日本早期胃癌分型相似的分型标准，将早期大肠癌分为以下几型。

隆起型（Ⅰ型），其中包括有蒂型（Ⅰp），亚蒂型（Ⅰsp）和无蒂型（Ⅰs）；

表面型（Ⅱ型）包括表面隆起型（Ⅱa），表面平坦型（Ⅱb），表面凹陷型（Ⅱc）；

混合型如Ⅱa+Ⅱc，Ⅱc+Ⅱa等；

侧向扩展型 LST（Laterally spreading tumor）。此型的特点是肿瘤体积可以较大，但以向侧方生长为主，浸润深度较浅。

进展期大肠癌的肠镜分类如下。

Borrmann Ⅰ（息肉型）：癌灶体积较大，一般 4~6cm，多呈广基息肉样隆起，表面高低不平，成桑椹状或菜花状，表面可有散在性糜烂及浅小溃疡，触之易出血。

Borrmann Ⅱ（溃疡型）：无明显周围浸润的局限性溃疡癌，瘤灶范围常较 Borrmann Ⅰ型大，中央为较大溃疡，溃疡可深达 0.8cm，甚至 1.0cm。溃疡边缘为结节状隆起，此环堤状隆起完整，成火山口状，无局部向外破溃，故肿瘤境界清晰。此型在进展期大肠癌中最为常见。

Borrmann Ⅲ（溃疡浸润型）：此型与 Borrmann Ⅱ 的区别在于因溃疡边缘的肿瘤向四周肠壁及黏膜浸润而致溃疡边缘与肠壁无明显界限，形似环状堤坝向周围有一处或多处缺口状，亦可表现为肿瘤表面有众多大小不一的溃疡及糜烂，呈明显的高低不平，触之易出血；

Borrmann Ⅳ（硬化型）：癌灶呈环形浸润造成管腔管状狭窄，表面有散在的糜烂及浅溃疡，质地较硬，尤其在活检时可体会到与上述类型的区别。此型癌组织学形态是癌组织内结缔组织大量增生，病变区域纤维化。该型较少见，多发生在直肠及乙状结肠；

Borrmann Ⅴ（特殊型）：某些黏液腺癌可呈特殊的镜下形态，癌灶呈肿块型，伴有绒毛乳头状突起，质地松软而有弹性，边界不甚明显，多见于升结肠和盲肠。

放大电子肠镜除具有普通肠镜观察及取活检的功能外，在肠镜前端置有一个放大装置，使被观察病变部位的腺体开口在瞬间放大 40~100 倍（通常所用倍数为 60 倍）。通过该装置可以清晰地观察腺体开口的形态、排列，用4% 靛胭脂或美兰染色后观察更为满意。根据工藤等的分类方法将大肠黏膜表面腺体开口的形态分为五型，即Ⅰ型腺体开口大小均匀一致，通常为正常黏膜腺体开口；Ⅱ型腺体开口呈星芒状，多见于增生性病变；Ⅲ型分 2 个亚型，S 型腺体开口小，排列不整齐，多见于恶性病变，L 型腺管开口呈树枝状，主要见于腺瘤性息肉；Ⅳ型腺管开口呈脑回状或海藻状，多为绒毛状腺瘤或管状腺瘤；Ⅴ型无腺管开口结构，多见于恶性肿瘤。

目前，内镜使用中色素内镜被越来越多地应用于临床。色素内镜的临床应用也称染色内镜，系指通过各种途径（口服、直接喷洒、注射）将色素（染料）导入内镜下要观察的黏膜，使病灶与正常黏膜颜色对比更加明显，从而有助于病变的辨认及目的性活检。大肠肿瘤性病变的早期诊断决定了大肠肿瘤患者的预后，内镜检查是发现早期大肠肿瘤性病变最主要的手段，而色素内镜的应用，不仅有助于发现隆起性病变，而且还能发现扁平性病变，为明确诊断，应马上测定肿瘤标志物的基础水平，以便对估计预后提供帮助。

（五）超声检查

大肠疾病起病隐匿，内窥镜、X 线、气钡双重对比造影一直是诊断肠道疾病的常用方法，但却不能发现黏膜层以外病变。探明病变浸润深度及周围脏器的受侵情况，临床上有赖于 CT、MRI、超声等切面显像技术的帮助。过去曾有学者一度认为超声不适合消化道疾病检查，近年来，超声界学者开始重视肠道肿瘤的声像图研究，用超声诊断肠癌的报道增多，对进展期结肠癌的诊断符合率达 90% 以上；而且超声检查因无放射性损害、经济实用，对软组织显示效果明显优于 CT、MRI，在肠道疾病的诊断中一直得到大家的认可。超声检查肠道疾病的方法包括：经腹壁超声检查、腔内超声检查、内窥镜超声检查、术中超声检查、超声引导穿刺活检。

1. 腹部超声

大肠癌的诊断通常主要靠电子结肠镜和 X 线钡剂造影检查，但两者均属肠管腔内局限性检查法，仅对肠黏膜结构有良好的显示能力，对黏膜下及管壁外增生性病变的检查能力和肿瘤的性质判断并不高，不能提供肿瘤内部的结构情况，并且不能对病变周围和其他脏器做同时性检查。超声检查可弥补电子结肠镜及 X 线钡灌肠的不足。当癌浸润肠壁，占据部分或大部分时，该肠段的声阻抗改变，混杂的气体、粪团和液体不易停滞，从而利于B 超成像。

2. B 型超声

正常肠壁超声图像均显示为 5 层：呈现三明两暗结构。上述各层从内向外分别为黏膜界面回声、黏膜层、黏膜下层、固有肌层及浆膜层，而体内结肠壁结构通常不易被超声清晰显示。服肠道显影液后，结肠充盈，结肠壁呈二明一暗的 3 层结构，由内向外分别为黏膜与黏膜下层、固有肌层、浆肌层。体内结肠壁结构之所以与离体结肠壁表现不同，与探查深度的增加及界面增多有关。通过结肠灌水后观察超声图像可见：结肠显示为 4~5cm 的管状无回声图像，结肠壁厚 3mm，超声显示 5 层结构与解剖层次一致。内面两层相当于黏膜层，黏膜下层为回声增强的第 3 层，最外面的低回声为第 4 层系固有肌层和浆膜下脂肪组织层。回盲瓣在回盲部呈假性息肉样结构，理想扫查条件下，可见回盲瓣区有末端回肠开口。大肠癌声像特征如下。

（1）直接征：病变结肠首先可见肠管壁增厚，呈不均质低回声，肠腔内壁不规则狭窄，狭窄腔内如有气体，横切面的包块呈"假肾征"，如果狭窄腔内存在液体，则横切面呈"牛眼征"；如果癌肿闭塞肠腔，包块呈不均质低回声。直肠的肿块位于前列腺或子宫后方。正常的直肠横切面呈圆形或椭圆形直径 < 3.0cm，边界光整，而直肠癌肿直径 >3.0cm，边界不清，边缘不整，内呈不均质低回声。

（2）间接征：环状、半环状肿瘤突入肠腔，使肠腔不规则变窄，纵切面液体从狭窄部流过呈"小溪征"，如肠管蠕动加快时似一缕炊烟飘动呈"炊烟征"。肠管形态失常，近端扩大而远端变狭窄，严重发展为完全性肠梗阻或肠管套叠声像。

3. 彩色多普勒（CDFI）

近年来，已开始报道使用 CDFI 对大肠肿瘤的观察，但获得能为临床使用的指标尚不多。方法是首先用二维超声观察，然后加用 CDFI 观察病灶内部彩色血流信号的形态及分布情况。用脉冲多普勒（PW）判断血流信号的性质，分别测量收缩期峰值速度（Vs）、舒张末期速度（Vd）、搏动指数（PI）、阻力指数（RI）。结肠肿瘤内部 CDFI 信号的多少与肿瘤的良恶性有很大的相关性。良性者几乎无血流信号或少量星点状弱信号，而恶性者大多都探及条状、快速信号。PW 信号对肿瘤的良恶性也有很大的相关性，信号少者为良性，而恶性者信号明显增强，脉动指数均超过 0.80，阻力指数均超过 0.6。

4. 腔内超声

腔内超声（intraluminal ultrasound）是近些年来飞速发展的一种介入性超声检查新技

术，它主要是采用专门制作的特殊形状的超声探头或通过内镜、导管等技术将超声探头直接引入人体的有关腔道、管腔及体腔内，以直视或非直视的形式对各种管道、体腔和器官内进行超声探查，最终实现其对疾病诊断与治疗的目的。腔内超声的主要特点是大大拓展了超声检查的临床应用范围，突破了传统经体表超声检查所受到的一些限制与不能实施检查的一些"禁区"，获得了体表超声难以得到的超声影像学资料，并具有探头频率高，分辨力好，近距离探查图像质量清晰，受外界因素干扰少等优点，可为临床疾病的诊断分析提供更趋完善和准确的信息。

经直肠腔内超声检查是最精确的评价直肠癌侵犯深度的方法，准确率为72%~97%，远远高于CT、磁共振检查。对于直肠癌术前分期，确定手术方案，判断预后提供了更为良好准确的证据。但其也有一定局限性，如：对换能器和探头不能通过的狭窄性病变无法评价其浸润深度；评价区域淋巴结时，淋巴结大不一定是肿瘤转移，在转移灶较小时，正常淋巴结构破坏轻微，很难与正常淋巴结鉴别；合并直肠及直肠周围炎症时更难判断。

5. 内镜超声（EUS）

超声与内镜的结合，扩大了超声诊断的领域。超声内镜克服两者的不足，使我们不仅可以看到病变的表面，还能通过超声判断病变的性质和分期。EUS对大肠癌的意义在于：①进行大肠癌的术前分期，为治疗方案提供有价值的信息；②超声指导下对原发肿瘤或肿大淋巴结活检；③鉴别肠道其他良性疾病；④评价治疗效果及随访。

目前还没有其他诊断方式能像EUS那样获得肠壁层次和附近淋巴结的详细成像。普遍认为结肠和直肠所发现的黏膜以下的隆起病灶的检查是超声内镜的主要适应证，对病灶进行管壁或管外的定位诊断对于确定有无内镜切除适应证和判断内镜切除术后的穿孔危险性有重要价值。经直肠超声内镜检查判断直肠癌浸润肠壁深度的准确率为70%~90%，发现其周围淋巴结转移的准确率约75%，对周围盆腔器官受累的诊断准确率达90%。直肠癌术前诊断分期对制定正确手术方案有重要意义。超声内镜检查也是直肠癌术后化疗及放疗中观察疗效的重要手段。

（六）CT

CT检查不作为大肠癌诊断的首选检查，CT检查的主要目的是对已知肿瘤进行分期，作为选择治疗方案的依据。而且，CT检查对于诊断手术并发症，确定有无肿瘤残留、复发和转移方面有着其他检查无法比拟的优势。

1. 正常结直肠CT表现

结肠腔内有造影剂及气体，肠壁外有较厚的脂肪层，所以结肠壁可清晰显示。依肠管走行不同，在CT断面上可为环形或管形，如肠管长轴与扫描平面垂直则为环形，如升、降结肠及直肠；如肠管长轴与扫描平面平行则为管形，如横结肠及乙状结肠。结肠带可显示。正常肠壁厚度一般在5mm以内，超过5mm应怀疑异常，超过10mm可肯定为异常。阑尾不常看到，正常阑尾呈小环形或小管形影，腔内可有气体。肠内粪块呈不规则形，与肠壁无粘连关系，密度不均，其内散在斑片状积气影。

2. 大肠肿瘤的CT表现

（1）恒久的肠壁环形、半环形增厚或呈分叶状肿块，壁厚大于1cm，长度大于3cm。

（2）肠腔不规则狭窄，呈线状、裂隙状、条带状或小圆形，部分出现近端肠梗阻征。

（3）增强扫描肠壁轻度均匀强化，肿块较大并坏死时，则出现不均匀强化。

（4）肠壁可部分或广泛僵硬，侵犯浆膜时，则显示浆膜面毛糙、见长短不一的索条影或呈絮状，此征象提高窗宽达350~400显示更佳。

（5）有时肿块较大，难于确定病变来源时，我们认为此时若在肿块内发现小气泡或液体，则结合临床，仍可做出结肠癌的诊断。

（6）Ⅲ期以上结肠癌尚可见到邻近组织器官的侵犯、腹腔及腹膜后淋巴结肿大及肝脏转移等。

（七）CT仿真内镜

螺旋CT结肠仿真内镜（computed tomography virtual endoscopy，CTVE）是近年来开展的一项影像学检查新技术，通过螺旋CT容积扫描产生2D和3D的高分辨全结肠图像，用于检查结肠占位性病变。随着CT设备的改善和计算机技术的提高，该项工作正在逐步展开，显示出良好的应用前景。

与常规断面影像不同，CTVE检查不但能够探查大肠癌病变，而且能够以内镜图像为主的多种图像形式展示病灶的三维形态及毗邻关系甚至剖腹探查效果，同时能够了解肿瘤周围有无受侵，腹、盆腔淋巴结或肝脏及其他腹腔脏器有无转移。大肠癌术后复查时，CTVE检查可以了解吻合口处有无狭窄、复发以及大肠其他部位有无新生病变，有无淋巴结转移及远处转移。

获得良好的CTVE检查图像的前提条件是：①进行严格的肠道准备，避免肠内污物产生的伪影。②结肠充气的量需适度，充气过度致结肠黏膜过展，图像失真，同时小肠显影，干扰重建；充气不足时结肠显影中断，增加漏诊、误诊的机会。③常规仰卧位，必要时选择俯卧位，避免病变被肠腔内的液体遮盖。

CTVE检查具有以下优势：①CTVE检查用于结肠梗阻性病变的诊断可越过梗阻部位，了解近侧肠管的肠内情况，避免了大肠多发病变的漏诊；②CTVE结合多平面及曲面断面重建（multiplanar reformation，MPR）、表面重建（shaded surface display，SSD）、透明重建（raysum）等多种检查方法，可以从任意角度显示病变，其定位能力优于其他检查；③CTVE可在二维和三维影像间任意转换，肠管透明度可随意调整，有利于观察肠壁及肠外器官，增加了CTVE检查的兼容性；④CTVE检查可了解有无局部淋巴结及远处腹腔脏器转移；⑤CTVE是一种无创的检查结肠病变的新方法。

CTVE检查不足之处有：①对肠道清洁的要求相对较高，结肠内的残余粪便、残留钡剂以及残留的肠液等对观察病变构成一定的干扰，特别是一些小的息肉可能被其掩盖，造成漏诊，必要时需重复检查；②不能真正观察黏膜的组织学改变，不能取活检，定性诊断差；③对肠腔内扁平病变及炎性病变的诊断有一定的局限性。

CTVE结合SSD、透明重建检查的效果相当于钡灌肠检查，同时CTVE在观察大肠腔内情况以及肠腔外有无局限性浸润，有无淋巴结及腹腔脏器转移方面具有优势，但CTVE检查能否取代钡灌肠剂气钡双重造影还有待进一步研究。

（八）MRI

磁共振成像因扫描时间长，空间分辨率差，同时受到肠腔内气体、呼吸运动及肠管蠕动等因素的影响，使其在结肠病变诊断方面，远远滞后于神经和肌肉骨骼系统。检查由于可多方位成像，所以能较好地显示整个结肠的全貌。横轴位上，直肠、乙状结肠及回盲部易于显示，冠状位上则可观察到横结肠和升、降结肠，而矢状位上则利于观察直肠的全貌。同时，结肠 MRI 水成像技术的应用，解决了结肠全貌显示的问题，可与钡剂灌肠媲美。

MRI 可清晰显示结肠的肠壁厚度、解剖结构和毗邻关系。在结肠癌诊断中不仅能显示肠壁肿块、厚度、邻近器官的侵犯，还能显示淋巴结肿大及盆腹腔转移，其信号改变颇具特异性。表现为：肠壁增厚，分为局限型和弥漫型，增厚的肠壁在 T1W1 呈中等信号，T2W1 呈高信号或等信号。软组织肿块，呈菜花状或团块状，境界较为清晰，信号均匀或不均匀，T1W1 呈等信号，T2W1 呈等高或高低混杂信号。

MRI 由于其昂贵的价格使其不能成为对可疑大肠癌患者检查的首选方法。但其优点在于具有无创性；高的软组织分辨率；多方位成像；且扫描野大，不仅能显示肠壁病灶、邻近器官的浸润及较大范围淋巴结转移，还能显示肝、骨等远处转移。

（九）肿瘤标志物

肿瘤标志物（tumor marker TM）的概念：肿瘤标志物是指特征性存在于恶性肿瘤细胞，或由恶性肿瘤细胞异常而产生的物质，或是宿主对肿瘤的刺激反应而产生的物质，并能反映肿瘤发生、发展，监测肿瘤对治疗反应的一类物质。存在于肿瘤患者的组织、体液和排泄物中，能够用免疫学、生物学及化学的方法检测。包括蛋白质、激素、酶和多胺等。肿瘤标志物的血清水平一般与恶性肿瘤的发生、发展、消退、复发等具有良好的相关性。因此通常通过肿瘤标志物的血清水平测定，可以获得有关恶性肿瘤的辅助诊断、疗效观察、评判预后及预报复发等方面的信息。其临床意义为以下几个方面。

1. 肿瘤早期筛查

一个好的肿瘤标志物，在肿瘤的筛查中有一定的普通意义。但与大肠癌相关的一些肿瘤标志物如 CEA 缺少特异性，一般不作为肿瘤的筛选指标。

2. 出现肿瘤症状或可疑肿物后的鉴别诊断

当一个患者被怀疑患肿瘤时，此时肿瘤标志物的检测对鉴别是良性和恶性肿瘤十分有帮助。

3. 生物特点和疾病阶段的判断

一旦明确诊断，应马上测定肿瘤标志物的基础水平，以便对估计预后提供帮助。

4. 疗效观察和判断预后

是肿瘤标志物最有价值的作用。手术前肿瘤标志物升高，术后下降，表明手术成功；术后略有下降，随即重新升高，提示手术未奏效；术后下降，过段时间后又明显升高，提示肿瘤复发或转移。这种提示往往早于临床症状出现前数个月。肿瘤患者经治疗后，肿瘤标志物的升降与患者的疗效和预后有良好的相关性。治疗后肿瘤标志物下降说明治疗有效；治疗后肿瘤标志物继续升高，应更换治疗方案，如果更换治疗方案后肿瘤标志物持续升高，往往预示着复发或转移。

5. 多种肿瘤标志物联合检测可提高诊断的敏感性

肿瘤是单一变异细胞多次克隆的结果，其发生是多步骤、多基因的癌变过程。肿瘤细胞生物学特性具有复杂性及多态性，表现为癌变后不同种肿瘤病理类型的差异、同种病理类型的肿瘤细胞的异质性、肿瘤细胞基因型即细胞表型的差异等。在一个肿瘤中存在着不同特性的细胞，在生长速率、表面受体、免疫特性、浸润性、转移性、对药物毒性方面均可能不同。因此同一种肿瘤可含一种或多种肿瘤标志物，而不同肿瘤或同种肿瘤的不同组织类型既可有共同的肿瘤标志物，也可有不同的肿瘤标志物。为了提高肿瘤标志物检测的阳性率，选用一些特异性较高的肿瘤标志物进行联合检测，可以提高肿瘤标志物的应用价值。

肿瘤标志物可分为肿瘤相关抗原类、蛋白类肿瘤标志物、酶类肿瘤标志物、多肽激素类肿瘤标志物、癌基因及产物类、神经介质类等几类。临床常用的肿瘤标志物如癌胚抗原（CEA）、糖类抗原12-5（CA12-5）、糖类抗原19-9（CA19-9）、糖类抗原（CA-50）、糖类抗原（CA72-4）、前列腺特异性抗原（PSA）、鳞状细胞癌抗原（SCC）、组织多肽抗原（TPA）、细胞角蛋白CK19（CYFRA21-1）等均为肿瘤相关抗原这一类。

（1）癌胚抗原（carcinoembryonic antigen，CEA）：CEA是一种分子量约20000道尔顿的糖蛋白，45%为蛋白质，含有岩藻糖、甘露糖、半乳糖以及唾液酸。研究表明它的组分并非单一。CEA的编码基因位于19号染色体。1965年Gold和Freedman首先自人结肠癌组织发现，是胚胎性致癌抗原。主要存在于胎儿消化道上皮组织、胰脏和肝脏。正常成人血清中CEA含量极低，而失去极性的癌细胞分泌CEA进入血液和淋巴，导致血中CEA水平增高。

美国临床肿瘤协会（ASCO）的专家已制订出结肠直肠癌肿瘤标志物的应用指导原则。CEA被考虑作为肿瘤标志物，但其在结肠直肠癌的检测和诊断方面不起作用。虽然CEA可以偶然鉴定出结肠直肠癌的患者，但因其假阳性太高而无法令人接受。另外，没有证据表明用CEA进行筛查可以对成活率产生影响。ASCO的专家不建议CEA用于结肠直肠癌的筛查，但总体上同意CEA在结肠直肠癌患者的治疗、辅助预后判断、监测复发、评价治疗应答等方面的初步作用。

（2）糖类抗原19-9（carbohydrate antigen 19-9，CA19-9）：CA19-9是一种黏蛋白型的糖类蛋白肿瘤标志物，为细胞膜上的糖脂质，因由鼠单克隆抗体116NS19-9识别而命名。是迄今报道的对胰腺癌敏感性最高的标志物。在血清中它以唾液黏蛋白形式存在，分布于正常胎儿胰腺、胆囊、肝、肠和正常成年人胰腺、胆管上皮等处。是存在于血液循环的胃肠道肿瘤相关抗原。CA19-9的器官特异性不强，在各种腺癌特别是消化系统的恶性肿瘤如：71%~93%胰腺癌、67%肝胆管癌、40%~50%胃癌、30%~50%肝癌和15%乳腺癌的CA19-9都有升高。直肠、结肠癌患者，阳性率为18%~58%，与肿瘤分期有关。联合测定CEA可提高敏感度，如果治疗有效，CA19-9下降速度较CEA快。

（3）糖类抗原72-4（carbohydrate antigen 72-4，CA72-4）：是1981年美国Colcher等人用乳腺癌肝转移的癌细胞膜成分免疫小鼠，所得IgG型单克隆抗体B72.3所识别的肿瘤相关糖蛋白抗原，称为TAG-72（Tumor Associated Glycoprotein，肿瘤相关糖蛋白）。它是胃肠道和卵巢癌的肿瘤标志物。研究表明，80%以上的人体腺癌可在其细胞膜上检出CA72-4，而非上皮性的恶性肿瘤及良性增殖性病变均无该抗原表达。因此，它与一些在正常组织有表达的一些糖类抗原，如CA125、CA19-9等相比，特异性更强。恶性肿瘤时增高，阳性率分别为：胃肠道癌40%，肺癌36%，卵巢癌24%。CA72-4的检测与CEA具有互补作用。

对原发性乳癌、胃癌、直结肠癌以及卵巢癌患者血浆 CA72-4 清除连续检测表明，CA72-4 在检测残余肿瘤时很有作用。

八、诊断

结直肠癌的早期症状多不明显，通过病史，查体，X 线，结、直肠镜及病理检查等可确诊。

九、鉴别诊断

结直肠癌的鉴别诊断主要是结肠炎性疾病，如肠结核、血吸虫病肉芽肿、阿米巴肉芽肿、溃疡性结肠炎及结肠息肉。据文献报道，结肠癌平均误诊率为 41.5%，其中青年人误诊高达 72.5%，结肠癌出现症状后 1 个月确诊者仅有 8.8%~10%，3 个月确诊者 25%，6 个月确诊者 64.3%。临床上确诊的病例中已淋巴结转移的患者占 43.2%。由此可见早期诊断，减少误诊的重要性。

（1）特发性溃疡性结肠炎：占误诊病例的 15%。结肠癌尤其是左半结肠癌常可出现腹泻、黏液便、脓血便、便频、腹痛、消瘦和贫血，这些都与特发性结肠炎相似，临床易误诊。

（2）阑尾炎：占误诊率的 10%。回盲部癌常因局部右下腹痛、反跳痛而误诊。

（3）肠结核：肠结核在我国比较常见，其好发部位亦在回肠末端，盲肠与升结肠，特别是增殖性结核常与结肠癌相似，有低烧、贫血、肿块、消瘦等。

（4）结肠息肉：是常见的良性肿瘤，应注意与息肉样结肠癌的鉴别，必要时做电子结肠镜取活检做病理检查。

（5）血吸虫病肉芽肿：多见于流行区，我国南方多见，肠血吸虫病是血吸虫卵在肠黏膜下沉积，早期引起较大的慢性炎症性肉芽肿，后期结肠纤维组织增生与周围组织粘连形成炎性肿块，结肠黏膜不断形成溃疡与瘢痕，由于溃疡修复组织增生，形成息肉，少数病例可癌变，说明血吸虫与结直肠癌有密切关系。

十、治疗

（一）中医内治法

（1）湿热壅盛

[治法] 清利湿热。

[方剂] 槐花地榆汤加减。

[药物] 地榆、槐花、败酱草、马齿苋、白头翁、黄柏、黄芩等。

（2）瘀毒阻滞

[治法] 活血化瘀，解毒清热。

[方剂] 桃红四物汤加减。

[药物] 桃仁、红花、当归、赤芍、川芎、败酱草、马齿苋、银花等。

（3）脾肾阳虚

[治法] 温补脾肾。

［方剂］参苓白术散、四神丸加减。

［药物］党参、茯苓、白术、补骨脂、肉豆蔻，诃子、干姜、附子、苡仁等。

（4）肝肾阴虚

［治法］滋补肝肾。

［方剂］知柏地黄丸加减。

［药物］生熟地、山萸肉、知母、黄柏、五味子、女贞子、丹皮、泽泻等。

（5）气血两亏

［治法］补气养血。

［方剂］八珍汤加减。

［药物］党参、黄芪、当归、熟地、白芍、白术、茯苓等。

（二）西医非手术疗法

1. 直肠癌放疗

（1）直肠癌术前放疗：直肠癌术前放疗主要目的为：① 减少局部复发，提高生存率；② 降低肿瘤分期以利于切除原本难以切除的肿瘤；③ 提高保肛率。

临床上经常可见到放疗后肿块消失，仅留一浅表溃疡，组织切片仅见癌组织已为纤维结缔组织所替代。对手术标本进行常规组织病理学检查发现，放射治疗后肿瘤消退明显者，病理标本中可以见到大片的癌细胞坏死和间质纤维化。同时可以发现肿瘤内的血管内膜增厚，甚至血管闭塞。剂量通常选择每次 2.0 或 1.8Gy，总共 46~60Gy，这一疗程需要 4~7 周左右，以使局部复发率降低。一般主张应在放疗结束后 4 周左右再行手术治疗，因为此时不但达到肿瘤降期目的，而且肿瘤周围组织受放疗影响造成的充血、水肿基本消退，术中分离较容易。也有人采用术前短期放疗（5×5Gy），1 周后接受手术，在取得显著疗效的同时，还能够使副作用明显降低。定位时，照射野必须覆盖盆腔淋巴引流区，因为这是潜在复发部位。如已有相邻脏器受累，应包括髂外淋巴结。照射野有两种设计方案：盆腔照射野上界在 L5 上缘或 L2 水平，后者包括腹主动脉周围淋巴结区。下界应包括全部会阴。

（2）直肠癌术后的放疗：直肠癌术后证实肿瘤穿透肠壁、周围淋巴结有转移、有相邻脏器受累、未能完全切除肿瘤的，均应加做术后放疗。术后放疗盆腔剂量应在 45Gy 以上，能使盆腔复发率降低。为避免超过小肠耐受剂量，可用多野照射或缩野局部小野补充剂量 5~10Gy。术后放疗照射野上界在 L5~S1 交界，下界为会阴或肛管，侧野应包括全部骶骨。

目前，三维适形放疗已普遍用于临床，它采用 CT 模拟与三维计划设计照射野，对靶区及周围组织的可视性，及挡块和光栅的适形程度可得到较好保证。设计直肠癌缩野加量照射计划时，采用多野照射得到适形剂量分布，其剂量分布优势可提高肿瘤剂量和增加局控率使症状缓解率得以显著提高。相对于小野和中野照射更具有高度准确性和可重复性，并且对于周围正常组织具有更好的保护作用，它提高了病灶的照射剂量，减少并发症。

（3）放疗近期副作用：直肠癌盆腔放疗近期副作用包括腹泻；白细胞或血小板减少；排尿困难、尿频、尿急、血尿等。持续时间短，不需处理或对症处理。如：腹泻经使用蒙脱石散后一般可缓解；白细胞减少可加用升白药物。远期副作用发病率为 2%~16%，其中轻、中度不需手术的占一半，小肠蠕动增强、小肠炎、小肠梗阻（SBO）、会阴及阴囊绞痛、会阴伤口延迟愈合、尿失禁、膀胱萎缩、血尿（膀胱黏膜出血）等。重度远期毒性反应主要是 SBO，只要讲究放疗技术，高剂量盆腔放疗（55Gy）并不增加并发症发病率。SRCT 和 Uppsala 试验提示如果治疗技术恰当，患者每天每次接受 5Gy 的剂量是安全的。

直肠癌盆腔放疗放射损伤原因有：① 照射野较大，全部疗程时间较短；② 单次照射剂量较大，分次剂量＞225cGy；③ 用常压或低能 X 线（KV－X 线或 C 线）；④ 小肠受量＞54Gy；⑤ 用 APPA 技术，但每天只照 1 野；⑥ 盆腔有感染或以前做过放疗；⑦ 合并高血压、糖尿病、肥胖。

另外放化疗同时辅助治疗时，小肠合并症增加，适当降低放化疗剂量为宜。

2. 结直肠癌化学药物治疗

辅助化疗是大肠癌综合治疗中的重要组成部分，也是防治远处转移的主要手段。然而，长期以来化疗在大肠癌中的治疗作用却遭受怀疑。近年来，随着现代药理学及现代分子生物学的发展，辅助化疗在大肠癌中的地位正逐步提高。目前，大肠癌辅助化疗已成为肿瘤临床研究最活跃的领域之一。

（1）化疗药物

① 氟尿嘧啶（5-FU）

在长达 40 年的时间里，晚期大肠癌的有效治疗以氟尿嘧啶类药物为主。临床前研究和临床研究结果提示 5-FU 的作用机制与给药方案有关。短时间静脉推注的方式给药时，5-FU 主要抑制 RNA 的合成，而延长滴注时间至数天或数周时 5-FU 主要抑制胸苷酸合成酶（TS），从而抑制 DNA 的合成。5-FU 静脉推注的有效率不高，约 14%，中位生存期约 11 月。与静脉推注相比，延长滴注时间使有效率提高，毒性降低，但在大多数研究中对中位生存期的改善几乎没有影响，约提高 1 月，仍维持在 1 年左右。曾经研究过 5-FU 与其他抗癌药物如 VCR、MMC 等组成联合化疗方案，但与单药 5-FU 比较，疗效并没有改善。早在 1975 年，美国 Bruckner 等在体外实验中发现，如果外源性地供给大量的四氢叶酸（leucovorin，CF），可使 5-Fu 的抗肿瘤作用大大增强。随后开展了广泛的临床研究来比较 5-FU+CF 与单纯使用 5-FU 的疗效。结果表明 5-FU+CF 可以显著地提高客观缓解率，但不能提高生存率。一组随机试验使用高剂量 CF 和低剂量 CF 联合 5-FU 治疗大肠癌。高剂量组比低剂量组没有明显优势。不同资料表明，5-FU+CF 是最有效的组合，已在世界范围内被认为是治疗大肠癌的标准疗法。其他 5-FU 的生化调节剂还包括干扰素等。

② 伊立替康和奥沙利铂

多年来转移性大肠癌的治疗一直停留在 5-FU 加生化调节剂的模式上。20 世纪 90 年代以后，出现了新的无交叉耐药的药物，疗效才得以进一步提高。这其中最重要的新的化疗药物包括伊立替康和奥沙利铂，使治疗晚期大肠癌明确有效的药物增加到了 3 个。在治疗方法上，则突破了唯一的 5-FU/生化调节剂的组合，进入联合化疗新阶段，有效率显著提高，生存得到改善。

伊立替康（CPT-11）是拓扑异构酶抑制剂，破坏 DNA 的双链结构。通过与拓扑异构酶和 DNA 形成的复合体稳定结合，特异性抑制 DNA 重连步骤，引起 DNA 单链断裂，使 DNA 产生不可逆损伤。主要毒性为延迟性腹泻，可用大剂量盐酸洛哌丁胺控制。与 5-FU/CF 相比，CPT-11 联合 5-FU 静脉推注（北美为主）或静脉滴注（欧洲为主）的方案疗效明显提高。Saltz 等用 CPT-11 联合 5-FU 静脉推注的方案，通常称为 IFL，有效率 39%，中位无进展生存期 7 个月，中位生存期 14.8 月；而单用 5-FU/CF 方案有效率 21%，中位无进展生存期 4.3 月，中位生存期 12.6 月。联合用药的 III、IV 度的化疗毒性如呕吐、腹泻更常见，但是这些是可以被控制的，而且也不会增加治疗相关死亡，生活质量无明显下降，对肿瘤相关的症状的控制也较好。

奥沙利铂（L-OHP）是二氨基环己烷的铂类复合物，阻断 DNA 的复制和转录。L-OHP 是第三代铂类抗癌药，其化学结构与 CDDP（顺铂）不同，可引起链内和链间 DNA 交叉连结，抑制 DNA 作用更强，与 5-FU、CDDP、CPT-11 等有协同增效作用，推荐剂量 $130\sim150mg/m^2$，每 3 周 1 次。单药治疗对 5-FU 耐药的晚期结直肠癌 10% 有效，与 5-FU/CF 合用，疗效可提高。L-OHP 常见不良反应为外周神经毒性，遇冷加重，可逆，胃肠道反应、骨髓抑制较少。三个欧洲的 III 期临床研究比较了 L-OHP+5-FU/CF（FOLFOX4）与单用 5-FU/CF 的一线治疗的疗效。有效率分别为 51% 和 22%，无进展生存期分别为 9.0 个月和 6.2 月，FOLFOX4 组明显比单用组好。但总的生存期无改善（16.2 月和 14.7 月，P=0.12）。生活质量评分两组类似，但综合健康状况中的无进展或无恶化生存期联合治疗组长。

③ 口服氟嘧啶类药

口服用药方便，毒副作用较小，由于近年来疗效不断提高已引起不少兴趣。优福啶（UFT）由 FT207/ 尿嘧啶 =1/4 组成，后者可抑制二氢嘧啶脱氢酶（DPD），阻止 5-FU 的降解。如果同时口服 LV 可起连续双重生化调节作用。经临床试验对大肠癌（初治）有效率高达 42.2%，可与静脉注射 5-FU/CF 相比。capecitabine（xeloda，即希罗达）在胃肠道经羧酸脂酶代谢成 5'-DFCR，再在肝的胞苷脱氨酶代谢为 5'-DFUR（即氟铁龙），然后在肿瘤组织内经胸苷酸磷酸化酶（TP）转变为 5-FU。由于肿瘤组织比相应的正常组织含有丰富的 TP 酶，因而本品对肿瘤细胞具有选择性的杀伤作用。希罗达的 I 期临床显示，主要剂量限制性毒性为腹泻和手足综合征。II 期临床比较了持续给药、间歇给药、与 CF 合用三组的客观疗效分别为 21%、24%、23%，推荐单药 2500mg（$m^2 \cdot d$），分两次口服，用 2 周休息 1 周。相关 III、IV 度毒性亦为腹泻、手足综合征。Emitefur（BOF-A2，依米替氟）由 EM-FU/CNDP=1/1 组成，EM-FU 则可缓慢释放 5-FU，而 CNDP 抑制 DPD 酶是尿嘧啶的 2000 倍。此药与 CF 同用时对肠癌有效。

（2）化疗方案

① 5-FU/Lev 方案：即 5-FU+ 左旋咪唑（levamisole，Lev），其作为术后辅助化疗方案已获得较好效果。大肠癌根治术后 28 天开始，静脉注射 5-FU $450mg/m^2$，每天 1 次，连用 5 天，以后改为每周 1 次，连用 48 周。术后 28 天开始口服左旋咪唑 50mg，每 8 小时 1 次，连服 3 天，每 2 周重复 1 次，共服 1 年。此方案可作为 III 期结肠癌术后辅助化疗的标准方案。

② 5-FU/CF 方案：即 5-FU+CF，是目前大肠癌较新和较有效的治疗方案。CF 能够增强 5-FU 的抗肿瘤作用，使治疗大肠癌的缓解率增加一倍。一般成人患者用 CF

20~200 mg/m^2 加入 5% GS 250ml，静脉点滴，2 小时内滴完，滴至一半时，静脉注入 5-FU 370~400mg/m^2，每天 1 次，连用 5 天为一个疗程，每月一个疗程，可连用 6 个疗程，缓解率可达 30%~50%。现在此方案已被列为大肠癌 DukesB2 期和 C 期术后标准的辅助治疗方案。至于 CF 的剂量尚有争论，但是外科医生逐渐倾向于低剂量（20mg/m^2）。因为有多个试验证明 CF 低剂量与高剂量效果相同，而低剂量组毒、副作用更少，费用更低。

③5-FU/CF 双周疗法（de Gramont 方案）：法国 De Gramont 组织协作组 GERCOD 采用 CF 与 5-FU 推注和连续灌注合用的 48 小时方案。CF 200mg/（m^2·d），iv2h，d1~2；5-FU 400mg/（m^2·d），先推注，接着 5-FU 600mg/（m^2·d），持续静脉滴注 22h d1~2，每 2 周 1 次。

④IFL 方案：CPT-11 125mg/m2，5-FU 500mg/m2，CF 20mg/m2，每周 1 次共用 4 周。

⑤FOLFOX 方案：即草酸铂 +de Gramont 方案。

⑥FOLFIRI 方案：即 CPT-11+de Gramont 方案。

⑦FOLFOX4 方案：L - OHP 85 mg/m^2，iv 2 小时，d1,（CF 200 mg/m^2，iv 2 小时，5-FU 400mg/m^2，冲击，然后 5-FU 600 mg/m^2，持续 iv 22 小时）d1、d2，双周重复，四周为一疗程。

⑧优福定（UFT）加 CF 方案：即单用 UFT4 片，每天 3 次，连服 3 周，停 1 周再重复，一般用 6 个疗程。若加用 CF 片则将 UFT 减为 2~3 片/次，每天 3 次，CF 片 30mg，每天 3 次，连服 3 周，停 1 周再重复，一般服用 6 个疗程。

⑨卡培他滨方案：术后 3 周开始口服卡培他滨 3~4 粒（1500~2000mg），每天两次，早、晚餐后半小时用开水 200ml 吞服，连用 2 周，停 1 周再重复，一般术后用药 6 个疗程。

（3）给药途径

①静脉化疗：静脉化疗是从外周静脉给药化疗，开始于 40 年代，作为肿瘤手术前后的辅助治疗应用于 50 年代，早先大肠癌的辅助化疗以 5-FU 单一用药为主，70 年代以后随着临床研究的不断开展，逐渐有了比较成熟的术后化疗方案，由于化疗的毒副作用，术前化疗仍以单一小量用药为多。静脉化疗对中晚期直肠癌疗效不明显，静脉化疗周围血液中药物浓度高，毒副作用高，目前仍为临床应用。为提高疗效，尚需对用药方案、剂量、剂型、方法、时间等不断研究改进。

②肠腔化疗：肠腔化疗是经肛门直肠腔给药，通过直肠壁黏膜吸收进入组织而达到治疗目的。肠腔化疗以 5-FU 乳剂或栓剂单一用药为多，给药方法简便，将药物经肛门置入直肠腔内，平卧保留 3h 以上，每天 2 次，给药总量为 5~10g，休息 1~2 天后手术。直肠癌术前不宜静脉化疗，而经肛门直肠腔给药是最好的途径。

③动脉化疗：由于动脉血液流经组织毛细血管后方进入体循环，因此，经动脉用药不仅可用水溶性药物灌注，还可应用栓塞剂进行栓塞。肿瘤的动脉插管治疗开始于 60 年代。1962 年 Newtom 首先采用动脉插管栓塞治疗脊椎血管瘤获得成功。70 年代后期，肿瘤的动脉插管治疗逐渐广泛应用，不断发展，现已成为肿瘤治疗不可缺少的方法，直肠癌的动脉插管化疗以晚期或术后复发者居多。预防直肠癌根治术后盆腔复发的动脉插管化疗，有经皮股动脉穿刺髂内动脉或肠系膜下动脉插管化疗，术中髂内动脉结扎插管化疗。灌注用药常以 5-FU、MMC 为主，三联或四联一次性应用，用药方案、剂量同静脉化疗。动脉化疗病灶定位准确，化疗药物集中于盆腔组织内，使局部组织中的药物浓度大大提高，这

是提高疗效的重要因素。

④靶向治疗：尽管现在有了新的化疗药物和更加合理的化疗方案，晚期结直肠癌的疗效得到进一步提高，但随之而来的毒副反应增加、患者生活质量变差，是临床医生不得不面对的一个难题，化疗期间常因毒副反应不得不推迟化疗或减少药物剂量，并同时需要对症和支持治疗。因此，肿瘤临床还迫切需要更加有效、耐受性更好的全身治疗药物。随着对肿瘤细胞生长的分子调控机制了解的不断深入，以肿瘤细胞过度表达的某些标志性分子为靶点，选择针对性的阻断剂，能有效地干预受该标志性分子调控、并与肿瘤发生密切相关的信号传导通路，从而达到抑制肿瘤生长、进展及转移的效果，成为治疗肿瘤的一个新途径——分子靶向治疗。该治疗手段专门针对在肿瘤发生中起关键作用的靶分子及其调控的信号传导通路，不但增强了抗癌治疗的特异性和选择性，而且避免了一般化疗药物的无选择性毒副作用和耐药性。

（三）西医手术疗法

◆ 结肠癌常用的手术方法

1. 右半结肠切除术

适用于盲肠、升结肠和结肠肝曲肿瘤，其切缘范围包括切除 15cm 末段回肠、盲肠、升结肠、结肠肝曲及右侧横结肠、结扎结肠中动脉、大网膜及系膜淋巴结切除。

［操作方法］

手术切口取右腹直肌切口或正中切口，切口宜偏上，利于结肠肝曲、胃、结肠韧带的处理。按层切开腹壁后探查腹腔，提起胃及横结肠，显露胃结肠韧带，沿胃大弯血管弓外切开胃结肠韧带，从左向右分离该韧带，显露十二指肠，提起横结肠，从横结肠系膜根部结扎、切断结肠中动脉。分离、切断右半横结肠系膜于根部。注意保护输尿管，结扎、切断右结肠血管及回结肠血管。切开右侧结肠旁沟腹膜，从侧方分离升结肠，将升结肠向内侧牵拉，切断肝结肠韧带，分离回盲部。距回盲部 10~20 cm 切断末段回肠，于横结肠中段切断横结肠，行末段回肠与横结肠保留段端—端吻合（或端—侧吻合）。吻合完成后，间断缝合、关闭吻合口下的系膜裂口，防止术后内疝形成。

2. 横结肠切除术

适用于横结肠中部肿瘤，其切除范围包括全部大网膜、横结肠及肝曲和脾曲及其系膜和淋巴结。

［操作方法］患者取平卧位，取上腹部正中绕脐切口，逐层进入腹腔后，探查腹腔，观察病变范围，检查区域淋巴结及其他脏器或血管有无肿瘤转移或侵犯，确定病变能否切除及切除范围。在远离肿瘤约 10cm 的左右两侧肠管上，用细纱条穿过肠系膜结扎闭锁肠腔及其边缘血管，以防止癌细胞在肠腔内散播，或沿肠系膜的边缘静脉经血行扩散。将横结肠向前上提起，小肠推向下腹并用温盐水纱布垫隔离保护，显露横结肠系膜根部。在根部分别结扎、切断结肠中动、静脉。将横结肠拉向下腹部，将胃上提，自胃网膜血管弓外侧分离、结扎、切除全部大网膜。结扎、切断脾结肠韧带和肝结肠韧带，切除部分胰前被膜，在后叶切口相应部位剪开根部横结肠系膜前叶，在十二指肠水平部下缘切断 Treitz 韧带。沿左、右结肠旁沟剪开降、升结肠上段外侧腹膜，钝性分离相应肠管后的疏松结缔组织，使上段降、升结肠及横结肠脾曲、肝曲得以充分游离，注意勿损伤输尿管。自

结肠中动、静脉离断处，分别向左、右呈扇形分离、结扎，切开降、升结肠系膜至拟切断的肠管部，避免损伤左、右结肠血管。将已游离需切除的标本提起，以温盐水纱布垫将之与腹腔隔离。切断肠管，移去标本，乙醇涂擦肠断端黏膜。吻合升、降结肠。最后缝闭系膜裂孔及侧腹膜。检查手术野无出血后，用无菌蒸馏水洗手术区，分层缝合腹部切口。

3. 左半结肠切除术

适用于结肠脾曲和降结肠癌瘤。切除范围包括大网膜、横结肠左半、脾曲、降结肠及其系膜淋巴结。视肿瘤部位高低的情况是否切除部分乙状结肠。

[操作方法] 取左中线旁正中或经腹直肌切口进入腹腔。探查肝脏、盆腔、腹主动脉旁及横结肠系膜有无转移及肿大之淋巴结。游离左半结肠将小肠及大网膜推向右侧，用温盐水纱布垫保护好，将降结肠与乙状结肠推向内侧，显露降结肠旁沟，在其外侧缘剪开侧腹膜，上至结肠脾曲，下至乙状结肠游离系膜处。然后分离结扎左半结肠的胃结肠韧带、脾结肠韧带、膈结肠韧带。切除、结扎系膜及内部血管，切断乙状结肠系膜，切除左半结肠。将横结肠的切断端与乙状结肠吻合。

4. 乙状结肠切除术

适用于乙状结肠癌，切除范围包括乙状结肠及其系膜和淋巴结。

[操作方法] 取左中线旁切口开腹，将乙状结肠牵向中线，切开乙状结肠外侧腹膜，游离乙状结肠和下段降结肠，显露的左侧输尿管。切开乙状结肠内侧腹膜，分离显露肠系膜下动脉、结肠左动脉和乙状结肠动脉。在结肠左动脉下方结扎切断肠系膜下血管和上部乙状结肠的血管弓。乙状结肠上段癌在降结肠下部和乙状结肠下部切断，保留乙状结肠远段。切除部分乙状结肠、肿瘤和肠系膜，将降结肠下端与乙状结肠远端吻合；或做高位前切除，在直肠腹膜反折处或正下方切断，将降结肠与直肠吻合。乙状结肠下段癌需游离一部分直肠，切除乙状结肠及其肿瘤和上部直肠，将近段乙状结肠与直肠做端端吻合。盆腔负压引流，缝合腹壁。

5. 全结肠、次全结肠及全结肠切除术

全结肠切除指切除直肠以上的全部结肠行回肠直肠吻合术。

次全结直肠切除则指切除全部结直肠的结肠切除，行低位或超低位的回肠直肠吻合术。

全结直肠切除则指切除全部结直肠，回肠腹壁造口或回肠肛门吻合术。这些术式多应用于结直肠良性病变或多发的良性肿瘤。在结肠癌病例的应用中，限于结直肠的多原发癌，结肠息肉病合并局部恶变者。

[操作方法] 腹部正中切口进入腹腔。游离全结肠从升结肠、横结肠、降结肠及乙状结肠顺序游离。显露升结肠旁沟、剪开侧腹膜，钝性分离腹膜后脂肪。将小肠推向下腹部，分别钳夹、切断、结扎肝结肠韧带、胃结肠韧带、脾结肠韧带、膈结肠韧带等，然后将小肠推向右侧，显露降结肠旁沟，剪开侧腹膜至直肠近端，并钝性分离腹膜后脂肪，提起结肠，在靠近结肠系膜缘分别钳夹、切除、结扎结肠系膜及其内部血管。全部结肠游离后，在距回盲部 15~20cm 回肠处和直肠远端分别切断，行回肠与直肠吻合。

[结肠癌切除范围] 见图 26-1-2。

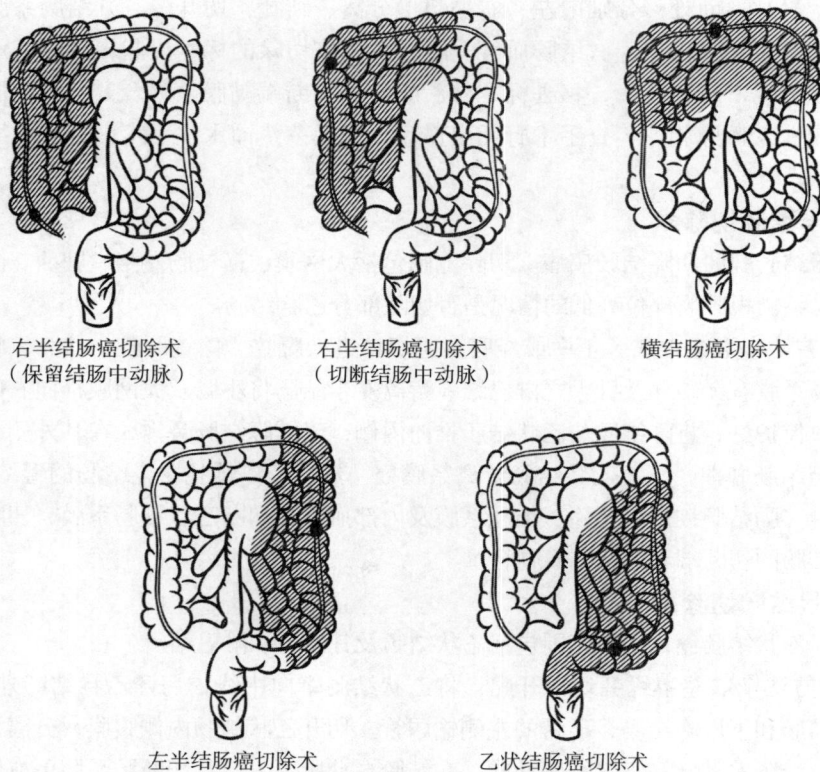

右半结肠癌切除术　　　　右半结肠癌切除术　　　　横结肠癌切除术
（保留结肠中动脉）　　　（切断结肠中动脉）

左半结肠癌切除术　　　　乙状结肠癌切除术

图 26-1-2　结肠癌切除范围

6. 局部切除术

指肿瘤所在区域的部分肠壁切除，适用于早期结肠癌，Dukes A0 期及部分 A1 期，基本要求为：①切除肠壁的全层；②切缘距肿瘤不应小于 2.0cm。对于息肉样隆起型早期结肠癌可采用高频电凝电切圈套法切除，微小癌可用高频电热活钳术切除；对于平坦、凹陷型病变，可采用内镜下黏膜切除术（EMR）。

7. 肿瘤肠段切除

指切除包括肿瘤在内的一定长度的肠管，一般要求上、下切缘距肿瘤不应小于 5.0cm，适用于浅肌层的肿瘤，即 Dukes'A0~A1 期及部分 A2 期。

8. 结肠系膜切除术

系膜切除是结肠癌的根治手术。是指手术彻底切除原发肿瘤并清除达 X 站淋巴结，而组织学检查淋巴结转移限于 X-1 站以下者。结肠癌根治术淋巴结廓清范围达 1、2、3 站而分别称之为 D1、D2、D3 术。而根据切除主干血管的支数又可分为：沿 1 支主干血管的手术称为区域切除，如回盲部切除术、横结肠切除术、乙状结肠切除术；将切除 2 支主干血管的手术称为半切除，如右半结肠切除术、左半结肠切除术；将切除 3 支主干血管的手术称为扩大半切除，如扩大右半结肠切除术。一般经典式的半结肠切除可为 D2 半切除。而扩大的半结肠切除即指 D3 扩大切除。D2 的适应证为 Dukes，B 期及 C1 期，D3 术限于 Dukes，C1 期及 C2 期。

［结肠癌根治术原则］要求将原发灶及其淋巴结引流区作整块的广泛切除，对主要血管要求尽量在其起始点处结扎、切断。病变局限于黏膜，黏膜下层，淋巴结未发现转移，

术后定期观察。如果病变侵及肌层及以外，或有淋巴结转移，术后需要辅助化疗。对于大肠癌肝转移能手术者尽量手术切除治疗，肝转移根治性术后 5 年生存率 25%~30%。不能手术并且比较局限的患者可行肝动脉插管化疗（栓塞）。结肠不同部位的癌，由于淋巴引流的连续性以及相对分隔的区域性，形成了相对固定的几种术式来适用于不同部位的结肠癌根治性手术。

（1）右半结肠癌扩大根治术：对于盲肠、升结肠、横结肠肝曲的癌，应在根部结扎切断回结肠动脉、右结肠动脉及中结肠动脉之右侧分支，并清除这些部位的淋巴结。同时还应该清除肠系膜上动脉根部、肠系膜下动脉根部、腹主动脉与下腔静脉周围，右髂总动脉及髂外动脉周围的淋巴结。对于肝曲的癌还应清除胃大弯、胰头后肝十二指肠韧带的淋巴结。

（2）左半结肠癌扩大根治术：对于横结肠脾曲到乙状结肠起始部的癌，多在根部结扎切断中结肠动脉的左侧分支及降结肠动脉，同时还应该清除这些部位以及肠系膜上动脉根部、肠系膜下动脉根部、腹主动脉周围、左髂总动脉旁、左髂外动脉旁淋巴结，对于脾曲的癌还应该清除胃大弯淋巴结及脾门淋巴结。

（3）横结肠癌扩大根治术：对于横结肠中部的癌应在根部结扎切断中结肠动脉，清除该部淋巴结，同时还应清除胃大弯淋巴结、肠系膜上动脉根部淋巴结、肝动脉旁淋巴结、脾动脉旁淋巴结及胰腺下缘部的淋巴结。

（4）乙状结肠癌根治术：对于乙状结肠癌应在根部结扎切断肠系膜下动脉并清除其根部淋巴结、痔上动脉旁淋巴结，同时，还应清除腹主动脉旁淋巴结以及左侧髂内、髂外动脉旁淋巴结。

◆ 直肠癌常用手术方法

1. 腹会阴联合直肠切除术

Miles 对直肠癌的治疗做出了里程碑式的贡献，针对经会阴切除后患者有 95% 的复发率，Miles 深入研究了直肠癌的扩散规律，提出经腹部和会阴联合手术的方式，即"Miles 手术"，沿用至今。自 Miles（1908）提出这一术式已逾百年。这一经典手术本身经历了不断的补充和改进，从而成为各式改良低位直肠癌、肛门癌切除术的基本术式。

[适应证] 直肠下 1/3 段，距肿瘤边缘切除 3cm 直肠须一并切除肛门直肠环者。癌肿已直接浸润肛门直肠环者；肛管及肛管癌；直肠癌术后局部复发者。

[禁忌证] 高龄、体质衰弱或严重的全身性疾病，又不宜行前切除或拖出术，应该做保守的哈特曼手术（Hartmann），对肿瘤固定或急性肠梗阻，切不可强行手术，可先行结肠造口。

[手术切除范围] 见图 26-1-3。

[操作方法] 患者麻醉成功后，

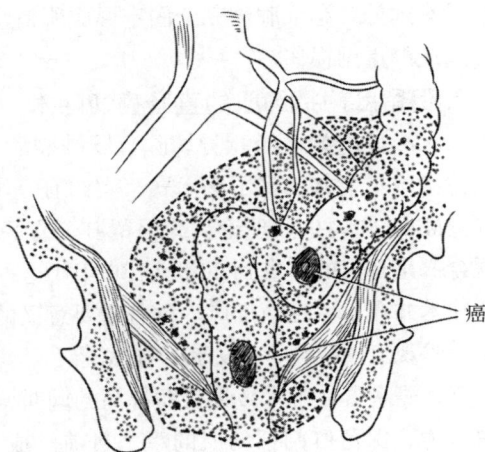

图 26-1-3　直肠癌经腹会阴联合切除范围

取头低脚高膀胱截石位，取腹部正中或左下腹旁正中切口，起自耻骨上于脐上 3~5cm，探查肝脏、腹主动脉旁及肠系膜下动静脉处淋巴结是否有转移，盆腔侧壁有无肿大淋巴结；邻近器官如膀胱、前列腺、子宫、阴道后壁等处有无浸润，全大肠有无多发肿瘤等。根据肿瘤侵犯的范围及周围组织固定程度，决定切除的可能性和采取的术式。决定术式后，即用温盐水纱垫将小肠推向右上腹腔或拉出体外装入无菌塑料袋内，充分暴露术野，用纱布条结扎肿瘤近端肠管，防止肿瘤手术挤压时发生转移。切开乙状结肠系膜两侧的腹膜，下到直肠膀胱凹陷处，向上到肠系膜下动脉根部。并在根部钳夹切断，缝扎肠系膜下血管，注意避免损伤输尿管。用右手插入骶前间隙分离直肠后壁至尾骨尖，用钝、锐两法将直肠前壁从膀胱、输精管、精囊和前列腺后壁（女性为子宫和阴道）分离，分离切断缝扎左右两侧直肠侧韧带，从而使直肠前后左右都分离至提肛肌平面（此时可同时开始会阴部手术）。切断乙状结肠，无菌橡皮手套包扎远端后置入盆腔，将近段乙状结肠经腹壁的腹膜外隧道拉至左下腹作永久性造瘘。会阴部手术：肛门用 10 号丝线作荷包缝合闭锁肛门，作梭形切口，前边到会阴中点，后面到尾骨尖，切开皮肤及皮下组织，切除环绕肛门两侧坐骨直肠窝的脂肪淋巴组织，切断肛尾韧带及提肛肌与尾骨附着部分，切断提肛肌，将手伸入骶前间隙并与腹部手术组会师，拉出这段乙状结肠、直肠及其肿瘤，分离直肠肛管前壁，将已分离切断的乙状结肠及直肠从骶骨前拉出。彻底止血，冲洗盆腔会阴部伤口。骶前放置引流管，缝合会阴部伤口。此时腹部手术组重建盆底腹膜，把小肠放回腹腔。清点器械敷料，逐层关闭腹腔，术毕。

［优点］此法手术特点是肿瘤切除较彻底，5 年生存率高。

［缺点］手术损伤大，腹部留有永久性人工肛门即带粪兜，大多数患者难以接受。

2. 后盆腔内脏切除术

后盆腔内脏切除术是直肠癌腹会阴切除术时根据情况采取的一种附加术式。这一术式由 Block 于 1961 年倡导使用。其理论根据是女性的直肠淋巴回流与内生殖器官共有途径。因此，对于女性直肠中下段癌，肿瘤占肠腔一周或占直肠前壁，侵及肌层或浆膜层外时就可能与子宫、阴道有粘连或固定，直肠腔内 B 超常常显示其界限不清，原则上均应采用后盆腔脏器切除，这样才能将肿瘤所可能转移的部位切除彻底清扫。

［禁忌证］患者一般情况差，如严重贫血和心肺疾病，可能难以耐受此种手术。如果肿瘤已有远处转移或肿瘤完全固定形成所谓"冰冻骨盆"只需做姑息手术，如勉强扩大切除会选成严重副损伤。

3. 保留肛门括约肌的直肠癌切除术

Kraske 首次尝试经骶骨切除直肠肿瘤后下拉结肠与直肠断端进行吻合手术，虽然其后多位医生重复并改良了该术式，大约有一半的患者可保留肛门括约肌，5 年生存率仅为 30%。Miles 肿瘤扩散理论认为保留肛管直肠是不明智的，不管直肠肿瘤在哪一段，腹会阴联合术是必需的。直到 20 世纪 30 年代这种观点才有所改变，Mayo 医院的 Dixon 首创的前切除术并在以后逐渐推广。具有重要意义的是环形吻合器的应用，并导致了中低位直肠癌的手术观点的变化，大为减少了完全不必要的结肠造瘘术。

直肠癌患者在手术效果日益提高的同时，越来越重视术后生存质量。由于各国学者的不懈努力，保留肛门括约肌的手术目前已成为直肠癌的首选术式。Goliger 指出，75% 以上的直肠癌都能行保肛手术。对于癌肿下缘位于腹膜返折以上的直肠中、上段癌行保肛手术，目前已无不同意见，对于下缘位于腹膜返折以下的直肠下段癌是否行保肛手术，意见尚有分歧。多数学者认为，一部分直肠下段癌患者也能行保肛手术。

直肠下段癌行保肛手术的主要方法有两种，即双吻合器超低位直肠前切除术和经腹经肛门直肠切除术，后者即 Parks 手术。双吻合器超低位直肠前切除术是将癌肿彻底切除后，肛门直肠环上必须保留 1cm 以上的肛管，才有可能顺利地用直线形缝合器闭合直肠残端，如果不足 1cm，就无法用器械行结肠直肠的吻合，只能经腹经肛门切除直肠，然后经肛门行结肠肛管吻合。

（1）经腹部直肠切除吻合术（Dixon 手术）：半个世纪以前，当时 Miles 手术已是规范性的直肠癌手术，由于需要作腹部永久性肠造口，术后使患者感到痛苦与不便；而直肠癌拖出术术后排便控制又不满意。1948 年由 Dixon 创立的直肠癌的前切除术，即 Dixon 手术，无疑给患者带来了福音。

经腹部直肠切除吻合术可分为：①高位前切除术：其结肠与直肠的吻合口，在盆底腹膜返折以上；②低位前切除术：吻合口在腹膜返折以下；③超低位前切除：要求肠吻合口在齿线上 2cm，需用环形肠吻合器吻合。其手工操作则需要将直肠残端由肛门翻出，与由腹盆腔引出的乙结肠远端在体外作端端吻合。

［低位前切除适应证］直肠下 1/3 癌（即肿瘤下缘距肛门）＞7cm，）病理检查：肿瘤高、中度分化，直肠腔内 B 超或 CT 未侵及肠壁外，指肛检查肿瘤无固定；肿瘤已有远处脏器转移，局部活动可以作姑息性切除手术。

［禁忌证］年老体衰合并严重全身性疾病，或肥胖、骨盆狭窄者不宜施行。

［操作方法］开腹、探查，游离结、直肠以及离断肠系膜下动、静脉和清扫范围均同于 Miles 手术方式。若吻合困难可以将结肠脾曲游离在满足吻合处切断；必须保证肿瘤下切缘之肠管＞2cm，直肠系膜＞5cm。上切缘作肠吻合时需在无张力、血供良好的情况下施行吻合。切除肠管，两吻合肠腔消毒，擦拭干净，按外科常规端端吻合法吻合。即将肠腔后壁作间断浆肌层、全层缝合，前壁全层缝合＋浆肌层缝合。吻合后检查肠腔通畅、无扭转和张力，冲洗盆腔，骶前放引流，由右下腹引出，接引流袋。如用吻合器吻合，必须保证吻合口无张力、血运好。可减少吻合口瘘的发生。

（2）Parks 手术（经腹结肠肛管吻合术）：20 世纪 70 年代初 Parks 提出的一种手术方法。适用于直肠下段，高、中分化癌，病变范围占肠腔小于 1/3，患者又拒绝做腹部肠造口者。

［适应证］直肠下段癌，指位于齿线上 3~6cm，术前经直肠腔内 B 超或 CT 检查，无淋巴转移，病理学检查，高中分化癌，病变范围占肠腔小于 1/3 患者。特别是患者拒绝做腹部肠造口者。

［禁忌证］肿瘤侵及肠壁外，属于低分化，高龄患者，或平日便频且多为稀软便者不宜采用此法。

（3）直接拉出式直肠切除术：自 Babcock 于 1932 年首创直肠拖出切除术以来，Bacon（1945）、Black（1948）等多次改良。腹部操作包括游离直肠至肛提肌，均与前切除术相同。而肛门侧的切除范围与处理方法因术式而不同，其共同点是不行吻合而待结肠肛管自行愈合。这类手术可并发结肠远端坏死、肛管及括约肌损伤等并发症，现多被低位前切除、吻合器吻合所取代。该法作为直肠癌手术发展史上的一部分，仍有必要进行借鉴和发展。

改良 Bacon 手术：1950 年 Ravitch 改进了 Bacon 的手术，保留了肛提肌和肛门内括约肌，切除齿线部位的皮肤，从而提高了控便能力，减少了感染。该手术适应证为直肠癌距肛缘 4~6cm，肿瘤较小，且属早期癌，分化程度较好者。

直肠经腹腔切除、肛管拉出切除术是周锡庚等改良 Bacon 的术式。在齿状线远侧 1~2mm 处做一环形切口，经肛管皮肤和黏膜下肌层的近端边缘，深达内括约肌，向上剥离解剖直到肛提肌平面以上。然后由内向外环形切断肌提肌以上的直肠，再将直肠拉出。术后 10~14d 切除拉出的肠管。该术式同样保留了肛提肌及其下方组织，避免了肛门神经的损伤，术后肛门有较满意的排便控制能力。

（4）Welch 手术：Welch 手术由 Maunse（1892）首创，其后 Weir（1901）加以改良，Swenson（1948）根据 Weir 手术的原则用以切除先天性巨结肠的直肠乙状结肠段，此后 Welch 和 Rheinlander（1952）又用 Swenson 法切除直肠癌，现简称 Welch 手术。本手术适用于癌肿肛侧缘至齿状线距离为 4~6cm，未浸润至肠壁外，无明显淋巴结转移者。

[优点]保留了排便反射和肛门括约肌功能，术后肛门功能优于 Bacon 手术等直接拖出式手术。

[缺点]操作较困难，术后并发症如吻合口瘘、盆腔感染、吻合口狭窄等较多。

自从消化道吻合器广泛应用以来，此手术现已不常使用。

4. 全直肠系膜切除术（TME）

无论是最初的腹会阴切除术，还是随后发展的各种保肛手术，直肠癌术后盆腔复发率高达 30%~50%，这一问题长期困扰着外科学家。人们曾试图通过扩大切除范围，即扩大淋巴结清扫和所谓超根治手术来提高疗效，结果却增加了手术并发症和后遗症，引起更多的排尿生殖功能障碍，但是生存率和局部复发率的变化却不明显。20 世纪末人们又将注意力转移到了原始的根治性切除手术操作上。1982 年，英国学者 R.Heald 首次提出全直肠系膜切除（Total Mesorectal Excision，TME）或称直肠周围系膜全切除（Complete Circumferential Mesorectal Excision，CCME）的概念，即切除括约肌以上的全部系膜组织。因为含完整的盆腔脏层筋膜的直肠系膜与壁层筋膜之间具有光滑面，TME 使直肠系膜与周围肠壁之间组织在直视下切除。TME 经历不断改进，已获得令人瞩目的临床效果，包括较好的阴性切缘（93%阴性）、系膜内病灶的切除及减少了肿瘤沿系膜血管的扩散。术中切除全直肠系膜达到肛提肌水平，可使局部复发率从 12%~20%降至 4%。因此 TME 理念现已被全世界广泛接受。必须指出，TME 只不过是直肠癌手术治疗所应该遵循的原则之一。这一原则的要旨是紧靠骶前筋膜壁层作锐性分离，特别是不要损伤骶前筋膜脏层。而且直肠系膜的切除平面要求低于肿瘤下缘 5 厘米。

TME 与传统手术方式的区别是 TME 主要适用于中下段直肠癌，适用于大多数可行直肠癌低位前切除术的患者。对于肿瘤侵及壁层筋膜和周围脏器者，TME 已无实际意义。TME 作为直肠癌手术的"金标准"正被越来越多的人接受。Hainsworth 等对于直肠上 1/3 及直肠乙状结肠交界处癌行 TME 术后发现局部复发率为 11%，并发症及死亡率均较高，说明 TME 并不适用于这些部位癌，对于直肠上段癌，一般将直肠系膜切除至肿瘤下缘 5cm 已足够。

5. 直肠癌的局部切除术

直肠癌局部切除的理论基础及可行性是基于 Fenoglio 曾报道直肠黏膜几乎没有淋巴引流，直肠癌局限于黏膜或未超过黏膜肌层者，都没有淋巴结转移的危险。当直肠癌侵及黏膜下时，其淋巴结转移的发生率则小于 3%。临床上，当直肠癌局限于黏膜及黏膜下层时，局部切除后其发病率和 5 年生存率与行腹会阴切除术后结果相似。

［适应证］肿瘤直径应小于 4cm；肿瘤占据肠管周径小于 40%；未触及直肠系膜表面的淋巴结。

6. 直肠癌的术式选择

必须在全面了解患者的全身情况和局部条件后决定哪种手术。

全身情况包括患者对手术的耐受性及有无其他并发症的存在等；局部条件包括局部解剖条件和肿瘤局部浸润情况。为此，详细的病史和全面细致的体检，必需的实验室检查和各种辅助检查包括对心、肺、肝、肾功能，凝血机制，腹部和直肠腔内 B 超，X 线包括 CT 扫描、MRI，电子结肠镜检查等都是手术前所要求的检查内容。

局部情况如患者的性别，体形，肿瘤的部位、局部浸润范围，肿瘤的恶性程度（细胞分化）以及肿瘤的生物学特性等，都是影响术式选择的重要因素。只有在完成上述各项检查，对所有资料进行综合分析后才能决定选用何种术式，由于直肠游离后可以延伸的特点，故最后做出术式选择应待术中将直肠充分游离和腹腔全面探查后决定。

［直肠切除术式选择的原则］腹膜返折以上直肠的淋巴引流只有向上的方向，并无向侧方和向下的淋巴引流，故以直肠前切除为首选。腹膜返折以下直肠的淋巴引流主要仍是向上，但有向侧方的淋巴引流，能否施行保肛手术须视肿瘤切除后肛门直肠是否依然完整无损而定。腹膜返折下直肠癌的术式选用宜在术中直肠充分游离后，视肿瘤远端切除 3cm 正常肠段后，提肛肌是否完整以及提肛肌上残留直肠长度再做决定，切勿单凭术前直肠指检查决定术式。肿瘤位于肛管内，尤其侵犯齿线或其下平面肛管者，才有向下的淋巴引流，此种病例腹会阴切除术是唯一可选用的术式。当术前检查判断肿瘤已穿透肠壁或发现肿大淋巴结时（即相当于 Dukes B、C 期病变）宜先行术前辅助放疗，可给予中等剂量（为 40Gy），休息 6 周后再行手术。这样可降低局部复发率，并提高肿瘤切除和保肛成功率。对于高恶性病变包括印戒细胞癌、未分化癌、异倍或多倍体癌肿，术前宜采用辅助化疗和辅助放疗相结合的术前辅助治疗，术后继续采用辅助化疗的综合治疗。

腹膜返折上的直肠癌原则上都可选用直肠前切除（Dixon）术。腹膜返折下直肠癌充分游离后，切除肿瘤下 3cm 正常直肠后，提肛肌上残留直肠的长度是决定手术方式的最重要依据。对提肛肌上残留直肠大于 2cm 者，应首选 Dixon 术，残留直肠在 1~2cm 者，可用吻合器行低位吻合术；对直肠残留小于 1cm，低位吻合手术困难者，可选做结肠肛管吻合术（Parks）或行肛管结肠拉出切除术（改良 Bacon 术）。当切除肿瘤远端 3cm 正常肠管后，提肛肌亦被切除时，应选择腹会阴切除术（Miles）。当临床检查发现肿瘤已浸润肛管直肠环，或肿瘤位于肛管内时，腹会阴切除术是唯一可选用的术式。女性腹膜返折下直肠癌，肿瘤位于直肠前壁或位于直肠两侧壁，后壁肿瘤侵及直肠达 1/2 周径者，选用后盆腔清扫术。男性直肠癌前壁肿瘤浸润前列腺或膀胱，但确定无其他组织结构受累亦无远处转移者，可选用全盆腔清扫术。肿瘤局部浸润、固定，经分离后尚能切除，但对局部切除彻底性可疑，估计局部复发可能性较大，而提肛肌尚可保留者，可选用 Hartmann 术，局部以银夹作标记，术后给辅助性治疗，2年后无局部复发及患者有恢复肠道连续行要求的，可再次开腹，无异常者行结肠与残留直肠吻合的重建术。但对肿瘤尚能切除，但出现下列3种情况之一者。

A.有远处转移者，而远处转移仅为孤立灶，则可争取一期切除。

B.远处有弥漫性转移灶，仍提倡切除原发灶，减轻负荷，而且能防止梗阻而再次手术，如果局部无明显浸润，为改善患者生活质量可行吻合术。

C.远处有弥漫性转移灶，切除原发灶时要累及肛门者，则放弃切除术，改为横结肠造口以防止梗阻。

对肿瘤局部浸润固定，无远处转移，但切除有困难，估计术后放疗后才能切除，可先做乙状结肠造口，放疗后复查证实肿瘤明显缩小，则考虑二期切除，并一同切除造口。估计放疗后不能切除，为防止梗阻，则行横结肠造口。对肿瘤局部浸润固定，且有远处转移，或腹腔广泛播散者，只选择做横结肠造口。对直肠肿瘤引起梗阻的患者，肿瘤尚能切除，无远处转移者，则切除肿瘤行 Hartmann 手术。3~6 个月以后再行结肠、直肠吻合术。对某些高龄且伴重要脏器功能不全，无法耐受腹部直肠切除的低位直肠癌，肿瘤尚局限在肠壁内，其直径小于3cm 者，亦可选做经肛门或经骶直肠肿瘤切除术，术后加用放疗。对腹膜返折下直肠癌局限于黏膜或黏膜下层，低恶性肿瘤直径小于3cm，亦可选经肛门或经骶的局部切除术。术前已证明肿瘤累及直肠周径2/3的低位直肠癌，可先行中等剂量放疗，4周后再手术，可减少术后复发率，相应增加保肛率。

[直肠癌手术的技术要求] 在进行根治性手术时，为了保证手术的根治性，手术过程还须遵循以下几点操作要求。

（1）全面探查：由于结直肠癌常伴有多原发癌或其他良性病变（如息肉等），不全面探查就容易遗漏这些重要病变而给患者留下隐患。另外，只有全面探查腹腔内有无腹膜转移、肝转移以及全面了解淋巴转移的范围，才能正确判断肿瘤进展的情况，决定正确的手术和切除范围。所以，结直肠癌根治术，一定要坚持先全面探查，后手术切除的原则。全面探查的顺序一般应是：① 开腹后首先探查腹腔内有无腹水，腹膜有无转移结节。② 检查肝脏有无转移结节，必要时进行术中B超检查，以发现位于肝实质深部的早期转移灶。③ 探查胃、胆囊、胰腺等脏器有无病变。④ 探查癌肿所在部位以外的全部结直肠，检查有无多原发癌、息肉及其他病变。⑤ 探查肠系膜根部及腹动脉周围有无肿大的淋巴结。⑥ 探查盆腔与盆底腹膜有无转移结节，女性患者卵巢及子宫有无病变。⑦ 最后探查癌肿的局部情况，观察癌肿所在的部位、大小、是否已浸出浆膜、癌肿与周围组织粘连的情况，以及局部淋巴结的肿大情况，以判断癌肿能否切除，是行根治性切除还是姑息性切除，是否须行周围脏器的联合切除，并初步决定须行淋巴清扫的范围。

（2）避免医源性扩散：无瘤技术是指为了手术操作和检查过程中，离散癌细胞的直接播散，以预防癌细胞的种植、脱逸造成局部复发及远处转移所必须实行的操作技术。在结直肠癌的手术中，也应遵守无瘤技术，包括：① 减少术中扩散机会，手术中探查时先远后近，以免把邻近原发灶的癌细胞推向远处，术中可用大盐水纱垫将腹腔内其他脏器尽量隔开；② 当肿瘤已浸出浆膜时，以纱布包裹癌肿，使之不再与外界发生接触；③ 以纱布条结扎癌肿两侧的肠管，并连同边缘血管一起扎住，并将两结扎点之间的主干动静脉的分支及伴行的淋巴管也早期结扎。目的是为了防止肠腔内脱落的癌细胞在术中沿肠管黏膜向远侧肠管扩散，减少吻合复发的机会，也减少术中因挤压使癌栓进入血液与淋巴道，减少术后血行转移和淋巴复发的发生。

（3）术中的不接触癌肿技术：尤其是当癌肿已侵达浆膜时。一旦手套或器械接触了组织，应及时冲洗或更换。由于肠管的蠕动，癌肿远侧肠管黏膜的表面常存在脱落的癌细胞，所以癌肿切除后行吻合前，尤其是直肠癌前切除术后行吻合前，应以大量蒸馏水对远侧肠管进行充分的冲洗，以尽量降低吻合部位脱落癌细胞的数量，减少术后吻合口复发。手术结束前，以大量蒸馏水冲洗腹腔及腹壁切口，以减少游离与腹腔及切口的脱落癌细胞，防止种植性复发的发生

（4）整块切除：所谓整块切除原则，即应将原发癌肿及其所属淋巴和淋巴结之间的淋巴通路连同包在其外面的一定范围的正常组织一起从健康组织中完整切除，使组织与术后留下的健康组织不发生接触，以防止术后局部复发。为此，一般结肠癌两侧均须切除10cm以上的正常肠管，而直肠癌口侧应切除10cm以上的正常肠管，肛侧根据不同的部位也应要保证有足够厚度。当癌肿浸润到周围脏器时，根据整块切除的原则，不能仅将癌肿从周围脏器上剥下，而应行周围脏器的合并切除。筋膜对癌肿的扩散起着屏蔽作用，因而根据整块切除的原则和腹后壁及盆腔的筋膜层结构，当一层筋膜被癌侵犯时，不能仅清除该层筋膜，而应将其外侧的一层正常的筋膜也完整切除，使之像包布一样将被癌侵犯的组织包住，不使癌组织与留下的健康筋膜相接触。结肠后壁的癌肿，当其未侵出浆膜时，应将Totdt筋膜连同癌肿一起整块切除，当癌肿已侵出Denonvilliers筋膜时，则应行前方脏器的合并切除。对结直肠癌的淋巴扫清也应遵守整块切除的原则，应避免将淋巴结逐个摘除的方法，而应将包在淋巴组织两侧的系膜或筋膜完整游离，使之如包布一样包住其内的淋巴组织行整块切除。

（5）彻底清扫淋巴结：淋巴转移是结直肠癌转移的一个主要途径，彻底的淋巴结清扫术是结直肠癌根治术所必需的。从癌肿部位肠管发生的淋巴引流，首先主要沿边缘动脉向接直肠口侧及肛侧引流，两方面引流的强度大致相同，然后再沿近主干动脉线中枢引流。这种与肠管平行的淋巴引流发生的转移，一般都发生在距肿瘤边缘两侧10cm以内，而在此范围内一般起码有一支主干动脉，因而结肠癌淋巴结清扫的范围为切除距肿瘤边缘两侧10cm以上的肠管，再沿此范围内的主干动脉向中枢清扫。但如果在10cm的范围内没有主干动脉，则边缘动脉的切除必须达近位主干动脉流入处以远。肠系膜上血管的淋巴流的中枢结肠癌在肠系膜下动脉起始部至左结肠动脉发出处之间，因此为了清除肠系膜下血管系的主淋巴结，应从根部切除肠系膜下动脉，或保留血管而剥离血管周围的脂肪淋巴组织。由于结直肠癌的淋巴转移存在跳跃行转移的特点，因而清除到主淋巴结（第3站淋巴结）的根治性手术是必要的。

（6）晚期结直肠癌联合脏器切除术：结肠癌联合脏器切除术多为根治性切除术。通常联合切除的脏器和组织为腹壁、一侧肾、部分肝、脾、胰腺、十二指肠、小肠、胃、胆囊、子宫及附件、膀胱、输尿管等。回盲部和升结肠肿瘤侵犯右输尿管有时要求肾切除，有时受损的输尿管可以修复并且该侧的肾功能可以保存。受累的小肠整块切除一般没问题，但如果是十二指肠受累就不一样了，受累广泛者则无法根治切除，Whipple术有时可行。十二指肠受累中等者可以随同结肠一并切除，但修补是个问题，端端吻合由于张力的问题，一般不可取，所以多采用Roux-y吻合或空肠修补。肝曲或脾曲向外侵犯如肝脏等，

一般可以锲形切除相应受累的部分。胆囊受累可以一并切除，但如果是胆管或胰头受累根治的可能性较小。横结肠肿瘤一般很少侵犯胃大弯，但如果侵犯幽门可行远端胃大部切除，脾曲肿瘤受累脾可以一并切除，胰尾受累也可一并切除。降结肠癌和乙状结肠癌比右半结肠癌更易侵犯输尿管和肾脏，可采取同右侧的方法处理。如果后腰肌肉群受累一般要求受累肌肉一并广泛切除。乙状癌有时易侵犯卵巢、膀胱等，卵巢可以一并切除，受累膀胱可以部分切除。

（7）姑息性肿瘤切除术：姑息肿瘤切除术适用于有肉眼可见肿瘤残留者，如已存在腹膜、肝及非区域性淋巴结转移而无法行全部转移灶的切除者。对姑息性肿瘤切除术，虽为根治性术式，术中肉眼判断肿瘤亦似切除尽，但术后组织学证实有切缘、肿瘤基底残留或清除的最高一级淋巴结已有转移者。由于结肠癌发展相对缓慢，积极的姑息性肿瘤切除是有肯定意义的。姑息性手术切除者其 3 年生存率仍可达 30%~50%，且可避免或减少因梗阻、穿孔、出血等并发症而致死。

7. 腹腔镜下结直肠癌切除术

近年来随机对照临床研究（RCT）已经确定腹腔镜下结直肠癌切除术可作为结直肠癌的手术方式，其明显的优点：切口小，疼痛轻，短期内即可恢复进食，住院时间短且与开放性手术有同样的肿瘤学效果。然而，关于腹腔镜下直肠癌切除术的 RCT 资料很有限，因为该项手术有极高的技术挑战性，尤其是腹腔镜下低位前切除，一项初期研究表明，患者手术切缘阳性率高达 12%，明显高于开放术式低位前切除的 6%。其次，在实施腹腔镜下切除术的男性患者中，显示自主神经受损率更高，腹腔镜下切除术组，男性国际勃起功能指数定义的勃起功能障碍指数增高。这些资料提示盆腔内外科手术切除范围上的控制和潜在的危险仍然存在，需要进一步的 RCT 以证实其安全性，有效性和患者受益的程度。

8. 介入治疗

肝脏是大肠癌最常见的转移部位。大肠癌确诊时已有 20％的患者发生肝转移，而晚期结肠癌的肝转移率更高，可达 40%。有肝转移的大肠癌患者自然生存期仅为 5~10 个月。近年来采用介入治疗方法对大肠癌进行治疗越来越广泛，已经成为大肠癌临床综合治疗中的重要组成部分。局部化疗（regional chemotherapy）有肿瘤局部化疗药物浓度高、全身副反应少等优点，优于全身化疗。可以减少局部微小转移、降低分期、缩小原发灶、增加手术机会；对不能手术或者经过其他治疗失败的患者，可以提高综合治疗疗效、缓解症状、延长生存期、改善生存质量。

大肠癌介入治疗主要指经动脉灌注抗癌药物，可以提高肿瘤局部药物浓度，增强化疗效果，并减轻全身毒副反应。化疗是遵循一级动力学原则，量效关系特别明显，局部药物浓度增加 1 倍，疗效可增加数倍。

［局部给药的条件］

（1）肿瘤主要在局部。

（2）选择的靶血管应主要供应肿瘤，正常组织分布少。

（3）所选择的药物应局部吸收好，代谢排泄快。

［方法］采用 Seldinger 技术经股动脉穿刺行局部动脉灌注化疗及（或）栓塞治疗，按肿瘤位置以及造影所示的肿瘤供血情况选择介入治疗所用动脉，并相应分配化疗药物用

量。栓塞物质采用明胶海绵颗粒或者不锈钢圈。介入治疗所用动脉包括肠系膜上动脉、肠系膜下动脉、双侧髂内动脉、直肠上动脉、肠系膜下动脉及双侧髂内动脉、直肠上动脉及双侧髂内动脉。

术前介入化疗作为新辅助化疗的一种有效的治疗措施在临床已广泛应用。

[优点]

（1）术前化疗能降低临床期别，肿瘤缩小，有利于手术进行。

（2）对已存在的微小转移灶和亚临床病灶，能得到较早的控制，以减少术后复发和转移。

（3）术前应用联合化疗，抑制或杀伤大量敏感的肿瘤细胞，可减少医源性播散。

（4）在肿瘤血管和淋巴管未损伤前行介入化疗可大大提高局部药物的浓度对肿瘤产生高效杀伤作用。

[大肠癌介入治疗的适应证]

① 介入治疗作为大肠癌的新辅助化疗。

② 介入化疗作为术后局部复发的治疗。

③ 对结直肠癌肝转移者进行治疗。

④ 对不能手术的晚期大肠癌治疗。

⑤ 介入治疗作为根治术后预防复发的措施。

[大肠癌介入治疗并发症]

① 包括短暂的肝功能减退，如 GPT/GOT 一过性升高。

② 骨髓抑制。

③ 消化道反应如恶心、呕吐、短期腹泻或脓血便、腹痛。

④ 血象减低、肾功能异常以及神经系统并发症。

[介入化疗的禁忌证]

① 有碘过敏者。

② 肝肾功能严重受损。

③ 恶病质。

④ 大肠癌全身多处转移。

⑤ 凝血功能障碍。

十一、现代研究进展

（一）结直肠癌癌前病变与高危人群和地区

结直肠癌的癌前病变：慢性肠炎症常续发结直肠癌，结直肠腺瘤病、家族性腺瘤性息肉是癌前病变已是人们的共识。下列情况属于高危人群的一些信息：在直肠癌高发区欧美国家约 80% 的患者发病年龄超过 55 岁。结直肠腺瘤患者，许多研究表明，有腺瘤的结直肠癌黏膜较无腺瘤的正常黏膜癌变的可能性高 100 倍，而结直肠腺瘤患者在初次发生腺瘤摘除后有 30%~50% 的患者日后又将发生腺瘤，应注意日后随访。以前患过结、直肠癌患者约有 2.5%~11% 的患者根治术后可再患原发性直肠癌，应作为高危人群随访观察。血吸虫病患者，盆腔接受过放射治疗者，国外报道宫颈癌放射治疗后，直肠癌发病率比一般人高 4 倍。慢性溃疡性肠炎患者比正常人患癌高 5~10 倍。

（二）结直肠癌高危地区和高危人群的分布

结肠癌的发病率与种族和民族背景有关。种族因素中，尤以源于北欧的白人发病率最高，不论是本土的北欧人还是移民至别国的北欧人均是如此。亚洲和非洲的发病率较低，但随着移民和西方化，发病率逐渐上升，生活在莫桑比克的黑人结直肠癌发病率为世界最低，但移居美国的黑人后代其结肠癌发病率却接近美国白人，波兰结肠癌发病率低于美国，而迁至美国的波兰移民发病率与美国人口相似。上述移民流行病学资料提示结直肠癌是一个典型的环境生活方式癌，其病因中，种族遗传的作用是很小的，而生活方式、膳食结构、环境因素才可能是主要病因。

世界范围大肠癌的发病率相差 20 倍，西方国家包括北美、西欧、澳大利亚发病率最高，至 20 世纪末，其年龄校正（世界标准）发病率 25~35/10 万人口，值得注意的是，目前意大利北部男性发病率大于 30/10 万人口，高于英格兰和威尔士（小于 20/10 万人口），以往日本的大肠癌发病率较低，目前呈上升趋势，其发病率与英格兰和威尔士相差无几，印度的发病率最低，为 1~3/10 万人口。结肠癌发病率基本无性别差异，而直肠癌则以男性为多，但是，发病率最高的北美、澳大利亚，特别是发病率上升较快的日本和意大利，年龄校正的结肠癌发病率男性高于女性 20%，新西兰的非毛利人，虽然结肠癌的发病率也高达 30/10 万人口，但无性别差异。在大肠癌不同部位，癌瘤发生的风险，亦有差异，女性患右侧结肠癌的比例高于男性且发病年龄较早。

（三）结直肠癌发展趋势

近 20 年来结直肠癌发病率上升速度，在许多地区超过了肺癌，美国 1974 年全国直肠癌的新发病例数为 9.9 万例，到 1984 年已上升达 13 万例，1990 年多达 15.5 万例，日本结直肠癌的发病率与死亡率也日渐上升，我国结直肠癌上升速度也相当快，全世界结直肠癌发病率每年递升 2%。预防和控制结直肠癌任重而道远。

（四）结直肠癌的预防

大肠癌的发生是一个多步骤的生物学过程，其特征是随着遗传学的改变产生了一系列生长、凋亡失控的细胞，并且这种细胞具有侵入基底膜和从正常位置转移的能力，这种过程是一个相当长的过程，大约平均是 5~10 年，在癌的预防中具有重要意义。

1. 一级预防

一级预防的内容包括消除或减少致癌物质对结直肠黏膜的作用，抑制和阻断癌前病变的发生或促进癌变的逆转，从而预防结直肠癌的发生，故一级预防又称为病因预防，包括以下几点。

（1）饮食因素预防：饮食因素大概在结直肠癌因素中起 50% 的作用，而家族遗传因素大约 5% 的作用，摄取不同的蔬菜水果和谷类饮食是预防结直肠癌的重要策略之一。

（2）热量：有人推荐能量摄取限制在少于 10500 KJ，而对女性则少于 8500 KJ，表达这一原则是为避免肥胖。

（3）脂肪：当脂肪摄入总热量的 40% 时，结直肠癌的发病率显著升高，所以目前公认的观点是将作为热量摄入的脂肪减少到热量的 25% 以下，宜用增加鱼的摄入来代替脂肪的摄入，用植物油来代替动物脂肪的摄入，减少肉类的摄入，尤其应摒弃高温加工肉类（烤肉）的摄入。

（4）增加纤维素的摄入。

2. 二级预防

针对肿瘤的高危因素进行积极的干预。

3. 三级预防

指对肿瘤患者积极治疗，以提高患者的生存质量及生存期。

第二节　直肠平滑肌肉瘤

平滑肌肉瘤是一种十分少见的由平滑肌发生的肿瘤，可以发生在结肠、直肠或肛门。Exner（1908）首次报道，世界文献到 1989 年共报道 200 例，到 1994 年为止有 215 例大肠平滑肌肉瘤，2/3 发生在直肠。平滑肌肉瘤占直肠所有肿瘤的 0.1%~0.5%，各种年龄都可以发生。男与女是 1.8∶1。与其他胃肠道肿瘤不同，直肠平滑肌肉瘤多数是恶性的，手术后容易复发，预后不良。

一、病理

肿瘤主要位于黏膜下，向肠内生长；由肠壁肌层发生的可以向肠外生长，或成哑铃型；初起为一黏膜小结，黏膜完整，质较硬，表面光滑可以活动。组织学显示，平滑肌肉瘤是由交织成索条或纺锤状的梭形细胞构成，细胞核呈卵圆形，边缘变钝，可见有丝分裂，恶性程度最好用有丝分裂指数高低来确定。切面似鱼肉状、黏膜溃疡、黏膜下扩散和局部浸润是平滑肌肉瘤的特点。远处转移多通过血管转移到肝与肺，淋巴结转移少见。从病理上判断平滑肌肿瘤的良恶性是非常困难的，唯一的方法是观察生物学行为。

二、临床特点

发病率年龄多为 29~55 岁，生长缓慢，可长时期无症状，该瘤常发生在直肠下 1/3 后壁黏膜下，肿物小时常无症状，常在检查时发现结节或肿块，多在直肠指诊或结肠镜检查时意外发现肠壁上小肿物。直肠平滑肌肉瘤的表现与直肠癌相似，常有直肠出血及大便习惯改变，肿物长大时表现为：肛门部有下坠感、疼痛、排便障碍及便秘，直肠指诊可摸到黏膜下肿物，表面光滑，黏膜完整，有触痛。更常见的是溃疡发生，直肠检查无法将平滑肌肉瘤同腺癌区分，浸润范围与深度可以通过腔内超声来确定。

三、诊断

直肠指诊可触及不同质地、表面光滑有触痛的肿物，多位于黏膜下，可活动也可固定，一般指套无血染，如有溃疡形成，则不易于直肠癌鉴别。治疗前的影像学检查对于确定肿瘤范围，肿瘤分期，引导活检、辅助诊断、评价治疗效果及检测复发有重大意义。普通 CT 与盆腔增强 CT 可以确定肿瘤大小与其重要脏器的关系，必要时可行 MRI 检查。内镜下活检与细针穿刺活检均可用于肿瘤诊断，可以获取组织学判断，免疫活化检查，确诊率较高。

四、平滑肌肉瘤分型、分期

平滑肌肉瘤分为以下四型：①黏膜下；②浆膜下；③哑铃型；④狭窄型。

平滑肌肉瘤分为以下两期：① 1 期在肠壁内，无侵犯无溃疡，又分为黏膜下瘤和浆膜下瘤；② 2 期是扩展至肠壁外，又分为肠腔内溃疡和浸润到结肠外邻近组织内；③ 3 期有远处转移。

五、治疗

根治性手术切除是唯一能够有希望治愈的治疗手段。

手术原则是获得切缘阴性的完整切除。同时清除局部淋巴结，局部切除将有 80%~85% 的复发率，大约 80% 的患者在最初诊断后的 2~3 年间出现远处转移，这也是大多数患者的死亡原因。由于 80% 平滑肌肉瘤位于直肠下段，因此，多数需行腹会阴联合切除，但中上段直肠病灶可以在有足够切缘的情况下应行保肛手术，Randleman 等建议：① 瘤体 < 2.5cm，仅局限于肠壁内者行扩大局部切除；② 瘤体 > 2.5cm，已浸润肠壁全层者可根据具体情况选用根治性腹会阴切除、低位切除或盆腔联合脏器切除。根治手术后 5 年生存率为 20%~25%。国内报道 43 例认为：根治性切除在预防复发而不是远处转移方面优于局部切除，但年龄小于 50 岁者预后差。Diamant 等复习 53 例，只有 13 例（24.1%）首次手术后存活 5 年。由于预后很差，因此辅助治疗势在必行，但该肿瘤对放化疗不敏感，因此放化疗效果不尽如人意，其疗效有待于临床进一步观察和研究。

第三节　大肠脂肪瘤

脂肪瘤是除腺瘤性息肉病后的第二常见大肠良性肿瘤。患者多见于中老年，肿瘤为脂肪堆积而成，常位于黏膜下，偶见于浆膜下，肿瘤可突向肠腔，并增长，偶有坏死，位于浆膜下者体积可增至直径 6cm。由于它是良性病变，且多无临床症状，所以多在其他病变进行手术时偶然发现或尸体解剖时发现，尸检发现率 0.2%~0.3%。只有当肿瘤超过 2cm 大小时，大约 1/3 患者将引起一些症状，可出现轻重不等的腹痛，大便次数增多或黏液血便，可触及腹部肿块。极少数患者可由于脂肪瘤形成肠套叠而引起肠梗阻。脂肪瘤最常见的部位是盲肠、升结肠及乙状结肠。

一、病理

病理示成熟脂肪组织并可见完整包膜，部分表面可有血运障碍而引发肠壁坏死溃疡出血。

二、辅助检查

钡灌肠检查通常显示一圆形或椭圆形充盈缺损，病灶边缘光滑，可以把脂肪瘤与其他肿瘤区分开。

黏膜脂肪瘤使用结肠镜可以诊断，内镜特征包括"垫子征""帐篷征"等。直肠的脂肪瘤相当少见，如位于直肠下端指诊检查可及柔软光滑的分叶状肿物。

三、治疗

结直肠脂肪瘤若无症状，一般不需治疗。一旦诊断确立并除外癌，尽可放心。但有症状的患者可以采用局限的肠段切除或结肠开窗术切除脂肪瘤，直肠下段脂肪瘤有蒂时可以基底部结扎或行局部切除术。

第四节　大肠浆细胞瘤

原发性浆细胞瘤指原发于骨髓组织以外的浆细胞肿瘤，又称髓外浆细胞瘤。发病于结直肠的原发性浆细胞瘤极为少见，临床常为多发性骨髓瘤继发而来，英文文献自 1972 至 1994 二者仅为 8 例，到 1997 年共有 28 例，男女发病比例为 3∶2。

结直肠局部浆细胞瘤患者最后往往发展为弥漫性多发性骨髓瘤，因此一旦诊断了这种髓外浆细胞瘤，则应行骨髓检查。

临床症状可有腹痛、出血、厌食、恶心、呕吐和体重下降。肿瘤可以单发或多发，肠道内可见到由弥漫细胞浸润、息肉样或结节样突起组成的肿物。组织学检查可确定浆细胞特征，也可以采用免疫过氧化物酶染色确定其性质。

理想的治疗应该是肿瘤完整切除，不容易切除的浆细胞瘤可能对放射治疗有反应，化学治疗只用于弥漫性病变。

原发性浆细胞瘤与继发性髓外浆细胞瘤的预后不同，原发性浆细胞瘤的 5 年生存率在 60%~90%，治疗后中位生存期可达 10 年以上，明显高于多发性骨髓瘤的 20%。

参考文献

[1] 陈孝平. 外科学 [M]. 北京：人民卫生出版社，2002.

[2] 刘婷，王新允，朱丛中，等. 天津市 2863 例肠癌 20 年发病临床病理分析 [J]. 中国肛肠病杂志，2004，24（2）：21-23.

[3] 张作兴. 夫妻同患大肠癌 18 对 36 例临床观察 [J]. 中国肛肠病杂志，2005，25（4）：24-25.

[4] 唐世孝，邹义君，陈永光，等. 大肠癌临床趋势性变化研究（附 941 例临床分析）[J]. 中国肛肠病杂志，2004，24（10）：24-27.

[5] 赵丽中. 大肠恶性肿瘤术后随访 20 年总结 [J]. 中国肛肠病杂志，2004，24（10）：22-23.

[6] 李建胜. 遗传性非息肉病性大肠癌 12 个家系 42 例临床报告 [J]. 中国肛肠病杂志，2005，25（10）：28-30.

[7] Jemal A, Tiwari RC, Murray T, et al.Cancer statistics, 2004 [J], CA Cancer J Clin.2004, 54（1）：8-29.

［8］Sengupta S，Tjandra JJ，Gibson PR. Dietary fiber and colorectal neoplasia ［J］. Dis Colon Rectum 2001，44：1016

［9］Sengupta S，Tjandra JJ，Gibson PR. Dietary fiber and colorectal neoplasia ［J］. Dis Colon Rectum，2001，44（7）：1016-33.

［10］Kahlenberg MS，Sullivan JM，Witmer DD，et al. Molecular prognostics in colorectal cancer ［J］. SurgOncol，2003，12：173-186.

［11］汤钊猷. 现代肿瘤学 ［M］. 上海：上海医科大学出版社，2000.

［12］李士荣. 大肠癌的早期诊断、治疗和预防 ［M］. 北京：北京科学技术出版社，2000.

［13］李佩文. 恶性肿瘤误诊、误治和防范 ［M］. 北京：科学技术文献出版社，2001.

［14］张庆荣. 临床肛门大肠外科学 ［M］. 天津：天津科技翻译出版公司，1992：228-230.

［15］Wolf O，Glaser F，Kuntz C，et al. Endorectal ultrasound and leiomyosarcoma of the rectum ［J］. Clin Invest，194，72：381-384.

［16］蔡三军. 大肠平滑肌瘤和胃肠间质瘤、结直肠肛管癌 ［M］. 北京：北京大学出版社，2006，425.

［17］Randleman CD，Wolff BG，Dozois RR，et al. Leiomyosarcoma of the rectum and anus. A series of 22 cases ［J］. Int J Colon Rectum Dis.189，4（1）：91-96.

［18］郑树. 结直肠少见肿瘤 ［M］. 北京：人民卫生出版社，2006：591-592.

［19］顾晋. 其他直肠恶性肿瘤直肠肛门部恶性肿瘤 ［M］. 北京：北京大学出版社，2007年，261-264.

［20］张思宇，程国璋. 大肠脂肪瘤10例临床分析 ［J］. 中国肛肠病杂志，1998，18（12）：36.

［21］Haller JD，Roberts TW. Lipomas of the colon：a clinic pathologic study of 20 cases ［J］. Surgery，1964，55：773-81.

［22］杨萱，王强，刘思卿. 中西医结合肛肠病研究新进展 ［M］. 沈阳：辽宁人民出版社，2000：136.

［23］Siddiqui MN，Garnham JR. Submucosal lipoma of the colon with intussusceptions ［J］. Postgrad Med J.1993，69（812）：497.

［24］Rocha FF，Campos MG. Intestinal intussusception caused by colonic lipoma ［J］. Rev Assoc Med Bras，2006，52（3）：138.

［25］Chiba T，Suzuki S，Sato M，et al. A case of a lipoma in the colon complicated by intussusceptions ［J］. Eur J Gastroenterol Hepatol，2002，14（6）：701-2.

［26］Hozo I，Perkovic D，Grandic L，et al. Colonic lipoma intussusceptions：a case report ［J］. Med Arh，2004，58（6）：382-3.

［27］Goldstein WB，Poker N. Multiple myeloma involving the gastrointestinal tract ［J］. Gastroenterology.1966，51（1）：87-93.

［28］Hanptom JM，Gandy JR. Plasmacytoma of the gastro-intestinal tract ［J］. Ann Surg. 1957，145（3）：415-22.

[29] Venizelos I, Theodoridou S, Vakalopoulou S, et al. Acute large bowel pseudo-obstruction due to multiple myeloma [J]. Leuk Lymphoma.2004, 45（9）: 1943-5.

[30] Robinson KP. Plasmacytoma and plasma cell polyposis of the colon [J]. Proc R Soc Med.1969, 62（8）: 818-20.

[31] Tariman JD. Current therapies for multiple myeloma [J]. J Infus Nurs. 2007, 30（2）: 113-8.

第二十七章 肛管和肛周肿瘤

第一节 鳞状上皮细胞癌

鳞状上皮细胞癌（鳞癌）最常见，占肛管及肛周癌的 50%~75%，但与直肠腺癌相比则少见，约 25∶1。多来源于肛缘部的鳞状乳突状瘤，极少数来源于皮肤癌前病变，如 Bowen 病。预后与细胞分化程度及淋巴转移有关。肛管癌多较小，很少呈环形或半环形生长，半数可转移到肛管括约肌，也可侵犯阴道形成直肠阴道瘘。如同肛周癌，也可转移到腹股沟淋巴结，沿痔血管转移较肛周癌为多，偶尔可向肝、腹膜、肺及骨转移。肛管癌分化较差，角化少，恶性高，易转移，预后差。

一、病名溯源

（一）中医的认识

鳞状上皮细胞癌属于中医"锁肛痔"的范畴。锁肛痔以初起为便血流水，渐现大便变形，排便困难，次数增多，里急后重，肛门生肿物坚硬、流脓血臭水为主要表现，病至后期，肿瘤阻塞，肛门狭窄，排便困难，犹如锁住肛门。《外科大成》中说："锁肛痔，肛门内外如竹节锁紧，形如海蜇，里急后重，便粪细而带扁，时流臭水……"。

（二）西医的认识

鳞状上皮细胞癌多发生于肛管及肛门周围，是发生于齿线下方的肛门周围癌，由肛管和肛门周围鳞状上皮发生，常因肛瘘、痔、手术瘢痕、湿疣、化脓性汗腺炎等长期慢性刺激损伤引起。

二、流行病学资料

肛门区癌发病率占直肠肛管恶性肿瘤的 4%，占所有胃肠道恶性肿瘤的 1.5%。其中，肛管癌占 75%，中位发病年龄 60~65 岁，女性略多见于男性，并呈地域性分布。研究数据表明，西班牙裔男性的肛管癌发病率低于非西班牙裔男性，但在女性人群中并没有发现上述规律。黑人男性发病率高于白人男性，黑人女性则低于白人女性。1997~2009 年肛门鳞癌发病率与 1973~1996 年比较骤然上升。欧洲发病情况类似，来自丹麦的数据显示，1943~1997 年间，由全部人群仅 0.2/10 万上升至男性 0.5/10 万和女性 1.0/10 万。李宁等认为随着社会文化和生活行为的多元化，发病在过去几十年以及将来可能均呈持续升高态势。

三、病因病机

（一）中医病因病机

中医认为，本病的形成多与外感六淫，久嗜膏粱厚味，过食辛辣，忧思抑郁，正气亏损所致。本病属本虚标实，早期以邪实为主，晚期损伤较重，气血衰败，以全身虚损为主。

（二）西医病因病机

在西方国家，HPV（human papillomavirus，人乳头状病毒）感染被认为是肛管鳞癌的第一位病因，大约80%~85%的患者能检测出 HPV 感染，在欧洲主要是 16 型和 18 型。HPV 感染后首先导致肛管鳞状上皮病变 – 肛管上皮内瘤变（anal intraepithelial neoplasia，AIN），目前，AIN 被认为是肛管鳞癌的癌前病变。肛门性交和多个性伴侣会增加 HPV 感染的机会，因而亦被认为是肛管癌的高危因素。其他的高危因素包括 HIV 感染、器官移植后长期使用免疫抑制剂、长期使用糖皮质激素、吸烟和抑郁。

四、病理

鳞状上皮细胞癌起源于肛门远端皮肤的复层鳞状上皮，因而形态学上与发生在颊黏膜、食管、子宫颈等部位的癌相似。根据分化程度，肿瘤包括从正常肛门皮肤相似的鳞状上皮细胞到各种分化程度的鳞状上皮细胞，分化好的鳞状细胞癌与正常鳞状上皮相似，并产生角化珠（底部），分化差的病变不像鳞状上皮，无角化珠，并更具浸润性。可以根据角化程度和细胞核形态对病变进行分级，这种分级与肿瘤的行为一致，即：分化好的肿瘤浸润深度较浅，转移的可能性小。超过 50% 的肛管肿瘤是未角化的，并且 80% 分化差，这与肛门缘癌相反，其中 80% 角化，且 85% 分化好。

肛管上皮细胞癌的主要播散方式是直接浸润和淋巴转移，血行转移较少见，早期即可有肛周组织和括约肌的直接侵犯。约有半数病例肿瘤侵犯到直肠和肛周区域，进展期肿瘤侵犯骶骨和骨盆壁。女性可侵犯前阴，然而男性侵犯前列腺不常见。进展期肿瘤局部转移较盆腔外转移更常见，10% 患者在就诊时发现已有远处转移，远处转移常见的是肝脏和肺。

五、中医辨证分型

1. 湿热内蕴
黏液脓血便，便频，里急后重，或腹泻、便秘交替；舌红，苔黄腻，脉滑数。

2. 气滞血瘀
肛门坠胀，大便困难，少腹胀痛；小便不利；舌暗，苔黄腻，脉滑数。

3. 气血衰败
肌肤消瘦，面色无华，气短乏力，纳呆食少；舌淡，无苔，脉沉细弱。

六、西医分期

目前 UICC/AJCC 的 TNM 分期系统仍然是全球采纳的金标准，需要特别说明的是，和消化道其他肿瘤，包括食管鳞癌、胃癌或结直肠腺癌都不同的是，肛管癌的 T 分期和 N 分期有其独特之处，需要重点介绍。

T 分期：和其他消化道肿瘤不同，肛管鳞癌的 T1~T3 分期不是按照浸润深度来进行分期，而是按照肿瘤大小分期，具体来说：Tis 是 AIN 2~3 级；T1 指肿瘤 ≤ 2cm；2cm < T2 ≤ 5cm；T3 > 5cm；T4 的分类与其他消化道癌一样，为侵犯邻近器官的病灶而不论大小。

N 分期：也和其他消化道癌以转移数目来分期不同，肛管癌的 N1 为仅有直肠周围淋巴结转移；N2 为单侧的髂内和（或）腹股沟淋巴结转移；N3 为同时伴有直肠周围和腹股沟淋巴结转移和（或）双侧髂内和（或）腹股沟淋巴结转移。

M 分期：M0 无远处转移；M1 有远处转移；Mx 远处转移无法评估。

由此可见，和直肠癌/肛管腺癌不同的是，对于肛管鳞癌，髂外和腹股沟淋巴结转移均属区域转移（即 N 范畴）而不是远处转移（M 范畴），更加不可看到这些区域的淋巴转移而误认为患者为晚期从而消极对待。

七、临床表现

（一）症状

1. 肛管癌

包括直肠出血、肛门疼痛、瘙痒、排黏液、里急后重、肛门内肿块、大便习惯改变等。大多数患者主要症状表现为肛门持续性疼痛，便后加重。一半以上的患者会发生直肠出血，早期有少量便血，随着病情发展便血渐增多，症状的长短对预后没有什么意义。排黏液、大便失禁、大便习惯改变、盆腔疼痛、大便或气体从阴道排出，这些主诉表明病程已近晚期。里急后重，即便意急迫，提示已侵犯括约肌。

2. 肛周癌

多数患者感到肛缘有一小肿块，并有瘙痒等不适感。肿块生长缓慢，一般不痛，只有当肿块增大侵犯到肛管括约肌或肿块破溃形成溃疡时才感到疼痛，溃疡常有出血、恶臭、经久不愈。

（二）体征

1. 肛管癌

肛管或下段直肠内常可扪及一个有溃疡面的、质硬、有触痛和出血的肿块。

2. 肛周癌

肛门周围可扪及较硬肿块并有溃疡。注意腹股沟淋巴结有无肿大，因肛周癌易转移至腹股沟淋巴结，若有转移则预后不良。

八、实验室及其他辅助检查

1. 肛管癌

电子结肠镜检查通常显示肿瘤局限于肛管内，呈宽基底溃疡性肿块，溃疡表面高低不平、污秽、质地脆、易出血。活检病理检查为鳞状细胞癌。

2.肛周癌

活检病理检查为鳞状细胞癌。

九、诊断

诊断必须依靠病史、直肠指诊、肛门镜检查、病理活检检查，必要时辅助电子结肠镜检查，排除结直肠良性肿瘤及炎症性肠病等。影像学检查对肛管癌和肛周癌的分期有很大帮助，腹部B超、肺部CT、盆腔部CT、盆腔MRI等有助于了解肿瘤对周围组织侵犯情况，是否有区域淋巴结及远处转移。盆腔MRI和直肠内超声对判断肿瘤侵及深度和术前分期有重要意义。

十、鉴别诊断

（一）中医鉴别诊断

（1）内痔：内痔痔核分颗脱出，色青紫或暗红，易出血。

（2）悬珠痔：即肛乳头肥大，位于肛窦附近，质韧，表面光滑，呈灰白色，多无便血，可脱出肛外，常伴有肛裂。

（二）西医鉴别诊断

1.肛管癌

由于肛管癌早期症状与内痔、肛裂、肛瘘等疾病相似，都有便血、肛门异物感或排便时疼痛等，临床上常把早期肛管癌误诊为以上常见良性疾病，故在诊断肛管癌过程中应与下列疾病相鉴别。

（1）直肠癌：常有便血、大便习惯改变及肛门下坠不适感，可侵犯到齿状线和肛管。直肠指诊可触到直肠肿块，表面高低不平，质坚硬，不活动，呈菜花状或有溃疡，需行电子结肠镜进一步检查，确诊需要活检病理检查。肛管癌预后较直肠癌差。

（2）肛门窦道：感染形成的肛门窦道有时和肛管癌很难鉴别，肛门窦道由组织坏死后形成的只开口于皮肤黏膜表面的深在性盲管，肛管皮肤完整，麻醉下用探针检查可证实为窦道，活检窦道内组织病理检查为肉芽组织，可明确诊断。

（3）肛管黑色素瘤：肛管处少见，多在齿线处生长，多单发，瘤体不大，褐黑色，有的带蒂脱出肛外，典型的黑色素瘤外观似血栓性内痔，但触诊为硬性结节，偶有压痛。若表面有黑色素及溃疡，则诊断不难，但要注意的是半数黑色素瘤因表面无黑色素而误诊，活检病理检查可以确诊。

2.肛周癌

由于肛周癌早期表现为硬结肿块，常伴有瘙痒，生长缓慢，肿块增大后才形成溃疡，临床表现与下列疾病相似，应加以鉴别。

（1）肛门湿疣：本病为环绕肛门的多个结节性肿块，可累及肛管最下段，大小不一，从小的皮肤突起到大而有蒂的不规则肿块，表面有细的颗粒。在病变之间有正常的皮肤分隔，病变处皮肤无溃疡，也无肉眼可见的恶性浸润表现。

（2）肛裂：临床表现多为便鲜血，或手纸染血，便后肛门剧痛，常伴有便秘。多在肛后正中部位有裂口，少数在前正中或两侧，为椭圆形溃疡，陈旧性肛裂呈灰白色，常伴有哨兵痔。

（3）肛门瘙痒症：慢性肛门瘙痒症患者肛周皮肤广泛增厚，有时误诊为癌变，但肛门瘙痒症的肛管皮肤改变常较广泛而无深部浸润现象，肛门瘙痒症癌变者少见。

（4）肛周特异性感染溃疡

①克罗恩病侵犯直肠下端形成脓肿等并发症时，可以累及肛门周围皮肤，形成溃疡，其周围有水肿，但溃疡多无明显疼痛，内镜检查可发现有直肠炎。

②肛周结核比较少见，溃疡脓性分泌物少，无肉芽生长，患者常有低热、盗汗、消瘦等结核的临床表现。

（5）非特异性溃疡：病因不清楚，可发生于肛门周围并影响到肛管。溃疡面可以很大，但病变表浅，边缘稍高，基底部覆以清洁的肉芽组织，无浸润。活检行组织学检查证实不是肿瘤。

（6）基底细胞癌：多位于肛门口处，不侵犯肛管，肿瘤局限，表浅，可以活动。虽然病程长，但病变小，生长缓慢，很少转移。

（7）癌肿并发肛瘘：多为黏液腺癌，肛瘘病史长，肿瘤位于肛瘘处，可能来源于肛腺。肿瘤在肛周形成脓肿并向深部浸润，穿出肛周皮肤，形成肛瘘。但要除外乙状结肠癌或直肠癌种植到肛瘘处。

十一、治疗

（一）中医内治法

1. 湿热内蕴证
［治法］清热解毒，活血化瘀。
［方剂］白头翁汤加减。
［常用中药］白头翁、黄柏、黄连、秦皮、黄芩等。

2. 气滞血瘀证
［治法］益气活血，软坚散结。
［方剂］补中益气汤加减。
［常用中药］黄芪、人参、白术、炙甘草、当归、桃仁、三棱、莪术、陈皮、升麻、柴胡、生姜、大枣等。

3. 气血衰败证
［治法］益气养血。
［方剂］八珍汤加减。
［常用中药］人参、白术、白茯苓、当归、川芎、白芍药、熟地黄、甘草等。

（二）中医外治法

1. 灌肠疗法
（1）苦参20g，青黛10g，血竭9g，全蝎9g，枯矾6g，儿茶12g，鸦胆子5g（打碎）。将上方药物加水600ml，煎至200ml左右。从肛门处插入导尿管，约20~30cm深，注药后保留 2~3 小时。每日 1~2 次，30 天为 1 个疗程。

（2）生大黄 20g，黄柏 15g，山栀子 15g，蒲公英 30g，金银花 20g，红花 15g，苦参 20g。方法同上。

（3）败酱草、白花蛇舌草等浓煎保留灌肠，每日 2 次，每次 40ml。

2. 敷药法

肛管癌、肛周癌溃烂者外敷九华膏或黄连膏等。

（三）西医非手术疗法

1. 放疗

目前常用的肛管癌、肛周癌的放疗方法有两种。

（1）Papillon 照射法：该法适用于 < 5cm 的肛管癌及肛周癌。用 ^{60}Co 照射会阴野 30Gy，骶后野 18Gy，总疗程 22d，休息 4~8 周后再用组织间的插值放疗 20Gy/24h，总剂量 60~70Gy。

（2）三野或四野照射法：该法适用于有盆腔淋巴结转移及肿瘤 > 5cm 的肛管癌及肛周癌。

2. 同步放化疗（CRT）

是目前肛管鳞癌的主要根治性治疗手段，为 I 类推荐证据。最佳的放疗剂量尚不清楚，目前的标准是 4550Gy，中间无治疗间歇期，对于 II 期或以上分期的肿瘤，可以考虑 1520Gy 的推量。目前推荐的放疗模式为 50.4Gy/28 F。与放疗同步的标准化疗是 5- 氟尿嘧啶（5–FU）和 MMC，具体用法为：5–FU 1000 mg/（m²·d），24 小时持续静脉输注（CIV），D1~D4，D29~32。MMC：12mg/m²（最大剂量 20 mg），静脉推注，D1。

3. 靶向药物

西妥昔单抗是 EGFR 抑制剂，对于 KRAS 野生型肿瘤作用明显。研究认为，肛门癌 EGFR 表达率高，KRAS 突变率很低。因此，西妥昔单抗理论上可能成为治疗肛门癌非常有前景的药物。靶向药物的应用给肛门癌的治疗带来了新的选择，但是有效性和安全性，需要更多大样本前瞻性随机对照研究数据证实。

（四）手术疗法

在现阶段，手术的主要适应证就是作为挽救性手段用于经过 CRT 而不能完全缓解、CRT 后再次局部复发或肿瘤区域曾经接受过放疗的患者，一旦手术治疗，绝大多数患者需要 APR，具体如下。

1. 局部切除术

肿瘤 ≤ 2cm、表浅、可以活动、无任何转移迹象，活检证实肿瘤分化良好，局部切除多可以获得治愈。

［操作方法］

（1）局部切除：一般以肿瘤为中心，做梭形切口。切除肿瘤周围 2.0~2.5cm 皮肤、皮下和部分括约肌，I 期修复缺损的括约肌，必要时可转移皮瓣或肛管成形以避免肛管狭窄。术中要区分肛管癌和肛门周围癌，肛管癌分化差，可延直肠淋巴管向上转移至直肠周围和肠系膜内淋巴结；肛门周围癌分化良好，常向腹股沟淋巴结转移，多直接蔓延到肛门周围组织和括约肌。肛门周围癌手术相对简单，而肛管癌则要保证良好的暴露，必要时采取经括约肌方法切除，以保证彻底性。

（2）姑息性局部切除：用于全身情况不能耐受经腹会阴联合切除术的患者，以及放化疗后有残余病灶者，有时也用于局部复发的患者，姑息性局部切除术目的是以切除肉眼所见的病灶为主，术后常需加用放化疗。在处理小的、表浅的或微小浸润的肛管癌时，其他可选择的方法包括冷冻、激光气化，也可使用化学性或者免疫去除的药物。

2. 腹会阴联合切除术（APR）

适用于肿瘤＞2cm，浸润到基层，甚至齿线以上，较固定的肿瘤，放化疗失败、复发，局部切除术后复发肿瘤等。肛管癌会阴部切除的范围更广，包括肛门周围的广泛皮肤（至少距离肿瘤5cm以上）、肛门内外括约肌、坐骨直肠窝的脂肪组织、肛提肌及盆底腹膜下的所有引流淋巴结，必要时清除髂内及闭孔淋巴结，但不需要高位结扎肠系膜下动脉。女性患者常将阴道后壁一并切除，如腹股沟淋巴结有转移，应同期或分期行淋巴结清扫术，传统APR手术按照TNE标准解剖间隙游离直肠，随着远端直肠系膜的缩小，必然导致手术标本形成狭窄的腰部。柱状APR（cylindrical APR）概念是由斯德哥尔摩Karolinska学院Holm教授提出，与传统APR技术不同之处在于，柱状APR不经盆腔从肛提肌游离直肠系膜，而将患者改为俯卧折刀体位从会阴部操作，将肛管、肛提肌、低位直肠系膜整块切除。

3. 腹股沟淋巴结清扫术

由于肛管癌或肛门周围癌有转移至腹股沟淋巴结的可能性，因此过去提倡，在首次治疗肛管癌时把根治性腹股沟淋巴结清扫作为一种有价值的辅助治疗手段。然而，最近的报告对这种预防性腹股沟淋巴结清扫提出了批评，目前观点是预防性腹股沟淋巴结清扫对提高5年生存率和降低局部复发率无明显效果，不建议采用；肛管癌伴有腹股沟淋巴结转移的患者，可在根治术时一并清扫，也可于术后5~6周进行；无腹股沟淋巴结转移者，如果术后随访发现转移，应及时手术清扫；腹股沟淋巴结清扫原则上双侧同时进行。腹股沟淋巴结清扫术分为浅组和深组（髂腹股沟）淋巴结清扫术，髂腹股沟淋巴结清扫术创伤大，术后下肢象皮肿发生率高，现应用不多。

4. 结肠造口术

适用于肛管严重或完全狭窄致失禁或梗阻，肿瘤过大或者全身情况差不能切除者，肿瘤不能切除又放化疗无效，或者严重放射性坏死、排便时剧烈疼痛者。

十二、现代研究进展

（一）基础研究

既往研究结果显示，原发肿瘤大小、区域淋巴结转移情况和盆腔外转移状态都是影响预后的重要因素。在1985~2000年间NCDB记录的19199例病例中，5年总生存率为58%。有无远地转移患者的5年生存率分别为18.7%和59.4%。有无区域淋巴结转移的5年生存率分别为37.4%和62.9%。按照AJCC分期，T1、T2、T3和T4病变的5年生存率分别为68.5%、58.9%、43.1%和34.3%。RTOG9811研究入组644例肛管癌患者，分析发现肿瘤直径＞5cm与结肠造瘘发生率相关（风险比1.8；P=0.008）。肿瘤直径＞5

cm 和临床淋巴结转移均与 5 年无病生存和总生存相关。中国医学科学院肿瘤医院分析的 31 例肛门癌结果发现，临床分期和 T 分期是影响预后的最主要因素。此外，RTOG9811，EORTC22861 和 ACT I 研究结果还发现男性为预后不良因素。其他预后不良因素还包括年龄、一般情况、血红蛋白水平、吸烟以及人种，但是上述结果尚缺乏大样本研究证实。近年，生化和分子标记物的研究越来越多，一些研究也发现了一些标记物与预后的关系，这些因子包括：p53，Ki67，B 细胞核转录因子、SHH、Gli-1 和 MCM7 蛋白。在未来的几年，随着相关研究的成熟发展，一些标记物可能会成为预测预后和疗效的金标准。

（二）临床研究

最新版的欧洲肿瘤学会（European Society for Medical Oncology，ESMO）肛管癌的临床实践指南针对的"肛管癌"，实际上就是指鳞癌。张荣欣等认为，该指南内容适用于肛管和肛周皮肤的鳞状细胞癌，而对肛管腺癌的处理，则是和直肠癌一样。治疗前要充分评估患者伴随的危险因素，合并 HIV 感染者，要积极抗病毒治疗，要努力劝告患者戒烟。

肛周癌多为溃疡型，可以很小，也可很大而完全阻塞肛管出口。Hughes 报道有半数患者的病变可直接侵犯到邻近的内、外括约肌层，初诊时有 1/3 患者已有腹股沟淋巴结转移。少数经痔血管淋巴结向上转移，个别也可转移到肝、腹膜及脑。肛周癌与身体其他部位鳞状上皮癌相似，分化较好，产生角质，角化多，恶性低，预后较好。该指南总体治疗原则：治疗的主要目的是在获得良好的肿瘤局部控制基础上保全肛门功能。应该纳入多学科综合治疗（multidisciplinary treatment，MD）模式，包括肿瘤放疗、肿瘤内科、肿瘤外科、影像科和病理科。标准治疗是以 5-FU 为基础的同步放化疗（concurrent chemoradiotherapy，CRT）联合其他全身化疗药物，主要是丝裂霉素 CC mitomycin，该方法可以让 80%~90% 的患者出现原发肿瘤完全缓解，而局部复发率大约 15%。

随着对于肛管癌生物学行为的认识深入，治疗模式发生了根本性的改变。主要的治疗手段已经不再是有创的手术切除，放射治疗同步化疗不仅可以达到根治目的，而且避免了腹会阴联合切除术给患者带来人工肛门的困扰。同步放化疗作为一线治疗，其应用越来越广泛。靶向药物的应用给肛门癌的治疗带来了新的选择，但是有效性和安全性，需要更多研究数据支持。

第二节　一穴肛原癌

一穴肛原癌（Cloacogenic Cancer）又称泄殖腔原癌，是肛管齿状线上方狭窄的环行区移行上皮起源的一特殊类型的肛管癌。女性多见，组织病理学检查可明确诊断，以手术治疗为主的治疗效果不佳，早期诊断和以放疗或放疗加手术为主的治疗可获得较好的治疗效果。行腹会阴联合直肠癌根治术（Miles 手术）创伤大，人工肛门降低了术后患者的生存质量，并不能改善其预后。但亦有学者认为一穴肛原癌一经确诊，应及早进行根治性治疗，综合治疗方案为手术为主辅以放疗和化疗。

一、病名溯源

（一）中医的认识

一穴肛原癌属于中医"锁肛痔"的范畴。以初起为便血，渐现大便变形，排便困难，次数增多，里急后重，肛门生肿物，坚硬、流脓血臭水为主要表现，病至后期，肿瘤阻塞，肛门狭窄，排便困难，犹如锁住肛门。

（二）西医的认识

直肠齿状线上方狭窄的环形区是胚胎一穴肛的残余，该部位有移行上皮、柱状上皮、鳞状上皮、腺体及肌肉相互重叠交织在一起，是肛管、直肠疾病的好发部位。在该区移行上皮发生癌变称一穴肛原癌（An anorectal cancer），又名泄殖腔原癌。齿状线及其上下毗邻区域是其好发部位。其形态与基底细胞癌相似，可有鳞癌分化，在癌巢中有大片嗜酸性坏死，有时可见膀胱的移行上皮。

二、流行病学资料

一穴肛原癌较少见，各年龄均可发病，女性多见，约 2 倍或 3 倍于男性，亦有报告全部为女性。发病率约占肛门直肠恶性肿瘤的 2% ~3%，女性发病率较男性高 2~3 倍，以 40~60 岁多见。付文政等认为一穴肛原癌分别占肛管直肠癌和肛管癌的 0.3% 和 5.8%；女性多见，平均发病年龄 58.1 岁。

三、病因病机

（一）中医病因病机

中医认为，本病的形成多与外感六淫，久嗜膏粱厚味，过食辛辣，忧思抑郁，正气亏损所致。本病属本虚标实，早期以邪实为主，晚期损伤较重，气血衰败，以全身虚损为主。

（1）湿热内蕴：脾胃受损，运化失司，湿热内蕴，故腹胀或脓血便，气机不畅则里急后重。

（2）气滞血瘀：气结不散，血瘀不行，正气日衰，积块肿大，阻塞不通，大肠失于通泄，气机郁滞，故肛门坠胀，大便困难，少腹坠胀。

（3）气血衰败：全身气血衰竭，本已亏虚，脏腑失其濡养，功能衰退，故表现诸虚损症状。

（二）西医病因

一穴肛原癌目前病因尚不明确。目前认为本病的发生与感染人乳头状瘤病毒有关，特别是同性恋者的经肛性行为是其重要的致病原因。目前研究发现，多数肛管部位恶性肿瘤的发生常与染色体突变有关，如 11 号染色体长臂的基因重排，以及 3 号染色体短臂基因缺失等。

四、病理

按细胞分化程度分为三型。

（1）分化良好型：癌巢周边细胞有典型栅栏状排列，并有假腺管样结构。

（2）中度分化型：癌巢周边细胞栅栏状排列不明显，异常癌细胞较多。

（3）未分化型：癌细胞弥散，故栅栏状排列缺如，细胞异常明显，核分裂象多见，且有坏死现象。

五、中医辨证分型

1. 湿热内蕴证

黏液脓血便，便频，里急后重，或腹泻、便秘交替；舌红，苔黄腻，脉滑数。

2. 气滞血瘀证

肛门坠胀，大便困难，少腹胀痛；小便不利；舌暗，苔腻，脉涩。

3. 气血衰败证

肌肤消瘦，面色无华，气短乏力，纳呆食少；舌淡，无苔，脉沉细弱。

六、西医分类及分期

既往因对一穴肛原癌组织学了解不够，故多按其形态命名及分类，如未分化癌、基底细胞癌、基底细胞样癌、移行细胞癌、黏液表皮样癌、鳞化腺癌、非角化小细胞鳞癌等。由于对其研究的深入，确认其来源为肛管环形区胚胎一穴肛的残余移行上皮。

UICC/AJCC 的 TNM 分期系统为全球采纳的金标准。

T 分期：按照肿瘤大小分期，具体来说：Tx：原发肿瘤无法评估；T0：无原发肿瘤；Tis 是原位癌；T1 指肿瘤 ≤ 2 cm；2cm < T2 ≤ 5 cm；T3 > 5cm；T4：肿瘤侵犯邻近器官而不论大小，肿瘤侵犯括约肌除外。

N 分期：Nx：区域淋巴结无法评估；N0：无区域淋巴结转移；N1：仅有直肠周围淋巴结转移；N2：单侧的髂内和（或）腹股沟淋巴结转移；N3：同时伴有直肠周围和腹股沟淋巴结转移，和（或）双侧髂内和（或）腹股沟淋巴结转移。

M 分期：M0：无远处转移；M1：有远处转移；Mx：远处转移无法评估。

七、临床表现

该病的临床症状不一，临床表现无特异性。早期以便血、便秘、腹泻、里急后重、肛门疼痛不适及肛门内有肿块等。肿瘤位于直肠齿线或稍上或其下方，多向腔内生长，呈伞状、溃疡状、息肉样或痔核样，直径多为 2~5cm，少数呈小溃疡，肿瘤显示不清，直肠指诊时在齿线处可摸到不规则结节。

八、实验室及其他辅助检查

肛诊特征性表现：齿状线处浸润性病变。

直肠指诊和内镜检查：肿块多发在齿线处，大小多为 1~2cm，有溃疡形成或呈不规则结节状，溃疡组织质地脆，触之易出血，肿块可推动。少数肿块 > 5cm，较固定。活检可明确诊断，活检应注意与肛管鳞状细胞癌、基底细胞癌和腺癌鉴别。

九、诊断

主要症状是便血、肛门疼痛、排便习惯改变及肛门有肿块，有些患者还有肛门下坠感、瘙痒、大便次数增多或便秘等，其临床表现和肛管直肠癌相似。直肠指诊及内镜检查见肿块多在齿线处，大小多为 1~2cm，有溃疡形成或呈不规则结节状，溃疡组织质地脆，触之易出血，肿块可移动。少数肿瘤 > 5cm，较固定。活检可明确诊断。

十、鉴别诊断

（一）中医鉴别诊断

（1）悬珠痔：即肛乳头肥大，位于肛窦附近，质韧，表面光滑，呈灰白色，多无便血，可脱出肛外，常伴有肛裂等。

（2）痔疮：内痔痔核分颗脱出，色青紫或暗红，易出血。

（二）西医鉴别诊断

（1）肛管黑色素瘤：都好发于齿线处，肛管黑色素瘤多单发，瘤体不大，褐黑色，有的带蒂脱出肛外，典型的黑色素瘤外观似血栓性内痔，但触诊为硬性结节，偶有压痛。若表面有黑色素及溃疡，则诊断不难。但要注意的是半数黑色素瘤因表面无黑色素而误诊，活检病理检查可以确诊。

（2）基底细胞癌：为基底细胞恶性增殖，多位于肛门口处，不侵犯肛管，肿瘤局限，表浅，可以活动。虽然病程长，但病变小，生长缓慢，很少转移。

（3）鳞状上皮细胞癌：多源于肛缘部的乳突状瘤，极少数来源于皮肤癌前病变，如肛瘘、Bowen 病等，预后与细胞分化程度及淋巴转移有关。鳞状上皮细胞癌占肛管及肛周癌 50%~70%。

十一、治疗

（一）中医内治法

1. 湿热内蕴证

[治法] 清热解毒，活血化瘀。

[方剂] 白头翁汤加减。

[常用中药] 白头翁、黄柏、黄连、秦皮、黄芩等。

2. 气滞血瘀证

[治法] 益气活血，软坚散结。

[方剂] 补中益气汤加减。

[常用中药] 黄芪、人参、白术、炙甘草、当归、陈皮、升麻、柴胡、生姜、大枣等。

3. 气血衰败证

[治法] 益气养血。

[方剂] 八珍汤加减。

[常用中药] 人参、白术、白茯苓、当归、川芎、白芍药、熟地黄、炙甘草等。

（二）中医外治法

1. 灌肠疗法

（1）苦参 20g，青黛 10g，血竭 9g，全蝎 9g，枯矾 6g，儿茶 12g，鸦胆子 5g（打碎）。将上方药物加水 600ml，煎至 200ml 左右。从肛门处插入导尿管，约 20~30cm 深，注药后保留 2~3 小时。每日 1~2 次，30 天为 1 个疗程。

（2）生大黄 20g，黄柏 15g，山栀子 15g，蒲公英 30g，金银花 20g，红花 15g，苦参 20g，方法同上。

（3）败酱草、白花蛇舌草等浓煎保留灌肠，每日 2 次，每次 40ml。

2. 敷药法

伴肛周溃烂者外敷九华膏或黄连膏等。

3. 熏洗法

用有清热解毒、软坚散结、散瘀消肿作用的中药，如苦参、黄柏、败酱草、白花蛇舌草等，水煎 200ml，温后熏洗。

（三）西医非手术疗法

有学者认为，一穴肛原癌属于鳞癌的一种，而鳞癌对放射治疗相对敏感，且肛周皮肤鳞癌优于肛管鳞癌，一穴肛原癌的最佳治疗方案为放疗或放疗加手术为主的综合治疗；行腹会阴联合直肠癌根治术（Miles 手术）创伤大，人工肛门降低了术后患者的生存质量，并不能改善其预后。

1. 放疗

目前常用的肛管癌、肛周癌的放疗方法有两种。

（1）Papillon 照射法：该法适用于 < 5cm 的肛管癌及肛周癌。用 ^{60}Co 照射会阴野 30Gy，骶后野 18Gy，总疗程 22d，休息 4~8 周后再用组织间的插值放疗 20Gy/24h，总剂量 60~70Gy。

（2）三野或四野照射法：该法适用于有盆腔淋巴结转移及肿瘤 > 5cm 的肛管癌及肛周癌。

2. 同步放化疗（CRT）

目前推荐的放疗模式为 50.4 Gy/28 F。与放疗同步的标准化疗是 5– 氟尿嘧啶（5–FU）和 MMC。

（四）手术疗法

有学者认为一穴肛原癌一经确诊，应及早进行根治性治疗，综合治疗方案为手术为主辅以放疗和化疗，但对于原发病灶小，无周围侵犯，分化程度好的患者，亦可做肿瘤局部切除加术后放疗。但亦有学者认为一穴肛原癌行腹会阴联合直肠癌根治术（Miles 手术）创伤大，人工肛门降低了术后患者的生存质量，并不能改善其预后，手术仅作为治疗失败的补救措施。

腹会阴联合直肠癌根治术（Miles 手术）原则上适用于腹膜返折以下的直肠癌。切除范围包括乙状结肠远端、全部直肠、肠系膜下动脉及其区域淋巴结、全直肠系膜、肛提肌、坐骨直肠窝内脂肪、肛管及肛门周围约5cm直径的皮肤、皮下组织及全部肛门括约肌，于左下腹行永久性乙状结肠单腔造口。

十二、现代研究进展

（一）基础研究

齿状线上方狭窄的环形区是胚胎一穴肛的残余，由柱状、鳞状、移行上皮或三种混合上皮组成，该区移行上皮发生癌变———一穴肛原癌，又名泄殖腔原癌。肛管癌占肛管直肠癌的5%。肛管癌（或肛门区癌）包括：鳞癌、肛管上皮内肿瘤和肛周皮肤内肿瘤、黏液皮肤癌、基底细胞癌、Paget's病（原位癌）。其中鳞癌有两种形态：非角化的大细胞鳞癌和基底细胞样癌，即一穴肛原癌（非角化小细胞鳞癌）。一穴肛原癌较少见，文献报道占肛管癌的1%，女性多见，高发年龄为40~60岁。一穴肛原癌病因不清。Martin等研究发现，多数肛管部位恶性肿瘤的发生常与染色体突变有关，如11号染色体长臂的基因重排，以及3号染色体短臂基因缺失等。

（二）临床研究

吴孟超等认为肿瘤较小可行局部切除加放疗及化疗；肿瘤小亦可不行手术，联合应用放疗与化疗；肿瘤较大、浸润较广泛者，应行腹会阴联合切除，永久性结肠造口术。亦有作者认为应以放疗或放疗加化疗为主，手术仅作为治疗失败的补救措施，可获得较好（70%）的5年生存率和良好（75%）的肛门括约肌功能。王成峰等认为一穴肛原癌属于鳞癌的一种，而鳞癌对放射治疗相对敏感，且肛周皮肤鳞癌优于肛管鳞癌，一穴肛原癌的最佳治疗方案为放疗或放疗加手术为主的综合治疗；一穴肛原癌行腹会阴联合直肠癌根治术（Miles手术）创伤大，人工肛门降低了术后患者的生存质量，并不能改善其预后。付文政等认为以手术加放疗为主的治疗后1、3、5年生存率分别为100%、37.5%和18.8%；治疗上以手术治疗为主的治疗效果不佳，早期诊断和以放疗或放疗加手术为主的治疗可获得较好的治疗效果。

冯强等认为一穴肛原癌一经确诊，应及早进行根治性治疗，综合治疗方案为手术为主辅以放疗和化疗，但对于原发病灶小，无周围侵犯，分化程度好的患者，亦可做肿瘤局部切除加术后放疗，同样可取得较好的效果。本病较一般直肠腺癌及鳞癌预后要好。有学者报道5年生存率高分化者为80%~93%，且少有淋巴结转移，而低分化者仅30%，半数以上淋巴结受累。谭相斌等亦主张行手术为主辅以放疗和化疗的综合治疗，总的预后较一般直肠癌好。

第三节　基底细胞癌

基底细胞癌（basal cell epithelioma，BBC）又称基底细胞上皮瘤，主要由间质依赖性多潜能基底样细胞组成，系基底细胞恶性增殖形成，发病与阳光和离子放射损伤有关。病程发展缓慢，常可达数年甚至数十年之久，可严重破坏局部组织，包括软骨及骨组织，多形成溃疡（又称侵蚀性溃疡），但很少发生远处转移。本病主要发生在老年人，以身体暴露部位多见，尤其是面部，首选为手术治疗。

基底细胞癌分属于皮肤癌的一种，属于中医学"翻花岩""赘瘤""石疔""石疽""恶疮""癌疮"等范畴。

一、病名溯源

（一）中医的认识

基底细胞癌在中医中无专有病名，属于中医"翻花岩"等范畴。历代医家对"岩""疮"都有不同认识。

晋代葛洪《肘后备急方·卷五·治痈疽妒乳诸毒肿方第三十六》有"……痈结肿坚如石，或如大核，色不变，或作石痈不消"及"……若发肿至坚，而有根者，名曰石疽"的记载，与乳岩的早期症状相似，同时还载有内服、外涂的方药，可说是对乳岩早期症状和治疗方法的最早记录。

隋朝巢元方《诸病源候论·卷三十五·反花疮候》中说"反花疮者，由风毒相搏所为。初生如饭粒，其头破则血出，便生恶肉，渐大有根，脑汁出。肉反散如花状，因名反花疮。凡诸恶疮……亦恶肉反出，如反花形"。这些症状的记载，很似皮肤癌或体表恶性肿瘤。

综上所述，历代医家对体表岩病具有一定的认识，不但对各种岩病的症状叙述符合临床表现，而且还对病因病理、治疗方药等也有许多宝贵的论述。同时还十分重视早期发现、早期治疗，并对预后不良也有较正确的估计。这些实践经验和理论知识，是非常宝贵的。

（二）西医的认识

基底细胞癌主要由向表皮或皮肤附属器分化的基底样细胞组成的一种低度恶性肿瘤。其特点为生长缓慢，很少转移，多见于户外工作者和老年人，初起为基底较硬的斑状丘疹，或呈疣状突起，逐步破溃形成溃疡。肛门皮肤癌中以鳞状细胞癌发病多见，基底细胞癌发病相对较低，临床上较少见。其病变主要发生于肛门周围有毛的皮肤内。早期为皮内小丘疹状，表面平滑，但有时成鳞状，生长较为缓慢。病情延长时生成溃疡，然后逐渐向周边蔓延，很少侵犯肛管及肛门括约肌，也很少发生转移。瘤内细胞无明显退行性改变，有不同程度角化，有的时候其中央有钙化。癌肿内有鳞状细胞时称鳞状细胞基底癌或者基底细胞样癌，腹股沟淋巴结转移的很少见。

临床表现与鳞状细胞癌相类似，其症状有肛门处酸痛、瘙痒、出血，排出黏液分泌物及里急后重。检查肛门时可见肛门边缘溃疡，边缘不规则，质硬，并向外突起，面积约2cm左右，确诊必须依赖活组织检查。确诊后宜早期手术切除，若有骨浸润时，则应辅助全身化疗。

二、流行病学资料

基底细胞癌是皮肤癌中的一种，为人类最常见的恶性肿瘤，国外基底细胞癌占皮肤癌的 50%~65%，中国皮肤癌中以鳞癌多见，与基底细胞癌的比例为 5∶1~10∶1。1971~1977 年发病率增高 18%，每年有 15 万 ~93 万新增病例。基底细胞癌有以下特点。

（1）性别：基底细胞癌男女发病数相似，但浅表性基底细胞癌以男性多见。

（2）年龄：基底细胞癌主要发生在老年人，但较国外早 10 年，以 60~69 岁为发病高峰，其次为 50~59 岁，30 岁以下较少，20 岁以下罕见，大多发生于着色性干皮病。

（3）职业：上海华山医院资料与山东医学院的资料一样，农民占半数以上（50.26%），其次为家庭妇女（18.42%）。

（4）部位：基底细胞癌好发于身体的暴露部位特别是面部（占 86%~94%），尤见于眼眦、鼻部、鼻唇沟和颊部，非暴露部位的仅占 5%~13%。值得注意的是其中绝大多数为浅表性基底细胞癌。

三、病因病机

（一）中医病因病机

基底细胞癌是皮肤癌中常见的恶性肿瘤，其中医病因多为外因所致，外受风毒燥热之邪，羁留日久，戕伤阴血，气血凝滞所致。《诸病源候论》曰："翻花疮者，初生如饭粒，其头破则血出，便生恶肉，渐大有根，脓汁出，肉反散如花状。"具体病机如下。

（1）肝郁血燥：久因恚怒忧思，肝气郁结，脾失健运，湿浊内生，以致气滞火郁，湿浊阻于肌肤，气血凝结而成癌瘤。

（2）湿毒蕴结：外受风毒燥热之邪，羁留日久，耗伤阴血，气血凝滞而成癌瘤；或嗜食肥甘厚味，损伤脾脏，运化升清失司，津液内停，可致皮肤肿物溃后经久不愈等症状，又可致血瘀及痰湿等与皮肤癌有关的病理产物。

（3）血瘀痰结：肝脏主藏血和主疏泄，调节人体气机的变化，肝喜条达，恶抑郁，肝气郁结，情志抑郁，可导致血瘀、水停、痰结等多种疾患。

（4）气血两虚：久病或老年脏腑气衰，气血渐亏，肝阴血虚，难荣于外，肌肤失养，肺气失调，皮毛不润，易招外邪，日久皮生湿毒恶疮。肺主气，司呼吸，外合皮毛，肺气虚则卫外不固，卫气低下，不能紧固肌腠，导致邪气易于入侵。肾脏主藏精，皮肤癌晚期大多有肾气虚的表现。

基底细胞癌的发生，本质上是正气虚弱，但初期不明显，中晚期虚象较显著。初期多以实证为主，中晚期则虚实夹杂，病位在皮肤腠理，与肝脾肺肾相关。

（二）西医病因病机

1. 病因

西医目前对基底细胞癌的发病机制尚不明了，可能与以下因素有关。

（1）个体内在因素

就个体自身因素而言，发生皮肤癌的主要危险因素是肤色，随着种族不同肤色由浅到深，发生皮肤癌的危险性逐渐降低，皮肤对日光照射的反应也是一个危险因素，暴露日光后的晒伤或晒黑与皮肤癌有关系。

（2）紫外线照射

皮肤癌的最主要的环境危险因素是日光紫外线，而中波（290~320nm）紫外线最具致癌性，其次是长波（320~400nm），研究认为日光照射可引起皮肤炎症，抑制 DNA 的修复功能，使组织代谢发生变化，并可抑制机体的免疫功能，导致细胞死亡、变异、诱发皮肤癌。另外长期接触放射性物质或射线的人易发生皮肤癌。

（3）人类乳头瘤病毒感染

研究证实，外阴、宫颈、阴茎或肛周的尖锐湿疣可以转化为鳞癌，这种转化通常需要4~50 年，有资料显示 15% 的阴茎癌、5% 的女性外阴癌是在尖锐湿疣长期病变的基础上发生的，因此尖锐湿疣与癌变的关系日益受到关注。

（4）其他因素

资料显示饮食、吸烟、激素治疗、紧张、电离辐射、室内日光浴（具有与紫外线相同的作用机制，可促进癌前病变的克隆扩增），砷的摄入是发生皮肤癌的另外一些外在因素。

2. 病理

（1）表浅溃疡型基底细胞癌

常为多发，癌巢呈实质性团块状、条索状或条状，由基底层向深部浸润。癌巢周围的细胞呈柱状或立方形，排列为栅栏状。癌巢的细胞排列紊乱，核分裂象多见。有时癌细胞内含有黑色素，黑色素位于细胞核顶部，部分癌细胞群与表皮相连，局部表皮常常萎缩或溃疡，真皮内有不同程度的炎性反应和纤维组织增生。

（2）表皮下基底细胞癌

与表浅溃疡型相似，表皮的皮肤可完整，亦可溃疡，癌巢中央有囊腔，其周围的癌细胞常呈空泡性。癌细胞可呈管状或腺样结构，排列成条索状、网状或岛屿状。

（3）基底鳞状细胞癌

基底细胞癌内有鳞状细胞癌的癌珠和角化珠。基底细胞癌伴有鳞状细胞癌时，可发生转移。但是，如为伴有鳞状化生，则预后同基底细胞癌。

四、中医辨证分型

1. 肝郁血燥

皮肤有小结节，质地坚硬，溃后不易收口，稍触之则渗血不止，性情急躁，心烦易怒，胸胁苦满，舌质红或有瘀斑，苔薄黄或薄白，脉弦细。

2. 湿毒蕴结

皮肤肿物呈囊肿状，呈蜡色，内含黏液，逐渐增大，可破溃流脓，其味恶臭，舌质暗，苔黄腻，脉滑数。

3. 血瘀痰结

肌肤甲错，有小丘疹或小结节，渐渐扩大，中央糜烂，结黄色痂，边缘隆起，边界不清，舌质暗红，有瘀斑，苔腻，脉沉滑。

4. 气血两虚

皮肤肿物破溃经久不愈，流液清稀，病程长，面色苍白或萎黄，乏力，自汗，大便溏薄，舌质淡红，黄薄白，脉沉迟。

五、西医分期

1.TNM 国际分期

目前暂无基底细胞癌的分期，予参照鳞状细胞癌的 TNM 分期。

（1）原发肿瘤（T）分期

Tx：原发肿瘤不能评估。

T0：无原发肿瘤的证据。

Tis：原位癌。

T1：肿瘤最大径线 ≤ 2cm。

T2：肿瘤最大径线 > 2 cm，但 ≤ 5cm。

T3：肿瘤最大径线 > 5 cm。

T4：肿瘤侵犯深部皮外结构，即软骨、骨骼肌和骨。

注：如同时存在多发肿瘤，T 的最高分期应为该皮肤癌的分期，并将肿瘤数目标注在 T 旁括号内，如 T2（5）表示肿瘤最高分期为 T2，共有 5 处肿瘤。

（2）淋巴结转移（N）分期

Nx：区域淋巴结转移不能评估。

N0：无区域淋巴结转移。

N1：有区域淋巴结转移。

（3）远处转移（M）分期

Mx：远处转移不能评估。

M0：无远处转移。

M1：有远处转移。

2.TNM 临床分期

0 期　TisN0M0

I 期　T1N0M0

II 期　T2N0M0，T3N0M0

III 期　T4N0M0，任何 TN1M0

IV期　任何 T，任何 NM1

六、临床表现

多数患者感觉肛门有肿块及溃疡，可有出血、疼痛、肛门瘙痒及有分泌物，或大便习改变等。肿块多在 1~2cm 大小，生长缓慢，常呈增大变硬结节，中央凹陷或形成溃疡，溃疡周围绕以珍珠样隆起，即侵袭性溃疡。

七、实验室及其他辅助检查

（1）基底细胞癌目前尚未发现有意义的肿瘤标志物，血液检查无特殊意义。

（2）病变部位早期活检对明确诊断意义重大。可根据病变情况，做病灶刮片、钳取、钻凿及切除组织做病理学诊断。免疫组织上基底细胞癌细胞角蛋白（cytokeratin）染色阳性。α2 和 β1 intergrin 染色亦呈阳性，但细胞间黏附分子 –1（ICAM–1），白细胞功能抗原 1α（LFA–1α）和血管细胞黏附分子 –1（VCAM–1）阴性。有时肿瘤细胞 HLA–DR 抗原阳性。大多数肿瘤细胞 p53 蛋白表达阳性。

（3）若肿瘤侵犯骨膜或经血行骨转移，X 线可显示局部骨质破坏，核素扫描显示异常浓聚。肺为最常见的转移部位，X 线及 CT 可显示两肺多发性转移病灶。

八、诊断

本病早期诊断困难，因早期由于肿块小、表浅，常误诊为痔、肛裂或肛周湿疹和疣，病理活检方能确诊。对怀疑有骨或其他脏器的转移者，行 B 超、X 线、CT 或 ECT 的影像学检查有利于诊断。

九、鉴别诊断

（一）中医鉴别诊断

（1）内痔：内痔痔核脱出，色青紫或暗红，易出血。

（2）悬珠痔：即肛乳头肥大，位于肛窦附近，质韧，表面光滑，呈灰白色，多无便血，可脱出肛外，常伴有肛裂等。

（二）西医鉴别诊断

（1）肛门瘙痒症：慢性肛门瘙痒症患者肛周皮肤广泛增厚，有时误诊为癌变，但肛门瘙痒症的肛管皮肤改变常较广泛而无深部浸润现象，肛门瘙痒症癌变者少见。

（2）肛门湿疣：本病为环绕肛门的多个结节性肿块，可累及肛管最下段，大小不一，从小的皮肤突起到大而有蒂的不规则肿块，表面有细的颗粒。在病变之间有正常的皮肤分隔，病变处皮肤无溃疡，也无肉眼可见的恶性浸润表现。

（3）乳腺外 Paget 病：本病为大汗腺癌向表皮内播散所致，故多见于肛周、会阴、外生殖器和腋窝等部位。多数为单发，偶尔可见多发。病灶呈褐色或淡褐色，边界清楚，直径 0.5~10cm 不等。病灶中央糜烂、潮红，表面有少许鳞屑或痂皮。发生于肛周或会阴部者呈现乳头状瘤样突起，溃破可出血，常伴有瘙痒、疼痛。此病发展缓慢，局限于局部多年，但有的可为浸润性癌，出现转移。

（4）其他皮肤囊肿：囊性基底细胞癌应与其他皮肤囊肿鉴别。仅凭肉眼观察误诊率极高，必须通过组织病理学检查，方可确诊。

十、治疗

基底细胞癌治疗方案的选择受多种因素的影响，原则上应根据患者情况和肿瘤情况与医师的经验进行综合分析，制定出治疗措施。

（一）中医内治法

1.辨证治疗

其初起以实证为主，治疗上多采用清热解毒、活血化瘀、化痰软坚等方法，中晚期则虚实夹杂，虚则宜选用健脾化湿、补气益血、滋补肝肾等方法。中医中药治疗可贯穿皮肤癌治疗的全过程，处方除辨证用药外，需要配合辨病抗癌用药，并内外兼治。

（1）肝郁血燥

［治法］疏肝理气，养血活血。

［方剂］丹栀逍遥散加减。

［常用中药］白术、柴胡、当归、茯苓、甘草、丹皮、芍药、丹皮、栀子等。

（2）湿毒蕴结

［治法］燥湿解毒。

［方剂］羌活胜湿汤加减。

［常用中药］羌活、独活、藁本、防风、甘草、蔓荆子、川芎等。

（3）血瘀痰结

［治法］活血化瘀，软坚散结。

［方剂］血府逐瘀汤加减。

［常用中药］桃仁、红花、当归、生地黄、牛膝、川芎、桔梗、赤芍、枳壳、甘草、柴胡等。

（4）气血两虚

［治法］补益气血，托毒敛疮。

［方剂］十全大补汤加减。

［常用中药］人参、肉桂、川芎、地黄、茯苓、白术、炙甘草、黄芪、当归、白芍等。

2. 中成药治疗

（1）平消胶囊

［功能］活血化瘀，止痛散结，清热解毒，扶正祛邪。

［主治与用法］基底细胞癌属有痰瘀热毒互结，伴有正气亏虚者每次4~5粒，每日3次，适用于皮肤癌邪实正虚者。

（2）西黄丸

［功能］清热解毒，和营消肿。

［主治与用法］热毒蕴结者每次3g，每日2次，适用于基底细胞癌。

（3）小金丹

［功能］化痰散结，祛痰通络。

［主治与用法］基底细胞癌痰瘀互结者，每次3g，每日3次。适用于基底细胞癌初期患者。

（4）六味地黄丸

［功能］滋阴补肾。

［主治与用法］适用于肝肾阴虚型皮肤癌。口服，每次9g，每日3次，2个月为1个疗程。

（二）中医外治法

1. 三品一条枪粉

［组成］砒45g，明矾60g。

[用法] 按古法炼丹术煅制成白色块状物，药经检验合格者，研细加雄黄 7.2g、没药 3.6g 混合成粉剂。用呋喃西啉液棉球清洗局部，将药粉 0.3~0.6g 撒布于癌灶，用凡士林纱布覆盖，加盖纱布后固定，每天换敷料 1 次。每天上药 1 次，待癌组织全部腐蚀，坏死组织全部脱落后，经活检证实局部无癌组织存在时改用四环素软膏涂布，使新生肉芽组织形成鳞状上皮覆盖。每天换敷料 1 次，3~5 天上药 1 次。

2. 农吉利制剂

[组成] 鲜农吉利适量。

[用法] 捣烂成糊状，敷于患处，每日 1~2 次直至痊愈。

3. 黄永昌外用方

[组成] 枯矾 30g，黄柏粉 10g，黄升丹 10g，煅石膏 20g。

[用法] 共研细末，用熟菜油调成糊状外敷，每日 3 次。功能化癌解毒，消肿散结。主治皮肤鳞状上皮细胞癌。

4. 皮癌净

[组成] 见表 27-3-1。

表 27-3-1　皮癌净配方表

药味	皮净 1 号	皮净 2 号	皮净 3 号
红砒	50g	0.3g	0.24g
指甲	2g	0.15g	0.15g
头发	5g	0.15g	0.15g
大枣（去核）	71g	1.00g	1.00g
碱发白面	172g	30.00g	30.00g

[制法] 取大枣去核，红砒研末，头发剪短，指甲切碎。将红砒、头发、指甲混合放入大枣内，外用碱发白面包裹如元宵。再将包好的药丸放在煤火或木炭中烧烤（原放是桑木炭火），火力不宜过大，经常翻转，力求受火均匀。在将烧成之药丸研成细粉过筛，分装密封，备用。

[用法] 对肿瘤溃破，分泌物过多者，可用药粉直接撒布，若瘤体表面干燥或破溃者，可用油调敷。体强者每天换药 2 次，体弱者每天换药 1 次。

[注意事项]

①药不要涂在正常组织上。

②涂于瘤体表面及根部。

③涂药后流出的分泌物要及时擦去。

④瘤体过大者，可分区分批涂药。

⑤用药后如红肿或疼痛严重时，应减少用药次数。

5. 针灸、砭石、穴位注射

（1）体针

①肺脾气虚，湿浊中阻

［取穴］肺俞、中府、太渊、足三里、丰隆、阳陵泉、脾俞、大都、委中、阴陵泉。

［操作］肺俞、中府、太渊、阳陵泉、脾俞、大都、委中、阴陵泉平补平泻，足三里用补法，丰隆用泻法，留针时间30分钟，每日1次，疗程7~10天为1疗程。

②气郁痰结

［取穴］太冲、足三里、阳陵泉、曲泉、悬钟、三阴交、内关。

［操作］内关、三阴交平补平泻，太冲、足三里、阳陵泉、曲泉、悬钟用泻法，留针时间30分钟，每日1次，疗程7~10天为1疗程。

（2）耳穴

［适应证］脾肾气虚的基底细胞癌患者，合并机体免疫力低下者。

［取穴］神门、皮质下、内分泌、肝、脾、肾。

［操作］王不留行籽胶布固定穴上，反复按压。疗程5~7天1疗程，可连续治疗2~3疗程。

（3）穴位注射

［适应证］基底细胞癌肺脾气虚者。

［取穴］肺俞、足三里、丰隆、曲池、风门及病变部位经络之穴。

［操作］每次取2~3穴，选用维生素B_{12}或0.2%普鲁卡因注射液穴位注射，隔日1次。疗程5~7天1疗程，可连续治疗2~3疗程。

（三）西医非手术疗法

基底细胞癌是一种低度恶性肿瘤，早期诊断和及时治疗，可挽救患者的生命。

治疗方法的选择：基底细胞癌因对放射治疗敏感，故应行深部X线放射治疗。范围较小的基底细胞癌，可望单独通过放射疗法而治愈。如果肿瘤范围大，可行局部切除，辅以放疗，效果良好，但切除范围要相应扩大，才能把癌组织切除干净。因为此癌无包膜，在皮下呈浸润性生长，埋在皮下的癌组织范围常较露在外面的为大。治疗应考虑损害的位置和组织病理，治疗方法如：①手术彻底切除。②X线照射：适用于无并发症的不易切除的浅表损害。③刮除、液氮、激光。④局部搽氟尿嘧啶、秋水仙碱等。

1. 放射疗法

基底细胞癌对放射线十分敏感，一般采用放射治疗。临床上，早期基底细胞癌的放射疗法治愈率很高，有些文献报道达95%。放疗主要适用于老年患者（＞60岁），尤其是位于鼻、唇、眶周等处的癌肿，因在这些部位尽可能多地保留正常组织对减少继发畸形甚为重要，但如病灶已有浸润及深组织或骨组织侵蚀者，则放疗往往无效。对局限性硬皮病样基底细胞癌、放射性慢性溃疡的基础上发生的癌变，或在放射治疗后又复发的癌症，放疗则不适用。

剂量与照射范围视病灶大小而定：

凡病灶直径＜1cm，较表浅的，可采用50kV接触治疗，总剂量22Gy；

病灶直径＜5cm，厚度＜0.5cm者用120~140kV中度X线分割治疗，疗程2~3周或3~5周；

病灶直径＞5cm，浸润较深者用160~180kV分割治疗，疗程3~5周，总剂量45~60Gy。

放射治疗的优点是疗效佳，头面部不留瘢痕。但对局部硬皮病样基底细胞癌则不适用。

2. 化学治疗

凡无淋巴转移者，基底细胞癌一般不主张全身性化疗，多应用局部搽敷抗癌药，局部外用氟尿嘧啶可以成功地治疗多发性表浅性基底细胞癌，而且还可以预防继续发生。全身性化疗药物用于治疗大的和侵袭性非转移性基底细胞癌。用顺铂和阿霉素合并或不合并放射性治疗多数是有效的。采用博来霉素治疗也有不同的疗效。

①1%~5% 5- 氟尿嘧啶软膏涂抹，早晚各 1 次，持续 2~3 周。局部可能发生糜烂，改用抗生素油膏涂擦。

②20% 蟾酥软膏，皮癌净，全身用平阳霉素 15mg，1 次 /d，总剂量 600~900mg，对较大病灶则局部用药疗效查，应慎用。

3. 物理疗法

物理疗法是应用电凝、电灼、冷冻或激光来烧灼癌瘤，使之坏死脱落或气化。只适用于瘤体极小、没有深组织浸润的 I 期癌变。它在明确诊断，根治癌变方面存在缺点，故不宜提倡。

① 冷冻治疗：冷冻治疗适用于富于纤维成分，病灶不大的基底细胞癌。以病灶中心及周围 2~5cm 正常组织作为治疗区域，用液氮喷射到癌中央，一般持续 30s 左右，使局部温度降到 –20℃，然后缓慢解冻。如无精确温度计测试，临床上可按停止使用液氮后到解冻需要的时间来粗略估计冷冻是否足够。

一般小病灶至少 1.5min，还常需重复进行，解冻 2 次，第二次可据第一次治疗程度作适当调整。当肿瘤组织坏死脱落后用生理盐水冲洗，并涂以抗生素油膏，2 次 /d，3~4 周伤口可完全愈合。据报道，冷冻治疗后，头皮基底癌复发率高，故多认为不宜采用。

② 激光治疗：常用 CO_2 激光。用高能量切割，低能量凝固，适用较浅表肿瘤，优点是损伤小，修复好，缺点是缺乏边缘组织病理检查。

③ 光动力学治疗：光动力学治疗是全身用血卟啉衍生物或双血卟啉之后再用可调的染料激光（波长为 630nm）照射。它用来治疗基底细胞癌效果很好，肿瘤的部分和完全根治率分别为 44% 和 82%，主要不良反应为光敏感。

④ 腐蚀疗法：应用有效浓缩的、腐蚀性较强的化学药物作局部烧灼或涂抹，如氟尿嘧啶或博来霉素（争光霉素），或含有砷或汞的制剂可治疗比较小而表浅的 I 期癌变，但和物理疗法一样存在着一定的缺点。

（四）手术疗法

手术是基底细胞癌的常用治疗方法，对直径 < 2cm 的基底细胞癌，治愈率可达 95%，对直径 > 2cm 者，治愈率为 90%。术前应尽可能根据体检及 X 线平片、CT 扫描和 MRI 等检查结果，估计癌肿的范围和侵犯层次。根据病灶大小，有无转移来决定切口范围和操作深度。

1. 切除广度

对病程长，癌肿较大者，切除范围应超过癌肿边缘 1cm；对复发性癌肿切除的广度还要酌情扩大，至少应超过病变边缘 1.5~3cm。

2. 切除深度

切除深度应视侵袭情况而定。对表浅局限的癌肿，应包括皮下脂肪，侵犯较深者尚应包括深筋膜；对侵袭性溃疡，应切除与基底相邻的组织；对骨膜、骨、软骨受累者，均应将这些结构一并切除。

3. 创面修复方法的选择

对早期、面积小，切除后创面可直接缝合封闭；对范围较广、恶性程度较高或复发性病变，宜用皮片移植修复，以便术后及时发现癌肿复发；对确认病变已切除彻底者，可用局部皮瓣修复。对病灶＞1cm者，手术仍是主要疗法，必要时可结合放疗联合应用。

4. 化学外科

化学外科由美国医师 Mohs 首创，原先用氯化锌糊剂固定肿瘤后，将其水平削下送病理检查，每削一次送检一次，直至送检组织无癌组织为止。目前已无需用氯化锌糊剂，直接水平方向切削新鲜组织。此法适用于较大肿瘤，治愈率达99%，其技术难度较大。有人认为，此法与手术切除送冷冻切片检查，并无本质区别。

十一、现代研究进展

（一）基础研究

基底细胞癌属于中医学"翻花岩""赘瘤""石疔""癌疮"等范畴，关于基底细胞癌中医病机论述存在各家之言。李丽认为，基底细胞癌多有风火相搏，或肝火血燥生风，或疮疡后风寒袭于患处，或由肝郁不舒，而患此病。贾艺雯认为，本病多由风毒相搏，外有火毒，内有痰浊，气滞血凝等致病因素引起。周宜强认为基底细胞癌是在正虚的基础上，外感邪毒，邪毒郁积肌肤而发病，与肺、肝、脾关系最为密切，即肺气失调，则皮毛不润，肝阴血不足则皮肤血燥不荣，脾失健运，则气血生化乏源，肌肤失养，且脾虚易聚湿为痰，与外邪互结而引起本病。综上所述，基底细胞癌的病因病机是脏腑功能失调，正气亏虚，痰、湿、气、相互搏结，郁积化毒内留，正不胜邪，邪盛正虚而发为本病。

西医学认为基底细胞癌发病机制复杂，近年来国内外学者进行了大量的研究和探索，取得一定的研究进展。胡冬玉等发现 Wnt 信号通路可能在表皮肿瘤形成过程中起一定作用。邵哲人认为 E-cadherin、β-catenin 和 HER-2 在皮肤肿瘤中的表达是评估肿瘤侵袭性的重要指标，对于临床手术治疗具有指导性意义。徐磊发现 Psoriasin 的表达可能与角质形成细胞的分化和细胞增殖异常有关，从而参与皮肤基底细胞癌的发病。

（二）临床研究

田家琴等报道外用白砒条（白砒少许，白及30g，甘草20g 等药物研末制成长为10cm，其直径为 0.1cm 线条状，待自然干燥后备用），局部常规消毒后，于肿瘤边缘刺入白砒条，深达肿瘤基底部，每个药条间隔1cm左右，外敷一效膏（滑石、炉甘石、冰片以3：2：1比例，研末后麻油调成膏状），72h 后肿瘤组织形成坏死灶，与健康组织分离，剪除坏死组织，创面每日换一效膏1次，直至愈合，治疗皮肤癌50例（鳞状细胞癌34例，基底细胞癌12例，乳头状瘤恶变2例，皮肤原位癌2例），结果治愈48例占96%，显效

1 例占 2%，有效 1 例占 2%。总显效率 98%，总有效率 100%，复发率 2%。肖毅良报道外用五虎丹治疗皮肤癌 162 例，药物组成及制备：水银、牙硝、明矾、青矾与食盐五味药，按比例用传统炼丹方法炼制，成为白色针状结晶，棕色瓶装备用。用药方法：肿瘤已溃烂者，用五虎丹糊剂（五虎丹研细末调适量糯米浆而成），均匀涂布肿瘤表面，约 0.2cm 厚，外贴神仙膏（广丹、黄枸、麻油煎熬成膏药）密封，否则药力不佳，药物流散而损伤。正常组织癌症未溃烂者，用五虎丹针（又名拔毒钉，五虎丹研细末与米饭调研均匀后，搓成钉状，干燥备用）1 支（根据肿块大小或用 2~3 支），先用三棱针直刺肿块 1~2cm（进出针要快），然后取拔毒钉 1 支，顺针眼插入肿块，外贴神仙膏，结果鳞癌 84 例，痊愈 60 例，显效 14 例，有效 5 例，无效 5 例；基底细胞癌 68 例，痊愈 63 例，显效 5 例；恶性黑色素瘤 10 例，痊愈 3 例，显效、有效各 2 例，无效 3 例；总有效率 95%。

第四节　肛周 *Paget* 病

肛周 Paget 病（Perianal paget disease，PPD）又名湿疹样癌，属乳腺外的 Paget 病（Extra mammary Paget disease，EMPD），好发于肛周、会阴等大汗腺较多部位，是一种较罕见的上皮内腺癌，其解剖区域为在齿状线下方以肛门为中心，直径 6.0cm 区内的癌肿。外阴 paget 病是一种缓慢逐渐发展的癌，含典型的有空泡形成的 Paget 细胞，约有半数的患者有汗腺的累及。一般无自觉症状，病程缓慢，可迁延多年。多发生于大阴唇和肛周，外阴瘙痒和烧灼感是常见症状，检查发现病灶高出皮肤，局部增厚，有硬结及皮肤表面有脱屑，常有色素减退类似白斑。

一、病名溯源

（一）中医的认识

根据其症状，中医称之为"浸淫疮""血风疮""风湿疹""顽湿"等范畴。《外科正宗》说："血风疮，乃风热、湿热、血热三热交感而生，发则瘙痒无度，破流脂水，日渐沿开。"

（二）西医的认识

目前已知 Paget 病患者病变呈多中心性发生，但关于 Paget 病的组织起源目前尚无定论，现主要有以下几种学说。

（1）Paget 细胞为角质细胞的变形。

（2）Paget 病瘤细胞来源于汗腺细胞。

（3）癌基因突变，导致多中心上皮组织癌变，其作用于表皮可致 Paget 病，作用于汗腺等其他组织可导致汗腺癌和内脏器官癌。

（4）Paget 细胞来源于表皮内多潜能细胞。

二、流行病学资料

1874 年 Paget 首先报道了 15 例典型的乳腺 Paget 病，1889 的 Croker 首次报道了乳腺外 Paget 病（Extra mammary Paget disease，EMPD），1893 年 Darier 和 Coculillard 首次报道了肛周 Paget 病（Perianal paget disease，PPD）。Beck 收集了文献上 12 组 75 例肛周 Paget 病，统计结果表明患者发病无明显性别上的差异，平均发病年龄 63 岁。1994~2005 年国内文献上共有 27 例肛周 Paget 病的报道，其中 13 例与其他乳腺外或外阴 Paget 病合并报道。在剩下的 14 例患者中，男女之比 2.5∶1（10/4），发病年龄 17~83 岁，平均 65.1 岁。

三、病因病机

（一）中医病因病机

中医学认为本病多因风、湿、热邪客于肌肤；或脏腑蕴毒，浊气下降，尿粪浸渍；或饮食失节、脾失健运、内蕴湿热；或血虚生风、化燥伤阴，肌肤失养；或食积虫扰所致。

（二）西医病因病机

肛周 Paget 病（Perianal paget disease，PPD）病因目前尚不明确，可能起源于大汗腺或前庭大腺，然后沿导管到达表皮。另外，该病也可源于原位上皮干细胞。可能与砷剂、病毒感染、局部损伤刺激及遗传等因素有关。

目前组织学起源尚有争议，但有三类假说：①肛周表皮 Paget 细胞，由深层癌转移而来。② Paget 细胞原发于肛周表皮。③ Paget 细胞可能由一种未知的致癌因子作用于上皮、大汗腺或直肠肠腺而产生。

四、病理

该病为一种来源于外分泌和顶浆分泌汗腺的上皮内腺癌，因为这些病变表现为顶浆分泌，故认为恶性细胞来源于未分化的基底细胞。"转化细胞"在上皮内蔓延，穿透鳞状上皮后可能到达附加类型的细胞。它是在肿瘤形成的过程中转化为附加类型的细胞。在汗腺、巴氏腺或肛门直肠等具有分泌功能的器官患有潜在浸润性肿瘤的多数患者中，恶性细胞通过皮肤的导管样结构迁移到达表皮层。病变在表皮层内者占 70%。上皮增厚，棘皮样，表皮深层内有 Paget 细胞浸润，当 Paget 细胞进一步增殖，可扩散至表皮全层、表皮附件（毛囊、皮脂腺、汗腺）。外阴表面有渗出结痂或角化脱屑，并常扩散至肛门区，偶可浸润至股内侧，尿道口、阴道、宫颈、肛门和肛管则极少累及。局部淋巴结和其他部位的转移也会发生。黏液卡红反应也为阳性；硫瑾染色示黏液。

镜下见在表皮深层，尤其在钉突尖端明显可见单个或小群分散的 Paget 细胞。Paget 细胞为大圆细胞，有丰富的胞浆，呈透明空泡状，染色淡，细胞核大，核圆形或卵圆形，有些核呈折叠，核仁不大但明显，常位于一边，核分裂不多见。核浆比为 1∶3，染色质细而分散。Paget 细胞质内含有酸性及中性黏多糖，用 Alcian 蓝染色呈阳性反应；用 PAS 染色在淀粉酶处理前后皆呈阳性反应，表皮中无多核角朊细胞，Paget 细胞不从表皮进入真皮，但可从表皮伸入毛囊上皮中，可伴有汗腺癌。真皮层可见淋巴细胞和少数浆细胞浸润。

五、中医辨证分型

1. 风湿热毒型

疮面污秽，气味恶臭，或纳呆消瘦，大便舌质红绛，或见紫斑点，苔薄白，脉细弱或细数。

2. 湿热型

发痒，或破溃，渗流黄汁，胸腹满闷，纳谷不香，舌胖边有齿痕，苔黄腻，脉濡。

3. 血虚型

神倦乏力，面色苍白，动则气急，心悸怔忡，舌淡边有齿印，苔薄白，脉细弱或结代。

六、西医分类

Shutze 等根据侵袭深度将肛周 Paget 病进行分期。

Ⅰ期 Paget，细胞局限在肛周真皮及其附器不伴原位癌。

Ⅱ A 期 表皮 Paget，病且伴随附件癌。

Ⅱ B 期 表皮 Paget，病且伴随肛管直肠癌。

Ⅲ期 Paget，病且已有局部淋巴结转移。

Ⅳ期 Paget，病且已有远处转移。

肛周 Paget 病（PPD）病理上可分为三型。

一型：仅累及表皮；二型：病变侵犯皮肤附属器；三型：病变侵犯周围脏器。二、三型的预后不佳。

七、临床表现

（1）起病慢，病史长，出现症状到确诊平均 4 年左右，常误诊为痔疮、肛裂、肛周湿疹等。

（2）肛周顽固性瘙痒是最主要症状。局部使用皮质类固醇药物治疗症状无缓解，继之肛门有灼痛、出血或肛门直肠出现肿块等。

（3）病变起初为肛周丘疹，或鳞屑状红斑，或灰红色隆起斑块，皮肤脱屑，类似湿疹。以后形成溃疡、边缘高起、界限清楚、表面有黏液样黄色渗出，可结成黄痂。溃疡长期不愈有灼痛感或出血。

（4）病变向邻近脏器或淋巴结转移，向上累及到肛管直肠，可发生肛管直肠癌，累及尿道、子宫，易发生尿道癌、子宫癌。该病还可以转移到肝、脑、骨、膀胱、前列腺及肾上腺等。

八、实验室及其他辅助检查

肛周 Paget 病的确诊依靠病理组织活检。有时病灶涂片细胞学检查可见 paget 细胞，但局限于表皮深部的病灶常呈假阴性。应注意本病可多中心发生，病灶的实际大小要比肉眼见到的红色斑块更广泛。

实验室检查：分泌物检查、肿瘤标志物检查、聚合酶链反应。

九、诊断及鉴别诊断

凡肛周有湿疹斑伴顽固性瘙痒，局部应用皮质类固醇不能缓解，应高度怀疑本病。有下列表现应引起注意：肛周溃疡长期不愈，并排除其他疾病可能；有肛周损害伴有直肠癌、尿道癌或宫颈癌的表现。病理检查是确诊的唯一方法。

（一）中医鉴别诊断

（1）肛周湿疹：表现多为皮损为多形性、弥漫性对称分布。急性湿疹可有渗出；慢性湿疹则有浸润肥厚。病程多不规律，反复发作，瘙痒剧烈。发作后病变形态呈多形性、弥漫性，分布对称，渗出发痒，病变界限不清楚，病程长，反复发作等特点。但局部应用皮质类固醇药物治疗可缓解瘙痒症状，活检即可鉴别。

（2）神经性皮炎皮损：是典型苔藓样变，无多形性皮疹，无渗出表现。

（二）西医鉴别诊断

（1）表浅的真菌感染：股癣蔓延至肛周，其皮损也类似本病，类固醇也不能缓解瘙痒症状；但抗真菌药物治疗有效，刮屑镜检可见菌丝或孢子。

（2）原位派杰样黑色素瘤（pagetoid melanoma in situ）：其特点为瘤细胞内常含有黑色素，瘤细胞在鳞状上皮细胞的基底部直接与真皮接触，免疫组化染色见瘤细胞表达 S-100 蛋白及 HMB45 阳性，瘤细胞 PAS 染色阴性，Dopa 染色阳性。肛周 Paget 病则瘤细胞内无黑色素颗粒，瘤细胞位于表皮内，与真皮之间有基底细胞层隔开，免疫组化染色见瘤细胞不表达 S-100 蛋白及 HMB45，瘤细胞 PAS 染色阳性，Dopa 染色阴性。

（3）肛周鲍温病（Bowen's disease）：为肛周表皮内鳞状细胞癌，活检示瘤细胞的异型性及多形性十分明显，常可见瘤巨细胞及多核巨细胞，瘤细胞与周围的鳞状上皮细胞之间无明显的界限，常可见相互移行的关系，瘤细胞胞质较红，常可见单个细胞角化现象。肛周 Paget 病则瘤细胞的异型性及多形性不十分明显，瘤巨细胞及多核巨细胞较少见，瘤细胞与周围的鳞状上皮细胞之间界限常较清楚，与周围的鳞状上皮细胞之间无相互移行的关系，瘤细胞胞质染色较淡，不可见单个细胞角化现象。CA15-3 可以作为 Paget 病与 Bowen 病的鉴别诊断标志物。

十、治疗

［治法］以手术切除为主，化疗、放疗均不敏感。

（一）中医内治法

1. 风湿热毒型

［治法］祛风湿，解热毒。

［方剂］化湿解毒汤加减。

［常用中药］金银花、连翘、滑石、黄柏、黄芩、白鲜皮、海桐皮等。

2. 湿热型

［治法］清热利湿凉血。

［方剂］龙胆泻肝汤加减。

［常用中药］龙胆草、栀子、黄芩、柴胡、生地黄、泽泻、当归、车前子、木通、甘草等。

3. 血虚型

［治法］养血祛风，健脾利湿。

［方剂］四物汤加减。

［常用中药］熟地、当归、白芍、川芎、人参、黄芪、白术等。

（二）中医外治法

华蟾素每次 2ml，肌内注射，连用 1 个月，同时外用，3 次 /d，部分患者可以临床痊愈。

（三）西医非手术疗法

1. 放化疗

既往认为乳腺外 Paget 病对放疗不敏感，但新近观点认为对于不适于手术者，如无皮肤浸润或附件癌可行放疗。放疗可作为乳腺外 Paget 病的首选或术后复发的辅助治疗。Coldiron 等认为 Mohs 化学外科，即 MMS（mohs micrographic surgery）是治疗 Paget 病的最有效方法，其治疗 Paget 病的复发率为 23%，如采用常规方法治疗则复发率高达 33%，但化疗一般不作为乳腺外 Paget 病的一线治疗方法。

2. 物理疗法

有电灼、电凝固、冷冻、浅层 X 线、32P 或 ^{60}Co 放射治疗等。

3. 激光治疗

对于外阴部复发性 Paget 病例，在排除腺癌的情况下激光治疗则是安全的。由于该病具有较高的恶变率，故不宜用激光气化剥脱方法治疗，至少不用于原发病灶的治疗。若其下合并有浸润性癌，则不采用激光治疗法。

4. 外用药

有报道采用 1% 氟尿嘧啶（5-Fu）软膏涂于病灶，可改善瘙痒症状，但不能消除病变。丙二醇或 0.7% 斑蝥素丙酮明胶混合液封包，外用足叶草酯也有一定疗效。

（四）手术疗法

手术是目前唯一公认的治疗 Paget 病的有效方法，Paget 病一经确诊首选手术切除治疗，切除病变务求彻底，手术方式归为三种。

第一种：由于病变单纯累及肛周表皮，因此仅将局部病变及其周围＞ 1cm 的正常皮肤切除，并行皮瓣转移或游离植皮术。

第二种：因病变侵犯较深层的附件，切除时应包括肿瘤基底的深筋膜和肿瘤周围＞ 1cm 的正常组织，并行皮瓣转移或植皮。

第三种：因病变累及更深部位的直肠、尿道或宫颈等，除第二种手术的切除范围外，需行直肠癌、尿道癌或宫颈癌等经腹会阴联合根治术。

Paget 病在手术切除后易局部复发，复发率达 31%~61%。即使是切缘阴性者也有 26%

的局部复发率。肿瘤浸润至真皮的网织层或皮下组织或临床怀疑淋巴结有转移者为进行淋巴结清扫的指征。同时可根据肿瘤分期切除：Ⅰ期广泛性局部切除；ⅡA广泛性局部切除，ⅡB经腹会阴直肠切除术；Ⅲ根治切除＋局部淋巴结清扫；Ⅳ放疗＋化疗＋局部姑息治疗

十一、现代研究进展

（一）基础研究

肛周 Paget 病的诊断主要依靠病理及免疫组化检查。大体组织学上，Paget 细胞是一类大细胞，含灰白色的透明细胞质，大圆深染的细胞核，以派杰样簇状或巢状分布。最常用于诊断的免疫标记物是 cytokeratin7（CK7），CK20，gross cysticdisease fluid protein 15（GCDFP–15），HMB45，anticytokeratin（CAM 5.2）c-erb，5100 protein 和 epithelial membrane antigen（EMA）其中 pAS 染色能区分唾液黏蛋白，用以和 Bowen 病相区分GCDFP15 是一个顶分泌来源标志物，提示 PPD 是否合并潜在的恶性肿瘤；S100 和 HMB45能区分 PPD 和原位的类 Paget 样恶性黑素瘤，黑素细胞在此类染色中为阳性。

p16 蛋白的表达普遍存在于非典型细胞的细胞核的细胞质，有研究表明高危人乳头瘤病毒（HPV）感染后，有失活的视网膜母细胞瘤基因 HPV E7 蛋白上调 p16 基因，这是一个细胞周期蛋白依赖性激酶抑制剂。在肛周派杰氏病中可以检测到 p16 基因明显表达上调。有研究表明，p16 蛋白的表达与肿瘤生长加快，肿瘤浸润，肿瘤细胞过度活动和较差的临床预后有着密切关系。通过免疫组化 p16 基因的表达可作为综合致癌 HPV 的存在的间接指标，但 p16 基因的过度表达也可能由于非 HPV 诱导的突变的一种异常的视网膜母细胞瘤基因产物或由于非 HPV 引起的突变，大概是由于反馈回路的缺失。这种反馈的丢失可能与较高的细胞增殖率有关，同时或许可以解释为什么大多原发肿瘤患者 p16 基因呈现高表达和不良预后。

（二）临床研究

本病可分为原位癌和侵袭性癌，伴发或以后发生恶性肿瘤的机会较多，手术治疗是唯一有效治疗方法，同时对患者应全身检查，并长期随访，观察有无其他肿瘤的可能。同时尽量少用砷剂，避免用长波紫外线强烈照射。临床上常见的并发癌瘤有：乳腺癌、前庭大腺癌、皮肤基底细胞癌、膀胱癌、胆囊癌、外阴浸润性腺癌。合并有宫颈、结肠、膀胱及乳腺的恶性肿瘤约占 30%，当肛门黏膜受累时，则通常提示有潜在性直肠腺癌。

有些病损为柔软和均质的红斑，手术标本切缘有该病浸润者多见于前庭病变。如出现溃疡，常为侵袭性生长的标志，罹患该病的患者中约 20% 伴有外阴浸润性腺癌，且临床浸润型癌多见于镜下浸润癌。外阴 Paget 病患者，当有会阴体后部浸润时，则增加其他部位罹患腺癌的高危性，特别是肛门区和乳房区。罕见有发生于复发性 Paget 病的浸润性腺癌。

局部切除（手术切除边缘肉眼观切净）可作为无侵袭 PPD 的治疗尝试，但因为 Paget细胞可以在水平或垂直转移，切除后局部复发率 40% 左右。扩大切除（手术切除边缘＞

1cm）并保留括约肌，比 LE 治疗的存活率高，之前很多文献推荐扩大切除需要切除受累及的皮肤全层以远 3cm。然而，Murata 等的报道挑战了 3cm 法则，他们建议术前合适的皮肤处理及仔细参考病理结果区分侵袭层次，切除皮损边界。

第五节　恶性黑色素瘤

肛管直肠恶性黑色素瘤（anorectal melanoma，ARM）是一种较少见且预后极差的恶性肿瘤。恶性黑色素瘤好发于皮肤、眼睛，肛管为第 3 位，一般认为该肿瘤来自交界痣的成黑色素细胞，多数可产生黑色素，少数可不产生，但癌细胞仍呈多巴阴性反应，两者的预后基本相同。本肿瘤生长迅速，恶性程度高，早期转移，预后极差。

一、病名溯源

（一）中医的认识

中医文献中虽然没有恶性黑色素瘤的病名，但根据本病临床表现应当归属于中医学所说的"黑子""黑疔""脱疽""历疽"等范畴。如《灵枢·痈疽》中记载："发于足傍，名曰厉痈……急治之，去其黑者，不消辄益，不治，百日死。发于足指，名曰脱痈。"《诸病源候论·黑痣候》谓："黑痣者，风邪搏于血气，变化生也。夫人血气充盛，则皮肤润悦，不生疣瘢。若虚损则黑痣变生。"《外科正宗·黑子》中曰："黑子，痣名也。此肾中浊气混滞于阳，阳气收束，结成黑子，坚而不散。"《外科正宗》一书中也提到类似本病的有关内容，如"多生于足……初生如粟，色似枣形，渐开渐大，筋骨伶仃，乌包黑黑，痛割伤心，残残败败……延至踝骨，性命将倾……古人有法，截割可生"。传统医学对恶性黑色素瘤的治疗积累了丰富的经验，且疗效稳定，不良反应少，在减轻痛苦，延长生存期，提高生命质量方面有较大的优势。

（二）西医的认识

来源于神经嵴细胞的黑色素细胞恶变，在肛管直肠的恶性肿瘤中约占 1%（0.5%~1.3%），为齿线以上肛管和肛周皮肤的一种少见恶性肿瘤。主要血行转移，确诊时多已有肝、脑等远处脏器转移，预后极差，主要见于老年人。病因机制不明，有关诱发因素有：① 种族与遗传；② 外伤和慢性刺激；③ 结构差的黑痣，恶变容易发生；④ 免疫情况；⑤ 内分泌，如雌激素受体蛋白影响；⑥ 长期受紫外线照射。

二、流行病学资料

恶性黑色素瘤占原发性肛管肿瘤的 0.2%~1.2%。本病 70%~90% 发生于肛管处，其余发生于肛周皮肤。本病老年人多见，男女发病率无明显差别，预后恶劣。在肿瘤厚度 >1.7mm 者几乎全部有转移，5 年生存率为 0.85%，大多在 2 年内死亡。尤其是腹腔内脏转移者，即便转移灶能被切除，平均生存期也仅 8 个月，影响预后的主要因素为肿瘤侵犯深度。

三、病因病机

（一）中医病因病机

1. 病因

中医学认为，恶性黑色素瘤的主要病因是邪毒内侵，湿浊、火毒内蕴，正气亏虚等，病机关键是正气虚损，阴阳失调，外邪乘虚内侵，搏于血气，阳气束结，血气滞……久化热，癖毒壅阻所致。病属本虚标实，其虚以阴虚、气血两虚多见，实者则多为气滞、血瘀、湿阻、毒聚等病理变化。

（1）外邪侵袭：风、寒、暑、湿、燥、火外邪侵袭肌肤，久羁留恋，毒积脏腑，内耗阴血，夺精灼液，终发恶疮，如《诸病源候论·黑痣候》谓"有黑痣者，风邪搏于血气，变化生也。夫人血气充盛，则皮肤润悦，不生疵瘕，若虚损则黑痣变生"。

（2）湿浊内蕴：嗜食肥甘厚味，脾失健运，不能运化水谷精微，气滞津停，湿浊内生，发于肌肤。

（3）热毒内生：素体阳盛，脾气暴躁，郁久而化火，肝胆火毒循经而发，肝胆经火毒热邪内炽，循经于肌肤，热灼血肉而成。

（4）气滞血瘀：肝失疏泄，气机不畅，气行受阻，凝滞血络而成。

（5）正气亏虚：先天禀赋不足，气血亏虚，脏腑功能失调，或房劳过度，损伤肾之真阴真阳。

2. 病机

恶性黑色素瘤病变在肌肤，涉及肝、脾、肺、肾，病属正虚邪实，正虚不仅是正气亏虚，还包括脏腑功能减弱，阴阳失调，机体抗邪能力减弱等内环境失衡。而气滞、血、痰、湿既是致病因素，又是病理产物。

（1）痰湿内阻：一方面由于脏腑功能失调，脾气亏虚，脾失健运，影响津液输布，痰湿之邪内生，湿毒久留，滞于肌肤，日久致积块形成；另一方面六淫之邪乘虚而入，伤于脾胃，则导致脾胃运化功能失调，酿湿生痰，痰湿互阻所致。

（2）瘀毒互结：素体情志不调，肝气不舒，气机不畅，气滞血瘀，瘀血日久结为肿块，阻于肌肤而成；瘀血日久必致血虚、阴虚，阴虚而生内热，热灼津伤，煎液成痰，痰热互阻于肌肤，而生恶疮。

（3）本虚标实，因虚致实：恶性黑色素瘤是全身性疾病在局部的表现。本虚标实是主要的病理属性。虚以气虚、阴虚、血虚为主，实则多为痰凝、气滞、血瘀。病变早期以气滞血瘀、痰湿内阻为主，进一步发展，邪毒伤正或用药不当，或行手术、放疗、化疗等，积块虽去正气已伤，正虚日渐明显，晚期多表现为阴阳气血俱虚、痰毒结聚之证。

总之，恶性黑色素瘤的发生发展过程是一个因虚致实、因实致虚的恶性循环过程。

（二）西医病因

1. 种族与遗传因素

美国白种人皮肤恶性黑色素瘤的发病率比黑人高，日本人的发病率低于白种人，而澳大利亚人，尤其是来自英国的凯尔特（celt）族人的发病率最高。人类患恶性黑色素瘤的患者中 1%~6% 有家族史，多发性恶性黑色素瘤者有家族史的比例可高达 44%，属于常染色体显性遗传。流行病学资料亦显示白种人皮肤恶性黑色素瘤发病率明显高于有色人种。

2. 紫外线照射

紫外线对 DNA 的损害是很明显的，并且可以导致全身免疫力下降，许多资料支持日照、紫外线的致病效应。各国流行病学研究通过与性别有关的皮损解剖学分布差异、移民研究、居住纬度和种族差异研究，提示阳光辐射是浅皮肤人种黑色素瘤的重要病因。黑色素瘤集中于间断性曝光位置，在持续避光部位呈散在分布，但也有学者认为，只有在某些化学致癌物质与紫外线共同作用的情况下才能诱发恶性黑色素瘤。

3. 原有色素痣的恶性变

60% 的恶性黑色素瘤是由良性痣产生的，先天巨痣恶变率高达 10%~30%，有人认为皮肤黑痣总数多于 20 个者，发生恶变的危险性高 3 倍，交界痣和混合痣中的交界成分可以恶变成黑色素瘤是众所周知的，交界痣主要是婴幼或儿童皮肤色素痣的表现型，青春期以前很少恶变，青春期后大多交界痣都已转变成皮内痣，仅手掌、足底、阴囊等少数部位仍保持交界痣特性，因此，这些痣潜在恶变的可能性最大。皮内痣一般认为是良性而不发生恶变的，而现在皮内痣发生恶变也有报告。

4. 内分泌因素

妊娠可以激发黑痣恶变，或促使已有的恶性黑色素瘤加剧而导致不良预后。雌激素的增高与恶性黑色素瘤发生的关系尚无肯定性的结论，黑色素瘤细胞内有雌激素受体存在，表明它与恶性黑色素瘤的病变有一定的关系。内分泌因素对恶性黑色素瘤的发生、发展具有一定的影响，约有 12% 的恶性黑色素瘤的患者雌激素受体呈阳性反应，但目前尚无完整的理论来解释。

5. 创伤及慢性刺激因素

创伤、慢性刺激因素可以促使先前存在的黑痣恶变，如用腐蚀、电烧灼等不彻底的刺激手段治疗良性痣，常常导致恶性黑色素瘤的发生。另外，位于会阴、足底等经常受摩擦的部位的黑痣容易发生恶变。

6. 其他

包括免疫缺陷或免疫功能的减退、肿瘤病毒、砷化物、乙醇、不饱和脂肪等均与恶性黑色素瘤的发生有关系，但均缺乏有力证据，有待进一步研究。

四、病理

根据临床与组织学特点，将肛管及肛周恶性黑色素瘤分为三级。

（1）恶性雀斑：又叫赫金森黑色素斑，常见于老年，病灶扁平呈棕褐色至黑色。起初为色素不均斑，不隆起，边缘不规则，病变逐渐可扩大至数厘米，发展较缓，局部损伤可存在 10~15 年方发生侵袭性，预后较好。

（2）派杰样恶性黑色素瘤：又叫表浅播散型恶性黑素色瘤。此型最为常见，以中年多见，任何部位都可发生。病灶表面隆起不平，呈棕褐色至深棕色或黑色，混有灰黑色，病灶直径很少超过 2.5mm，以浸润生长为其特征，常在 1~2 年后出现浸润、结节、溃疡或出血。浸润的细胞大而圆，胞质亮，似派杰细胞，预后不良。

（3）结节性恶性黑色素瘤：肿瘤呈结节状突起，表面光滑，呈深黑色，生长快，常有溃疡形成，镜下细胞分化差，瘤细胞除向平面生长外，并向下浸润、转移，此型恶性程度最高，转移早，预后极差。

五、中医辨证分型

1. 痰湿蕴结型

肿块增大迅速，发痒陷痛，或破溃，渗流黄汁，胸腹满闷，纳谷不香，舌胖边有齿痕，苔腻，脉濡。

2. 气滞血瘀型

肿块胀痛、刺痛、痛处固定，胸闷烦躁，胁肋胀满，暖气吞酸，舌暗红或紫青，有病斑、瘀点等，舌苔薄，脉细涩或弦细。

3. 气血两虚型

局部无疼痛，肿块未溃，而见神倦乏力，面色苍白，动则气急，心悸怔忡，舌淡边有齿印，苔薄白，脉细弱或结代。

4. 肝肾阴虚型

黑瘤局部溃烂，疮面污秽，气味恶臭，肿胀疼痛，或发热盗汗，或五心烦热，头晕目眩，腰膝酸软，口咽干燥，渴不喜饮，纳呆消瘦，大便燥结，小便短赤，舌质红绛，或见紫斑点，苔薄白，脉细弱或细数。

六、西医分类

（1）根据肿瘤有无转移，肛管恶性黑色素瘤分为 3 期：Ⅰ期：肿瘤位于原位无转移；Ⅱ期：肿瘤周围淋巴结有转移；Ⅲ期：伴远处转移。

（2）对恶性黑色素瘤临床常常以其侵袭程度来帮助判断预后，癌细胞侵犯愈深则预后愈差，通常采用 Clork 深度和 Breslow 厚度两个主要参数来表示。

［Clock 分级］Ⅰ级：癌细胞限于表皮内；Ⅱ级：侵入真皮乳头；Ⅲ级：充满真皮乳头；Ⅳ级：侵入真皮网状层；Ⅴ级：侵入皮下脂肪层。从Ⅰ级到Ⅴ级的 5 年存活率依次为 99%、95%、90%、65% 和 25%，尤其适用于较薄的（小于 1mm）恶性黑色素瘤的预后。

［Breslow 厚度测定］根据肿瘤浸润深度，Breslow 将其分为 5 级。Ⅰ级：从上皮表面到肿瘤浸润肠壁的最深点的厚度 < 0.76mm；Ⅱ级：0.76mm~1.50mm；Ⅲ级：1.51mm~2.25mm；Ⅳ级：2.26mm~3.00mm；Ⅴ级：肿瘤浸润深度 > 3.00mm。肿瘤浸润深度与患者 5 年存活率的关系为厚度 < 0.76mm 为 98%，0.76~1.50mm 为 90%，肿瘤厚度 > 1.7mm 或 2mm 以上者，肿瘤多数已转移，无 1 例 5 年存活者，85% 在 2 年内死亡。

七、临床表现

（1）便血：因肿瘤位于直肠肛管，易受粪便摩擦损伤出血，多为鲜血，有的呈暗黑色，便血者占 50% 以上。有溃疡形成者，肛门有黑色溢液。

（2）脱垂症状：大便时有黑色肿物脱出肛门，早期较小，可自行还纳。以后逐渐增大，75% 直径达 1cm、脱出后多用手托回，许多患者有痔块感。

（3）肛管直肠刺激症状：由于肿瘤多向直肠壶腹内突出，刺激直肠壁的感受器，多数患者常有肛门坠胀不适、大便习惯改变、便秘与腹泻交替出现。若肿瘤侵犯肛管括约肌、破溃，则有肛门疼痛或便秘等症状。

（4）局部突起型肿块：内镜检查或直肠检查，肿瘤位于齿状线、肛管或直肠远端，外观似蕈状，有的呈球状，有长蒂或短蒂，或无蒂的结节状，肿块多＞1 cm。如有溃疡面，其溃疡面亦呈黑褐色，高低不平，分泌物恶臭。

八、诊断

因本病少见，临床常易忽视，此外又缺乏特殊症状，常易误诊为脱垂性痔、血栓性外痔、息肉出血坏死及直肠癌。无色素性的恶性黑色素瘤虽少见，但误诊的可能性更大。对临床上出现便血、大便习惯改变、肛门不适或肿物脱垂者，应高度重视，认真检查。

1. 直肠指诊和内镜检查

由于本病 70%~90% 位于齿状线和肛管，50%~70% 含有色素，所以直肠指诊和直肠镜检查是相当重要的，对临床疑诊为恶性黑色素瘤者，病理检查切忌行单独肿瘤活检，而应行肿瘤切除病检，否则易造成医源性肿瘤扩散。

2. 多巴和酪氨酸酶反应

由于部分 ARM 细胞浆不含色素颗粒，因此，对肛管区肿瘤组织学检查时，应尽可能行 Masson-Fontana 黑色素银染色或多巴染色、酪氨酸酶反应，以免误诊。

3. 电镜和免疫组化学染色

对非色素者，以上方法往往仍不能确诊，可用电镜超薄切片检查，在瘤细胞胞浆内可见到 400~476.1nm 圆形或卵圆形的黑色素小体或色素前物质。还可以用 S-100 蛋白配合波形蛋白免疫组化染色，进行有效的鉴别。

九、治疗

（一）中医内治法

1. 中医辨证治疗

（1）痰湿蕴结型

［治法］利湿化痰，软坚散结。

［方剂］海藻玉壶汤加减。

［常用中药］海藻、昆布、贝母、半夏、青皮、陈皮、当归、川芎、连翘、甘草等。

（2）气滞血瘀型

［治法］活血化瘀，理气软坚。

［方剂］血府逐汤加减。

［常用中药］当归、生地、桃仁、红花、枳壳、赤芍、柴胡、甘草、桔梗、牛膝、天花粉、瓜蒌、夏枯草、生牡蛎等。

（3）气血两虚型

［治法］补气养血，解毒化瘀。

［方剂］八珍汤加减。

［常用中药］当归、川芎、白芍药、熟地黄、人参、炒白术、茯苓、炙甘草等。

（4）肝肾阴虚型

［治法］滋补肝肾，祛毒化结。

［方剂］地黄白蛇汤加减。

［常用中药］生地黄、山茱萸、女贞子、旱莲草、黄精、当归、紫河车、土茯苓、猪苓、秦艽、白英、蛇莓、龙葵、仙灵脾等。

2. 中成药

（1）参莲胶囊

［用法］每次6粒，每日3次，口服。

［功用与主治］功能清热解毒，活血化瘀，软坚散结。适用于由气血瘀滞、热毒内阻而致的中晚期恶性黑色素瘤患者。

（2）西黄丸

［用法］每次3g，每日2次，温开水或黄酒送服。

［功用与主治］适用于热毒壅结恶性黑色素瘤患者，用于形气尚实者，气血虚者慎用，孕妇，忌服。

（3）参一胶囊

［用法］饭前空腹口服，每次2粒，每日2次。

［功用与主治］有培元固本、补益气血之功效，可抑制术后及放化疗后肿瘤的复发转移，明显提高放疗化疗疗效，减轻其毒副反应，提高免疫功能；明显改善肿瘤患者的食欲和精神状态，减轻疼痛，增加体重，提高机体免疫功能。提高生活质量。适用于中晚期恶性黑色素瘤。

（4）复方苦参注射液

［用法］静脉滴注，一次10~20ml，用0.9%的氯化钠注射液250ml稀释后应用，每日1次，14天为1个疗程，一般可连续使用2~3个疗程。

［用法功用与主治］具有清热解毒，抗癌散结之功效，多适用于恶性黑色素瘤早期。

（二）中医外治法

1. 茯苓拔毒散

［组成］茯苓、雄黄、矾石各等份，共研细粉，过7号筛，混合均匀备用。

［用法］将患处皮肤按常规消毒后外敷茯苓拔毒散，每日换药1~2次。若用散剂感到干痛时，也可制成软膏或用熟麻油调散。若患处出血较多，可撒少许三七粉，具有燥湿、敛疮功效。

2. 五虎丹

［组成］水银、白矾、青矾、牙硝、食盐，按降丹法炼制，炼成白色结晶为佳。

［功效］具有拔毒消腐，软坚消瘤功效。

3. 五虎丹糊剂

［组成］五虎丹结晶，蟾酥、红娘、斑蝥（去头足）、洋金花。

［用法］调成糊状，涂于溃疡面，以普通膏药覆盖之，每日换药1次。

4. 五虎丹钉剂

［组成］药物组成及分量同糊剂。

［用法］用米饭赋形，搓成两头尖的菱形钉剂，长 4cm，中间直径 0.3cm，重约 0.7g，阴干备用。在癌肿的基底部插入癌肿的中央，视癌肿的大小可一次插入 2~5 个半支；肿瘤大的分期插药，待第一次插药处肿块坏死脱落后再插第二次。用外科膏药覆盖之。

（三）西医非手术疗法

对全身恶病质严重，有其他系统严重并发病或肿瘤广泛转移、不能接受任何形式手术治疗的患者，可选用放化疗或其他治疗。

1.放射治疗

适用于已有转移的晚期患者，尤其是对内脏转移灶所引起的压迫症状具有缓解作用，可作为临床综合治疗的一部分。

放射治疗除了对某些极早期的雀斑型恶性黑色素瘤有效外，对其他的原发灶一般疗效不佳。因此，对原发灶一般不采用放射治疗，而对转移性病灶用放射治疗。目前常用放射剂量为：对浅表淋巴结、软组织及胸腔、腹腔、盆腔内的转移灶，每次照射量 500Gy，每周 2 次，总量 2000~4000Gy；对骨转移灶每次 200~400Gy，总量 3000Gy；以上对于脑转移者，首选立体定向放疗（γ 刀）和手术，剂量通常为 30Gy/（1oF·2W）伴有颅外转移的患者接受立体定向放疗或 γ 刀治疗后可进行化疗、免疫治疗。

2.化学治疗

化疗对恶性黑色素瘤是综合治疗的手段之一，对手术后，或不宜手术、放疗的患者可施行，也可与放疗协同进行。

（1）单药治疗

①达卡巴嗪（DTIC）：DTIC，800mg/m²，静脉滴注，第 1 天或 250mg/m²，静脉滴注，第 1~5 天；或 200~450mg/m²，静脉滴注，第 1~10 天，每 4 周重复一次。

②福莫司汀（FCNU）：FCNU，100mg/m²，静脉滴注，第 1、8、15 天，每 3 周重复一次。

③长春地辛（VDS）：VDS，3mg/m²，静脉滴注，每 2 周重复，共 1 年；然后每 3 周重复，共 6 个月，最后每 4 周重复，共 6 个月（辅助化疗）。

④干扰素 α：干扰素 α（IFN-α），3×10⁶ IU，皮下注射，每周 3 次，18 个月至 3 年，或 20×10⁶IU/m²，共 1 个月，和 10×10⁶ IU/m²，每周 3 次，共 48 周（辅助治疗）。

（2）联合化疗

① DBDT：达卡巴嗪（DTIC），220mg/m²，静脉滴注，第 1~3 天，每 3~4 周重复顺铂（DDP），20~50mg，静脉滴注，第 1~3 天，每 3~4 周重复；卡莫司汀（BCNU），150 mg/m²，静脉滴注，第 1 天，每 6 周重复一次；他莫昔芬（TAM），160mg/m²，口服，化疗前 1~7 天或 40 mg/d，口服，整个治疗周期。

② DV（P）：达卡巴嗪（DTIC），250mg/m²，静脉滴注（30min 滴注），第 1~5 天长春地辛（VDS），3mg/m²，静脉滴注，第 1、8、15 天。

联合或不联合顺铂（DDP），100mg/m²，静脉滴注（30min 滴注），第 1 天，每 28 天重复，共 3 个疗程。

联用顺铂延长中位进展时间，但不延长总生存期，而且毒性增加。

③生物化学治疗：CVD+ 干扰素 α+ 白细胞介素 –2。

顺铂（DDP），20mg/m²，静脉滴注，第1~4天；长春花碱（NVB），1.6mg/m²，静脉滴注，第1~4天；达卡巴嗪（DTIC），800mg/m²，静脉滴注，第1天；干扰素α（IFN-α），5×10⁶IU皮下注射，第1~5天及第7、9、11、13天；白细胞介素-2（IL-2），9×10⁶IU静脉滴注（连续滴注），第1~4天。每3周重复一次。

（3）免疫治疗：恶性黑色素瘤的自行消退，说明与机体的免疫功能有关。卡介苗（BCG）能使黑色素瘤患者体内的淋巴细胞集中于肿瘤结节，刺激患者产生强力的免疫反应，以达治疗肿瘤的目的。BCG可用皮肤划痕法、瘤内注射和口服。对局部小病灶用BCG作肿瘤内注射，有效率可达75%~90%。近几年试用干扰素（IFN-α）、白细胞介素-2（IL-2）和树突状细胞（DC）疫苗等生物反应调节剂，取得一定效果。

（4）其他治疗：恶性黑色素瘤的治疗还有基因治疗、液氮冷冻疗法、CO₂激光切除、电化学疗法、高温灌注等。

（四）手术疗法

1. 手术治疗原则

手术对于恶性黑色素瘤的治疗意义重大，不管是对早期黑色素瘤患者，还是局部进展期，甚至远处转移患者来说，如通过手术有可能完全切除所有病灶的患者都应该尽量手术

2. 手术适应证

I期至Ⅲ期恶性黑色素瘤患者；Ⅳ期满足下列条件者：①预计生存期长的，如非内脏转移的；②骨转移灶局限、有可能完整切除的；③体能状况好的；④既往放化疗和生物治疗效果好的。

3. 手术方法

（1）活检手术：对疑为恶性黑色素瘤者，应将病灶连同周围0.5~1cm的正常皮肤及皮下脂肪整块切除后作病理检查，如证实为恶性黑色素瘤，则根据其浸润深度，再决定是否须行补充广泛切除。

（2）原发肿瘤的扩大切除术：根据病理报告中肿瘤的最大厚度决定扩大切除范围。根据NCCN指南和循证医学证据，病灶最大厚度≤1.0mm时，扩大切除范围为切缘1cm；厚度在1.01~2mm时，切缘应当为2cm；厚度超过2mm时，切缘应大于2cm；当厚度超过4mm时，许多学者认为切缘应至少3cm，但就这一点尚未达成共识。

（3）区域淋巴结清扫术：SLNB或浅表淋巴结B超证实有淋巴结转移的患者应行区域淋巴结清扫。腹股沟淋巴结清扫数应该不少于10个；腋窝淋巴结清扫数不少于15个；颈部淋巴结清扫数不少于15个；如腹股沟区转移性淋巴结≥3个，应选择性行髂骨和闭孔肌淋巴结清扫。如果盆腔CT提示或Cloquet淋巴结阳性也应行髂骨和闭孔肌淋巴结清扫。

（4）姑息性切除术：对病灶范围大而伴有远处转移等不适于根治性手术者，为了解除溃疡出血或疼痛，只要解剖条件许可，可考虑行减积术或姑息性切除。

第六节　骶前肿瘤

骶前肿瘤是发生在骶骨和直肠间隙内肿瘤，也称直肠后肿瘤。骶前间隙位于骶前筋膜

的前方，直肠后方，两侧为盆内筋膜（直肠侧韧带），上方为直肠后方的腹膜反折，下方为骶骨直肠筋膜。由于组织结构复杂，故肿瘤病理类型繁多，且临床上发生率较低，患者早期无任何症状不易早期发现及治疗。本病归属于中医"癥瘕""积聚"范畴。

一、病名溯源

（一）中医的认识

中医认为，本病多由痰、湿、血瘀所形成，多由太阴湿土所致。由于起居不慎，忧患过度，饮食失节，脾胃亏损，邪正相搏，结于腹中，或因内伤、外感，气郁血瘀凝结而成。

（二）西医的认识

西医学根据病因病理来源将骶前肿瘤概括的分为以下几类。

（1）先天性表皮样囊肿、黏液囊肿、畸胎瘤、畸胎癌、脊索瘤、脑脊膜膨出。

（2）炎症性异物肉芽肿、会阴部脓肿、肛门瘘、骨盆直肠窝脓肿、慢性炎症性肉芽肿。

（3）神经源性神经纤维瘤、神经纤维肉瘤、神经鞘瘤、室管膜瘤、成神经细胞瘤。

（4）骨性骨瘤、骨软骨瘤、成骨细胞内瘤、单纯骨囊肿、巨细胞瘤、Ewing肉瘤、软骨黏液肉瘤、动脉瘤样骨囊肿、骨髓瘤等。

（5）其他转移瘤、脂肪瘤、脂肪肉瘤、纤维瘤、纤维肉瘤、平滑肌瘤、平滑肌肉瘤、血管瘤、周皮细胞瘤、淋巴肉瘤、血管内皮肉瘤、腹膜外纤维性瘤等。

二、流行病学资料

原发性骶前肿瘤（primary presacral tumors）指原发于骶前间隙内的肿瘤，以区别于继发性因素引起继发性骶前肿瘤。本类肿瘤在外科领域少见，早在1938年，Whittaker LD和Pemberton JD统计此类疾病的临床发病率为1/40000，由于国内外对该类疾病报道不多，且病例报道患者数量较少，近期并无明确发病率报道。Lovelady SB等最早提出了较为详细的骶前肿瘤分型，即：先天性病变和新生物病变，后者包括骨性、神经源性、其他种类。骶前肿瘤发病率低，以先天性肿瘤居多，肿瘤可起源于骶前间隙的不同组织结构，因解剖位置特殊，早期诊断及手术治疗均困难。在骶前间隙发生的肿物多见于良性肿瘤，特别是先天性囊肿多为女性患者，而恶性肿瘤多见于男性。

三、临床表现

（一）症状

骶前肿瘤起病隐匿，发展缓慢，早期无症状，待肿物发展到一定程度后，其症状多与压迫相邻脏器或组织相关，其常见症状为疼痛，常因坐位或站立位改变体位时引起疼痛，可能与骶前肿瘤压迫神经有关。疼痛可反射到腿部，如牵扯到骶神经则有臀部麻木。若巨大肿瘤可压迫邻近组织和脏器，如压迫直肠可引起便秘、排便困难、压迫膀胱可有尿失禁、尿潴留。囊肿性肿瘤并发感染时有发热、肛周脓肿、肛瘘的现象。

（二）体征

体格检查：直肠指检是最简便易行、无创伤、阳性率高的一种检查方式。67%~97% 的患者可通过直肠指检可触及肿块。以直肠指检可有直肠后壁饱满感或触及肿块、下腹部肿块为主要体征。

四、实验室及其他辅助检查

（1）B超：具有价廉、实用、阳性率高的特点，可作为初步诊断骶前肿瘤的首选检查。

（2）CT或MRI检查：解剖层次清楚，可显示肿块和骶前关系，骶前肿瘤大小，密度、形态等。故CT或MRI往往是完善术前准备检查之一。

（3）钡剂灌肠及尿路造影检查：钡剂灌肠或尿路造影，可见脏器受压受阻移位等情形。

（4）X线：平片可发现肿瘤对骨质有无破坏、囊肿内有无骨骼成分如牙齿等。

（5）组织活检：活体组织检查最好是将整个肿瘤切除送检，如病变不能手术或决定辅助疗法时，则可做穿刺活检，可经过直肠后壁，或骶前、直肠外部位，在直肠内预先放置手指做引导，或在直肠腔内超声及CT引导下也可进行穿刺活检。由于骶前囊肿位置的特殊性、穿刺活检易致囊肿感染、肠管、膀胱、血管等损伤，故不提倡穿刺细胞学检查。

五、鉴别诊断

（1）肛周感染：骶尾部畸胎瘤合并感染时易与肛周脓肿混淆。畸胎瘤形成慢性窦道时，因其瘘口与肛瘘一样均在肛隐窝炎处，故易误诊为肛瘘。在对肛周脓肿引流前，应仔细询问病史，并摄骶尾部X线片，以资鉴别。

（2）藏毛窦：为骶尾部臀裂的软组织内的一种慢性瘘道或囊肿，可见皮肤内卷，囊内伴肉芽组织，纤维增生，有毛发。常见多毛症，皮脂分泌旺盛，臀沟深陷。

（3）直肠癌骶前肿瘤向前压迫直肠引起排便困难或直肠刺激症状，需与直肠癌鉴别，直肠癌最常出现的症状是脓血便，骶尾部疼痛仅在晚期侵及盆腔神经丛时发生。直肠癌病变最初出现在肠黏膜，肛诊和直肠镜检查可发现癌瘤向肠腔内生长，骶前肿瘤则无肠黏膜的损害。

六、治疗

（一）中医内治法

1.阴寒凝滞

［证候特点］肿瘤初起，酸楚轻痛，遇寒加重，局部肿块，皮色不变，压痛不著，甚至不痛，病程较长，舌淡脉细沉迟。

［治法］温阳开凝，通络化滞。

［方剂］加味阳和汤加减。

［常用中药］熟地、肉桂、鹿角胶、麻黄、白芥子、炮姜、生甘草、威灵仙、补骨脂、透骨草、路路通、川乌、草乌等。

2. 毒热蕴结

［证候特点］肿瘤迅速增大，疼痛加重，刺疼灼热，皮色紫暗，肢体活动障碍，有时伴有发热，大便干结，舌暗红有瘀点，脉细数或弦数。

［治法］清热解毒，化瘀散结。

［方剂］芩枸龙蔗汤加减。

［常用中药］肿节风、龙葵、忍冬藤、蒲公英、威灵仙、透骨草、徐长卿、天花粉、黄柏、刘寄奴、黄芩、蟅虫、赤芍、乳香、没药、生甘草等。

3. 虚火郁滞证

［证候特点］局部肿块肿胀疼痛，皮色暗红，疼痛难忍，朝轻暮重，身热口干，咳嗽消瘦，面色不华，行走不便，精神萎靡，舌暗唇淡，苔少或干黑。

［治法］滋肾填髓，降火解毒。

［方剂］四骨汤加减。

［常用中药］肿节风、核桃树枝、女贞子、透骨草、生地、补骨脂、山茱萸、骨碎补、续断、寻骨风、当归、自然铜、牡丹皮、黄柏、知母等。

（二）中医外治法

（1）熏洗坐浴：局部外洗坐浴以清热解毒，化瘀散结为主，可改善局部血液循环，减轻局部疼痛、麻木、肿胀等症状。常用熏洗代表方有消肿止痛汤、祛毒汤、苦参汤、五倍子汤等。

（2）膏剂：可选金黄膏、红油膏、冲和膏等外敷以软坚散结，清热解毒。

（3）拖线引流、药线引流：对伴有复杂性肛瘘或脓肿的患者，可选用拖线引流或药线引流治疗，有效控制和改善肛周感染，为进一步根治手术创造条件。

（4）贴法：将膏药或特制的药饼贴在皮肤上，利用它所含的各种药物作用，以治疗疾病，或加上药末（药芯）应对各种所需的症状，贴于患处或所需局部，以祛风化湿、活血止痛、祛腐生肌。

（三）手术疗法

骶前肿瘤一经确诊，无论良、恶性，除有绝对的手术禁忌证外，所有骶前肿瘤均应手术治疗。选择合适的手术途径，是切除肿瘤的关键，而合适手术途径，往往是需根据肿瘤大小及部位等性质决定。

（1）腹部径路：肿瘤部位较高可作腹部切口，游离乙结肠将直肠拉向前方，切除肿瘤。手术时注意骶前出血，该处为骶中血管及骶前静脉丛分布区域，分离肿瘤时，需谨慎，细心仔细结扎每处血管，同时保护主要神经分支。

（2）后径路：适用于肿瘤部分较低及感染性囊肿。手术时取俯卧位，在骶骨部作弧形切口，暴露骶骨、尾骨、肛尾韧带。小肿瘤可不切断括约肌或耻骨直肠肌，可在骶骨旁进入切除肿瘤。如切除困难可切除尾骨，进入肛提肌上部间隙，分开两边臀大肌，巨大肿瘤可将骶骨 4、5 切除，骶神经分开，神经切勿损伤，Localio 等曾切开骶骨，保留括约肌和膀胱功能。此径路最大并发症为出血，如囊肿性病变，需切除尾骨以防复发，如为感染性囊肿，则直肠后外侧径路较为方便，如囊肿已穿破到直肠则禁用后径路切口，脓肿需经骶骨引流后作分期手术。

（3）腹骶部径路：Localio 等描述此径路，应用于切除巨大直肠后脊索瘤及畸胎瘤。常在腹部游离直肠上端肿瘤后缝合腹壁改俯卧位，作骶骨切口或腹骶部联合操作，再取侧卧，腹部及骶骨部同时手术，此法最大优点是可结扎骶中血管，便于止血。

（4）经骶骨径路：如骶前囊肿穿破进入直肠，则经骶骨切口引流。

（5）经括约肌径路：病灶小，尤其是单个或多个囊肿可做次径路，从内外括约肌间可游离到距肛门约 6~10cm 深处进入直肠后径路。

（6）腹腔镜下骶前肿物切除：近年来腹腔镜技术已得到快速发展，结合腹腔镜手术具有创伤小、康复快等优点，部分医师开始尝试在腹腔镜下将骶前肿瘤切除，同时有关文献报道，通过腹腔镜骶前肿物切除个别案例。腹腔镜手术可显露骶前肿瘤后方更具空间优势，腹腔镜技术中可将直肠向上方牵拉，使骶前间隙明显增大，对髂内静脉、骶前静脉丛及盆腔神经丛的显露更加充分、清晰，可明显减少术中出血及对周围组织的损伤，而开放手术由于肿瘤向后方压迫或侵犯导致骶前间隙明显变小，肿瘤后方的分离往往仅能在盲视下进行，可能易致不可预知的出血，危及患者生命。

骶前肿瘤手术主要并发症是创面大出血和副损伤，术后需辅助或姑息治疗，可做放射疗法，对软组织肉瘤（淋巴瘤、骨髓瘤、畸胎瘤）可能有效。化疗效果不明显。

七、预后

骶前肿瘤（畸胎瘤）有复发及恶变倾向，术后随访在恶性及恶性变趋向者十分重要，随访内容主要是直肠指诊，必要时可行 B 超及 CT 检查。

八、预防调护

（1）保持肛门干燥清洁，防止局部破溃感染
（2）一旦发现，及时治疗，避免肿瘤过度生长，继发感染和恶变。
（3）术后换药宜认真仔细，使伤口早期愈合。

九、现代研究进展

骶前肿瘤最好的处理策略为手术切除，手术路径直接影响囊肿的暴露与能否完整切除。骶 3 平面上方需经腹切除，而位于骶 4 平面下方的肿瘤应经骶尾切除，介于两者之间可采用腹骶联合切除。经腹手术因手术空间狭窄、暴露差，术中易损伤输尿管、直肠、骶前血管或盆内脏神经和阴部神经，易导致术中大出血或术中顽固性尿潴留和性功能障碍。

王攀、王崇树等发表腹腔镜下骶前肿瘤切除术 6 例临床分析，首先术前通过直肠指检、CT、MRI 等相关检查判断肿瘤能否切除，选择腹腔镜手术。发现腹腔镜术中使用超声刀及高频电刀结合分离骶前肿瘤，可使整个术野的解剖结构清晰，手术顺利，手术时间 55~180min，较文献报道的开放手术并无明显延长。

参考文献

[1] Martin FT, Kavanagh D, Waldron R. Squamous cell carcinoma of the anal canal [J]. Surgeon, 2009, 7（4）: 232.

[2] Siegel R, Ward E, Brawley O, et al. Cancer statistics, 2011: the impact of eliminating socioeconomic and racial disparities on premature cancer deaths [J]. Ca A Cancer Journal for Clinicians, 2011, 61（4）: 212.

[3] Metildi C, McLemore EC, Tran T, et al. Incidence and survival patterns of rare anal canal neoplasms using the surveillance epidemiology and end results registry [J]. Am Surg, 2013, 79（10）: 1068–74.

[4] Lisa GJ, Margaret MM, Laura MN, et al.Anal cancer incidence and survival: The Surveillance, Epidemiology, and End Results experience, 1973–2000 [J]. Cancer, 2004, 101（2）: 281–8.

[5] 李宁, 金晶. 肛管癌治疗进展 [J]. 中华结直肠疾病电子杂志, 2016, 5（1）: 27–32.

[6] ESMO guideline working group.Clinical practice guidelines [J] Annals of Oncology, 2014, 25（Supplement 3）: iii10–iii20.

[7] Ajani JA, Wang X, Izzo JG, et al. Molecular biomarkers correlate with disease–free survival in patients with anal canal carcinoma treated with chemoradiation [J]. Dig Dis Sci, 2010, 55（4）: 1098–105.

[8] Bruland O, Fluge O, Immervoll H, et al. Gene expression reveals two distinct groups of anal carcinomas with clinical implications [J]. Br J Cancer, 2008, 98（7）: 1264–1273.

[9] 张荣欣, 陈功, 肖植涛. 手术不再是肛管鳞癌的首选标准治疗模式: ESMO 肛管癌临床实践指南解读 [J]. 中华结直肠疾病电子杂志, 2016, 5（3）: 214–217.

[10] 王成峰, 邵永孚, 兰忠民, 等. 一穴肛原癌 [J]. 中国肿瘤临床与康复, 2000, （05）: 58–59.

[11] 付文政. 一穴肛原癌16例诊治分析 [A]. 中国中西医结合学会. 第十三届全国中西医结合大肠肛门病学术会议暨第三届国际结直肠外科论坛论文汇编 [C]. 中国中西医结合学会: 2009: 2.

[12] DeansGT, Mcaleer JJ, Spence RA. Malignant anal tumours [J]. Br J Surg, 1994, 81（4）: 500–8.

[13] Sars PR, Slors JF, Taat CW. Surgical treatment of anorectal disorders in 32 HIV–seropositive patients] [J]. Ned Tijdschr Geneeskd, 1994, 138（24）: 1227.

[14] Muleris M, Salmon RJ, Girodet J, et al. Recurrent deletions of chromosomes 11q and 3p in anal canal carcinoma [J]. Int J Cancer, 1987, 39（5）: 595–8.

[15] 吴孟超, 吴在德. 黄家驷外科学·外科学 [M]. 北京: 人民卫生出版社, 2008: 1657–1658.

[16] Tanum G. Treatment of relapsing anal carcinoma. [J]. Acta Oncologica, 1993, 32 (1): 33–5.

[17] 冯强, 解世亮, 刘复生, 等. 一穴肛原癌12例诊治分析 [J]. 中华外科杂志, 2003, (11): 80.

[18] 谭相斌, 刘庆春. 一穴肛原癌1例并文献复习 [J]. 中国普通外科杂志, 2011, 20 (5): 555–556.

[19] 李丽. 中医药抗皮肤恶性肿瘤研究进展 [J]. 辽宁中医药大学学报, 2008, 10 (4): 161–163.

[20] 贲艺雯, 张海湃, 苏永华. 皮肤癌的中药外治法 [J]. 中医外治杂志, 2012, 21 (1): 47–49.

[21] 周宜强, 实用中医肿瘤学 [M]. 北京: 中国古籍出版社. 2006, 477–479.

[22] 胡冬玉, 李惠, 陈瑾. DKK1和降β-catenin在皮肤鳞癌及癌前病变中的表达及相关性 [J]. 激光杂志, 2012, 33 (4): 67–68.

[23] 邵哲人, 姜方震, 满孝勇, 等. E-钙黏蛋白、β-catenin和HER-2在恶性皮肤肿瘤中的表达及其意义 [J]. 组织工程与重建外科杂志, 2012, 8 (5): 267–271.

[24] 徐磊, 曾维惠, 郑焱, 等. Psoriasin在皮肤基底细胞癌中的表达及意义 [J]. 西安交通大学学报 (医学版), 2012, 33 (6): 797–798.

[25] 田素琴, 李国强, 张永志, 等. 中药白砒条治疗皮肤癌50例 [J]. 辽宁中医杂志, 1996 (08): 16–17.

[26] 肖毅良. 五虎丹治疗皮肤癌162例 [J]. 中国中西医结合外科杂志, 1997 (03): 64.

[27] Mehta NJ, Torno R, Sorra T. Extramammary Paget's disease [J]. South Med J, 2000, 93 (7): 713–715.

[28] Buxant F, Noel JC. P16 expression in Paget's disease of the breast [J]. Eur J Gynaecol Oncol 2008, 29: 441.

[29] Armes JE, Lourie R, Bowlay G, et al. Pagetoid squamous cell carcinoma in situ of the vulva: comparison with extramammary paget disease and nonpagetoid squamous cell neoplasia [J]. Int J Gynecol Pathol 2008, 27: 118.

[30] 毛经民, 孙松朋. 肛周Paget病诊治进展 [J]. 中国现代医生, 2008, (32): 46–47.

[31] Ishida-Yamamoto A, Sato K, Wada T, et al. Fibroepithelioma-like changes occurring in perianal Paget's disease with rectal mucinous carcinoma: case report and review of 49 cases of extramammary Paget's disease [J]. J Cutan Pathol, 2002, 29 (3): 185–189.

[32] McCarter MD, Quan SH, Busam K, et al. Long-term outcome of perianal Paget's disease [J]. Dis Colon Rectum, 2003, 46 (5): 612–616.

[33] Murata Y, Kumano K. Extramammary Paget's disease of the genitalia with clinically clear margins can be adequately resected with 1 cm margin [J]. Eur J Dermatol,

2005，15（3）：168-170.

［34］周异群，于维珊，蒋建华，等．实用中西医结合普通外科学［M］．天津：天津科技翻译出版社公司，2003：649-650.

［35］李乃卿．中西医结合外科学［M］．北京：中国中医药出版社，2005：444-445.

［36］黄乃健．中国肛肠病学［M］．济南：山东科学技术出版社，1996：1303-1306.

［37］徐伟祥，曹永清．实用中医肛肠病学［M］．上海：上海科学技术出版社，2014.

［38］Pappalardo G，Frattaroli FM，Casciani E，et al. Retrorectal tumors the choice of surgical approach based on a new classification［J］．Am Surg，2009，75：240-248.

［39］Woodhillipsfield JC，Chalmers AG，Phillips，et al. Algorithms for the surgical management of retrorectal tumours［J］．Br JSurg，2008，95（2）214.

［40］孙桂东．旁骶尾入路治疗成人骶前肿瘤［J］．现代中西医结合杂志，2011，20（15）：1864-1866.

［41］王攀，王崇树，肖江卫，等．腹腔镜下骶前肿瘤切除术6例临床分析［J］．腹腔镜外科杂志，2016，21（9）：670-673.

第二十八章　特异性炎症性肠病

特异性炎症性肠病是指由某种致病菌或其他特殊原因导致的直肠结肠的炎症性病变。临床上可见各种病菌引起的急慢性直肠炎、细菌性痢疾、肠结核、放射性直肠炎、伪膜性结肠炎、真菌性结肠炎以及缺血性肠炎等。

第一节　急性直肠炎

急性直肠炎是指因慢性疾病、肛肠疾病等引起肠黏膜防御力下降，病菌入侵而出现的直肠急性病变，轻者仅直肠黏膜发炎，重者累及黏膜下层、肌层，甚至直肠周围。临床此病常见，但病势急骤，治疗上主张"急则治其标""既病防变"等原则。

一、病名溯源

（一）中医的认识

中医无针对急性肠炎的病名，根据急性肠炎的临床表现，其主要归于中医"便血""下痢""霍乱""绞肠痧""泄泻""肠风"等范畴讨论。

（二）西医的认识

急性直肠炎（Acute Proctitis）是指直肠因致病菌侵入发生炎症。其病变部位主要累及直肠，严重者可以蔓延至直肠周围，多伴有全身症状。发病急骤，临床以肛门内肿胀灼痛，腹痛，便意频繁，里急后重，粪便混合黏液及血丝等为主要症状，本病任何年龄与性别均可发生。

二、流行病学资料

本病病因复杂，可发生在任何年龄，任何性别的人群。

三、病因病机

（一）中医病因病机

中医认为此病多与饮食不节，或脏腑湿热邪毒下注直肠所致，《济生方·下痢》说："大便下血，血清而色鲜者，肠风也；浊而色黯者，脏毒也。"便血均由肠道脉络受损所致。病机特点为湿热蕴结于肠络，血瘀与热毒互扰，素体虚弱为疾病发生发展的原因，病性属本虚标实。

（二）西医病因病机

急性直肠炎发病机制复杂，与免疫、感染、环境等因素有关，易反复发作，有一定癌变倾向。病理表现为肠黏膜充血、水肿，重者形成小脓肿或溃疡。

四、中医辨证分型

根据疾病的发生时间和临床表现，主要将此病分为急性期和恢复期加以论治。

五、西医分类

西医治疗本病通常以对症治疗为主，并根据发病病因分为病毒细菌感染和理化因素两大类。

六、临床表现

（一）症状

起病急骤，肛门内肿胀灼痛，腹痛，便意频繁，里急后重，粪便混合黏液及血丝，重者可有黏液脓血便，尿频，排尿不畅。常伴有发热、食欲不振等全身症状。

（二）体征

肛门肿胀发热，肛门部皮肤潮湿发红，指诊直肠伴有剧烈疼痛，括约肌痉挛，肛门口紧张。轻者直肠黏膜充血、肿胀，表面可见分泌物；重者直肠黏膜呈深红色，黏膜覆盖脓苔或点状溃疡。

（三）并发症

（1）肛窦炎：直肠炎不及时治疗，可并发肛窦炎等肛肠病，并有继发肛周脓肿的危险。

（2）肛管炎：这是本病常见并发症，经常与直肠炎并称为肛管直肠炎，肛管炎久拖不治有一定癌变危险。

七、实验室及其他辅助检查

直肠镜检查可见肠黏膜充血、水肿、出血、糜烂，表面有黄色脓苔或点状溃疡。急性直肠炎镜检的特有表现是直肠黏膜深红色，肿胀呈纵形皱褶，皱褶间有分泌物。便培养或活体组织检查找出致病菌，方能确定病因诊断。血常规伴或不伴有白细胞升高。CRP常升高。

八、诊断

根据患者起病急骤、发热、腹痛、脓血便等临床表现，结合患者病史及临床检查可以诊断。直肠检查可见：肛门部皮肤潮湿发红，指诊触之，直肠有剧烈疼痛，括约肌痉挛而致肛门口紧。大便培养及活体组织检查判断发病病因。临床需与急性放射性肠炎、淋菌性直肠炎、直肠癌等鉴别。

九、鉴别诊断

（1）急性放射性肠炎：是腹盆腔原发或继发性肿瘤的一种常见严重放疗并发症，多在辐射期或辐射期后2个月内发生。射线损伤肠道屏障的结构和功能，导致大量细菌和内毒素经门静脉和淋巴系统侵入体循环，引起肠源性脓毒症和内毒素血症，不仅加重了原发疾病，甚至还可能诱发全身炎症反应综合征和多器官功能障碍综合征而危及生命。临床表现多为腹痛、腹泻、便次增多、黏液脓血便甚至鲜血便。

（2）淋菌性直肠炎：为直肠柱状黏膜淋菌性疾病，临床表现为肛门瘙痒，无痛性黏液样脓性分泌物，或少量出血，也可表现有里急后重，有脓性便，此病发病常因不洁性接触史和外生殖器官病变，肛门分泌物培养出淋球菌是诊断要点。

（3）直肠癌：是指从齿状线至直肠乙状结肠交界处之间的癌，是消化道最常见的恶性肿瘤之一。早期可无明显症状，发病到一定程度时出现排便习惯改变、血便、脓血便、里急后重、便秘、腹泻等。直肠指诊可触及质硬、凹凸不平肿块；晚期可触及肠腔狭窄，肿块固定。指套见含粪的污浊脓血，组织病理可见癌细胞浸润。

十、治疗

目前西医主要采用抗感染、激素及免疫抑制治疗。根据急则治其标的原则，临床治疗辨病与辨证相结合，内服与外治法相结合。

（一）中医内治法

（1）急性期伴有发热者，以清热解毒，利湿止泻法。

方用：乌梅20g，马齿苋10g，薏仁20g，赤芍12g，白芍10g，陈皮8g，白术10g，防风10g，吴茱萸6g，生地18g，生甘草6g，南沙参20g，水煎内服。

（2）急性期伴有稀便，大便次数频繁者，以清热理肠为主。

方用：葛根12g，黄连6g，黄芩10g，滑石粉冲服6g，车前子15g，木香10g，银花炭9g，焦槟榔9g，甘草6g，水煎内服。

（3）急性期伴有脓液便，血便者，以清热止血为主。

方用：当归10g，黄连6g，苦参12g，白头翁10g，白及15g，地榆炭20g，五倍子6g，马齿苋10g，败酱草20g，三七粉（冲服）3g，水煎内服或保留灌肠。

（4）恢复期以健脾益气为主。

方用：黄芪29g，当归15g，白术29g，白芍10g，补骨脂20g，茯苓20g，炙甘草6g，党参24g，水煎内服。

（二）中医外治法

（1）急性期予以地榆炭20g，白头翁20g，五倍子10g，白及（磨粉）20g，马齿苋12g，苦参10g，水煎取汁100ml保留灌肠治疗。

（2）恢复期予以黄柏15g，苦参15g，三七粉（冲）3g，黄芪20g，败酱草20g，水煎取汁100ml保留灌肠治疗。

（3）中药直肠点滴保留灌肠治疗：用一次性输液器连接吸痰管，可利用输液管点滴调整滴速，以减少压力，延长药物在肠道内的保留时间，使药物充分作用于病变部位，增强药效，减少对消化道的刺激。选择药物：蒲公英 10g，紫花地丁 10g，白头翁 10g，地榆炭 30g，槐花 30g，大黄炭 10g，败酱草 30g，白及 30g，皂角刺 10g，水煎取汁 250~300ml，日一次。

（4）直肠黏膜下注射：用软性内镜注射针经电子结肠镜于直肠病变黏膜注射 0.5ml 药液，呈点网状注射，点间相隔 2.5cm，然后每半月注射一次，共三次。用药：黄柏 10g，黄连 10g，金银花 10g，连翘 10g，败酱草 10g，栀子 10g。

（5）中医针刺治疗，常用穴位如下。

［会阳穴］骶区，尾骨端旁开 0.5 寸。（出自《针灸甲乙经》）

［下廉穴］前臂背面，阳溪穴与曲池穴连线上，距曲池穴 4 寸处。（出自《针灸甲乙经》）

［长强］尾骨尖端与肛门连线之中点处。（出自《黄帝内经灵枢·经脉》）

［隐白］足大趾末节内侧，距趾甲角 0.1 寸。（出自《灵枢·本输》）

（6）耳穴辅助治疗：用胶布将王不留行籽在穴位上贴敷固定，每日按压 3~5 次，每次每穴 1 分钟，3 天后换另一侧耳廓。选穴：肝、脾、肺、大肠、直肠、交感。

（7）中药穴位贴敷：将中药打粉，黄酒调成药饼，贴于神阙穴、关元等穴位，每日一次，贴敷至少 4 小时。药物：等份葛根、党参、茜草、三七。

（三）西医非手术疗法

（1）因病情急骤伴发热，通常选用口服或静脉输入抗菌药物，以行抗感染治疗。必要时做细菌培养加药敏试验，以提高抗菌药物使用的针对性。

（2）口服泼尼松龙 20~40 mg/d，用药 2 周症状缓解后逐渐减量，停药后采用口服 5–氨基柳酸 2~4g，每日 4 次。

（3）重度暴发型患者可用氢化可的松作一次性持续性静脉滴注，剂量为 290~400 mg/d。

（4）外用美沙拉嗪栓 1.0 g，bid，塞肛或美莎拉嗪灌肠液 1 支，保留灌肠治疗。

十一、现代研究进展

全小林教授倡导辨治选方当结合症、证、病 3 个要素，临证需注意气血调摄，在用药剂量方面，还须用足量，现代药理研究证实葛根芩连汤、黄芩汤、白头翁汤具有较强的抑菌作用，能有效调节肠道菌群，三方合方清热燥湿、调气行血。方中重用黄芩 60g，黄连 60g，白头翁 30g 清利肠道湿热，燥湿止泻。炙甘草 30g，炒白术 30g，益气健脾，增强脾胃运化湿热之功。白矾酸涩性寒，能消痰、燥湿、止泻、止血，葛根生津止渴以养阴液，防止重泻伤阴；又升阳举陷，防止气耗脱肛，又升发阳气，透邪于外。重用白芍 60g~90g，重用芍药重在清热燥湿、调气和血，泄热养血和营，为"行血则便脓自愈"之义，又防湿热邪毒伤耗阴血；芍药与炙甘草合用，芍药甘草汤缓急止痛，全小林教授每用此药对治疗腹痛，芍药量可以至 90g；黄芪健脾益气，升阳举陷，与白芍同用，气血同补，调气和血。生姜行肠道水湿，反佐制约芩、连等苦寒药之寒凉。

十二、预防保健

在饮食方面要进清淡、少渣、营养丰富、无刺激性的食物、减少摄入咖啡因、奶类食品和高脂肪食品。不吃腐败变质的食物，饭前便后洗手。加强锻炼，增强体质，脾旺而不易受邪；怡情志，保持胃肠功能平衡；节饮食，以利脾胃受纳吸收功能；慎起居，避风寒乃阴平阳秘，精神乃治。避免肛交，防止直肠炎通过性交来传播。

第二节　慢性直肠炎

慢性直肠炎是局限于直肠的慢性炎症，病变可累及直肠黏膜层及黏膜下层。起病缓慢，病程较长，发病无特异性，病因复杂。临床上以持续性腹泻或腹泻与便秘交替、便意频繁、大便带黏液或血丝、完谷不化、肛门坠胀或下腹部隐痛为主要表现。

一、病名溯源

（一）中医的认识

根据慢性直肠炎的临床表现，其主要属于中医学"泄泻""大肠泄""大便难"等范畴讨论。泄者，大便溏薄，时作时止，病势为缓；泻者，便清如水，倾泻而下。"大便难"见于《黄帝内经》，认为与肠中有热有关。《医学心悟·泄泻》认为："湿多成五泻，泻之属湿也，明矣。然有湿热，有湿寒，有食积，有脾虚，有肾虚，宜分而治之。"现代中医明确提出脾虚为慢性直肠炎的重要病机，为治疗慢性直肠炎提供了理论基础，并提出脾肾亏虚，水湿失运，血瘀等病机理论。

（二）西医的认识

慢性直肠炎（Chronic Proctitis）是指由多种病因所致的直肠慢性炎症，也可为急性肠炎迁延或反复发作而来。常见症状有长期慢性或反复发作的腹痛、腹泻，腹泻与便秘交替，便意频繁及消化不良，肛门坠胀等症。本病病因复杂，病程长，治疗难度大。

二、流行病学资料

本病病因复杂、反复发作，可发生在任何年龄，任何性别的人群。

三、病因病机

（一）中医病因病机

《素问·太阴阳明论》曰："饮食不节，起居不时者，阴受之……阴受之则入五脏……入五脏则膜满闭塞，下为飧泄。"《素问·风论》曰："食寒则泄。"《景岳全书》谓："泄泻之本，无不由于脾胃。"《素问·生气通天论》曰："春伤于风，邪气留连，乃为洞泄。"中医认为此病病机为外感六淫邪毒、内伤饮食七情、病后体虚、禀赋不足等因致脾虚运化失职，湿浊下注；热毒、寒湿内蕴肠道，损伤脉络，阻滞气血；湿邪困脾，清阳不升，浊阴不降。本病病程日久，病性寒热错杂，虚实夹杂。

（二）西医病因

（1）致病菌反复长期滞留于直肠，侵犯黏膜，或急性直肠炎久治不愈、反复发作，引起直肠黏膜慢性炎症反应。

（2）遗传及免疫因素。

（3）机械性刺激：排便习惯改变及大便性状异常为机械性刺激的主要因素。另外直肠肛门的暴力检查，特殊性行为如肛交、性用品直肠刺激，直肠异物嵌顿，前列腺按摩等均能引起直肠黏膜炎症。

（4）生活饮食因素及药物滥用：嗜食辛辣、生冷等刺激性食物，过量饮酒、吸烟，长期滥用泻药、抗生素、NSAIDs 类等药物，栓剂等直肠给药方式均可造成直肠黏膜损伤，组织慢性炎。

（5）其他疾病诱发：肛门多种疾病如肛窦炎、肛乳头炎、直肠脱垂、痔疮等均可引起直肠慢性炎。

四、病理

直肠镜检查可见黏膜水肿、肥厚、色黄白，被覆黏液，擦去黏液可见个别部位有糜烂。慢性直肠炎镜检的特点是：黏膜肿胀、肥厚，表面呈粗糙颗粒，有少量黏液。

五、中医辨证分型

根据慢性直肠炎夹虚夹瘀夹湿等病机特点，笔者根据临床表现常分为脾胃虚弱型、肝郁乘脾型、脾肾阳虚型三个证型。

1. 脾胃虚弱型

表现为神疲乏力，食少，饭后腹胀，舌淡苔白腻。

2. 肝郁乘脾型

表现为腹胀，两肋不适，遇怒则泻，伴有腹痛，泻后痛减，舌红苔薄白，脉弦滑。

3. 脾肾阳虚型

主要表现为发病时间长，下腹冷痛，伴有腰酸，晨起即泻，舌淡边有齿痕，脉沉细。

六、西医分类

慢性直肠炎病情轻重程度分级可分为轻度、中度、重度三级。

（1）轻度：患者每日腹泻次数在 4 次以下，且伴有少量黏液，伴有少量或不伴便血，肛门坠胀。

（2）中度：介于轻度与重度之间。

（3）重度：患者每日腹泻次数在 6 次以上，且伴有大量黏液，伴有明显血便，肛门口坠痛，可伴下腹部隐痛。

七、临床表现

此病病程较长，便秘与腹泻交替，便中混有黏液及血丝，大便时肛门口灼痛。因分泌物刺激，肛门周围表皮脱落，有时出现裂口。下腹部胀满不适，食欲不振，体重减轻。

八、常见并发症

（1）肠息肉：直肠炎日久，肠黏膜在炎症的长时间刺激下容易异常增生，造成肠息肉，1cm 以上的直肠黏膜表面向肠腔突出的隆起性病变可产生癌变。

（2）肠狭窄：多发生在病变广泛、病程持续长的病例，临床上通常没有任何症状，严重时可引起直肠狭窄，肠道阻塞。

九、实验室及其他辅助检查

无特异性检查，便细菌培养未见致病菌，可有肠道菌群失调。

十、诊断

根据患者病程长、反复发作、便秘与腹泻交替、便中含有黏液及血丝等临床表现，再结合临床检查即可确诊。

检查时，指诊可摸到直肠黏膜弹性减弱，粗糙呈颗粒状突起或有瘢痕。直肠镜检查可见黏膜水肿、肥厚、色黄白，被覆黏液，擦去黏液可见个别部位有糜烂。须做细菌培养和组织活检，进一步确定病因诊断。排除溃疡性直肠炎、巨细胞病毒或 HIV 病毒等特异性病毒感染。

慢性直肠炎镜检的特有表现是：黏膜肿胀、肥厚，表面呈粗糙颗粒，有少量黏液。

十一、鉴别诊断

（1）溃疡性直肠炎：本病是以持续或反复发作的腹泻、黏液脓血便伴腹痛、里急后重和不同程度的全身症状，病程多在 4~6 周以上。可有皮肤黏膜、关节、眼和肝胆等肠外表现。直肠镜检查可见病变明显处可见弥漫性、多发性糜烂或溃疡，病理可见隐窝结构的改变，隐窝大小、形态不规则，排列紊乱，杯状细胞减少等。（如图 29-2-2）

（2）特异性病毒感染：此类疾病常有流行病学特点（如不洁食物史或疫区、病原体接触史）、急性起病除血便或腹泻外，常伴有发热和腹痛，或久治不愈，具自限性，粪便检出病原体，或内镜下活检苏木精 – 伊红（HE）染色找巨细胞包涵体及免疫组化染色，以及血 HIV–DNA 定量等均可辅助确定诊断。

十二、治疗

（一）中医内治法

1.脾胃虚弱型

［治法］补中益气，健脾止泻。

［处方］党参 15g，云苓 18g，白术 10g，薏仁 15g，砂仁（后下）6g，桔梗 9g，黄芪 18g，乌梅 15g，肉豆蔻 15g，山药 12g，炙甘草 15g，升麻 10g，水煎内服。

2.肝郁乘脾型

［治法］舒肝健脾，调和气血。

［处方］陈皮 9g，白术 15g，防风 6g，白芍 10g，党参 10g，薏仁 9g，砂仁（后下）6g，木香 9g，柴胡 12g，郁金 12g，当归 12g，水煎内服。

3. 脾肾阳虚型

［治法］补肾温阳，生肌健脾。

［处方］补骨脂 15g，五味子 9g，吴茱萸 6g，肉豆蔻 15g，党参 10g，云苓 12g，白术 15g，薏仁 10g，砂仁（后下）6g，炙甘草 12g，白及 10g，腹冷加附子先煎 10g，水煎内服。

（二）中医外治法

1. 中药保留灌肠

仙鹤草 20g，三七粉冲 3g，乌梅 20g，新鲜马齿苋（碾碎取汁）15g，珍珠母 6g，石榴皮 9g，延胡索 24g，败酱草 20g。浓煎 50ml 保留灌肠，每晚 1 次。

2. 中医针刺或穴位埋线治疗

选穴：大肠俞（双）、天枢（双）、足三里（双）、关元透气海。

3. 艾灸或红外线治疗

选穴神阙、关元、足三里、三阴交、天枢、中脘。

4. 中药直肠点滴保留灌肠治疗

用一次性输液器连接吸痰管，可利用输液管点滴调整滴速以减少压力，延长药物在肠道内的保留时间，使药物充分作用于病变部位，增强药效，减少对消化道的刺激。选择药物：白及 30g，三七粉 5g，鱼腥草 20g，败酱草 30g，党参 30g，黄芪 30g，灶心土 10g，水煎取汁 250~300ml，日一次。

5. 耳穴辅助治疗

用胶布将王不留行籽在穴位上贴敷固定，每日按压 3~5 次，每次每穴 1min，3 天后换另一侧耳廓。选穴：肝、脾、肺、大肠、直肠、交感。

6. 中药穴位贴敷

将中药打粉，黄酒调成药饼，贴于神阙穴、关元等穴位，每日一次，贴敷至少 4h。药物：等份葛根、党参、茯苓、冰片。

7. 中药膏摩

将中药打粉制成膏剂涂抹于下腹部，推拿按摩药物至少 10 分钟，点揉按压气海穴、关元穴、天枢穴、大横穴、石门穴、肓俞穴、三阴交穴。药物：等份附子、葛根、茯苓、丁香、肉桂、黄芪。

（三）西医非手术疗法

以补充营养，增强机体抵抗力为主。根据病情，选择性予以氨基水杨酸类及其衍生物如美沙拉秦、肾上腺糖皮质激素、抗生素等药物治疗。

十三、现代研究进展

朱秉宜教授认为大便稀溏与脾胃虚弱、运化失职、浊湿不化有关。故在健脾同时多选用清利湿热的黄连、黄柏、秦皮等药对脾虚兼寒湿者健脾助运，温化燥湿等，多选用苍术、陈皮、肉豆蔻、半夏、藿香等药，适当应用渗湿药如茯苓、泽泻等以"利小便而实大便"。如伴有肛门坠胀、里急后重等症，可加用行气导滞的苍术、枳壳、木香等。便秘者加用决明子、莱菔子、生山楂、火麻仁、玄参、麦冬等。

第三节　放射性直肠炎

随着放射疗法的普遍应用，放射性直肠炎发病率亦有所增加。常见于子宫颈、睾丸、前列腺、膀胱、直肠等部位恶性肿瘤应用放射疗法之后，它是一种自愈性疾病。如治疗和护理及时、得当，可缩短其病程，减轻患者的痛苦和经济负担，提高其生存质量。

一、病名溯源

（一）中医的认识

放射性直肠炎是 20 世纪以来随着放射技术在医学中的广泛应用而出现的一种现代疾病，中医无与此相对应的病名。本病临床表现特点为里急后重、腹泻、腹痛、便血、黏液稀便、肛门灼痛坠痛，可归属中医学"肠澼""肠风""脏毒""便血"等病讨论。"肠澼"首见于《黄帝内经》。《黄帝内经太素·调阴阳》注云："澼，音僻，泄脓血也。"

（二）西医的认识

放射性直肠炎（radiation proctitis，RP）是盆腔放疗后直肠的急、慢性病变的总称，放射线在对肿瘤细胞起杀灭作用的同时，也会对盆腔的正常组织产生损伤，是"盆腔放射病"中针对直肠损伤的一类疾病。放射性直肠炎经内科保守治疗可缓解症状，若病程较长，反复出血，并出现直肠狭窄、穿孔、肠瘘等严重并发症时，需外科手术治疗。

二、流行病学资料

此病发生于盆腔肿瘤患者放疗治疗后，发生率约为 5%~17%。发病原因取决于患者的基础疾病，手术史，放疗时间，放疗强度等，严重的肠道放射性损伤的死亡率为 22%。随着对放射性肠道损伤的逐渐重视，以及放疗设备及放疗技术的不断改进，发病率呈现逐渐下降的趋势。

三、病因病机

（一）中医病因病机

中医认为放射性直肠炎与"火、热、毒"三邪密切相关，由于肠道受放射线照射，火热毒邪积于大肠，肠道气机逆乱，升降失常，故见里急后重；热毒灼伤肠道，脉络受损，故见鲜血便。临床表现多以实证为主，随着病程的延长，素体本虚，耗伤正气，后期可表现为虚实夹杂，寒热错杂。

（二）西医病因病机

多见于宫颈癌、直肠癌应用放射性镭、钴、铯等进行照射治疗后。这些放射性元素对癌细胞有抑制作用，对正常细胞也有损害。直肠黏膜被烧伤后可导致黏膜脆弱易出血，形成溃疡，甚至直肠狭窄、穿孔。

病理组织检查可见细胞急速分裂，嗜酸细胞及淋巴细胞浸润，纤维组织增生肥大，血管淋巴管扩张，管壁变性。

四、中医辨证分型

1. 热毒伤络证

大便脓血，里急后重，肛门灼热，腹痛，尿黄、尿痛，舌红，苔黄，脉滑。

2. 寒热错杂证

腹冷，喜温，拒按，肠鸣，口干、口苦，心烦，嗳气，泛酸。舌淡，苔黄，脉沉弦。

3. 脾肾两虚证

大便溏薄，畏寒肢冷，腰膝酸软，肢体倦怠，纳呆，头身重，舌淡暗，苔白腻，脉沉滑。

五、西医分类

放射性肠炎可分为急性期和慢性期。

（1）急性放射性直肠炎（acute radiation procitis，ARP）是指在放疗过程中或放疗结束后3个月内出现的直肠损伤；

（2）慢性放射性肠炎（chronic radiation proctitis，CRP）是指在放疗结束3个月以后出现的直肠损伤。

六、临床表现

临床表现为直肠出血，血色鲜红或暗红，多在排便时流出，一般是少量出血，偶尔大量出血。黏膜破溃后有坏死组织脱落排出，有臭味。肛门直肠部酸痛或灼痛，可伴有里急后重，如形成瘢痕则造成直肠狭窄，排便不畅，大便变细。严重的还可出现直肠阴道瘘、直肠膀胱瘘等。

（1）早期症状：由于神经系统对放射线的反应，早期即可出现胃肠道的症状。一般多出现在放疗开始后1~2周内。恶心、呕吐、腹泻、排出黏液或血样便。累及直肠者伴有里急后重。持久便血可引起缺铁性贫血，便秘少见，偶有低热。腹痛型肠易激综合征则提示小肠受累，乙状结肠镜检查可见黏膜水肿、充血，严重者可有糜烂或溃疡。

（2）晚期症状：急性期的症状迁延不愈或直至放疗结束6个月至数年后始有显著症状者，均提示病变延续，终将发展引起纤维化或狭窄。此期内的症状，早的可在放疗后半年，晚的可在10年后甚至29年后才发生，多与肠壁血管炎以及后续病变有关。

七、实验室及其他辅助检查

1. 直肠指诊

一般可触及肛门括约肌有痉挛，直肠前壁黏膜肥厚、变硬，指套有血迹，严重者出现溃疡狭窄甚或瘘管。

2. 直肠镜检查

将放射性直肠炎所见病变分为四度。

Ⅰ度：无明显损伤，直肠黏膜可见轻度充血、水肿、毛细血管扩张，易出血，一般能自行愈合。

Ⅱ度：直肠黏膜有溃疡形成，并有灰白色痂膜，黏膜出现坏死现象，有时有轻度狭窄。

Ⅲ度：直肠由于深溃疡所致严重狭窄，出现肠梗阻，需采用结肠造口术。

Ⅳ度：形成直肠阴道瘘或肠穿孔。

八、诊断

有放射治疗直肠邻近脏器疾病的治疗史。结合临床症状的特点及检查所见，再根据病理检查即可确诊。应与恶性肿瘤鉴别，另外需与痢疾、肠结核、憩室病相鉴别。

九、鉴别诊断

（1）细菌性痢疾：简称菌痢，是志贺菌属（痢疾杆菌）引起的肠道传染病。志贺菌经消化道感染人体后，引起结肠黏膜的炎症和溃疡，并释放毒素入血。临床表现主要有发热、腹痛、腹泻、里急后重、黏液脓血便，同时伴有全身毒血症症状，严重者可引发感染性休克和（或）中毒性脑病。菌痢常年散发，夏秋多见，儿童和青壮年是高发人群。临床诊断病例的粪便培养志贺菌属阳性。

（2）肠结核：主要由人型结核分枝杆菌引起的肠道慢性特异性感染。常有上腹或脐周疼痛，疼痛多为隐痛或钝痛，有时进餐可诱发腹痛伴便意，排便后即有不同程度缓解，腹泻，以及盗汗、倦怠、消瘦等全身症状。活检如能找到干酪样坏死性肉芽肿或结核分枝杆菌具确诊意义。T-spot检测具有较高的敏感性及特异性。

（3）憩室病：憩室病是指胃肠道任何一部分向外的囊状突起，常发生在大肠，数个憩室同时存在，称为憩室病。如果憩室发生感染，称为憩室炎。大部分憩室病患者无症状。憩室的开口出血，血液进入肠腔，再经肛门排出，部分患者可出现腹痛、腹泻、便血。行全结肠镜检查是明确诊断的方法。

十、治疗

（一）中医内治法

中医认为本症早期是肠道蕴热，应给予滋阴清热凉血法，可选用凉血地黄汤加减；若伤及正气或病程日久，气血两虚，治则应以扶正固本、养血益气为主，兼以清热祛湿，促进溃疡的愈合。

1. 热毒伤络证

[治法] 清热解毒，凉血止痢。

[方剂] 白头翁汤加减治疗。

[常用药物] 白头翁15g，秦皮6g，槐花9g，延胡索12g，黄连6g，黄柏9g，赤芍12g，大黄炭9g，地榆炭18g，姜炭6g，蒲公英6g，马齿苋6g，五味子9g等。

2. 寒热错杂证

［治法］寒热平调。

［方剂］半夏泻心汤合乌梅败酱汤加减治疗。

［常用药物］乌梅30g，败酱草30g，清半夏9g，黄芩10g，黄连6g，干姜10g，太子参15g，白术24g，茯苓30g，当归15g，木香6g，炒白芍15g，葛根10g，炙甘草10g，枳实10g等。

3. 脾肾两虚证

［治法］健脾益肾。

［方剂］四君子汤合香连丸。

［常用药物］或参苓白术散加地榆15g，槐角9g，焦艾叶9g，赤小豆10g，旱三七3g等治疗。

（二）中医外治法

中医外治法在配合治疗放射性肠炎及提高患者生活质量方面具有一定优势。

（1）赛霉安粉、云南白药保留灌肠，对本症有一定效果。

（2）中药灌肠：笔者常用地榆29g，槐角10g，白及粉29g，青黛10g，败酱草29g等，浓煎至100ml后灌肠。

（3）其他疗法如中医针刺、穴位贴敷、耳穴、艾灸等。

（三）西医非手术疗法

初期治疗基本同急性直肠炎，并要保持排便通畅，减少局部刺激，经常用生理盐水冲洗直肠，破溃表面涂2%甲紫溶液，或各种去腐生肌软膏。症状重时，可用肾上腺皮质激素，加生理盐水200ml，保留灌肠。出血部位较低时，可直接止血；部位较高或广泛出血者，可用去甲肾上腺素8mg，加入200ml生理盐水中，保留灌肠。如有直肠狭窄时，可参阅直肠狭窄的处理方法。为减少肠道感染，可给予磺胺类、四环素、小檗碱等控制肠道炎症。腹痛、腹泻可给予复方地芬诺酯、溴丙胺太林、阿托品等，解除痉挛，减轻腹泻。

（四）手术疗法

对于慢性放射性直肠炎患者，如出现较为严重的并发症，如肠道重度纤维化、粘连、狭窄、梗阻及肠外瘘等，积极进行手术治疗是有必要的。长期随访发现手术治疗的生存率大于保守治疗的生存率。

1. 转流性造口术

本术式适用于大部分伴有直肠狭窄、直肠穿孔、肠瘘的患者，本方法安全、有效、简单，术后并发症较低。

根据造口位置的不同，转流性造口可分为回肠造口和结肠造口；

根据造口方式的不同，又可以分为端式造口和袢氏造口术。

2. 直肠修补、重建术

直肠修补、重建术主要适用于直肠穿孔、直肠阴道瘘（rectovaginal fistula，RVF）、直肠尿道瘘（rectourethral fistula，RUF）的患者。部分高位直肠狭窄的患者，也可以行狭窄肠管切除，结肠直肠或结肠肛管吻合术。而低位直肠梗阻的患者，只能行永久性造口术。

3. 直肠切除术

对于有严重且顽固性出血的患者，仅采用分流性祥氏结肠造口术难以控制出血，直肠切除术可能是唯一的选择。

十一、现代研究进展

放射性直肠炎的发病机制学说主要倾向于炎症反应和微循环障碍，现代研究主要倾向血管的新生，随着照射剂量的增加，直肠病理损伤程度增加，可见直肠炎症逐渐加重，向肌层蔓延，部分损伤的腺体修复，提示了急性放射性直肠炎的自限性倾向。应用放射性直肠炎活检标本发现，与正常直肠组织相比，伴随炎症和腺体损伤的另一个主要改变是血管新生，有研究表明，在急性放射性直肠炎大鼠模型中，直肠组织内的 VEGF 表达显著高于空白对照组，VEGF 是血管内皮生长因子，对内皮细胞的生长促进作用最强、特异性最高，是促进血管新生最重要的细胞因子之一。血管新生是一个复杂的过程，除内皮细胞的增生、活化等步骤外，内皮细胞的迁移也是非常关键的一步，而水通道蛋白 AQP1 对内皮细胞迁移具有促进作用，多项研究发现 AQP1 参与肿瘤的血管新生。两者存在正相关趋势，提示在血管新生中起到协同作用，并参与治疗放射性直肠炎。

放射线损伤肠黏膜，使其表面结构受损，肠道细菌不能稳定寄生其上，且放射线能直接杀伤肠道细菌，致使肠道菌群失调。现代研究用放射线放射肠道无菌小鼠，结果显示无菌小鼠和带菌小鼠在相同照射条件下肠炎的发生率前者明显低于后者，死亡率较后者低，证明肠道菌群的紊乱可加重放射性肠炎的形成和预后。

十二、预防

在放射治疗的同时，应避免进食对肠壁有刺激的食物，还应注意保持肛门及会阴部清洁，穿宽松内裤。症状严重者，可暂停放疗，并大剂量应用维生素、输液补充各种静脉营养及应用肾上腺皮质激素、抗生素，以减轻局部炎症反应，促进直肠黏膜修复。

第四节　细菌性痢疾

细菌性痢疾（简称菌痢）是由痢疾杆菌引起的一种常见肠道传染病。多于夏秋季节发病，冬春亦有散发。主要病变在结肠远端，以乙状结肠和直肠为重，严重者可累及回肠末端。一般分急性期和慢性期两大类。主要临床表现为畏寒、发热、腹痛、腹泻、脓血便和里急后重等。本病属于中医学的"痢疾"范畴，急性菌痢类似"湿热痢"，慢性菌痢相当于"久痢"或"休息痢"。

一、病名溯源

（一）中医的认识

早在《黄帝内经》就有下脓血的记载，并称本病为"肠澼""赤沃"。痢疾病名首见于宋朝严用和《济生方·痢疾论治》："今之所谓痢疾者，古所谓滞下是也"。《诸病源候论·痢病候》将痢疾分为"赤白痢""脓血痢""冷热痢""休息痢"等21种痢病候，强调了热毒致病。古代医家又将中毒性菌痢称为"疫毒痢""噤口痢"等。金元时代认识到本病具有传染性，朱丹溪曰："时疫作痢，一方一家之内，上下传染相似"。明清时期提出"无积不成痢也"。

（二）西医的认识

细菌性痢疾（bacillary dysentery），简称菌痢，是由志贺菌属（痢疾杆菌）引起的肠道传染病。志贺菌经消化道感染人体后，引起结肠黏膜的炎症和溃疡，并释放毒素入血。所有志贺菌均能产生内毒素和外毒素，内毒素可引起全身反应如发热、毒血症、感染性休克及重要脏器功能衰竭，外毒素有肠毒素、神经毒素和细胞毒素，分别导致相应的临床症状。临床表现主要有发热、腹痛、腹泻、里急后重、黏液脓血便，同时伴有全身毒血症症状，严重者可引发感染性休克和（或）中毒性脑病。

二、流行病学资料

细菌性痢疾分布很广，遍及世界各地。其发病率存在明显的地区差异，在发展中国家每年约1.63亿人感染志贺菌，而发达国家仅约150万人；全球每年110万人死亡，61%为5岁以下儿童，且主要发生在发展中国家。进入20世纪90年代以来，其发病率虽有所下降，但在中国仍然是最重要的传染病之一。国内菌痢的报告发病率也存在明显的地区差异，高发病率地区主要是西藏、甘肃、北京、宁夏、贵州、天津、云南、新疆、青海。菌痢在我国全年均有发生，以夏秋两季为多见，发病率一般在5月份开始上升，8~9月达高峰，10月以后逐渐下降。但我国幅员辽阔，南北气候各异。如广州从3月份开始，5~6月达高峰，至11月才下降。北京7~9月发病占全年总数的46.5%~80%以上。儿童和青壮年是高发人群。细菌性痢疾，是由志贺菌属引起的肠道传染病，志贺菌血清型种类较多，不同年代、不同地区志贺菌的流行菌型不尽相同，我国多数地区以福氏志贺菌为主要流行菌群，血清型中2a亚型最常见，但部分地区已呈现以宋内志贺菌占优势。

菌痢的传播途径是由传染源、传播途径和人群易感性三个因素决定的，其中以传染源最为重要。

（1）传染源：患者和带菌者均是传染源。临床患病期间和恢复后6周内，排出的菌痢粪便都可传染他人。因此，非典型病例、带菌者和慢性患者在流行病学上意义较急性典型菌痢更为重要。

（2）传播途径：主要通过污染病菌的食物、饮水和手等经口而传。痢疾杆菌对干燥极敏感，但在食物和水中生存甚久，水源污染可引起暴发流行。

（3）人群易感性：无论男女老幼对本病普遍易感。受凉、疲劳、营养不良、暴饮暴食及各种急性疾病后抵抗力下降都有利于菌痢的发病。由于痢疾杆菌之间无交叉免疫性，故易重复感染而再次发病。

三、病因病机

（一）中医病因病机

对痢疾的病因认为湿热为本、湿热瘀积而为病，又提出痢之为证，多本脾肾，总的认为本病主要是感受湿热疫毒、内伤饮食所致。在治疗方面汉·张仲景在《伤寒论》中指出"下痢便脓血者，桃花汤主之；热痢重下者，白头翁汤主之。"李中梓提出："新感而实者，可以通因通用；久病而虚者，可以塞因塞用。"

（二）西医病因病机

1. 病因

病原体为痢疾杆菌，是不活动的革兰阴性杆菌，属肠杆菌科志贺菌属。按其菌株的抗原结构和生化反应的不同，将本属细菌分为四个群。

（1）A群：又称痢疾志贺氏菌（Sh.dysenteriae），通称志贺氏痢疾杆菌，不发酵甘露醇，有12个血清型，其中8型又分为三个亚型。

（2）B群：又称福氏志贺菌（Sh.flexneri），通称福氏痢疾杆菌，发酵甘露醇，有15个血清型（含亚型及变种），抗原构造复杂，有群抗原和型抗原。根据型抗原的不同，分为6型，又根据群抗原的不同将型分为亚型；X、Y变种没有特异性抗原，仅有不同的群抗原。

（3）C群：又称鲍氏志贺菌（Sh.boydii），通称鲍氏痢疾杆菌。发酵甘露醇，有18个血清型，各型间无交叉反应。

（4）D群：又称宋内志贺菌（Sh.sonnei），通称宋内痢疾杆菌。发酵甘露醇，并迟缓发酵乳糖，一般需要3~4天。只有一个血清型，有两个变异相，即Ⅰ相和Ⅱ相；Ⅰ相为S型，Ⅱ相为R型。

所有痢疾杆菌内均有内毒素，内毒素是引起患者畏寒、发热、休克等全身毒血症症状的重要因素，志贺菌除内毒素外尚可产生外毒素，它既是神经毒素，又是肠毒素，故该菌群所引起的临床症状较严重。福氏和宋内菌群常对一些抗菌药物有不同程度的耐药性，虽引起的症状较轻，但较顽固，治疗效果差，易转成慢性，成为带菌的传染源。各型痢疾杆菌之间没有交叉免疫。我国以福氏菌为主，其中以又2a亚型、3型多见；其次为宋内菌；志贺菌与鲍氏菌则较少见。

2. 发病机制

菌痢的发病是由于细菌的侵袭力大于机体的防御力所产生的结果。实验证明，只有对上皮细胞具有侵袭力的菌株才能引起菌痢，否则不论能否产生外毒素，均不能致病，而机体内胃酸的杀菌作用、肠黏膜的局部免疫机制，以及肠道菌群的拮抗作用，均能阻止发病。当各种原因引起机体防御功能下降时，痢疾杆菌才得以侵入肠黏膜上皮而引起菌痢。

痢疾杆菌进入肠黏膜24~48小时后大量繁殖，使黏膜及黏膜下层发生化脓性病变，一般病例，黏膜损害仅见于乙状结肠或直肠。典型的病理改变为：炎症期、溃疡期和愈合期（发病后1周左右）。炎症期肠黏膜普遍充血、水肿，黏膜表面有炎性渗出，肠壁黏液腺分泌增加，肠壁受到刺激而蠕动亢进及痉挛，表现为腹泻、腹痛、黏液状大便；溃疡期为炎症发展的结果，累及淋巴结，出现肿胀，继而凝固坏死、互相融合，坏死物脱落后，出现黏膜下的溃疡；愈合期是机体已产生抗体，对毒素的过敏状态缓解，细菌被消灭，溃疡逐渐愈合。发病过程中，出现发热等全身症状多系痢疾杆菌内毒素所引起。由于炎症、溃疡均在比较浅表的黏膜固有层以上，故菌痢患者很少发生菌血症，合并肠穿孔亦罕见。

四、病理

（1）侵袭力：志贺菌的菌毛能黏附于回肠末端和结肠黏膜的上皮细胞表面，继而在侵袭蛋白作用下穿入上皮细胞内，一般在黏膜固有层繁殖形成感染灶。此外，凡具有 K 抗原的痢疾杆菌，一般致病力较强。

（2）内毒素：各型痢疾杆菌都具有强烈的内毒素。内毒素作用于肠壁，使其通透性增高，促进内毒素吸收，引起发热，神志障碍，甚至中毒性休克等。内毒素能破坏黏膜，形成炎症、溃疡，出现典型的脓血黏液便。内毒素还作用于肠壁自主神经系统，导致肠功能紊乱、肠蠕动失调和痉挛，尤其直肠括约肌痉挛最为明显，出现腹痛、里急后重（频繁便意）等症状。

（3）外毒素：志贺菌 A 群 I 型及部分 2 型菌株还可产生外毒素，称志贺毒素。为蛋白质，不耐热，75~80℃ 1 小时被破坏。该毒素具有三种生物活性。①神经毒性，将毒素注射家兔或小鼠，作用于中枢神经系统，引起四肢麻痹、死亡；②细胞毒性，对人肝细胞、猴肾细胞和 HeLa 细胞均有毒性；③肠毒性，具有类似大肠杆菌、霍乱弧菌肠毒素的活性，可以解释疾病早期出现的水样腹泻。

五、中医辨证分型

根据病因病机不同，临床当辨虚实，辨寒热，辨邪正盛衰。

（1）湿热痢：见于急性菌痢。症见发热腹痛，便下脓血，里急后重，舌红苔黄腻，脉滑数。

（2）疫毒痢：常见急性中毒性菌病。症见发病急骤，壮热头痛，腹痛呕吐，痢下脓血，里急后重，或见昏迷惊厥，舌红苔黄燥，脉滑数或弦。

（3）虚寒痢：症见里急后重，利下赤白黏冻，白多赤少，纳呆乏力，舌淡苔白腻，脉濡缓。

（4）休息痢：以时发时止，终年不愈为辨证要点，临床分为发作期，缓解期。

发作期：腹痛，里急后重，大便夹有脓血，倦怠怯冷，食少，嗜卧，舌淡苔腻，脉濡软或虚数。

缓解期：大便溏薄或夹有少量黏液，腹胀痛，喜按，胃脘灼痛，四肢不温，或腹部刺痛，拒按，下痢色黑。舌淡胖或质暗，苔白或腻，脉沉弦细。

六、西医分类

本病的潜伏期为数小时至 7 天，多数为 1~2 天。通常分为急性期和慢性期。

七、临床表现

1. 急性期

又称急性菌痢，临床表现以全身毒血症和肠道症状为主。

根据病情轻重可分别为普通型（典型）、轻型（非典型）、重型和中毒型四型。

（1）普通型：初期即有痉挛性腹痛和水泻，有时伴有发热（39℃左右）和全身肌痛，一般持续 1~3 天。此后由稀便转为黏液脓血便，每天排便 10~20 次或更多，量少，为脓血或胶冻，里急后重，食欲不振，体重减轻。

（2）轻型：全身毒血症和肠道症状均较前者为轻，大便附有黏液，可无脓血、无里急后重。

（3）重型：常伴呕吐、酸中毒及其他重症脱水现象，甚至出现循环衰竭。中毒性菌痢，多见于儿童，常呈暴发型，可有原因不明的高热、惊厥、嗜睡、昏迷，迅速发生休克和呼吸衰竭。

2. 慢性期

超过 2 个月即为慢性菌痢。急性期延误诊治、营养不良、肠寄生虫病和全身情况较差者均可由急性转为慢性。临床可分为慢性迁延型、急性发作型和慢性隐匿型。

（1）慢性迁延型：既往有急性菌痢史，此后迁延不愈，长期表现不同程度的腹痛、腹泻或腹泻与便秘交替出现，大便成形或较稀，经常带有黏液或附有少许脓血便。因久痢后体质下降，可有乏力、贫血、头昏等症。

（2）急性发作型：有慢性过程，常因受凉、进食生冷或受累等诱因而引起急性发作。

（3）慢性隐匿型：过去虽有痢疾病史，现已较长时期无症状，但乙状结肠镜检有异常发现，便培养痢疾杆菌仍可呈阳性。

并发症：在恢复期或急性期偶有多发性渗出性大关节炎，孕妇患重症菌痢可致早产或流产。慢性期可合并营养不良、贫血、维生素缺乏、神经官能症和继发肠功能紊乱、慢性溃疡性结肠炎等。

儿童急性菌痢可并发皮肤感染、中耳炎及口角炎等；腹泻次数较多可出现水电解质紊乱，还可出现脱肛；营养不良患儿可发生肠穿孔与腹膜炎；长期用抗生素可合并真菌感染。

八、实验室及其他辅助检查

（1）血象检查：急性期白细胞计数增高，中性粒细胞增高。

（2）大便检查：粪便镜检可见红细胞、多数成堆的白细胞及脓细胞、少数巨噬细胞。

（3）粪便细菌培养：有确诊价值并可鉴定菌种，可同时作药敏试验。

（4）血清凝聚试验：发病 1 周后体内抗体形成，最多时才有阳性结果，而在效价继续上升时才有诊断价值。

（5）乙状结肠镜检：一般急性期不宜检查，以免引起出血或穿孔；慢性期可见黏膜充血、水肿、颗粒状增生、瘢痕或息肉形成，需结合活检才更有意义。

九、诊断

在流行季节患者有发热、腹痛、腹泻和脓血便等症状，化验白细胞总数增多，常在 1

万~2万/mm³之间，中性粒细胞亦可增多，粪便镜检可见大量脓细胞和红细胞，或每高倍视野15个以上，大便培养可见痢疾杆菌，根据以上情况即可诊断为菌痢。

非典型菌痢或慢性菌痢有时诊断比较困难。慢性病例可伴轻度贫血，反复粪便培养仍可呈阳性，也可试用免疫荧光抗体染色法寻找粪便中痢疾杆菌的抗原成分。慢性期可行乙状结肠镜检，除肠黏膜充血、水肿、溃疡外，黏膜呈颗粒状，可见瘢痕与息肉。取肠壁黏液脓性分泌物作细菌培养可提高检出率。

十、鉴别诊断

（1）阿米巴痢疾：大多起病缓慢，发热不高，少有毒血症表现，腹痛、里急后重感均较轻，大便次数亦较少，常为右侧腹部压痛，典型粪便呈暗红色果酱样，有腐臭。镜检仅见少许白细胞、红细胞，可找到阿米巴滋养体。痢疾杆菌培养阴性。乙状镜检见溃疡散在，溃疡之间的黏膜正常。本病易并发肝脓肿。

（2）沙门菌属感染：潜伏期短，且常集体暴发，呕吐较著，水样腹泻，脱水严重，里急后重不明显。粪检极少有脓血，细菌培养可确诊。

（3）大肠杆菌性腹泻：表现为水样腹泻伴呕吐、腹痛，也可发热。确诊依据粪便培养。

（4）病毒性肠炎：轮状病毒和诺沃克病毒可引起腹泻、水样便，伴明显呕吐，亦以婴幼儿为多见，病程1~5天，可自愈，粪便检查有助诊断。

（5）消化不良性腹泻：有进食过量和消化不良病史，水泻为主，有食物腐败臭味，可有黏液便，但无脓血便。粪检阴性。

（6）流行性乙型脑炎：本病的临床表现和流行季节与重型或中毒性菌痢相似。可综合流行病学、温盐水灌肠、灌出物镜检及细菌培养，结合脑膜刺激症状、脑脊液检查以资鉴别。

十一、治疗

（一）中医内治法

中医强调辨证施治，初痢宜通，久痢宜涩；但应以固护胃气为根本。

1. 湿热痢
［治法］清热利湿，行气和血。
［方剂］葛根芩连汤与芍药汤加减。
［常用药］葛根15g，甘草6g，黄芩9g，黄连9g。

2. 疫毒痢
［治法］清热解毒，凉血除积。
［方剂］白头翁汤与犀角地黄汤加减。
［常用药］白头翁15g，黄柏12g，黄连4~6g，秦皮12g。

3. 虚寒痢
［治法］温补脾肾，收敛固脱。
［方剂］附子理中丸或参苓白术散加减。

[常用药] 莲子肉、薏苡仁、缩砂仁、桔梗各30g，白扁豆20g，白茯苓、人参、甘草、白术、山药各10g。

4. 休息痢发作期

[治法] 温中清肠，调气化滞。

[方剂] 连理汤加减。

[常用药] 人参20g，甘草9g，白术10g，黑姜6g，黄连9g。

5. 休息痢缓解期

[治法] 温中健脾，燥湿祛瘀。

[方剂] 附子理中汤或膈下逐瘀汤加减。

[常用药] 炮附子6g，人参30g，干姜9g，甘草9g，白术10g。

单验方：

（1）马齿苋29~60g，水煎分两次服。

（2）大蒜头蒸热内服，每次1个，日3~4次。

（3）茶叶煎剂，绿茶60g，水煎服，日4次。

（二）中医外治法

痢疾除内服药外，亦可用灌肠疗法或直肠滴注疗法，使药物直达病所，提高疗效。

（1）苦参、马齿苋以1:2比例，水煎取汁150ml保留灌肠。疗程为7天，以脓血尽，里急后重消除为度。

（2）白头翁根茎29~50g，煎煮至100ml保留灌肠。疗程为7天，以脓血尽，里急后重消除为度。

（3）马齿苋60g，地榆炭、黄柏各15g，半枝莲29g，水煎取汁150ml保留灌肠。疗程为7天，以脓血尽，里急后重消除为度。

（三）西医非手术疗法

1. 一般治疗

包括卧床休息、隔离消毒；饮食以流质或半流质为主；补液纠正脱水和电解质紊乱，酸碱平衡失调；以及解痉止痛、止呕等对症处理。

2. 抗菌治疗

磺胺药物仍为首选药物，对急性菌痢疗效满意。近年来临床也选用庆大霉素、卡那霉素、克林霉素或氨苄西林等。随着医疗条件的改善，最好根据细菌培养药敏试验来选择最有效的抗生素。

3. 中毒性菌痢的治疗

中毒性菌痢宜早期诊断、早期治疗、采用综合性抢救措施，可降低病死率。治疗原则是：①控制感染；②降温；③抗休克：包括扩充血容量，纠正酸中毒，血管活性药物及激素的应用，并防止肺水肿、脑水肿的发生。详细治疗措施可参考内科学有关章节。

十二、现代研究进展

中国菌痢监测分析显示，全国菌痢临床诊断病例的准确率总体水平不高，为13.78%，可能与以下因素有关：首先是粪便标本本身所含的病原菌数量，例如粪便采集量少、未取到脓血部位、运送时间过久或者就诊前应用过抗生素等，均会影响志贺菌的检出率，导致志贺菌培养阴性；其次是细菌间的竞争抑制，志贺菌对环境的适应性较弱，易于被其他肠道菌取代优势地位，从而被漏诊。除引起菌痢的志贺菌外，沙门菌、EIEC、耶尔森菌、空肠弯曲菌和某些特殊的病毒性腹泻等也均属此类型。非志贺菌感染性腹泻也在一定程度上影响到菌痢临床诊断的准确性。

随着广谱抗生素的长期广泛应用，细菌耐药性的形势相当严峻。细菌性痢疾的发病率一直居高不下的一个很重要的原因是志贺菌属已经对抗生素产生耐药。国内外许多研究表明：志贺菌对甲氧卞啶/磺胺甲恶唑、四环素、氨苄西林和氯霉素耐药性比较严重，最高可达 100%。值得一提的是，志贺菌对环丙沙星的耐药率虽不高，但中介率较高，为 39.78%。表明敏感性下降。分析中介率较高的原因，可能与近年发现的质粒介导 qnrA 基因有关，通常 qnrA 基因会导致对喹诺酮类药物的低水平耐药，但当 gyrA 基因突变与 qnrA 基因阳性同时存在时，可使志贺菌发生高水平耐药，引起环丙沙星、氧氟沙星中介等现象。因此喹诺酮类抗菌药及三代头孢菌素是治疗菌痢的一线抗生素。

十三、转归及预后

大多数急性菌痢在发病 1 周后症状逐渐好转，经 2 个月左右自行痊愈。个别患者可死于急性期，部分演变为慢性菌痢，仅少数成为慢性带菌者。抗生素治疗可加快临床痊愈。影响转归及预后的因素有以下几点。

（1）菌型志贺菌可产生外毒素，毒血症重，并发症多，福氏菌易致慢性菌痢；

（2）婴幼儿及年老体弱者及营养不良者预后不佳，死亡率高；

（3）中毒型菌痢过去死亡率高达 20%~29%，近来使用阿托品等中西医结合综合治疗，大大降低了死亡率。慢性菌痢多病情缠绵难愈，中医辨证施治多能奏效；

（4）急性期治疗不及时，或选药不当，疗程不足等均易转为慢性。

第五节　肠结核

肠结核是结核杆菌侵入肠道引起的慢性特异性感染。2013 年世界卫生组织统计中国结核病年新发病人数约为 82 万，其中肺外结核占 3.8%。肠结核是临床比较多见的疾病，绝大多数病例继发于开放性肺结核，称为继发性肠结核；无肠外结核病灶者称为原发性肠结核，约占肠结核的 10%。目前结核病的发病呈上升趋势。

一、病名溯源

（一）中医的认识

中医学书籍中记述的"痨瘵""传尸"与结核病类同，《太平圣惠方》称"急痨"等；《三因极一病证方论》开始以"痨瘵"称名，一直沿用至晚清。早在公元 3 世纪就认识到其传染性，《中藏经·传尸》已经认识到患者直接接触引起传染的可能性，认为"人之血气衰弱，脏腑虚羸"，即可"染而为疾"。

（二）西医的认识

肠结核（Intestinal tuberculosis，ITB）是结核杆菌侵犯肠壁引起的慢性特异性感染，肠结核感染可经口、血行播散和邻近器官结核的波及所致，其发病是人体和结核菌相互作用的结果。肠结核少数为原发性，多数为继发性。肠结核的好发部位为回盲部，十二指肠至直肠之间的肠道任何部位均可发病。肠结核临床症状不典型，其临床表现和影像学检查均缺乏特异性，不易诊断。

二、流行病学资料

近十年，中国的结核病疫情已经显著控制，但仍是世界结核病高负担国家之一，中国和印度、俄罗斯、南非并列成为 4 个耐多药结核病负担最高的国家。如今，结核病患者常合并 HIV 感染，故其治疗更具有挑战性，新型耐药结核病也是一个主要的威胁。此病常见于青少年及壮年，儿童结核病例明显增加，29 岁以下者占 67%，40 岁以下者达 90%。女性多于男性，这种差别在 40 岁以下比较显著，40 岁以上大致相同。结核病仍然是全球最重要的死亡原因之一。

三、病因病机

（一）中医病因病机

《三因极一病证方论·痨瘵诸证》："诸证虽曰不同，其根多有虫"提出"痨虫"传染是形成本病的因素。《医学正传·痨瘵》明确提出杀虫与补虚的两大治疗原则。公元 16 世纪，徐春甫提出了对本病的治疗原则"一则补其虚，一则杀其虫。"认为该病多责之于肾，由肾累脾，肾阳不足，脾胃虚弱，运化失常，导致腹泻；津液竭燥，壅塞不通引起便秘；寒客中焦、气机阻滞、脾虚肝旺，可致腹痛；寒邪上逆、肝胃不和，而致呕吐；寒凝气滞血瘀，聚积而成包块。总之，是由脾肾阳虚、气滞血瘀所致。

（二）西医病因病机

结核杆菌感染肠道的途径

（1）肠源性：是最主要的感染途径。开放性肺结核患者，经常吞下含有结核杆菌的自体痰液；或与开放性肺结核患者经常共餐，摄入了结核杆菌，或饮用未经消毒而含有结核杆菌（牛型）的牛奶或奶制品，后两种可引起原发性肠结核。所谓原发性肠结核是指原发性病灶发生在肠黏膜，结核感染循淋巴管到达肠系膜淋巴结形成腹部的原发综合征，一般认为多数增殖型肠结核系原发性。

结核杆菌具有含脂外膜，故可不被胃酸杀灭，进入肠道后容易在回盲部致病，因为：①肠内容物在回盲都已成为均匀食糜，所含结核菌有机会和肠黏膜充分接触；②由于回盲部的生理性潴留作用，肠内容物在该处停留过久；③回盲部淋巴组织丰富，易受结核菌侵犯。因此，回盲部就成了肠结核的好发部位，约占胃肠道结核的 80%，其次为升结肠、回肠，也见于回肠、横结肠、降结肠和乙状结肠，直肠罕见，也可见到回盲部结核累及阑尾者。

（2）血源性：结核杆菌经血行播散引起肠结核，如粟粒型结核伴有的肠结核，或由血行播散到肝脏，再经胆汁进入肠道而引起肠结核。

（3）直接蔓延：由盆腔结核、肠系膜淋巴结核、输卵管结核或结核性腹膜炎等的直接蔓延而引起。

从以上感染途径获得结核杆菌后仅是致病条件，机体不一定发病。结核病的发生是人体和结核杆菌相互作用的结果，只有当入侵的结核杆菌数量较多，毒力较大，机体免疫状态异常及肠功能紊乱等引起肠道局部抵抗力减弱时，才可以造成机体发病。

四、病理

肠结核的病理变化随机体对结核杆菌感染的反应性不同而异，和结核病的一般规律相同，肠结核患者的免疫力和对结核杆菌感染的过敏反应常同时存在，但在程度上则有差别。如果机体的过敏反应强，病变以炎症细胞渗出为主，特别是感染菌量多、毒力高，可出现干酪样坏死，形成溃疡，称为溃疡型肠结核；若机体免疫力较高、菌量少、毒力低，则表现为肉芽组织增生，主要含有类上皮细胞和巨细胞，形成结核结节，进一步纤维化，即成为增生型肠结核。实际上，兼有溃疡与增生两种病变者并不少见，称为混合型或溃疡增生型肠结核，其病理所见兼有两型的特征。溃疡型和增生型的病理特征如下。

（1）溃疡型肠结核：病变首先发生在肠壁的集合淋巴组织和孤立淋巴滤泡，呈充血、水肿，渗出性病变逐渐加重，常伴有干酪样坏死。肠黏膜因坏死脱落而形成小溃疡，渐趋融合增大，出现边缘不规则的潜行溃疡，其深浅不一，基底可达肌层或浆膜层，并且累及周围腹膜或邻近肠系膜淋巴结，引起局限性结核性腹膜炎或肠系膜淋巴结结核。因肠溃疡发展较慢，常与肠外邻近组织发生粘连，因此急性穿孔少见。慢性穿孔多形成腹腔脓肿或肠瘘，组织遭受严重破坏后，替代以大量瘢痕组织，从而引起不同程度的肠腔狭窄。但引起肠梗阻者仅少数。由于动脉管壁增厚，内腔狭窄，甚至闭塞，因血管有闭塞性内膜炎，故因溃疡引起大出血者少见。

（2）增生型肠结核：临床上较少见。多因患者免疫力强，感染菌量少、毒力低，使病变局限，多位于回盲部，有时可累及升结肠近端或回肠末端。黏膜下层及浆膜层有大量的结核性肉芽组织和纤维组织增生，致肠壁增厚、变硬，常导致肠腔狭窄而引起肠梗阻。

（3）混合型：肠黏膜不仅有溃疡，也有结核性肉芽肿及瘢痕形成，故增殖性狭窄与瘢痕性环形狭窄同时存在。

五、中医辨证分型

1. 脾肾阳虚
大便溏泄、鸡鸣泻、肠鸣作胀，尺脉虚弱。

2. 阴阳俱虚
便秘，腹部隐痛，纳少消瘦，脉沉细。

3. 寒邪上逆
腹痛，呕吐，得温痛减，手足不温，大便溏薄，苔白，脉沉紧。

4.气滞血瘀

腹刺痛、固定不移、腹部包块、大便色暗，舌质紫暗，脉细涩。

六、临床表现

本病起病缓慢，早期症状不明显，少数急性起病，多因肠结核累及阑尾而致阑尾炎急性发作，或因出现肠梗阻、肠穿孔等并发症，才以急腹症就诊。肠结核的临床表现，随着病变累及部位以及病变的性质不同而有不同的症状，一般比较典型的临床表现如下。

（1）腹痛：多为右下腹部的隐痛、钝痛。部分患者在进餐时或进餐后可诱发，疼痛常在排便后有缓解。若并发肠梗阻时，可出现右下腹绞痛，伴腹胀、肠型与蠕动波。

（2）腹泻：一般每日大便次数 2~4 次，严重者可达 10 余次，呈糊状或水样，不发生里急后重，大便不附有黏液脓血。若溃疡病变累及横结肠或乙状结肠时，粪便可含脓血。

（3）便秘：增生性肠结核常以便秘为主。有时腹泻期也可出现便秘，呈腹泻与便秘交替，但较少见。

（4）全身症状和肠外结核的表现：溃疡型结核多合并有活动性肺结核，常有结核毒血症的表现，可有低热、不规则热、弛张热或稽留热、盗汗、乏力、消瘦、苍白、食欲不振，女性患者常有闭经等全身症状。增生性肠结核患者多无结核毒血症的表现，往往不合并活动性肺结核或其他肠外结核。

（5）腹部肿块：约 1/3 的患者可发现腹部肿块，主要见于增生型肠结核，系极度增生的结核性肉芽肿，使肠壁呈瘤样肿块。腹部肿块一般为中等硬度，轻压痛，有时表面不平，可稍微推动。溃疡型肠结核合并有局限性腹膜炎者，由于病变肠曲与周围组织粘连，亦可在右下腹扪及包块。

并发症：

（1）肠梗阻：是常见的并发症，主要见于增生型肠结核。溃疡型肠结核，与腹膜粘连，使肠曲受牵拉、压迫，或溃疡愈合形成瘢痕，使肠腔狭窄亦可引起肠梗阻。

（2）肠穿孔：一般为亚急性或慢性穿孔，有人报告发生率约 8.3%，急性穿孔仅占 1.6%。手术发现，单纯溃疡穿孔少见，梗阻部位上方穿孔常见，亦可见到梗阻近端正常肠管穿孔，穿孔后可在腹腔形成脓肿，溃破后形成肠瘘。

（3）出血：肠结核大量便血者少见，有人报道仅占 3%。

七、实验室及其他辅助检查

1.化验检查

可有中度贫血、血沉增快，无并发症者白细胞一般正常。结核菌素试验多呈阳性。粪便呈糊状，镜检可见少量脓细胞和红细胞，粪便浓缩检查结核杆菌可获阳性结果，但只有在痰菌阴性者才有意义。

2.结核菌素试验

即以纯结核菌素做试验。纯结核菌素是从结核菌培养液中提纯的纯结核蛋白，用该蛋白的衍生物作皮内试验，又称 PPD（pure protein derivative）试验。若呈强阳性则提示体内结核菌感染。

3.X 线检查

X 线钡餐造影检查在溃疡型肠结核病变肠段有激惹现象，钡剂进入该处排空很快，充盈不佳，病变上下两端肠曲钡剂充盈良好，称为 X 线钡影跳跃征象。黏膜被破坏后皱襞粗乱，肠管边缘不规则。由于瘢痕收缩，可出现肠管变窄变形。小肠有分节现象，钡剂呈雪花样分布。增生型肠结核表现为盲肠、升结肠近段、回肠末端腊肠状狭窄、收缩、畸形、充盈缺损、黏膜皱襞紊乱、肠壁变硬等。

4. 电子结肠镜检查

可直接对病变部位进行观察，一般可见黏膜充血、水肿，环形溃疡，溃疡边缘呈鼠咬状，炎性息肉，肠腔可狭窄，如果活检找到干酪样坏死性肉芽肿或结核菌，则可确诊。

5.CT 检查

肠壁环形增厚，少数见盲肠内侧偏心性增厚。该检查敏感性不如肠道 X 线造影。

6. 抗结核抗体测定及混合淋巴细胞培养 + 干扰素测定（T-Spot）

T-SPOT.TB 是一种 C 干扰素释放分析，用酶联免疫斑点技术检测对 6kD 早期分泌靶向抗原和 10kD 培养滤过蛋白肽段库反应的 T 细胞以诊断结核感染。其具有高度的敏感性和特异性，不受机体免疫力及卡介苗接种的影响。用于鉴别活动性结核与潜伏性结核感染，预测结核发病风险等。

八、诊断

肠结核在症状和体征上均无特异之处，若无肺外结核表现，则诊断颇为困难。下述几点对典型病例诊断有助。

（1）青壮年患者，原有肠外结核特别是开放性肺结核。

（2）有腹痛、腹泻、便秘等消化道症状，并伴以发热、盗汗等全身症状。

（3）腹部检查发现右下腹压痛、肿块，或呈不明原因肠梗阻表现者。

（4）胃肠钡餐 X 线造影显示回盲部激惹征象、充盈缺损及狭窄征象。

缺乏上述表现，则诊断主要依靠胃肠钡餐造影和粪便浓缩找结核杆菌，肠镜活检见结核菌。必要时可给予抗结核药物试验治疗 2~3 周，密切观察其疗效，有利于判明诊断。增生型肠结核与肠癌或其他滋生性疾病不能鉴别时，宜及时进行剖腹探查。

九、鉴别诊断

1. 克罗恩病与肠结核

（1）二者在组织学上的不同点有：①黏膜肌层出现裂隙和破裂在肠结核仅属偶见，而在克罗恩病常见，并常延及浆膜层；②干酪样坏死只见于肠结核，克罗恩病则无干酪样坏死；③结核杆菌只存在于肠结核中。

（2）在临床表现方面可有以下不同：①克罗恩病往往有明显发作和缓解交替出现的现象。②X 线征象主要在回肠末端有边缘不齐的线条状阴影，肠曲病变呈节段分布，间以扩张的肠曲。肠梗阻、粪瘘等并发症比肠结核更为常见。③抗结核治疗无效。

2. 溃疡性结肠炎合并逆行性回肠炎

本病的主要临床表现是脓血便，而肠结核则少见；病变是连续性的，且离心性逐渐加重，而肠结核主要病变在回盲部，内镜检查可以鉴别。

3. 右侧结肠癌

发病年龄多在 40 岁以上，无肠外结核表现，X 线示回盲部钡剂充盈缺损，涉及范围局限，多不累及回肠，病理检查可确诊。

4. 其他疾病

其他肠结核还应与阿米巴肠病、血吸虫病肉芽肿、慢性细菌性痢疾、慢性阑尾炎、慢性阑尾周围脓肿、腹型恶性淋巴病、肠套叠等相鉴别。

因此，肠结核的最后诊断须符合下列条件之一始能成立。

（1）病变组织细菌培养有结核杆菌生长。

（2）病变中能找到结核菌。

（3）镜下见有结核结节及干酪样变化。

（4）手术中确实发现病变，并取肠系膜淋巴结活检证实有结核病变。

表 28-5-1　肠结核与克罗恩病及结肠癌的鉴别诊断

项目	肠结核	克罗恩病	结肠癌
发病年龄	一般见于中青年	多在 15~30 岁	常在 40 岁以上
病程	病程长，缓解复发倾向不明显	病程更长，缓解复发倾向明显	有进行性发展趋势
腹痛	多见于右下腹	多见于右下腹	多见于右下腹
腹泻	腹泻与便秘交替，一般不出现黏液、脓血	可有黏液、脓血	大便形状变细，可有腹泻，可出现便血
里急后重	一般无	病变位于直肠时可有	肿瘤累及直肠时可有
腹部包块	右下腹，常见于增生性肠结核	右下腹和脐周	可有，位置不定，质地较硬
全身症状	长期发热、盗汗、乏力、消瘦、贫血	发热、消瘦、贫血，可有恶病质	低热、消瘦、贫血，恶病质
肠外表现	活动性肺结核及其他肠外结核	关节炎、结节性红斑、坏疽性脓皮病、葡萄膜炎等	发生转移时可有多种症状
并发症	腹水、结核性腹膜炎、肠梗阻、肠穿孔、腹腔脓肿、肠瘘、肠出血	肠梗阻、腹腔脓肿、肠穿孔、肠出血、瘘管形成、癌变	腹水、转移癌、肠梗阻、肠穿孔、内瘘、急性肠出血
特殊实验室检查	PPD 实验、TB-DNA、T-spot 可阳性，腹水抗酸染色可阳性，ADA 可升高	血清外周型抗酿酒酵母菌抗体阳性	外周肿瘤标志物可升高，腹水脱落细胞检查可阳性
特殊影像学检查	X 线钡剂造影：跳跃征，肠腔狭窄。内镜：黏膜充血、水肿、环形溃疡、大小及形态各异的炎症息肉	X 线钡剂造影：线样征、跳跃征。内镜：纵行溃疡、黏膜铺路石样表现、桥状黏膜	CT、MRI 等：结肠壁不规则增厚、局限性增强、淋巴结转移、转移病灶。内镜：溃疡覆污秽白苔、肿块出血坏死
病理学检查	干酪性肉芽肿、偶见结核分枝杆菌；或固有层内大量非干酪性肉芽肿聚集	裂隙溃疡、黏膜固有层非干酪性坏死性肉芽肿或大量淋巴细胞聚集	常见有腺癌、黏液癌和未分化癌，发现肿瘤细胞可确诊
抗结核治疗预后	症状改善，内镜好转，可痊愈，预后良好	症状及内镜均无好转，反复发作，迁延不愈	症状及内镜均无好转，晚期预后较差

十、治疗

（一）中医内治法

中医治疗根据辨证施治的原则，分四型治疗。

1. 脾肾阳虚

[治法] 温补脾肾。

[方剂] 四神丸加味。

[常用药物] 干姜 10g，补骨脂 29g，肉豆蔻 29g，五味子 10g，吴茱萸 6g 等。

2. 阴阳俱虚

[治法] 温肾养阴。

[方剂] 济川煎加减，或小建中汤、补中益气汤加减。

[常用药物] 黄芪 29g，人参 12g，党参 12g，白术 18g，炙甘草 10g，当归 10g，陈皮 6g，升麻 10g，柴胡 12g，桂枝 10g，炒白芍 10g，生姜 10g，大枣 10g 等。

3. 寒邪上逆

[治法] 温阳散寒。

[方剂] 阳和汤加减。

[常用药物] 熟地 24g，肉桂 6g，白芥子 6g，姜炭 9g，生甘草 6g，麻黄 9g，鹿角胶 10g 等。

4. 气滞血瘀

[治法] 行气活血，理气止痛。

[方剂] 膈下逐瘀汤合芍药甘草汤加减。

[常用药物] 当归 15g，川芎 12g，赤芍 15g，桃仁 10g，红花 9g，五灵脂 9g，丹皮 12g，香附 10g，乌药 18g，枳壳 15g，醋元胡 18g，炒白芍 10g，炙甘草 10g 等。

5. 中成药治疗

（1）参苓白术散 6g，每日两次，用于脾虚泄泻。

（2）附子理中丸 1 丸，每日两次，用于脾肾虚寒型。

（3）四神丸 6g，每日两次，用于肾阳虚衰的五更泻。

（二）中医外治法

（1）针灸：以补益脾胃及温补肾阳为主。取脾俞、章门、中脘、天枢、足三里、命门、关元等穴。针法用补法，可灸。

（2）拔火罐：选天枢、关元、足三里、上巨虚、下巨虚、大肠俞、小肠俞等穴。适用于慢性虚寒型。

（三）西医非手术疗法

1. 一般治疗

对肠结核患者特别强调合理的休息与营养，这是治疗的基础。

2. 抗结核药物治疗

一旦确诊应及时给予合理足量的抗结核药。初治病例，首选一线药物：链霉素、异烟肼、对氨基水杨酸钠。为防止产生耐药性可用两种药联合。链霉素成人每日 0.75g，儿童每日 20~40mg/kg，异烟肼成人 290mg/d，儿童每日 10~20mg/kg。对氨基水杨酸钠成人每日 9~12g，儿童每日 200~290mg/kg。对肠结核病情严重者，或伴有粟粒性肺结核者，宜三联用药。对氨基水杨酸钠可静脉点滴。对接受过一线药物的患者，为避免耐药性，可考虑二线药物：乙胺丁醇、利福平、卡那霉素等。详细给药情况请参考内科学的有关章节。

（四）手术疗法

适应证为：①增生型肠结核；②完全性肠梗阻或部分性肠梗阻经内科治疗未能缓解者；③急性肠穿孔或慢性肠穿孔、粪瘘经内科治疗不见好转者；④肠出血经抢救不能止血者。肠结核手术并发症发生率高，手术选择要慎重，只有在规范的内科治疗无效，出现严重并发症时才予以考虑。

十一、现代研究进展

近年随着人口流动、耐药菌株感染、艾滋病蔓延等，结核病发病率回升，ITB 亦相应增多，成为严重危害公众健康的公共卫生难题。由于结核病病理常不具有典型干酪样坏死和（或）结核结节，目前结核分枝杆菌（M.tuberculosis，MTB）的病原学诊断仍然依靠抗酸染色和培养。培养出 MTB 虽被认为是"金标准"，但耗时长，不利于临床诊断。抗酸染色常规采用 ZN 染色法，特异性 100%，时间只需 2~3h，但敏感性差，菌种鉴别特异性差，即使能检测出抗酸分枝杆菌，也不能区分它是 MTB 或是其他分枝杆菌。

20 世纪 80 年代中期以来，多聚酶链式反应（polymerase chain reaction，PCR）技术将病原体的检测带入了分子生物学时代，并且得到广泛应用。荧光定量 PCR 技术（FQ-PCR）融汇了 PCR 技术的核酸高效扩增、探针技术的高特异性、光谱技术的高敏感性和高精确定量的优点，直接探测 PCR 过程中荧光信号的变化以获得定量的结果。通过现代研究表明，FQ-PCR 方法检测肠道组织 MTB IS6110 DNA 敏感性显著高于抗酸染色，特异性略逊于抗酸染色。FQ-PCR 检测组织标本 MTB IS6110 DNA 用于诊断肠结核具有可推广性，尤其对活检组织少、病理改变不典型、抗酸染色阴性的组织的诊断和鉴别诊断尤有意义。但是，目前临床对于克罗恩病和肠结核病的鉴别仍存在部分困难，其鉴别手段尚不完善，并且现代研究认为，在某些克罗恩病和肠结核患者肠道中，可能会存在某种其他的未知共同病原体。

十二、预防

结核病预防工作尤其重要，做好预防工作是防治结核病的根本办法。着重于对肠外结核的发现，特别是肺结核的早期诊断与积极的抗结核治疗，尽快使痰菌转阴，以免吞入含菌的痰而造成肠感染。必须强调有关结核病的卫生宣传教育。要教育患者不要吞咽痰液，应保持排便通畅。要加强卫生监督，提倡用公筷进餐，牛奶应经过灭菌消毒。接种卡介苗可增强人体对结核菌的抵抗力，有利于预防结核病的发生。

第六节　伪膜性肠炎

伪膜性肠炎（pseudomembranous colitis，PMC）是一种主要发生在结肠及小肠的急性黏膜坏死性炎症，并在坏死的黏膜上有假膜形成，又称为抗生素诱发的难辨梭状厌氧芽孢杆菌性肠炎。

一、病名溯源

（一）中医的认识

此病源于广谱抗生素和免疫抑制剂的广泛应用，我国古代并没有与之相应的病名。根据其临床表现特点，归于中医学"泄泻"范畴论治此病。

（二）西医的认识

伪膜性肠炎是一种主要发生于结肠和小肠的急性纤维素渗出性炎症。本病最早由Finny 于 1893 年提出。20 世纪 50 年代以后，一些临床专家普遍认为，应用抗生素后可引起伪膜性肠炎。如 Pettet 等报道应用抗生素后发生腹泻和结直肠炎患者的粪便中显示有菌种的改变。1977 年 Bartlett 等对抗生素后结肠炎进行细致研究后认为，厌氧的难辨梭状芽孢杆菌（c-diff，CD）为致病原因。以后在人们的研究中证实了他们的观点，因与抗生素的应用关系密切亦有抗生素相关性肠炎（antibiotic-associated colitis，AAC）之称，其临床表现轻重不一，可仅为轻度腹泻，也可出现高热、严重腹泻、水电解质紊乱、中毒性巨结肠，甚至危及生命，治疗不及时病死率高。由于广谱抗生素和免疫抑制剂的广泛应用，该病发病率有上升的趋势。根据粪便难辨梭状芽孢杆菌毒素检测或培养结果，抗生素相关性腹泻可分为 CD 阳性与 CD 阴性患者。

二、流行病学资料

该病多发生于老年人、重症患者、免疫功能低下及外科大手术后的患者。

三、病因病机

（一）中医病因病机

中医认为此病乃药毒外邪侵袭肠胃，致使胃肠化生水谷失常，气血瘀滞；若正体虚弱或久病，则易耗伤阴阳，邪毒内陷而生脱证。

（二）西医病因病机

本病可发生于手术后，或因病情需要而接受抗生素治疗，机体的内环境发生变化，肠道菌群失调，使难辨梭状芽孢杆菌得以迅速繁殖并产生毒素而致病。

厌氧的难辨梭状芽孢杆菌是环境中常可遇到的一种革兰阳性芽孢杆菌。当正常肠道菌种发生改变时，该细菌即会大量生长。许多学者认为应用四环素、林可霉素、氨苄西林、氯霉素等广谱抗生素后可引发本病，且口服与静脉输注均可发生。常见于结肠癌或直肠癌术后或从未用过抗生素的患者，估计与机体免疫力低下，有利于细菌的生长与毒素的大量产生有关。

四、病理

厌氧的难辨梭状芽孢杆菌常常产生两种毒素：一种为细胞毒素或称毒素 B，引起细胞死亡；第二种为肠毒素或称毒素 A，引起细胞损害和结肠炎症。这两种毒素在致病过程中有协同作用。病理特征为黏膜表面有大小不一的局限性病灶，呈孤立或融合状，附有白细胞和纤维渗出，质软而脆，剥离后露出溃疡面，严重者整个肠段被伪膜覆盖。镜下见黏膜炎症伴急、慢性炎性细胞，偶尔累及黏膜下，可见单个或多个的腺管坏死，个别在伪膜下见广泛性溃疡。

五、中医辨证分型

1. 热毒炽盛型

高热，寒战，口苦，烦躁，尿短赤，下利色清或蛋花样稀便。热甚则出现四肢厥冷，神志昏迷等热闭于内的症状。

2. 热盛伤阴型

高热，口干渴，午后潮热，五心烦躁，小便短赤，便稀泄泻频发，舌淡，脉细数。

3. 脾虚湿盛型

面色萎黄，全身无力，气短懒言，口渴不欲饮，畏寒肢冷，腹胀，腹泻，舌淡苔白厚，脉沉细。

4. 肾阳虚衰型

形寒肢冷，乏力蜷卧，腹胀而痛，泄泻直下，脉微欲绝。

六、西医分类

根据临床表现可分为轻、中、重 3 型。

（1）轻型：腹泻次数为每日 3~5 次，体温 < 38℃，无脱水及酸中毒的表现，外周血白细胞计数正常。

（2）中型：腹泻次数为每日 5~20 次，体温 > 38℃，伴脱水、酸中毒的表现，外周血白细胞计数为（10~15）× 10^9/L。

（3）重型：腹泻次数每日 2 次以上或脓血便，体温 > 39℃，患者脱水、酸中毒明显，或出现中毒性巨结肠、中毒性休克等，外周血白细胞计数 > $15 × 10^9$/L。

七、临床表现

本病主要症状为腹泻，绝大多数伴发水样便，也可为稀糊样便，颜色可为淡黄色、黄绿色、黑褐色，粪便中多有黏液，偶见伪膜，可有血便，甚至柏油样便，每日数次至数十次不等。多数可伴有腹痛，多见于脐周、全腹或者下腹部，也可出现腹胀、发热、恶心、呕吐等症状。症状多发生于持续用药的 1 周左右，也有用药数小时即发病者，一般停药 5~8 天腹泻即停止，也有持续 2~3 周的患者。轻者大便无血，腹泻每日数次，病变主要在直肠、乙状结肠，黏膜轻度水肿，停药后 2 天自行恢复。重者出现血性腹泻，肉眼可见血红色，病变主要在右侧结肠，黏膜呈阶段性红斑，脆性增加。重型患者体温升高，脉快，腹胀，腹痛，恶心，呕吐，出现胸腹腔感染、中毒性巨结肠、麻痹性肠梗阻等，甚至数小时内出现休克。

八、实验室及其他辅助检查

1. 实验室检查

周围血白细胞计数增多，以中性粒细胞增多为主。便常规检查无特异性改变，仅有白细胞，肉眼血便少见。有低白蛋白血症、电解质失平衡或酸碱平衡失调。粪便细菌特殊条件下培养，多数病例可发现有难辨梭状芽孢杆菌生长。污泥梭状芽孢杆菌抗毒素中和试验常阳性。

2. 内镜检查

在高度怀疑本病时，应及时作内镜检查。本病常累及左半结肠，而直肠可无病变。内镜肉眼观察：轻者仅可见黏膜充血水肿，血管纹理不清，呈非特异性肠炎表现；稍重者可见黏膜散在浅表糜烂，伪膜呈斑点状分布，周边充血；严重病例伪膜呈斑片状或地图状，伪膜不易脱落，部分脱落区可见溃疡形成。伪膜具有特征性，对临床诊断有重要意义。

3.X 线检查

腹部平片可显示肠麻痹或轻、中度肠扩张。钡剂灌肠检查可见肠壁增厚，显著水肿，结肠袋消失。在部分病例尚可见到肠壁间有气体，此征象为部分肠壁坏死，结肠细菌侵入所引起；或可见到溃疡及息肉样病变表现。上述 X 线表现缺乏特异性，故诊断价值不大。空气钡剂对比灌肠检查可提高诊断价值，但有肠穿孔的危险，应慎用。

九、诊断

根据患者发病前应用广谱抗生素的病史，并有腹泻、发热、腹痛或粪便中出现伪膜，体征可出现脉搏增快、血压下降、呼吸急促等休克表现，脱水征象；精神错乱等中毒变化；腹部压痛、腹肌紧张、肠胀气及肠鸣音减弱等体征，诊断并不困难。近年来，难辨梭状芽孢杆菌毒素滴定试验被认为有很高的诊断价值，只要粪便中存在毒素，即使便培养阴性，而滴定试验阳性即可做出诊断。

内镜检查诊断率更高，可不必等待毒素测定结果。乙状结肠镜检查时可见有伪膜的存在（白色斑状病变），附在正常黏膜上或呈灰色、易碎的或充血性结肠黏膜。如乙状结肠检查正常，而临床高度怀疑伪膜性肠炎时，需进一步行电子结肠镜检查，因有 10% 左右患者只侵犯近端结肠。有人认为全结肠镜检查阳性率为 100%。在正常黏膜与斑状病变处取活检，对诊断有帮助。

十、治疗

（一）中医内治法

1. 热毒炽盛型

［治法］清热解毒，分利清浊法。

［常用药］金银花 18g，连翘 30g，蒲公英 10g，败酱草 18g，黄连 6g，栀子 10g，地丁 10g，大青叶 10g，以及中成药安宫牛黄丸等。活血化瘀和营用赤芍 15g，丹皮 12g，紫草 10g。清利湿热用滑石粉 10g，车前子 18g，薏苡仁 20g 等。

2. 热盛伤阴型

［治法］滋阴清热为主，辅以分利湿浊。

［常用药］麦冬 30g，玄参 15g，鲜地黄 20g，石斛 30g，玉竹 15g，鳖甲（先煎）10g，北沙参 30g，金银花 18g，连翘 25g，蒲公英 10g，地丁 10g 等。

3. 脾虚湿盛型

［治法］补中益气利湿。

［方剂］参苓白术散加减。

［常用药］白扁豆 6g，白术 24g，茯苓 20g，甘草 10g，桔梗 10g，莲子 6g，人参 15g，砂仁（后下）9g，山药 15g，薏苡仁 15g 等。

4. 肾阳虚衰型

［治法］回阳救逆。

［常用药］附子（先煎）10g，干姜 10g，肉桂 6g，辅以温中益气之党参 18g，白术 24g，云苓 18g，吴茱萸 6g，葛根 10g 等。

（二）中医外治法

中医治疗本病常用的外治方法为中药保留灌肠或中西药联合保留灌肠治疗。

（1）中药赤石脂 29g，葛根 10g，防风 10g，煨诃子 10g，大青叶 18g，乌梅 20g，水煎取汁 150ml 每晚保留灌肠。

（2）中成药锡类散加云南白药胶囊加蒙脱石散，水冲溶解至 150ml，每晚保留灌肠治疗。

（三）西医非手术疗法

（1）一旦确诊，立即停止抗生素的应用，纠正水、电解质紊乱。可给予口服维生素 C、乳酸菌素、乳酶生等。

（2）药物治疗：万古霉素和甲硝唑，能有效治疗和预防试验的田鼠伪膜性肠炎和人的伪膜性肠炎，可使粪中难辨梭状芽孢杆菌及其毒素迅速消失。一般为万古霉素 250mg，每日 4 次；甲硝唑 0.2g，每日 3 次。

（四）手术疗法

手术适用于极少数重症或难治性伪膜性肠炎患者，传统的手术方式包括全结肠或部分结肠切除术，通常采用全结肠切除术。目前新的手术方式如全结肠切除 + 回肠造瘘术是最佳的手术方式，可明显降低病死率。

十一、现代研究进展

（1）粪便移植疗法目前已经成为治疗难辨梭状芽孢杆菌感染最有效的方法，东晋时期葛洪著《肘后备急方》中就有饮粪汁（金汁）治疗温病的记载。金汁作为粪便的加工品，叶天士等医家广泛应用于温病的治疗。1958 年 Ben Eiseman 等首次报道了他们对患有严重

PMC 的 4 例患者实施粪菌移植治疗，结果成功治愈，目前有许多使用粪菌移植成功治愈 PMC 的例子。但目前此种方法还具有许多亟待解决的问题，比如治疗用粪菌如何做到科学采集、分离和纯化，如何科学地应用于人体等等，都有待于今后进一步解决。

（2）有研究表明，使用 PPI 可使 PMC 患病的风险增加 4 倍。其原理可能是强效抑酸后使胃内 pH 值升高，使胃腔内的酸性保护屏障发生改变，从而使患者对细菌感染更为敏感，导致发生胃肠炎的概率更高。此外，胃内酸性环境的破坏，减弱了对胃肠道内细菌的防御作用，导致细菌大量繁殖，为 CD 的生长及繁殖创造了有利环境，使其更容易穿过胃肠黏膜并定植，大量繁殖的 CD 可导致宿主正常免疫破坏，导致 PMC 发生。

（3）化疗药物的使用也可导致肠道黏膜出现不同程度的炎症和坏死，同时可改变正常肠道菌群。化疗药物能诱发细胞因子大量释放导致腹泻，另外可增加病原菌及毒素对肠壁的刺激，使肠道蠕动增快，更易出现腹泻。腹泻可进一步加重肠道菌群失调，甚至出现伪膜性肠炎。因而有必要全面量化评估通常应用的各种化疗药物的潜在致腹泻性。

第七节　真菌性肠炎

真菌性肠炎（fungal enteritis）是机体深部真菌病的重要类型之一，临床较为少见。其发病原因与广泛应用抗生素、激素、免疫抑制剂、抗肿瘤药、放射治疗有关。常见肠道感染菌为白念珠菌、放线菌、毛霉菌等。

一、病名溯源

（一）中医的认识

此病中医多以"泄泻""痢疾"等讨论。《景岳全书》曰："泄泻之本，无不由于脾胃……若饮食失节，起居不时，以致脾胃受伤……致合污下降而泻痢作矣。"说明泄泻与脾失健运，湿浊内生相关。

（二）西医的认识

真菌是自然界普遍存在的，只有其中小部分菌种对人类有致病性。真菌属条件致病菌，当机体抵抗力下降或长时间使用抗生素、激素等药物时，真菌大量繁殖，打破致病菌与宿主之间的动态平衡，进而感染肠道引起真菌性肠炎。

二、流行病学资料

此病患者多为营养不良、婴幼儿和身体衰弱、免疫力低下的老年人，中青年少见。

三、病因病机

（一）中医病因病机

现代中医认为此病多与脾虚湿困有关，多为机体虚弱，外邪乘虚而入。临床治疗以健脾益气，除湿化浊为主。

（二）西医病因病机

当虚弱的机体广泛应用抗生素、激素、免疫抑制剂、抗肿瘤药、放射治疗后，机体和组织的抗病能力下降，或引起肠内菌群失调，真菌乘虚而入，大量繁殖，侵袭组织而引起肠道真菌病。还一种说法是本病继发于消化道的一些疾病，如痢疾、肠炎等，由于黏膜的完整性受到破坏，给真菌的感染创造了有利机会。近些年研究表明，外源性感染因素扰乱肠道微生态也是感染性肠炎发病的主要原因。

四、临床表现

1.中医临床表现

主症为不同程度的腹胀腹痛，排便后暂缓解，肠鸣，大便次数增多，便质稀或带黏液，或便秘与泄泻交替，纳差，乏力。湿重者腹胀，大便清稀，乏力，纳呆，舌苔腻；热重者腹痛，口干，肠鸣，大便带黏液或气味臭秽，舌苔黄腻。

2.西医临床特点

（1）白色念珠菌累及结肠，大部分患者出现腹胀，泡沫样腹泻，或腹泻与便秘交替出现。早期为黏液样稀便，偶有便血或带血丝，其特点为黏稠似蛋清附于大便上，或全部黏液便，后期为脓血或脓血样稀便。出血时多为暗红色糊状黏液便。腹痛及压痛不明显。

（2）毛霉菌肠炎因摄入被真菌孢子污染的食物所致，好发于营养不良的儿童或有胃肠道慢性疾病的患者。其特点是血管栓塞后引起黏膜溃疡甚至穿孔的表现，多伴有胃的感染和胃溃疡。可出现腹痛、腹泻、呕血和黑便，或肠穿孔导致腹膜炎，或侵入胃肠血管导致血行播散，病情发展快，病死率高。

（3）消化道放线菌侵犯回盲部时，表现为右下腹隐痛，局部出现坚实而有压痛的肿块。直肠放线菌可形成亚急性或慢性肛周脓肿，坐骨直肠窝脓肿或直肠旁脓肿。直肠周围病变多由腹内病变波及而来，表现为腹泻、便秘、里急后重或较稀带黄色颗粒的脓血便。

（4）曲菌肠炎好发于有基础疾病的体力劳动者，多为烟曲菌所致。往往继发于肺曲菌病。曲菌肠炎的临床表现以腹痛和血便为主，可引起消化道大出血，而腹泻常不典型，也缺乏念珠菌肠炎的迁延性经过，侵犯血管后易发展为播散性曲菌病。

五、实验室及其他辅助检查

（1）直接镜检，发现肠壁霉菌菌丝或霉菌孢子生长。

镜检常用的染色方法：①革兰染色：适用于念珠菌，孢子、菌丝染成蓝色，但着色不均。②过碘酸希夫（PAS）染色：真菌孢子、菌丝均染成红色。③丫啶橙染色：荧光显微镜下真菌孢子呈亮绿色。④乳酸酚棉蓝染色：适用于各种真菌培养涂片，菌体染成蓝色。

（2）粪便培养：粪便培养结果可见真菌菌落生长并确定菌种。

六、诊断

（1）长期黏液性腹泻、腹泻与便秘交替出现，经抗生素、磺胺类久治不愈者。

（2）除在结肠黏膜组织标本中发现真菌外，主要需多次真菌培养，呈阳性者并证实为同一菌种。在真菌组织的染色检查中往往由于真菌数量少，HE 染色着色不良，而被忽略，而用 PAS 及 Gram 特殊染色法，阳性率极高，易于诊断。

七、鉴别诊断

（1）细菌性痢疾：多见于夏秋季。主要病变是结肠的化脓性炎症。患者呕吐少，常有发热，腹泻伴腹痛、里急后重，左下腹压痛。大便混有脓血，镜检可见红细胞、脓细胞和巨噬细胞，培养有痢疾杆菌生长。

（2）阿米巴痢疾：以散发为主。患者常隐匿起病，腹泻轻重不一，毒血症少，腹痛与里急后重不明显，与真菌性肠炎颇为相似。但粪便与脓血不混合，典型者呈果酱样，腥臭，镜检以红细胞为主，可见吞噬红细胞的阿米巴滋养体和夏科 – 莱登结晶。

八、治疗

（一）中医内治法

根据此病临床特点，多选用人参、白术、黄芪、山药健脾固本治疗，以提高机体免疫能力，配合茯苓、苦参、金银花、黄连、乌梅、木香燥湿解毒。气虚者加黄芪；湿重者加苍术、泽泻，热重者加白头翁汤；久泻者加诃子、石榴皮等。

（二）中医外治法

（1）根据现代中药研究，也可选用牡丹皮 15g，木槿皮 9g，地骨皮 18g，乌梅 20g，徐长卿 10g，石榴皮 10g，赤石脂 24g，丁香 6g 等煎煮保留灌肠。

（2）结肠水疗机 38℃ ~40℃生理盐水结肠冲洗。

（3）针刺及隔姜灸。选穴：中脘、天枢、神阙、足三里、百会。

（三）西医非手术疗法

1. 一般治疗

包括高营养、易消化、调节电解质平衡或输血等支持疗法。

2. 抗真菌的治疗

（1）白念珠菌性肠炎：一般口服克霉唑 1g，1 日 3 次。或用制霉菌素 100 万 U，口服，1 日 3 次。大蒜素胶囊 4 粒，每日 3 次，饭后服，能有效地控制病损。也可用苦参 20g 加水 200ml 煎至 60~70ml，每日 1 次保留灌肠，10 天为一个疗程。

（2）毛霉菌性肠炎：通常口服异烟肼 0.1g，每日 3 次。维生素 D_2 1 万 ~2 万 U，每日 3 次，同时给予碘剂，如碘化钠 1g，静脉注射，每日 1 次，逐渐增至 3g。本病早期可以 X 线照射，如为中晚期需手术切除或用凝固法治疗。

（3）放线菌肠炎：青霉素及磺胺类药物等对放线菌有特殊疗效，其中以青霉素为首选，剂量为 80 万 U~240 万 U，疗程数周至数月。两者联合应用可获得更好的疗效。如青霉素有过敏史者，可改用链霉素治疗。

（4）曲菌性肠炎：可用两性霉素 B 注射治疗。同时服用大剂量碘化钾液，每日 20~29g，服 3 周，如是肉芽性损害，可手术切除。

3. 微生态制剂联合治疗

例如双歧杆菌三联活菌胶囊、乳酸菌素、整肠生等。

九、现代研究进展

真菌性肠炎可考虑为健康机体的非侵袭性真菌感染、健康机体侵袭性真菌感染、伴有基础病的侵袭性真菌感染；也可以说是真菌的内源性感染和外源性感染。

人体内部及表面存在着大量的正常微生物群，包括细菌、病毒及真菌等，机体为这些正常微生物提供其生命活动的场所，而正常微生物群能拮抗外来微生物的入侵，并且通过对机体的营养作用、刺激免疫、分解腐败物质等发挥其对机体的生理作用。正常微生物与宿主的这种共生关系是历史进化过程中所形成的，正常情况下，两者处于动态平衡维持着机体的健康，如动态失衡，则导致一些疾病的发生与发展。正常微生物群，主要指正常菌群，定居于机体的特定空间，在数量上维持一定的比例，其本身不仅对机体无害，而且能通过占位效应、营养竞争、分泌抑菌或杀菌物质等，形成一道生物屏障，抵抗外来或过路的病原微生物的入侵。如果宿主的环境或正常菌群发生改变，则正常菌群可以转化为条件致病菌，引起机体感染，即形成内源性感染。与外源性感染不同，内源性感染是由正常菌群或正常微生物群引起的，病原体来源于宿主体内，流行环节无法切断，难以控制。随着人类社会的进步及科学技术的发展，外源性感染已得到了有效的控制，并逐渐减少；而内源性感染持续增多，已成为现代感染的主要类型和对人类的最严峻挑战。内源性感染已成为现代感染的主要类型。菌群定位转移与菌群失调相互关联，内源性感染是菌群失调和细菌移位共同作用的结果。

感染是微生物与机体相互作用的结果。感染后是否致病除取决于微生物的数量及毒力外，还取决于机体的防御能力。在内源性感染的发病中，机体因素更为重要，因此在防治现代感染中，更要重视保护及提高宿主的防御能力。内源性感染多发生在免疫功能受损及危重患者，对这些患者应加强营养，提高机体的免疫力。由于肠道黏膜本身的高代谢特性，肠道黏膜对缺血及缺氧非常敏感，因此提高肠道的血流灌注及供氧是维持肠道黏膜屏障功能完整、阻止细菌移位的基础措施。

近年的研究还发现，胃肠道内营养对维持肠道黏膜上皮结构及功能的完整有重要的作用，一方面它可以对肠黏膜局部起营养作用，另一方面它通过刺激分泌肠道激素，促进肠道黏液分泌和肠蠕动。一些营养物质如谷氨酰胺、精氨酸、多不饱和脂肪酸及核苷酸能够改善肠道黏膜上皮细胞的代谢，对肠道黏膜有特殊的营养作用。针对内源性真菌性感染，除了要合理利用抗生素外，还可以应用微生态制剂治疗。微生态调节剂包括益生剂、益生元及合生元。益生菌是含生理性活菌和（或）死菌，包括其组分和产物的细菌制剂，经口或经由其他途径投入，旨在改善黏膜表面的微生物或酶的平衡，或者刺激特异性或非特异性免疫机制，提高机体定植抗力或免疫力的微生物制剂。益生元是一种不被宿主消化的食物成分或制剂，它能择性地刺激一种或几种肠内某些有益菌的活性或生长繁殖，起到增进宿主健康的作用。合生元是益生菌与益生元制成的复合制剂，它既可发挥益生菌的生理性细菌的活性，又可选择性地刺激体内肠道生理性细菌的生长，使益生作用更显著持久。微生态调节剂能直接补充机体的正常菌群或选择性刺激正常菌群的生长繁殖，从而竞争性地抑制外源致病菌及内源性条件致病菌的过度生长及定植，有效地防止内源性感染的发生及发展。

第八节 缺血性结肠炎

缺血性结肠炎（ischemic colitis，IC）是由于各种原因引起肠壁血流减少导致结肠壁血液供应不足或回流受阻的缺血性损害，是肠壁营养障碍的一种综合征，以腹痛、腹泻和便血为其临床特点。分为坏疽型、一过型和狭窄型。

一、病名溯源

（一）中医的认识

根据本病临床特点，常归属中医"腹痛""便血""肠中风"等论治。《医学真传·腹痛》曰："夫通则不痛，理也。但通之之法，各有不同，调气以和血，调血以和气，通也。"清代著名医家唐容川曾在其著作《血证论》中提出"止血、消瘀、宁血、补虚"治血四法，并以此作为通治血证的大纲，针对便血，提出"必先治肠，后治各脏"。

（二）西医的认识

由于肠系膜血管阻塞，或由于血循环动力学的改变造成结肠局限性缺血，使结肠黏膜坏死和溃疡形成，称为缺血性结肠炎。多由肠系膜上动脉的中结肠动脉，右结肠动脉非闭塞性缺血所致；少数由微小栓子或血栓形成闭塞性缺血所致。好发部位以左半结肠为主。本病即使早期诊断，死亡率仍可达29%，延迟诊断则死亡率高达80%~100%。

目前国内外大多数学者认为本病发病部位以左半结肠最多，因左半结肠的血供主要来自肠系膜下动脉，肠系膜下动脉与腹主动脉近乎平行，肠系膜下动脉较肠系膜上动脉稍细，从腹主动脉随血流冲下的栓子较易进入肠系膜下动脉造成栓塞，该血管这一解剖特点可能是缺血性结肠炎多发生在左半结肠的根本原因。脾区结肠肠管的血供为肠系膜上、下动脉的移行部位，吻合支较少，30%的人存在吻合支缺乏。部分患者乙状结肠动脉及直肠上动脉的吻合支也存在缺陷或缺如。因此，结肠脾曲、直乙交界也为本病好发部位，直肠是肠系膜下动脉和直肠动脉双重供血，缺血损害少见。但国外部分学者认为缺血性结肠炎可以发生于结直肠任何部位，并非左半横结肠至降结肠发生率显著高于右半结肠。目前我国相关研究认为本病内镜下好发部位依次为降结肠＞乙状结肠＞脾曲＞横结肠＞直肠＞升结肠＞肝曲＞回盲部。

二、流行病学资料

本病普通人群发病率为每年4.5/100000~44/100000，然而很多病例由于症状轻微或病程短暂并未就医。缺血性结肠炎发病率在我国呈逐年上升趋势，我国从2006年起有关缺血性结肠炎病例报道数量亦逐年增加，年增长率50%~70%。本病发病年龄多在50岁以上，男女比例约1∶1.8，其中多数患者合并高血压、动脉硬化、冠心病、糖尿病。国内文献报道，缺血性结肠炎患者中一过型占70%，狭窄型占20%，坏疽型占10%左右，但因地域、诊断标准和主观因素的差异及样本量的不同，各国报道的比例存在差异。

三、病因病机

（一）中医病因病机

中医认为此病病因多为血瘀于脉络，不通则痛。《血证论·瘀血》曰："瘀血在中焦，则腹痛胁痛；瘀血在下焦，则季胁、少腹胀满刺痛，大便色黑。"病因有感受外邪，饮食所伤，情志失调，久病体虚。治疗当以活血化瘀，理气止痛为原则。

（二）西医病因病机

造成肠道缺血的主要原因是血管本身病变和血液灌注不足。

1. 血管病变

供应结肠血液的肠系膜血管若发生以下情况，均可引起此病。

（1）动脉血栓形成或栓塞，见于动脉粥样硬化、闭塞性血栓性脉管炎、风湿性二尖瓣狭窄、亚急性感染性心内膜炎等。

（2）静脉血栓形成或高血凝状态，见于真性红细胞增多症、血小板增多症、长期口服避孕药、胰腺炎、胰腺癌、腹腔脓毒血症、主动脉造影术后等。

（3）小血管病变，见于糖尿病、结缔组织疾病如结节性多动脉炎或硬皮病、淀粉样变等。

2. 肠系膜血流灌注不足

由于各种原因引起的内脏血管收缩与低血流状态。如休克时微循环障碍，有效血容量不足，减少的血流重新分布，为了保证生命脏器的血供，关闭一些次要脏器的血供，同时由于内脏交感神经活力增强，α肾上腺素受体激动，引起反射性血管床小动脉收缩，致肠系膜血流灌注不足。心力衰竭时，心排血量显著减少，洋地黄中毒后，内脏小动脉收缩以及肠道细菌感染诱发的内源性儿茶酚胺释放使内脏血管收缩等，都是血流灌注减少的因素。有时无明显诱因，多由于低血流状态和小血管炎变所致。此外，在行大型盆腔手术时损伤或结扎肠系膜下动脉也可引起本病。

四、病理

本病在急性期，肠腔明显扩张，黏膜充血、水肿、糜烂及不规则的深浅溃疡，黏膜甚或黏膜深层有不同程度的坏死，浆膜面有炎性渗出。组织学检查有黏膜和黏膜下出血、水肿和坏死；革兰染色发现细菌集落，特别是梭状芽孢杆菌，此时，如侧支循环建立好，病变可在短时间内恢复。如病变恶化，可致肠穿孔，形成腹膜炎。慢性期患者，受累肠壁纤维化，瘢痕形成并出现肠腔狭窄。狭窄可发生在病后的数周或数年。

五、中医辨证分型

1. 气虚血瘀证

便血，血色淡暗，腹痛喜按，腹泻，次数增多，倦怠乏力，气短懒言，纳呆，舌质暗苔薄白，或有瘀斑，脉沉涩或迟。

2. 肠道湿热证

便血色鲜红，大便不畅、黏滞，腹痛，口苦，苔黄腻，脉滑数。

3. 脾胃虚寒证

便血紫暗或黑色血块，腹痛喜温，大便溏薄，神疲乏力，面色无华，舌淡暗，苔白，脉沉细。

4. 寒热错杂证

便脓血或大便黏滞，腹泻日久，腹痛坠胀，脘腹痞闷，纳少乏力，面色黄白，舌质暗，苔腻，脉弦缓滑。

六、西医分类

内镜下根据严重程度分为以下三型。

一过型：表现为黏膜充血、水肿、增厚，黏膜下出血，血管纹理模糊，部分黏膜可见多发性浅溃疡，病变部位与正常黏膜界限清楚，节段性改变之间黏膜正常。

狭窄型：表现为黏膜充血水肿明显，伴糜烂、出血，肠腔明显狭窄。

坏疽型：是缺血性结肠炎最严重缺血损伤，肠壁广泛出血、坏死，多处溃疡形成合并穿孔。

七、临床表现

（1）阻塞性缺血性肠炎（亦称急性肠梗塞）：肠系膜上动脉急性阻塞可使肠壁缺血、黏膜坏死，细菌繁殖或溃疡形成后出血，最后可发生坏死穿孔。常表现有腹痛，初为绞痛，后为持续性痛或定位性痛，可伴有恶心、呕吐。患者极度不安、出汗、腹胀（尤其是后期），约一半人会有消化道出血，肠穿孔时有腹膜炎的典型体征。

肠系膜上静脉急性阻塞多是高血凝状态引起。常表现为腹痛，但较动脉阻塞为缓，多呈持续性，亦可为阵发性，有时则会出现剧痛，伴呕吐、腹胀、呕血或血便，甚至发生休克，后期也可发生肠穿孔而出现腹膜炎体征。

（2）非阻塞性缺血性肠炎：常表现为间歇性急性腹痛，多发生于食后 10~15 分钟，可持续 1~3 小时，饱餐后则因血供需要增加而引起肠平滑肌痉挛使腹痛更剧。服抑酸剂无效，但硝酸甘油可缓解，患者厌食。

八、实验室及其他辅助检查

1. 血常规

白细胞和中性粒细胞的计数升高。

2. 组织病理学检查

肉眼见结肠黏膜浅表性坏死和溃疡形成，或黏膜全层坏死。镜检可见黏膜下增生的毛细血管、成纤维细胞和巨噬细胞；黏膜下动脉中可有炎症改变和纤维蛋白栓子；黏膜固有层可呈透明样变性；肉芽组织周围可有嗜酸性粒细胞和含血红蛋白铁的组织细胞浸润。慢性期表现为病变部位与正常黏膜组织相间的黏膜腺体损伤和腺体再生。

3. 直肠指诊

常可见指套上有血迹。

4.X 线平片

腹部平片可见结肠和小肠扩张，结肠袋紊乱，部分患者可有肠管的痉挛和狭窄。坏疽型缺血性结肠炎有时可见结肠穿孔引起的腹腔内游离气体以及由于肠壁进行性缺血、肠壁通透性升高引起的肠壁内气体和门静脉内气体。

5. 钡灌肠造影

该检查可以对病变的程度，尤其病变的范围有比较全面的了解，但有引起结肠穿孔的危险，因此对病情严重，伴有大量便血以及怀疑有肠坏死的患者应慎用。

6. 电子结肠镜检查

是诊断缺血性结肠炎最有效的检查方式。当患者被怀疑有缺血性结肠炎，但不伴有腹膜炎体征，腹部 X 线平片没有明显结肠梗阻和结肠穿孔的影像表现时，应考虑行内镜检查。

7. 肠系膜动脉造影

由于大部分缺血性结肠炎患者的动脉阻塞部位在小动脉，肠系膜动脉造影检查难以发现动脉阻塞的征象。另外，由于造影剂有可能引起进一步的血栓形成，应谨慎使用。

8.CT 扫描

部分患者可见到肠腔扩张，肠壁水肿引起的肠壁变厚等非特异性变化。

九、诊断

（1）阻塞性缺血性肠炎、肠系膜上动脉急性阻塞，除有上述症状外，还有血液浓缩，白细胞增多，血清尿素氮升高，出现蛋白尿和血尿，血清淀粉酶、转氨酶、乳酸脱氢酶皆可升高，但无特异性。X 线腹部平片可见肠道积气及液平段。凡患者器质性心脏病伴心房纤颤，突然发生急剧腹痛，应高度怀疑本病，最有确诊价值的是选择性腹腔动脉造影术。

肠系膜上静脉急性阻塞时体征常与严重的症状表现不符，腹腔穿刺常有获得血性腹水。肠系膜上动脉造影术显示动脉延长，而门脉系统不显影，即可确诊，但多需剖腹探查才能证实。

（2）非阻塞性缺血性肠炎，患者年龄多在 70 岁以上，且常有高血压病史。对既往有动脉粥样硬化症的急性腹痛患者，当考虑本病。有时可在脐周听到动脉的收缩期杂音，选择性动脉造影可确定肠系膜血管狭窄的部位或阻塞部位。剖腹时可测量压力的阶度，即腹主动脉与远端肠系膜动脉的压力差，若大于 4.6kPa（35mmHg）即可诊断。

十、鉴别诊断

本病须与肠系膜缺血、溃疡性结肠炎相鉴别（表 28-8-1、28-8-2）。

表 28-8-1 缺血性结肠炎与急性肠系膜缺血的鉴别

缺血性结肠炎	急性肠系膜缺血
90% 年龄大于 60 岁	多数为老龄组，偶有年轻人
急性诱发因素少	多有诱因（如心肌梗死、心力衰竭）
20% 伴病损存在（肿瘤、狭窄）	病损不常见（除动脉硬化外）

病情表现不严重	通常表现严重
腹痛较轻，伴轻触痛和肌抵抗	腹痛严重，早期阳性体征少，晚期显著
直肠出血和血性腹泻较轻	直到晚期以前，出血不常见
首选钡灌肠检查	首选血管造影

表 28-8-2 缺血性结肠炎与溃疡性结肠炎的鉴别

表现	缺血性结肠炎	溃疡性结肠炎
起病	极快	缓慢，偶尔快
平均年龄 75 岁	80%	小于 10%
直肠出血	一次量多	每次大便带血
狭窄形成	常见	罕见
原有心血管病	常有	罕见
疾病进展	急性、变化快	慢性
节段受累	常见	罕见
最常受累部位	脾曲，左半结肠	整个结肠，直肠
钡灌肠有拇指印	常见	罕见

十一、治疗

（一）中医内治法

根据本病的病因病机，可选用《医林改错》五大逐瘀汤加减口服治疗，本病临床常用膈下逐瘀汤。

1. 气虚血瘀证

[治法] 益气活血化瘀。

[方剂] 补阳还五汤合膈下逐瘀汤加减。

[常用药] 黄芪 30g，炒白术 15g，五灵脂 9g，当归 12g，川芎 9g，桃仁 12g，丹皮 9g，赤芍 9g，乌药 9g，延胡索 12g，香附 6g，红花 12g，枳壳 12g 等。

2. 肠道湿热证

[治法] 清热利湿。

[方剂] 地榆散（《中医内科学》）加减。

[常用药] 地榆炭 20g，茜草根 10g，槐花 12g，炒栀子 9g，黄连 10g，黄柏 9g，金银花 12g，炙甘草 10g 等。湿重者加茯苓 30g，猪苓 10g；热重者，加黄芩 10g，藿香 15g。

3. 脾胃虚寒证

[治法] 温阳健脾，养血止血。

[方剂] 黄土汤（《金匮要略》）加减。

[常用药] 伏龙肝 30g，炒白术 18g，白及 10g，黄芪 30g，地黄 12g，炮附子 6g，黄芩 9g，炙甘草 10g 等。

4. 寒热错杂证

[治法] 清热化湿，调气行血，健脾抑肝。

[方剂] 乌梅败酱汤加减（国医大师路志正验方）。

[常用药] 乌梅 15g，败酱草 12g，黄连 6g，木香（后下）9g，当归 10g，炒白芍 12g，枳实 10g，炒白术 10g，茯苓 15g，葛根 12g，太子参 12g，炙甘草 6g 等。便血重者加用三七粉冲服 3g；肠腔狭窄者加用牡蛎（先煎）10g。

临床中也可使用中药注射液静脉滴注治疗缺血性结肠炎，如丹红注射液 40ml，ivgtt，Qd；注射用血栓通 450mg，ivgtt，Qd；疏血通注射液 6ml，ivgtt，Qd。

（二）中医外治法

1. 中药保留灌肠治疗

药物：青黛 10g，枯矾 10g，赤石脂 10g，白及 10g，血竭 10g，炉甘石 10g，煎煮取汁 200~250ml，每日 1 次保留灌肠。

2. 中医针灸治疗

针刺治疗选穴：双天枢、中脘、双大横、双足三里、双三阴交、双合谷、双大肠俞、双脾俞、双太溪、双阴陵泉、双血海、双太冲，平补平泻。或电针治疗，每次 30 分钟，隔日一次。

艾灸穴位：气海、关元。或配合红外线照射。

3. 背部膀胱经排罐或药罐治疗

（三）西医非手术疗法

主要治疗原则以减轻肠道缺血损伤、促进组织修复为目的。可采用控制饮食、肠道休息、胃肠减压、扩张血管、抗凝、静脉补液、抗生素等措施，并积极治疗原发病，补充血容量，纠正心衰、体克、脱水及酸碱平衡紊乱等。其中及时确诊并早期应用血管扩张剂如罂粟碱、前列地尔等，能有效改善微循环，随着血管再通和侧支循环的建立，肠黏膜迅速修复，症状能有效控制。

（四）手术疗法

（1）阻塞性缺血性肠炎，对于确诊是肠系膜上动脉阻塞的应早期行肠系膜上动脉切开，取出栓子，术中用荧光素注射或多普勒仪测定肠管的血流来确定肠管是否已坏死。剖开取出栓子后必须继续严密观察，必要时再次行剖腹探查。若阻塞的原因是肠系膜上动脉粥样硬化血栓形成，应行血管旁路手术。如髂动脉、腹主动脉与肠系膜上动脉远端搭桥术。此外应积极行支持疗法，纠正休克及水电解质紊乱，维持良好的心肺功能，及时控制感染，采用肝素疗法来减少血栓形成的机会。对于确诊是肠系膜上静脉急性阻塞的应手术切除坏死的肠段，术后使用抗凝药。

（2）严重的腹部压痛、发热、腹膜炎等迹象提示坏疽、穿孔的发生，是急诊手术的指征。所有受损和疑似病变肠道都应检查黏膜后加以切除，以确保手术边缘是正常的。因会引起吻合口漏，急性缺血损伤中通常不作一期吻合，而是行结肠造瘘术，外口封闭形成 Hartmann 囊或成为瘘口供黏液排出。然而在右半结肠缺血性结肠炎，若回肠和横结肠血管完好，则可行一期吻合。

（3）肠镜下行狭窄扩张或支架植入是手术治疗的替代治疗。狭窄的长度是决定行外科手术或内镜治疗的重要因素之一。目前认为可根据肠管的弯曲程度选择肠道支架技术或者经气囊扩张术，而部分患者行肠道支架植入后解除了梗阻，为择期手术切除病变肠段创造了条件，降低了手术相关并发症发生率及死亡率，避免了因紧急手术需造瘘而造成患者生活质量的下降情况。

十二、现代研究进展

（1）现代研究认为血流动力学的改变与缺血性结肠炎的发病有着密切的关系。血液是非牛顿流体中较为复杂的一种塑性流体，其黏度主要受制于血液各亚型血细胞内黏度等因素的影响，并且随切变率而变化，切变率越低，血液黏度越高。全血黏度表示血液总体（包含血细胞和血浆）流动性的指标，全血黏度的增高表示血液黏滞性增加而流动性降低，其主要包括高切全血黏度（200/s mPa·s），低切全血黏度（5/s mPa·s）。高切血黏度增高的直接原因依次为：血细胞（主要是红细胞）浓度增加，血浆黏度增加，红细胞变形能力降低，低切血黏度增高直接原因依次是：红细胞浓度增加，血浆黏度增加，红细胞聚集性增加。血浆黏度增高主要由于纤维蛋白原、大分子球蛋白、血脂显著增加；在低切变下纤维蛋白原聚集在红细胞周围形成网状，造成微循环瘀滞，促使血栓形成红细胞沉降率表示血液在静止状态下红细胞在自身血浆中的沉降速度，它的快慢与血浆黏度、红细胞聚集性、红细胞压积有关。血小板是由骨髓巨核细胞脱落而成，是循环血液中最小的血细胞，没有细胞核，但却具有多种生理功能，血小板在生理性止血、维持血管壁完整性以及某些病理过程，如血栓形成、动脉粥样硬化、炎症反应等过程中起着重要作用。血小板聚集活性的检测是血小板体外功能评价的金标准，血小板黏附性、聚集性增高可使毛细血管的灌注血量减少，血液黏度就会增加。国内研究显示，缺血性结肠炎患者血浆黏度明显高于健康人，血沉、血沉方程 K 值、红细胞聚集指数、血小板均有升高趋势，红细胞变形能力呈下降趋势。缺血性结肠炎患者发病早期血液黏度的增高并非红细胞数量的增加，而是红细胞功能发生了改变，这也印证了红细胞变形指数下降。然而在缺血性结肠炎发病中血小板计数无明显改变，那么血黏度变化与血小板功能改变是否有关，需进一步对血小板黏附性、聚集性的检测进行分析。

（2）肠缺血有多种实验室标志物，如乳酸盐、LDH、CPK、淀粉酶水平、白细胞、碱性磷酸酶、无机磷酸盐、肠脂肪酸结合蛋白及 α 谷胱甘肽转移酶，但却没有任何一项是诊断缺血性结肠炎的特异的指标，轻微缺血往往罕有上述指标的变化，而严重的缺血损伤，特别是病程的晚期，上述指标往往有所升高。IC 患者的评估及治疗过程中，肠系膜血管造影往往没有太大作用，因为往往在症状初发的时间，结肠血流已经重新恢复正常。血流灌注不足造成的损伤，通常在微小动脉水平，而肠系膜血管及弓形动脉往往仍是开放的。不过有两个情况例外，当急性肠系膜缺血明确，而通过临床表现不能跟 IC 相明确鉴别的时候或者病变仅涉及右半结肠时，需要造影排除肠系膜上动脉闭塞。核素标记扫描术也被用在缺血性结肠炎的诊断上。In-111 或 Tc-99m 标记白细胞扫描术现在已经证明肠梗死时能成功显影，不过也有研究发现 Tc-99m（Ⅴ）DMSA 在检测及诊断 IC 上没有明确作用。

（3）研究发现，缺血事件发生之前或者期间使用抗菌药物能减轻肠损伤的严重程度和病变范围，并且抗菌药物能延长小鼠肠缺血后的生存时间。盐酸罂粟碱、异丙肾上腺素、运动缓激肽、组胺、5- 羟色胺、阿糖腺苷、作用血管的肠多肽及胰高血糖素等物质均有扩张结肠血管作用，具有改善局部结肠血运及组织氧合作用的功能。

（4）有文献报道，部分缺血性结肠炎的病例发生跟基因缺陷有关，比如 c 蛋白，S 蛋白，抗纤维蛋白酶Ⅲ缺乏，FVL 基因变异，凝血酶原 20210G/A 基因变异，蛋白 Z 变异。缺血性结肠炎也可能在表面健康的个体上自然出现，在这些病例中没有明确的缺血原因。这些特发或自发的病例普遍被认为跟局限的非闭塞性肠缺血相关。年轻 IC 患者的易患因素包括脉管炎（如全身性红斑狼疮所致肠内血管炎），雌激素、可卡因及去氧麻黄碱的使用，精神治疗药物，镰刀形红细胞（贫）血病，长跑及遗传性的凝血功能障碍等。同时，他们的 V 因子 506RQ 的 506Q 等位基因变异频率，纤溶酶原激活剂抑制物的突变体 4G 等位基因同质异形的频率都有显著升高。

十三、预防

缺血性结肠炎是老年病之一，但近期国内本病报道最小年纪为 25 岁，呈年轻化趋势。缺血性结肠炎是血管疾患，存在易患因素，找出患病的高风险因子，能帮助医生提高对该病的早期诊断率，从而改善预后。同时，积极预防及避免相关高风险因子，可降低疾病的发生率及复发率。

本病常发病突然，无论是内科、外科治疗均应掌握时机，密切观察，及时调整药物，首先去除患病诱因，例如便秘、感染、心律失常、不合理使用降压药、休克等，建议患有冠心病、高血压、动脉硬化及糖尿病的患者应坚持治疗，多运动，促进血液回流，若出现不明原因突发腹痛及便血应警惕此病发生。

参考文献

［1］周强，逄冰，彭智平，等．仝小林教授应用大剂量葛根芩连汤治疗直肠炎经验［J］中国中医急症，2013，1（22）：55-56.

［2］仝小林，周强，刘文科．经方新用的思索［J］．中医杂志，2011，52（11）：901-903.

［3］中华医学会消化病学分会炎症性肠病学组．我国炎症性肠病诊断与治疗的共识意见［J］．内科理论与实践，2013，8（1）：61-75.

［4］史仁杰，朱秉宜．治疗慢性结肠炎的经验［J］．中国中医药信息杂志，2000，2（7）：72-73.

［5］李佩文，崔慧娟主编．实用中西医结合肿瘤内科学［M］．北京：中国中医药出版社，2007：41-43.

［6］李站，朴炳奎．治疗放射性肠炎经验总结及临床研究［D］．北京：北京中医药大学，2016.

［7］冯玉霞．中医治疗放射性肠炎疗效的 Meta 分析［D］．沈阳：辽宁中医药大学，

2015.

［8］Regimbeau JM, Panis Y, Gouzi JL, et al. Operative and long term results after surgery for chronic radiation enteritis ［J］. Am J Surg. 2001, 182 (3): 237–242.

［9］Andreyev HJ, Wotherspoon A, Denham JW, et al. Defining pelvic–radiation disease for the survivorship era ［J］. Lancet Oncol, 2010, 11 (4): 310–312.

［10］姚丹华，陈勇，李幼生. 放射性直肠炎的外科治疗进展 ［J］. 医学研究生学报，2016，29 (5): 542–545.

［11］许洁. 肠瑞灌肠剂通过抑制血管新生治疗放射性直肠炎的机制研究 ［D］. 太原：山西省中医药研究院，2017.

［12］田德禄. 中医内科学 ［M］. 北京：人民卫生出版社，2002.

［13］隋吉林，张静，孙军玲，等. 2009 年中国细菌性痢疾监测分析 ［J］. 疾病监测，2010，25 (12): 947–950.

［14］张娜. 临床确诊急性菌痢患者的临床特征及病原学分析 ［D］. 天津：天津医科大学，2012.

［15］汪雅萍，应春妹，吴唯一，等. 宋内志贺菌对喹诺酮类抗菌药物的耐药性研究 ［J］. 中国感染与化疗杂志，2009，9 (01): 27–31.

［16］WHO. Global Tuberculosis Control Report. Geneva: World Health Organization, 2014.

［17］顾清. FQ–RCP 技术在克罗恩病与肠结核鉴别诊断中的应用价值研究 ［D］. 成都：四川大学：2007.

［18］Rupnik M, Wilcox MH, Gerding DN. Clostridium difficile infection: new developments in epidemiology and pathogenesis ［J］. Nat RevMicrobiol.2009, 7 (7): 526–36.

［19］Bhangu A, Nepogodiev D, Gupta A, et al. Systematic review and meta–analysis of outcomes following emergency surgery for Clostridium difficilecolitis ［J］. Br J Surg, 2012, 99 (11): 601–13.

［20］Eiseman B, S   N, Bascom GS, et al. Fecal enema as an adjunct in the treatment of pseudomembranousenterocolitis ［J］ Surgery, 1958, 44 (5): 854–9.

［21］谢冠群，朱飞叶，侯晓丽，等. 从粪便移植疗法话中医金汁 ［J］. 中华中医药杂志，2015，6 (29): 1907–1909.

［22］苏慧. 伪膜性肠炎危险因素的分析 ［D］. 济南：山东大学，2014.

［23］牛海静，苏秉忠. 消化道真菌及其相关疾病研究进展 ［J］. 中国真菌学杂志，2015，10 (6): 377–384.

［24］郑跃杰，段恕诚. 微生态失衡与内源性感染 ［J］. 中国实用儿科杂志，2003，5 (18): 303–305.

［25］秦耿. 中国人缺血性结肠炎临床特点 20 年文献的系统分析 ［D］. 北京：中国协和医科大学，2012.

［26］徐幼飞. 缺血性结肠炎的诊断与治疗进展 ［J］. 世界华人消化杂志，2014，22 (21): 2961–2966.

［27］孙达龙，陈凤嫒，潘勤聪，等. 缺血性结肠炎诊治现状［J］. 胃肠病学和肝病学杂志，2014，23（9）：987-989.

［28］Keränen I，Lepistö A，Udd M，et al. Outcome of patients after en- doluminal stent placement for benign colorectal obstruction［J］. Scand J Gastroenterol，2010，45（6）：725-731.

［29］张浩. 缺血性结肠炎临床特征及血液流变学变化的研究［D］. 上海：复旦大学，2013.

［30］廖亮. 缺血性结肠炎发病特点的临床分析［D］. 北京：解放军医学院，2015.

［31］BlaneP，BoriesP，DonadioD，et al. Ischemic colitis and recurrent venous thrombosis caused by familial protein S deficiency［J］. Gastroenterol Clin Biol，1989，13：945.

［32］Verger P，Blanc C，Feydy P，et al. Ischemic colitis caused by protein S deficiency［J］. Presse Med 1996；25：1350.

［33］Knot EA，ten Cate JW，Bruin T，et al. Antithrombin Ⅲ etabolism in two colitis patients with acquired antithrombin Ⅲ deficiency［J］. Gastroenterology 1985；89：421.

［34］Ludwig D，Stahi M，David-Walek T，et al.Ischemic colitis，pulmonary embolism，and right atrial thrombosis in a patient with inherited resistance to activated protein C［J］. Dig Dis Sci，998；43：1362-1367.

［35］Yee NS，Guerry D 4th，Lichtenstein GR. Ischemic colitis associated with factor V Leiden mutation［J］. Ann Intern Med，2000，132：595-596.

［36］Balian A，Veyradier A，Naveau S，et al.Prothrombin 20210G/A mutation in two patients with mesenteric ischemia［J］. Dig Dis Sci，1999，44：1910-1913.

［37］辛凯明. 补阳还五汤联合"肠乐一号"保留灌肠治疗缺血性结肠炎的临床疗效观察［D］. 太原：山西中医学院，2015.

第二十九章　非特异性炎症性肠病

非特异性炎症性肠病（inflammatory bowel disease，IBD）是一类多种病因引起的异常免疫介导的肠道慢性及复发性炎症，有终身复发倾向，包括溃疡性结肠炎（ulcerative colitis，UC）和克罗恩病（Crohn's disease，CD）。

第一节　溃疡性结肠炎

溃疡性结肠炎属于炎性肠病的一种，以持续性的肠道非特异性炎症为特征，临床表现为持续或反复发作的腹泻、黏液脓血便伴腹痛、里急后重和不同程度的全身症状。该病在欧美等发达国家多发，在我国较少见。但是随着环境和生活方式的改变，近年来的流行病学调查显示国内的就诊人数呈上升趋势。UC尚无确切的发病机制，涉及环境及遗传等因素共同诱导炎症，影响后续的黏膜损害和修复，目前无特效治疗手段。根据其临床表现，在中医学中可归属到"痢疾""肠澼""肠风""泄泻""脏毒"等范畴，其中慢性复发型又属中医"休息痢"范畴，慢性持续型属中医"久痢"范畴。

一、病名溯源

（一）中医的认识

中医学对溃疡性结肠炎无明确记载，但就其证候特点当属"泄泻""痢疾""血痢""大瘕泄""肠风""肠澼"等范畴。《黄帝内经·素问》中就有记载："食饮不节，起居不时者，阴受之……阴受之则入五脏……入五脏则䐜满闭塞，下为飧泄，久为肠澼。"明确指出"肠澼"病因在于饮食不节、起居失常。《难经》中有记载："大瘕泄者，里急后重，数至圊而不能便，茎中痛"，简要阐述了此类疾患的症状特点。刘完素《素问玄机原病式》认为："诸泻痢皆属于湿，湿热甚于胃肠之内，而胃肠怫郁，以致气液不得宣通而成"，表明湿热是导致溃疡性结肠炎重要的病理因素。《证治汇补·瘀血痢》中提到"恶血不行，凝滞于里，侵入肠内而成痢疾"，指出瘀血与痢疾的关系密切。

（二）西医的认识

溃疡性结肠炎是一种病因尚不十分清楚的直肠和结肠慢性非特异性炎症性疾病。病变主要限于大肠黏膜与黏膜下层。临床表现为腹泻、黏液脓血便、腹痛。病情轻重不等，多呈反复发作的慢性病程。本病可发生在任何年龄，多见于 20~49 岁，亦可见于儿童或老年。男女发病率无明显差别。

二、流行病学资料

调查数据显示，UC 的患病率与地区的经济发展状况密切相关，且随着经济水平的不断提高呈快速上升趋势。UC 的全球患病率为 5.50~24.30/10000，其中，北美和欧洲等经济发达地区患病率较高，约为 24.30/10000 和 19.20/10000，亚洲和中东地区患病率则较低，约为 6.30/10000，而中国大陆地区 UC 的患病率约为 11.60/10000。

三、病因病机

（一）中医病因病机

中医学认为本病多因外感时邪、饮食不节（洁）、情志内伤、素体脾肾不足所致。溃疡性结肠炎多在夏秋季节发病，此时炎暑流行，湿热当令，外感湿热可使脾胃呆滞，运化失常，致大肠传导失司，气血阻滞，热毒壅盛，湿热搏结于大肠，肉腐成脓而发病；过度饮酒、过食辛辣肥甘、生冷不洁食物，致脾失健运，痰浊流注凝滞于肠腑脂膜而发病；情志不遂，肝气郁结导致中焦气化失司，脾虚不能运化水谷，肺失宣降通达，肺气郁闭，肺与大肠相表里，肠道传导失司，以致水湿内停，日久化热，湿热蕴结，阻滞肠道，肠络瘀滞，血败肉腐，而致发病；"胎元之本，精气之受之于父母事也"，有父母罹患本病者，其体内邪气留滞，毒邪可通过胞胎孕育传于下一代，所谓"先天胎毒"是也，亦可导致发病。

本病病位在大肠，基本病理因素有气滞、湿热、血瘀、痰浊等，涉及脾、肝、肾、肺诸脏。湿热蕴肠，气滞络瘀为基本病机，脾虚失健为主要发病基础，饮食不调常是主要发病诱因。本病多为本虚标实之证，活动期以标实为主，主要为湿热蕴肠，气血不调；缓解期以本虚为主，主要为正虚邪恋，运化失健，且本虚多呈脾虚，亦有兼肾亏者。

不同症状的病机侧重点有所不同，以脓血便为主者的病机重点是湿热蕴肠，脂膜血络受伤。以泄泻为主者分别虚实，实证为湿热蕴肠，大肠传导失司；虚证为脾虚湿盛，运化失健。以便血为主者，实证为湿热蕴肠，损伤肠络，络损血溢；虚证为湿热伤阴，虚火内炽，灼伤肠络，二者的病机关键是均有瘀热阻络，迫血妄行。腹痛实证的主要病机是湿热蕴肠，气血不调，肠络阻滞，不通则痛；虚证为土虚木旺，肝脾失调，虚风内扰，肠络失和。

（二）西医病因病机

非特异性炎症性肠病的病因和发病机制尚未完全明确，已知肠道黏膜免疫系统异常反应所导致的炎症反应在非特异性炎症性肠病发病中起重要作用，目前认为这是由多因素相互作用所致，主要包括环境、遗传、感染和免疫因素。

1. 环境因素

饮食、吸烟、卫生条件、生活方式或暴露于某些不明因素都是可能的环境因素。近几十年来，非特异性炎症性肠病的发病率持续增高，这一现象首先出现在社会经济高度发达的北美、北欧，继而是西欧、南欧、日本及南美。以往该病在我国少见，现已成为常见疾病，这一疾病谱的变化提示了环境因素所发挥的重要作用。

2. 遗传因素

非特异性炎症性肠病发病的另一个重要现象是其遗传倾向。非特异性炎症性肠病患者一级亲属发病率显著高于普通人群，而患者配偶的发病率不增加。克罗恩病发病率单卵双胞显著高于双卵双胞。近年来全基因组扫描及候选基因的研究，发现了不少可能与非特异性炎症性肠病相关的染色体上的易感区域及易感基因。NOD2/CARDl5 基因突变已被肯定与克罗恩病发病相关，进一步研究发现该基因突变通过影响其编码的蛋白的结构和功能而影响 NF-κB 的活化，进而影响免疫反应的信号传导通道。NOD2/CARD15 基因突变普遍见于白种人，在中国、日本等亚洲人并不存在，反映了不同种族、人群遗传背景的不同。目前认为，IBD 不仅是多基因病，而且也是遗传异质性疾病（不同人由不同基因引起）。

3. 感染因素

微生物在非特异性炎症性肠病发病中的作用一直受到重视，但至今尚未找到某一特异微生物病原与非特异性炎症性肠病有恒定关系。有研究认为副结核分枝杆菌及麻疹病毒与克罗恩病有关，但证据缺乏说服力。近年关于微生物致病性的另一种观点正日益受到重视，这一观点认为非特异性炎症性肠病（特别是克罗恩病）是针对自身正常肠道菌群的异常免疫反应引起的。有两方面的证据支持这一观点：一方面来自非特异性炎症性肠病的动物模型，用转基因或敲除基因方法造成免疫缺陷的非特异性炎症性肠病动物模型，在肠道无菌环境下不会发生肠道炎症，但如重新恢复肠道正常菌群状态，则出现肠道炎症；另一方面来自临床观察，临床上见到细菌滞留易促发克罗恩病发生，而粪便转流能防止克罗恩病复发；抗生素或微生态制剂对某些非特异性炎症性肠病患者有益。

4. 免疫因素

肠道黏膜免疫系统在非特异性炎症性肠病肠道炎症发生、发展、转归过程中始终发挥重要作用。非特异性炎症性肠病的受累肠段产生过量抗体，但真正抗原特异性自身抗体在组织损伤中所起作用的证据尚有限。黏膜 T 细胞功能异常在非特异性炎症性肠病发病中起重要作用，研究证明，克罗恩病患者的 Th1 细胞存在异常激活。除了特异性免疫细胞外，肠道的非特异性免疫细胞及非免疫细胞如上皮细胞、血管内皮细胞等亦参与免疫炎症反应。免疫反应中释放出各种导致肠道炎症反应的免疫因子和介质，包括免疫调节性细胞因子如 IL-2、IL-4、IFN-γ，促炎症性细胞因子如 IL-1、IL-6、IL-8 和 TNF-α 等。此外，还有许多参与炎症损害过程的物质，如反应性氧代谢产物和一氧化氮可以损伤肠上皮。随着对非特异性炎症性肠病免疫炎症过程的信号传递网络研究的深入，近年不少旨在阻断这些反应通道的生物制剂正陆续进入治疗非特异性炎症性肠病的临床应用或研究，如英夫利昔（一种抗 TNF-α 单抗）对非特异性炎症性肠病的疗效已被证实并在临床推广应用。

目前对非特异性炎症性肠病病因和发病机制的认识可概括为：环境因素作用于遗传易感者，在肠道菌群的参与下，启动了难以停止的、发作与缓解交替的肠道天然免疫及获得性免疫反应，最终导致肠黏膜屏障损失，溃疡经久不愈及炎症增生等病理改变。一般认为溃疡性结肠炎和克罗恩病是同一疾病的不同亚类，组织损伤的基本病理过程相似，但可能由于致病因素不同，发病的具体环节不同，最终导致组织损害的表现不同。对于病理不能确定为溃疡性结肠炎或克罗恩病的结肠炎称为未定型结肠炎（indeterminate colitis）。

四、病理

溃疡性结肠炎病灶呈连续性弥漫性分布。范围多自肛门端直肠开始，逆行向近段发展，甚至累及全结肠及末段回肠。活动期黏膜呈弥漫性炎症反应，固有膜内弥漫性淋巴细胞、浆细胞、单核细胞等细胞浸润是 UC 的基本病变，并有大量中性粒细胞和嗜酸性粒细胞浸润。大量中性粒细胞浸润发生在固有膜、隐窝上皮（隐窝炎）、隐窝内（隐窝脓肿）及表面上皮。当隐窝脓肿融合溃破，黏膜会出现广泛的小溃疡，并可逐渐融合成大片溃疡。肉眼见黏膜弥漫性充血、水肿，表面呈细颗粒状，脆性增加、出血，糜烂及溃疡。由于结肠病变一般限于黏膜与黏膜下层，很少深入肌层，所以并发结肠穿孔、瘘管或周围脓肿少见。少数暴发型或重症患者病变涉及结肠全层，可发生中毒性巨结肠，肠壁重度充血，肠腔膨大，肠壁变薄，溃疡累及肌层至浆膜层，常并发急性穿孔。

结肠炎症在反复发作的慢性过程中，黏膜不断破坏和修复，致正常结构破坏。显微镜下见隐窝结构紊乱，表现为腺体变形、排列紊乱、数目减少等萎缩改变，伴杯状细胞减少和潘氏细胞化生。可形成炎性息肉。由于溃疡愈合，瘢痕形成，黏膜肌层及肌层肥厚，使结肠变形缩短，结肠袋消失，甚至肠腔缩窄。少数患者发生结肠癌变，病程大于 20 年的患者发生结肠癌风险较正常人增高 10~15 倍。

五、中医辨证分型

1. 大肠湿热证

［主症］①腹泻黏液脓血便；②腹痛或里急后重；③肛门灼痛；④舌苔黄厚或腻。

［次症］①身热；②口干口苦；③小便短赤；④脉滑数或濡数。

证型确定：具备主症 2 项（第①项必备）加次症 2 项，或主症第①项加次症 3 项即可。

2. 脾气虚弱证

［主症］①腹泻、便溏，有黏液或少量脓血；②纳差食少；③肢体倦怠；④舌质淡胖或有齿痕，苔薄白。

［次症］①腹胀肠鸣；②腹部隐痛喜按；③面色萎黄；④脉细弱或蠕缓。

证型确定：具备主症 2 项（第①项必备）加次症 2 项，或主症第①项加次症 3 项即可。

3. 脾肾阳虚证

［主症］①久痢迁延；②脐腹冷痛，喜温喜按；③腰膝酸软，形寒肢冷；④舌质淡胖，苔白润或有齿痕。

［次症］①腹胀肠鸣；②面色㿠白；③少气懒言；④脉沉细或尺脉弱。

证型确定：具备主症 2 项（第①项必备）加次症 2 项，或主症第①项加次症 3 项即可。

4. 肝郁脾虚证

［主症］①下痢多因情绪紧张而发；②腹痛欲便，便后痛减；③胸胁胀闷；④脉弦或弦细。

［次症］①善太息；②嗳气；③食少腹胀；④矢气频作；⑤舌质淡红，苔薄白。

证型确定：具备主症 2 项（第①项必备）加次症 2 项，或主症第①项加次症 3 项即可。

5. 寒热错杂证

［主症］①黏液血便；②腹痛绵绵，喜温喜按；③倦怠怯冷；④舌质红或淡红，苔

薄黄。

　　[次症] ①便下不爽；②口渴不喜饮或喜热饮；③小便淡黄；④脉细缓或濡软。

　　证型确定：主症①、②必备，再加 1 项主症或 1~2 项次症即可。

6. 热毒炽盛证

　　[主症] ①发病急骤，暴下脓血或血便；②腹痛拒按；③发热；④舌质红绛，苔黄腻。

　　[次症] ①口渴；②腹胀；③小便黄赤；④脉滑数。

　　证型确定：主症①、②必备，再加 1 项主症或 1~2 项次症即可。

7. 阴血亏虚证

　　[主症] ①排便困难，粪夹少量黏液脓血；②舌红少津，少苔或无苔。

　　[次症] ①腹中隐隐灼痛；②午后低热，盗汗；③口燥咽干；④头晕目眩，心烦不安；⑤脉细数。

　　证型确定：主症①、②必备，再加 2 项次症即可。

　　辨证说明：除上述 6 个证型外，尚可见瘀血等兼证。

　　按本病的病程、程度、范围及病期进行综合分型。

六、西医分类

1. 临床类型

　　可简单分为初发型和慢性复发性，初发型指无既往病史而首次发作，该类型在鉴别诊断中应特别注意。慢性复发型指临床缓解期再次出现症状，临床上最常见。以往一般将 UC 分为四型：①初发型，指无既往史的首次发作；②慢性复发型，临床上最多见，发作期与缓解期交替；③慢性持续型，症状持续，间以症状加重的急性发作；④急性暴发型，少见，急性起病，病情严重，全身毒血症状明显，可伴中毒性巨结肠、肠穿孔、败血症等并发症。暴发型结肠炎（fulminant colitis），因概念不统一，易造成认识混乱，有学者建议将其归入重度 UC 中。除暴发型外，各型均有不同程度分级并可相互转化。

2. 病变范围

　　可分为直肠炎、直肠乙状结肠炎、左半结肠炎（结肠脾曲以远）、广泛性或全结肠炎（病变扩展至结肠脾曲以近或全结肠）。推荐采用蒙特利尔（Montreal）分型（表 29-1-1），该分型有助于癌变危险性的评估和监测策略的制定，亦有助于治疗方案的选择。

表 29-1-1　UC 病变范围的 Montreal 分型

分型	分布	结肠镜下所见炎症病变累及的最大范围
E1	直肠	局限于直肠，未达乙状结肠
E2	左半结肠	累及左半结肠（脾曲以远）
E3	广泛结肠	广泛病变累及脾曲以近乃至全结肠

3. 病情分期

　　分为活动期和缓解期。很多患者可在缓解期因饮食失调、劳累、精神刺激、感染等加重症状，使疾病转为活动期。

4. 临床严重程度

活动期疾病按严重程度分为轻、中、重度。改良 Trulove 和 Witts 疾病严重程度分型标准（表 29-1-2）易于掌握，临床实用。改良 Mayo 评分更多用于临床研究的疗效评估（表29-1-3）。

表 29-1-2　改良 Trulove 和 Witts 疾病严重程度分型

严重程度	排便（次/d）	便血	脉搏（次/min）	体温（℃）	血红蛋白	ESR（mm/h）
轻度	< 4	轻或无	正常	正常	正常	< 20
重度	≥ 6	重	> 90	37.8	< 75% 正常值	> 30

注：中度介于轻度与重度之间。

表 29-1-3　改良 Mayo 评分

项目	0分	1分	2分	3分
排便次数 [a]	排便次数正常	比正常次数增加1~2 次/d	比正常次数增加3~4 次/天	比正常次数增加5 次/d 及以上
便血 [b]	未见出血	不到一半时间内出现便中混血	大部分时间内未便中混血	一直存在出血
内镜发现	正常或无活动性病变	轻度病变（红斑，血管纹理减少。轻度易脆）	中度病变（明显红斑，血管纹理缺乏，易脆，糜烂）	重度病变（自发性出血，溃疡形成）
医师总体评价 [c]	正常	轻度病情	中度病情	重度病情

注：a 每位受试者作为自身对照，从而评价大便次数的异常程度；b 每日出血评分代表 1 天中最严重出血情况；c 医师总体评价包括 3 项标准：受试者对于腹部不适的回顾，总体幸福感以及其他表现，如体检发现和受试者表现状态；评分≤ 2 分且无单个分项评分＞ 1 分为临床缓解，3~5 分为轻度活动，6~10 分为中度活动，11~12 分为重度活动；有效定义为评分相对于基线值的降幅≥ 30% 以及≥ 3 分，而且便血的分项评分降幅≥ 1 分或该评分项评分为 0 或 1 分。

七、临床表现

（一）症状

反复发作的腹泻、黏液脓血便及腹痛是溃疡性结肠炎的主要症状。起病多为亚急性，少数急性起病，偶见急性暴发起病。病程呈慢性经过，发作期与缓解期交替，少数症状持续并逐渐加重。部分患者在发作间歇期可因饮食失调、劳累、精神刺激、感染等诱因诱发或加重症状。临床表现与病变范围、临床分型及病期等有关。

1. 消化系统表现

（1）腹泻和黏液脓血便：见于绝大多数患者。腹泻主要与炎症导致大肠黏膜对水钠吸收障碍以及结肠运动功能失常有关，粪便中的黏液脓血则为炎症渗出、黏膜糜烂及溃疡所致。黏液脓血便是本病活动期的重要表现。大便次数及便血的程度反映病情轻重，轻者每日排便 2~4 次，便血轻或无；重者每日可达 10 次以上，脓血显见，甚至大量便血。粪质亦与病情轻重有关，多数为糊状，重可至稀水样。病变限于直肠或累及乙状结肠患者，除可有便频、便血外，偶尔反有便秘，这是病变引起直肠排空功能障碍所致。

（2）腹痛：轻型患者可无腹痛或仅有腹部不适。一般诉有轻度至中度腹痛，多为左下腹或下腹的阵痛，亦可涉及全腹。有疼痛便意和便后缓解的规律，常有里急后重。若并发中毒性巨结肠或炎症波及腹膜，有持续性剧烈腹痛。

（3）其他症状：可有腹胀，严重病例有食欲不振、恶心、呕吐等。

2. 全身表现

（1）发热：一般出现在中、重型患者。中、重型患者活动期常有低度至中度发热，高热多提示合并症或见于急性暴发型。

（2）营养不良：重症或病情持续活动可出现衰弱、消瘦、贫血、低蛋白血症、水与电解质平衡紊乱等表现。

3. 肠外表现

本病可伴有多种肠外表现，包括外周关节炎、结节性红斑、坏疽性脓皮病、巩膜外层炎、前葡萄膜炎、口腔复发性溃疡等，这些肠外表现在结肠炎控制或结肠切除后可以缓解或恢复；骶髂关节炎、强直性脊柱炎、原发性硬化性胆管炎及少见的淀粉样变性、急性发热性嗜中性皮肤病（sweet syndrome）等，可与溃疡性结肠炎共存，但与溃疡性结肠炎本身的病情变化无关。国内报道肠外表现的发生率低于国外。

（二）体征

轻、中型患者仅有左下腹轻压痛或无阳性体征，有时可触及痉挛的降结肠或乙状结肠。重型和暴发型患者常有明显压痛和鼓肠。若有腹肌紧张、反跳痛、肠鸣音减弱应注意中毒性巨结肠、肠穿孔等并发症。

八、实验室及其他辅助检查

1. 血液检查

血红蛋白在轻型病例多正常或轻度下降，中、重型病例有轻或中度下降，甚至重度下降。白细胞计数在活动期可有增高。血沉加快和 C- 反应蛋白增高是活动期的标志。严重病例血浆白蛋白下降。

2. 粪便检查

粪便常规检查肉眼观察有黏液脓血，显微镜检见红细胞和脓细胞，急性发作期可见巨噬细胞。粪便病原学检查的目的是要排除感染性结肠炎，是本病诊断的一个重要步骤，需反复多次进行（至少连续 3 次）。检查内容包括：①常规致病菌培养，排除痢疾杆菌和沙门菌等感染，可根据情况选择特殊细菌培养以排除空肠弯曲菌、艰难梭菌、耶尔森菌、真菌等感染；②取新鲜粪便，注意保温，找溶组织阿米巴滋养体及包囊；③有血吸虫疫水接触史者作粪便集卵和孵化以排除血吸虫病。粪便中的蛋白质、白细胞及相关产物都反映了严重的黏膜细胞浸润。白细胞、钙网蛋白、乳铁蛋白、中性粒细胞弹性酶、新蝶呤和 S110A12 蛋白可用于排除功能障碍，评估肠道黏膜炎症的存在、范围和严重程度和监测治疗反应。

3. 生物学标志物检测

生物学标志物可测定疾病活动指数、风险分级和对治疗反应的预期，例如 C 反应蛋白是肝脏应对各种炎症状态而产生的急性的血清标志物，溃疡性结肠炎患者中 C 反应蛋白的范围为 5~200mg/L，且其指标受疾病严重程度和范围影响，对于支持诊断、预测溃疡性结肠炎患者病情进一步发展作用重大。此外，血中外周型抗中性粒细胞胞浆抗体（anti-neutrophil cytoplasmic antibodies，pANCA）和抗酿酒酵母抗体（anti-saccharomyces cerevisiae antibodies，ASCA）分别为 UC 和 CD 的相对特异性抗体，同时检测这两种抗体有助于 UC 和 CD 的诊断和鉴别诊断，但其诊断的敏感性和特异性尚有待进一步评估。

4. 结肠镜检查并活检

结肠镜是 UC 诊断的主要依据。结肠镜下 UC 病变多从直肠开始，呈连续性、弥漫性分布，表现为：①黏膜血管纹理模糊、紊乱或消失、充血、水肿、质脆、自发性或接触性出血和脓性分泌物附着，亦常见黏膜粗糙，呈细颗粒状；②病变明显处可见弥漫性、多发性糜烂或溃疡；③可见结肠袋变浅、变钝或消失以及假息肉、黏膜桥等。溃疡性结肠炎内窥镜检查的发现包括颗粒度（砂纸状的黏膜表面）、脆性（轻微触摸易出血）、糜烂以及弥漫性炎症背景下的表面小面积溃疡。内镜下黏膜染色技术能提高内镜对黏膜病变的识别能力，结合放大内镜技术通过对黏膜微细结构的观察和病变特征的判别，有助 UC 诊断。（彩图 29-1-1）

5. 黏膜活检组织学检查

诊断和确定疾病子分类的必要的准则在于多段、多点取材。溃疡性结肠炎组织学检查需提取至少 2 个样本的分别 5 个肠道位点的组织进行检测，这些位点分布于直肠和结肠。其明显特征在于：肠隐窝扭曲萎缩、表面侵蚀，末端结肠潘式细胞化生，大量黏蛋白损耗及细胞浸润等。组织学上可见以下主要改变。活动期：①固有膜内弥漫性、急性、慢性炎性细胞浸润，包括中性粒细胞、淋巴细胞、浆细胞、嗜酸性粒细胞等，尤其是上皮细胞间有中性粒细胞浸润和隐窝炎，乃至形成隐窝脓肿；②隐窝结构改变：隐窝大小、形态不规则，排列紊乱，杯状细胞减少等；③可见黏膜表面糜烂、浅溃疡形成和肉芽组织增生。缓解期：①黏膜糜烂或溃疡愈合；②固有膜内中性粒细胞浸润减少或消失，慢性炎性细胞浸润减少；③隐窝结构改变：隐窝结构改变可加重，如隐窝减少、萎缩，可见 Paneth 细胞化生（结肠脾曲以远）。UC 活检标本的病理诊断：活检病变符合上述活动期或缓解期改变，结合临床，可报告符合 UC 病理改变。宜注明为活动期或缓解期。如有隐窝上皮异型增生（上皮内瘤变）或癌变，应予注明。

6. 钡剂灌肠检查

所见 X 线征主要有：①黏膜粗乱和（或）颗粒样改变；②多发性浅溃疡，表现为管壁边缘毛糙呈毛刺状或锯齿状以及见小龛影，亦可有炎症性息肉而表现为多个小的圆或卵圆形充盈缺损；③肠管缩短，结肠袋消失，肠壁变硬，可呈管状（彩图 29-1-2）。结肠镜检查比 X 线钡剂灌肠检查准确，有条件宜做结肠镜全结肠检查，检查有困难时辅以钡剂灌肠检查。重型或暴发型病例不宜做钡剂灌肠检查，以免加重病情或诱发中毒性巨结肠。

九、诊断

UC 缺乏诊断的金标准，主要结合临床、内镜和组织病理学表现进行综合分析，在排除感染性和其他非感染性结肠炎的基础上可按下列要点诊断：①具有典型临床或既往史，而目前结肠镜或钡剂灌肠检查并无典型改变者为临床疑诊，安排进一步检查；②同时具备上述结肠镜和（或）放射影像学特征者，可临床拟诊；③如再具备上述黏膜活检和（或）手术切除标本组织病理学特征者，可以确诊；④临床表现不明显而有典型结肠镜检查或钡剂灌肠典型改变者，可以诊断本病。⑤初发病例如临床表现、结肠镜以及活检组织学改变不典型者，暂不确诊 UC，应予随访。

十、鉴别诊断

（1）急性感染性肠炎：各种细菌感染，如志贺菌、空肠弯曲杆菌、沙门菌、产气单胞菌、大肠杆菌、耶尔森菌等。常有流行病学特点（如不洁食物史或疫区接触史），急性起病，常伴发热和腹痛，具有自限性（病程一般数天至 1 周，不超过 6 周）；抗菌药物治疗有效；粪便检出病原体可确诊。

（2）阿米巴肠病：有流行病学特征，果酱样大便，结肠镜下见溃疡较深、边缘潜行，间以外观正常的黏膜，确诊有赖于粪便或组织中找到病原体，非流行区患者血清阿米巴抗体阳性有助诊断。高度疑诊病例抗阿米巴治疗有效。

（3）肠易激综合征：均有腹泻或便秘、大便性状改变等症状，受情绪因素影响较大，粪便可有黏液，但无脓血，结肠镜检查无器质性病变为诊断证据。黏液血便是溃疡性结肠炎的常见症状，结肠镜下可见黏膜充血、水肿，血管纹理模糊、紊乱。

（4）肠道血吸虫病：有疫水接触史，常有肝脾肿大。确诊有赖粪便检查见血吸虫卵或孵化毛蚴阳性。急性期结肠镜下可见直肠、乙状结肠黏膜黄褐色颗粒，活检黏膜压片或组织病理学检查见血吸虫卵。免疫学检查有助鉴别。

（5）结肠、直肠癌：也可出现脓血便，但一般多见于中年以后，肛门直肠指检可触到肿块，或结肠镜与 X 线钡剂灌肠可见到结肠癌特点的表现。长期重度 UC 也可合并结直肠癌，尤应注意鉴别诊断。

（6）艰难梭菌感染：长期应用糖皮质激素可使艰难梭菌感染的风险增加 3 倍，约 10%UC 有发生上述感染的风险，使 UC 病死率增加 4 倍。单纯艰难梭菌感染多与抗菌药应用有关，临床主要表现为水样泻，内镜下多有伪膜形成，其与 UC 鉴别并不困难。UC 合并艰难梭菌感染的患者以血便或黏液便多见，内镜下通常无假膜的出现，故内镜不作为常规的检测，粪便中艰难梭菌毒素的检测有助于诊断。确诊艰难梭菌感染可行粪便艰难梭菌毒素试验（酶联免疫测定 ToxinA/B）。

（7）CMV 感染：CMV 感染常发生于有免疫抑制基础的人群，主要表现为腹痛、水样便、便血、发热，甚至出现肠坏死及中毒性巨结肠，根据严重程度，内镜下可表现为点状表浅糜烂至深部溃疡和坏死性结肠炎，病变组织学找到 CMV 包涵体即可确诊。UC 患者由于长期使用激素或免疫抑制剂，也是 CMV 感染好发的人群。CMV 感染性结肠炎主要发生于重度 UC，占 20%~40%，研究发现 UC 合并 CMV 感染者内镜下主要表现为纵行溃疡、不规则溃疡、深凿样溃疡、铺路石样改变等，确诊 CMV 感染可行结肠镜下活检、HE 染色找巨细胞包涵体以及免疫组化染色和血 CMV-DNA 定量。

（8）慢性细菌性痢疾：患者常有急性起病史，粪便检查可分离出痢疾杆菌，结肠镜检查取黏液脓性分泌物培养的阳性率较高，应用抗菌药物疗效好。

（9）缺血性结肠炎：多见于老年人，由动脉硬化或栓子脱落引起。急性发病，下腹痛伴呕吐，24~48 小时后出现血性腹泻、发热、血白细胞增高。重症者肠坏死穿孔发生腹膜炎。轻者为可逆性过程，经 1~2 周至 1~6 个月时间可治愈。如可能时，钡剂造影可见"指压痕征"、假瘤征、假性憩室、肠壁锯齿状改变及管腔纺锤状狭窄。内镜下可见由于黏膜下出血造成的暗紫色隆起，黏膜的剥脱出血及溃疡等并与正常黏膜分界明确。病变以脾曲及乙状结肠为明显。

十一、治疗

西医学主要基于溃疡性结肠炎是由免疫机制异常导致多种致炎因子作用于肠道黏膜引起炎症反应的观点，采用水杨酸制剂、糖皮质激素、免疫抑制剂治疗，这些药物多数情况下可迅速缓解病情，治疗起病急骤的重症溃疡性结肠炎作用不可替代，但药物减量或停用后疾病常很快复发。这主要是由于上述药物只是针对溃疡性结肠炎发病的某一中间环节，而非真正病因，且糖皮质激素、免疫抑制剂毒副作用较大，很多患者可出现纳差、皮疹、骨质疏松、白细胞减少、免疫力降低等，不宜长期大剂量应用。中医学治疗溃疡性结肠炎主要应用于以下方面：一是配合西药应用，减毒增效，在西药逐步减量过程中应用，防疾病复发；二是对于病情较轻、起病较缓的 UC 单独应用，缓慢调治，以图其本；三是改善患者临床症状，提高生活质量。所以，我们不应有中医、西医孰优孰劣之分，二者各有其适用范围，对于溃疡性结肠炎这类疑难疾病更应如此。

（一）中医内治法

1. 大肠湿热证

［治法］清热燥湿，调气行血。

［方剂］芍药汤（《素问病机气宜保命集》）。

［常用药］芍药、黄芩、黄连、大黄、槟榔、当归、木香、肉桂、甘草加减。

［加减］大便脓血较多者，加白头翁、紫珠、地榆凉血止痢；大便白冻、黏液较多者，加苍术、薏苡仁健脾燥湿；腹痛较甚者，加延胡索、乌药、枳实理气止痛；身热甚者，加葛根、金银花、连翘解毒退热。

［中成药］①香连丸 3~6g/ 次，2~3 次 /d；②香连止泻片 4 片 / 次，3 次 /d。

2. 脾气虚弱证

［治法］健脾益气，化湿止泻。

［方剂］参苓白术散（《太平惠民和剂局方》）。

［常用药］人参、茯苓、白术、桔梗、山药、白扁豆、砂仁、薏苡仁、莲子肉、甘草加减。

［加减］大便中伴有脓血者，加败酱草、黄连、广木香；大便夹不消化食物者，加神曲、枳实消食导滞；腹痛畏寒喜暖者，加炮姜，寒甚者加附子温补脾肾；久泻气陷者，加黄芪、升麻、柴胡升阳举陷。

［中成药］①补脾益肠丸 6g/ 次，3 次 /d；②参苓白术颗粒 3~6g/ 次，3 次 /d。

3. 脾肾阳虚证

［治法］温阳祛寒，健脾补肾。

［方剂］理中汤合四神丸。

［常用药］党参、炮姜、炒白术、炙甘草、补骨脂、肉豆蔻、吴茱萸、五味子加减。

［加减］阳虚明显者，加附子；腹痛甚者，加白芍缓急止痛；小腹胀满者，加乌药、小茴香、枳实理气除满；大便滑脱不禁者，加赤石脂、诃子涩肠止泻。

［中成药］①四神丸 9g/ 次，2 次 /d；②固本益肠片 8 片 / 次，3 次 /d。

4. 肝郁脾虚证

［治法］疏肝理气，补脾健运。

［方剂］痛泻要方（《景岳全书》）加减。

［常用药］白术、白芍、防风、陈皮。

［加减］排便不畅、矢气频繁者，加枳实、槟榔理气导滞；腹痛隐隐、大便溏薄、倦怠乏力者，加党参、茯苓、炒扁豆健脾化湿；胸胁胀痛者，加青皮、香附疏肝理气；夹有黄白色黏液者，加黄连、木香清肠燥湿。

［中成药］固肠止泻丸（结肠丸）4~5g/ 次，3 次 /d。

5. 寒热错杂证

［治法］温阳健脾，清热燥湿。

［方剂］乌梅丸（《伤寒论》）。

［常用药］乌梅肉、黄连、黄柏、人参、当归、附子、桂枝、川椒、干姜、细辛加减。

［加减］大便伴脓血者，去川椒、细辛，加秦皮、生地榆；腹痛甚者，加徐长卿、延胡索。

［中成药］乌梅丸 2 丸 / 次，2~3 次 /d。

6. 热毒炽盛证

［治法］清热解毒，凉血止痢。

［方剂］白头翁汤（《伤寒论》）。

［常用药］白头翁、黄连、黄柏、秦皮加减。

［加减］便下鲜血、舌质红绛者，加紫珠草、生地榆、生地黄；高热者，加水牛角粉、栀子、金银花；汗出肢冷、脉微细者，静脉滴注参附注射液或生脉注射液。

7. 阴血亏虚证

［治法］滋阴清肠，养血宁络。

［方剂］驻车丸（《外台秘要》引《延年秘录》）。

［常用药］黄连、干姜、当归、阿胶加减。

［加减］气虚者加太子参、山药、炙甘草；阴虚明显者加生地黄、麦冬、乌梅、石斛。

（二）中医外治法

1. 中药灌肠治疗

中药灌肠治疗对 UC 有确切的疗效，轻、中度泛发性结肠炎也可结合直肠局部给药治疗。其优点是无消化道刺激等毒副作用，剂量可偏大，高浓度药物作用于病灶，直达病所，同时肠壁吸收药物的有效成分比内服药快，效果直接，可促进消炎、止痛、止血，对溃疡面愈合有很大帮助，而且提高了药物利用度。治疗 UC 的常用灌肠中药有以下几种。

（1）锡类散 1.5g 加 100ml0.9% 氯化钠，保留灌肠，1 次 /d。

（2）康复新液 50ml 加 50ml0.9 % 氯化钠，保留灌肠，1 次 /d（本品也可口服，10ml/次，3 次 /d）。

（3）结肠宁灌肠剂，取药膏 5g，溶于 50~80ml 温开水中，保留灌肠，1 次 /d。

（4）中药复方保留灌肠，可辨证选用：败酱草合剂（败酱草 30g、白矾 20g、黄芩 10g、白及 15g）。随症加减：湿热内蕴型加白头翁汤加减方；血瘀阻络型加桃仁、红花加减；脾肾阳虚型加四神丸加减；肝郁型加柴胡疏肝散加减；脾胃虚弱型加参苓白术散加减；寒热错杂型加乌梅丸加减。以上方剂加水 1000ml，浸泡 1h 后用文火煎，浓煎至 200ml，温度 40℃ 左右，常规保留灌肠。嘱患者于每晚睡前大便后行左侧卧臀高头低位，输液管插入肛管 25cm 以上，直肠滴注灌肠，每分钟 30~40 滴，每晚 1 次，30 天为 1 个疗程。

2. 针灸治疗

（1）针刺治疗

［主穴］合谷、天枢、上巨虚、足三里。

［配穴］湿热重者加曲池、内庭，以清泄湿热而止泻；寒湿重者加中脘、气海，以健脾益气，并理气止痛；脾气虚者加脾俞、胃俞、关元，与主穴合用，以补脾温阳；脾肾阳虚者加脾俞、肾俞；阴虚者，加照海、太溪，可养血滋阴；血瘀者加血海、膈俞。诸穴相配，标本兼顾，扶正祛邪，调整肠胃，使泄泻自愈。

虚证用补法，实证用泻法，偏寒者加灸。

（2）灸法治疗

以局部取穴为主，重视俞募配穴，存在循经取穴，多取任脉穴位及足阳明胃经，以隔姜灸为临床主要应用。取中脘、天枢、关元、脾俞、胃俞、大肠俞穴。虚寒明显者，加神阙。用艾条或艾柱，1 次灸 30min，1~2 次 /d，腹部腧穴与背部腧穴交替灸。

（3）电针治疗

［取穴］①中脘、天枢、关元、气海；②上巨虚、脾俞、大肠俞、足三里。

［操作方法］局部常规消毒后，每次选择一组穴位交替轮换针刺。针刺操作：使用毫针刺入后，以高频小幅度提插捻转之补法，使针感放射至腹部和外生殖器，得气后使用低频电子脉冲治疗仪，以 60Hz 的连续波，强度以患者能耐受为度，留针 30min，1 次 /d，30 天 1 个疗程。可调和气血、调理胃肠，共同起到调节肠道功能的作用。

（4）火针治疗

火针具有针和灸的双重作用，火针对 UC 的治疗主要通过其温热作用，刺激机体腧穴，集毫针刺激激发经气及艾灸温阳散寒功效于一身，扶正助阳，温经通络，以热引热祛邪，调节 UC 患者身之阳气，促进气血运行，恢复脏腑功能从而达到治疗的目的，取穴天枢、中脘、合谷、足三里及背俞穴，对阳虚体寒体质患者效果甚佳。

3. 穴位注射

取穴为天枢、大肠俞、足三里，取黄芪注射液，刺入所取穴位，其中天枢、大肠俞各注入 1ml，足三里注入药液 0.5ml，隔日治疗 1 次，10d 为 1 个疗程。两疗程之间休息 4d。3 个疗程后观察疗效。临床应用黄芪注射液注射治疗，一方面加强了穴位的刺激作用，另一方面加强了黄芪的药物作用，从而易于使结肠黏膜免疫紊乱恢复正常。

4. 穴位贴敷

选用炮附子、细辛、丁香、白芥子、延胡索、赤芍、生姜等制成 0.02m×0.02m×0.02m 大小的贴膏，贴于上巨虚（双侧）、天枢（双侧）、足三里（双侧）、命门、关元，隔 5 天 1 次，每次贴敷 4h 后揭去，疗程为 60d。

5. 穴位埋线法

采用穴位埋线治疗溃疡性结肠炎，选取中脘、天枢、足三里、上巨虚、脾俞、肾俞、大肠俞、三阴交、气海 9 个穴位，龙胆紫标记穴位，常规消毒皮肤，用 2% 利多卡因 0.2ml，行穴位皮下局部麻醉，穴位下方 2cm 处为埋线进针点，将羊肠线埋入穴位中心点肌层，使局部产生酸胀、麻感。以 3 次为 1 个疗程，每次间隔 2 周。以上诸穴通过埋线，使寒湿之邪得以泄，脾肾之虚得以补，从而达到治疗本病的目的。

6. 推拿

采用推拿手法治疗溃疡性结肠炎患者，腹部操作：患者仰卧，以沉着缓和的全掌按揉法施于腹部，由中脘穴渐移至关元穴，往返 5 遍，继以柔和深透的一指禅推法施于以上部位，时间约 10 min；拇指按揉关元、气海、双侧天枢穴各 3 min；摩腹 5min；施掌振法于神阙穴 1~3min。背部操作：患者俯卧，以法沿脊柱两旁足太阳膀胱经循行部位治疗，自肝俞至大肠俞，时间 3min；点按两侧脾俞、胃俞、三焦俞、肾俞、大肠俞诸穴，时间共 5min；沿两侧腰部夹脊穴或膀胱经循行部位施平推法，透热为度。每日 1 次，每次 30~40min，10 次为 1 个疗程，治疗 2~3 个疗程后，观察疗效。推拿治疗具有益气健脾、祛瘀除湿、和中止痛之功，能改善局部微循环，减轻肠黏膜的炎性反应，促进溃疡面血管新生，使肠黏膜修复、溃疡愈合。

7. 耳穴

耳压取大肠、小肠、十二指肠、肝、脾、胃为主穴，幽门、交感、神门为辅穴。备好 0.5 cm×0.5 cm 的王不留行籽胶布；一侧耳廓常规消毒，持镊子将胶布贴于穴位上，按压牢固。嘱患者每日自行按压 3 次，每次每穴 1 min。保留 3 d 除去，换另一侧耳廓贴压。4 次为 1 个疗程，间隔 5 d 后行第 2 个疗程。

8. 栓剂

栓剂疗法较为简便，患者可自行上药。以锡类散为主药，加聚乙二醇基质制成栓剂，早晚 1 粒纳肛，15d 为 1 个疗程，连用 2~3 个疗程，可促进溃疡愈合、炎症吸收。

9. 直肠喷药法

用蒲及粉（蒲黄、白及、黄连、三七等）高压消毒后，在肠镜直视下将药粉 20~30g 散于溃疡面及周围 3cm 表面，或使用恒温结肠喷粉机将药粉直接喷散病灶。直肠药粉喷散法，借助肠镜或恒温结肠机虽有一定不便之处，但确实可使药粉明确定位于病变局部，药力直接。

10. 直肠糊剂注入法

以薏苡仁 15g，珍珠母 30g，金银花 15g，蒲公英 30g，白花蛇舌草 30g，苦参 10g，地榆 10g 等药常规煎煮，在药液浓缩过程中将白及徐徐散入，煎熬成糊状（大便稀溏者熬成膏状），待药糊冷却至 35~40℃后，用 50ml 注射器分次缓慢将药糊注入，每晚 1 次，14d 为 1 个疗程。

11. 大肠水疗法

大肠水疗是一种使用高科技设备对大肠进行保养及治疗的方法，它是通过精密设计与精确计算的机器，由经过严格专业培训的肠疗师进行水疗机操作，通过一次性管道，以温度和压力均适宜的经过净化的水为介质，注入大肠内，通过反复进水和排水过程，分段清洗大肠，软化、稀释和清除肠壁上的毒素、寄生虫、宿便及坏死脱落的黏膜及分泌物，排水系统依靠落差和虹吸作用将清洗下来的排泄物排出水疗仪。在整个水疗过程中，患者平躺在治疗床上，不需要任何活动，由水疗师操作按键，水就能自动注入和排出肠道。通过水疗可以净化肠道，改善新陈代谢，调整肠功能，并可以在大肠清洗干净后将自配的中药通过注药孔注入肠道，反复注药，长时间保留，用药范围达到整个结肠。

（三）西医药物治疗

治疗目标是控制急性发作，维持缓解，减少复发，防治并发症，改善患者生活质量。

1. 一般治疗

强调休息、饮食和营养。对活动期患者应有充分休息，给予流质或半流饮食，待病情好转后改为富营养少渣饮食。病情严重应禁食，并予完全胃肠外营养治疗。患者的情绪对病情会有影响，可予心理治疗。

重症或暴发型患者应入院治疗，及时纠正水、电解质平衡紊乱，贫血者可输血，低蛋白血症者输注人血浆白蛋白。

对腹痛、腹泻的对症治疗，要权衡利弊，使用抗胆碱能药物或止泻药如地芬诺酯（苯乙哌啶）或洛哌丁胺宜慎重，在重症患者应禁用，因有诱发中毒性巨结肠的危险。

抗感染治疗对一般病例并无指征，但对重症有继发感染者，应积极抗菌治疗，给予广谱抗菌药物，静脉给药，合用甲硝唑对厌氧菌感染有效。

2. 控制炎症反应治疗

（1）5-氨基水杨酸制剂（5-ASA）：5-ASA 几乎不被吸收，可抑制肠黏膜的前列腺素合成和炎症介质白三烯的形成，对肠道炎症有显著的抗炎作用，剂量为4g/d，分4次口服。5-ASA 在胃酸内多被分解失效，因此常通过灌肠治疗。而且只有对于病变部位局限在直肠的患者，5-ASA 灌肠有效。5-ASA 在胃酸内多被分解而失效，因此常通过如下给药系统进入肠道发挥其药理作用。

①柳氮磺吡啶（SASP）：5-ASA 通过偶氮键连接于磺胺吡啶，使之能通过胃进入肠道，在结肠 SASP 的偶氮键被细菌打断，分解为 5-ASA 与磺胺吡啶，前者是主要有效成分，其滞留在结肠内与肠上皮接触而发挥抗炎作用。该药适用于轻、中度患者或重度经糖皮质激素治疗已有缓解者。病情完全缓解后仍要继续用药长期维持治疗。该药不良反应分为两类，一类是剂量相关的不良反应如恶心、呕吐、食欲减退、头痛、可逆性男性不育等，餐后服药可减轻消化道反应。另一类不良反应属于过敏，有皮疹、粒细胞减少、自身免疫性溶血、再生障碍性贫血等，因此服药期间必须定期复查血象，一旦出现此类不良反应，应改用其他药物。

②奥沙拉嗪（olsalazine）：通过偶氮键连接两分子 5-ASA，在胃及小肠中不被吸收及分解，到达结肠后偶氮键在细菌作用下断裂，分解为两分子 5-ASA 并作用于结肠炎症黏膜，疗效与 SASP 相似，不良反应减少，但价格昂贵，适用于对 SASP 不耐受者。

③美沙拉嗪：由乙基纤维素包裹 5-ASA，其 pH 依赖释放的微丸颗粒通过幽门进入小肠，在肠道碱性环境下释放出 5-ASA。

5-ASA 的灌肠剂适用于病变局限在直肠及乙状结肠者，栓剂适用于病变局限在直肠者。

（2）糖皮质激素：对急性发作期有较好疗效。适用于对氨基水杨酸制剂疗效不佳的轻、中度患者，特别适用于重度患者及急性暴发型患者。一般予口服泼尼松 40~60mg/d；重症患者先予较大剂量静脉滴注，如氢化可的松 300mg/d、甲泼尼龙 48mg/d 或地塞米松 10mg/d，7~10 天后改为口服泼尼松 60mg/d。病情缓解后以每 1~2 周减少 5~10mg 用量至停药。减量期间加用氨基水杨酸制剂逐渐接替激素治疗。

病变局限在直肠乙状结肠者，可用琥珀酸钠氢化可的松（不能用氢化可的松醇溶制剂）100mg 或地塞米松 5mg 加生理盐水 100ml 作保留灌肠，每晚 1 次。病变局限于直肠者如有条件也可用布地奈德（budesonine）泡沫灌肠剂 2mg 保留灌肠，每晚 1 次，该药是局部作用为主的糖皮质激素，故全身不良反应较少。

（3）免疫抑制剂：硫唑嘌呤或巯嘌呤可试用于对激素治疗效果不佳或对激素依赖的慢性持续型病例，加用这类药物后可逐渐减少激素用量甚至停用。近年国外报道，对严重溃疡性结肠炎急性发作静脉用糖皮质激素治疗无效的病例，应用环孢素（cyclosporine）4mg/（kg·d）静脉滴注 7~14 天，有效者改为口服 4~6mg/（kg·d），由于其肾毒性，疗程多在 6 个月减停；大部分患者可取得暂时缓解而避免急症手术。

（4）生物制剂：英夫利昔（infliximab，IFX）是一种抗 TNF-α 的人鼠嵌合体单克隆抗体，当激素和上述免疫抑制剂治疗无效或激素依赖或不能耐受上述药物治疗时可考虑该药。国外研究已肯定其疗效。

（四）手术疗法

[手术指征]

急症手术适应证：病情急剧恶化，并发肠穿孔、急性肠扩张、大量出血。

紧急手术适应证：内科治疗无效的危重病例。

择期手术适应证：慢性持续型经内科治疗无效者，反复发作者；全大肠炎性者；高龄患者；已经癌变或怀疑癌变的病例；有局部合并症者；有全身合并症者；因本病而导致发育障碍者。

[手术方式]

1. 全结直肠切除 + 永久性回肠造口术

全结直肠切除、永久性回肠造口术技术成熟，近远期临床效果好。优点在于彻底切除大肠，消除了癌变的风险，避免了激素治疗，患者极少需要再就诊或者手术，是溃疡性结肠炎手术治疗的金标准和衡量其他术式的基础。缺点是会阴切口愈合慢，肠梗阻和造口并发症的发生率高。虽然术后随访显示患者近远期生活质量较好，但自主排便功能的丧失还是给患者造成生活上的不便和心理创伤。

2. 全结直肠切除 + 可控性回肠造口术

全结直肠切除 + 可控性回肠造口在彻底切除大肠的基础上，可将回肠造口置于腹壁相对隐蔽的位置，且无需覆盖造口袋。随着该术式的发展和成熟，可控性造口相关并发症逐渐减少，但也有部分患者仍会发生造口失禁。可控性回肠造口还适用于 IPAA 术后不满意的患者。

3. 全结肠切除 + 回肠直肠吻合术

全结肠切除、回肠直肠吻合术有很多优点，该术式操作简便，避免了盆底并发症，自主排便排气功能保留较好，对性功能影响小，易于为患者接受。但因其未彻底切除直肠，约 25% 的患者因直肠炎需再次手术，甚至有少数发展为直肠癌。该术式适用于长期溃疡性结肠炎发展为横结肠癌的老年患者，或有生育计划的中青年女性。因此，应用该术式需个体化综合考虑。

4. 全结直肠切除 + 回肠储袋肛管吻合术

全结直肠切除、回肠储袋肛管吻合术可彻底切除结肠及直肠黏膜，不存在会阴切口，维持了正常排便途径，无须终身造口，肛门控便功能多数可以保留，回肠储袋也避免了排便次数过多。但该术式也存在粘连性肠梗阻、储袋炎等并发症。

总之，溃疡性结肠炎行手术治疗时需要在术前与患者充分交流，让患者明白手术方式的优缺点，了解患者的期望，个体化选择手术方式。对于希望彻底切除病变、不愿意承担复发或癌变风险的患者行全结直肠切除、Brook 造口；对于希望保留自主排便功能、愿意承担术后风险的患者行 IPAA 或可控性回肠造口，同时要求患者能够处理好可控性造口，保持定期随访。

十二、现代研究进展

1. 粪菌移植

溃疡性结肠炎的发病与肠道菌群失调密切相关。粪菌移植（fecalmicrobiota transplantation，FMT）是指将健康人粪便中的功能菌群，通过特殊方式移植到患者胃肠道内，重建具有正常功能的肠道菌群，实现肠道及肠道外疾病的诊疗。近年来 FMT 治疗溃疡性结肠炎成为各国学者研究热点。目前临床上相关研究大多为个案报告，临床疗效差异较大。Borody 等使用 FMT 治疗 6 例难治性溃疡性结肠炎，临床缓解率为 100%，而 Kump 等则报道临床缓解率为 0%。Vermeire 等治疗 8 例免疫抑制剂、生物制剂治疗效果较差的重度 UC 患者，临床缓解率为 25%。2012 年，Anderson 等对粪菌移植治疗 IBD 的 Meta 分析显示，63% 的溃结患者取得缓解，76% 的 IBD 患者经粪菌移植治疗后能够停止继续服用相关治疗药物，同时有 76% 的患者取得了相关临床胃肠道症状缓解的治疗效果。2015 年，Moayyedi 等报道了 FMT 治疗 UC 的随机对照试验，共纳入 75 例 UC 患者。试验组使用粪菌液灌肠，对照组使用生理盐水灌肠，结果提示，试验组临床缓解率为 23.6%，对照组的临床缓解率为 5.4%。Rossen 等报道了另一项双盲随机对照试验，试验组使用健康供者粪便提取的粪菌液，对照组采用自身粪便提取的粪菌液作为安慰剂，结果显示，试验组和对照组的临床缓解率分别为 41.2%、25.0%，两者之间差异无统计学意义。然而，目前对于 FMT 的认知还不够透彻，可能存在未知风险，因此进一步明确粪便菌群中治疗溃结的关键细菌种类，提取肠道有益菌群是未来的重要的发展方向。

2. 益生菌（以及益生元、合生元）

益生菌是对宿主产生有益的在肠内或其他生存环境内具有存活能力的安全无害的微生物制剂。目前各国益生菌制品的种类非常多。益生菌所采用的菌种主要来源于宿主正常菌群中的生理性优势细菌、非常驻的共生菌和生理性真菌三大类。它能产生抗致病菌物质，阻止致病菌黏附于肠黏膜上皮，调整肠道菌群，促进 sIgA 和 IL-10 分泌，减少 TNF-α 和 IFN-γ 产生。益生菌还能分解膳食纤维，产生 SCFA，降低肠腔内 pH 值，抑制致病菌的生长，并具有抑制肠黏膜上皮细胞凋亡、促进黏蛋白基因表达、保护肠黏膜屏障的作用。临床研究及 Meta 分析显示，VSL#3 在 UC 诱导缓解、维持治疗、预防及治疗术后贮袋炎方面起一定作用。国内研究表明，大肠埃希菌 Nissle、枯草杆菌及肠球菌二联活菌、双歧三联活菌等对 UC 有确切疗效。益生菌配合传统西药口服对治疗 UC 具有较好的辅助作用，据研究，益生菌联合康复新液治疗活动期轻中度溃疡性结肠炎的疗效显著；枯草杆菌二联活菌肠溶胶囊联用 5- 氨基水杨酸治疗溃疡性结肠炎的效果优于单用 5- 氨基水杨酸；双歧三联活菌片联合美沙拉嗪治疗溃疡性结肠炎效果显著，有助于改善其临床症状。

3. 免疫抑制剂

治疗 UC 的免疫抑制剂包括硫唑嘌呤、甲氨蝶呤、环孢素等。硫唑嘌呤（Azathioprine，AZA）是激素依赖性 UC 患者的主要维持治疗药物，起效时间 12~16 周。据报道小剂量 AZA 联合别嘌呤醇治疗 UC 的长期（中位随访 19 月）临床缓解率为 54%，同时还能降低药物相关不良反应。甲氨蝶呤（Methotrexate，MTX）诱导和维持 UC 缓解的证据尚不明确。近期一项多中心、前瞻、随机对照研究的结果显示，MTX 诱导活动性 UC 无激素缓解的效果并不优于安慰剂。环孢素、他克莫司均是钙调神经磷酸酶抑制剂。环孢素静脉用药起效迅速，用于激素抵抗的重度 UC，有效率达 60%~80%。他克莫司是治疗 UC 非常有前景的药物，最新观察性研究显示，他克莫司口服治疗中重度活动 UC，12 周临床缓解率达 40%，不良反应发生率为 12%。

4. 生物制剂

对于一些难治性炎症性肠病，生物制剂有着重要应用前景。针对 UC 的生物制剂主要包括肿瘤坏死因子 TNF-α 拮抗剂、整合素拮抗剂、酪氨酸激酶（JAK）拮抗剂。

TNF-α 拮抗剂英夫利昔单抗（Infliximab）、阿达木单抗（Adalimumab）可促进 UC 的临床缓解及黏膜愈合，已被临床广泛应用。最新研究发现，戈利樨抗注射液（golimumab）对 UC 患者的起效、维持缓解、黏膜愈合方面均有显著作用，其 6 周时的临床有效率达 54.9%。

整合素拮抗剂是针对白细胞黏附及迁移的抗体，从而减轻炎症反应。UC 治疗以维多珠单抗（Vedolizumab）为主。Feagan 等应用 Vedolizumab 治疗中重度 UC 至 6 周时临床有效率可达 47.1%，临床缓解率为 16.9%，黏膜愈合率为 40.9%。持续应用 Vedolizumab 至 52 周时临床缓解率可达 44.8%。

Tofacitinib 是口服 JAK 抑制剂，阻断 IL-2、4、7、9、15、21 等细胞因子的信号传导，在 UC 患者的应用中临床缓解率可达 40%。

5. 营养支持

UC 病情反复发作，消化道症状严重，病变范围广泛，易导致营养不良。患者营养不良的严重程度一般与疾病活动程度、病程长短、肠道并发症的类型（如肠梗阻、肠瘘或腹泻等）及其严重程度、手术次数等诸多因素有关。因此营养支持在 UC 的治疗中至关重要，正成为治疗热点。目前《炎症性肠病营养支持治疗专家共识》已推荐对 UC 患者常规进行营养风险筛查，对有营养风险患者进行营养状况评定，营养支持期间进行疗效评价。UC 患者的营养治疗应遵循 "只要肠道有功能，就应该使用肠道，即使部分肠道有功能，也应该使用这部分肠道" 的原则。补充抗氧化营养素方面，维生素 A、C、E 等具有抗氧化作用，维生素 D 还具有免疫调节作用。目前实验研究证实，缺乏维生素 A 能诱发或加重大鼠的溃疡性结肠炎，补充维生素 A 能使病情减轻，补充维生素 E 和硒也能减轻大鼠溃疡性结肠炎症的损伤，降低髓过氧化物酶（MPO）水平。轻中度 UC 患者用生育酚（D-α tocopherol）灌肠也能显著降低肠道炎症程度，甚至使病情缓解。多不饱和脂肪酸的代谢产物 3- 烯酸环氧化物和 5- 烯酸脂氧化物具有抑制炎症反应和改善免疫功能的作用，亦可配合支持。

目前尚无证据表明肠内营养对活动性 UC 有治疗作用。有研究评估了局部应用短链脂肪酸中的丁酸代替糖皮质激素或美沙拉嗪的 UC 患者进行诱导缓解的有效性，发现其有效性相似，但疗效仍需后续研究。肠外营养不是一线治疗方案，但在肠道功能严重障碍如短肠综合征早期、严重腹泻、肠瘘或无法实施肠内营养时推荐使用。

第二节　克罗恩病

克罗恩病（Crohn's disease，CD）是一种病因尚不十分清楚的胃肠道慢性炎性肉芽肿性疾病，该病由感染因素、环境因素、遗传因素、免疫因素等多种因素共同作用所致。病变多见于末端回肠和邻近结肠，呈节段性分布。

一、病名溯源

（一）中医的认识

克罗恩病属中医学的"腹痛""腹泻""肠结""积聚"等病范畴。《素问·举痛论》曰："寒气客于肠胃之间，膜原之下，血不得散，小络急引，故痛……寒邪客于小肠，小肠不得成聚，故后泄腹痛矣。"中医认为本病由素体虚弱，感受外邪，饮食所伤，情致失调导致脾胃功能障碍，气机阻滞，气滞血瘀而致腹痛、腹泻、积聚等证。湿阻肠道是本病的基本病机，由于湿阻气机，腑气不通，先有气滞后有阻络，久则瘀结，若湿热蕴结，入于营血，盘踞肠壁，酿成脓毒，形成热毒伤肠，病情迁延反复发作，耗伤脾气，终致脾气下陷。其病情总以湿浊阻滞之实证为主，日久因实致虚，而成虚实夹杂之变。实则不外湿、毒、瘀，虚则为脾肾气虚、阳虚等。其治疗不外泻实与补虚同用，泻实重在去湿浊、活血化瘀，补虚宜着重健脾益肾。

（二）西医的认识

克罗恩病，又曾被称为"局限性肠炎""节段性肠炎""慢性肠壁全层炎"等，是 1932 年由 Crohn、Ginzterg 和 Oppenheime 最早描述。1973 年，世界卫生组织医学科学国际组织委员会将本病定名为 Crohn 病。其病因未明，多见于青年人，表现为肉芽肿性炎症病变，合并纤维化与溃疡。可侵及全胃肠道的任何部位，包括口腔、肛门，病变呈节段性或跳跃性分布，并可侵及肠道以外，特别是皮肤。临床表现因病变部位、范围及程度不同而多样化，病程缓慢，易复发。

二、流行病学资料

大量临床研究显示，克罗恩病具有种族和地区差异。北欧及北美白人中有很高的发病率，中东、南非及澳大利亚发病率较低，而在南非黑人及亚洲发病率最低。家族聚集性在克罗恩病中已被证实，CD 亲属患病率比正常人高出 5 倍甚至更多，其一级亲属的 CD 患病率为 2.2%~16.2%，IBD 患病率为 5.2%~22.5%。

三、病因病机

（一）中医病因病机

CD 多由饮食不节，感受外邪，情志不畅，以及久病体虚所致，湿邪内蕴、气血壅滞、脾肾亏虚是 CD 的病机关键，本虚标实、虚实夹杂是共同特点，本虚责之脾、肾气虚或阳虚，标实责之湿热壅滞、肝气郁结或气滞血瘀。

（二）西医病因病机

参见"溃疡性结肠炎"部分。

四、病理

病变表现可分为同时累及回肠末段与邻近右侧结肠者、只涉及小肠者、局限在结肠者。病变可涉及口腔、食管、胃、十二指肠，但少见。

大体形态上，克罗恩病特点为：①病变呈节段性或跳跃性，而不呈连续性；②黏膜溃疡的特点为早期呈鹅口疮样溃疡，随后溃疡增大、融合，形成纵行溃疡和裂隙溃疡，将黏膜分割呈鹅卵石样外观；③病变累及肠壁全层，肠壁增厚变硬，肠腔狭窄。

组织学上，克罗恩病的特点为：①非干酪性肉芽肿，由类上皮细胞和多核巨细胞构成，可发生在肠壁各层和局部淋巴结；②裂隙溃疡，呈缝隙状，可深达黏膜下层甚至肌层；③肠壁各层炎症，伴固有膜底部和黏膜下层淋巴细胞聚集、黏膜下层增宽、淋巴管扩张及神经节炎等。

肠壁全层病变致肠腔狭窄，可发生肠梗阻。溃疡穿孔引起局部脓肿，或穿透至其他肠段、器官、腹壁，形成内瘘或外瘘。肠壁浆膜纤维素渗出、慢性穿孔均可引起肠粘连。

五、中医辨证分型

1. 湿热内蕴

辨证要点：主要症状有腹痛腹泻，便下脓血，便次较多，口干口苦，或有发热，舌质红，苔黄腻，脉滑数。

2. 脾虚湿盛

辨证要点：大便溏薄，黏液白多赤少，或为白冻；舌质淡红，边有齿痕，苔白腻。腹痛隐隐；脘腹胀满，食少纳差；肢体倦怠，神疲懒言；脉细弱或细滑。

3. 寒热错杂

辨证要点：下痢稀薄，夹有黏冻，反复发作；舌质红，或舌淡红，苔薄黄。腹痛绵绵；四肢不温；腹部有灼热感，烦渴；脉弦，或细弦。

4. 肝郁脾虚

辨证要点：腹痛、腹泻，泻后痛减，大便稀烂或黏液便；舌淡红、苔薄白，脉弦或细；腹泻前有情绪紧张或抑郁恼怒等诱因和胸胁胀闷症状。

5. 脾肾阳虚

辨证要点：腹部隐痛，肛门下坠，便急频频，便下黏液，倦怠乏力，喜卧，厌食生冷，腰腿酸软，每遇劳累或受寒则症状加重，舌淡苔薄白，脉弦细。

6. 血瘀阻络

辨证要点：泄泻不爽，里急后重，腹痛有定处，按之痛甚，面色晦暗，舌边有瘀斑，口干不欲饮，脉弦涩。

六、西医分类

区别本病不同临床情况，有助全面估计病情和预后，制订治疗方案。

1. 临床类型

依确诊年龄、病变部位及疾病行为分型，推荐按蒙特利尔 CD 表型分类法进行分型（表 29-2-1）。

表 29-2-1　CD 的 Montreal 分型

确诊年龄（A）	A1	≤ 16 岁	
	A2	17~40 岁	
	A3	> 40 岁	
病变部位（L）	L1	回肠末端	L1+L4[b]
	L2	结肠	L2+L4
	L3	回结肠	L3+L4
	L4	上消化道	
疾病行为（B）	B1[a]	非狭窄非穿透	B1p[c]
	B2	狭窄	B2p
	B3	穿透	B3p

注：[a] 随着时间的推移 B1 可发展为 B2 或 B3；[b] L4 可与 L1、L2、L3 同时存在；[c] P 为肛周病变，可与 B1、B2、B3 同时存在

2. 严重程度

根据主要临床表现的程度及并发症计算 CD 活动指数（CDAI），用于疾病活动期与缓解期区分、病情严重程度估计（轻、中、重度）和疗效评定。Harvey 和 Bradshaw 的简化 CDAI 计算法较为简便（表 29-2-2），Best 的 CDAI 计算法观法应用于临床和科研（表 29-2-3）。

表 29-2-2　简化 CDAI 计算法

项目	0 分	1 分	2 分	3 分	4 分
一般情况	良好	稍差	差	不良	极差
腹痛	无	轻	中	重	

腹块	无	可疑	确定	伴触痛	
腹泻	稀便每日 1 次记 1 分				
伴随疾病 [a]	每种症状记 1 分				

注：≤ 4 为缓解期；5~8 分为中度活动期；≥ 9 为重度活动期；[a] 伴随疾病包括关节痛、虹膜炎、结节性红斑、坏疽性脓皮病、阿弗他溃疡、裂沟、新瘘管、脓肿等.

表 29-2-3　Best CDAI 计算法

变量	权重
稀便次数（1 周）	2
腹痛程度（1 周总评，0~ 3 分）	5
一般情况（1 周总评，0~ 4 分）	7
肠外表现与并发症（1 项 1 分）	20
阿片类止泻药（0、1 分）	30
腹部包块（可疑 2 分；肯定 5 分）	10
血细胞比容降低值（正常值 [a]：男 0.40，女 0.37）	6
100 ×（1 — 体重 / 标准体重）	1

注：[a] 血细胞比容正常值按国人标准；总分 = 各项分值之和，CDAI < 150 分为缓解期，CDAI ≥ 150 分为活动期，150 ~ 220 分为轻度，221 ~450 分为中度，> 450 分为重度。

七、临床表现

克罗恩病是慢性肉芽炎症性疾病，是一种免疫功能紊乱引发的疾病。由环境、遗传、感染等多种因素共同作用。其病变可发生于胃肠道的任意部位，患者肠道炎症反复发作，甚至出现肠道溃疡及全身症状，严重影响患者的工作和生活，使得患者生存质量大大降低。CD 起病隐匿，初起症状不明显，可延误诊治；少数起病急骤，易误诊为急性阑尾炎、肠梗阻等。其病程长短不一，有患者发病后经治痊愈，不再复发；有患者病程可达数年或数十年，症状持续存在，经久不愈或复发与缓解交替出现。随炎症病变的进展，最终可导致肠管纤维化，肠腔狭窄、梗阻或穿透肠壁形成瘘管或侵入附近脏器、组织。

（一）症状

（1）腹痛：为最常见的症状。多位于右下腹或脐周，呈间歇性发作，常为痉挛性阵痛伴腹鸣，常于进餐后加重，排便或肛门排气后缓解。腹痛的发生可能与进餐引起胃肠反射或肠内容物通过炎症、狭窄肠段，引起局部肠痉挛有关。体检常有腹部压痛，部位多在右下腹。腹痛亦可由部分或完全性肠梗阻引起，此时伴有肠梗阻症状。出现持续性腹痛和明显压痛，提示炎症波及腹膜或腹腔内脓肿形成。全腹剧痛和腹肌紧张，提示病变肠段急性穿孔。

（2）腹泻：亦为本病常见症状，主要由病变肠段炎症渗出、蠕动增加及继发性吸收不良引起。腹泻先是间歇发作，病程后期可转为持续性。粪便多为糊状，一般无脓血和黏液。病变涉及下段结肠或肛门直肠者，可有黏液血便及里急后重。

（3）发热：为常见的全身表现之一，与肠道炎症活动及继发感染有关。间歇性低热或中度热常见，少数呈弛张高热伴毒血症。少数患者以发热为主要症状，甚至较长时间不明原因发热之后才出现消化道症状。

（二）体征

（1）腹部包块：约见于 10%~20% 患者，由于肠粘连、肠壁增厚、肠系膜淋巴结肿大、内瘘或局部脓肿形成所致，多位于右下腹与脐周，固定的腹块提示有粘连，多已有内瘘形成。

（2）瘘管形成：是克罗恩病的特征性临床表现，因透壁性炎性病变穿透肠壁全层至肠外组织或器官而成。瘘分内瘘和外瘘，前者可通向其他肠段、肠系膜、膀胱、输尿管、阴道、腹膜后等处，后者通向腹壁或肛周皮肤。肠段之间内瘘形成，可致腹泻加重及营养不良。肠瘘通向的组织与器官因粪便污染可致继发性感染。外瘘或通向膀胱、阴道的内瘘均可见粪便与气体排出。

（3）肛门周围病变：包括肛门周围瘘管、脓肿形成及肛裂等病变，见于部分患者，有结肠受累者较多见。有时这些病变可为本病的首发或突出的临床表现。

（4）营养障碍：由慢性腹泻、食欲减退及慢性消耗等因素所致。主要表现为体重下降，可有贫血、低蛋白血症和维生素缺乏等表现。青春期前患者常有生长发育迟滞。

本病肠外表现与溃疡性结肠炎的肠外表现相似，但发生率较高，据我国大宗统计报道以口腔黏膜溃疡、皮肤结节性红斑、关节炎及眼病为常见。

八、实验室及其他辅助检查

1. 实验室检查

贫血常见且常与疾病严重程度平行；活动期血沉加快、C- 反应蛋白升高；周围血白细胞轻度增高见于活动期，但明显增高常提示合并感染。粪便隐血试验常呈阳性。血清白蛋白常有降低。血液自身抗体检查参见本章第一节。克罗恩病血清生长激素释放肽（ghrelin）、C 反应蛋白（c-reactive protein，CRP）和白介素 6（interleukin 6，IL-6）水平与疾病活动性相关。

2. 内镜检查

结肠镜行全结肠及回肠末段检查。病变呈节段性、非对称性分布，见阿弗他溃疡或纵行溃疡、鹅卵石样改变，肠腔狭窄或肠壁僵硬，炎性息肉，病变之间黏膜外观正常。少部分 CD 患者可累及食管、胃和十二指肠，但一般很少单独累及，原则上胃镜检查应列为 CD 的检查常规，尤其有上消化道症状者。因少部分的克罗恩病病变可累及上消化道，有上消化道症状者尤其应行胃镜检查。

克罗恩病患者中约 70%~80% 存在小肠病变，其中约 30% 的病变局限于小肠，胶囊内镜或小肠镜检查的镜下病变特征与结肠镜下所见相同。研究表明，胶囊内镜对疑诊克罗恩病患者的检测具有较高的灵敏度及 96%~100% 的阴性预测值，且操作风险相对较小，患者痛苦少。

克罗恩病病变累及范围广，为肠壁全层性炎症，故其诊断往往需要 X 线与结肠镜检查的相互配合。结肠镜检查直视下观察病变，对该病的早期识别、病变特征的判断、病变范围及严重程度的估计较为准确，且可取活检，但只能观察至回肠末段，遇肠腔狭窄或肠粘连时观察范围会进一步受限。X 线检查可观察全胃肠道，显示肠壁及肠壁外病变，故可与结肠镜互补，特别是在小肠病变的性质、部位和范围的确定上仍然是目前最为常用的方法。小肠胶囊内镜检查（SBCE）对发现小肠黏膜异常相当敏感，但对一些轻微病变的诊断缺乏特异性，具有发生滞留的危险。主要适用于疑诊 CD 但结肠镜和小肠放射影像学检查阴性者。SBCE 检查阴性倾向于排除 CD，阳性结果需综合分析和进一步检查证实。

小肠镜检查可直视观察病变，取活检和进行内镜下治疗，但为侵入性检查，有一定并发症风险，主要适用于其他检查（如 SBCE 或放射影像学）发现小肠病变或尽管上述检查阴性而临床高度怀疑小肠病变需进行确认和鉴别者，或已确诊 CD 需小肠镜检查以指导和进行治疗者。

少部分 CD 患者可累及食管、胃和十二指肠，但一般很少单独累及，原则上胃镜检查应列为 CD 的检查常规，尤其有上消化道症状者。

3. 影像学检查

因克罗恩病病变累及范围广，为肠壁全层性炎症，故其诊断往往需要影像学检查与内镜检查的相互配合。内镜检查直视下观察病变，对该病的早期识别、病变特征的判断、病变范围及严重程度的估计较为准确，且可取活检，但只能观察至回肠末段，遇肠腔狭窄或肠粘连时观察范围会进一步受限。影像学检查是对内镜检查的必要补充，且可以提供消化道病变与周围组织器官关系的有力依据，对克罗恩病的病情评估具有重要意义。主要包括腹部超声、小肠钡剂造影、CT 或磁共振肠道显像等。

（1）腹部超声：主要用于克罗恩病的初筛及疾病随访，也可以发现瘘管、脓肿和炎性包块，但对克罗恩病的诊断准确性较低。

（2）小肠钡剂造影：可表现为肠道跳跃性病变，但敏感性低，近年来已被计算机断层摄影小肠成像（computed tomography enferography，CTE）或磁共振肠管成像（magnetic resonance enterograplry，MRE）代替。

（3）CTE 与 MRE：可对小肠肠壁病变进行快速、无创的检查，并可检测出肠外病变，目前主要用于对克罗恩病的诊断和评估。活动期克罗恩病表现为肠壁明显增厚、"靶征"或 "双晕征""木梳征"、相应系膜脂肪密度增高、模糊、肠系膜淋巴结肿大等。

3. 活组织检查

对诊断和鉴别诊断有重要价值。本病的典型病理组织学改变是非干酪性肉芽肿，还可见裂隙状溃疡、固有膜底部和黏膜下层淋巴细胞聚集、黏膜下层增宽、淋巴管扩张及神经节炎等。

中华医学会在克罗恩病病理诊断的共识意见中指出，对于临床考虑为克罗恩病的患者，推荐至少 5 个部位（包括直肠和末段回肠）的黏膜活检，每个部位不少于 2 块，内镜下未见异常的黏膜也应取活检。如病理检查发现非干酪样肉芽肿，加上至少 1 个其他形态学特点（局部性慢性炎症或局灶性隐窝结构异常）就可以考虑确诊为克罗恩病；若无非干酪样肉芽肿，则至少有 3 个克罗恩病的其他形态学特点（局部性慢性炎症、局灶性隐窝结构异常、活动性炎症处的黏液分泌、阿弗他溃疡、刀切样深在裂隙、神经肥大、神经节增多、回肠末段活检可见绒毛结构不规则和局灶性糜烂，以及幽门腺化生），在临床和内镜观察支持克罗恩病的情况下，排除结核后也可以考虑诊断克罗恩病。

九、诊断

迄今为止尚不可能根据某一种症状或进行某一项检查即做出明确诊断。必须对患者的所有临床资料（临床症状、影像学、内镜及病理学检查）及发病过程进行全面综合分析，并排除一些症状相似的疾病后才能做出诊断。有时鉴别诊断困难，需手术探查才能获得病理诊断。

CD 具有典型的临床表现，符合以下情况者应考虑克罗恩病：小肠节段性慢性炎症表现，X 线钡剂造影有典型 Crohn 病表现，组织病理有肉芽肿，中心无干酪坏死。关于具体诊断标准，国内外均有不同建议，WHO 关于诊断克罗恩病的标准包括：①非连续性或区域性肠道病变；②肠黏膜呈铺路卵石样表现或有纵行溃疡；③全层性炎症性肠道病变，伴有肿块或狭窄；④结节病样非干酪性肉芽肿；⑤裂沟或瘘管；⑥肛门病变，有难治性溃疡、肛瘘或肛裂。凡具备上述①②③者为疑诊；再加上④⑤⑥之一者可以确诊；如具有④再加上①②③中的两项者，也可确诊。确诊的患者均须先排除其他有关疾病。北京协和医院提出以下标准：①临床症状典型者；② X 线表现有胃肠道裂隙状溃疡、鹅卵石征、假息肉、多发性狭窄、瘘管形成等，病变呈节段分布，CT 可显示肠壁增厚的肠襻，盆腔或腹腔的脓肿；③内镜下见到跳跃式分布的纵行或匐行性溃疡，周围黏膜正常或增生呈卵石样或病变活检有非干酪样坏死性肉芽肿或大量淋巴细胞聚集。若同时具备①和②或③，临床上拟诊为 Crohn 病。鉴别诊断有困难时应手术探查获得病理诊断。

利用结肠活检标本进行多基因分析，可快速、可靠地对 UC、CD 与 IBS 做出鉴别诊断。

十、鉴别诊断

CD 需与各种肠道感染性或非感染性炎症疾病及肠道肿瘤鉴别。应特别注意，急性发作时与阑尾炎，慢性发作时与肠结核及肠道淋巴瘤，病变单纯累及结肠者与溃疡性结肠炎进行鉴别。在我国，与肠结核的鉴别至关重要。现分述如下。

（1）与 UC 的鉴别：UC 腹泻常呈血性，口炎与腹块少见；CD 腹泻表现多样，常伴有腹痛和营养障碍，口炎、腹块和肛门病变常见。内镜和影像学检查，UC 可累及直肠，病变为弥漫性、浅表性结肠炎症；CD 以回肠或右半结肠多见，病变呈节段性、穿壁性、非对称性，典型者可见鹅卵石样改变、纵行溃疡和裂沟等。组织学上，UC 为弥漫性黏膜或黏膜下炎症，伴浅层糜烂溃疡；CD 为黏膜下肉芽肿性炎症，呈节段性分布或灶性隐窝结构改变、近段结肠偏重等特征。

（2）肠结核：肠结核患者既往或现有肠外结核病史；临床表现少有瘘管、腹腔脓肿和肛门周围病变；内镜检查见病变主要涉及回盲部，可累及邻近结肠，但节段性分布不明显，溃疡多为横行，浅表而不规则；活检组织抗酸杆菌染色阳性有助肠结核诊断，干酪样肉芽肿是肠结核的特征性病理组织学改变（因取材大小受限，依靠活检较难发现这一特征性病变）；结核菌素试验（PPD）强阳性、血清结核杆菌相关性抗原和抗体检测阳性等倾向肠结核诊断。对鉴别有困难不能除外肠结核者，应先行诊断性抗结核治疗，肠结核经抗结核治疗 2~6 周后症状有明显改善，治疗 2~3 个月后内镜所见明显改善或好转。有手术指征者可行手术探查，病变肠段或肠系膜淋巴结病理组织学检查发现干酪性肉芽肿可获确诊。

（3）小肠恶性淋巴瘤：原发性小肠恶性淋巴瘤可较长时间内局限在小肠，部分患者肿瘤可呈多灶性分布，此时与克罗恩病鉴别有一定困难。如 X 线胃肠钡剂造影见小肠结肠同时受累，节段性分布、裂隙状溃疡、鹅卵石征、瘘管形成等有利于克罗恩病诊断；如 X 线检查见一肠段内广泛侵蚀、呈较大的指压痕或充盈缺损，B 型超声或 CT 检查肠壁明显增厚、腹腔淋巴结肿大，有利于小肠恶性淋巴瘤诊断。小肠恶性淋巴瘤一般进展较快。双气囊小肠镜下活检或必要时手术探查可获病理确诊。

（4）急性阑尾炎：腹泻少见，常有转移性右下腹痛，压痛限于麦氏点，血常规检查白细胞计数增高更为显著，可资鉴别，但有时需剖腹探查才能明确诊断。

十一、治疗

（一）中医内治法

1. 湿热内蕴

[治法] 清热利湿，止泻导滞。

[方剂] 白头翁汤，香连丸合白头翁汤或芍药汤。

[常用药] 芍药 15~20g，当归 9g，黄连 5~9g，槟榔、木香、甘草（炒）各 5g，大黄、黄芩各 9g，官桂 3~5g。

[加减] 热毒壅盛者加连翘、蒲公英、生地黄、牡丹皮清热凉血解毒；便血严重、黏液较多者加苍术、薏苡仁；腹痛较甚者加延胡索、乌药、枳实理气止痛；腹部坚块，宜加三棱、莪术；身热甚者加葛根。

2. 脾虚湿盛

[治法] 健脾益气，化湿助运。

[方剂] 参苓白术散。

[常用药] 莲子肉、薏苡仁、缩砂仁、桔梗各 30g，白扁豆 20g，白茯苓、人参、甘草、白术、山药各 10g。

[加减] 腹痛甚加白芍缓急止痛；小腹胀满加乌药、小茴香、枳实理气除满；食欲不振，可加山楂、神曲、麦芽等；虚寒盛、腹泻如水样者，可用理中汤加附子、肉桂；大便滑脱不禁加赤石脂、诃子涩肠止泻。

3. 寒热错杂

[治法] 温中补虚，清热化湿。

[方剂] 乌梅丸加减。

[常用药] 乌梅 30g，细辛、制附子、桂枝、人参、黄柏各 10g，干姜 9g，黄连 10g，当归、川椒（炒）各 10g。

[加减] 湿热重者加制大黄、茜草、紫草；寒湿重者去黄柏，加制附子；腹痛肠鸣者加白术、白芍、防风、陈皮、木香；里急后重、便脓血者加白头翁、地榆炭、秦皮；腹中肿块者加三棱、莪术。

4. 肝郁脾虚

[治法] 调和肝脾，祛浊畅肠。

[方剂] 痛泻要方，其次用痛泻要方合四逆散或柴胡疏肝散。

[常用药] 白术 90g，白芍、防风各 60g，陈皮 15g。

[加减] 排便不畅、矢气频繁者加枳实、槟榔理气导滞；腹痛隐隐、便溏薄、倦怠乏力者加党参、茯苓、炒扁豆健脾化湿；胁胀痛者加柴胡、香附疏肝理气；有黄白色黏液者加黄连、白花蛇舌草清肠解毒利湿。

5. 脾肾阳虚

[治法] 温补脾肾，收涩固脱。

[方剂] 附子理中汤或四神丸或真人养脏汤。

[常用药] 大附子（炮，去皮、脐）、人参、干姜（炮）、甘草（炙）、白术各等份。

[加减] 若纳食较差、食不消化者加鸡内金、山楂以开胃消食；易受情绪影响、腹中隐痛者加白芍抑肝扶脾，缓急止痛。

6. 血瘀阻络

[治法] 活血化瘀，理肠通络。

[方剂] 加味白头翁汤合桃花汤。

[常用药] 白头翁 15g，黄柏 12g，黄连 4~6g，秦皮 12g。

[加减] 腹胀甚者加枳实、厚朴；呕吐，加生赭石、半夏、竹茹、生姜等降逆止呕；有包块者加炮山甲、皂角刺活血消积，软坚散结；痛甚者加三七末（冲）、白芍活血缓急止痛；热甚便秘者加大黄、厚朴、银花、黄芩、枳实等；寒甚加干姜、附子、大黄。

（二）中医外治法

1. 中药灌肠

中药灌肠法治疗 CD，适用于回结肠型及结肠型。一般选用敛疮生肌、活血化瘀与清热解毒等类中药灌肠。

（1）黄芩、黄连、黄柏、栀子。水煎去渣成 100ml，每日 2 次，每次 50ml，保留灌肠。

（2）白及液和腐植酸钠液共 50ml 保留灌肠，每日 1 次，20 天为 1 个疗程。

[灌肠方法]

（1）采用经结肠途径治疗采用经结肠途径治疗仪，用离子水将结肠清洗净，然后将中药经结肠途径输入高位结肠，直接作用于溃疡面或糜烂处，有保护和修复肠黏膜的作用。

（2）中药直肠滴注可通过中药直肠滴注，使药物缓慢、匀速地流入结肠中，有利于药物充分吸收及延长药物作用时间，并通过直肠中下静脉及肛管静脉，进入体循环。

2. 针灸

[主穴] 足三里、天枢、上巨虚。

[配穴] 肝气乘脾型配太冲、内关；脾肾阳虚型配命门、关元、脾俞、肾俞；湿热内结型配曲池、合谷、内庭；血瘀阻络型配血海、三阴交、气海；脾胃虚弱配脾俞、胃俞、足三里、太白、中脘穴。

[方法] 湿热内结型泻法不灸，余三型均用补法，剪艾条插于针柄，点燃施灸三壮后起针。隔饼灸可选用丹参、红花、当归、木香、黄连等中药研末加黄酒制成药饼，在中

脘、气海、足三里、天枢、大肠俞、上巨虚等穴进行隔药饼灸治疗。每日 1 次，12 次为 1 个疗程。

3. 穴位注射

取穴为天枢、大肠俞、足三里，取黄芪注射液，刺入所取穴位。临床应用黄芪注射液注射治疗，一方面加强了穴位的刺激作用，另一方面加强了黄芪的药物作用，从而易于使结肠黏膜免疫紊乱恢复正常。

4. 穴位贴敷

选用炮附子、细辛、丁香、白芥子、延胡索、赤芍、生姜等制成贴膏贴于上巨虚（双侧）、天枢（双侧）、足三里（双侧）、命门、关元。

5. 穴位埋线法

采用穴位埋线治疗克罗恩病，选取中脘、天枢、足三里、上巨虚、脾俞、肾俞、大肠俞、三阴交、气海 9 个穴位，龙胆紫标记穴位，常规消毒皮肤，用 2% 利多卡因 0.2ml，行穴位皮下局部麻醉，在穴位下方埋线进针点，将羊肠线埋入穴位中心点肌层，使局部产生酸胀、麻感。以上诸穴通过埋线，使寒湿之邪得以泄，脾肾之虚得以补，从而达到治疗本病的目的。埋线所产生的非特异性刺激，一部分传入神经到相应节段的脊髓后角内传脏腑起调节作用；另一部分经脊髓后角上传大脑皮质，再通过神经 – 体液调节来调整脏器功能，促进新陈代谢，提高机体免疫力，使疾病逐渐痊愈。

6. 推拿

采用推拿手法治疗克罗恩患者。腹部操作：患者仰卧，以沉着缓和的全掌按揉法施于腹部，由中脘穴渐移至关元穴，往返 5 遍，继以柔和深透的一指禅推法施于以上部位，时间约 10min；拇指按揉关元、气海、双侧天枢穴各 3min；摩腹 5min；施掌振法于神阙穴 1~3min。背部操作：患者俯卧，以法沿脊柱两旁足太阳膀胱经循行部位治疗，自肝俞至大肠俞，时间 3min；点按两侧脾俞、胃俞、三焦俞、肾俞、大肠俞诸穴时间共 5min；沿两侧腰部夹脊穴或膀胱经循行部位施平推法，透热为度。推拿治疗具有益气健脾、祛瘀除湿、和中止痛之功。

7. 耳穴

耳穴埋籽取穴：泄泻取大肠、胃、脾、交感、神门；腹痛取交感、神门、皮质下、胃、脾、小肠；便血者取皮质下、心、肾上腺、肝、胃、脾、十二指肠、神门。备好 0.5 cm × 0.5 cm 的王不留行籽胶布；一侧耳廓常规消毒，持镊子将胶布贴于穴位上，按压牢固。嘱患者每日自行按压 3 次，每次每穴 1min。保留 3 d 除去，换另一侧耳廓贴压。4 次为 1 个疗程，间隔 5 d 后行第 2 个疗程。

（三）西医非手术疗法

治疗原则：选择适合个体患者的治疗方案。

贫血严重者可补充维生素 B_{12}、维生素 B_9 或输血。低蛋白血症可输白蛋白或血浆。药物治疗主要有氨基水杨酸类、激素类、免疫抑制剂、生物制剂。

1. 氨基水杨酸类

柳氮磺胺吡啶和 5– 氨基水杨酸适合治疗轻、中度活动期患者，适宜大部分的患者维持治疗使用，SASP 不能预防克罗恩病复发。新的 5-ASA 制剂包括偶氮键前药和控释型制剂相继问世，其治疗作用优于 SASP 而不良反应明显少于 SASP。

2. 激素类

在治疗中、重度或暴发型患者时，糖皮质激素是首选的治疗药物。对不能耐受口服者，可静脉滴注氢化可的松或甲基泼尼松龙。新型激素制剂如倍氯米松、布地奈德等具有高度局部活性但全身效应低，适宜长期应用。

糖皮质激素在 CD 患者中的应用需注意以下几点：①给药前必须排除结核与腹腔脓肿等感染性疾病；②初始剂量要足（如泼尼松 40mg/d）；③减量要慢，病情缓解后剂量逐渐减少，泼尼松从 40mg/d 减到 20mg/d 过程中，每 7~14 天减量 5mg/d，减至 20mg/d 加用氨基水杨酸制剂，并将减量的速度改为每 14~21 天减量 5mg/d，如病情变重立即加量；④有相当部分患者表现为激素无效或依赖（减量或停药短期复发），对这类患者应考虑加用免疫抑制剂；⑤长期激素治疗患者应同时补充钙剂及维生素 D 以预防骨病发生。布地奈德全身不良反应较少，系统作用疗效则略逊于糖皮质激素，有时可用于轻、中度小肠型或回结肠型患者，剂量 3mg/ 次，每日 3 次，口服。

3. 免疫抑制剂

免疫抑制剂主要用于水杨酸制剂或糖皮质激素治疗无效及糖皮质激素毒性反应明显或长期持续依赖使用糖皮质激素的患者。目前临床常用的主要有硫唑嘌呤及其生物活性代谢产物巯嘌呤、甲氨蝶呤、环孢素等。

硫唑嘌呤或巯嘌呤适用于对激素治疗无效或对激素依赖的患者，加用这类药物后可逐渐减少激素用量乃至停用。剂量为硫唑嘌呤 1.5~2.5mg/（kg·d）或巯嘌呤 0.75~1.5 mg/（kg·d），该类药显效时间约需 3~6 个月，维持用药可至 3 年或以上。现在认为，上述剂量硫唑嘌呤或巯嘌呤的安全性是可以接受的，严重不良反应主要是白细胞减少等骨髓抑制表现，也会诱发胰腺炎、肝损害，对慢性病毒性肝炎患者可致肝炎活动，应用时应严密监测。对硫唑嘌呤或巯嘌呤不耐受者可试换用甲氨蝶呤（25mg/ 周肌内或皮下注射，12 周达临床缓解后改为 15mg/ 周）和沙利度胺。

4. 生物制剂

生物制剂治疗是近几年新生的药物治疗方法。其中以抗肿瘤坏死因子（TNF-α）单克隆抗体为代表。因 TNF-α 在组织破坏及炎性反应中起重要作用，而 TNF-α 单克隆 IgG 抗体能有效而快速中和 TNF-α，同时减少致炎细胞因子及抗细胞间黏附分子的释放，能显著改善症状，降低反应疾病活动性的各项指标。另外还有干扰素及对克罗恩也有一定的疗效。

5. 其他治疗

除去上述的治疗药物外还有一些药物也常用于克罗恩的辅助治疗，如抗生素、钙离子拮抗剂、血栓素合成酶抑制剂、H2- 受体阻滞剂、局部麻醉剂、超氧化物歧化酶系自由基消除剂、免疫球蛋白、高压氧治疗等。除药物治疗，还可用激素灌肠。对重症急性活动期患者，可在短期内使用氢化可的松 100mg 加 5% 葡萄糖 200ml，1 日 2 次，点滴灌肠。

［药物治疗方案］

（1）活动性局限性回盲部 CD 的治疗：轻度的首选口服布地奈德。中度的用布地奈德或全身性激素治疗，当激素难治或不耐受时应该使用抗 TNF 制剂。重度的建议予以全身性激素治疗，若复发，予以生物制剂。

（2）结肠 CD 的治疗：活动性结肠 CD 应用全身性激素治疗，复发时予以抗 TNF 制剂。

在激素和抗 TNF 难治时，考虑维多珠单抗。

（3）广泛小肠 CD 的治疗：建议用激素作为初始治疗，对于已经复发的严重患者，予以抗 TNF 制剂。若患者预后差，建议尽早予以抗 TNF 制剂。

（4）上消化道 CD 的治疗：轻度病变用质子泵抑制剂治疗，严重的或难治的予以激素或抗 TNF 制剂。若存在狭窄，考虑扩张或手术。

应用免疫抑制剂或抗 TNF 时，要注意严重感染这一并发症。

（四）手术疗法

[手术指征]

（1）急诊手术指征：①急性肠梗阻者；②并发中毒性巨结肠，保守治疗无效者；③腹腔脓肿；④急性肠穿孔、肠内外瘘、严重肠出血，保守治疗无效者；⑤顽固性感染。

（2）择期手术指征：①内科治疗效果不佳，仍有肠梗阻而持续腹痛者，或一般情况未见改善者；②儿童期发病，影响发育者；③狭窄；④有明显全身并发症（如关节炎、肝脏损害、脓皮病、虹膜睫状体炎）经内科治疗无效者；⑤有癌变者。

[手术方式] 根据是否行肠切除术克罗恩病的手术方式分为几组。非切除手术方式包括内旁路术、外旁路术和狭窄成形术，切除方式为肠管切除术。患者经常在一次手术时使用多种手术方式，可以是非切除术式与切除术式的结合。

1. 内旁路术

早期的克罗恩病手术常采取内旁路术，因为输血技术、抗菌药物、麻醉和营养支持缺乏，造成肠切除术死亡率较高。随着这些方面的进步及对并发症认识的加深，如疾病复发、黏液囊肿以及绕道部位恶性肿瘤发病率上升，这种术式几乎被抛弃了。然而，在极为特殊的情况下，旁路手术仍有价值。在出现与髂血管或腹膜后致密粘连的回盲部蜂窝织炎时，如果旷置的回盲近端作为小的黏膜瘘能拖出腹腔，且将来会行确定性肠切除术，可以采用旷置旁路手术。永久性的旁路手术有时更适合有症状、药物治疗无效的胃十二指肠克罗恩病，因为此时如采取切除手术，需要广泛重建上消化道或胰胆管系统。

2. 外旁路术

外旁路术可以是永久性的或暂时性的。许多病变肠管未切除而近端造口的术式不能控制继发于肠管短路的症状，最终需要行肠切除术。发生高位复杂肛瘘和深大溃疡时，为控制病情需行直肠切除和永久性造口术。为控制远端肠管病变或其后遗症而行暂时性改道常常不成功，除非行二次手术，如针对性行直肠黏膜瓣前移术。即使是对于小肠游离穿孔，单独行近端肠管造口也不是常规选择。

3. 狭窄成形术

克罗恩病不可治愈及全消化道受累的特点导致了越加保守的手术方式。对于小肠多处狭窄的患者，采用狭窄成形术，扩大狭窄能够最大限度地保留患者的肠管面积。这种手术可缓解肠梗阻症状，术后患者进食改善，体重增加，同时停用或减少了激素用量。虽然单纯行狭窄成形术与肠切除术相比，术后再发时间明显缩短，且更有可能因再发而再次手术，但对于小肠克罗恩病而言，这仍是主要的手术方式。

4. 肠切除术

无论是开腹手术还是腹腔镜手术，肠切除术的基本原则是游离病变肠管和足够的正常肠管以建立无张力的吻合术或造口术。充分游离有利于手术将末端回肠与粘连成团的肠袢、大网膜或腹膜后结构邻近的炎性包块分开。将升结肠和末端回肠放在切口下或腹腔外，有利于分开病变肠管、明确切除部位。瘘管通常起源于病变肠管，通向正常肠管。原发病灶通常需要切除，受累肠管通常采取楔形切除、缝合缺口，有时甚至不用楔形切除直接缝合即可。病变肠管的切除应采用保留切缘、分离系膜等方法。

十二、现代研究进展

（一）基础研究

有研究显示，酿酒酵母菌细胞壁的某些物质可选择性地激活 CD 患者局部或全身免疫反应，提示此菌可能在 CD 发病中起重要作用。ASCA 是大多数 CD 患者的血清学标志物，在 CD 患者中的阳性率为 48%~69%。ASCA 研究的意义在于：① CD 患者亲属中患 CD 易感性增高，ASCA 水平可作为有价值的 CD 标志物；② CD 患者 ASCA 阳性与阴性亚群，可能在预后、治疗反应以及遗传学标志物上均有不同。在对过去 30 年的 IBD 的血清学标志研究发现，ASCA 和 pANCA 是研究较多的两个血清学标志，两者联合测定可有助于 CD 和 UC 的鉴别诊断，且可能与 CD 的临床表现、病变范围、病程、严重度、活动性等相关。

研究发现 IBD 中还存在着一种新的免疫调节细胞系——Th17 细胞。Th17 细胞活化后主要分泌 IL-17、IL-21、IL-22 等细胞因子。研究发现，IBD 患者的肠黏膜组织中 Th17 细胞以及 IL-17、IL-21、IL-22 等的表达明显高于正常对照，且肠黏膜病变区域中上述指标亦明显高于非病变区域，从而提示 Th17 介导了 IBD 的发病。也有研究仅在 CD 肠黏膜病变区域中发现 IL-17 表达升高，且 IL-17 的特性取决于病程的急慢性、Th1/Th2 的极化特点及 Th17 在局部抑或整体浸润等因素。IL-21 通过正反馈作用促进 Th17 增殖，从而介导肠黏膜炎症反应。IL-22 可激活肠上皮细胞抗凋亡机制，促进炎症损伤的修复。

刘占举等以溃疡性结肠炎患者 54 例、克罗恩病患者 62 例和正常对照者 48 例为对象，对炎症性肠病患者和正常对照者，分别应用 SYBR-green Realtime PCR 等方法，分析患者外周血及肠黏膜炎症部位 CD177+ 中性粒细胞的比例，研究 CD177+ 中性粒细胞与内镜下疾病活动性及临床疾病活动程度的关系。研究表明，在炎症性肠病患者外周血及炎症部位肠黏膜组织中 CD177+ 中性粒细胞的比例增加，能够反映内镜下疾病活动程度和临床疾病活动程度，CD177+ 中性粒细胞可能作为中性粒细胞的一个重要亚群参与肠道的免疫病理过程。

（二）临床研究

卞耀臣等采用随机对照方式，在西药常规治疗（口服泼尼松或泼尼松 + 硫唑嘌呤，缓解后改用美沙拉嗪，有感染者加用环丙沙星或甲硝唑）基础上联合加味连理汤治疗中重度 CD31 例，观察 Harvey-Bradshaw CDAI、Best CDAI 变化，结果治疗组临床缓解 26 例，有效 5 例，与对照组比较有显著差异，且治疗组未增加治疗不良反应。

肛门病变是 CD 的重要临床表现，也是 CD 的诊断要点之一。董四海等从痈论治肛周 CD，将其分为活动期与缓解期，在一般外科治疗（如一次性切开、切除、挂线等）基础上，活动期予仙方活命饮加减，缓解期予托里消毒饮加减，以此治疗 36 例患者，总有效率为 94.4%。钱海华等将 CD 肛瘘分为急性期、亚急性期和缓解期，分别予香连丸加减、六君子汤加减、四神丸加减水煎服，作为手术与西药治疗（1：3，服美沙拉嗪）的辅助治疗，结果 12 例患者中有 10 例治愈。王桂明等认为脾虚、湿热毒邪内蕴为肛周 CD 病机关键，使用托里消毒散加减联合西药（激素、5-ASA、免疫抑制剂、抗生素）或手术治疗 33 例患者，经过 1~3 个疗程后总有效率达 90.9%。金晶等回顾性分析克罗恩病合并肛周脓肿 28 例患者的临床资料，采用脓肿切开引流联合美沙拉嗪口服的综合疗法。治疗后随访 3 个月，观察总体有效率，对比治疗前后疾病活动指数（HBI）、白细胞（WBc）、C 型反应蛋白（CRP）、血沉（ESR）等指标。结果表明，内外科联合治疗克罗恩病合并肛周脓肿疗效明显。刘刚等回顾性病例对照研究 6 篇文献，累计样本量 598 例，其中联合治疗组 256 例，手术组 342 例。Meta 分析结果显示：手术联合抗 TNF-α 制剂治疗克罗恩病合并肛瘘，其完全愈合率和部分愈合率并未优于单纯手术治疗，但治疗复发率低于单纯手术治疗。

另外，对于 CD 患者，营养支持也具有重要意义。不论是单独使用营养支持治疗，尤其是肠内营养（EN）或联合药物治疗，还是诱导和维持病情缓解的手段，其诱导缓解的效果虽不如糖皮质激素，但与其他治疗药物如美沙拉嗪（5-氨基水杨酸，5-ASA）、糖皮质激素、免疫调节剂等相比，营养支持治疗不仅无毒副作用，还能在诱导病情缓解的同时改善患者的营养状况。即使诱导缓解失败，营养支持也是围手术期处理中最具优势的治疗方法。对于活动性 CD 患者，若不适合或不耐受糖皮质激素，则应考虑使用 EN。对于儿童和青少年 CD 患者，由于营养不良会显著影响其生长发育，导致青春期延迟，且治疗药物的毒副作用令人担忧，应首选 EN 诱导缓解。有研究表明，EN 还有维持缓解的作用。每天添加半量的 EN，结合美沙拉嗪能显著降低 CD 患者术后 12 ~24 个月的临床复发。中医理论认为本病病机初起发作为湿阻肠道，病情日久迁延终致脾肾气虚、阳虚。陈水林从中医益火补土（即温肾健脾法）理论指导下治疗依从性良好的克罗恩病患者 28 例，治疗周期 3 个月，结果表明该理论指导下的治疗对克罗恩病患者的营养状况有一定改善作用。

中药灌肠在克罗恩病的治疗上也有一定的辅助治疗作用，周天翔应用姜黄煎剂灌肠联合英夫利昔单抗治疗活动期克罗恩病 47 例，经过共计 6 次治疗后，患者临床症状均较前明显好转，所有患者均进入缓解期。

（三）影像研究

陈虹璇发现应用超声内镜显示病变最重部位黏膜下层厚度与克罗恩病活动指数（CDAI）值呈正相关，当黏膜下层厚度取 3.85mm 作为阈值时，敏感度为 100%，特异度为 90%，测量黏膜下层厚度有助于评估病变活动性，从而有助于指导临床治疗。

张明等计算并比较了回结肠镜、小肠胶囊内镜及两种方法联合运用的灵敏度与特异度。结果发现回结肠镜对克罗恩病的诊断灵敏度较高，可作为疑诊克罗恩病的主要筛查方法。小肠胶囊内镜检查阴性有助于排除克罗恩病。回结肠镜及小肠胶囊内镜对疑诊克罗恩病的准确性均不高，且克罗恩病的诊断不能仅凭回结肠镜及小肠胶囊内镜等检查结果，需要结合临床表现、实验室检查、内镜及组织病理学结果进行综合分析。

参考文献

［1］王新月，王建云. 溃疡性结肠炎中医药治疗的关键问题与优势对策［J］. 中华中医药杂志，2012（02）：263-267.

［2］Singh S, Blanchard A, Walker JR, et al. Common symptoms and stressors among individuals with inflammatory bowel diseases［J］. Clin Gastroenterol Hepatol, 2011, 9（9）：769-775.

［3］欧阳钦. 炎症性肠病的病因和发病机制［J］. 实用医学杂志，2003（05）：448-449.

［4］王新月，刘果，盛益华. 溃疡性结肠炎流行病学特点与中医病因病机探讨［J］. 中国中医基础医学杂志，2011（05）：481-482.

［5］Colman R J, Rubin D T. Fecal microbiota transplantation as therapy for inflammatory bowel disease: A systematic review and meta-analysis［J］. Journal of Crohn's and Colitis, 2014, 8（12）：1569-1581.

［6］Kump PK, Gröchenig HP, Lackner S, et al. Alteration of intestinal dysbiosis by fecal microbiota transplantation does not induce remission in patients with chronic active ulcerative colitis［J］. Inflammatory Bowel Diseases, 2013, 19（10）：2155-2165.

［7］Vermeire S, Joossens M, Verbeke K, et al. Sa1922 Pilot Study on the Safety and Efficacy of Faecal Microbiota Transplantation in Refractory Crohn's Disease［J］. Gastroenterology, 2012, 142（5）：S-360.

［8］Smits LP, Bouter KE, de Vos WM, et al. Therapeutic potential of fecal microbiota transplantation［J］. Gastroenterology, 2013, 145（5）：946-953.

［9］Moayyedi P, Surette MG, Kim PT, et al. Fecal Microbiota Transplantation Induces Remission in Patients With Active Ulcerative Colitis in a Randomized Controlled Trial［J］. Gastroenterology, 2015, 149（1）：102-109.

［10］中华预防医学会微生态学分会. 中国消化道微生态调节剂临床应用专家共识（2016版）［J］. 中华临床感染病杂志，2016，9（3）.

［11］Ray K. IBD. Gut microbiota in IBD goes viral［J］. Nat Rev Gastroenterol Hepatol, 2015, 12（3）：125-127.

［12］Gruber L, Haller D. Role of the gut microbiota in maintaining GI Health: highlights on inflammatory bowel disease//Kochhar S, Martin FP. Metabonomics and Gut Microbiota in Nutrition and Disease［M/OL］. London: Springer London, 2015：261-310.

［13］Shen J, Zuo ZX, Mao AP. Effect of probiotics on inducing remission and maintaining therapy in ulcerative colitis, Crohn's disease, and pouchitis: meta-analysis of randomized controlled trials［J］. Inflamm Bowel Dis, 2014, 20（1）：21-35.

［14］Adam B, Liebregts T, Holtmann G. Maintaining remission of ulcerative colitis with the probiotic Escherichia Coli Nissle 1917 is as effective as with standard mesalazine［J］. Z Gastroenterol, 2006, 44（3）：267-269.

［15］胡正波，陈路佳，滕飞，等. 美常安联合常规治疗对溃疡性结肠炎的系统评价［J］. 中国药业，2013，22（7）：3-7.

［16］刘长伟. 溃疡性结肠炎的诊断治疗［J］. 中国卫生产业，2012，9（21）：190.

［17］贾一波，冯先霞，刘雪锋. 电针配合穴位贴敷治疗慢性溃疡性结肠炎［J］. 中国针灸，2010，30（9）：717-719.

［18］李红旗. 火针治疗慢性非特异性溃疡性结肠炎机制初探［J］. 河北中医，2011，33（7）：1046-1046.

［19］丁栋，李佳妮，齐冉，等. 溃疡性结肠炎的研究进展［J］. 药学研究，2017，36（07）：404-408.

［20］郑威扬，钱家鸣，杨华夏，等. 溃疡性结肠炎合并中毒性巨结肠六例及文献复习［J］. 中华内科杂志，2012，51（9）：694-697.

［21］Flour Logt, Andrew S Day. S100A12: a noninvasive marker of inflammation in inflammatory bowel disease［J］. J Dig Dis, 2013, 14（2）: 62-67.

［22］Jones J, Loftus EV Jr, Panaccione R, et al. Relationships between disease activity and serum and fecal biomarkers in patients with Crohn's disease［J］. Clin Gastroenterol Hepatol, 2008, 6（11）: 1218-1224.

［23］Annese V, Daperno M, Rutter MD, et al. European evidence based consensus for endoscopy in inflammatory bowel disease［J］. J Crohns Colitis, 2013, 7（12）: 982-1018.

［24］杨红，张慧敏，金梦，等. 溃疡性结肠炎诊断与鉴别诊断要点解析［J］. 临床荟萃，2016，31（08）：813-816.

［25］Feakins RM. Ulcerative colitis or Crohn's disease? Pitfalls and problems［J］. Histopathology, 2014, 64（3）: 317-335.

［26］曾巧容. 耳穴贴压法配合辨证处方灌肠治疗慢性溃疡性结肠炎疗效观察［J］. 现代中西医结合杂志，2011，20（7）：838-839.

［27］陈英群，马贵同. 溃疡性结肠炎中医药非灌肠局部治疗应用近况［J］. 中国中西医结合消化杂志，2003，11（4）：253-254.

［28］张海峰，李荣先，杨红亮，等. 大肠水疗联合中药灌肠治疗溃疡性结肠炎130例疗效分析［J］. 新乡医学院学报，2008，25（3）：303-304.

［29］中华预防医学会微生态学分会. 中国消化道微生态调节剂临床应用专家共识（2016版）［J］. 中华临床感染病杂志，2016，36（24）：793-804.

［30］韩柯，胡丽庆. 益生菌联合康复新液治疗活动期轻中度溃疡性结肠炎的疗效及安全性分析［J］. 中国生化药物杂志，2014，34（04）：98-99，105.

［31］秦荣，朱淑军，王光恺. 枯草杆菌二联活菌肠溶胶囊联用5-氨基水杨酸治疗溃疡性结肠炎64例［J］. 广东医学，2010，31（13）：1739-1740.

［32］黄文静. 美沙拉嗪联合双歧三联活菌治疗溃疡性结肠炎的临床效果观察［J］. 河南医学研究，2017，26（02）：264-265.

［33］朱维铭. 炎症性肠病的营养支持治疗［J］. 肠外与肠内营养，2011，18（04）：193-195.

［34］沈艳婷，阚任烨，陶智会，等. 出口梗阻型便秘的中西医研究进展［J］. 吉林中医药，2016，（1）：97-102.

［35］Satsangi J，DP Jewell，JI Bell. The genetics of inflammatory bowel disease［J］. Gut，1997，40（5）：572-574.

［36］Saro C，Ceballos D，Muñoz F，et al. Resources utilization and costs the year before and after starting treatment with adalimumab in Crohn's disease patients［J］. Inflamm Bowel Dis，2015，21（7）：1631-1640.

［37］杨少民. 腹部 MSCT 在克罗恩病诊断中的作用探析［J］. 中国临床医生，2013，41（6）：38-39.

［38］Karczewski J，Swora-Cwynar E，Rzymski P，et al. Selected biologic markers of inflammation and activity of Crohn's disease［J］. Autoimmunity，2015，48（5）：318-327.

［39］董瑞祥. ω-3鱼油脂肪乳治疗活动性梗阻型克罗恩病临床效果［J］. 中国医学前沿杂志（电子版），2015，7（4）：62-64.

［40］曹辉琼. 克罗恩病患者血清 ghrelin、CRP 和 IL-6 水平与疾病活动性的关系研究［J］. 中国医刊，2016，51（09）：41-44.

［41］左影，王鹏，黄伟. 克罗恩病 CT 与 MR 小肠成像诊断技术的比较［J］. 中国医学计算机成像杂志，2016，22（04）：321-326.

［42］Farmer RG，Hawk WA，Turnbull RB Jr. Clinical patterns in Crohn's disease：a statistical study of 615 cases［J］. Gastroenterology，1975，68（4Pt1）：627-635.

［43］Hall B，Holleran G，Costigan D，et al. Capsule endoscopy：High negative predictive value in the long term despite a low diagnostic yield in patients with suspected Crohn's disease［J］. United European gastroenterol J，2013，1（6）：461-466.

［44］中华医学会病理学分会消化病理学组筹备组，中华医学会消化病学分会炎症性肠病学组. 中国炎症性肠病组织病理诊断共识意见［J］. 中华病理学杂志，2014，43（4）：268-274.

［45］Magro F，Langner C，Driessen A，et al. European consensus on the histopathology of inflammatory bowel disease［J］. J Crohns Colitis，2013，7（10）：827-851.

［46］陈灏珠. 内科学［M］. 北京：人民卫生出版社，1996：370-374.

［47］郑芝田. 胃肠病学［M］. 人民卫生出版社. 2006.562-563.

［48］Baumgart DC，Carding SR. Inflammatory bowel disease：cause and immunobiology ［J］. Lancet，2007，369（9573）：1627-1640.

［49］Russell RK，Ip B，Aldhous MC，et al. Anti-Saccharomyces cerevisiaeantibodies status is associated with oral involvement and disease severity in Crohn disease［J］. J Pediatr Gastroenterol Nutr，2009，48：161-167.

［50］何家鸣，陈延. 克罗恩病的中医研究进展［J］. 中医药学，2012，（04）：141-144.

［51］郑家驹. 克罗恩病概述［J］. 中国实用内科杂志，2010，（06）：581-582.

［52］董宁宁，罗晓雅，焦月. 克罗恩病的临床研究进展［J］. 临床和实验医学杂志，

2016，（19）：1965-1967.

［53］岳文杰，刘懿．T 辅助细胞在炎症性肠病免疫发病机制中的研究进展［J］．国际消化病杂志，2009，29（4）：238-240.

［54］卞耀臣，徐纪文．中西医结合治疗中重度克罗恩病 31 例临床观察［J］．山东中医杂志，2009，28（3）：186-187.

［55］钱海华，曾莉，赵航．中药辅治克罗恩病肛瘘 12 例［J］．安徽中医学院学报，2008，27（6）：25-26.

［56］王桂明，朱文，朱杰，等．中西医结合治疗肛周克罗恩病 33 例［J］．浙江中西医结合杂志，2009，19（9）：568-569.

［57］刘亮．乌梅丸煎剂治疗克罗恩病 42 例的体会［J］．现代中医药，2011，31（01）：19-20.

［58］凌发样，杜雪萌，华浩明．李飞治疗克罗恩病经验［J］．中国中医基础医学杂志，2016，22（09）：1226-1227.

［59］吕永慧克罗恩病的中医诊断思路［J］．现代消化及介入诊疗，2010，15（04）：244-247.

［60］吕永慧．克罗恩病的中医诊治思路［J］．现代消化及介入诊疗，2010，15（4）：244-247.

［61］包春辉，施茵，马晓芃，等．克罗恩病的发病机制及针灸治疗进展与思考［J］．上海针灸杂志，2010，29（11）：681-686.

［62］李莉，韩树堂．中西医治疗克罗恩病概况［J］．实用中医内科杂志，2013（16）：67-69.

［63］宋洋，杨文静，周广玺．CD177+ 中性粒细胞与炎症性肠病肠黏膜损伤关系的研究［J］．中华消化内镜杂志，2016，33（3）：178-182.

［64］金晶，徐伟，徐海鸣，等．美沙拉嗪口服联合手术治疗克罗恩病合并肛周脓肿疗效观察［J］．中国肛肠病杂志，2017，37（3）：13-15.

［65］高森阳，张迎迎，李凯钰，等．手术联合抗肿瘤坏死因子 Ot 制剂治疗克罗恩病合并肛瘘临床疗效的 Meta 分析［J］．中华消化外科杂志，2016，15（12）：1176-1181.

［66］朱维铭．炎症性肠病的营养支持治疗［J］．肠外与肠内营养，2011，18（04）：193-195.

［67］陈水林．补土理论指导中医治疗对克罗恩病患者营养改善情况观察［D］．广州中医药大学，2015.

［68］周天翔．姜黄水煎剂灌肠应用于克罗恩病治疗的临床研究［D］．南京中医药大学，2017.

［69］陈虹璇．超声内镜测量肠壁厚度对判断克罗恩病活动性的价值［D］．广西医科大学，2017.

［70］张明，邱琛，朱振浩，等．回结肠镜与小肠胶囊内镜在疑诊克罗恩病中的诊断价值［J］．广东医学，2017，38（09）：1408-1411.

第三十章　肠道寄生虫病

寄生虫在人体肠道内寄生而引起的疾病统称为肠道寄生虫病。常见的有阿米巴、蛔虫、蛲虫、鞭虫、钩虫、血吸虫、姜片虫等。肠道寄生虫的种类多，按照种属分类可分为绦虫、原虫、线虫、吸虫四大类；按照传播方式可将寄生虫分为土源性寄生虫、水源性寄生虫、食源性寄生虫，食源性寄生虫又分为动物源性、植物源性两种。寄生虫在人体内寄生过程复杂，引起的病变并不限于肠道。依据感染寄生虫的种类和部位以及人体宿主的免疫状况，临床症状和体征各异。

中国古代对人体寄生虫的认识由来已久，早在甲骨文中，就有对寄生虫和寄生虫病的记载，如"疟""疥""蛊"等。其中"蛊"字，就形象地表示虫在皿中。《说文解字》解释为："蛊，腹中虫也。"在中医典籍中，关于寄生虫和寄生虫病的记载很多，一些医书单独列出"诸虫门"，其中提到次数最多的便是"九虫"。

一、常见病因

大多数肠道寄生虫感染与当地的卫生条件、生活习惯、健康意识、经济水平和家庭聚集性等因素有关。自然界的气温、雨量以及人们的生产和生活习惯是流行病学上的重要的因素。

二、检查方法

粪便中寄生虫卵及原虫的检查是我们常用以诊断肠道寄生虫病的方法和重要依据，它既能观察寄生虫的感染情况，考核抗寄生虫药物的疗效，也是进行这些寄生虫病流行病学调查的一种重要手段。

三、预防与治疗措施

寄生虫学专家 Rogers 在总结了 100 年寄生虫学进展的报告中指出，控制寄生虫病最有效的办法不是药物和专业卫生服务，而是良好的社会经济状况、积极的公共健康教育、适宜的卫生政策和必要的卫生设施，采用治疗结合健康教育的综合性措施，可使肠道寄生虫的感染率大幅度下降。具体干预措施主要包括以下三个方面。

（1）深入广泛地开展卫生宣传教育：不喝冷水，不吃生食和不洁瓜果；饭前便后要洗手，勤剪指甲；彻底煮熟食物，尤其是烧烤或进食火锅时；教育小儿改掉吃手指、咬指甲的习惯；最好给儿童穿死裆内裤睡觉，以防止他们抓挠肛门；定期清洗玩具，或用 0.05%的碘液擦洗玩具等。

（2）改善环境卫生：加强水源管理，避免水源污染；不随地大小便，加强粪便无害化处理，不用新鲜粪便施肥；农村应推行粪便无害化处理，在田里工作时须穿上鞋子；加强家畜管理，城市不养鸡、鸭、鹅等。

（3）药物驱虫：单纯的药物驱虫并不能达到满意的防治效果，而是要同时结合健康教育及行为干预。由于中小学生肠道寄生虫感染率比较高，应将中小学生作为重点防治人群，在学校进行定期抽样调查，及时了解学生感染情况，并有组织地进行集体驱虫。

四、现代研究进展

黏蛋白是由黏膜下腺体或上皮细胞分泌的一种高分子蛋白，是一类具有典型黏附性和弹性的糖蛋白。在胃肠道寄生虫感染过程中，黏蛋白作为肠道黏膜屏障的主要组成部分在防御和清除寄生虫感染过程中发挥着重要作用。

1. 基础研究

英国研究人员最新研究发现，野生小鼠机体中共存的感染彼此间存在互相竞争的关系，当通过药物治疗这些小鼠体内一种类型的寄生虫感染时，其机体内的其他感染则会趋于恶化。这一发现提醒医生，在对易感患者或有多种感染的患者进行药物治疗时，需要更加审慎。

2. 临床研究

用望诊法诊断肠道寄生虫病在中医由来已久，在祖国医籍中也早有记载，如《望诊遵经》（汪宏）、《辨舌指南》（曹炳章）、《时方妙用》及《医学三字经》（陈念祖）等书中都有较详细的描述，民间也有用望诊诊断蛔虫病的习惯。高隆声通过 1650 例临床统计发现单凭望诊的五项体征来诊断肠道寄生虫病，是无临床意义和诊断价值的，而且也不能作为寄生虫病学的调查方法和作为临床疗效的考核指标予以推广应用。

第一节　阿米巴肠病

肠阿米巴病（intestinal amebiasis）是由溶组织内阿米巴（痢疾阿米巴）寄生于结肠而引起的，因临床上常出现腹痛、腹泻和里急后重等痢疾症状，故常称为阿米巴痢疾。痢疾阿米巴也是根足虫纲中最重要的致病种类，在一定条件下，并可扩延至肝、肺、脑、泌尿生殖系和其他部位，形成溃疡和脓肿。

一、病名溯源

（一）中医的认识

本病在我国古代医书《黄帝内经》称"肠澼"，《金匮要略》称"下痢"，《伤寒论》《诸病源候论》等就已记载有下痢、疫痢、赤痢、白痢、赤白痢、五色痢、休息痢等症，《备急千金要方》按证候的性质称为寒痢、热痢、疫痢、休息痢、禁口痢等。宋以前还有称为"滞下"。《丹溪心法》指出："时疫作痢，一方一家之内，上下传染相似。"说明早在金元时代，就认识本病会相互传染和普遍流行，是胃肠道传染病。本病名称繁多，极不统一。由于历史条件的限制，古代医书中尚不能明确其病因为阿米巴原虫，而统归于湿热、疫毒邪气的侵袭，因此，统属于中医的"痢疾"范围之内。

（二）西医的认识

1. 流行病学资料

人是溶组织内阿米巴的主要宿主和贮存宿主。猿类、猪、犬、鼠等虽均可自然感染溶组织内阿米巴，但其作为传染源意义不大。

[传染源] 主要传染源为粪便中持续排出包囊的人群，如慢性病患者、恢复期患者及健康的带虫者等。

[传播途径]

（1）包囊污染水源可造成该地区的暴发流行。

（2）在以粪便作肥料，未洗净和未煮熟的蔬菜也是重要的传播因素。

（3）包囊污染手指、食物或用具传播。

（4）蝇类及蟑螂都可接触粪便，体表携带或呕吐物和粪便，使包囊污染食物而成为重要传播媒介。

（5）男性同性恋中偶可由口—阴部接触受感染。

2. 流行特点

溶组织内阿米巴病流行于全世界，发布广泛，在温带地区，该病可时有流行，而在热带及亚热带地区，其流行情况则更为严重。其发病情况因时而异，以秋季为多，夏季次之。发病率男性多于女性，成年多于儿童，这可能与吞食含包囊的食物或年龄、免疫有关。其感染率高低与各地环境卫生、经济状况和饮食习惯等密切相关。少数不发达国家居民，感染率估计达 50%，在世界范围内的平均感染率约为 10%。在我国的分布一般农村高于城市，近年来，由于我国卫生状况和生活水平的提高，急性阿米巴痢疾和脓肿病例除个别地区外，已较为少见。

二、病因病机

（一）中医病因病机

中医认为本病常因饮食不节或食不洁之物，脾胃受伤，则湿热或寒湿之邪乘虚侵袭胃肠，损伤脾胃，湿热毒邪下注，滞留肠间，气机不畅，以致气血阻滞，湿热熏蒸，腐败化为脓血，而为痢疾。急性称"脓血痢"，慢性称"休息痢"。若湿热疫毒炽盛，或久治不愈，邪气留恋，内伤于肝，肝失疏泄，气滞血瘀，日久结成癥块，气血腐败成脓，发为肝痈。日久耗气伤阴，正虚邪恋，故后期患者常出现消瘦、乏力、盗汗等气阴两虚之证。

（二）西医病因病机

阿米巴的致病是虫体和宿主相互作用，并受多种因素影响的复杂过程。溶组织内阿米巴的侵袭力主要表现在对宿主组织的溶解性破坏作用。溶组织内阿米巴大滋养体，侵袭肠壁引起阿米巴病，常见的部位在盲肠，其次为直肠、乙状结肠和阑尾，横结肠和降结肠少见，有时可累及大肠全部或一部分回肠。

三、中医辨证分型

1. 湿热痢

腹部疼痛，里急后重，痢下赤白脓血，黏稠如胶冻，腥臭，肛门灼热，小便短赤，舌苔黄腻，脉滑数。

2. 疫毒痢

起病急骤，壮热口渴，头痛烦躁，恶心呕吐，大便频频，痢下鲜紫脓血，腹痛剧烈，后重感显著，甚者神昏惊厥，舌质红绛，舌苔黄燥，脉滑数或微欲绝。

3. 寒湿痢

腹痛拘急，痢下赤白黏冻，白多赤少，或为纯白冻，里急后重，口淡乏味，脘胀腹满，头身困重，舌质或淡，舌苔白腻，脉濡缓。

4. 阴虚痢

痢下赤白，日久不愈，脓血黏稠，或下鲜血，脐下灼痛，虚坐努责，食少，心烦口干，至夜转剧，舌红绛少津，苔腻或花剥，脉细数。

5. 虚寒痢

腹部隐痛，缠绵不已，喜按喜温，痢下赤白清稀，无腥臭，或为白冻，甚则滑脱不禁，肛门坠胀，便后更甚，形寒畏冷，四肢不温，食少神疲，腰膝酸软，舌淡苔薄白，脉沉细弱。

6. 休息痢

下痢时发时止，迁延不愈，常因饮食不当、受凉、劳累而发，发时大便次数增多，夹有赤白黏冻，腹胀食少，倦怠嗜卧，舌质淡苔腻，脉濡软或虚数。

四、西医分类

根据临床表现不同，可以分为以下类型：①无症状的带虫者；②急性非典型阿米巴肠病；③急性典型阿米巴肠病；④急性暴发型阿米巴肠病；⑤慢性迁延型阿米巴肠病。

五、临床表现

阿米巴肠病潜伏期长短不一，自1~2周至数月以上不等，虽然患者早已受到溶组织内阿米巴包囊感染，仅以共栖生存，当宿主抵抗力减弱以及发生肠道内感染时临床上才出现症状。

临床上常见的症状有腹痛、腹泻、里急后重、脓血便等，但各临床分类的症状各不相同。重症阿米巴肠病患者还会出现肠穿孔、肠出血、阿米巴瘤、肠腔狭窄等肠道并发症。此外阿米巴滋养体可自肠道经血流－淋巴转移至远处器官而引起各种肠外并发症，其中以肝脓肿为最常见，其次如肺、胸膜、心包、脑、腹膜、胃、胆囊、皮肤、泌尿系统、女性生殖系统等均可侵及。

1. 无症状的带虫者

患者虽然受到溶组织内阿米巴的感染，而阿米巴原虫仅作共栖存在，约有90%以上的人不产生症状而成为包囊携带者。在适当条件下即可侵袭组织，引起病变，出现症状。

2. 急性非典型阿米巴肠病

发病较缓慢，无明显全身症状，可有腹部不适，仅有稀便，有时腹泻，每日数次，但缺乏典型的痢疾样粪便，大便检查可发现滋养体。

3. 急性典型阿米巴肠病

起病往往缓慢，以腹痛、腹泻开始，大便次数逐渐增加，每日可达 10~15 次之多，便时有不同程度的腹痛与里急后重，后者表示病变已波及直肠。大便带血和黏液，多呈暗红色或紫红色，糊状，具有腥臭味，病情较重者可为血便，或白色黏液上覆盖有少许鲜红色血液。患者全身症状一般较轻，在早期体温和白细胞计数可有升高，粪便中可查到滋养体。

4. 急性暴发型阿米巴肠病

起病急剧，全身营养状况差，重病容，中毒症状显著，高热，寒战、谵妄、腹痛、里急后重明显，大便为脓血便，有恶臭，亦可呈水样或泔水样便，每日可达 20 次以上，伴呕吐、虚脱，有不同程度的脱水与电解质紊乱。血液检查中性粒细胞增多。易并发肠出血或穿孔，如不及时处理可于 1~2 周内因毒血症而死亡。

5. 慢性迁延型阿米巴肠病

通常为急性感染的延续，腹泻与便秘交替出现，病程持续数月甚至数年不愈，在间歇期间，可以健康如常。复发常以饮食不当、暴饮暴食、饮酒、受寒、疲劳等为诱因，每日腹泻 3~5 次，大便呈黄糊状，可查到滋养体或包囊。患者常伴有脐周或下腹部钝痛，有不同程度的贫血、消瘦、营养不良等。

六、实验室及其他辅助检查

1. 肠镜检查

病变主要侵犯右侧结肠，也可累及左侧结肠，结肠溃疡较深，边缘潜行，溃疡间的黏膜多属正常。

2. 病原学检查

（1）粪便检查

①活滋养体检查法：常用生理盐水直接涂片法检查活动的滋养体。急性痢疾患者的脓血便或阿米巴炎患者的稀便，要求容器干净、粪样新鲜，送检越快越好，寒冷季节还要注意运送和检查时的保温。典型的阿米巴痢疾粪便为酱红色黏液样，有特殊的腥臭味。镜检可见黏液中含较多粘集成团的红细胞和较少的白细胞，有时可见夏科－雷登氏结晶和活动的滋养体。这些特点可与细菌性痢疾的粪便相区别。

②包囊检查法：以竹签沾取少量粪样，在碘液中涂成薄片加盖玻片，然后置于显微镜下检查，鉴别细胞核的特征和数目。

（2）阿米巴培养：由于技术操作复杂，需一定设备，且阿米巴人工培养在多数亚急性或慢性病例阳性率不高，似不宜作为阿米巴诊断的常规检查。

（3）组织检查：通过乙状结肠镜或纤维结肠镜直接观察黏膜溃疡，并作组织活检或刮拭物涂片，检出率最高。滋养体的取材必须在溃疡的边缘，钳取后以局部稍见出血为宜。脓腔穿刺液检查除注意性特征外，应取材于脓腔壁部，较易发现滋养体。

3. 免疫检查

近年来国内外陆续报告了多种血清学诊断方法，其中以间接血凝（IHA）、间接荧光抗体（IFAT）和酶联免疫吸附试验（ELISA）研究较多，但敏感性对各型病例不同。IHA的敏感较高，对肠阿米巴病的阳性率达98%，肠外阿米巴病的阳性率达95%，而无症状的带虫者仅10%~40%，IFA敏感度稍逊于IHA。EALSA敏感性强，特异性高，有发展前途。近年来，已有报道应用敏感的免疫学技术在粪便及脓液中检测阿米巴特异性抗原获得成功。特别是抗阿米巴单克隆抗体的应用为免疫学技术探测宿主排泄物中病原物质提供了可靠、灵敏和抗干扰的示踪式具。

七、诊断

对阿米巴病的诊断，除将患者的主诉、病史和临床表现作为诊断依据外，重要的是病原学诊断，粪便中检查到阿米巴病原体为唯一可靠的诊断依据。通常以查到大滋养体者作为现症患者，而查到小滋养体或包囊者只作为感染者。

八、鉴别诊断

1. 中医鉴别诊断

在阿米巴痢疾辨证上，要在分清寒热虚实的基础上，注意两大主症即痢下脓血和里急后重。一般湿热痢，热重于湿而邪偏于血分，则泻下赤多白少；湿重于热而邪偏于气分，则泻下白多赤少。感受疫毒较重的则发病急骤，壮热烦渴，甚至神昏惊厥，发为疫毒痢。在湿热痢和疫毒痢，表现湿热疫毒上冲于胃，下痢而又不能进食为噤口痢。由寒湿停滞于肠中，而不兼虚证者为寒湿痢。久治不愈兼见脾肾阳虚证的为虚寒痢。久痢不愈，正气耗伤，余邪未尽，滞留肠中，表现时发时止的为休息痢。

2. 西医鉴别诊断

阿米巴肠病需和细菌性痢疾、血吸虫病、肠结核、结肠癌、慢性非特异性溃疡性结肠炎等鉴别。

（1）细菌性痢疾：起病急，全身中毒症状严重，抗生素治疗有效，粪便镜检和细菌培养有助于诊断。

（2）血吸虫病：血吸虫病起病较缓，病程长，有疫水接触史，肝脾肿大，血中嗜酸性粒细胞增多，粪便中可发现血吸虫卵或孵化出毛蚴，肠黏膜活组织中可查到虫卵。

（3）肠结核：大多有原发结核病灶存在，患者有消耗性热、盗汗、营养障碍等；粪便多呈黄色稀粥状，带黏液而少脓血，腹泻与便秘交替出现。胃肠道X线检查有助于诊断。

（4）结肠癌：患者年龄较大，多有排便习惯的改变、大便变细，有进行性贫血、消瘦。晚期大多可扪及腹部肿块，X线钡剂灌肠检查和结肠镜检查有助于诊断。

（5）慢性非特异性溃疡性结肠炎：临床症状与慢性阿米巴病不易区别，但大便检查不能发现阿米巴，且经抗阿米巴治疗仍不见效时可考虑本病。

九、治疗

（一）中医辨证治疗

在治疗上以导滞、行气、和血为原则。初期属湿热证，所谓"利无止法，以通为止"。后期属虚证或虚中挟实证，以攻补兼施，或温补收涩为主，不可过于苦寒，损伤脾胃。若病情危重者，属内闭外脱者，急宜回阳救脱，积极抢救。

1. 湿热痢

[治法] 清肠化湿，调气和血。

[方剂] 芍药汤加减。

[常用药] 芍药 30g，当归、黄连、黄芩各 15g，槟榔、木香、炙甘草各 6g，大黄 9g，肉桂 5g。

2. 疫毒痢

[治法] 清热解毒，凉血除积。

[方剂] 白头翁汤合芍药汤加减。

[常用药] 白头翁 15g，黄连 6g，黄柏 12g，秦皮 12g，金银花 10g，地榆 10g，芍药 30g，当归、黄芩各 15g，槟榔、木香、炙甘草各 6g，大黄 9g。

3. 寒湿痢

[治法] 温中燥湿，调气和血。

[方剂] 不换金正气散加减。

[常用药] 藿香 15g，苍术 15g，半夏 10g，厚朴 15g，炮姜 10g，桂枝 10g，陈皮 10g，大枣 1 枚，甘草 3g，木香 6g，枳实 15g。

4. 阴虚痢

[治法] 养阴和营，清肠化湿。

[方剂] 黄连阿胶汤合驻车丸加减。

[常用药] 黄连 10g，黄芩 10g，阿胶 10g，芍药 15g，甘草 6g，当归 12g，干姜 6g，瓜蒌 10g。

5. 虚寒痢

[治法] 温补脾肾，收涩固脱。

[方剂] 桃花汤合真人养脏汤。

[常用药] 人参 15g，白术 10g，干姜 10g，肉桂 6g，粳米 10g，炙甘草 6g，诃子 6g，罂粟壳 6g，肉豆蔻 15g，赤石脂 10g，当归 10g，白芍 15g，木香 10g。

6. 休息痢

[治法] 温中清肠，调气化滞。

[方剂] 连理汤加减。

[常用药] 人参 10g，白术 10g，干姜 6g，茯苓 10g，甘草 6g，黄连 3g，枳实 15g，木香 10g，槟榔 6g。

（二）、西医治疗

1. 一般治疗

急性期必须卧床休息，必要时给予输液。根据病情给予流质或半流质饮食。慢性患者应加强营养，以增强体质。

2. 病原治疗

（1）甲硝咪唑（灭滴灵）400~800mg，3 次 / 日，5~7 日为 1 个疗程，对阿米巴滋养体有较强的杀灭作用且较安全，适用于肠内肠外各型的阿米巴病，为目前抗阿米巴病的首选药物。

（2）甲硝磺酰咪唑是硝基咪唑类化合物的衍生物，疗效与灭滴灵相似或更佳。治疗肝阿米巴病总剂量为 4.5~12g，起始剂量 1.5~2g，每日 1 次，连用 3 日。偶见 3 日疗程无效，可继续治疗至满 5 日。

（3）吐根碱：体重在 60kg 以下者按每日每千克体重 1mg 计（60kg 以上者，剂量仍按 60kg 计），每日 1 次或分 2 次作深部皮下注射，连用 6~10 日为 1 个疗程。如未愈，30 日后再用第 2 个疗程。对组织内滋养体有较高的杀灭作用，但对肠腔内阿米巴无效。本药控制急性症状极有效，但根治率低，需要与卤化喹啉类药物等合量用药。本药毒性较大，幼儿、孕妇、有心血管及肾脏病者禁用。如需重复治疗，至少隔 6 周。

以上各种药物除灭滴灵外，往往需要 2 种或 2 种以上药物联合应用，方能获得较好效果。

3. 并发症的治疗

在积极有效的灭滴灵或吐根碱治疗下，肠道并发症可得到缓解。暴发型患者有细菌混合感染，应加用抗生素。大量肠出血可输血。肠穿孔、腹膜炎等必须行手术治疗者，应在灭滴灵和抗生素治疗下进行。

肠阿米巴病若及时治疗预后良好。如并发肠出血、肠穿孔和弥漫性腹膜炎以及有肝、肺、脑部转移性脓肿者，则预后较差。治疗后粪检原虫应持续 6 个月左右，以便及早发现可能的复发。

4. 诊断性治疗

如临床上高度怀疑而经上述检查仍不能确诊时，可给予足量吐根碱注射或口服安痢平、灭滴灵等治疗，如效果明显，亦可初步做出诊断。

十、现代研究进展

（一）基础研究

Mar-Aguilar 等利用深度测序技术从溶组织内阿米巴 HM1-IMSS 滋养体中鉴定出 199 种新 miRNA，并运用微阵列技术对这些 miRNA 的表达及序列进行验证，其为研究溶组织内阿米巴的基因构成及调控网络、寄生虫发育、寄生虫与宿主的相互作用关系等提供了新思路。De 等对溶组织内阿米巴中的 17 个 miRNA 进行了生物信息学预测，发现其所调节的靶基因可能具有蛋白激酶（miR-3a）、GTP 酶活化蛋白（miR-4a）、RNA 假尿氨酸合成酶（miR-16c）等功能，提示 miRNA 参与溶组织内阿米巴的功能调节。

（二）临床研究

杨声坤、王全让等采用保留灌肠治疗肠阿米巴病 50 例，并与单纯西药治疗 48 例对照观察，治疗组采用中西药联用保留灌肠：白头翁 30g，煎汤 100ml，配以灭滴灵片 0.8g（研碎）、盐酸消旋山莨菪碱注射液 10~20mg 灌肠，每晚睡前 1 次，尽量保持 2 小时以上。对照组给予灭滴灵注射液 250ml 静脉滴注，每日 2 次，1 周为 1 个疗程，治疗结果提示前者疗效明显优于后者。叶德志等将 58 例阿米巴痢疾患儿随机分为治疗组 30 例和对照组 28 例，治疗组给予头孢噻肟钠和甲硝唑联合治疗，对照组给予甲硝唑治疗，比较两组临床疗效与主要症状持续时间及次数。治疗组总有效率为 96.7%，对照组为 75.0%，两者差异有显著性意义（P < 0.05），治疗组主要症状的改善时间快于对照组（P < 0.05）。

第二节　蛔虫病

蛔虫病（ascariasis）是由似蚓蛔线虫（蛔虫）成虫寄生于人体小肠或其他器官而引起的。似蚓蛔线虫是人体内最常见的寄生虫之一。此外，犬弓首线虫（简称犬蛔虫）是犬类常见的肠道寄生虫，其幼虫能在人体内移行，引起内脏幼虫移行症。

一、中医的认识

中医学早在 2400 年前就有蛔虫病的相关记载，《黄帝内经》称之为"蛟"，《诸病源候论》和《金匮要略》称之为"长虫"和"蚘虫"。明代王肯堂的《证治准绳》中对于蛔虫病更有详细的描述，如"诸虫或如蚯蚓……其候心嘈腹痛，呕吐涎沫，面色姜黄，眼眶鼻下青黑，以致饮食少进，肌肉不生，沉默欲眠"。

二、西医的认识

[临床分类]

因虫体的寄生部位和发育阶段不同可分为以下几类：①蛔蚴移行症；②肠蛔虫症；③异位蛔虫症。

[流行病学资料]

传染源：蛔虫感染者是本病唯一传染源。

传播途径：其传播主要为粪—口传播，可有以下传播方式。

（1）虫卵可随尘土飞扬而被吸入咽部，吞下而引发感染。

（2）以人粪作为肥料时，蔬菜、瓜果被虫卵污染成为中间媒介，生吃未经洗净的瓜果蔬菜造成感染。

（3）儿童吸吮手指，进食前不洗手，甚至边玩边吃，容易感染，当水源被污染时，喝生水可被感染。

[流行特点]

蛔虫病是世界上流行最广的人类蠕虫病。据 1997 年研究估算的全球蛔虫的感染率为 24%。从 2003 年世界卫生组织对全球包括中国在内的发展中国家的土源线虫流行情况描述来看，估计全球有 1.3 亿人感染蛔虫，每年死亡人数约为 3800 人。在温暖、潮湿和卫生条件差的地区感染较普遍。感染率农村高于城市，儿童高于成年人。肠蛔虫病不仅影响儿童的正常发育，而且还引起各种外科合并症，严重者危及生命。

三、病因病机

（一）中医病因病机

蛔虫病是由于误食沾有蛔虫卵的生冷蔬菜、瓜果或其他不洁之物而引起的。蛔虫寄生在小肠内，扰乱脾胃气机，吸食水谷精微。由于蛔虫具有喜温、恶寒怕热、性动好窜、善于钻孔的特性，故当人体脾胃功能失调，或有全身发热性疾患时，蛔虫即易在腹中乱窜而引起多种病症。若蛔虫钻入胆道、阑门，或蛔虫数量较多，在肠中缠结成团，则出现多种病变及症状。

（二）西医病因病机

本病因摄入感染性虫卵所致，虫卵在十二指肠孵化，产出的幼虫钻入小肠壁，然后经血循环移行至心和肺，由肺沿支气管上行至口咽部被吞下回到小肠，在小肠发育为成虫。约在 2 个月内完成生活史，成虫的寿命为 6~12 个月。（图 30-2-1）

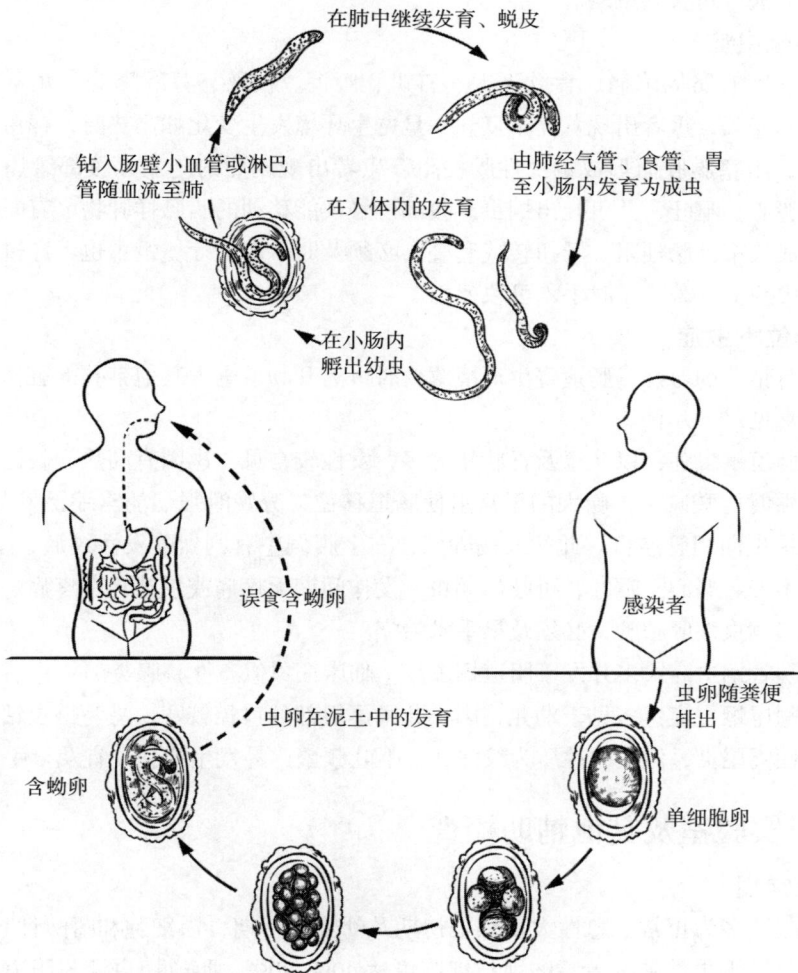

图 30-2-1 蛔虫

四、临床表现

幼虫、成虫均可对人体致病。幼虫在人体内的整个移行过程中可对肠、肝、肺、微血管及淋巴组织等引起机械性损伤，或幼虫本身及代谢产物作为抗原，诱导变态反应，引起全身性的过敏症状。重度感染时，幼虫可进入体循环，侵入多个器官，引起异位损害。具体而言，蛔虫病主要的致病阶段是成虫阶段，成虫主要寄生在人肠道内夺取营养物质，影响人的消化吸收，另外还有众多并发症及异位寄生，如胆道、胰管、阑尾等蛔虫症、蛔虫性肠梗阻及肠穿孔等，严重时可以致命。蛔虫的变应原还可引起宿主皮肤、结膜、肠黏膜的过敏反应，表现为荨麻疹、腹胀痛及结膜炎等。临床因虫体的寄生部位和发育阶段不同可以分为以下类型。

1. 蛔蚴移行症

蛔蚴在寄主体内移行时引起发热、全身不适、荨麻疹等。抵达肺脏后引起咳嗽、哮喘、痰中带血丝等症状，重者可有胸痛、呼吸困难和紫绀。肺部 X 线检查可见迁徙性浸润性阴影，临床上称为过敏性肺炎或勒夫勒氏综合征。末梢血液嗜酸性粒细胞明显增多，约 10% 的患者痰中可查到蛔蚴。

2. 肠蛔虫症

常见症状有脐周陷痛、食欲不振、善饥、腹泻、便秘、荨麻疹等，儿童有流涎、磨牙、烦躁不安等，重者出现营养不良。一旦寄生环境发生变化如高热时，蛔虫可在肠腔内扭结成团，阻塞肠腔而形成蛔虫性肠梗阻，患者出现剧烈的阵发性腹部绞痛，以脐部为甚，伴有恶心、呕吐，并可吐出蛔虫，腹部可触及能移动的腊肠样肿物。有时蛔虫性肠梗阻可发展成绞窄性肠梗阻、肠扭转或套叠，必须及时手术治疗。蛔虫也可穿过肠壁，引起肠穿孔及腹膜炎，若不及时手术可致死亡。

3. 异位蛔虫症

蛔虫有钻孔的习性，肠道寄生环境改变时可离开肠道进入其他带孔的脏器，引起异位蛔虫症，常见以下几种。

（1）胆道蛔虫症：以儿童及青壮年为多，女性较常见。诱因有高热、腹泻、妊娠、分娩等。妊娠时胃酸减少，膨大的子宫迫使肠道移位，分娩时强烈的宫缩诱发肠蠕动增加，均可促使蛔虫向胆管逆行。此病发病骤然，右上腹偏中有剧烈阵发性绞痛，呈钻凿样感，患者辗转不安、恶心、呕吐，可吐出蛔虫。发作间期无疼痛或仅感轻微疼痛。若蛔虫钻入肝脏可引起蛔虫性肝脓肿，必须及早手术治疗。

（2）胰管蛔虫症：多并发于胆道蛔虫症，临床征象似急性胰腺炎。

（3）阑尾蛔虫症：多见于幼儿，因小儿阑尾根部的口径较宽，易为蛔虫钻入。其临床征象似急性阑尾炎，但腹痛性质为绞痛，并呕吐频繁，易发生穿孔，宜及早手术治疗。

五、实验室及其他辅助检查

1. 血常规

白细胞数多为正常，急性大量感染初期及幼虫移行期，白细胞和嗜酸性粒细胞增多。据报道，急性蛔虫性肺炎者嗜酸性粒细胞可达 40%~80%，胆道蛔虫病与胆道并发细菌感染时，白细胞与中性粒细胞常明显增高。

2. 病原检查

大便直接涂片方法简单，蛔虫卵检出率高，是目前诊断肠道蛔虫病的主要方法，三片法阳性率达 90% 以上，直接涂片阴性者，采用沉淀集卵法或饱和盐水漂浮法或改良加藤法可提高虫卵检出率，但方法较为复杂，肺蛔虫病或蛔虫幼虫引起过敏性肺炎时，痰中可检出蛔虫幼虫。

3. 免疫学检查

成虫抗原皮内试验阳性率可达 80% 以上，其阳性可提示早期蛔虫感染或有雄虫寄生，有助于流行病学调查，血清免疫球蛋白检测显示：IgG 及 IgE 呈高水平，但并无特异性。

4.B 型超声检查

腹部 B 超对胆道蛔虫病者，可显示蛔虫位于扩张的胆总管内，但阳性率并不高。

5.X 线检查

胃蛔虫病患者 X 线钡餐检查，可见胃内有大小与蛔虫相似的可变性圆条状阴影；若多条蛔虫平行聚集，则阴影如"稻米状"；虫体截面投影则呈"豆粒状"或"串珠状"影像；挤压后使虫体舒展散开，则上述影像亦随之变化。十二指蛔虫病患者，X 线检查可见弧形、环形、"弹簧形"或"8"字形等影像。

6. 内镜逆行胰胆管造影

可发现十二指肠及胆管内蛔虫，取出钻入壶腹孔的虫体可使胆绞痛迅速缓解，并可对胆管阻塞进行减压与引流。

六、诊断

根据流行病学史，出现乏力、咳嗽或哮喘样发作，肺部炎症进展、嗜酸性粒细胞计数增多、厌食、腹痛、体重下降等应注意患蛔虫病的可能性。粪便检查发现蛔虫卵，胃肠钡餐透视发现蛔虫阴影或有粪便排出或吐出蛔虫史者，均可明确蛔虫病的诊断。蛔虫性肠梗阻以儿童为多见，腹部的条索状肿块结合放射学检查有助于诊断。对粪便中查不到虫卵，而临床表现疑似蛔虫病者，可用驱虫治疗性诊断，根据患者排出虫体的形态进行鉴别。疑为肺蛔症或蛔虫幼虫引起的过敏性肺炎的患者，痰中检出蛔蚴可确诊。

七、鉴别诊断

（1）急性胰腺炎：蛔虫侵入胰管可导致胰管部分阻塞，由于虫体机械性损伤、虫卵沉积与刺激、继发细菌感染、毒素作用，以及胆汁反流等可激活胰酶而引起急性胰腺炎，蛔虫性胰腺炎与一般急性胰腺炎的表现相似，常突然出现阵发性上腹疼痛、恶心、呕吐，继之腹痛呈持续性，阵发性加剧，畏寒，发热，上腹压痛，腹肌张力高，血、尿淀粉酶活性增高。继发出血性坏死性胰腺炎者，可出现高热、脉速、血压下降、腹胀及腹部移动性浊音等，如未及时诊断并进行积极抢救，常可危及患者生命。

（2）肠套叠：肠内蛔虫超过 10 条即可在小肠内缠结成团而引起机械性肠梗阻，本病多见于重度感染的儿童患者，60% 以上为 10 岁以下，其中 2 岁以下者发病率最高，蛔虫性肠梗阻多为不完全性肠梗阻，梗阻部位多在回肠下段，蛔虫性肠梗阻典型表现为腹痛、呕吐、腹胀、停止排大便与排气、脱水、酸中毒及电解质失衡等，与一般肠梗阻表现相同，约 30% 的患者可扪及腹部包块，发生绞窄性肠梗阻，继发肠穿孔及腹膜炎等可危及患者生命。

八、预防

加强健康教育，普及卫生知识，注意饮食卫生和个人卫生，防止食入蛔虫卵，减少感染机会。使用无害化人粪做肥料，防止粪便污染环境是切断蛔虫传播途径、预防蛔虫病的重要措施。

九、治疗

（一）中医辨证治疗

脐周腹痛，作止无定，甚则异嗜，消瘦是蛔虫病的临床特征，而吐蛔或便蛔则无疑属于蛔虫病。治疗主要根据病情的轻重缓急，采用驱虫、安蛔、调理脾胃等法。

1. 发作期

[症状] 脐周腹痛，时作时止，胃脘嘈杂，恶心呕吐，甚或吐虫、便虫、腹中有虫瘕。

[治法] 安蛔止痛。

[方剂] 乌梅丸加减。

[常用药] 乌梅 300 枚，细辛 84g，干姜 140g，黄连 224g，当归 56g，附子（去皮，炮）84g，蜀椒 56g，桂枝（去皮）84g，人参 84g，黄柏 84g。上十味，各捣筛，混合和匀。以苦酒渍乌梅一宿，去核，蒸于米饭下，饭熟捣成泥，和药令相得，纳臼中，与蜜杵二千下，丸如梧桐子大。空腹时饮服 10 丸，1 日 3 次，稍加至 20 丸。

2. 缓解期

[症状] 在蛔虫病发作间歇期，腹不痛或腹痛不剧。

[治法] 杀肠中诸虫。

[方剂] 化虫丸加减。

[常用药] 胡粉（炒）1.5kg，鹤虱（去土）1.5kg，槟榔、苦楝根（去浮皮）各 1.5kg，白矾（枯）375g。上药为末，以面糊为丸，如麻子大。1 岁儿服 5 丸，温浆水入生麻油 1~2 点，调匀下之，温米饮下亦可。

3. 恢复期

[症状] 若患蛔虫病已久，面黄肌瘦；或驱虫之后，不思饮食，鼻孔作痒，睡中流涎。

[治法] 健运脾胃。

[方剂] 香砂六君子汤加减。

[常用药] 木香 10g，砂仁 6g，陈皮 10g，半夏，党参 12g，白术 10g，茯苓 15g，甘草 6g。泄泻肠鸣者，加葛根 12g，怀山药 15g；腹痛喜温、畏寒肢冷者，加干姜 6g，桂枝 10g。

（二）西医治疗

治疗可分为驱虫治疗和肠外蛔虫症及其他并发症的处理，最基本的是驱虫治疗。

1. 驱虫治疗常选用下列驱虫药物治疗

（1）阿苯达唑：是广谱、高效、低毒的苯咪唑类抗虫药物之一。其作用机制主要是阻断虫体对葡萄糖的摄取，导致糖原耗竭和腺苷三磷酸生成减少，使虫体麻痹。驱蛔虫作用较缓慢，常于用药后 2~4 天蛔虫才从粪便排出。严重感染者需多次治疗方可治愈。治疗过程中可因蛔虫躁动而并发胆道蛔虫病。阿苯达唑对成虫、蚴虫及虫卵均有杀灭作用，成人及 2 岁以上儿童剂量为 400mg（200mg/ 片），顿服，或 1 天内分 2 次服。可于驱虫后 10 天重复给药 1 次。本品不良反应发生率为 6%~10%，多于服药后 2~3 天出现头昏、失眠、恶心、呕吐、口干、食欲下降及乏力等，可于 48h 内自行消失。有癫痫史者慎用，孕妇、哺乳期妇女及 2 岁以下幼儿禁用本品。

（2）甲苯达唑：本品为广谱驱虫剂，对蛔虫有较好疗效。其作用机制与阿苯达唑相似。用法为 200mg，顿服，虫卵阴转率可达 80%；或 100mg/次，3 次/d，连服 3 天，虫卵阴转率可达 95% 以上。不良反应少，仅少数患者出现头昏及轻微胃肠道反应，无须处理可自行消失。孕妇禁用，2 岁以下幼儿不宜服用。本品与左旋咪唑的复合制剂—甲苯达唑/左旋咪唑又称复方甲苯达唑（速效肠虫净）。每片含甲苯达唑 100mg、左旋咪唑 25mg。成人 2 片，顿服，可增强疗效，减少不良反应。

（3）噻嘧啶（双羟萘酸噻嘧啶）：该药为广谱驱线虫药，可抑制神经肌肉传导，使蛔虫痉挛性收缩而麻痹，安全排出体外，驱虫作用快。剂量为 500mg，儿童剂量（基质）为 10mg/kg，顿服，虫卵阴转率超过 90%。不良反应轻微。

（4）哌嗪（piperazine）：具有抗胆碱能作用，可阻止蛔虫肌肉神经传导，有毒性低、疗效好、安全范围大等特点。剂量为 3g/次，1 次/d，连服 2 天或 3 天；儿童为 80~150mg/（kg·d），分 2 次服，或晚上顿服，连服 2 天。服药后排虫率超过 90%。严重感染者可连续用药 3 天或 4 天，1 周后还可重复治疗。不良反应轻微，少数患者可出现头昏、头晕、恶心、呕吐或腹泻等，常不必处理而在短期自行消失。过量服用后可有肌无力，或四肢肌肉强直、过敏性紫癜、血清病及神经精神症状等严重不良反应。肝肾功能不全者不宜使用本品。

（5）左旋咪唑：左旋咪唑可抑制蛔虫肌肉中琥珀酸脱氢酶活性，导致肌肉能量产生减少，虫体麻痹而被排出体外。剂量为 150~200mg，儿童为 2.5mg/kg，顿服。服本药后偶可出现中毒性脑病，故应慎用。

（6）伊维菌素：本品是阿弗米丁链霉菌产生的一种抗生素，属大环内酯结构，可抑制蛔虫神经肌肉信息传递，导致虫体麻痹，因而有驱虫作用。口服吸收好，半衰期为 12h，其代谢产物于 2 周内从粪便排出。用法为 100μg/（kg·d），连服 2 天，治愈率近 100%。不良反应很少。

（7）局部用药：每晚睡前清洗会阴和肛周，局部涂擦蛲虫软膏杀虫止痒或用噻嘧啶塞肛，连用 3~5 天。

近年用哌嗪或吡喹酮等治疗蛔虫的疗效也较好，粪便检查虫卵阴转率超过 80%，有报道达 100%。苦楝根皮提取的川楝素和使君子仁也有驱虫作用。

2. 肠外蛔虫症及并发症的处理

（1）胆道蛔虫病：可采用中西医结合治疗，以解痉、止痛、驱虫或电子肠镜取虫为主。解痉止痛常用阿托品 1mg，异丙嗪 25~50mg，肌内注射；必要时可用哌替啶 50mg，肌内注射。口服食醋 100~200ml 也可缓解疼痛。早期、及时、有效使用驱虫药物，可防止复发，减少严重并发症。近年有报道用虫体肌肉麻痹驱虫剂，在止痛治疗的同时也可驱虫。也有用阿苯达唑加维拉帕米治疗，达到迅速止痛与完全杀虫的显著效果。内科治疗 24h 无效，或病情加重；胆道蛔虫嵌顿者，需外科手术治疗。也可借助于内镜紧急取虫，效果好，住院时间短。有发热者可能继发细菌性感染，应适当加用抗菌药物。

（2）蛔虫性肠梗阻：按照一般肠梗阻治疗原则处理，包括禁食、胃肠减压、解痉止痛、静脉补液、纠正脱水与代谢性酸中毒。不全性肠梗阻者，腹痛缓解后服豆油或花生油可松解蛔虫团，然后再驱虫治疗。如积极内科治疗 1~2 天无好转，不完全性肠梗阻发展为完全性肠梗阻者，应立即手术治疗。

（3）其他：并发蛔虫性阑尾炎、肠穿孔、急性化脓性胆管炎、单发性肝脓肿、出血性坏死性胰腺炎者，均应尽早手术治疗。

3.其他治疗

蛔虫幼虫移行症时以对症治疗为主，用氨茶碱等解除支气管痉挛，可待因等镇咳。重症（呼吸困难、发绀）者，应予吸氧，并用氢化可的松100~200mg静脉滴注，疗程3~5天。合并细菌感染时给予抗菌药物治疗。枸橼酸乙胺嗪（海群生）可使症状较快缓解或消失，用量为8~10mg/（kg·d），分3次服，疗程7~10天。可与抗组胺药物合用。

十、现代研究进展

胶囊内镜技术发展迅速，具有无创伤、无导线、无痛苦、无交叉感染、不影响患者的正常工作等特点，检查时基本不留盲区，可覆盖整个胃肠道，目前已广泛用于不明原因的消化道出血及缺铁性贫血、小肠肿瘤、克罗恩病、难以控制的吸收不良综合征和不明原因的腹痛等小肠疾病的诊断，其诊断率可达60%。国内亦有胶囊内镜检出小肠蛔虫病的报道，但报道量较少。唐君瑞等报道了3例行大便常规、腹部B超、CT、口服法小肠造影、胃镜等检查后均未能确诊，最终通过胶囊内镜清晰观察到小肠蛔虫寄生得以明确诊断的病例，提示胶囊内镜对于小肠蛔虫感染具有较好的诊断作用。但胶囊内镜费用较为昂贵，不作为诊断小肠蛔虫症的常规手段，可作为粪便检查、口服法小肠造影、胃镜等检查的有力补充。

MIR检查对诊断儿童胆道蛔虫症（biliary ascariasis，BA）具有重要价值；儿童胆道蛔虫病MIR表现为扩张的胆道树内不同位置、数目及形态的条状充盈缺损，与成人BA相比有其相对特点，结合临床可对BA做出正确诊断。

第三节　蛲虫病

蛲虫病（enterobiasis）是蛲虫寄生所致的常见肠道寄生虫病。蛲虫（图30-3-1）亦称屁股虫或线虫，袋形动物门动物，是人类（尤其是儿童）肠内常见的寄生虫，也见于其他脊椎动物。蛲虫尾端长，如针状。常寄生于大肠内，有时见于小肠、胃或消化道更高部位内，可引起肠黏膜损伤、蛲虫性腹膜炎、蛲虫性阑尾炎等疾病。蛲虫病常以肛门、会阴部瘙痒为临床特点。

一、中医的认识

中医学对蛲虫病的记载颇为多见，早在北周姚僧垣的《集验方·治诸虫方》中就已经明确提出"蛲虫居胴肠，多则为痔，剧则为癞，

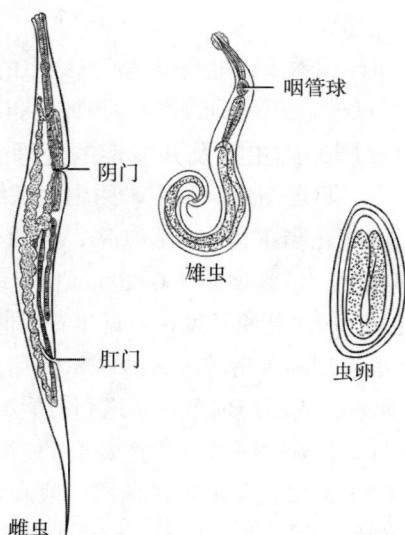

图30-3-1　蛲虫

因人疮处，以生诸痈疽、癣瘘、痔疥"，首次正式提出蛲虫的命名，对于其寄居部位和并发症也作了详细记载。隋代《诸病源候论·九虫病诸候》中对其形态描述为"蛲虫，至细微，形如菜虫""形甚小，如今之蜗虫状"，将其归属于"九虫"的范畴。

二、西医的认识

传染源：蛲虫感染者是蛲虫病的唯一传染源。

传播途径：传染方式有自身感染和异体感染两种。

（1）自身感染：肛周虫卵引起皮肤瘙痒，由于小儿用手抓挠后吮吸或进食前未洗手而使肛周未孵化虫卵进入消化道引起的感染；或者虫卵孵化为成虫后，自肛门逆行进入消化道引发感染。

（2）异体感染：被虫卵污染的食物、玩具经口感染，也可经口鼻吸入飞扬的虫卵再咽下而感染，这是造成集体和家庭间传播的主要方式。

三、流行特点

蛲虫呈世界性分布，其感染率与国家或地区的社会经济发展无密切联系。即使在发达国家蛲虫亦较常见。感染率一般是城市高于农村，各个年龄人群均可感染，但以5~7岁幼童感染率较高，尤其集体机构儿童感染率极高。国内调查资料表明，12岁以下儿童蛲虫平均感染率为12.28%，较1990年下降了56.47%。感染者一般有数10条蛲虫寄生，重度感染者可多达5000至10000条。在卫生条件差的家庭往往多数成员同时患病。

四、病因病机

（一）中医病因病机

脾胃虚弱，生化乏源而致脏腑虚弱，则虫易乘虚而入，为蛲虫病的根本致病原因，后世医家多以此为本，认为胃中虚冷，胃冷则腐熟无力，诸虫得生。此外，饮食不当，食物不洁易染虫卵也是蛲虫病发病的重要原因。《诸病源候论·九虫候》论曰："若脏腑气实则不为害，若虚则能侵蚀，随其虫之动，而能变成诸患也。"《小儿卫生总微论方·诸虫论》："脾虚胃冷则虫动。"《太平惠民和剂局方·治小儿诸疾》云："小儿疾病多有诸虫，或因脏腑虚弱而动，或因食甘肥而动。"

（二）西医病因病机

蛲虫雌虫于夜间爬行肛门，在周围皮肤上产卵，引起奇痒，小儿用手指瘙抓而沾染虫卵，在进食或吮吸时吞入虫孵。虫孵在胃及十二指肠开始孵化成蚴虫，最后在小肠下段及大肠内发育为成虫。若虫孵在肛门口孵化，幼虫可爬进肛门，侵入大肠，引起逆行感染。由于循环往复而迁延不愈。蛲虫所致的病理改变主要为黏膜下淋巴组织增生、中性粒细胞浸润、结缔组织玻璃样变及脂肪性变等。

五、临床表现

约1/3的蛲虫感染者可完全无症状，其典型临床表现主要分为以下几个方面。

（1）肛门周围或会阴部瘙痒：是由蛲虫产生的毒性物质和机械性刺激所引起，夜间尤甚，影响睡眠，小儿哭闹不安。由于奇痒，抓破后造成肛门周围皮肤脱落、充血、皮疹、湿疹，甚而诱发化脓性感染。

（2）消化道症状：蛲虫钻入肠黏膜，在胃肠道内机械或化学性刺激可引起食欲减退、恶心、呕吐、腹痛、腹泻等症状。

（3）精神症状：寄生虫在体内排出的代谢产物可导致精神兴奋、失眠不安、小儿夜惊咬指等。小儿的异嗜症状，蛲虫病患者最为常见，如嗜食土块、煤渣、食盐等。

（4）其他症状：由蛲虫的异位寄生所引起，如引起阴道炎、输卵管炎、子宫内膜炎等，也可侵入阑尾发生阑尾炎，甚至发生腹膜炎。

六、实验室及其他辅助检查

1. 血常规

外周血白细胞、血红蛋白及血小板多无明显变化。

2. 粪便检查

粪便检查蛲虫卵的阳性率较低，直接涂片阳性率仅为 1%~2%，浓缩镜检阳性率为 5%。

3. 肛周检查成虫

因蛲虫有夜间爬出肛门外产卵的特性，故在儿童入睡后 1~3 小时内观察肛周皮肤皱襞、会阴或女阴等处可发现成虫或雌虫。

4. 肛周虫卵检查

刮取、擦取或黏取肛周皱襞污物镜检，一次检出虫卵为 50% 左右，三次检出率达 90% 以上。肛周查虫卵有下列几种方法。

（1）甘油棉拭涂片法：先将棉拭子置于消毒的生理盐水中备用。棉拭拧干后擦拭患者肛门周围，然后在滴有 50% 甘油的载玻片上混匀并镜检。

（2）沉淀法：准备方法同前。将擦拭过肛周的棉拭子插入盛有生理盐水的试管中，充分振荡使虫卵洗入生理盐水中，沉淀后取沉渣镜检。

（3）棉拭漂浮法：准备方法同前。将擦拭过的棉拭子放入饱和生理盐水中，然后使虫卵漂浮再行镜检。

（4）胶黏拭法：把涂胶液的玻璃纸剪成小纸条，然后粘附于洁净的载玻片上备用。撕下玻璃纸条，将有胶的一面粘于患者肛周，再将玻璃纸取下仍粘回原玻片进行检查。

七、诊断

肛门周围或会阴部经常奇痒、患儿夜间烦躁不安时，应注意有蛲虫病的可能，若能查到虫体、虫卵即可确诊蛲虫病。诊断蛲虫病常采用透明胶纸拭子法或棉签拭子法，于清晨解便前或洗澡前检查肛周。此法操作简便，检出率高。若检出虫卵即可确诊。

八、鉴别诊断

肛周湿疹：两病均可有肛周瘙痒的症状，但肛周湿疹检查可见皮肤肥厚、潮红以及色素沉着，棉拭法或胶玻璃纸法检查找不到蛲虫卵，而蛲虫病可在肛周找到蛲虫卵以确诊。

九、预防

蛲虫病具有易治难防的特点，蛲虫寿命短，对各种肠道驱虫药均敏感。为防止反复感染，普及保健知识、改善卫生环境、注意个人卫生是预防蛲虫病的重要措施。

一般治疗及护理：患儿须穿满裆裤，防止手指接触肛门，每天早晨用肥皂温水清洗肛门周围皮肤；换下的内衣内裤应予蒸煮或开水浸泡后日晒杀虫，连续 10 天。

十、治疗

（一）中医内治法

蛲虫寄居在患儿的肛门部，以肛门瘙痒为主要临床表现，蛲虫若逆行而上亦可变生他症，对蛲虫病的治疗，以杀虫、止痒、健脾为总则。

1. 虫扰魄门

[症状] 蛲虫排卵时肛门发痒，夜间为甚，睡眠不安，甚则惊叫，神倦乏力。苔薄白，脉细。

[治法] 杀虫止痒。

[方剂] 苦楝根皮煎剂。

[常用药] 苦楝根皮 6g，文火久煎，每次 5~10ml。

注意：苦楝皮有一定的毒副反应，服药中毒后可有头痛、头晕、恶心、吐吐、腹痛等症状。

2. 脾胃虚弱

[症状] 蛲虫反复感染，食欲减退，腹胀，形体消瘦。舌淡，苔薄，脉细弱。

[治法] 先以杀虫为主，后调理脾胃。

[方剂] 先用追虫丸，后用香砂六君子汤加减。

[常用药] 大黄、牵牛子各 30g，山楂、莪术各 18g，槟榔、大腹子各 12g，雷丸、砂糖各 9g，木香 6g，皂角 3g，上药为末。每次 3~9g，开水调服。

（二）中医外治法

（1）百部 30g，乌梅 15g，或单用百部 60g 亦可，加水两碗，煎成 1 碗，每晚作保留灌肠，10~12 天为 1 个疗程。

（2）大蒜 90g，捣碎，用冷开水浸 24h，过滤取汁，每晚用 20~30ml 保留灌肠，7 天为 1 个疗程。

（3）百椒汤灌肠：用百部 150g，川椒 60g，苦参 200g，明矾 10g，煮沸 20~30min，去渣过滤取汁，每晚睡前用 40ml 保留灌肠。一般用 2~4 次即效。

（4）蛲虫外用方：苦楝根皮 30g，雄黄 30g，槐皮 15g，共为细末，麻油调涂肛周，每晚 1 次。

（5）食醋灌肠：用食醋 30ml 加冷水至 100ml，睡前用消毒导尿管一根插入肛门约 20cm，然后以消毒注射器将药液注入肠内，每次 100~140ml，1 日 1 次，1~3 次可愈。

（6）每晚睡前用百部煎汤洗净肛门，将雄黄末撒在肛门深部及其周围，或用雄黄百部膏、10%鹤虱油膏等外涂亦可，均有杀虫止痒之作用。

（7）蛲虫药膏：内含百部浸膏30%及龙胆紫0.2%，用时把塑料管套在药膏管上，放入肛内挤出少许药膏，连用数天。

（8）六神丸外用：用六神丸5~15粒，于晚间入睡时塞入肛门中，再用10粒化水涂搽肛周，连用7天。

以上灌肠、涂药的外治法，酌情选用。其主要作用是阻止雌虫产卵，减少肛门瘙痒，坚持合理使用，对蛲虫轻证可达到根治的目的。

（三）西医治疗

口服药物治疗（可选用以下药物之一）。

（1）扑蛲灵（pyrvinium pamoate）：此药通过干扰蛲虫的呼吸系统酶而起作用。片剂每片含基质50mg，睡前顿服1次，5mg/kg，治愈率可达90%以上。副作用少，偶有恶心、呕吐、腹痛和感觉过敏。服药后1~2天内大便可染红色，嘱家长不要惊慌。

（2）甲苯咪唑（mebendazole）：此药剂量与年龄大小无关，100mg顿服的治愈率可达90%。如给100mg，每日2次，连服3日，治愈率可达100%。副作用轻，适宜于普治。

（3）双羟萘酸噻嘧啶（pyrantel pamoate）：本药能阻断虫体对葡萄糖的利用，使其糖原减少。可吞服片剂或制成糖浆。一般顿服10mg/kg（按基质计算），疗效在80%以上。副作用为偶感腹部不适、轻度头痛、恶心。两周后可复治一次，肝病患者慎用。

（4）司替碘铵（驱蛲净）（stilbazium iodide）：5mg/kg顿服，治愈率达96.2%。

（5）丙硫苯咪唑：成人顿服400mg，儿童服100~200mg，疗效可达90%以上。副反应出现率低于10%，有轻度头痛、头昏、恶心、腹泻等，常不需处理自行缓解。孕妇和哺乳期妇女忌用。

（四）局部治疗

肛门瘙痒或有湿疹，可每晚睡前洗净局部，用10%鹤虱油膏或2%氧化氨基汞软膏涂布，可杀虫止痒，直到痊愈为止。

第四节　鞭虫病

鞭虫病（trichuriasis）是由毛首鞭形线虫（Trichuris trichiura）寄生于人体的盲肠、阑尾及升结肠所致的常见肠道寄生虫病，常与蛔虫合并感染。分布甚广，尤其热带与亚热带地区的发病率最高，我国普遍存在，尤以农村多见。患者以儿童为主，严重感染可影响儿童的生长与发育。轻、中度感染者可无症状；重度感染者有腹泻、便血、里急后重、直肠脱垂、贫血与营养不良。

一、中医的认识

中医学虽然对鞭虫病无针对性的明确描述，但鞭虫病常与蛔虫病共存，故对本病的认识可借鉴蛔虫病。

二、西医的认识

传染源：人是鞭虫的唯一终宿主，鞭虫感染者是鞭虫病的唯一传染源。

传播途径：主要传播方式是粪便内虫卵污染土壤，再通过手、蔬菜等直接或间接地将感染期虫卵传入口中使人感染。人与人不直接传染。

三、流行特点

鞭虫（图 30-4-1）呈世界性分布，多见于热带、亚热带及温带地区的发展中国家。常与蛔虫感染并存，并呈现相似的流行特征，但感染率与感染度均低于蛔虫。据第二次全国寄生虫病调查结果显示，我国人群感染率为 4.63%，感染人数约为 2909 万人。除内蒙、吉林和辽宁三省外，其他省市地区均有鞭虫感染，其中海南最高，为 27.84%。具有儿童高于成人、南方高于北方、农村高于城市的流行特点。

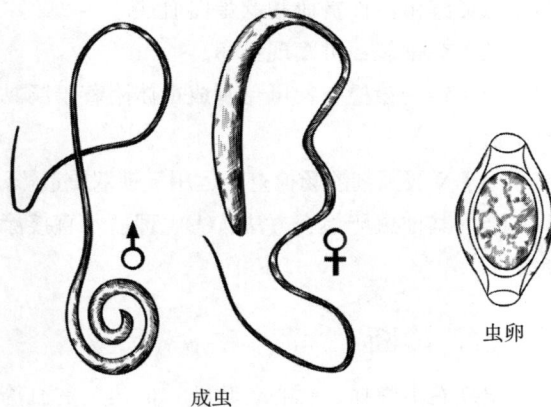

图 30-4-1　鞭虫成虫及虫卵

四、病因病机

（一）中医病因病机

鞭虫常与蛔虫感染共存，均由于误食沾有虫卵的生冷蔬菜、瓜果或其他不洁之物而引起。其中医的病因病机也与蛔虫病相类似。

（二）西医病因病机

鞭虫的感染阶段分为感染期虫卵、经口感染和成虫致病。成虫以其细长的前段插入肠黏膜乃至肠黏膜下层，从组织中和血液中摄取营养，加上分泌物的刺激作用，肠壁黏膜组织呈现轻度炎症或点状出血，亦可见到上皮细胞变性、坏死。少数患者由于肠壁炎症、细胞增生、肠壁增厚而形成肉芽肿。有学者用 ^{51}Cr 观察，测得每条鞭虫使宿主每天失血约 0.005ml，所以一般患者不产生贫血症状。当重度感染时（即寄生虫数超过 800 条），由鞭虫引起的慢性失血可导致缺铁性贫血的发生。另外，免疫学的研究表明，人体感染鞭虫后可产生一定免疫力。

五、临床表现

轻、中度感染者虽然临床多见，但一般无显著症状。偶有右下腹痛、恶心、呕吐、低热等。重度感染多见于儿童，有以下几方面的表现。

（1）消化系统：结肠不同程度的充血、水肿、弥慢性出血点、溃疡形成。患者表现为腹泻、脓血便、里急后重、直肠脱垂。有些患者出现慢性阑尾炎的症状，腹部触诊常有右下腹明显压痛。此外还有腹膜炎、肠梗阻及肠套叠等并发症。

（2）血液系统：表现为嗜酸粒细胞增多症、缺铁性贫血等。严重贫血者可导致心脏扩大。

（3）神经系统：常头昏、头晕，极少数可有脑膜炎的症状。

六、实验室及其他辅助检查

（1）血常规：外周血嗜酸性粒细胞明显增多，可达 10%~15%。感染严重者可有小红细胞低血红蛋白性贫血和低蛋白血症。

（2）粪常规：可发现虫卵。

（3）结肠镜检查：可见到成虫体附着于肠黏膜上，虫体旁可见黏液。黏膜轻度充血且易出血。

（4）X 线钡剂灌肠检查：运用气钡双重造影法可以发现涂有钡剂的透光虫体外形。

（5）其他虫卵检查方法：①生理盐水直接涂片法；②饱和盐水浮聚法；③水洗自然沉淀法。

七、诊断

出现右下腹痛、恶心、呕吐、低热及贫血等症状，结肠镜检查可发现成虫体附着于黏膜上，粪便中检查到鞭虫卵是明确诊断的根据。

八、鉴别诊断

直肠脱垂：儿童鞭虫病也可出现直肠脱出于肛缘外的直肠脱垂症状，但在鞭虫病患者脱出的直肠黏膜上可发现成虫体，此外粪便中找到鞭虫卵是鞭虫病确诊的最重要依据。

九、预防

加强粪便管理和注意个人卫生是预防鞭虫病的有效措施。对轻、中度感染者无需处理，重度感染者应予高蛋白质易消化饮食，纠正贫血给予铁剂，合并阿米巴痢疾用甲硝唑抗阿米巴治疗，合并细菌性痢疾应用抗生素治疗。

十、治疗

（一）中医辨证治疗

1. 虫积肠道

［症状］下腹部常隐隐作痛，时发时止，痛时拒按，大便稀薄，或便下鲜血，疲乏无力，舌苔白腻或黄腻，脉滑。

［治法］杀虫消积。

［方剂］肥儿丸加减。

［常用药］神曲（炒）、黄连（去须）各 30g，肉豆蔻（面裹煨，去面）、使君子（去皮，细锉）、麦芽（炒）各 150g，槟榔 2 个（不见火）。上药共为细末，如粟米大。每服 30 丸，空腹时用熟水送下。

2. 气血两虚

[症状] 虫积日久，精神疲乏，头晕眼花，心悸失眠，纳减便溏，形体消瘦，四肢无力，面色萎黄，唇爪苍白，舌淡，苔薄白，脉弱。

[治法] 益气补血。

[方剂] 归脾汤加减。

[常用药] 白术 15g，茯神 9g，黄芪 12g，龙眼肉 12g，酸枣仁 12g，人参 6g，木香 6g，炙甘草 6g，当归 9g，远志 6g。

3. 中药其他治疗

槟榔煎剂，服药前 1 日晚先服硫酸镁，次晨将槟榔煎剂分次服下，服药后 3 小时不泻者，再服硫酸镁 1 次。

（二）西医治疗

1. 口服药物治疗

驱虫治疗效果不如蛔虫病，需反复治疗方可达到理想效果。

（1）阿苯达唑：胶囊 200mg；片剂有 100mg，200mg 和 400mg，常用 400mg 顿服，连服 2 天，虫卵阴转率 43.2%~52.7%，副作用轻。儿童剂量为成人一半。重度感染的疗程为 5~7 天，未见明显副作用，偶有头昏、恶心、腹痛、吐蛔虫或一过性转氨酶升高等轻微反应，可自行缓解。

（2）甲苯达唑：成人剂量为 200mg/ 次，3 次 /d，连服 3 天，治愈率为 60%~80%。未治愈者虫卵显著减少。儿童剂量减半。重度感染可治疗 6 天或重复 1 个疗程。患者耐受良好，仅有轻微胃肠反应。孕妇禁用，12 岁以下儿童慎用。甲苯达唑 / 左旋咪唑（复方甲苯达唑）片：每片含甲苯达唑 100mg、左旋咪唑 25mg，1 片 / 次，2 次 /d。有效率为 80%~83.8%。

（3）奥克太尔（oxantel）：15mg/（kg·d），2 天疗法，治愈率为 57%。10mg/（kg·d），连服 5 天，治愈率达 100%。副作用轻而短暂，可自行缓解。

（4）复方噻嘧啶：每片含双羟萘酸噻嘧啶和奥克太尔各 100mg，据报道，用两药各 5mg/kg，每晚半空腹顿服，送服 2 天，虫卵阴转率达 93.8%。并对蛔虫、钩虫、蛲虫均有良好效果。

（5）奥苯达唑：剂量 10mg/（kg·d），3 天或 2 天疗法，或 1 次顿服。治后 4 周虫卵定性复查结果，阴转率分别为 70.4%、70.4% 与 53.3%。

（6）氟苯达唑：剂量为 100mg/ 次，2 次 /d，连服 2 天，治愈率为 86%。

2. 结肠镜下治疗

感染严重时，使用药物治疗常不能完全治愈。可用内镜钳取法，在直视下用活检钳轻轻夹住虫体，从肠黏膜内拉出或者逐一夹碎虫体。

3. 其他治疗

氧气驱虫：于早饭后 2 小时，经肛门缓慢（30 分钟）注入氧气 500ml，45 分钟后，口服硫酸镁 1 次，于第 2、第 3 天如上法再分别注入氧气 750ml 及 1000ml，注入氧气后轻轻按摩患者右下腹部，并让患者仰卧，这种疗法无任何副作用。

十一、现代研究进展

鞭虫病是一种世界范围内的寄生虫病，特别是亚热带地区居多。绝大多数地区治疗鞭虫病仍然使用传统的抗蠕虫药物——甲苯咪唑。然而，目前鞭虫抗药性的产生已经成为一个现实性问题，有文献报道，甲苯咪唑的有效率仅为45%，因此，迫切需要研发新的药物。Rebecca 等用类维 A 酸 X 受体拮抗剂——HX531 治疗鞭虫病收到良好的效果。实验采用生存得分、MTT 分析和摄像技术三种不同的方法，评估鞭虫的生存能力。实验结果显示，HX531 在剂量为 100μmol/L，相比于等量的甲苯咪唑，鞭虫的生存能力明显降低；与溶剂对照组比较，加入 HX531 后，MTT 法显示鞭虫细胞的存活率大大降低，应用摄像追踪技术所得结果也支持上述结论。

第五节 钩虫病

钩虫病（hookworm diseases）是由钩虫（hookworm）寄生于人体小肠所引起的疾病。别名"桑叶黄""黄胖病""懒黄病"。寄生于人体的钩虫主要为十二指肠钩口线虫或美洲板口线虫，偶可寄生人体的还有锡兰钩口线虫和犬钩口线虫等，巴西钩口线虫的感染期幼虫虽可侵入人体，但一般不能发育为成虫。临床上以贫血、营养不良、胃肠功能失调为主要表现，轻型患者可无症状，仅在粪便中查获钩虫卵，称钩虫感染（ancylostomatic infection），重者可致发育障碍及心功能不全。

一、中医的认识

钩虫可归于中医"九虫"中的"伏虫"。古书将伏虫放在九虫之首，称"伏虫，长四分，群虫之主也"（注：《道藏》和《集验方》记载为四寸），《道藏》中描述为："虫色青……有髭牙，啮人精血……"，与钩虫的大小和吸血习性相近。

二、西医的认识

传染源：钩虫病患者和带虫者是钩虫病的传染源。

传播途径：虫卵随粪便排出，在温暖、潮湿、荫蔽、疏松土壤中，发育为丝状蚴。若气温低于13℃，虫卵不会发育。丝状蚴是钩虫的感染期，具有向温性，当接触人体皮肤或黏膜时，侵入人体。

三、流行特点

钩虫病呈全球分布，以经济卫生条件差的地区为明显，据 WHO1984 年报告，全球钩虫感染者约9亿人，但有明显症状者仅约1%。在我国，钩虫感染为五大寄生虫病之一，2001~2004 年全国寄生虫病调查结果显示人群平均感染率为 6.12%，南方各省的感染率远高于北方各省。南方以美洲钩虫为主，北方以十二指肠钩虫为主，且两种钩虫混合感染较为普遍。我国婴幼儿钩虫病报道并不少见，症状出现较成人早。

四、病因病机

（一）中医病因病机

钩虫感染因粪便管理不当，鲜粪施肥，农民赤脚下地，钩蚴钻入人体，引起贫血，导致面色灰黄、乏力、浮肿。中医药文献中对钩虫的认识更为形象，称"蛲瘕""农民黄疸病""脱力黄""黄胖病"。《沈氏尊生书》："黄胖，宿病也，与黄疸暴病不同……黄胖多肿，色黄中带白，眼目如故，或洋洋少神……多虫积与食积所致。必吐黄水，发毛皆直，或好食生米、茶叶、土、炭之类。"

（二）西医病因病机

钩虫幼虫侵入人体皮肤可引起钩蚴性皮炎，局部皮肤可出现小的红色丘疹。幼虫随血流到达肺，然后沿呼吸道爬至会厌被吞入消化道，幼虫吸附于小肠并发育为成虫。钩虫成虫以口囊吸附在小肠黏膜绒毛上，以摄取黏膜上皮及血液为食。成虫经常更换吸附部位，并分泌抗凝血物质，故被钩虫吸附的黏膜不断渗血，引起慢性失血和血浆蛋白丢失。（图 30-5-1）

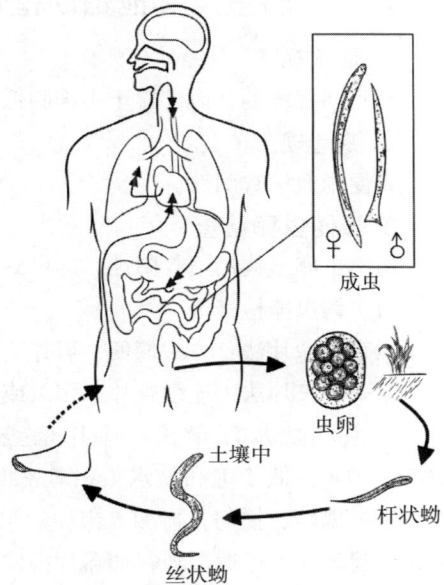

图 30-5-1　钩虫生活史

五、临床表现

钩虫病的症状主要由钩蚴及成虫所致，但成虫所致的症状较为长久和严重。

1. 钩蚴虫所致的症状

（1）皮炎：钩蚴侵入处皮肤，初有奇痒和烧灼感，继而出现小出血点、丘疹和小疱疹。皮炎多发生在手指或足趾间、足背、踝部等，数日内可消失。抓痒可继发细菌感染，局部淋巴结肿大，偶可出现一过性荨麻疹。

（2）呼吸系统症状：受染后 3~5 日，患者常有咳嗽、喉痒、声哑等；重者呈剧烈干咳和哮喘发作，表现为嗜酸性粒细胞增多性哮喘，痰内可出现血丝。X 线检查可见肺纹理增加或肺门阴影增生，偶可发现短暂的肺浸润性病变。

2. 成虫引起的症状

粪便中有钩虫卵而无明显症状者称"钩虫感染"，粪便中有钩虫卵又有慢性临床症状者称"钩虫病"。

（1）消化系统的症状：患者大多于感染后 1~2 个月逐渐出现上腹部不适或疼痛、食欲减退、腹泻、乏力、消瘦等。

（2）血液循环系统症状

①贫血：重度感染后 3~5 个月逐渐出现进行性贫血，表现为头晕、耳鸣、心悸、气促

等。长期严重贫血可发生贫血性心脏病，表现为心脏扩大、心率加快等。严重贫血常伴有低蛋白血症，出现下肢或全身水肿。

②循环系统症状：贫血的程度直接影响循环系统，特别是心脏代谢功能。患者皮肤黏膜苍白，下肢轻度水肿，不劳动也感气急、心悸，并有四肢无力、耳鸣、眼花、头昏、智力减退等。重度感染者全身水肿显著，轻度活动后感严重气急、心悸及心前区疼痛，脉搏快而弱，全心扩大，有明显收缩期杂音以及舒张期杂音。出现心功能不全时尚见有肝肿大、压痛、肺部啰音、腹水等。

3. 其他症状

儿童重症患者，可有生长发育障碍、智力减退、性发育不全、侏儒症等表现。成年患者也常有闭经、阳痿、性欲减退、不育等；严重感染的孕妇易引起妊娠中毒症、早产、死胎等。

六、实验室及其他辅助检查

1. 血常规

有不同程度的贫血，属于小细胞低色素性贫血。嗜酸性粒细胞可有增高。

2. 粪常规

粪便隐血检查阳性。

3. 粪便虫卵检查

检出虫卵或钩蚴培养阳性，即可确诊。粪便查虫卵有下列几种方法。

（1）钩虫卵检查法

①直接涂片法：方法简便，可作为临床或流行地区普查常规。感染较轻者易漏检。薄涂片宜采用三片法（连续查片三张）或厚涂片，以减少漏诊。

②饱和盐水浮聚法：涂片检查阴性者适用，因钩虫卵较轻，其相对密度为1.055~1.090，低于饱和盐水（相对密度1.20），取蚕豆大粪块入杯，加15%~25%饱和盐水少量，捣碎，搅匀，再加入饱和盐水至平杯口，在液面覆一载玻片，静置15 min左右，垂直提起玻片，迅速翻转，加盖片镜检。此法阳性率较高。此法简便，检出率远高于直接涂片法5~6倍。

③虫卵计数法：依靠计数方法测定每克粪便中的虫卵数，以粗略推算患者体内寄生的钩虫数目，适用于疗效考核及流行病学调查。

钩虫计数常用以下方法：A.饱和盐水浮聚计数法：采用洪氏过滤改良计数法及方口圆底盒浮聚法。对轻度感染者较为准确，不易漏诊；重度感染，由于虫卵过于密集，其计数不易准确。B.钩蚴培养计数法：感染轻者可数清集于培养管底的全部幼虫（一般孵出率可达95.3%，故约相当于虫卵数）；重度感染可适当稀释后再计数，比stoll稀释虫卵计数法更为准确，且可鉴别虫种。C.定量板—甘油玻璃涂纸透明计数法：该法为近年国内学者在加藤厚涂片法的基础上改良设计的蠕虫卵定量计数方法，其方法简便，稳定性较好。

钩虫感染度的划分：轻度感染为< 2000个卵/g粪；中度感染为2000~11000个卵/g粪；重度感染为> 11000个卵/g粪。

（2）钩蚴培养法：培养方法较多，临床常用者为清水瓦片法、试管培养法等。在操作中须注意最适宜培养的温度为25~30℃，防止忽冷忽热；大便量为0.2~0.4g；本法较涂片法阳性率高7倍以上。

4. 其他辅助检查

（1）抗原皮内试验：利用钩虫成虫或钩蚴制成抗原做皮内试验；在流行区阳性率可高达 90% 以上，但对非钩虫病患者其假阳性率较高。

（2）采用感染钩虫前后的人血清做间接免疫荧光试验及补体结合试验，阳性者有助于诊断。

（3）血清免疫球蛋白及血清蛋白电泳检测，显示清蛋白降低，球蛋白增高（IgG、IgE 明显增高），但特异性低。

七、诊断

本病在流行区诊断一般不困难。在诊断过程中应除外其他原因所致的皮炎、贫血、营养不良等，如胃或十二指肠溃疡病、肠结核、慢性肠炎及其他肠道寄生虫病等。若粪便检出钩虫卵或钩蚴培养阳性，即可确诊。

八、鉴别诊断

缺铁性贫血：两病均为小细胞低色素性贫血，但缺铁性贫血有铁摄入不足或铁丢失过多的病史。钩虫病在粪便中找到钩虫卵或钩蚴培养阳性以确诊。

九、预防

加强粪便管理，进行无害化处理，开展健康教育和加强个人防护是钩虫病预防的重点。

一般治疗及护理：贫血和低蛋白血症是本病的主要表现，故给予足量的铁剂、补充高蛋白饮食对改善贫血与消除症状甚为重要。

十、治疗

（一）中医辨证治疗

钩虫寄居在患儿的肛门部，以肛门瘙痒为主要临床表现，钩虫若逆行而上亦可变生他症，对钩虫病的治疗，以杀虫、止痒、健脾为总则。治分初期和后期。

◆ 初期

1. 皮肤受邪

［症状］当手足接触泥土后，很快出现局部皮肤奇痒、灼热、疱疹，搔破后，形成红肿或脓疱。

［治法］杀虫解毒，祛风止痒。

［方剂］羌活胜湿汤加减。

［常用药］羌活、独活各 5g，藁本、防风、甘草（炙），川芎各 15g，蔓荆子 9g。

2. 虫邪犯肺

［症状］皮肤受邪数天之后，出现胸闷咳喘，喉痒难忍，咳嗽呈阵发性频咳，或干咳无痰，或有痰呈泡沫，或痰中带血，甚则频咳不止、痰鸣如水鸡声，胸闷气促，大汗出，唇甲青紫，苔白脉平或微数。

［治法］宣肺化痰，止咳杀虫。

［方剂］止嗽散合紫金丹加减。

［常用药］桔梗（炒）、荆芥、紫菀（蒸）、百部（蒸）、白前（蒸）各 1kg，甘草（炒）360g，陈皮（水洗，去白）500g，研细粉，开水化开，每服 9g，食后及临卧用开水配合紫金丹调下。

◆ 后期

分为轻症和重症。

1. 轻证

常见有湿困虫伏和脾虚湿滞。

（1）湿困虫伏

［症状］脘腹疼痛或胀闷不舒，善食易饥，纳食腹胀，或嗜食生米、茶叶、木炭之类，大便不畅或便秘，矢气奇臭，舌苔厚腻，舌体或有虫斑，脉缓。

［治法］燥湿健脾，消积杀虫。

［方剂］榧子杀虫丸加减。

［常用药］榧子 21g，槟榔子 21g，红藤 21g，百部 21g，苦楝根皮 21g，雄黄 3g，大蒜 9g 取汁。每次 12g，日 3 次服。

（2）脾虚湿滞

［症状］面色萎黄或面黄而虚浮，食后腹胀，肢软无力，气短头晕，舌质淡，苔白，脉虚弱。

［治法］健脾燥湿，和中补血。

［方剂］黄病绛矾丸加减。

［常用药］绛矾 18g，厚朴 9g，白术 9g（炒焦），茯苓 9g，枳壳 6g（炒焦），苍术 6g（炒焦），广皮 6g。每服 20~30 丸，以熟汤送下。

2. 重证

［症状］面色萎黄或苍白无华，形寒肢冷，唇甲淡白，周身浮肿，甚则可有腹水，小便清长，心悸气短，耳鸣眩晕，异嗜生米、泥土、茶叶等，健忘失眠，神疲肢软，男子阳痿，女子经闭，舌质淡红或有齿印，脉极虚弱。

［治法］补益气血。

［方剂］八珍汤加减。

［常用药］人参、白术、白茯苓、当归、川芎、白芍药、熟地黄、甘草（炙）各 30g。

（二）外治法

用于初期皮肤有受邪的症状时。

热熏法：用手指样粗的艾绒卷，点燃后在皮炎部位上熏，越近越好，以不烧伤皮肤为度，连续 2min。

（三）西医治疗

1. 口服驱虫药物治疗（可选用以下药物之一）

（1）丙硫苯咪唑：本品适用于各型钩虫病，成人常用 400mg 顿服，隔 10 天再服 1 次。

或每日 200mg，连服 3 天。12 岁以下儿童减半量。虫卵阴转率达 90% 以上，副反应轻。

（2）甲苯咪唑：对虫卵发育亦有抑制作用。驱钩虫的成人剂量为每次 100~200mg，日服 2 次（分早晚空腹或半空腹服用），连服 3~4 天。儿童、老年人、体弱者剂量和疗程酌减。治疗后十二指肠钩虫阴转率为 75%~100%，平均为 95%，美洲钩虫的阴转率为 67.6%~86.6%，平均为 77.2%。阴转率尚与钩虫感染严重程度有关。甲苯咪唑微粒细粉的颗粒大小也影响疗效。药物的副作用轻微，极少数病例在用药后第 2~3 天出现轻微头昏、上腹不适、恶心、腹痛、腹胀等，为时短暂，无需处理。但本药作用慢，能引起蛔虫游走，服药后有口吐蛔虫现象，在大规模治疗中应予注意。如与噻嘧啶等药物合用可缩短疗程，并可提高疗效，防止蛔虫游走。严重心脏病、肝脏病患者本药慎用。

（3）双羟萘酸噻嘧啶（pyrantel pamoate）：成人常用量为 10mg/kg，临睡前服，连服 2~3 天，十二指肠钩虫阴转率可在 95% 以上，美洲钩虫阴转率在 85% 以上。本药副作用轻，常见有恶心、呕吐、腹痛、腹泻等。冠心病、消化性溃疡、急性肝炎、肾脏病、活动性肺结核咯血等患者慎用，妊娠早期应用本药可致流产。复方噻嘧啶是噻嘧啶与酚嘧啶混合压片，每片含两者各 150mg，每日 2 次，每次 3 片，连服 2 天，疗效优于双羟萘酸噻嘧啶。

（4）咪唑类：氟苯咪唑，100mg/日，连服 3~4 天，丙氧咪唑（oxibendazole）10mg/kg，每日 1 次，连服 2~3 天均有较好的疗效。

综上所述，目前驱虫药物种类多、难以确切评价药效，通常集体治疗以采用噻嘧啶或复方噻嘧啶、复方甲苯咪唑、丙硫苯咪唑为宜。对严重感染或混合感染者可采用联合疗法。

2. 局部治疗

钩蚴移行症的治疗：钩蚴进入皮肤后 24 小时内，尚有大部分停留在局部，故可采用物理、化学等方法治疗钩蚴所致的皮炎。

（1）药物外用：采用左旋咪唑涂肤剂（左旋咪唑 750mg 加 70% 二甲亚砜水溶液 100ml）。轻者一天涂擦 3 次即可，重症需连续涂药 2 天才获效。

（2）皮肤透热疗法

热浸法：用 53℃ 热水浸 2 秒钟，间歇 8 秒钟，持续 25 分钟。

热敷法：温水温度同前，用多层纱布或毛巾作湿敷。

热熏法：用艾卷或草纸卷点火，在患者熏烫 5 分钟。或用理发电吹风吹 3 秒钟，间歇 7 秒钟，连续 19 秒钟，上述方法可起止痒、局部消炎的作用。

十一、现代研究进展

最新研究发现，钩虫感染使宿主处于低免疫应答状态，对病毒（麻疹病毒、HIV 病毒等）易感。当今钩虫病高发于非洲、亚洲东南部和美洲，而这些地区艾滋病正在迅速蔓延。因此，钩虫病与艾滋病之间的相关性已再次引起人们对钩虫病的重视。

基础研究方面，杨益等的研究结果显示，HRP-IgG4 和 HRP-IgG 作为酶标二抗检测的敏感性远高于另外 6 种抗体或亚类，差异有统计学意义（$P < 0.05$），但两者之间的敏感性无统计学差异（$\chi^2=1.61$，$P > 0.05$），表明 IgG4 和 IgG 是钩虫病患者血清中的优势抗体。不同类或亚类抗体对于蛔虫病和鞭虫病患者血清存在不同程度的交叉反应，可能由于几个虫种之间具有共同的抗原表位。IgG4 的特异性高于 IgG（$\chi^2=4.97$，$P < 0.05$），IgG4 的诊

断效能优于 IgG。其研究利用蛋白质印迹法证明人体中 IgG 抗体对钩虫抗原有特异性反应，其检出率为 91.7%，且证实 IgG4 是钩虫病患者血清中的优势抗体亚类，其与其他抗体及亚类相比，用于免疫学诊断更为可靠。上述研究结果显示，IgG4 抗体在美洲钩虫病免疫诊断上有很好的应用前景。

第六节　姜片虫病

姜片虫病（fasciolopsiasis）是由布氏姜片吸虫（fasciolopsis buski），简称姜片虫，寄生于人、猪肠内引起的一种人畜共患寄生虫病。临床以腹痛、腹泻等胃肠道症状为主。

一、中医的认识

中医学对人体寄生虫有"九虫"的分类，其中描述赤虫形态为"状如生肉"，其症状"令人肠鸣"，据寄生虫形态和发病症状两方面判断，可以基本认定赤虫很可能是现代的姜片虫。

二、西医的认识

[临床分类]

便虫卵计数法可用于衡量姜片虫病患者感染度的轻重，一般分为轻、中、重三型。① 每毫升粪便中虫卵数少于 2000 者为轻型感染。此型约占患者总数的 62.4%，患者仅有轻度的消化系统症状。② 每毫升粪便中虫卵数在 2001~10000 者为中度感染。此型约占患者总数的 36.1%，患者经常出现恶心、呕吐、腹痛、腹泻、失眠，且面部有轻度浮肿等。③ 每毫升粪便中虫卵数在 10001 个以上者为重度感染。此型约占患者总数的 1.5%，患者可出现倦怠无力、食欲减低、营养不良、维生素缺乏、贫血、消瘦、浮肿，甚至有腹水、胸水、全身衰竭等重症出现。儿童感染者，其身体和智力发育都可能发生障碍。

[流行病学资料]

传染源：所有带虫患者与病猪均为传染源。

传播途径：姜片虫虫卵随粪便排出后落入水中，卵内细胞分裂发育为成熟毛蚴，毛蚴从虫卵孵出，进入中间宿主扁卷螺，先后形成胞蚴、母雷蚴、子雷蚴、尾蚴。尾蚴吸附在水生植物等物体的表面，分泌成囊物质包裹其体部，脱去尾部形成囊蚴。宿主通过误食感染囊蚴的菱角、茭白等水生植物进入体内。

流行特点：姜片虫病在亚洲的温带和亚热带地区，包括东北亚、东南亚和南亚地区的 10 余个国家均有流行。在我国除东北、内蒙古、新疆、西藏、青海及宁夏外的其他省市自治区均有流行。姜片虫病主要流行于水源丰富、地势低洼、种植菱角等水生经济植物的地区。猪姜片虫病的流行区较人姜片虫的流行区域广。

三、病因病机

（一）中医病因病机

人吞食囊蚴，囊蚴至小肠后，后尾蚴脱囊而出，吸附在肠壁上，约经 2~3 个月发育为成虫，产生以下致病作用而发为姜片虫病。

1.损伤肠道，扰乱气机

姜片虫成虫寄生在十二指肠，有时也寄生在胃、空肠、大肠内，以强大的腹吸盘吸附于肠壁造成肠壁机械性损伤而致肠壁出血、水肿、溃烂等；扰乱肠胃气机而见腹痛、恶心、大便不调、腹泻等症。

2.夺取水谷精微，影响纳运功能

姜片虫成虫寄生于肠道且吸附在肠壁，直接摄取肠内水谷精微等营养物质，并遮盖肠壁，妨碍肠道泌别清浊功能，影响纳运，故临床可见程度不等的营养不良及脾胃纳运功能失调之证，甚则患儿贫血、消瘦、浮肿及生长发育障碍。

（二）西医病因病机

由吞食姜片虫囊蚴后引起。人如生食含姜片虫囊蚴的水生植物，或用牙齿啃水生植物果实的皮，或饮用含有姜片虫囊蚴的生水而被感染致病。姜片虫成虫寄生于人及猪的小肠，卵随粪便排出入水，在适合的温度下发育为毛蚴，毛蚴自卵内逸出，在水中游动，遇到可作为中间宿主的扁卷螺即钻入螺体，经胞蚴、母雷蚴、子雷蚴、尾蚴的发育、繁殖，尾蚴自螺体逸出至水中，附着于水生植物表面形成囊蚴。亦可在砂、石等上形成囊蚴，附着物上的囊蚴还很容易脱落而漂浮在水面上，人及猪吞食囊蚴而感染姜片虫病，姜片虫病为人猪共患的寄生虫病。（图30-6-1）

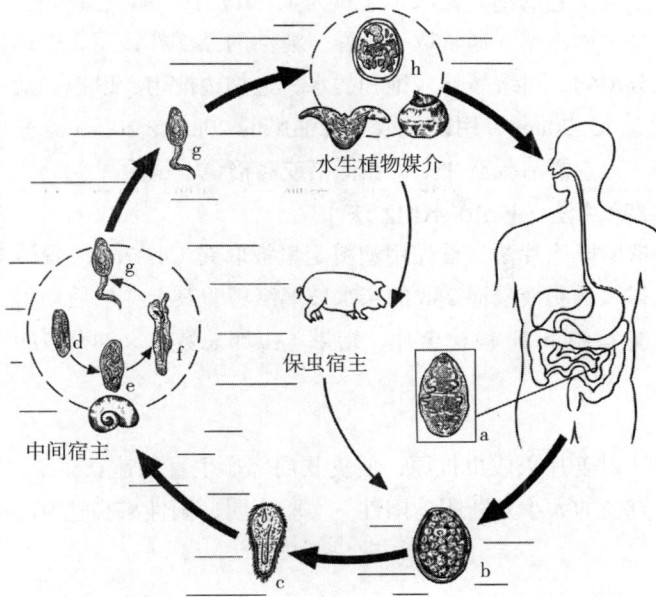

a.成虫；b.虫卵；c.毛蚴；d.胞蚴；e.终雷蚴；f.子雷蚴；g.尾蚴；h.囊蚴

图30-6-1 布氏姜片吸虫生活史

四、临床表现

姜片虫的幼虫在十二指肠逸出后，在小肠上段逐渐发育为成虫。成虫吸盘肌肉发达，吸附力强，故小肠黏膜及其附近组织可发生水肿、点状出血、炎症，甚至形成溃疡或脓肿。成虫在其生长和繁衍过程中产生的代谢物还可致机体毒性反应。血象：红细胞数减少，白细胞数略升高，嗜酸性粒细胞数增加，约占 10%~20%，少数患者可高达 40%。潜伏期为 1~3 个月，轻度感染者可无明显症状，无症状者约为 8.4%~30.4%。重度感染者约占 69.6%~91.6%，可出现不同程度的症状和体征。姜片虫成虫的致病作用包括机械性损伤及虫体代谢产物被宿主吸收引起的变态反应。

寄生虫数较多时常出现腹痛和腹泻及消化不良，排便量多、稀薄而臭，或腹泻与便秘交替出现，甚至发生肠梗阻。营养不良又反复发生中度感染的病例，尤其是儿童，可出现低热、消瘦、贫血、水肿、腹水以及智力减退和发育障碍，少数可因衰竭、虚脱而死。

五、实验室及其他辅助检查

1. 直接涂片法

检查粪便内虫卵是确诊姜片虫感染的主要方法。因姜片虫卵大，容易识别，用直接涂片法连续检查三张涂片，即可查出绝大多数患者，但轻度感染的病例往往漏检。粪便虫卵计数法可用于衡量姜片虫病患者感染度的轻重，一般分为轻、中、重三型。

2. 沉淀法

姜片虫卵较少者可采用水洗沉淀法检查，阳性率约为 100%。

3. 饱和盐水漂浮法

该方法的原理是：一般寄生虫卵的比重在 1.055~1.145 之间，故虫卵在水中可以下沉。如果把虫卵置于比重大于它的饱和盐水（比重为 1.170）中，那么虫卵便会漂浮在液面上，结果虫卵集聚而提高了检出率。通常取一干燥、清洁的漂浮杯，用火柴棒挑取黄豆粒大小的粪便，置杯内充分搅匀，再缓缓加入饱和盐水，边加边搅匀，以饱和盐水略高于杯口而又不外溢为度。静置 15~20min，用镊子取一无油腻的 20mm×20mm 盖玻片覆盖杯面，蘸取粪液，并迅速翻转，置清洁载玻片上，在低倍或高倍镜下镜检。

4. 改良加藤厚涂片法（Kato–Katz 法）

本法亦称定量透明厚涂片法。首先用塑料定量板取粪（41.7mg）置洁净载玻片上，再用镊子取甘油–孔雀绿透明液浸泡 24h 的亲水玻璃纸覆盖其上，然后用另一载玻片加压做成均匀的厚涂片，置室温下 1h 镜检全片，结果（虫卵总数）×24 即为每克粪便虫卵数，有助于了解感染度。

5. 皮内试验

用结核菌素针注射姜片虫成虫抗原，使皮肤局部产生直径达 0.5cm 的丘疹，15min 后观察反应，以丘疹直径的大小判断阴、阳性。实验表明，阳性率高达 97.5%，假阴性率为 2.5%。

6.ELISA 法

在聚苯乙烯板孔中加入 1∶3500 稀释抗原 100μl，置 4℃冰箱内包被过夜；取出反应板倒出剩余抗原，用 0.05%Tween–20 生理盐水反复洗涤 3 次；在相应各孔内加入倍比稀释被检血清 100μl，置 37℃孵育 2h，然后按上述方法洗涤 3 次；每孔加入 1∶300 辣根过氧化物酶标记的羊抗人 IgG100μl，置 37℃孵育 2h 后再洗涤 3 次；每孔加入底物溶液 100μl，置室温下 30min 后加入 H_2SO_4 浓度为 2mol/L 的终止液。用 ELISA 法检测姜片虫病患者血清 168 份，ELISA 结果阳性者 165 份，阳性率为 98.21%。姜片虫的感染度与血清抗体的滴度有一定的相关性，ELISA 法用于姜片虫病抗体检测的敏感性高，特异性强。SPA-ELISA 法用姜片虫成虫纯化抗原（PAAl1μg/ml）预包被的聚苯乙烯微量反应板作快速 SPA-ELISA。以本法与常规 ELISA 平行检测姜片虫患者滤纸干滴血 40 份，前者的阳性率为 95%，后者为 92.5%。采用 3 种含蛋白质量不同的 PAA 作 Dot-ELISA，平行检测 75 例姜片虫患者血清，阳性符合率分别为 94.67%（71/75）、94.67%（71/75）及 66.67%（50/75）。采用 Dot-EIISA 法作免疫学诊断，通常只需要肉眼观察有无斑点出现即可判断结果。

7. 斑点免疫渗滤试验

斑点免疫渗滤试验是在 ELISA 的基础上发展起来的一种免疫学检验新技术，其原理同 ELISA 相似，均为固相酶免疫检测法。检测 30 例粪检阳性的姜片虫患者血清，阳性符合率为 93.3%（28/30）。本法以混合纤维素醋滤膜或硝酸纤维膜（NC）替代聚苯乙烯（Ps）或聚氯乙烯（PVC）反应板，使用灵活，成本低，反应快，便于在临床检验中应用。

8. 间接血凝试验

以姜片虫成虫纯化抗原（PAA）（蛋白含量为 10ug/ml）致敏经醛化和鞣化的人"O"型血红细胞，采用间接血凝试验（IHA）检测了 69 份姜片虫感染者血清和 60 份正常人血清，若认为抗体滴度 ≥ 1∶10 为阳性，则两者的阳性率分别为 81.2% 和 6.7%，差异有统计学意义（$P < 0.005$）。

9. 胃镜检查

姜片虫病（fasciolopsiasis）是人体感染布氏姜片吸虫引起的寄生虫病。以往在诊断上注重于本病的慢性腹泻、消化功能紊乱、营养不良等症状及大便虫卵检查，胃镜对于早期姜片虫病的检查也有一定意义。姜片虫病早期临床症状缺乏特异性，胃镜检查能及时发现姜片虫感染，指导正确的诊断。由于胃镜检查能在直视下发现姜片虫虫体，而大便集卵镜检要待幼虫经 1~3 月生长发育成成虫排卵才可能明确，故胃镜检查在姜片虫病早期诊断上有其特殊的地位。

六、诊断

（1）患儿有生吃菱角、荸荠、茭白、莲藕等水生植物史，或饮生水史等。

（2）有腹痛，多有上腹部、右季肋部或脐部疼痛，并有腹泻、肠鸣等症；病程长或病情重者，可见浮肿、贫血、营养不良甚至生长发育迟缓。

（3）粪便检查为重要的检查方法，检出虫卵是本病的确诊依据。姜片虫卵大，易于识别，采用直接涂片法或虫卵浓集法检查（每毫升粪便虫卵数少于 2000 者为轻度感染，虫卵数为 2000~10000 为中度感染，虫卵数大于 10000 者为重度感染）。

（4）少数病例可肉眼看到排出姜片虫成虫，或呕吐时吐出成虫，亦为确诊依据。

七、鉴别诊断

主要应与以腹痛为主症的其他寄生虫病相鉴别。

（1）蛔虫症：腹痛绕脐疼痛，乍作乍止。

（2）蛔厥证：腹痛右上腹突发阵发性绞痛，并放射至右肩胛及腰背部。

八、预防

通过卫生宣传，使群众了解生食水生植物、饮用生水是主要的感染方式，加强粪便管理，杀灭中间宿主扁卷螺是预防姜片虫病的重要措施。

九、治疗

以驱虫、调理脾胃为基本治则。一般应以驱虫为主，若体虚明显则应先调理脾胃，待正气恢复后再予驱虫，或驱虫扶正并用。

（一）中医辨证治疗

1. 虫扰气机（轻证）

［症状］仅见排虫或查见虫卵，或伴腹痛，多为上腹部、右季肋部或脐部痛，腹胀，肠鸣，大便稀或大便干结等。

［治法］驱虫杀虫。

［方剂］槟榧汤加减。

［常用药］槟榔45g，榧子4.5g，大黄6g，木香6g。

2. 脾胃虚弱（重证）

［症状］腹痛，腹泻，纳差，面色萎黄，消瘦乏力，精神不振，浮肿，甚至身材矮小，发育迟缓，舌质淡，苔白，脉细弱。

［治法］健脾益气。

［方剂］参苓白术散加减。

［常用药］莲子肉20g，薏苡仁15g，砂仁（后下）3g，桔梗10g，白扁豆15g，茯苓15g，党参10g，炙甘草6g，炒白术15g，山药15g。

（二）西医治疗

口服驱虫药物，常用的有以下几种。

（1）吡喹酮：轻度感染者用总量5mg/kg体重，中重度感染者可用总量10mg/kg体重，上下午半空腹时2次分服。为首选驱虫药。

（2）呋喃丙胺（F30066）：每日40~60mg/kg体重，最大量不超过2g，分3~4次口服，连服2天。为杀虫药。有轻微呕吐、腹痛等副作用。

（3）六氯对二甲苯：每日50mg/kg体重，每晚1次顿服，连服1~2天。服后未解便者给轻泻剂。

（4）硫双二氯酚（别丁）：每日50mg/kg体重，下午或晚上半空腹1次顿服，或连服2天，便秘者给轻泻剂。副作用为轻微腹痛、腹泻、腹部不适、肠鸣等，一般于短期内消失。

十、现代研究进展

中国预防医学科学院寄生虫病研究所许隆琪等对当前我国人体寄生虫病流行的趋势和特点进行调查后指出：全国于16个省、区均发现姜片虫感染病例，但平均感染率仅为

0.169%（±0.026%），严重流行区已少见。本病在过去分布于18个省（区、市），呈点状或片状分布，有些地区感染严重，如广东广州和新会，浙江萧山和绍兴，江苏南通，江西南昌，安徽合肥，湖南长沙，山东微山等，感染率达8.5%至92.86%，现在感染率已降至0~0.1%。

槟榔是最早用于治疗姜片虫的中药。主要成分为槟榔碱，有麻痹虫体、兴奋人体胆碱受体、增加肠蠕动的作用，因此有驱虫作用。尤其是新鲜、未切片者，槟榔碱含量较高，切片后放置时间长者，含量减少则疗效较差。所以有人主张用时将整槟榔打碎，浸泡煎服。该药药源充足，价格低廉，毒性甚小（仅部分病例有轻微腹痛），便于推广应用。

（一）基础研究

陈思礼等研究了姜片虫成虫冷浸抗原检测姜片虫病患者血清抗体的敏感性和特异性及其在流行病和临床上的应用价值。超声粉碎制备姜片虫成虫冷浸抗原，以评价ELISA法检测姜片虫病血清抗体的敏感性、特异性和交叉反应性。按常规ELISA方法操作，目视与酶标仪判断结果。普查2189人中姜片虫卵阳性者168例，168例中165例ELISA阳性，ELISA与改良加藤法的阳性符合率达98.21%；检测健康居民血清147份，阳性6份，阳性率4.08%，与血吸虫病交叉阳性为9.38%，肺吸虫病交叉阳性为5.36%。用姜片虫成虫冷浸抗原1：3500工作浓度包被酶标板，检测姜片虫病血清抗体具有敏感性高、特异强和交叉反应率低的特点。可代替粪检法广泛用于姜片虫感染的检测。

（二）临床研究

牛安欧等报道25例姜片虫病，其中男性9例，女性6例，年龄在14岁至50岁之间。均有生吃菱角、茭白等水生植物史。25例中14例无明显症状，余11例有轻微腹痛、腹胀、不规则腹泻等消化道症状，3例肝脏增大。25例中15例嗜酸性粒细胞百分比为0.04~0.37。25例采用水洗自然沉淀法粪检，均检获姜片虫卵。查传龙等采用槟榔和牵牛子合成的驱姜片，按成人2.1g、儿童每公斤体重0.06g顿服，治疗312例肠寄生虫病，转阴率分别是：蛔虫77.7%，钩虫60.0%，鞭虫80.0%，疗效与广谱驱肠道线虫药甲苯咪唑对照组相近（p＞0.05）。而对姜片吸虫转阴率达95.6%，两组相比差异极其显著（P＜0.005）。该药临床副作用轻微而短暂。体外培养实验表明，驱姜片组比正常对照组，具有显著减弱肝吸虫运动，松弛口、腹吸盘，麻痹虫体的作用。

第七节　血吸虫病

血吸虫病（schistosomiasis）是血吸虫（schistosome），亦称裂体吸虫寄生于人体而引起的疾病。其临床症状复杂多样，急性起病者常以发热、腹痛、腹泻、胁下痞块为主要临床表现；慢性起病及晚期患者则以胁下痞块、蛊胀、黄疸、虚损为主要特征；并可见肺、脑等损害症状，对人体健康危害较大。寄生人体的裂体吸虫有3种，而我国流行的只有日本裂体吸虫，为日本首次诊断故名。

血吸虫病在世界范围危害严重，尤其在发展中国家，是6种主要热带病之一。在我国，其流行地区分布在长江流域两岸的湖沼地带及以南的 12 个省、市、自治区。以夏秋季节感染最为多见。在多数流行区感染者以 15 至 30 岁为高峰，以后逐渐下降。人对血吸虫有易感性，在劳动与生活中与有尾蚴的疫水接触皆可受到感染，感染度取决于与疫水接触的频率。

一、中医的认识

血吸虫病在我国的流行久远，距今 2000 多年长沙马王堆一号墓出土的西汉女尸及湖北江陵出土的西汉男尸体内均发现了日本血吸虫卵。在中医学中自《黄帝内经》起就有对本病的认识和记载，其"蛊疫""蛊病"等病证均与血吸虫病一致。如《诸病源候论·肠蛊痢候》说："肠蛊痢者……连年不愈，侵伤于脏腑，下血杂白如病蛊之状，名为肠蛊也。"《诸病源候论·水蛊候》说："此由水毒气结聚于内，令腹渐大，动摇有声……名水蛊也。"在治疗方面，《外台秘要》第二十八卷中收录治疗蛊毒、蛊吐血、蛊下痢、五蛊、蛊注、蛊毒杂疗等的 60 余方，其中使用最多的药物有雄黄、巴豆、藜芦、蜈蚣等，均有杀虫解毒的作用。而对晚期的两大主症：胁下痞块和蛊胀的辨治更有权衡标本虚实之异，或主攻，或主补，或攻补兼施，为临床诊治积累了丰富的经验，至今为临床所借鉴，而当代开展的血吸虫病防治运动亦取得了显著成绩，对血吸虫病的治疗也有了新的认识和发展。

二、西医的认识

1. 临床分类

我国将晚期血吸虫病分为巨脾型、腹水型、结肠增殖型和侏儒型。巨脾型肿大超过脐平线或横径超过腹中线，脾肿大达 Ⅱ 级伴有脾功能亢进、门脉高压或上消化道出血者亦属此型。腹水型是晚期血吸虫病门脉高压与肝功能代谢失调的结果，常由呕血、感染、过度劳累诱发。高度腹水者可出现食后上腹部胀满不适、呼吸困难、脐疝、下肢水肿、胸水和腹壁静脉曲张，此型容易出现黄疸。结肠增殖型是一种以结肠病变为突出表现的临床类型，表现为腹痛、腹泻、便秘或便秘与腹泻交替出现，严重者可出现不完全性肠梗阻。本型可能并发结肠癌。侏儒型系患者在儿童时期反复感染血吸虫，以致发生慢性或晚期血吸虫病，影响内分泌功能，其中以垂体前叶和性腺功能不全最为明显，患者表现为身材矮小、面容苍老、无第二性征等临床征象，此型患者现已罕见。

2. 流行病学资料

传染源：血吸虫是人畜互通寄生虫。其储存宿主种类较多，主要有牛、猪、犬、羊、马、猫及鼠类等 30 多种动物。患者及患病耕牛为主要传染源，其次为受感染的羊、猪、犬、马、鼠类等。在一些长时间无人畜活动的地区，血吸虫在野生动物之间通过钉螺传播，形成原发性疫源地；而在人畜活动的居民点或生产地区，由钉螺传播所构成的疫源地属次发性疫源地。

传播途径：血吸虫生活史包括成虫、虫卵、毛蚴、母胞蚴、子胞蚴、尾蚴和童虫等发育阶段。成虫雌雄异体，寄生在终宿主人体的门静脉、肠系膜静脉系统。成虫可逆血流移行到肠壁黏膜下层末梢静脉内，合抱的雌雄虫在此处交配产卵，每条雌虫每天产卵 300~3000 个，其产卵量因雌虫的品系（株）、宿主及虫体寄生时间长短不同而异。所产虫卵大部分沉积于肠壁小血管中，少量随血流进入肝脏。沉积于肠壁的虫卵可随溃破组织落入肠腔，随粪便排出入水孵化为毛蚴，遇到唯一的中间宿主钉螺，侵入其体内。经 40~60 天母胞蚴和子胞蚴阶段，发育成尾蚴，自螺体逸出并在水中活跃游动。人体接触疫水时，尾蚴钻入皮肤，脱去尾部发育为童虫，继而进入小血管或淋巴管内，随血流经右心和肺循环，再由左心入体循环，穿过毛细血管到达肠系膜上下静脉，随后进入门静脉，待发育到一定程度，雌雄虫合抱，再移行到肠系膜下静脉寄居、交配、产卵。自感染尾蚴至粪检虫卵阳性需约 1 个月以上。日本血吸虫成虫平均寿命约为 4.5 年，最长可达 40 年之久。

3. 流行特点

日本血吸虫病流行于亚洲的中国、日本、菲律宾、印度尼西亚。新中国成立后，经过大规模的流行病学调查，证明血吸虫病流行于长江流域及其以南的湖北、湖南、江西、安徽、江苏、云南、四川、浙江、广东、广西、上海、福建等 12 个省、自治区，381 个县（市、区），这些地区的人口为 7900 万，钉螺分布面积为 145 亿平方米。危害十分严重。70 年来，党和政府非常关心以上地区人民的身体健康，组织了大规模的防治和研究工作，取得举世瞩目的成就。1958 年，江西省余江县率先实现了消灭血吸虫病，为此，伟大领袖毛泽东同志欣然提笔写下光耀千古的不朽诗篇《送瘟神》。截止 1991 年底，有上海、广东、福建、广西四个省、自治区达到消灭血吸虫病标准。在 381 个流行县、市中已有 166 个达到消灭血吸虫病标准，93 个达到基本消灭标准。

目前，我国血吸虫病的疫情仍十分严重，据 1989 年全国流行病调查，尚有 150 万左右患者，其中晚期患者有 5.5 万，钉螺面积为 35.5 亿平方米，病畜 119 万头，流行疫区尚有近亿人受到血吸虫病的威胁，全国尚未控制流行的 8 个省 122 个县（市、区），绝大多数分布在水位难以控制的江湖洲滩地区及环境复杂的大山区。

三、病因病机

（一）中医病因病机

中医学认为本病由蛊虫所致，主要病机如下。

1. 蛊毒初犯，肺胃（肠）同病

蛊虫由皮毛而入，可致皮肤出现皮疹瘙痒；继而犯肺，损伤肺络，宣降失常而见咳嗽、血痰等症；下迫大肠，可损伤肠道而见腹痛、腹泻或下痢脓血等症；若蛊毒燔炽，则可见壮热、口渴、多汗，甚至谵妄等阳明（胃）气分热炽之证。

2. 蛊毒留恋，肝脾受病

若蛊毒不解，留恋于胃肠，扰乱气机致肝失疏泄，脾失健运，气滞血瘀而见脘腹胀满、食欲不振、大便稀溏、胁下癥块（肝脾肿大）、日渐消瘦等症。

3. 毒阻肝络日久，气滞血瘀水停

蛊毒阻滞肝络日久，气滞血瘀，甚至水气不行，水停不运，留聚腹中，脉络瘀阻更甚，渐成癥积（肝硬化）、蛊胀（腹水）、黄疸等症。日久肝阴亏耗，脾阳衰败，终致肾阴肾阳虚衰等虚损之证，不仅严重影响小儿生长发育，亦可因脏气衰败、阴竭气脱而死亡。

（二）西医病因病机

主要通过接触了含血吸虫尾蚴的疫水，血吸虫尾蚴从皮肤（或可从口）进入人体所

致。血吸虫成虫（为成熟雌雄合抱体）主要寄生在人体肠系膜下静脉。合抱体的雌虫可在肠黏膜下层的小血管内产卵，早期产出的卵大部分顺血流进入肝脏，沉积在门脉分支终端窦前静脉处，少部分沉积在肠壁黏膜下层，待肝脏有一定病变，肝门静脉血流受阻、压力增高时，则有较多虫卵沉积在肠壁，待虫卵内毛蚴发育成熟，其分泌物渗入肠组织，致组织发炎坏死，坏死组织破溃至肠腔，虫卵可随粪便排出，若有入水的机会则进一步发育，在水中孵出毛蚴，若遇到中间宿主钉螺，即钻入螺体，经 2 代胞蚴的发育成尾蚴。一个毛蚴感染钉螺后可产尾蚴数万条，持续排放尾蚴的时间可达 2 年以上。尾蚴在水中与人接触时，以口、腹吸盘吸附于皮肤上，侵入皮肤即成为童虫（幼虫），童虫可侵入血管进入血流，经肺到肝门静脉发育成雌雄合抱虫体，再随着发育的成熟，移行至肠系膜下静脉寄生。成虫寿命长者可达 20~30 年。

若饮用含尾蚴的生水，尾蚴可自口腔进入人体，沿上述路线到达寄生部位。

从尾蚴进入皮肤发育成成虫，产卵，随虫卵沉积的部位及人体的反应差异而发生不同的致病作用，发为血吸虫病：尾蚴入肤，可致以皮疹瘙痒、皮肤水肿等为特点的尾蚴性皮炎；尾蚴入肤症状出现后 1 周左右，可见由幼虫移肺所致的出血性肺炎；而虫卵积肠，刺激损伤肠壁可致肠壁溃烂而见腹痛、腹泻或下脓血等症，初（期）溃烂较浅表，数目不多，而由于虫卵的反复沉积，肠壁的病灶亦新、旧、急、慢不一，表现甚为复杂，日久可见肠壁变硬，肠管狭窄、阻塞、功能减退等症；虫卵积肝，肝因虫卵阻塞，早期主要由虫卵在门静脉细支内形成嗜酸性脓肿，发生坏死性血管炎，形成血栓，晚期则可致肝脏发生纤维化改变即血吸虫病肝硬化，出现一系列门静脉高压症状，从而因肝脏严重受累而影响全身代谢功能，引起生长发育障碍和各种内分泌腺继发性萎缩变化。（图 30-7-1）

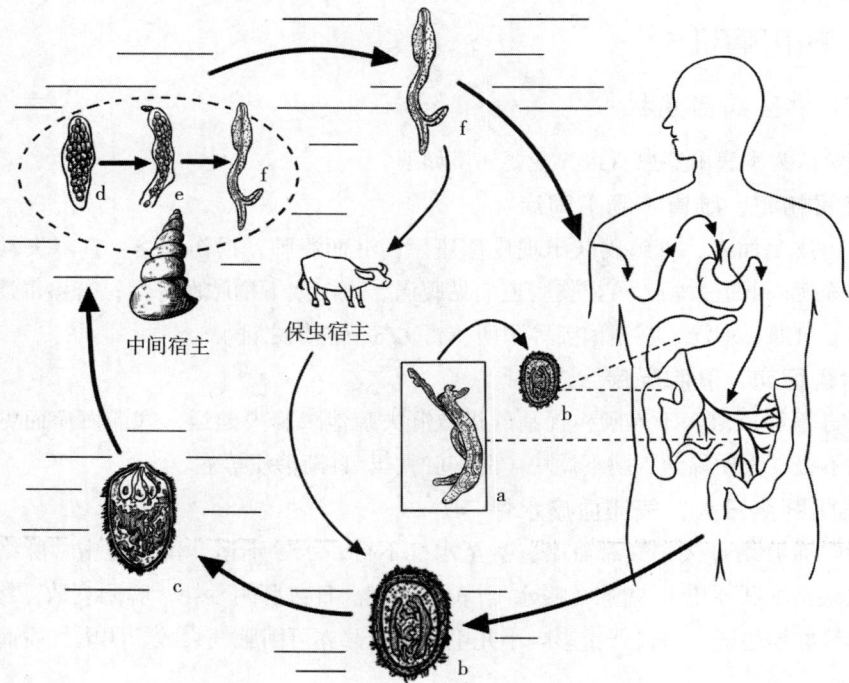

a.成虫；b.虫卵；c.毛蚴；d.母胞蚴；e.子胞蚴；f.尾蚴

图 30-7-1　血吸虫生活史

此外，若虫卵沉积于肺、脑，亦可产生相应的临床症状，如沉积于脑可发生类似脑炎、脑膜炎的症状。

四、临床表现

自尾蚴钻入皮肤，经童虫移行并发育为成虫，成虫成熟后交配产卵，虫卵沉积于肠道与肝脏等处组织内，血吸虫生活史中四个发育阶段均可造成人体损害，但前三者所造成的病变，或为一过性，或较轻微，均不足以对人体造成显著损害。唯虫卵沉积于组织内所诱发的虫卵肉芽肿反应乃是本病的基本病理改变。

1. 尾蚴性皮炎

一般发生于感染后 6~8 小时，长者 2~3 天。尾蚴钻入皮肤后，其头腺所分泌的溶组织酶及其本身死亡后的崩解产物，可引起局部皮肤毛细血管扩张、充血、出血及水肿，伴中性及嗜酸性粒细胞和组织细胞浸润，皮肤出现红色丘疹，成为"尾蚴性皮炎"，系由速发型和迟发型变态反应所致。持续 1~2 天后，丘疹自行消退。

2. 童虫移行所致病变

童虫沿血流移行时，可引起经过处的脏器病变，以肺部病变较为明显，局部可见点状出血及白细胞浸润，严重感染者可发生出血性肺炎，出现咳嗽、发热、荨麻疹及血中嗜酸性粒细胞增多等表现，这与虫体代谢产物或崩解物引起的变态反应有关。

3. 成虫寄生引起的病变

实验表明，成虫及其代谢产物仅产生局部轻微的静脉内膜炎、轻度贫血与嗜酸性粒细胞增多。虫体死亡后，虽可引起血管壁坏死和肝内门静脉分支栓塞性脉管炎，但较轻微，不致造成严重损害。成熟的雌虫产卵后，某些初次重度感染者可出现重度发热、全身不适、荨麻疹、腹痛、腹泻、肝脾肿大、嗜酸性粒细胞增多等急性血吸虫病表现，它可能属于免疫复合物型。

4. 虫卵肉芽肿

虫卵除可沉积于直肠、乙状结肠、升结肠、阑尾、回肠末端及肝脏外，尚可见于肠系膜及腹膜后淋巴结、肺脏及脑等器官内。沉积于各处的虫卵所引起的病理变化基本相似，有急性和慢性之分。

血吸虫病引起的肠道病变一般都在肠系膜下静脉分布的范围内，以结肠，尤以直肠、降结肠及乙状结肠为显著，小肠病变极少，仅见于严重患者。急性期表现为肠黏膜红肿，呈急性卡他性炎症，有散在的点状出血和表浅小溃疡。镜下见黏膜和黏膜下层虫卵肉芽肿（急性期）。黏膜坏死脱落，形成浅表溃疡，虫卵由此落入肠腔。临床上出现腹痛、腹泻、便血等症状，粪便中可检出虫卵。至慢性期，轻度感染者，其肠壁结缔组织轻度增生，临床上通常无症状。感染较重者，其病变较广泛，受累结肠明显增厚，肠黏膜增生呈颗粒状，甚至形成息肉；或黏膜萎缩、黏膜皱襞消失。在增生与萎缩肠黏膜间，夹杂有污灰色的浅小溃疡。此外，尚可见小量灰黄色急性虫卵结节。重症慢性血吸虫病时，结肠壁因弥漫性纤维化而广泛增厚，病变部位的肠系膜也见纤维增厚，两者一起形成肿块。由于重复感染，雌虫不断产卵，虫卵分批沉积于肠壁，病变新老不一。在纤维增厚、慢性溃疡、息肉形成基础上有发生癌变的可能。

血吸虫病引起的肝病变，为早期肝肿大，表面可见粟粒状黄色颗粒（虫卵结节）。晚期由于门静脉分支周围大量纤维组织增生，肝变硬、缩小，表面有大小不等的结节，形成血吸虫性肝硬化，门脉侧支循环的建立使食管下端静脉及胃底静脉曲张，脾因门脉高压而淤血肿大，可引起脾功能亢进。血吸虫引起的异位损害以肺和脑部最多见，肺内可见粟粒状结节及结节周围渗出性炎症，脑部可出现不同时期的虫卵结节和胶质细胞增生。

五、实验室及其他辅助检查

血吸虫病的诊断包括病原诊断和免疫诊断两大部分。

[病原诊断]

从粪便内检查虫卵或孵化毛蚴以及直肠黏膜活体组织检查虫卵。

1. 直接涂片法

重感染地区患者粪便或急性血吸虫患者的黏液血便中常可检查到血吸虫虫卵，方法简便，但虫卵检出率低。

2. 毛蚴孵化法

可以提高阳性检出率。在现场进行大规模粪便检查时，为了提高效率，产生了许多改良方法，如尼龙袋集卵法，可缩短集卵时间，降低损耗，便于流动性普查；为了便于观察毛蚴，可采用塑料杯顶管孵化法，毛蚴集中，便于观察，检出率较高。为了提高粪便检查效果，常常需要连续送检粪便 3 次。

3. 定量透明法

用作血吸虫虫卵计数。常用的计算方法为 kato 厚片法。可测定人群感染情况，并可考核防治效果。

4. 直肠黏膜活体组织检查

慢性及晚期血吸虫病患者肠壁组织增厚，虫卵排出受阻，故粪便中不易查获虫卵，可应用直肠镜检查。血吸虫病患者肠黏膜内沉积的虫卵，其中有活卵、变性卵和死卵。对未治疗患者检出的虫卵，不论死活均有参考价值；对有治疗史患者，如有活卵或近期变性卵，表明受检者体内有成虫寄生。若为远期变性卵或死卵，则提示受检者曾经有过血吸虫感染。目前流行区血吸虫病患者大多已经过一次或多次治疗，检查到活卵的病例很少，并且此方法有一定的危险性，故不适于大规模应用。

[免疫诊断]

1. 皮内试验（intradermal test，idt）

一般皮内试验与粪检虫卵阳性的符合率为 90% 左右，但可出现假阳性或假阴性反应，与其他吸虫病可产生较高的交叉反应；并且患者治愈后多年仍可为阳性反应。此法简便、快速，通常用于现场筛选可疑病例。

2. 检测抗体

血吸虫病患者血清中存在特异性抗体，包括 IgM、IgG、IgE 等，如受检者未经病原治疗，而特异性抗体呈阳性反应，对于确定诊断意义较大；如已经病原治疗，特异性抗体阳性，并不能确定受检者体内仍有成虫寄生，因治愈后，特异性抗体在体内仍可维持较长时间。目前检测抗体的血吸虫病血清学诊断方法很多，常用的有以下几种。

（1）环卵沉淀试验（circunovalprecipitintest，COPT）：通常检查 100 个虫卵，阳性反应虫卵数（环沉率）等于或大于 5% 时，即为阳性。粪检血吸虫卵阳性者，COPT 阳性率平均为 97.3%（94.1%~100%）。健康人假阳性率为 3.1%，与肺吸虫病、华支睾吸虫病可出现交叉反应。患者有效治疗后 COPT 阴转较慢。若血吸虫病患者距末次治疗时间已 3~5 年，而 COPT 环沉率为 3% 或 3% 以上者，可结合临床表现考虑给予重复治疗。目前在基本消灭血吸虫病地区，已广泛应用 COPT 作为综合查病方法之一。为了操作规范化、标准化，并适合于现场应用，对 COPT 方法作了许多改良，如塑料管法、双面胶纸法等。

（2）间接红细胞凝集试验（indirecthaemagglutinationtest, IHA）：粪检血吸虫虫卵阳性者与 IHA 阳性符合率为 92.3%~100%，正常人假阳性率在 2% 左右，肺吸虫、华支睾吸虫、旋毛虫感染者可出现假阳性反应。IHA 操作简便，用血量少，判读结果快，目前国内已广泛应用。

（3）酶联免疫吸附试验（enzyme-linkedimmunosorbentassay, ELISA）：此试验具有较高的敏感性和特异性，并且可反应抗体水平，阳性检出率为 95%~100%，假阳性率为 2.6%，患者在吡喹酮治疗后半年至一年有 50% 至 70% 转为阴性。此试验已应用于我国一些血吸虫病流行区的查病工作。近年来，在载体、底物及抗原的纯化方面都作了改良，如快速— ELISA，硫酸铵沉淀抗原— ELISA 等。

（4）免疫酶染色试验（immunoenzymicstainingtest, IEST）：在检测血吸虫特异抗体的方法中，尚有许多种，如间接荧光抗体试验（IFAT）、胶乳凝集试验（IAT）、酶标记抗原对流免疫电泳（ELACIE）等，这些方法有它们各自的优点。

值得提出，近年来随着科技的发展，某些高科技和新方法被逐步引用到血吸虫病的诊断和研究领域。例如免疫印渍技术（immunoblotting），是在蛋白质凝胶电泳和固相免疫测定的基础上建立的一种具有分子水平的免疫学新技术，有力推动了血吸虫病血清学诊断方法的进展，它不但能对血吸虫抗原的限定组分蛋白进行分析和鉴定，而且能用以诊断患者和区分血吸虫病不同病期，是一种新型血清学诊断方法。又如杂交瘤技术制备单克隆抗体（mcab）的应用，采用特异的 mcab 纯化血吸虫抗原，用于血吸虫病血清学诊断；也可应用 mcab 检测循环抗原，为血吸虫病诊断提供新的途径。

3. 检测循环抗原

由于治疗后抗体在宿主体内存留较长时间，其阳性结果往往不能区分现症感染和既往感染，也不易于评价疗效。循环抗原是生活虫体排放至宿体内的大分子微粒，主要是虫体排泄、分泌或表皮脱落物，具有抗原特性，又可为血清免疫学试验所检出。从理论上讲，循环抗原的检测有其自身的优越性，它不仅能反映活动性感染，而且可以评价疗效和估计虫荷。

在感染血吸虫宿主体内循环抗原的种类较多，目前可检出比较重要的 3 类游离循环抗原，即肠相关抗原（GAA）、膜相关抗原（MAA）和可溶性虫卵抗原（SEA）。在检测方法上，采用检测不同靶循环抗原的探针，包括抗血吸虫抗原不同表位—单克隆抗体、组合单克隆抗体以及多克隆抗体等。在检测的具体方法有斑点 ELISA（dot-ELISA）、双抗体夹心 ELISA 等。近年来，国内、外学者对循环抗原进行了多方面的研究，进展很快，并已取得了不少可供参考的结果。但是，要过渡到临床实用阶段仍有许多问题和影响因素急待探讨与解决，如：当前检测的方法有待改进和规范化；免疫复合物的形成和抗独特型抗体存在对检测结果的影响；循环抗原在感染宿主体内消长规律及治疗后的转归等。

4. 综合查病

上述各种检查方法各有优缺点，如果将几种方法合理搭配，由简到繁，综合查病，则可收到事半功倍的效果。一般在重流行区，粪检尚能查出一定比例患者的地方，仍以粪检为主，辅以其他方法检查；而在基本消灭血吸虫病地区，则应以免疫诊断为主，取得多项数据，综合判断。

六、诊断

1. 急性血吸虫病

（1）疫水接触史：发病前数周有疫水接触史。

（2）症状和体征：畏寒、发热、多汗、肝脾肿大、肝区压痛、腹胀、腹泻等。重者可出现腹水、肝功能损害。

（3）血象：白细胞总数及嗜酸性粒细胞明显增多。

（4）大便检查：发病 2 周后可查到虫卵或大便孵化找到毛蚴。

（5）免疫学诊断：环卵沉淀试验和尾蚴膜反应阳性（早于粪便孵化）。

具备（4）和（或）（5）项，即可诊断。

2. 慢性血吸虫病

（1）疫水接触史：有疫水接触史。

（2）症状和体征：可无任何症状或体征，部分患者有腹痛、腹泻或脓血便，时轻时重，时愈时发，肝脏（尤以左叶）肿大伴压痛，脾脏轻度肿大。

（3）大便检查或直肠活组织检查：检获血吸虫卵或大便孵化找到毛蚴。

（4）免疫学诊断：无血吸虫病治疗史或治疗后 3 年以上的患者，环卵沉淀试验环沉率 $\geqslant 3\%$ 及（或）间接血凝 $\geqslant 1:10$。

具备上述（3）项和（或）（4）项，即可诊断。

3. 晚期血吸虫病

（1）疫水接触史：长期或反复的疫水接触史。

（2）症状和体征：有肝硬化门脉高压症状及体征。

（3）大便检查：可查到虫卵或毛蚴。

（4）免疫学诊断：环卵沉淀试验阳性，或酶联免疫吸附试验阳性。

具备（3）和（或）（4）项，即可诊断。

七、鉴别诊断

（1）急性血吸虫病：须与败血症、疟疾、伤寒与副伤寒、急性粟粒性肺结核、病毒感染、其他肠道疾病鉴别。主要根据籍贯、职业、流行季节来诊断，疫水接触史、高热、肝脏肿大伴压痛、嗜酸性粒细胞增多、大便孵化阳性为鉴别要点。

（2）慢性血吸虫病：须与慢性菌痢、阿米巴痢疾、溃疡性结肠炎、肠结核、直肠癌等病鉴别。粪便孵化血吸虫毛蚴阳性可确诊。嗜酸性粒细胞增多有助于本病之诊断。肠镜检查及组织检查可有助于确诊。粪便常规检查、培养、X 线钡剂灌肠，诊断性治疗有助于诊断与鉴别诊断。

（3）晚期血吸虫病：须与门脉性肝硬化及其他原因所致的肝硬化鉴别。血吸虫病肝硬化的门脉高压所引起的肝脾肿大、腹水、腹壁静脉怒张改变较为突出，肝细胞功能改变较轻，肝表面高低不平。门静脉性肝硬化表现为乏力、厌食、黄疸、血管痣、肝肿大显著其至缩小，不易摸到表面结节，且有活动性肝功改变，如转氨酶增高等。

（4）异位血吸虫病：肺血吸虫病须与支气管炎、粟粒性肺结核、肺吸虫病鉴别。急性脑血吸虫病应与流行性乙型脑炎鉴别。慢性脑血吸虫病应与脑瘤及癫痫鉴别。

（5）稻田皮炎：尾蚴性皮炎需与稻田皮炎鉴别。稻田皮炎由寄生于牛、羊、鸭等动物的门静脉中的动物血吸虫尾蚴侵袭皮肤引起，多见于我国东南、东北、西南各省市。宿主排卵入水，孵出毛蚴，侵入钉螺，后尾蚴逸出螺体。人接触后尾蚴便立即进入皮肤，引起皮炎。皮炎初见呈红点，逐渐扩大变为红色丘疹，皮疹一周后消退，尾蚴被消灭，病变不再发展。

八、预防

加强健康宣传，避免在有钉螺分布的水域游泳、戏水；因生产生活不可避免接触疫水者，可在接触疫水前做好防护措施，涂抹防护油膏，预防血吸虫感染；接触疫水后，要及时到当地血防部门进行必要的检查和治疗，早期检查和早期治疗是预防和减少血吸虫病的有效措施。

九、治疗

（一）中医辨证治疗

急性期以杀虫解毒为主，慢性期及晚期须权衡标本虚实，或先攻后补，或先补后攻，或攻补兼施，再佐以杀虫解毒。

1. 蛊毒初犯，肺胃（肠）同病（急性期）

［症状］畏寒壮热，夜间尤甚，多有腹痛，腹泻，恶心呕吐，食欲不振，少数有脓血便，胁下癥块（肝脾肿大）有压痛；或皮肤出现粟粒大小的红色丘疹或疱疹伴痒感；或有咳嗽，吐血丝样痰等。

［治法］杀虫解毒。

［方剂］南瓜子仁配复方槟榔丸加减。

［常用药］南瓜子仁（破碎）30~50粒，小儿减量，顿服，配合复方槟榔丸（6~8粒）使用。

2. 蛊毒留恋，肝脾受病（慢性期）

［症状］低热，腹胀满不适，食欲不振，便溏溲短，甚者面色萎黄，爪甲苍白，形体消瘦，神疲懒言，胁下癥块（肝脾肿大明显，肝以左叶肿大为主，质偏硬）。

［治法］行气通络、活血化瘀、软坚散结为主，佐以疏肝柔肝、健运脾气。

［方剂］膈下逐瘀汤合肝脾消肿丸加减。

［常用药］灵脂6g（炒），当归9g，川芎6g，桃仁（研泥）9g，牡丹皮6g，赤芍6g，乌药6g，延胡索3g，甘草9g，香附4.5g，红花9g，枳壳5g。

3. 蛊阻肝络，气滞血瘀水停（晚期）

［症状］腹胀如鼓，按之如囊裹水，腹部青脉显露，胁下癥块，质地坚硬，痛如针刺，形体瘦弱，小便短少；偏阳虚者，畏寒肢冷，大便溏薄，舌淡，苔白腻；偏阴虚者，低热，颧红，心烦，口干，舌红少津，苔少或光剥，脉细弦无力。

[治法] 逐瘀攻水，滋养肝肾。

[方剂] 舟车丸合一贯煎加减。

[常用药] 北沙参、麦冬、当归身各9g，生地黄30g，枸杞子18g，川楝子4.5g。配合舟车丸一起使用。

（二）西医治疗

1. 口服药物

（1）慢性血吸虫病：吡喹酮40mg/kg顿服或1日2次分服。

（2）急性血吸虫病：吡喹酮120mg/kg（儿童140mg/kg），6天疗法，病情较重者可先用支持和对症疗法改善机体状况后再作病原治疗。

（3）晚期血吸虫病：主要是根治病原，改善症状，控制和预防并发症。除并发上消化道出血、重度腹水和肝昏迷，一般可以吡喹酮总量60mg/kg于1至2日内分3~6次口服。并发症治疗可采用中西医、内外科结合的综合疗法。

2. 外科治疗

门脉高压引起食管静脉曲张者，或巨脾Ⅲ级及Ⅱ级并发脾功能亢进者，为脾切除和分流手术的指征。但儿童时期符合外科治疗适应证者甚少。

十、现代研究进展

（一）基础研究

在诊断方面，刘茜等为探讨日本血吸虫童虫排泄分泌抗原对血吸虫感染的诊断价值，收集日本血吸虫尾蚴，机械转化制备皮肤期童虫。采用基于血吸虫童虫排泄分泌抗原的酶联免疫吸附法检测抗童虫排泄分泌抗原抗体IgG水平的动态变化，观察其早期诊断价值。结果提示，小鼠感染血吸虫后，1周血清中抗童虫排泄分泌抗原IgG即开始出现，并随着感染时间的延长抗体水平不断上升，提示以日本血吸虫皮肤期童虫排泄分泌抗原ELISA检测相应IgG抗体对血吸虫初次感染小鼠具有早期诊断价值，可用于对血吸虫感染风险环境监测预警哨鼠的检测，但该方法尚不能用于人感染血吸虫的实验诊断。在疫苗研究方面，鲁燕妮等从香菇中提取多糖进行动物实验，发现植物多糖对日本血吸虫疫苗pVIVO2—Sj14—Sj23有较好的增效作用。疫苗pVIVO2—Sj14—Sj23组减虫率和减卵率分别为45.6%、47.0%，加入混合或偶联多糖佐剂，实验组减虫率和减卵率分别达到68.4%、83.3%与70.8%、84.8%，加用佐剂较单用pVIVO2—Sj14—Sj23增长幅度较大。甘燕等对以生物多糖羟丙基—β—环糊精（HP—β—CD）和壳聚糖为原料合成的多糖佐剂FQ2进行了动物实验，发现其对日本血吸虫基因工程疫苗rBCG—Sj26GST有一定的增效作用，当添加多糖佐剂FQ2量为20%时，较血吸虫重组rBCG—Sj26GST疫苗组减虫率达到40.5%。日本血吸虫信号传导蛋白14-3-3蛋白（Sj14-3-3）已被确认为血吸虫疫苗候选抗原，以Sj14-3-3DNA疫苗免疫BALB/c小鼠可获得34.2%的减虫率和50.74%的减卵率（P＜0.05）。研究发现虫体在不同发育阶段表达不同的Sj14-3-3蛋白，可能与生长发育调控有关。作为信号传导过程中的调节因子，14-3-3蛋白具有广泛的底物谱，参与许多生理过程的调节，因此它作为血吸虫疫苗候选分子显示出乐观的前景。

（二）临床研究

王伟雅等用日本血吸虫尾蚴感染 IcR 小鼠造成肝纤维化模型，10 周后顿服吡喹酮杀虫治疗，继以 IFN-α 皮下注射治疗，并与模型对照组和 0.9% 氯化钠注射液治疗组进行比较，结果表明，IFN-α 治疗可有效抑制日本血吸虫病肝纤维化的进展，但尚不能使其完全逆转。因此，可以考虑用 IFN-α 来治疗日本血吸虫病肝纤维化患者。郭燕等研究报道肝纤维化时 α1A 肾上腺素受体和 M1 型乙酰胆碱受体表达均增加，受体数量上调可以使自主神经功能活动增加。已经有学者用 IFN-γ 治疗日本血吸虫病肝纤维化并取得了肯定疗效。IFN-γ 可使鼠肝组织中浸润的炎症细胞减少以及虫卵肉芽组织面积减小，增大用药剂量或/和延长用药时间能否完全逆转小鼠日本血吸虫病肝纤维化，尚待进一步研究证实。

Lukacs 等研究表明，IL-2 与肉芽肿的形成和维持有关。给慢性期感染鼠（18 周）注射 IL-2 可使肉芽肿体积明显增加至急性期水平，用 IL-2 抗体可使肉芽肿缩小，肝纤维化减轻，其机制是抑制了 Th2 相关的 IL-5 的分泌而没有抑制 Th1 相关的细胞因子的分泌。田洁等研究发现，阿魏能减轻小鼠血吸虫性肝纤维化。阿魏是一种天然的抗氧化中药，具有抗肿瘤、降血脂等多种药理作用。阿魏能抑制肝微粒体自发的和由多种自由基发生系统所致的脂质过氧化，而且能拮抗由脂质过氧化所致的膜流动性降低，提高过氧化物歧化酶活性，从而保护肝细胞。据瞿佐发报道，猪蹄甲胶囊能有效治疗慢性血吸虫性肝纤维化，使血吸虫病肝纤维化患者的血细胞计数维持在正常水平，使多门静脉内径缩小，但 B 超显示肝纤维化程度没有发生改变，表明肝纤维化的逆转是很困难的。

中药研究方面，倪学方报道用自制中药丹参 20g、当归 15g、鳖甲 15g、桃仁 10g、芍药 10g、沙苑子 10g、黄芪 15g、大枣 15g、柴胡 10g、苦豆子 10g、甘草 10g、琥珀 3g（研末另包）。1 剂/天，前 8 味水煎取汁，冲服琥珀粉末，早晚各服 1 次，并随症加减治疗临床 60 例血吸虫病肝纤维化患者有很好的疗效，血清肝功能指标、血清肝纤维化指标明显降低，表明所用中药有很好保肝抗纤作用。赵建玲等研究了中药（复方中药制剂由黄芪、蜈蚣、当归、三七等中药组成）治疗对血吸虫肝纤维化鼠血清微量元素的影响，感染组鼠血清锌、铁和钙含量明显降低，铜含量明显升高，而治疗组的各血清微量元素含量随着用药时间延长逐渐恢复正常，提示中药制剂对血吸虫病肝纤维化有较好的治疗作用。何永康等研究表明，当归补血汤不仅能阻止血吸虫病肝纤维化的发展，而且能使血吸虫病肝纤维化程度减轻，对终止和逆转肝纤维化有一定作用。储德勇等研究发现吡喹酮治疗前给予芍药苷，能明显降低肝虫卵肉芽肿和肝纤维化程度，减少肝组织 TGF-β1、α-SMA 的表达，能够改善血吸虫病患者的预后，芍药苷可作为吡喹酮治疗的辅助用药。骆忠华等研究表明，姜黄素可呈剂量依赖性地通过抑制肝组织 VEGF 表达，降低肝组织氧化应激水平而发挥抗肝纤维化作用。

参考文献

［1］廖永仪，凌娟，杨益超. 人体肠道寄生虫感染现状及防治效果分析 ［J］. 医学动物防制，2015，31（2）：165-167.

［2］翁屹，付雷. 中医"九虫"探源 ［J］. 山东中医药大学学报，2008，31（1）：

49-51.

［3］陈艳，牟荣，国果，等. 健康教育对寄生虫病防治的影响［J］. 热带医学杂志，2007，7（1）：83-85.

［4］崔宜庆. 健康教育在肠道寄生虫病防治中的作用［J］. 中国寄生虫病防治杂志，1998，11（4）：341-343.

［5］苗雅娟，吴秀萍，王光明，等. 黏蛋白在肠道寄生虫感染中的作用［J］. 湖北农业科学，2012，51（12）：2409-2411，2415.

［6］高隆声. 望诊法诊断肠道寄生虫病意义的探讨［J］. 新医药学杂志，1978，8：14-16.

［7］Mar-Aguilar F，Trevino V，Salinas-Hernández JE，et al. Identification and characterization of microRNAs from Entamoeba histolytica HMI-IMSS［J］. PLOS One，2013，8（7）：e68202.

［8］DeS，PalD，GhoshSK. Entamoeba histolytica：computational identification of putative microRNA candidates［J］. Exp Parasitol，2006，113（4）：239-243.

［9］杨声坤，王全让. 白头翁配合灭滴灵保留灌肠治疗肠阿米巴病疗效观察［J］. 中国社区医师，2004，20（251）：39-40.

［10］叶德志，覃干，农玉娥. 头孢噻肟钠与甲硝唑联合治疗小儿阿米巴痢疾疗效观察［J］. 右江医学，2008，36（06）：692-693.

［11］Bethony J，Brooker S，Albonico M，et al. Soil-transmitted helminth infections：ascariasis，trichuriasis，and hookworm［J］. The Lancet，2006，367：1521-1531.

［12］de Silva NR，Brooker S，Hotez PJ，et al. Soil-transmitted helminth infections：updating the global picture［J］. TRENDS in Parasitology，2003，19：547-551.

［13］詹希美. 人体寄生虫学. 第2版［M］. 北京：人民卫生出版社，2010.

［14］唐君瑞，刘文斌，马岚青. 胶囊内镜诊断小肠蛔虫病3例［J］. 中国实用医药，2016，11（20）：203-204.

［15］秦勇，蔡金华，丁永刚. 儿童胆道蛔虫病的MRI表现［J］. 局解手术学杂志，2015，24（2）：169-171.

［16］陆作雄. 我国土源性线虫病流行现况［J］. 中国农村卫生事业管理，2016，36（10）：1295-1297.

［17］程申，韩新民. 蛲虫病中医古籍文献研究［J］. 辽宁中医药大学学报，2011，13（4）：52-54.

［18］吴忠道，诸欣平. 人体寄生虫学. 第3版［M］. 北京：人民卫生出版社，2015.

［19］Rebecca JM Hurst. An antagonist of the retinoid X receptor reduces the viability of Trichuris muris in vitro［J］. BMC Infect Dis，2014（14）：520.

［20］李文. 中医古医籍中关于人体寄生虫的记载浅析［J］. 河南中医学院学报，2004，112（19）：75-80.

［21］杨维平. 钩虫病防治研究进展［J］. 热带病与寄生虫学，2004，2（4）：243-247.

［22］杨益，杨瘪涛，石锋，等. 美洲钩虫病患者血清优势抗体的检测分析［J］. 中

国寄生虫学与寄生虫病杂志，2016，34，（1）：40-43.

［23］许隆琪，徐东方. 我国寄生虫病专家共商西部寄生虫病防治策略［Z］. 中国卫生年鉴，2001.

［24］陈思礼，袁媛，陈强，等. ELISA 检测姜片虫病患者抗体的研究［J］. 华中师范大学学报（自然科学版），2004（01）：85-87.

［25］陈思礼，陈强，袁媛，等. 酶联免疫吸附试验检测姜片虫感染者血清抗体［J］. 湖北农业科学，2004（04）：123-125.

［26］牛安欧，魏德祥，肖长金，等. 阿苯达唑治疗姜片虫病25例的疗效［J］. 中国寄生虫学与寄生虫病杂志，1992（02）：72.

［27］查传龙，吴美娟，陈光裕，等. 驱姜片驱治肠寄生虫病的观察［J］. 南京中医学院学报，1988（04）：14-15，2.

［28］陈名刚. 世界血吸虫病流行情况及防治进展［J］. 中国血吸虫病防治杂志，2002，14（2）.

［29］周晓农，汪天平，王立英，等. 中国血吸虫病流行现状分析［J］. 中华流行病学杂志，2004（07）：9-12.

［30］刘茜，宋丽君，张秋明，等. 日本血吸虫皮肤期童虫排泄分泌抗原的诊断价值［J］. 中国病原生物学杂志，2016，11（12）：1079-1081，1085.

［31］鲁燕妮，冯清，朱晓华，等. 香菇多糖对日本血吸虫 DNA 疫苗 pVIVO2-Sj14-Sj23 的增效作用［J］. 复旦学报（医学版），2007（03）：459-460.

［32］甘燕，姜昌富，石佑恩，等. 多糖佐剂 FQ_2 对日本血吸虫 rBCG-Sj26GST 疫苗增效作用及其机理的初步探讨［J］. 中国人兽共患病杂志，2003（02）：13-15.

［33］王志成，徐元宏，罗飞. 日本血吸虫信号蛋白 14-3-3 在虫卵的定位及其免疫诊断价值初探［J］. 检验医学，2007，22（2）：128-131.

［34］王伟雅，李飞，贾雪梅，等. α 干扰素治疗小鼠日本血吸虫病肝纤维化实验研究［J］. 昆明医学院学报，2007（03）：25-29.

［35］郭燕，高啸，刘红艳. 肾上腺素受体和乙酰胆碱受体在血吸虫性肝纤维化肝脏组织中的表达研究［J］. 中国组织化学与细胞化学杂志，2009，18（1）：1-7.

［36］张立煌，姚航平，曹雪涛，等. IFN-γ 基因修饰肝细胞对日本血吸虫病肝纤维化小鼠转化生长因子 -β1 及其受体的影响［J］. 中国寄生虫学与寄生虫病杂志，1999，17：330-333.

［387 Lukacs NW，Boros DL. Identification of larval cross-reactive and egg-specific antigens involved in granuloma formation in murine schistosomiasis mansoni［J］. IntImmun，1991，59（9）：3137-3142.

［38］田洁，王红梅. 阿魏减轻小鼠血吸虫性肝纤维化实验［J］. 兽医医药杂志，2009，（4）：45-46.

［39］瞿佐发. 猪蹄甲胶囊治疗慢性血吸虫性肝纤维化的疗效探讨［J］. 时珍国医国药，2007，18（2）：471-472.

［40］倪学方. 中药治疗血吸虫病肝纤维化60例疗效观察［J］. 亚太传统医药，2008，4（8）：44-45.

［41］赵建玲，麻丽娟，屈明. 中药治疗对血吸虫肝纤维化鼠血清微量元素的影响［J］. 山东医药，2008，48（29）：38-39.

［42］何永康，喻鑫玲，孙可英，等. B超对当归补血汤复方及单味药治疗兔血吸虫病肝纤维化的效果评价［J］. 热带医学杂志，2006，6（12）：1289-1290，1281.

［43］储德勇，李丛磊，杨枫. 芍药苷对日本血吸虫感染小鼠肝组织免疫病理的影响［J］. 中国寄生虫学与寄生虫病杂志，2008，26（1）：10-19.

［44］骆忠华，徐标. 姜黄素与吡喹酮对小鼠日本血吸虫肝纤维化组织血管内皮生长因子表达的影响［J］. 医药导报，2008，27（10）：1164-1168.

第三十一章　先天性肛肠疾病

第一节　先天性肛门直肠畸形

一、病名溯源

（一）中医的认识

早在古代，人们对肛门直肠畸形就有了认识，但直至 7 世纪才有人用细长小刀切开会阴部及肠腔，并用探条扩张治疗该畸形。中国在 16 世纪，明代孙志宏的著作《简明医彀》中对肛门闭锁的手术治疗有详细记载："罕有儿初生无谷道，大便不能者，旬日后必不救，须用细刀割穿，要对孔亲切，开道之后，用细帛卷如小指，以香油渗透插入，使不再合，傍用生肌散敷之自愈。"

（二）西医的认识

先天性肛门直肠畸形由胚胎期发育异常造成，是儿童时期最常见的消化道畸形，包括肛门直肠狭窄、闭锁、直肠尿道瘘、直肠膀胱瘘及异位肛门等先天性的多种疾病。

二、流行病学资料

先天性肛门直肠畸形（congenital anorectal malformations）为小儿最常见消化道畸形，发病率在新生儿为 2~5/10000。男女发病率大致相等，以男性稍多。

三、病因病机

肛门直肠畸形是胚胎发育过程发生障碍的结果，引起肛门直肠发育畸形的原因尚不清楚。近年来多数学者认为肛门直肠畸形与遗传因素有关。根据最新统计，大约仅有 1/3 患儿为孤立性的肛肠畸形，其余 2/3 往往合并其他畸形。

四、病理

1. 畸形发生的胚胎学改变

根据目前对肛门直肠畸形动物模型胚胎发育的研究，认为人类肛门直肠畸形发生在胚胎形成的早期阶段，发生越早畸形改变越严重，病理变化越复杂。

2. 肛门直肠畸形病理改变

随着对肛门直肠畸形病理组织学、组织化学和超微结构研究的深入，发现肛门直肠畸形的病理改变很复杂，不仅肛门直肠本身发育缺陷，同时盆底肌肉、骶骨、神经及肛周皮肤等均有不同程度的病理改变，肛门直肠畸形的位置越高，这种改变越明显、越严重。

多数肛门直肠畸形都有内括约肌，只是发育程度不同而已，但内括约肌部位肠壁内神经节细胞数减少或缺如。盆底神经系统发育不良是肛门直肠畸形的重要病理改变之一。

肛门直肠畸形往往伴发其他畸形，其发生率为 28%~72%。伴发畸形最多见的为泌尿生殖系畸形，其次为脊柱，特别是骶椎畸形，再次为消化道、心脏以及其他各种畸形。因此，对肛门直肠畸形病儿应进行全面检查，如尿流动力学检查，以便了解有无神经性膀胱；行静脉肾盂造影和排泄性膀胱尿道造影，了解有无上尿路畸形和膀胱输尿管反流；行腰骶椎 X 线摄片，了解有无脊柱畸形等。

五、分类

1970 年制定的国际分类，以直肠末端与肛提肌，特别是耻骨直肠肌的关系为基础，将肛门直肠畸形分为高位、中间位和低位三型。直肠盲端止于肛提肌之上者为高位畸形；直肠盲端位于耻骨直肠肌之中，被该肌所包绕为中间位畸形；穿过该肌者为低位畸形。该分类的主要不足是种类繁多，过于复杂。1984 年 Stenphens 等将该分类法加以简化，提出了修改后的分类法又称 Wingspread 分类法。

随着对肛门直肠畸形的认识和骶后正中入路肛门直肠成形术的广泛应用，原有的分类方法仍然存在类型繁杂、不利于指导外科手术术式的选择等不足。2005 年 5 月在德国 Krinkenbeck 举行的肛门直肠畸形诊疗分型国际会议上，提出了新的分型标准，即 Krinkenbeck 分类法，该分类取消原有的高、中、低位分型，根据瘘管不同进行分类，并增加少见畸形，其目的是使其进一步实用化，为临床术式选择提供具体指导。

六、临床表现

先天性肛门直肠畸形的种类很多，临床症状不一，出现症状的时间也不同。

1. 一般表现

出生后 24 小时无胎粪排出或仅有少量胎粪从尿道、会阴瘘口挤出，正常肛门位置无肛门开口。患儿早期即有恶心、呕吐，呕吐物初含胆汁，以后为粪便样物。2~3 日后腹部膨隆，可见腹壁肠蠕动，出现低位肠梗阻症状。

2. 无瘘管畸形

肛门闭锁位置较低者，如肛门膜状闭锁在原位肛门位置有薄膜覆盖，通过薄膜隐约可见胎粪存在，啼哭时薄膜向外膨出，偶有薄膜部分穿破，但破口直径仅有 2~3mm，排便仍不通畅，排便时婴儿哭闹。针刺肛门皮肤可见括约肌收缩；闭锁位置较高者，在原正常肛门位置皮肤略有凹陷，色泽较深，婴儿啼哭时局部无膨出，用手指触摸无冲击感。

3. 有瘘管畸形

如有直肠会阴瘘，则见皮肤凹陷处无肛门，但在会阴部，相当于阴囊根部附近或阴唇后联合之间有细小裂隙，有少量胎粪排出，瘘口外形细小，位于中线，如有直肠尿道、膀胱瘘，胎粪从尿道排出；直肠尿道瘘的胎粪不与尿液混合，胎粪排出后尿液澄清；直肠膀胱瘘的尿液内混有胎粪，尿液呈绿色，有时混杂气体。直肠前庭瘘，瘘口宽大，瘘管短，生后数月内无排便困难。畸形短期可不被发现，但会阴部反复发生红肿，在改变饮食或粪便干结时，大便很难通过瘘管始被家长发现。直肠阴道瘘有粪便从阴道流出，细小的瘘管造成排便困难，腹部多可触得硬结的粪块，结肠末端有继发性巨结肠，由于粪便通过瘘口排出，缺乏括约肌的控制，粪便经常污染外阴部，伴有泌尿、生殖系统瘘管者容易引起尿道炎、膀胱炎或阴道炎，炎症能引起上行性扩散。继发性直肠舟状窝瘘均有正常肛门，多因出生后局部感染、化脓、形成脓肿穿破后造成后天性瘘管。

通过瘘道插入探针进入直肠，用手指触摸肛穴处估计距探针顶端的距离，判断直肠盲端的高度。有时直肠前庭瘘的瘘口很窄，其临床表现与开口于外阴部的各种低位畸形相似，然后通过瘘口插入探针，探针则向头侧走行而非背侧。

直肠肛门畸形者常伴发脊椎畸形如有脊椎裂、半椎体畸形。骶部神经发育不良造成的大小便失禁，虽行矫治手术，也难恢复控制能力。

七、诊断

先天性肛门直肠畸形的诊断在临床上一般并不困难，但重要的是准确判断直肠闭锁的高度，直肠盲端有无瘘道及其瘘道性质，还要注意有无伴发畸形等，以便更合理地采取治疗措施。

1. 病史与临床检查

出生后 24 小时无胎粪排出或仅有少许胎粪从尿道、会阴瘘口挤出，伴呕吐、腹胀，进行性加重，检查正常肛门位置无肛门开口。

2. 倒置位 X 线检查

1930 年，Wangensteen 和 Rice 设计了倒置位摄片法诊断肛门直肠畸形，至今仍被广泛采用。患儿出生后 12 小时以上，先卧于头低位 5~10 分钟，用手轻柔按摩腹部，使气体充分进入直肠，在会阴部相当于正常肛门位置的皮肤上固定一金属标记，再提起患儿双腿倒置 1~2 分钟，X 线中心与胶片垂直，摄入点为耻骨联合，在患儿吸气时曝光，做侧位和前后位摄片，盆腔气体阴影与金属标记间的距离即代表直肠末端的高度。在侧位片上，从耻骨中点向骶尾关节划一线为耻尾线（PC 线），再于坐骨峰与耻尾线划一平行线为 I 线。如直肠气体影高于耻尾线者为高位畸形，位于两线之间者为中间位畸形，低于 I 线者为低位畸形，若在 X 线平片上同时发现膀胱内有气体或液平面，或在肠腔内有钙化的胎便影等改变，是诊断泌尿系瘘的简便而可靠的方法。

3. 尿道膀胱造影和瘘道造影

可见造影剂充满瘘道或进入直肠，对确定诊断有重要价值。对有外瘘的患儿，采用瘘道造影，可以确定瘘道的方向、长度和直肠末端的水平。

4. 超声显像

其包括产前超声检查、术前超声检查和术后肛管内超声检查。

（1）产前超声检查：可及时发现胎儿直肠扩张、阴道积液及其他相关畸形如肾缺如、脊椎异常如半椎体、骨骼异常如桡骨缺如等，均能给产科医生提示胎儿是否存在肛门直肠畸形。

（2）术前超声检查：可以显示直肠盲端与肛门皮肤之间的距离，观察瘘管走向、长度。直肠膀胱瘘者，可见膀胱内有游动的强回声光点，按压下腹部时光点明显增多。

（3）肛管内超声检查：常用于术后评估括约肌的发育情况和拖出的直肠是否位于横纹

肌复合体中央，是否需要再次手术，并为寻找术后排便功能异常的原因提供依据。

5. 盆部 MRI、CT

随着影像技术的发展，盆底 MRI 和 CT 三维重建等不但能了解畸形的位置高低，而且能诊断骶椎畸形及观察骶神经、肛提肌、肛门外括约肌的发育情况，也可作为术后随访的手段。

八、治疗

肛门直肠畸形外科治疗遵循以下原则。

1. 正确进行术前综合评估

（1）评估患儿的发育情况及其对手术的耐受能力。

（2）评估直肠盲端的位置。

（3）评估瘘管的开口部位。

（4）评估合并畸形对身体生长发育的影响。

术者对畸形应有正确的判断，对患儿耐受手术的能力有充分的评估，并需要综合考虑医院的设备条件和术者的经验。

2. 外科治疗原则

（1）挽救患儿生命。

（2）术中尽量保留耻骨直肠肌和肛门括约肌，尽可能减少对盆腔神经的损伤，避免损伤尿道、会阴体，以最大限度保留原有的排便控制能力。

（3）对早产儿、未成熟儿及有严重心脏血管畸形的患儿要简化手术操作，争取分期手术，先做结肠造瘘。

（4）重视肛门直肠畸形的首次手术。术式选择不当，不仅使再次手术很困难，而且将显著影响远期治疗效果。容易发生的问题如仅做肛门成形，未处理尿道瘘；术中损伤组织过多或出现副损伤；游离直肠不充分致直肠回缩，瘘管再发或瘢痕形成肛门狭窄等。

3. 治疗措施

（1）肛门扩张术：适用于肛门狭窄，根据狭窄开口大小选用合适扩肛器扩张肛门，每天 20~30min/ 次，一个月后改为隔日扩肛 1 次，并逐渐增大扩肛器直径，3 个月为 1 个疗程，一般持续半年左右，对于生后没有扩肛，或肛门开口极其狭小者，可选用会阴肛门成形术。

（2）会阴肛门成形术：适用于会阴瘘、肛门闭锁（低位无瘘）和直肠前庭瘘。一般须在生后 1~2 天内完成手术，直肠前庭瘘因瘘孔较大，在一段时间内尚能维持正常排便，可于 3~6 个月以后施行手术。手术前留置尿管，在正常肛穴位置做 X 形切口，各长1~1.5cm，切开皮肤及皮下组织，从外括约肌中心插入止血钳，向上分离找到直肠盲端，并紧贴肠壁做轻柔的分离，以免损伤尿道或阴道、盆底腹膜和神经丛。游离直肠要充分，直到直肠盲端能自然地突出于皮肤切口之外为止，直肠黏膜与皮肤无张力缝合，塞入肛管固定。

（3）后矢状入路肛门直肠成形术（posterior sagittal anorectoplasty，PSARP）：本术式适合于直肠尿道瘘、阴道瘘、一穴肛和较高位置无瘘的肛门闭锁。原则上应先行结肠造瘘，1 个月后根据患儿情况行根治手术。一般选择乙状结肠起始部造瘘，具体操作要点如下：

左下腹斜切口，造瘘口近端位于乙状结肠起始部，远端位于乙状结肠近端，造瘘口大小适中以防脱出或回缩，术中检查是否存在阴道积液，若有阴道积液需清除。由于目前围手术期监护水平和手术技术的提高，也有在新生儿期即行 PSARP 的报道。

该术式由 De Vries 和 Pena 1982 年提出。后矢状切口自尾骨尖上方到肛凹处，用针形电刀切开各层组织，术中随时用电刺激，观察两侧肌肉收缩，使全部手术操作过程保持在正中线上进行。找到直肠盲端，充分游离、松解，使其能无张力地拖至肛门皮肤。对肠管粗大者应在背侧纵行剪裁，缩小至直径 1.2cm 左右缝合，应尽量保留直肠远端，以便保存发育不全的内括约肌，再将肠管间断缝合固定于两片肌肉复合体和纵行肌间并成形肛门。合并尿道瘘或阴道瘘者在距瘘 0.5cm 处横行切开直肠，缝合闭锁瘘口。对高位畸形骶部切口找不到直肠盲端或游离不充分时，应开腹游离直肠。本手术的特点是经骶尾部后正中线入路，手术操作在直视下进行，对组织的损伤程度最小，直肠末端通过耻骨直肠肌中心拖出较准确，且对括约肌组织损伤较小。尽量使发育异常的组织器官恢复到正常解剖状态，以获得较好的排便功能。

（4）腹腔镜辅助下骶会阴直肠肛门成形术：适应证与 PSARP 相同。本术式优点有：不开腹，腹腔镜直视下游离肠管，可较为准确地将直肠盲端从横纹肌复合体中心部位拖出至正常肛门窝表面，无须从骶会阴入路切断该肌群，术后括约肌在新肛门周围形成较为有力的、对称性收缩，提高术后排便控制能力；易于游离结扎和切断直肠尿道瘘管，特别是接近膀胱颈部瘘管远比腹骶会阴手术容易暴露。

此方法已成为一种治疗高、中位肛门直肠畸形新的手术方式。目前分为两种情况：一种为不进行结肠造瘘，在新生儿一期行肛门成形术；另一种为在新生儿期造瘘，二期手术时应用腹腔镜进行腹盆腔的直肠游离，再结合会阴切口或后矢切口行肛门直肠畸形成形术。

腹腔镜辅助下高、中位肛门直肠畸形成形术要求手术医生有娴熟的腹腔镜操作技术，以免因操作原因损伤盆底重要的泌尿生殖通道及后期效果至关重要的盆底肌肉组织；又需要有传统开放性手术的经验，对盆底肌肉组织解剖结构非常熟悉和了解，才能保证手术的成功完成。

（5）泄殖腔畸形（一穴肛）的治疗：由于该畸形病理改变复杂，术式应按类型决定。出生后应立即行结肠造瘘术。根治术时间应根据患儿情况、畸形复杂程度及术者的经验而定。术前从一穴肛口逆行造影或内镜检查明确共同管道长度，以决定具体术式。

Pena 则主张共同管长度 < 3cm，行 PSARP 手术，术中只分离出直肠，尿道和阴道作为一个整体游离并拖出至会阴，若共同管长度 > 3cm，加用剖腹手术，分离直肠、阴道和尿道，重建各自的开口。也有人主张分期手术，一期行直肠肛门成形术，解决尿、粪分流，患儿学龄期以后再行尿道及阴道重建根治术。

4. 术后处理原则

（1）留置尿管：直肠尿道瘘术后留置尿管至少7天，而一穴肛畸形至少留置尿管3周。

（2）肛门护理：手术留置肛管一般在术后24小时拔出，开始暴露肛门切口，保证局部干燥清洁。

（3）扩肛：为防止肛门狭窄，术后2周开始扩肛。应使用适当尺寸的扩张器，新生儿从直径 9mm 肛探开始，每天 1~2 次，每周增加 1mm，直至需要的尺寸，一般到 17~18mm

即可。建议每月复查一次，指导选择口径合适的肛探扩肛，根据需要扩肛 3~6 个月。

九、预后

肛门直肠畸形的治疗效果近年来已有明显改善，总病死率由之前的 25%~30% 降至 10% 左右，手术死亡率已降到 2% 左右。

由于肛门直肠畸形的病理改变很复杂，肛门直肠畸形术后肛门功能与畸形类型及伴发畸形，特别是与伴发脊椎、泌尿生殖系及神经系统发育缺陷有密切关系。国内对 225 例肛门直肠畸形术后患儿进行随访结果显示，生长发育和智力发育接近或等同于同年龄正常儿，约 1/3 的病例术后有不同程度的肛门功能障碍。肛门直肠畸形的位置越高，术后排便功能障碍的发生率越高，程度越严重，并对患儿的身心发育产生影响。

第二节　大肠重复畸形

消化道重复畸形是指附着于消化道系膜侧，具有与消化道结构相似的囊状（球状）或管状物，可发生在从口腔至肛门的消化道任何部位。大肠重复症为消化道重复畸形的一种，较为罕见。

一、病因病机

目前主要有几种假说：①脊索 – 原肠分离障碍学说；②原肠腔化障碍学说；③憩室样外袋学说；④血管学说等。其发病机制存在多源性，不同部位及不同病理变化的原因可能不同，尽管有一些学说可以解释重复畸形的胚胎学基础，但没有哪个学说可以单独解释所有重复畸形的组合、部位和合并的畸形，总得来说病因及机制仍然不清。

二、病理

重复畸形在病理组织学上有三大特征：①紧贴于胃肠道；②其壁内有发育良好的平滑肌；③腔内壁内衬消化道上皮，其黏膜多与邻近部位胃肠道的黏膜相同。黏膜层约 20%~25% 有异位胃黏膜和（或）胰腺组织迷生。超过 30 岁的患者有重复畸形恶变的报道，皆为腺癌。

三、分类

根据其病理形态，大肠重复畸形可分为囊肿型、管状型、全结肠直肠型。

（1）囊肿型：占 80%，位于结肠直肠系膜侧缘圆形或椭圆形囊性肿物，紧附于肠壁，直肠重复畸形可向直肠腔内或会阴部突起。囊肿在肠壁肌间者为肠壁内型，在肠壁外者为肠壁外型。

（2）管状型：位于结肠直肠系膜侧，与肠管平行，数厘米至数十厘米不等，绝大多数与邻近肠管紧密相连，有共壁，可在近远端与主肠管相通，如一肠管从中分为二腔，有共同的浆膜及血管供应。直肠重复畸形远端呈盲端或开口于尿道、阴道、舟状窝或会阴部。

（3）全结肠直肠畸形：极少见，常合并泌尿系生殖器官重复畸形，重复肠管末端可盲闭，也可与正常肠管相通，或在会阴、阴道、后尿道形成瘘口，或与正常肠管末端分别在会阴部开口于两个独立的肛门。

四、临床表现

大肠重复畸形无典型的临床表现，多因出现并发症而就诊。其临床表现主要取决于病变的部位、范围、程度、与肠腔是否相通和病理类型，有无迷生胃黏膜和胰腺组织存在也影响其临床表现。

（1）肠梗阻：是临床最常见的症状，结肠重复畸形多表现为慢性低位不完全肠梗阻，如与附着肠管相通，因囊肿内充满粪便，腹部检查时可触及变形的有面团感的肿块。直肠重复畸形患者出生后数周或数月开始出现排便异常、便秘，反复出现急性或慢性不完全肠梗阻症状。主要因为扩大的囊腔或进入重复肠管内的粪便压迫直肠所致。

（2）便血：较常见，为重复畸形内迷生的胃黏膜或胰腺组织，分泌胃酸及消化酶，腐蚀肠管发生溃疡、出血所致。出血量少可表现为长期便潜血阳性，亦可反复大量便血；慢性失血可引起贫血。

（3）腹痛：多由重复畸形时内分泌物及粪便集聚引起压力增高，牵拉浆膜层引起，多为慢性间歇性腹痛，常发生在囊肿型重复畸形或与正常肠管近端有交通的管状重复畸形。

（4）腹部包块：部分结肠重复畸形在结肠走行部位可触及囊性包块。

（5）会阴部包块及瘘口：直肠重复畸形在直肠指诊时可触及柔软的或囊性肿物，有时从肛门内脱出，为圆形或椭圆形囊肿，表面有黏膜覆盖，逐渐增大，尤其在哭闹或用力排便时更明显，可伴有排便困难。重复肠管在阴道、舟状窝或会阴部可能存在瘘口，用手指压迫肿物可变形，并有粪便或黏液从瘘口排出。

（6）泌尿系统症状：部分患者可因囊肿压迫尿道有尿潴留症状，合并泌尿系瘘管的患者可表现为尿路感染或气尿。

五、诊断

由于大肠重复畸形的临床表现多种多样，病理改变类型不一，影像学表现缺乏特异性，故术前诊断困难，误诊率较高。快速、精确的术前诊断对指导治疗及防止致命的并发症有重要意义，有助于早期诊断和确立合适的治疗方案。最常用的诊断方法是超声、消化道造影、CT、放射性核素异位胃黏膜显像和直肠或结肠镜检查。

六、实验室及其他辅助检查

1. 超声

对囊肿型重复畸形的诊断很有帮助，可分辨出囊壁的各层结构及囊内情况，典型的超声表现为：腹腔内与肠管关系密切的囊性肿物，边界清，壁较厚，囊壁呈三层，由外至内呈强、弱、强回声，即"双环征"，这是重复畸形特征性的超声表现，但这种典型的影像学表现在临床中显示率不高。

2. 消化道造影（钡灌肠）

临床如怀疑此病应做消化道造影检查，重复畸形在钡灌肠上表现为腹部肿块，肠腔内充盈缺损或肠管受压移位，可伴脊柱畸形。如果重复畸形与主肠管相通，则钡剂可进入其中，且排空延迟。部分或全结肠重复畸形表现为并行的双管状结构。

3.CT

囊肿型重复畸形在 CT 上多表现为与肠管关系密切的囊状、单房、厚壁的低密度肿物，大多边界清楚，圆形或椭圆形，管状型重复畸形及少数囊肿型重复畸形囊性结构的形状可不规则。直肠重复畸形在 CT 上表现为一个表面光滑的、圆形、充满液体的囊肿或临近直肠壁的壁薄而轻度强化的管状结构。

4.ECT

ECT 可以对由重复畸形、梅克尔憩室等含有异位胃黏膜组织的病变引起的小儿消化道出血做出定位、定性诊断，但 ECT 只对有异位胃黏膜存在的重复畸形有诊断意义，有助于确定重复畸形所在位置，可为手术提供可靠依据。

5. 直肠或结肠镜检查

临床如怀疑重复畸形也可做直肠或电子结肠镜检查，对与主肠管相通或有瘘口的重复畸形的确诊可能有一定价值。

七、鉴别诊断

鉴于大肠重复畸形的临床表现多样，加之尚无特异性检查手段，故鉴别诊断尤为重要。首先应了解该病的临床特征。文献报道，75.5% 的患儿在 3 岁以内发病，11.6% 在新生儿期发病，小儿如有反复腹痛、便血或腹部肿物以及不明原因的肠梗阻应考虑到本病。其次，与容易混淆的疾病相鉴别。

（1）肠套叠：常见于 6 个月 ~2 岁的肥胖儿，病程常呈急性经过，临床上典型表现为阵发性哭闹，腊肠样包块，果酱样大便。

（2）梅克尔憩室：也可表现为间歇性血便，但无腹部包块存在，常无梗阻，便血量较大，呈暗红色或紫红色，有时伴有血块，多为无痛性。

（3）肠梗阻：肠梗阻的鉴别较为复杂，原则上应与所有梗阻性疾病相鉴别。在小儿应与先天性巨结肠、肠狭窄或闭锁、肠旋转不良以及粘连性肠梗阻、胎粪性肠梗阻等鉴别。

（4）腹部包块：应与肠系膜囊肿、大网膜囊肿、腹部畸胎瘤、卵巢囊肿、胆总管囊肿、胰腺囊肿或胰腺假性囊肿等鉴别。

八、治疗

大肠重复畸形一经诊断均须手术治疗，无症状者也应手术切除，因为它有引起肠出血、肠扭转及肠坏死等危及患儿生命的并发症和成年后发生癌变的危险。术式应根据重复畸形的部位、病理分型、与周围器官的关系、是否合并其他畸形等因素来决定。手术原则是仔细探查，能够切除者尽可能切除，采取损伤最小的手术方式，争取最大限度地保留肠管，不留后遗症。

［常用的术式］

1. 囊肿切除术 / 肠重复畸形切除术

适用于较易与肠管分离而不影响主肠管血流和管壁完整的囊肿型重复畸形。

2. 肠重复畸形与附着肠管切除肠吻合术

适用于囊肿型重复畸形及短段管型重复畸形，可完整切除重复畸形，行肠吻合术。

3. 黏膜剥离术

适用于肠壁内囊肿型重复畸形及全结肠型重复畸形。钝锐结合完整剥离囊内黏膜，切除多余囊壁，如完整剥离黏膜后残腔大，可做畸形管壁的肌层重叠缝合。

4. 共壁开窗内引流术

将重复畸形与相邻的消化管壁部分切除，使二者互相连通。适用于共壁的、全结肠重复畸形。

5. 中隔部分切除术

适用于管型结肠重复畸形，使双腔变为单腔，有利于肠腔内容物通畅排出。不适用于被覆异位胃黏膜的重复畸形。

6. 腹腔镜辅助下行肠重复畸形切除或肠重复畸形及附着肠管切除吻合术

随着腹腔镜手术技术在小儿外科领域的应用，其适应证逐渐扩大，腹腔镜辅助下行肠重复畸形及附着肠管切除肠吻合术，效果良好。具有易明确诊断、手术操作简单、损伤小等优点。

对于重复畸形合并的泌尿生殖系统畸形，宜在适宜年龄行矫治术。

第三节　先天性结肠狭窄和闭锁

先天性结肠狭窄和闭锁临床上罕见。肠闭锁中约 1.8%~15% 发生在结肠，据报道，在 20000 个活产婴儿中有 1 例结肠闭锁患儿。先天性结肠狭窄文献报道更少。

结肠闭锁常伴随一些重要的肌肉骨骼系统（如并指、多指、畸形足和桡骨缺损）、眼、心脏、胃肠道和腹壁（如腹裂、脐膨出、膀胱或泄殖腔外翻）畸形等，也有颜面部发育不全、无眼等合并泄殖腔外翻的报道。

约 15%~20% 的结肠闭锁患儿合并近端小肠闭锁，所以患儿中、远端小肠闭锁的新生儿应常规在术中探查结肠或术前行结肠造影。至少有 2% 的结肠闭锁儿童合并先天性巨结肠。所以为结肠闭锁的儿童重建连续肠管通道之前，必须先排除先天性巨结肠。

一、病因

目前多数学者认为在胚胎发育时期宫内供血不足可导致肠闭锁的发生。血管损伤的原因可能是结肠扭转、套叠或血栓形成，或结肠因为疝或腹壁缺损导致嵌顿或狭窄。

二、病理

闭锁近端肠管明显扩张、肥厚、水肿，缺乏蠕动功能，远端肠管萎缩细小，形似鸡肠。如果回盲瓣完整而闭锁位于结肠肝曲以下，则形成盲瓣。在回盲瓣与闭锁之间的肠管高度扩张，肠壁菲薄，可导致缺血、坏死甚至穿孔。

三、临床表现

结肠闭锁或狭窄的患儿在出生时一般无明显异常，但在出生后 24~48 小时出现低位肠梗阻表现。患儿一般首先出现腹胀，因为梗阻的部位在远端肠管并通常为完全性梗阻，腹胀一般比较明显并逐渐加重。因为梗阻的部位在远端，呕吐可以出现较晚或相对较轻。粪汁样呕吐常较晚出现。结肠闭锁的患儿只能排出很少的胎粪，直肠指检也只能见到白色黏液而不是胎粪。

四、诊断

（1）腹部 X 线平片检查：肠闭锁患儿的腹部平片可以出现多发性胀气肠袢和气液平面，尽管在新生儿期小肠和结肠很难分辨，在一段高度扩张的肠襻中出现一个较大液气平面常是诊断结肠闭锁的佐证。

（2）结肠造影：诊断结肠闭锁或狭窄的标准检查方法是使用等渗性造影剂灌肠进行对比的结肠造影检查。应用造影剂灌肠造影检查不仅可确定闭锁部位，而且对于区分先天性巨结肠、胎粪性肠梗阻及小肠闭锁等具有重要价值。

五、治疗

结肠闭锁与狭窄明确诊断后应立即手术治疗。

手术方法：有两种术式可供选择，一种为结肠端端一期吻合术；另一种为先行结肠造瘘术，3~6 个月后行肠吻合术。两种术式均可采用，可根据患儿全身状况、闭锁部位、近端肠管扩张程度、有无并发畸形等进行选择。无论哪种术式，需要注意的是术中要对远端闭锁或狭窄的结肠组织进行病理活检，以查看远端结肠神经节细胞发育情况。因为结肠闭锁与狭窄容易合并肠神经节发育障碍。

六、预后

结肠闭锁和狭窄术后并发症主要有吻合口瘘、吻合口狭窄和近端肠管功能失调等。

第四节　先天性肠旋转不良

肠旋转不良是胚胎发育期原始肠袢以肠系膜上动脉为轴心的旋转不完全或完全不旋转导致的先天畸形，临床症状可表现为由于肠管异常导致的腹痛、梗阻、甚至扭转坏死。

在对肠旋转不良的认知过程中有两位先贤做出了巨大贡献，影响着今天的诊断和治疗，他们分别是 19 世纪的解剖学家 Václav Treitz 和 20 世纪的小儿外科先驱 William Ladd。前者发现了以他的名字命名的 Treitz 韧带，而后者发明了迄今仍在应用的治疗肠旋转不良的 Ladd's 术式。

传统观点认为 90% 的肠旋转不良在 1 岁内发病，其中 80% 发生于 1 个月之内的新生儿，因而认为肠旋转不良是一种婴儿特有疾病，肠旋转不良的诊断和治疗的多数经验也是来源于小儿外科。但临床实践中发现成人肠旋转不良并不少见，最近的研究甚至发现较大儿童及成人发病率占所有肠旋转不良病例的半数以上，证明肠旋转不良并不是婴儿特有疾病，各个年龄段均可发生，因此，对于所有普外科医生来说充分掌握肠管的胚胎发育过程、肠旋转不良的表现、手术方法对避免漏诊、误诊是十分必要的。

一、病因

肠旋转不良是正常胚胎肠系膜的旋转固定过程异常导致的畸形，正常人类胚胎原始肠管的旋转和附着开始于胚胎第五周，经历一系列的步骤。胚胎期肠管正常旋转固定的过程受阻即可发生旋转不良。

胚胎期正常中肠经历一个环绕肠系膜上动静脉的逆时针旋转并固定的过程，旋转和固定的结果是十二指肠空肠曲固定于左上腹，而盲肠位于右下腹，肠系膜根部呈从左上腹到右下腹的宽广的扇形，肠旋转不良时胚胎期肠管旋转、固定过程异常导致的一系列结构异常包括：十二指肠空肠曲位置异常，盲肠位置较高，可位于右上腹，甚至位于中腹，右半结肠与右后腹壁形成异常附着，即 Ladd's 束带，压迫十二指肠，造成梗阻，从十二指肠第三段至升结肠的中肠环绕着窄而细的肠系膜根部形成细蒂，易于发生扭转，这种细蒂由腹膜组织包绕，位于肠系膜上动脉右侧上方，扭转时带动肠系膜扭转，造成中肠广泛缺血，如不及时处理可造成广泛肠坏死。

此外，由胚胎期肠管旋转、固定异常导致的畸形还包括肠不旋转和反向旋转等。不旋转是指中肠环绕肠系膜上动脉完全没有旋转，导致十二指肠空肠曲位于右腹部，回肠从右侧移行入盲肠，结肠位于左侧腹；反向旋转是指中肠发生了顺时针近 90° 的异常旋转，横结肠位于肠系膜上动脉右侧并于肠系膜后方走行于十二指肠后间隙，盲肠和结肠固定差，容易发生扭转。

二、临床表现

不同年龄段肠旋转不良的表现不同。

新生儿期：主要表现为急性十二指肠梗阻的症状和体征，即频繁的胆汁性呕吐，在新生儿和婴儿期发生的胆汁性呕吐要首先怀疑外科疾病导致的呕吐，应积极联系小儿外科医生会诊，尽快完善相关检查以明确诊断或排除诊断，发生中肠扭转早期，因为阵发性绞痛，患儿萎靡不振、休克，面色及周身皮肤黏膜苍白，激惹不适，可少量吐血或便血。有的新生儿在初生时就已经合并中肠扭转坏死，此时，患儿一般状态极差，腹胀，有时透过腹壁可见腹腔内呈紫黑色，这是坏死的肠管和渗出的血性分泌物的颜色。

婴儿期及儿童期：起病隐匿，症状也没有新生儿期典型，表现为间断性呕吐，通常含有胆汁，间断发作腹痛、厌食、吸收不良或腹泻，生长发育延迟等，腹部查体一般没有特征性阳性表现。

成人期：起病更为隐匿，有人认为肠旋转不良一般没有症状，但调查发现，绝大多数肠旋转不良都有长期腹部隐痛不适等症状，但均缺乏特征性的临床表现，很多患者是在其他原因行腹部影像检查，或因其他原因行腹部手术时无意中发现的。

三、诊断

1. 腹平片

为首选的影像学检查，腹平片可见典型十二指肠梗阻的"双泡征"或"三泡征"，即上腹部可见扩张的两个到三个气泡影，下腹部无气，或仅有极少量细小气体影像，此时可得出正确诊断，但合并中肠扭转时，腹平片常常没有特殊表现，腹部可以无气、腹部多发液体平，类似于远端小肠梗阻，或类似于坏死性肠炎，甚至可为正常腹平片，导致灾难性误诊。

2.造影检查

Ladd 主张肠旋转不良的影像学检查是钡灌肠，可显示异位的盲肠，20 世纪 60 年代逐渐开始用上消化道造影，并迅速成为诊断肠旋转不良的最常用的检测手段，目前仍被认为是诊断肠旋转不良的金标准，尤其是在小儿外科。

3.CT 和超声检查

CT 和超声检查近年来开始越来越多地应用于肠旋转不良的诊断，尤其是在成人患者，二者诊断肠旋转不良主要靠判断肠系膜上动、静脉的相对位置是否发生了改变，目前认为对于诊断肠旋转不良合并中肠扭转二者意义较大，但对于诊断单纯肠旋转不良的意义还值得商榷。

四、鉴别诊断

新生儿及婴儿期主要表现为十二指肠梗阻，因而对于有反复发作的胆汁性呕吐的肠旋转不良应鉴别十二指肠梗阻和其他引起高位肠梗阻的疾病，如环状胰腺、肠瓣膜狭窄等。

儿童及成人期反复腹痛、厌食、营养不良等需与其他原因引起的慢性腹痛等进行鉴别，如腹型癫痫、腹部慢性炎症等。

五、治疗

手术矫正肠旋转不良的方法 1936 年由 William Ladd 首次提出，并以他的名字命名，至今仍是治疗肠旋转不良的标准术式，手术包括以下步骤。

逆时针矫正肠扭转。松解连接盲肠与后腹壁的腹膜束带，解除对十二指肠及近端空肠的压迫。松解包裹肠系膜的腹膜，使肠系膜根部舒展开、增宽。将小肠置于右侧腹、结肠置于左侧腹，使肠管呈胚胎期未旋转时的分布，还纳肠管后，盲肠位置发生变化，为了避免以后发生阑尾炎时诊断困难，一般常规切除阑尾。

六、预后

不合并中肠扭转坏死的肠扭转不良患者预后较好，主要术后并发症为粘连性肠梗阻，此外，少部分患者可再次发生中肠扭转。

合并中肠扭转坏死患儿预后较差，很多患者就诊时已经发生广泛肠坏死，甚至全部中肠已经液化，多见于新生儿患者，甚至有些患儿出生时即已经发生了中肠广泛坏死，这部分患者死亡率很高。

第五节　先天性巨结肠

先天性巨结肠是一种常见的消化道疾患，发病率约为 1/4000~1/7000，男性多见。该病是由于远端结肠神经节细胞缺如导致肠管痉挛狭窄继而引起近端肠管扩大增粗肥厚和功能性肠梗阻。剖腹探查可见巨大肥厚的结肠，所以命名为"先天性巨结肠症"，但该病的病因是远端结肠无神经节细胞，因此更准确的病名应为"肠管无神经节细胞症"或"赫什朋病"（hirschsprung disease，HD）。

此病的认识发展缓慢，其经过已有 300 余年。最早发现 HD 现象的是解剖学教授 Frederick Ruysch，他在一名 5 岁女孩尸检中发现直肠及近端结肠明显扩张。直至 1923 年 Ishikawa 在一例 4 岁女孩 HD 患儿中发现结肠缺乏副交感神经，之后他又在动物身上切除副交感神经，导致巨结肠的发生。Ehrenpresls 在 1946 年对临床症状、体征、X 线检查均做了详尽的叙述，Whlte 和 Zueler 在 1948 年应用组织化学证实病变肠段无神经节细胞存在，最终确立了神经节细胞缺如是 HD 的发病原因。

一、病因病机

（一）中医病因病机

中医学认为本病病因为先天禀赋不足，胎儿在孕育期间母亲营养不良，或早产或胚胎发育不全至胎儿出生后先天缺陷，脏腑虚弱或脏腑器官畸形而为病。

（二）西医病因病机

先天性巨结肠是一种肠道发育畸形，即外胚层神经嵴细胞没有移行到肠壁内之故。近年来随着分子生物学技术的发展，对 HD 的基因改变有了更多的了解。目前已证实突变主要分布在两个受体、配体系统，即酪氨酸激酶受体（RET）胶质细胞源性神经营养因子（GDNF）基因和内皮素 B 受体（EDNOB）内皮素 3（EDN3）基因。胚胎肠道神经发育环境缺陷是 HD 遗传病因研究的另一个方向。目前已证实和提出十余种 HD 的易患和（或）候选基因，但对这些基因在 HD 的病因中（尤其是散发病例），到底起多大作用却非常有争议。HD 是一种复杂的多基因遗传病，单一基因突变并不足说明所有的病因，散发 HD 病例易感基因的低突变率提示 HD 的发生可能是遗传和环境两方面的因素造成。

因肠壁内缺少了神经节细胞，只能紧缩不能舒张，结果上部结肠内的粪便和气体在结肠内堆积起来，不能顺利地通过和排出，把结肠逐渐扩大，久而久之就形成了结肠特别粗大、膨胀、肥厚的巨结肠症。

二、临床分类

1. 根据年龄分类

可分为新生儿巨结肠、婴幼儿巨结肠和儿童巨结肠 3 类。

（1）新生儿巨结肠：指出生后至 2 个月内的患儿，约占全部病例的 2/3，症状极重，并发症多，此型病死率高。

（2）婴幼儿巨结肠：指 2 个月至 2 岁的患儿，多是新生儿巨结肠的延续病例，并发症较少见并较轻，预后较新生儿好。

（3）儿童巨结肠：指 2 岁以上的患儿，在新生儿期无症状或症状轻微，发展缓慢，预后较好。

2. 根据无神经节细胞延伸范围分类

可分为五型。

（1）普通型（常见型）：约占75%，无神经节细胞段从肛门向上延展到乙状结肠远端，其移行区内偶见神经节细胞，经3~8cm的移行段进入结肠扩张段。

（2）短段型：约占6%，无神经节细胞段局限于直肠远端。

（3）超短段型（又称内括约肌失迟缓型）：约占2%，病变仅限于直肠末端3~4cm的内括约肌部分。

（4）长段型：约占14%，病变肠段延伸到降结肠、脾曲部分（10%），达横结肠（4%）。

（5）全结肠型：约占3%，病变除全结肠外还累及回肠末端，一般包括末端回肠30cm，个别长达70cm。

三、诊断

（一）临床表现

1. 肠梗阻

多为不完全性，有时可发展成为完全性。50%~90%的HD患儿新生儿期出现腹胀、胆汁性呕吐、顽固性便秘；至婴幼儿期常合并低位肠梗阻症状，严重时有呕吐，其内容为奶汁、食物；最后由于肠梗阻和脱水需急诊治疗，经洗肠、输液及补充电解质后病情缓解。经过一段时间后上述症状反复出现。

2. 慢性便秘

大部分患儿在母乳喂养期间即出现便秘，其余部分患儿可以在幼儿期甚至成人期出现便秘。HD患儿便秘与其他原因引发的便秘区别主要在于：胎粪排出延迟超过48小时，发育迟缓，显著腹胀，依赖于开塞露等灌肠剂。

3. 小肠结肠炎

10%的HD会出现巨结肠引发的小肠结肠炎，表现为发热、腹胀、腹泻，可能会反复发作，甚至有致命的风险。HD相关性小肠结肠炎的病因一般认为是无神经节段肠管引起的功能性肠梗阻，导致细菌过度增殖和继发性感染，一般认为艰难梭状芽孢杆菌和轮状病毒为致病源。

4. 相关性疾病

HD患儿可以伴有其他一系列先天性疾病，包括肠旋转不良、四肢畸形、先天性心脏病、唇裂、听力障碍、智力障碍、其他先天性畸形。

5. 一般情况

新生儿由于反复出现低位性肠梗阻，患儿食欲不振，营养不良，贫血，抵抗力差，常发生呼吸道及肠道感染，如肠炎、肺炎、败血症、肠穿孔而死亡。

（二）体征

1. 腹胀

腹胀为早期表现之一，发生率约为87%。新生儿期腹胀可突然出现，也可逐渐增加，至婴幼儿时期由于帮助排便的方法效果愈来愈差，便秘呈进行性加重，腹部逐渐膨隆，常伴有肠鸣音亢进。患儿也可能出现腹泻或腹泻、便秘交替。便秘严重者可以数天，甚至

1~2周或更长时间不排便。患儿呈蛙状腹，伴有腹壁静脉曲张，有时可见到肠形及蠕动波。触诊时有时可触及粪石。至幼儿期腹围明显大于胸围，腹部长度亦大于胸部。腹胀如便秘一样呈进行性加重，大量肠内容物及气体滞留于结肠。腹胀严重时膈肌上升，影响呼吸。患儿呈端坐呼吸，夜晚不能平卧。

2. 肛门指检

直肠肛管指检不但可以查出有无直肠肛门畸形，同时可了解内括约肌的紧张度、壶腹部空虚以及狭窄的部位和长度。当拔除手指后，由于手指的扩张及刺激，常有大量粪便、气体呈"爆炸样"排出，腹胀立即好转。婴幼儿时期肛检有时可触及粪块，拔出手指时或有气体及稀臭粪便排出。

（三）辅助检查

1. 影像学检查

直立前后位片：平片上可以看到低位性肠梗阻，淤张扩大的结肠气平，这种积气的肠段往往从盆腔开始，顺乙状结肠上行，而其远端则未见气体。

钡剂灌肠：钡剂灌肠是有价值的诊断方法，病变肠段肠壁无正常蠕动，肠黏膜光滑，肠管如筒状，僵直，无张力。如果显示典型的狭窄与扩张段和移行段可明确诊断。

结肠传输试验：对于部分钡灌肠检查等有疑问的患儿，尤其是怀疑患儿有巨结肠同源病，需要做结肠传输试验，试验可以了解全消化道功能，并帮助确认手术切除范围。

新生儿巨结肠 X 线征象为：①X 线片显示结肠梗阻或肠淤张；②插肛管有阻力感；③患儿对注入钡剂的耐受力较好；④有明确的痉挛移行段；⑤排钡功能不全；⑥排钡后结肠内有钡粪相混现象。

婴幼儿及儿童巨结肠的 X 线征较为典型，扩张段与狭窄段口径呈现明显异常：直肠、乙状结肠远端细狭，乙状结肠近端及降结肠明显扩张；有时移行段也能清晰显影，呈漏斗状。扩张段结肠袋消失，蠕动减弱，而狭窄段则无蠕动。

2. 直肠肛管测压

HD 患儿直肠肛管抑制反射消失。

3. 肠壁活检病理

如果诊断存在疑问，必要时可以采用腹腔镜辅助结肠肠壁多点全层组织活检，了解肠壁内神经丛及神经节细胞形态和数量，帮助确诊和决定切除范围。

四、鉴别诊断

（1）单纯性胎粪便秘：早期症状与新生儿巨结肠极为相似，多为胎粪栓塞所致，引便措施处理胎便后，本病症状缓解，以后即排粪正常，而巨结肠则反复发作，逐渐加重。

（2）先天性肠闭锁：表现为新生儿期急性完全性低位肠梗阻，经灌肠后无排粪或只有少许浅灰色分泌物，腹部直立位 X 线片可见多个大的液平，下腹部空白无气。

（3）新生儿腹膜炎：新生儿可因各种严重感染而发生腹膜炎、中毒性肠麻痹，表现为腹胀、呕吐、便少或腹泻，与巨结肠并发小肠结肠炎类似，常难以鉴别。出生后胎粪排出是否正常是重要的鉴别依据，须结合全身感染情况以及 X 线检查等鉴别。

（4）继发性巨结肠：先天性肛门直肠畸形，如狭窄、无肛等引起的排便不畅、便细、便秘、腹胀，均可使直肠和乙状结肠代偿性扩张。

（5）习惯性便秘：腹胀，但积气不多，可扪及干结粪块，无明显肠蠕动，直肠内大量积粪，肛门括约肌较松，乙状结肠及直肠均有扩大，整个直肠肛管呈圆锥形；而先天性巨结肠患儿腹胀极为严重，肠内大量积气，肠蠕动明显，直肠内空虚无物，括约肌正常，乙直肠段狭小或正常，结肠则扩大，且结肠袋多平塌或消失。

五、治疗

（一）HD 手术治疗

常用方案如下，各有优缺点。

1. 拖出型直肠结肠切除术（Swenson 手术）

此手术的特点是经腹腔游离直肠，在腹腔内切断直肠上端，切除扩大结肠。封闭两断端，然后将直肠内翻，结肠由直肠腔内拖出肛门外进行环状吻合。由于分离面广泛，出血多，术后并发症多，目前使用此法者已不多。

2. 结肠切除、直肠后结肠拖出术（Duhamel 手术）

开腹后在耻骨平面切断直肠，分离结肠至脾曲，切除巨大结肠，近端结肠断端封闭。分离直肠后间隙至齿状线平面，将肛管后半环切开，分离至盆腔原已分开的通道。由此通道将结肠拖出肛门，行结肠、肛管后半环吻合。用两把血管钳将拖下的结肠前壁、直肠后壁 "∧" 形钳夹。肠管相连贯通形成一新肠腔，前壁为原来无神经节细胞的直肠，后壁为拖下的结肠，有正常的蠕动功能。

3. 直肠黏膜剥除、鞘内结肠拖出术（Soave 手术）

直肠黏膜剥离，结肠由直肠肌鞘拖出与肛管黏膜吻合。

4. 经腹结肠切除、结肠直肠吻合术（Rehbein 手术）

在腹腔内切除巨大结肠行结肠直肠对端吻合。这一术式保留了约 5cm 的无神经节细胞肠段，相当于短段型 HD，术后常有便秘复发。

5. 直肠肛管背侧纵切、心形斜吻合术（简称心形吻合术）

即直肠背侧纵行劈开至齿线而不切除内括约肌，然后将拖出肛门外的正常结肠与直肠肛管作心形斜吻合术。最大限度地保留了内括约肌，同时也解决了内括约肌痉挛，从而基本上解决了术后感染污粪、失禁和便秘复发。

6. 腹腔镜辅助下巨结肠根治术

随着微创手术近年的发展来看，腹腔镜辅助巨结肠 Soave 根治手术获得广泛实施，围手术期并发症少，远期并发症同开腹 Soave 手术。

7. 经肛门巨结肠手术

1998 年 Torre DL 报道经肛门分离切除无神经节细胞肠段，并将近端正常结肠拖出与肛管吻合。此手术不必开腹，损伤小，出血少，术后次日即可进食。全身情况恢复快，住院时间短，费用低，腹部无瘢痕，美观。采用此术式之关键有两个，一是诊断正确，包括术前、术中及术后诊断。第二是掌握适应证，该术式适用于常见型及短段型巨结肠，而长段型及重型巨结肠同源病因病变肠管切除不够术后容易症状复发。

8. 经肛门直肠壁、内括约肌切除术

国外报道轻型肠神经元发育不良（IND）多数可用保守治疗，少数内括约肌切开即可治愈。所以轻型或超短段 HD、巨结肠同源病，早期时亦可采用内括约肌部分切除术，手术简单易行。

（二）HD 保守治疗

对于 HD 患儿，超短段型可以考虑扩肛治疗，这些患儿如果早期得到准确的诊断，可以综合采用扩肛和肛门排便训练和饮食调整，部分患儿可以得到痊愈。其次，对于小婴儿腹胀，考虑 HD 的可能性较大时，待出生后 3~6 个月再行手术治疗，围手术期风险大大降低。

（三）中医辨证治疗

1. 气机瘀滞证

[症状] 大便干硬或不干，欲便不得出，或便而不爽，腹鸣，腹胀痛，嗳气，食少纳呆，舌苔薄腻，脉弦。

[治法] 行气通下。

[常用药] 郁李仁、二丑各 6g，厚朴、枳壳各 10g。

2. 气虚阳衰证

[症状] 气短懒言，神疲倦怠，腹胀，食欲缺乏，大便不行。

[治法] 补气助阳，行气导滞。

[常用药] 党参、黄芪各 6g，巴戟天 10g，九香虫 3g，枳壳、厚朴各 10g，木香 6g。

3. 气虚血亏证

[症状] 唇舌淡红，食欲缺乏，气短，口咽干燥，便燥不行。

[治法] 补气养血，润肠通下。

[常用药] 党参 10g，当归 6g，生熟地、肉苁蓉、厚朴、枳实各 10g，桃仁 6g，红花 10g。

第六节　先天肛门闭锁

肛门闭锁症又称锁肛、无肛门症。该病是常见的先天性消化道畸形，占新生儿 1/1500~1/5000，男多于女，常合并其他畸形，约占 41.6%。本病的病因不清，婴儿出生后即肛门、肛管、直肠下端闭锁，外观看不见肛门在何位置。临床上主要是手术治疗。

一、病因病理

由于原始肛发育障碍，未向内凹入形成肛管。直肠发育基本正常，其盲端在尿道球海绵肌边缘，或阴道下端附近，耻骨直肠肌包绕直肠远端。会阴往往发育不良，呈平坦状，肛区为完整皮肤覆盖。可合并尿道球部、阴道下段或前庭瘘管。

二、症状

患儿出生后无胎粪排出，很快出现呕吐、腹胀等胃肠梗阻症状，局部检查，会阴中央呈平坦状，肛区部分为皮肤覆盖。部分病例有一色素沉着明显的小凹，并有放射皱纹，刺激该处可见环肌收缩反应。婴儿哭闹或屏气时，会阴中央有突起，手指置于该区可有冲击感，将婴儿置于臀高头低位在肛门部叩诊为鼓音。

三、诊断

出生后无胎粪排出，肛区为皮肤覆盖，哭闹时肛区有冲击感。倒置位 X 线侧位片上，直肠末端正位于耻尾线或其稍下方，超声波、穿刺法测得直肠盲端距肛区皮肤 1.5cm 左右。

四、治疗

确诊后应及早行手术治疗，一般施会阴肛门成形术，也可采用骶会阴肛门成形术。

1. 切口

在会阴中央或可激发环形收缩区的中间，做 X 形切口，长约 1.5cm。切开皮肤，翻开 4 个皮瓣，其下方可见环形外括约肌纤维。

2. 寻找游离直肠盲端

用蚊式血管钳经括约肌中间向深层钝性分离软组织，可找到呈蓝色的直肠盲端，在盲端肌层穿 2 根粗丝线作牵引。因直肠盲端正位于耻骨直肠肌环内，因此应紧贴肠壁向上分离。游离盲端约 3cm，使直肠能松弛地拉至肛门口。游离直肠一定要有足够的长度，如不充分游离而勉强拉下缝合，术后极容易发生肠壁回缩，造成瘢痕性狭窄。分离时还应避免损伤尿道、阴道和直肠壁。

3. 切开直肠

在直肠盲端作十字形切口切开，用吸引器吸尽胎粪，或让其自然流出拭净。注意保护创面，尽量避免污染。如发生污染，应仔细用生理盐水冲洗。

4. 吻合固定

将直肠盲端与周围软组织固定数针，用细丝线或肠线间断缝合肠壁与肛周皮肤 8~12 针。注意肠壁与皮肤瓣应交叉对合，使愈合后瘢痕不在一个平面上。术后 10 天左右开始扩肛，防止肛门狭窄。

第七节　异位肛门

一、病因病理

因胚胎时原始肛门位置异常，导致肛门不在正常位置。

二、症状

婴儿肛门不在正常位置，排便功能正常，可无任何症状。当其开口处无括约肌时，则粪便可自行流出，或排便困难。

三、诊断

肛门有时偏向阴囊附近或骶部，肛管内也有上皮遮盖，并有括约肌。

四、治疗

异位肛门的治疗，一般采用后切开法。

（1）如患者肛门括约肌正常，并且功能良好，排便无障碍，就不必施行手术。

（2）如无括约肌或肛门太小，或肛门离正常位置不远，宜作手术治疗，将肛门、肛管、直肠与周围组织分离，移回原位缝合。

（3）如肛门括约肌功能不良，可做括约肌成形术。

（4）如肛门向前移位，其后侧至正常肛门位置为皮肤，可作肛门后纵切横缝术。

具体操作方法是：在肛门后纵形切开皮肤 1~1.5cm，稍游离直肠黏膜后，将黏膜与切开的肛门后皮肤横行间断缝合，术后再酌情扩肛。

第八节　先天性直肠尿道瘘

直肠尿道瘘常因创伤、感染、多次手术使其修复较为困难，术后复发率较高。其修复成功的关键，第一要有良好的暴露，才能迅速、安全地解剖瘘管；其次要充分切除瘘管四周的陈旧瘢痕及炎性组织，直肠瘘口要修剪成有血供的创缘；第三要用有血供的组织嵌入直肠与尿道之间以预防瘘管复发。

一、病因病理

因外在因素造成尿道损伤、尿道闭锁，就容易形成直肠尿道瘘。尿道和直肠相通后，由于粪便的污染，极易发生尿路和盆腔感染，产生严重的毒血症，如果处理不当，轻则形成直肠尿道瘘，重则因中毒性休克而死亡。直肠尿道瘘存在时间最短 3 个月，最长 26 个月，平均 11 个月。

二、症状

患儿的粪便和气体从外尿道口排出，为其主要症状。常因瘘道狭小，仅有气体和粪汁排出，多并发腹胀等。

三、诊断

通过尿道膀胱造影，可见造影剂充满瘘道或进入直肠，对确定诊断有重要价值，但要与直肠膀胱瘘鉴别。

主要鉴别点在于：直肠尿道瘘的粪便不与尿液相混合，仅在排尿开始时排出少量粪便，而以后的尿液则是透明的，因为没有括约肌控制，从外尿道口排气与排尿动作无关；直肠膀胱瘘的粪便进入膀胱与尿混合，患儿排出的尿呈绿色，尿的最后部分颜色更深，同时可排出游离在膀胱内的气体，如压迫膀胱区，则胎粪和气体排出得更多，而在不排尿时，因受膀胱括约肌控制，无气体排出。

综上所述，再结合尿道膀胱注入碘化钠溶液造影法，就可与膀胱直肠瘘相鉴别。

四、治疗

这种瘘在直肠位置较低，所以手术预后良好。如果直肠尿道瘘较大，粪便排出通畅，手术可以延期进行，待患儿到 6 岁左右，再行手术。

北京儿童医院采用横口尾路肛门成形术治疗中间位畸形的直肠尿道瘘、直肠阴道瘘、直肠前庭瘘或直肠会阴瘘。切口长约 5cm，两侧达髋骨，切断尾骨连同肛提肌向下拉开。暴露并分离直肠，结扎瘘管。直肠经肛提肌较厚处的分裂孔向下拖出，会阴部肛门成形。少数患儿术后有直肠回缩、切口粪瘘、前庭瘘复发等。

手术治疗一般采用插管或加硬膜外麻醉，俯卧双下肢展位，手术注意有以下几点。

（1）术中留置导尿管，从尿道外口插入导尿管经尿道直肠瘘口近端入膀胱内，便于术中分离直肠尿道共同壁时辨认尿道，以免损伤。

（2）操作上细心、轻巧。

（3）手术的成功关键在于充分游离直肠盲端进行无张力吻合。

（4）此手术入路显露瘘口部位较好，便于显露直肠前壁及瘘口。

采用直肠腔内暴露瘘口，修补直肠尿道瘘口是一种简便、安全、有效的手术方式。

第九节 先天性直肠膀胱瘘

一、病因病理

先天性直肠膀胱瘘是因胚胎早期，尿生殖器膈下降过程发生障碍，尿生殖窦与直肠窦之间相通，致直肠开口于膀胱。由于原肛延伸失败，直肠尿道膈未发育，因而泄殖腔未能被分隔为生殖系统和消化系统。

二、症状

本病男孩多见，因肛门不通，粪便由尿道排出，常在排尿时有黄绿色粪便与尿混合排出，粪便流入膀胱，即引起感染，又常并发膀胱炎和肾盂肾炎。

三、诊断

无肛，会阴局部表现同肛门直肠发育不全。排尿时经尿道口排气，尿液全程混有胎粪。X 线平片显示膀胱内有气体或液平面，肠腔内有钙化影。尿道膀胱造影摄片，造影剂往往仅充填瘘口部，出现憩室样阴影，如造影剂能直接进入直肠，则可显示瘘管走行及直肠盲端与肛门皮肤的距离。

四、治疗

先天性直肠膀胱瘘宜早期施行手术，手术方式如下。

1. 腹会阴肛门成形术

先在腹部将直肠和膀胱分离，切除中间的瘘管，再将直肠和膀胱分离，切除中间瘘管，再将直肠和膀胱的切口各自缝合，然后缝合腹壁，再由会阴部切开，将直肠拉下，缝于会阴部，然后再做肛门括约肌成形术，有的需做一永久性结肠造口术。

2. 直肠浆肌鞘内结肠拖出肛门成形术

左下腹旁正中切口进腹，暴露直肠、乙状结肠，在腹膜反折处切开盆底筋膜，游离乙状结肠，用钳夹住乙状结肠，防止切断直肠时粪便溢出。在直肠上段的浆肌层与黏膜层间注入 0.5% 的利多卡因，使黏膜与肌层分离。切开浆肌层，保持黏膜完整，钝性分离黏膜到直肠盲端瘘口处切断，瘘管旷置。如分离黏膜困难，可先切断直肠上段，清除远端肠腔粪便，消毒肠腔后剪开黏膜下层，剥离全部黏膜，暂时封闭结肠远端；会阴肛区作 X 形切口，切开皮肤及皮下组织，用血管钳经外括约肌中心向上分离，以左手食指伸入直肠浆肌层向会阴方向顶出，指尖与血管钳相互配合，触摸寻找耻骨直肠肌；用血管钳穿过耻骨直肠肌环向上顶起直肠盲端肌层，从直肠内剪开盲端与会阴贯通；用宫颈扩张器扩大肌性隧道至 15cm 左右；经肌性隧道用血管钳夹住结肠远端牵引线，缓慢将结肠拖至会阴，经腹腔将结肠固定于直肠浆肌层，十字形切开结肠末端，与肛周皮肤交叉对合缝合。

五、术后并发症

（1）肛门部黏膜突出：肛门部黏膜突出过多时可引起不适和牵拉感，可以提起肛周皮肤，切除黏膜，将皮肤向肛内塞入并加缝合。此种修剪手术最好在 4 岁以前或者 4 岁时施行，这对于训练和获得控制能力有很大帮助。如翻出黏膜不多，可以用注射法治疗，最后黏膜可恢复层状上皮。局部刺激就可以大大减轻。

（2）尿道瘘复发：术后尿道瘘可能复发。瘘的去向是由前列腺下尿道向下到肛缘皮肤黏膜交界处。治疗方法是先作尿液转流术和结肠造瘘，从下面切除瘘管，并游离直肠前壁向下牵拉遮盖瘘口。如尿道瘘口周围瘢痕组织很多，最好采用大网膜填塞法。

据我国大量病例的实践经验，此种第二次手术修补可以不必急于进行，如能保持膀胱造瘘引流通畅，控制感染，同时坚持扩肛，防止肛门狭窄，以后肉芽增生，部分病例可以自行愈合。如果长期仍不愈合，待 6 个月后瘢痕软化时再作修补。

（3）结石形成：这种并发症发生在直肠内拖出手术。因为在手术时切断瘘管到尿道之间仍有一小段残留管道，形成连通尿道的囊袋，此袋积存尿液，日久可有结石形成。可争取敞开手术，剥除囊袋的黏膜，敞露管腔。

（4）肛门狭窄：新建肛门可因局部组织坏死或缝合裂开而成纤维组织增生，招致狭窄。可采用传统的工字形成术治疗，但手术次数愈多，对肛门功能的影响愈大。

参考文献

[1] 陈思远，王佚. 先天性肛门直肠畸形的诊断与治疗现状 [J]. 现代医药卫生，

2015, 31（18）: 2773-2776.

[2] 袁正伟, 王维林, 谭广亨. 先天性肛门直肠畸形支配盆底肌的脊髓神经元定量研究 [J]. 中华医学杂志, 2003（14）: 70-73.

[3] 白玉作. 先天性肛门直肠畸形遗传学研究进展 [J]. 中华小儿外科杂志, 2002（03）: 72-73.

[4] 王大勇, 邱晓虹, 李龙, 等. 先天性肛门直肠畸形耻骨直肠肌、括约肌形态发育的探讨 [J]. 中华小儿外科杂志, 1999（01）: 15-17.

[2] 邱大胜, 孔祥泉, 汤绍涛, 等. MRI 对先天性肛门直肠畸形的诊断价值 [J]. 中华放射学杂志, 2006（12）: 1292-1294.

[5] 吴永隆, 陈思远, 陈秀兰, 等. 男性先天性中高位肛门直肠畸形的诊断及伴发畸形评估的临床研究 [J]. 第三军医大学学报, 2015, 37（13）: 1349-1352.

[6] 陈静, 李欣, 王春祥, 等. MRI 在小儿先天性肛门直肠畸形诊断中的应用 [J]. 中国临床医学影像杂志, 2011, 22（08）: 591-594.

[7] 王维林. 先天性肛门直肠畸形术后患儿远期生活质量问题 [J]. 临床外科杂志, 2008（05）: 312-313.

[8] 张宏伟, 刘丰丽, 赵建平, 等. 改良式 Mollard 术治疗先天性高位肛门直肠畸形 [J]. 中华小儿外科杂志, 2003（06）: 41-43.

[9] 陈剑, 谭树平. 成人大肠重复畸形 [J]. 中国胃肠外科杂志, 1998（01）: 3.

[10] 何长江, 马达智. 大肠、膀胱、尿道重复畸形 [J]. 中华放射学杂志, 1996（03）: 66.

[11] 李德渊, 陈娟, 陈大鹏. 新生儿先天性消化道畸形 64 例临床分析 [J]. 中国新生儿科杂志, 2006（01）: 34-35.

[12] 何长江, 马达智. 大肠、膀胱、尿道重复畸形 [J]. 中华放射学杂志, 1996（03）: 66.

[13] 刘锋, 尚帅, 董彦清, 等. 超声引导穿刺在治疗新生儿高位肛门直肠畸形中的应用 [J]. 河北医科大学学报, 2019, 40（03）: 354-356, 373.

[14] 方玲, 刘慧, 王爱珍, 等. 超声对小儿非炎症性便血性疾病的诊断价值 [J]. 临床医学研究与实践, 2019, 4（07）: 139-141.

[15] 李毓安, 姜剑榕, 钟李强. 肠旋转不良的 X 线造影检查和影像分析 [J]. 辽宁医学杂志, 2018, 32（06）: 41-43.

[16] 文建国. 腹腔镜在小儿外科的应用 [J]. 中华小儿外科杂志, 2001（03）: 55-57.

[17] 李雨农. 中华肛肠病学 [M]. 重庆: 科学技术文献出版社重庆分社, 1990: 713-737.

[18] 黄乃健. 中国肛肠病学 [M]. 济南: 山东科学技术出版社, 1996: 1484-1502.

[19] 董汇秋, 安永胜, 赵学东. 小儿先天性巨结肠的 X 线诊断 [J]. 实用医学影像杂志, 2004（05）: 263-264.

[20] 赵成鹏, 段永福, 周晓波, 等. 经肛门改良 Soave 术 I 期根治小儿先天性巨结肠的近期疗效及影响因素分析 [J]. 实用医学杂志, 2015, 31（12）: 1999-2001.

［21］刘震，戴育坚，王英俊. 经肛门入路在小儿先天性巨结肠治疗中应用研究［J］. 长江大学学报（自科版），2015，12（12）：48-50.

［22］宋涛，苏丽婧，蔡惠凤，等. 腹腔镜下小儿先天性巨结肠根治术的手术室安全期护理干预分析［J］. 中国医药指南，2014，12（36）：346-347.

［23］李爱军，黄理贤，黄秀英，等. 小儿先天性巨结肠回流灌肠法的改进［J］. 中华护理杂志，1998（09）：7-9.

［24］Arbell D.，Gross E.，Orkin B.，等. 肛门闭锁合并旋转不良和先天性巨结肠：一种罕见而重要的先天性疾病组合［J］. 世界核心医学期刊文摘（儿科学分册），2006（12）：60.

［25］马建国，赵丽娜，李原，等. 先天性肛门闭锁的临床与影像特征分析［J］. 宁夏医学杂志，2016，38（07）：619-622.

［26］林腾，赖志鸿，郑宝群，等. B超在先天性肛门闭锁术前定位的应用价值［J］. 实用医学杂志，2005（07）：707-708.

［27］王子录. 先天性肛门闭锁的外科治疗［J］. 西北国防医学杂志，1996（03）：203.

［28］周晓波. 婴幼儿先天性肛门闭锁舟状窝瘘30例手术治疗效果观察［J］. 中国当代医药，2012，19（18）：190-191.

［29］张永东，吴玉刚，陈隆盛. 手术治疗先天性肛门闭锁32例［J］. 基层医学论坛，2011，15（28）：902-903.

［30］马永勋，于永铎. 3例先天性肛门闭锁治疗体会［J］. 辽宁中医药大学学报，2009，11（02）：120-121.

第三十二章　其他肛肠疾病

第一节　直肠异物嵌塞及损伤

直肠异物嵌塞及损伤是指各种异物进入直肠后不能自行排出体外，存留于直肠内并造成嵌塞或者直肠及周围组织损伤的疾病。一般直肠异物可由口吞入而下移到直肠，或由外经肛门进入直肠导致嵌塞及损伤。此类疾病在肛肠疾病中并不多见，因为直肠肠腔相对较大，除了一些特殊形状的异物外，一般不易滞留，而直肠又是消化道的终末端，大多数异物均易自行排出。中医学归于损伤门，可根据其不同的表现归属于"便血""腹痛""肠结"等范畴。

一、病名溯源

清·《医宗金鉴》记载："误吞铜钱，多食荸荠，即能化坚为软。若误吞铁、骨等物，肠中不能转送，觉坠者，多食青菜、猪脂，自然送入大肠，与粪同出甚效。"清·《医门补要》有"长铁丝鱼钩插入肛门而进入大肠，钩之背必圆，可入内。而钩尖向外，钩住内肉，拖之难出。痛苦无休，用细竹子，照患者肛门之大相等，打通竹内节为空管，长尺许，削光竹一头，将管套入在外之钩柄，送入肛门内，使钩尖收入竹管内，再拖出竹管，则钩随管而出。"详细地记载了这一疾病及处理方法。

二、流行病学资料

直肠异物的发病率约占消化道异物的 3%~5%，其中经口和经肛进入直肠的异物最为常见。本病可见于各个年龄段，但多数集中于 20~30 岁，其中男性发病率高于女性，约为28∶1。

三、病因病机

（一）中医病因病机

中医学认为大肠属于六腑之一，具有受纳、传化、排泄的生理功能。所谓"腑者，传化物而不藏，故实而不能满也。"且有"腑以通为用，以降为顺"之说。若异物进入肠道内不能及时排出而嵌顿阻塞，造成腑气不通，则可引起腹部或者局部部位的疼痛；腑气不通，气血瘀滞，血溢脉外，造成便血。若异物不能及时取出，病变进一步发展，气滞血瘀，瘀久化热化火，热与瘀血淤积不散，热甚腐肠，热毒弥漫，邪盛正衰，最终可致阴阳离决。

（二）西医病因病机

1. 口源性因素

经口食入或精神患者、小儿将异物不慎吞入。一般包括鱼刺、鸡骨、海鲜类壳、牙齿、金属币、铁钉、钮扣、发夹及其他形状特殊的物品。另外还有故意吞入者，如自杀、走私毒品等。

2. 肛源性因素

经肛门进入直肠的异物，如自慰棒、啤酒瓶、手电筒或木棒等。若异物形状不规则，或体积太大、太长，加之由于紧张或局部疼痛刺激导致肛门括约肌痉挛，则难以排出造成异物嵌塞及损伤。有时也可系精神不正常者或无知儿童搞恶作剧所引起。

3. 内源性因素

由于食物中的某些化学物质在直肠内不被吸收，长期积累后形成硬块嵌塞在直肠内。一般与其饮食习惯或生活区域有关，如常饮硬水，常服大量碳酸氢钠、镁、钙等，则容易形成异物而造成直肠嵌塞及损伤。

4. 医源性因素

由于医务人员在进行外科手术或内窥镜检查时掉入直肠内的异物，如缝合针、针头、敷料、棉纱等；也有因做钡剂灌肠检查未能及时排出的钡剂积聚而成的石块，但此种情况极为少见。

直肠异物嵌塞后导致肠道不通，肠内细菌大量繁殖，引起直肠急性炎症表现；或由于异物嵌塞造成直肠腔内的肠壁损伤、肿胀，使直肠腔体积相对变小，加重直肠壁对肛门周围造成的炎性水肿，后期可导致不可逆性低位肠梗阻。

四、中医辨证分型

1. 气滞血瘀型

证候：肛门刺痛、灼痛，排便时加剧，伴有少量鲜红色血，肛管紧缩，触痛明显。舌淡红，苔白或黄，脉弦涩。

2. 风伤肠络型

证候：大便滴血或喷射状出血，血色鲜红，肛门灼痛，大便干结，伴有恶寒发热。舌红，苔薄黄，脉浮数。

3. 湿热蕴结型

证候：肛门肿痛，里急后重，大便干结难解，小便黄赤。舌红，苔黄腻，脉弦数。

4. 热结腑实型

证候：腹胀、腹痛拒按，持续性加剧，恶寒发热，恶心呕吐，停止排便、排气，腹部能触及包块，压痛或有反跳痛。舌红，苔黄燥，脉洪数。

五、西医分类

急性期：异物在直肠内停留时间短，嵌塞部位较高，直肠损伤较重。表现为肛门肿痛明显，腹痛呈持续性加剧，排便、排气停止，或伴有便血，还可出现寒战、高热等全身症状。

亚急性期：异物在直肠内停留时间较长，直肠内无损伤或损伤较轻，表现为肛门坠胀、灼痛或胀痛，肠道内有堵塞感或里急后重感，排便时加剧，可伴有少量便血。

六、临床表现

因异物的大小、形状和所在部位的深浅，以及损伤程度的不同，临床上会出现轻重不一的症状。若直肠内异物嵌顿时间较短，程度较轻，也可无明显症状。临床上常见表现如下。

（1）肛门坠胀：由于异物滞留于直肠内，不断刺激直肠周围及肛门局部，可出现肛门坠胀不适、疼痛、便意频频、里急后重等症状，有时甚至引起会阴部疼痛。

（2）便血：直肠内异物引起肠道内黏膜充血、水肿甚至糜烂，或某些带有锐利钩刺的异物，如鸡骨、鱼钩、铁钉等可刺破肠壁周围血管而出现便血。

（3）肛管直肠周围感染：若异物留存于直肠，随肠蠕动或排便运动刺破肛管直肠壁，造成感染沿直肠周围间隙扩散，形成肛管直肠周围脓肿，有时可出现寒战、发热等感染症状。

（4）肠梗阻：若直肠内异物嵌塞时间较长可引起低位机械性肠梗阻，常表现为腹胀、腹痛、呕吐、肛门停止排气排便等症状。腹部听诊肠鸣音亢进，下腹部可有明显压痛，如异物较大时可在下腹部触及肿块，如玻璃瓶、木棍等。

（5）腹膜炎：若嵌塞异物较大或较锐利而刺破肠壁，肠内容物进入到腹腔内，可有腹膜炎表现，查体有压痛、反跳痛及腹肌紧张，但是这种情况极少发生。

七、实验室及其他辅助检查

1. 肛门直肠指检
若直肠异物位置较低，可通过指诊触及而了解异物的形状、大小、质地及活动度等。

2. 内镜检查
包括直肠镜、乙状结肠镜及电子肠镜。此方法对异物的定位和诊断有重要价值，有时甚至还可借助内镜取出异物。

3. X线检查
一般为腹部或者骨盆平片，此方法对异物的定位诊断有重要意义。若异物为金属类，则可判定其性质；若异物为非金属类，则可以辅助钡剂灌肠协助诊断；若发现膈下游离气体，则提示有肠穿孔。

4. 超声检查
在指检触及不到的情况下，可采用超声探头经肛门置入直肠内而直接探测，对于一些非金属类异物的诊断有重要价值。

5. CT 或 MRI 检查：
可以清楚地显示出异物所在位置、大小、形状和周围组织的关系等。

八、诊断

对于大多数成人而言，一般通过询问病史即可做出明确的诊断，但是临床上往往只有少数人能如实、坦白的描述真实病史，多数人存在隐瞒病史的情况。故医者询问病史时要注意一些方法和技巧，并结合肛门指检及其他辅助检查如：X线检查、超声检查、CT或

MRI 检查等，即可明确诊断。

九、鉴别诊断

（1）直肠肿瘤：二者均可表现为肛门坠胀、里急后重、便血甚至类似于肠梗阻的症状。直肠肿瘤一般发病时间久，腹痛不明显且伴有排便习惯改变，指检可扪及肠壁肿块，经内镜及病理检查可鉴别。

（2）盆腔异物及损伤：二者均可表现为腹痛、便血、腹膜炎等症状，盆腔异物较直肠异物病情重且发病急，经详细询问病史及 X 线、CT 或 MRI 检查可鉴别。

十、治疗

（一）中医内治法

1. 气滞血瘀型

［证候］肛门刺痛、灼痛，排便时加剧，伴有少量鲜红色血，肛管紧缩，触痛明显。舌淡红，苔白或黄，脉弦涩。

［治法］行气活血、止痛。

［方药］血府逐瘀汤合止痛如神汤加减（《医林改错》《外科启玄》）。

2. 风伤肠络型

［证候］大便滴血或喷射状出血，血色鲜红，肛门灼痛，大便干结，伴有恶寒发热。舌红，苔薄黄，脉浮数。

［治法］清肠疏风，凉血止血。

［方药］槐角丸加减（《中华人民共和国药典》）。

3. 湿热蕴结型

［证候］肛门肿痛，里急后重，大便干结难解，小便黄赤。舌红，苔黄腻，脉弦数。

［治法］清热利湿，消肿止痛。

［方药］龙胆泻肝汤合黄连解毒汤加减（《医方集解》《肘后备急方》）。

4. 热结腑实型

［证候］腹胀、腹痛拒按，持续性加剧，恶寒发热，恶心呕吐，停止排便、排气，腹部能触及包块，压痛或有反跳痛。舌红，苔黄燥，脉洪数。

［治法］通腑泻热。

［方药］大承气汤加减（《伤寒论》）。

（二）中医外治法

1. 中药灌肠法

适用于嵌塞时间不长，表面光滑且无棱角的异物。选用润肠通便的药物如：大承气汤（大黄 12g、厚朴 24g、枳实 12g、芒硝 9g）。

具体方法：水煎 200~300ml，每日 1~2 次，直接经肛门注入直肠内助异物排出。

2. 中药熏洗法

适用于早期异物嵌塞致肛门局部肿胀、疼痛者。选用活血止痛、收敛消肿的药物如：

苦参汤（苦参 60g、蛇床子 30g、白芷 15g、金银花 30g、野菊花 60g、黄柏 15g、地肤子 15g、石菖蒲 9g）。

具体方法：将中药浓煎至 200ml 后兑水约 800ml，先熏后洗，每日 1~2 次，每次约 10~15 分钟，温度控制在 38℃ ~42℃为易。此方法可改善局部血液循环，减轻肛门括约肌痉挛，缓解疼痛，促进异物排出。

（三）西医非手术疗法

1. 药物疗法

原则上不使用增加肠道蠕动的刺激性泻药，但可口服液体石蜡等缓泻剂，帮助异物排出；若直肠内异物嵌塞较久，造成严重感染的情况应联合使用抗生素、止痛、止血等药物治疗，并根据病情及时调整。

2. 指抠疗法

患者采取截石位，待肛门局部麻醉扩肛后，医者用手指伸入肛门内，将异物勾出或先将其粉碎，再将其抠出，一般适用于球形或者无棱角的钝性异物。注意操作过程中不可强行用力，以免将肠壁及肛门括约肌损伤。同时待异物取出后，可行乙状结肠镜检查，了解有无肠壁的损伤及出血，并做对症处理。

3. 内镜下取出

对于由肛门进入的异物不大或嵌顿在直肠下段的针、钉等异物，当用指抠疗法无法取出时，可在局部麻醉扩肛后插入直肠镜或乙状结肠镜，用大号止血钳将其钳夹并退出所嵌入的组织，然后取出。巨大异物如木棒等，在钳夹外拉时，可由助手在左下腹帮助向下挤压，则比较容易取出。

4. 吸磁疗法

对于一些挂在肠壁上小的金属类异物，如缝针、鱼钩等，当其他疗法难以奏效时，可采用电磁式异物吸出器将异物吸出。

（四）手术疗法

1. 直肠堆积性异物嵌塞取出术

[适应证] 颗粒状或块状异物堆积于直肠而造成嵌塞者。

[操作方法]

①体位选择截石位。

②采用肛门局部浸润麻醉。

③达到麻醉效果后，以食指或钝头钳于堆积物中心上推，使部分堆积物脱离堆积体，使堆积体相对变得松散。

④在肛门镜下以止血钳或卵圆钳逐一将异物夹出，异物绝对松散后，方可嘱患者排泄其余异物。

[注意事项]

①操作过程中禁止随意掏挖，避免损伤直肠及肛管。

②在堆积物尚未完全松散前，勿令患者自己排泄，以免嵌塞加重。

2. 直肠整体性异物嵌塞经肛门拖出术

［适应证］大块整体异物如酒瓶、木棒、灯泡等经肛门进入直肠内造成嵌塞者。

［操作方法］

①体位选择截石位。

②采用肛门局部浸润麻醉或腰俞穴麻醉。

③检查异物形状，如异物小头朝向肛门，可用取石钳夹住，将其顺肛管方向轻柔牵出。

④如异物大头朝向肛门，在直肠内无法调整旋转位置，可将肛门括约肌在后位切开，必要时可切除部分尾骨，充分扩大肛管，术者持器械牵拉异物，助手轻轻向下推按患者小腹，将异物拖出，最后缝合括约肌及切口。

⑤若没有合适的器械牵拉异物，可选用软绵光滑的线网兜，用组织钳将其送入直肠，使任一网眼套住异物上缘，向外牵扯。

⑥如仍无法将异物取出，可以整块胶皮或纱布包裹异物后，破碎异物，分块取出。

［注意事项］

①操作过程中要根据其直肠的异物而随机应变。

②直肠异物整体取出后，应清洁肠道，补液和抗生素治疗，避免感染。

3. 直肠异物嵌塞经腹取出术

［适应证］

①无法经肛门取出异物者。

②因异物长时间嵌塞已发生肠梗阻、肠穿孔、大出血等严重并发症者。

［操作方法］

①体位选择截石位或仰卧位。

②采用硬膜外麻醉或全身麻醉。

③手术切口选择左下腹旁正中，逐层开腹。

④腹腔探查，若异物质地较光滑，可经肛门取出者则不必切开肠壁，可由术者将位置摆正后顺着肠腔的方向向下缓慢推动，经过助手扩肛后从肛门排出。

⑤若从肛门内无法排出，则纵行切开肠壁，自腹腔内将异物取出，然后横缝关闭肠壁切口，并逐层关闭缝合腹腔。

［注意事项］

①术前应明确诊断是否有肠梗阻。

②术中若切开肠管或者肠穿孔，术后应该行腹腔冲洗，并注重引流。

十一、现代研究进展

现代研究表明对于直肠异物嵌顿的患者，尤其是性自慰导致直肠异物嵌顿的患者进行适当的心理疏导和治疗，对于避免直肠异物嵌顿的再次发生具有重要意义；同时还可以进一步确定患者是否有未经发现或诊疗的精神类疾病，也可以让遭受恶意攻击的受害者得到心理创伤的疏导和缓解。心理疏导和治疗时应注意以下几点。

（1）注意保护好患者的隐私权。无论是何种直肠异物的患者，在询问病情时尽量减少在场医护人员的数目，同时让其他无关人员回避，因为消除患者的戒备心理是进一步诊治的前提。

（2）建立良好的沟通气氛。对待直肠异物患者时应一视同仁，不能有嘲笑或蔑视的言行，反而应该更加关怀和理解，让患者感受到医护人员的庄重和亲切，很乐意并盼望将自己的病情尽快告诉我们。

（3）详细的询问病史。在和谐的就诊气氛中，了解患者直肠异物嵌塞发生的时间、地点、缘由，发生时所在场之人，发生后异常感觉及是否自行取出等，为下一步治疗积累详尽的第一手资料。

第二节　大肠粪石症

大肠粪石症是指大肠内由于某些不能消化的食物或异物在大肠内形成特殊的凝固物或干涸的粪块等造成粪块嵌塞、堵塞肠道而引起的一种疾病。它可发生在肠道的任何部位，最常见的部位为直肠，其次是乙状结肠和盲肠。多见于排便不畅、大便干结的患者和活动少、肠运动功能减退的老年人，此种疾病临床上很少见，发病率低。中医学根据其不同临床表现属于"肠结""便秘""腹痛"等范畴。

一、病名溯源

本病在历代医籍中少有明确记载，可根据其症状归属于"便秘""肠结""腹痛"等。

二、流行病学资料

大肠粪石症的确切发病率尚不清楚，此症在临床工作中虽不常见，但近年来有上升的趋势。由于国家、地区及生活习惯各有不同，各种类型的大肠粪石所占比例也有所不同，其中欧美国家以混合性粪石居多，日本以柿石居多，在我国真性粪石可占总数的半数以上，混合性粪石较少见。若肠道粪石嵌顿在肠腔内，会引起肠梗阻的症状，而粪石性肠梗阻约占肠梗阻发病率的 0.3% ~6%，大肠粪石症所引起的肠梗阻又为顽固性便秘的并发症之一，其在中青年便秘者中发生率为 12.5%，老年人便秘者中发生率约为 15% ~30%。

三、病因病机

（一）中医病因病机

中医学认为，大肠属六腑之一，六腑者以通为用，传化物而不藏，故"泻而不藏""动而不静""降而不升""实而不能满"，凡导致肠腑气机壅滞者，皆可发病。本病或因饮食积滞留于大肠，或因肠腑传导功能失司，或因气血津液亏虚，或因脾肾阳虚等因素，导致肠腑气机壅滞而诱发此病。若粪石发生梗阻后日久不能解除，气滞血瘀，日久化热，可出现全身高热、腹痛拒按等里实热征象。一旦失治误治，可危及患者生命安全。

（二）西医病因病机

（1）年老体弱或骨折、手术后长期卧床的患者因无力排便而导致粪便干结，形成肠道内粪石。

（2）某些全身性疾病如帕金森综合征、脑血管脊髓病变、心肌梗死、甲状腺功能低下者等，可导致肠道蠕动功能变差而形成肠道内粪石。

（3）"出口梗阻性便秘"（如排便障碍综合征、耻骨直肠肌综合征等）导致排便障碍的老年患者，长期排便困难如呈进行性加重时，可引起肠道粪石。

（4）某些结肠造瘘的老年患者，也可因残留在远端结肠内的粪块长期未排出而钙化形成粪石。

（5）某些偏食或异食癖患者。

四、病理

因肠道内张力和蠕动功能的减弱，直肠壁牵张感受器应激性减退，不能对达到直肠的粪便及时产生排便反射，致使粪便在肠道内通过缓慢或停留过久，水分过度被吸收，形成干涸粪块，如粪块为碳酸钙或磷酸钙等无机盐沉积时则形成粪石。若肠道内粪石长期积累不能排出体外则会引起类似于肠梗阻的症状，病变后期少数患者梗阻近端扩张肠袢内可积聚过多液体，可伴发肠扭转、肠绞窄等病理改变，粪石亦可压迫肠壁，使其坏死、穿孔甚至感染，出现弥漫性腹膜炎，严重时可危及患者生命安全。

五、西医分类

（1）真性粪石：其核心由肠道黏膜的上皮、小型粪石、果核或胆石所组成，也可为肠腔内其他异物作核心，经钙、磷、镁等碱性盐类沉积后形成粪石。多发生在直肠，可明显影响排便。

（2）混合性粪石：即植物性毛粪石，也是一种由毛发、果壳或麸皮为核心，经肠道碱性内容物沉积在外面而形成的粪石，常发生在盲肠和回肠末端。

（3）药物性粪石：许多药物在某些因素诱发下可形成药物性粪石，且粪石的形成与药物的浓度、体积大小都有关。其中可引起结石的药物种类繁多，如长期口服无机盐如钙、镁、铋的化合物等。

六、临床表现

（一）症状

（1）肠梗阻症状：病程初期多表现为不全性肠梗阻症状，如腹胀、腹痛、恶心、呕吐、便秘、食欲减退等；病程后期可有完全性肠梗阻症状，如腹痛呈进行性加重、腹胀、频繁呕吐、肛门停止排气排便等；严重时肠道内粪石压迫肠壁，使其坏死、穿孔，出现弥漫性腹膜炎，甚至发生休克而危及生命安全。

（2）假性腹泻：当肠道内粪石发生梗阻时，近端的粪便被微生物液化，这些液状粪水通过粪石旁而流到直肠末端，患者可因直肠充盈感及括约肌的舒缩功能缺乏调节致使粪便从肛门流出，造成大便失禁，称为假性腹泻。

（3）粪性溃疡：当肠壁受粪石的不断压迫而影响肠壁血运时可形成肠壁的粪性溃疡，此时肛门可有血样粪水流出。

（4）乙状结肠扭转：某些老年患者因为长期习惯性便秘导致乙状结肠扩张伸长，当乙状结肠内粪石积滞或肠粪石堵塞时，可引起乙状结肠蠕动异常而发生乙状结肠扭转。

（二）体征

病变后期左下腹可触及坚硬肿物，有时压迫这块肿物时听诊可闻及粪石与肠壁分离的"嘶嘶"声，直肠指诊可触及粪石。

七、实验室及其他辅助检查

1.肛门直肠指检

有时可触及直肠末端坚硬粪石，注意与肠道肿瘤相区别。

2.X 线检查

（1）腹部平片：可在直肠、乙状结肠或盲肠区域发现圆形核桃状到苹果样大小、密度不均或较为均匀的斑点状阴影，多为单发亦可多发，其外缘常有不规则环状钙化圈，圈内芯为不规则钙化，呈斑片状或透光区。

（2）钡剂灌肠：可准确定位，粪石在肠腔内略可推动，周围肠壁无浸润现象，排钡后可见边缘光滑的充盈缺损，有时钡剂可较长期附着在粪石表面。

3.内镜检查

电子结肠镜下可以发现肠道内粪石的大小、形状、色泽等，还可通过内镜与肿瘤相鉴别。

4.超声检查

通过超声检查可见粪石回声并伴有声影，表现为大小不一、不规则的强光团或弧形光带，后方伴有声影，有时可随体位改变或能加压推移。

5.CT 检查

能显示出病变部位不同层次的平面图和准确的解剖位置，对肠道内粪石的诊断有一定价值。

八、诊断

1.中医诊断要点

本病病位在大肠，涉及脾、胃、肾等脏腑，与气血、津液有关。本病属里证，多表现为虚实夹杂证。或因饮食积滞留于大肠，日久排出不畅，坚硬如石；或因肠腑传导功能失司，气机阻滞致通降失常，糟粕内停，形成大肠粪石；或因病后、年老体弱之人气血津液亏虚，气虚则大肠传导无力，血虚则无以润养致大便日久成石；或因年老体弱，脾肾阳虚，故而不能蒸腾津液、助胃运化，而致阴寒内结，糟粕积滞，日久成石。

2.西医诊断要点

（1）多见于中老年人，常伴有长期顽固性便秘病史或果壳、毛发等异物摄入史；

（2）发病时往往不能顺利将大便排出体外，伴有腹胀、腹痛、恶心、呕吐、假性腹泻或血水样便等；

（3）肛门直肠指检有时可触及直肠末端坚硬粪石；

（4）结合腹部平片或钡剂灌肠等检查。

九、鉴别诊断

肠道肿瘤：二者均可表现为排便困难等症状，但肠道肿瘤往往有便血史或排便习惯的改变，可伴有全身症状如进行性消瘦等，经治疗后效果改善不明显。而大肠粪石症经过治疗后效果一般较理想，通过肠镜及病理活检可鉴别。

十、治疗

（一）西医非手术疗法

（1）饮食疗法：对于一些体积较小且未造成阻塞、嵌顿的粪石，可通过注意纠正饮食习惯，适当增加水分的摄入等自行排出体外。如细嚼慢咽，少食柿子、黑枣、橘子等富含鞣酸多的食物。

（2）药物疗法：在不全梗阻的情况下可口服聚乙二醇电解质溶液。结肠梗阻时不要口服乳果糖，因为细菌发酵时产生气体会进一步加重肠扩张。

（3）灌肠疗法：可用开塞露、石蜡油、蓖麻油、磷酸钠或水等灌肠。肾功能不全的患者不可使用磷酸钠灌肠液，可能会造成直肠损伤；不可使用热水或肥皂水，可能会造成直肠损伤。

（4）手法解除：此方法适用于低位粪石且无肠穿孔等严重并发症者。治疗前可使用表面麻醉剂如5%利多卡因软膏，某些情况下也可全身麻醉。如粪石距肛门较近，可用手指抠出；如位置较高可用电子结肠镜及其附属器械铗碎后取出，或夹碎后用植物油保留灌肠促其排出。操作过程中动作要轻柔，注意避免损伤肠壁造成穿孔、出血。粪石性溃疡往往在粪石取出，大便畅通后炎症即可消退。

（二）手术疗法

绝大部分大肠粪石症患者经过非手术疗法就可痊愈，手术疗法适用于因肠内粪石导致的完全性肠梗阻非手术治疗失败者，或并发有粪石性溃疡出血或疑压迫性肠壁坏死、肠道穿孔者。如粪石性溃疡出血不止或结肠壁疑压迫坏死、穿孔，则须将粪石取出确诊后将病变肠管切除，若在梗阻近端有大量积粪时须行近端结肠造瘘，以保证吻合口的愈合。在适当时机行二期手术重建结肠通道，手术时应仔细检查整个肠道，如为多发性结石应一次取尽，避免重复手术。对粪石性结肠梗阻的伴发病如结肠憩室等则应根据患者的全身及局部情况采取适当的相应措施。

十一、现代研究进展

大肠粪石症在临床上很少见，发病率较低。其中最常见的并发症是粪石性肠梗阻，但其临床表现往往多不典型，诊断困难，易造成误诊和漏诊，甚至造成不良后果，故医者在临床工作中应该格外重视和留意。因此，本病早诊断、早治疗很重要。此病除具有肠梗阻的一般表现外，若出现以下特点时应格外留意：①腹痛较重，体征较轻，即症状与体征不符。②腹痛多位于脐周，呈阵发性疼痛，可能与肠蠕动波有关，缓解期可如同常人。③既往可有腹部手术史，但长期以来未患过肠梗阻。④无明显肿瘤消耗症状，肿瘤标记物无显著升高者均应考虑到该病的可能。

第三节 肠梗阻

任何原因引起的肠内容物通过障碍都统称为肠梗阻，肠梗阻是临床上较常见的外科急腹症之一。肠梗阻发病后，不但在肠管形态上和功能上发生改变，而且可导致一系列的全身性病理变化，严重时可危及患者的生命。中医学称之为"肠结"，亦可根据其不同的表现称之为"腹胀""腹痛""呕吐""关格"等。

一、病名溯源

《黄帝内经·素问》中云："热气留于小肠，肠中痛，痛热焦渴则坚不得出，故痛而闭不通矣。"《伤寒杂病论》将肠梗阻归类在阳明腑实证中，并对其病因、证治作了具体记载。后世对肠梗阻的认识又有所发展，包括在吐粪症、关格等门类中。

二、流行病学资料

肠梗阻是继急性阑尾炎和胆道疾病后第3位常见的外科急腹症。各个年龄段均可发病，男女比例大致相同。其中机械性肠梗阻最为常见，约占90%，非机械性肠梗阻约占10%，其中动力性肠梗阻约占2.5%~8.5%，血运性肠梗阻约占1.5%。20世纪50~60年代报道的肠梗阻最常见的原发病因为嵌顿疝，其次为肠粘连，肠道肿瘤位居第7位。70年代报道肠梗阻的原发病因以嵌顿疝、肠粘连、肠套叠为主，肠道肿瘤位居第5位。80年代报道肠梗阻的病因发生很大变化，其前3位病因分别为肠粘连、肠道肿瘤、嵌顿疝。当今，在一些人口老龄化居多的地区，肿瘤性肠梗阻已成为导致肠梗阻的重要因素。

三、病因病机

（一）中医病因病机

小肠与大肠皆属六腑，六腑者以通为用，传化物而不藏，故"泻而不藏"，"实而不能满"，以通降为顺，凡导致肠腑气机壅滞者皆可诱发此病。正如《景岳全书》中云："凡三焦痛症，以实邪留滞居多，如食、寒、气、虫、火、痰、血等，皆可作痛，但暴痛者，多以前三证为主。"凡感受寒邪，过食生冷寒凉而寒凝气滞，滞塞肠道；或燥屎内结；或因虫团阻滞肠间；或肠管粘连、扭转套叠，肿瘤阻塞、压迫；或腹外疝嵌顿等，均可导致大肠传导阻滞，气滞血瘀，津液耗伤而引发肠结之症。本病病机之演变可有痞结—瘀结—毒结三个阶段。病变初期肠腑气机不利，滞塞不通，痰饮水停，出现痛、吐、胀、闭四大症状；病变发展，肠腑瘀血阻滞，痛有定处，胀无休止，甚者淤积成块或血不归经，可致呕血、便血；病变后期，气滞血瘀，瘀久化热、化火，热与瘀血淤积不散，热甚腐肠，热毒弥漫，邪盛正衰，而致阴阳离决。

（二）西医病因病机

（1）机械性因素：肠外因素，如粘连及束带压迫、疝嵌顿、肿瘤压迫等；肠壁因素，如肠套叠、肠扭转、肿瘤、先天性畸形等；肠腔内因素，如蛔虫梗阻、异物、粪块或胆石堵塞等。

（2）肠壁肌运动因素：一种是由于神经、体液或代谢因素可使肠道动力受到干扰而麻痹引起的肠梗阻。多发生在腹部手术后，如腹膜后血肿、胸腰椎骨折，急性胰腺炎，空腔脏器穿孔，弥漫性腹膜炎，腹腔严重感染，急性憩室炎，急性阑尾炎，盆腔炎性疾病，低钾血症等疾病；另一种则是由肠壁肌肉过度收缩而致，常见于急性肠炎、肠道功能紊乱或慢性铅中毒的患者。

（3）肠道血运障碍因素：由于肠系膜血管发生栓塞或血栓形成，使肠壁血循环发生障碍，可以迅速继发肠坏死。其中大多数是由于肠系膜动脉栓塞或动脉硬化性狭窄伴血栓形成，少数是由静脉血栓造成。

四、病理

（一）局部变化

一旦发生机械性肠梗阻，梗阻以上的肠段蠕动明显增加，肠腔内因气体和液体的不断积聚而膨胀，而梗阻以下的肠段则明显空虚、瘪陷或者仅有少量的粪便。同时肠腔内的压力不断增加，使得肠壁静脉回流受到阻碍，肠壁充血、水肿明显，液体不断外渗。由于缺氧，细胞代谢能力障碍，而肠壁及毛细血管的通透性增加，伴有肠壁上的出血点，血性渗出液不断渗入到肠腔和腹腔内。肠内容物和大量细菌渗入腹腔，从而引起腹膜炎，最后导致肠管因缺血坏死而溃破、穿孔。

（二）全身变化

（1）水、电解质和酸碱失衡：肠梗阻发生时，胃肠道分泌的液体不能被吸收返回全身进行循环而积存在肠腔内，与此同时肠壁不断有液体向肠腔内渗出，从而导致体液在第三间隙的丢失；而高位肠梗阻由于频繁的呕吐，丢失大量的氯离子和酸性胃液而导致代谢性碱中毒；低位的小肠梗阻丢失的多为碱性肠液，加以体内酸性代谢产物增加，从而导致代谢性酸中毒。

（2）血容量下降：肠壁不断地膨胀可影响肠壁相应部位的血运，从而渗出大量血浆渗入到肠腔和腹腔内，如伴有肠绞窄的话，更可丢失大量的血浆和血液。与此同时，当发生肠梗阻时，蛋白质分解增多，肝脏合成蛋白质的能力下降等因素，都可加剧血浆蛋白的减少和血容量的不断下降。

（3）休克：消化液的大量丢失使机体血液浓缩，有效血容量不足，导致休克的发生；而电解质代谢紊乱和酸碱失衡也可加剧休克的发展；另一个造成休克的重要原因是细菌和毒素的大量吸收引起严重的感染和中毒，造成低血容量性休克和中毒性休克。

（4）呼吸、循环和肾功能障碍：当肠管扩张时，腹压增高，同时隔肌上升，腹式呼吸减弱，从而影响肺内气体的交换；同时下腔静脉回流受阻，加以有效血容量减少，心排血量可明显降低，并可导致肾灌注量不足引起循环和肾功能障碍。而多器官功能障碍可致肠梗阻患者迅速死亡。

五、中医辨证分型

1. 气滞血瘀

证候：腹痛阵作，胀满拒按，恶心呕吐，无排气排便，舌质淡或红，苔薄白，脉弦或涩。

2. 肠道热结

证候：腹痛腹胀，痞满拒按，恶心呕吐，无排气排便，发热，口渴，尿短赤，甚至神昏谵语，舌质红，苔黄燥，脉洪数。

3. 肠腑寒凝

证候：起病急骤，腹痛剧烈，遇冷加重，得热稍减，腹部胀满，恶心呕吐，无排气排便，脘腹怕冷，四肢畏寒，舌质淡，苔薄白，脉弦紧。

4. 水结湿阻

证候：腹痛阵阵加剧，肠鸣辘辘有声，腹胀拒按，恶心呕吐，口渴不欲饮，无排气排便，尿少，舌质淡，苔白腻，脉弦数。

5. 食积中阻

证候：饱餐、用力或剧烈运动之后突然腹痛，持续性阵发加剧，频繁呕吐，腹胀拒按，无排气排便，苔黄厚腻，脉滑而实。

6. 虫积阻滞

证候：腹痛绕脐阵作，腹胀不甚，腹部有条索状团块，恶心呕吐，可吐蛔虫，或有便秘，苔薄白，脉弦。

六、西医分类

（一）按梗阻原因分类

（1）机械性肠梗阻：由于各种原因如：肠管堵塞、肠管受压、肠壁病变等所引起的肠腔狭小或者不通，因而使肠内容物通过发生障碍。

（2）动力性肠梗阻：由于神经反射或毒素刺激引起肠壁肌功能紊乱，使肠蠕动丧失或肠管痉挛，但无器质性肠腔狭窄，可分为麻痹性与痉挛性两类。

（3）血运性肠梗阻：由于肠系膜血管栓塞或血栓形成等各种原因致使肠管出现血运障碍，肠道失去蠕动能力，继而使肠内容物无法通行。

（4）假性肠梗阻：无明显的病因，属于慢性疾病，也有可能是一种遗传性疾病。表现有反复发作的肠梗阻症状，但十二指肠与结肠蠕动可能正常。

（二）按肠壁血运有无障碍分类

（1）单纯性肠梗阻：仅有肠内容物通过受阻碍，而无肠管内血运障碍。

（2）绞窄性肠梗阻：伴有肠壁血运障碍如肠系膜血管或肠壁小血管受压、血管腔栓塞或血栓形成而造成肠管的缺血坏死而致溃破、穿孔。

（三）按梗阻部位分类

（1）高位梗阻：又称为空肠梗阻。

（2）低位梗阻：又称为回肠梗阻。

（3）结肠梗阻：又称为闭袢性梗阻。因有回盲瓣的作用，肠内容物只能从小肠进入结肠，而不能反流。

（四）按梗阻程度分类

可分为不完全性肠梗阻和完全性肠梗阻。

（五）按病情发展快慢分类

可分为慢性肠梗阻和急性肠梗阻。

七、临床表现

（一）症状

（1）腹痛：单纯性机械性肠梗阻呈阵发性绞痛，并伴有腹痛缓解间歇期，其时间长短随梗阻部位而异，一般高位梗阻间歇为3~5分钟，低位梗阻间歇为10~20分钟。在腹痛的同时伴有高亢的肠鸣音，而当肠腔内有积气、积液时，肠鸣音可呈高调金属音或者气过水声。患者常感觉有气体在肠道内窜动，如在某一部位受阻时，可看到肠型和蠕动波。麻痹性肠梗阻发生时并无阵发性腹痛，因为肠壁肌呈瘫痪状态，并没有相应的收缩蠕动，所以只有持续性的胀痛和不适。听诊时肠鸣音减弱甚至消失。同时需要注意，若腹痛的间歇期不断缩短而变为剧烈的持续性腹痛时，应高度警惕是否发生绞窄性肠梗阻。

（2）呕吐：低位肠梗阻一般呕吐时间出现较晚，呕吐物为染有胆汁的胃内容物，量相对较少，而后期的呕吐物多为集聚在肠道内呈粪便样的肠内容物，同时当呕吐物为棕褐色或血色时，应警惕有肠绞窄的可能。高位肠梗阻出现时间较早，呕吐次数较多，吐出物多为胃、十二指肠内容物。如呕吐呈溢出性，一般为麻痹性肠梗阻的表现。

（3）腹胀：腹胀程度一般与梗阻部位有关，多发生在腹痛之后。一般低位肠梗阻及麻痹性肠梗阻时腹胀明显，可遍布全腹。高位肠梗阻腹胀并不明显，有时可见到胃型。在腹膜壁比较薄的患者可显示出梗阻以上的肠管膨隆，出现肠型。结肠梗阻时，若回盲瓣关闭良好，梗阻以上肠袢可呈闭袢，表现为腹周膨隆。

（4）肛门停止排气、排便：当完全性肠梗阻发生时，肠内容物不能顺利通过梗阻部位，梗阻以下的肠管处于空虚状态，故而表现为肛门停止排气、排便。但必须注意，梗阻部位远端的肠内容物仍可由蠕动下送。因此，即使完全梗阻，在这些内容物排净之前，患者可继续有排气排便，只是在排净之后才不再有排气、排便。若发生肠套叠、肠系膜血管栓塞或血栓形成时，也可排出血样黏液性粪便。

（二）体征

（1）视诊：机械性肠梗阻可见肠型及蠕动波；麻痹性肠梗阻可见腹部均匀。

（2）触诊：单纯性肠梗阻可有腹部轻压痛，但无腹膜刺激征；绞窄性肠梗阻则有腹部固定压痛及腹膜刺激征。

（3）叩诊：当发生绞窄性肠梗阻时，因腹腔内有渗液，移动性浊音叩诊可呈阳性。

（4）听诊：机械性肠梗阻时，听诊肠鸣音呈高调金属音或气过水声；麻痹性肠梗阻时，听诊肠鸣音减弱或者消失。

同时需要注意，单纯性肠梗阻一般早期全身情况无明显变化。晚期则可因为呕吐、脱水及电解质紊乱而出现口干舌燥，眼窝内陷，皮肤弹性减弱等。

八、实验室及其他辅助检查

1.实验室检查

一般单纯性肠梗阻的早期变化不明显，但随着病情的发展，血红蛋白及血细胞比容可因缺水、血液浓缩而升高，尿相对密度也增高；白细胞计数和中性粒细胞明显增加，多见于绞窄性肠梗阻；检查血清 Na^+、K^+、Cl^-、尿素氮、肌酐等的变化，可了解酸碱失衡、电解质紊乱和肾功能的状况；呕吐物和粪便检查，如有大量红细胞或隐血阳性，应考虑肠管有血运障碍。

2.X 线检查

一般在梗阻 4~6 小时后，X 线检查可见肠腔内多数气液平面及气胀肠袢；若无上述征象，也不能排除肠梗阻的可能。由于肠梗阻的部位不同，X 线表现也各有其特点，如空肠黏膜环状皱襞可显示"鱼肋骨刺"状；结肠胀气位于腹部周边，钡剂灌肠可用于疑有结肠梗阻的患者，可显示结肠梗阻的部位与性质。

3.超声检查

肠梗阻超声检查可表现为肠管扩张伴积气、积液；肠蠕动异常；肠黏膜皱襞可呈"键盘"征等。

4.CT 检查

CT 检查能够充分显示梗阻肠段、邻近肠系膜组织乃至腹膜腔的解剖结果，在有关肠梗阻病因的诊断方面有非常重要的临床意义。特别是操作者可以根据移行区的薄层扫描进一步清晰显示肠梗阻病因。

九、诊断

1.中医诊断要点

病位在腹部，主要在大、小肠，涉及肝、胆，恢复期可影响脾、胃。本病属里证，初起为实证，晚期多为虚实夹杂。本病病因复杂，分型繁多，但无论哪种致病因素诱发本病，早期都表现为肠腑气机壅滞，传导失司。如处理不当或迁延日久，最终可造成肠腑血瘀内停，肠络受损，肠管坏死而危及生命。

2.西医诊断要点

（1）是否有肠梗阻：根据腹痛、呕吐、腹胀、肛门停止排气排便四大症状及典型的腹部体征，诊断即可成立。X 线检查显示肠管扩张、气液平面，有助于进一步证实肠梗阻的诊断。但需注意，有时可不完全具备这些典型表现，特别是某些绞窄性肠梗阻的早期，可能与输尿管结石、急性坏死性胰腺炎等混淆，甚至误诊为一般肠痉挛，尤应警惕。

（2）是机械性还是动力性肠梗阻：机械性肠梗阻一般具有上述典型的临床症状，早期腹胀可不显著；而麻痹性肠梗阻无阵发性绞痛的表现，其肠蠕动是减弱或消失的，腹胀显著，而且多继发于腹腔内严重感染、腹膜后出血、腹部大手术后等。X线检查可显示大、小肠全部充气扩张；而机械性肠梗阻胀气限于梗阻以上的部分肠管，即使晚期并发肠绞窄和麻痹，结肠也不会全部胀气。

（3）是单纯性还是绞窄性梗阻：绞窄性肠梗阻预后极差，若有下列表现者，应考虑绞窄性肠梗阻的可能。

①腹痛发作急骤，开始即为持续性的剧烈疼痛，或在阵发性加重之间仍有持续性疼痛。有时出现腰背部痛。

②病情进展极快，早期就可出现休克，即便抗休克治疗后改善也不明显。

③腹膜刺激征明显，可表现为炎症反应，出现体温上升、脉率增快、白细胞计数增高等。

④腹胀不对称，腹部有局部隆起或触及有压痛的肿块者（孤立胀大的肠襻）。

⑤呕吐出现早、剧烈而频繁，呕吐物、胃肠减压抽出液、肛门排出物为血性，或腹腔穿刺抽出血性液体。

⑥经过积极的非手术治疗后，症状、体征无明显改善。

⑦腹部X线检查见孤立、突出胀大的肠襻，不因时间而改变位置；或肠间隙增宽，提示有腹腔积液者。

（4）是高位还是低位梗阻：高位小肠梗阻的特点是呕吐发生早且频繁，腹胀不明显；低位小肠梗阻的特点是腹胀明显，呕吐出现晚而且次数少，并可吐出粪样物；结肠梗阻与低位小肠梗阻的临床表现很相似，可借助于X线检查进行鉴别。低位小肠梗阻，扩张的肠襻在腹中部，呈"阶梯状"排列，而结肠内无积气；结肠梗阻时扩大的肠襻分布在腹部四周，可见结肠袋，胀气的结肠阴影在梗阻部位突然中断，盲肠胀气最显著，小肠内胀气可不明显。

（5）是完全性还是不完全性梗阻：完全性肠梗阻者一般呕吐较频繁，其中低位梗阻者则腹胀明显，肛门完全停止排气、排便。X线检查腹部可见梗阻以上肠襻明显充气和扩张，梗阻以下结肠内无气体存在；而不完全性梗阻者病情发展一般较慢，仍可有少量排气排便，呕吐与腹胀症状都较轻，X线检查见肠襻充气、扩张都较不明显，而结肠内仍有气体存在。

（6）是什么原因引起梗阻：应结合年龄、病史、体征、X线检查等进行综合分析。临床上粘连性肠梗阻最为常见，多发生在以往有过腹部手术、损伤或炎症史的患者。嵌顿性或绞窄性腹外疝是常见的肠梗阻原因。新生儿肠梗阻多为先天性肠道畸形所致，2岁以下的婴幼儿多为肠套叠所致。儿童应考虑多为蛔虫性肠梗阻。青壮年以肠扭转多见。老年人肠梗阻常因肿瘤、扭转、粪块堵塞最为常见。

十、鉴别诊断

（1）急性胰腺炎：二者均可有腹胀、腹痛、呕吐等症状。但急性胰腺炎一般有饱餐或饮酒史，其腹痛较持续，位置较高，且很快波及全腹。经实验室检查血、尿淀粉酶值升高可鉴别。

（2）消化道溃疡穿孔：二者均可有腹痛等症状。但消化道溃疡既往有消化道溃疡病史，疼痛为上腹部较剧烈，呈持续性刀割样或烧灼样痛，很快扩散到全腹。查体可见腹肌紧张呈板状腹，压痛明显，拒按，可引出反跳痛。经腹部 X 线检查可见腹腔游离气体鉴别。

（3）泌尿系结石：二者均可表现腹痛、呕吐、恶心等症状。但泌尿系结石疼痛部位一般为脐旁腹痛阵阵发作，但无腹胀，既往可有泌尿系结石病史，查体肾区叩痛明显，尿内可查及红细胞。经泌尿系彩超检查可鉴别。

（4）急性胆囊炎：二者均可表现为腹痛、恶心等症状。但急性胆囊炎一般表现为右、中上腹部绞痛，并可向肩背部放射，查体中、右上腹压痛明显，或可触及肿大的胆囊，墨菲氏征（+）。经腹部彩超可鉴别。

（5）卵巢囊肿扭转：二者均可表现为腹部绞痛等症状。但卵巢囊肿扭转一般表现为一侧下腹部阵发性绞痛，腹部无肠形，肠鸣音不亢进，患侧下腹部有压痛、反跳痛，盆腔检查可发现囊肿。经腹部彩超或 CT 可鉴别。

十一、治疗

（一）中医内治法

◆ 辨证论治

1. 气滞血瘀

［治法］行气活血，通腑攻下。

［方剂］桃仁承气汤（《伤寒论》）。

［常用药］桂枝、桃仁、大黄、桂枝、芒硝。

2. 肠道热结

［治法］活血清热，通里攻下。

［方剂］复方大承气汤（《急腹症方药新解》）。

［常用药］大黄、芒硝、厚朴、枳实、炒莱菔子、桃仁、赤芍。

3. 肠腑寒凝

［治法］温中散寒，通里攻下。

［方剂］温脾汤（《备急千金要方》）。

［常用药］附子、干姜、人参、甘草、大黄。

4. 水结湿阻

［治法］理气通下，攻逐水饮。

［方剂］甘遂通结汤（《急腹症方药新解》）。

［常用药］甘遂、木通、桃仁、赤芍、厚朴、牛膝、大黄。

5. 食积中阻

［治法］行气破瘀，消积攻下。

［方剂］消导承气汤（《急腹症方药新解》）。

［常用药］炒莱菔子、鸡内金、焦三仙、厚朴、枳实、陈皮、大黄、芒硝、当归、麦冬、甘草。

6. 虫积阻滞

[治法] 消导积滞，驱蛔杀虫。

[方剂] 驱蛔承气汤（《急腹症方药新解》）。

[常用药] 苦楝子、使君子、槟榔、大黄、芒硝、枳实、厚朴。

◆ 单验方

（1）番泻叶：成人约 30~50g，儿童酌减，开水冲服，或水煎 100ml 一剂，一沸即起。适用于急性机械性肠梗阻者。

（2）甘遂末：1.5g，冲开水约 20ml，顿服，每 4 小时 1 次，连续 3 次为 1 个疗程。适用于麻痹性肠梗阻及肠腑虫团者。

（二）中医外治法

1. 中药灌肠法

适用于低位单纯性肠梗阻者，特别是口服给药有困难或肠腔内积液较多、呕吐频繁者。选用大承气汤：厚朴 15g，枳实 15g，大黄 15g，芒硝 10g。具体方法：水煎 200~300ml，每日 1~2 次，缓慢经肛门滴入中药煎剂保留灌肠。

2. 针灸疗法

（1）取主穴中脘、天枢、足三里。手法：重刺激。留针时间：10~15 分钟。上腹痛者加内关、章门；小腹痛者加气海、关元；腹胀重者加次髎、大肠俞；呕吐重者加曲池、内关透外关。

（2）电针：取双侧天枢及足三里，腹穴接阴极，下肢穴联阳极，可调波，强度以患者耐受力为度，留针时间：10~15 分钟。

（3）耳针：取交感、大肠、小肠、皮质下。

3. 推拿疗法

适用于早期单纯性肠梗阻患者。具体方法：患者取仰卧位，以双手轻而有力，顺扭转相反方向推拿，同时配合体位多次改变，以助膨胀的肠袢回旋复位。每次 10~15 分钟，如症状减轻，可隔 30~60 分钟按上述方法再行一次。

4. 颠簸疗法

适用于早期肠梗阻患者。具体方法：患者取膝肘位，上下肢距离加大，充分显露其腹部，医者空跨于患者之上，或站于患者一侧，让患者放松腹肌，医生双手轻置于腹部两侧，然后由上而下或左右震荡，震度由小渐大，以患者能忍受为度。每次 5~10 分钟，根据病情及患者的耐受度可反复进行。

（三）西医非手术疗法

1. 胃肠减压

目的是为了减少胃肠道内存留的气体和液体，减轻肠腔膨胀，有利于肠壁血液循环的恢复，减少肠壁水肿，是治疗肠梗阻的主要措施之一。同时还可以减轻腹内压，改善因膈肌太高而导致的呼吸与循环衰竭。应用胃肠减压 12 小时后，应重复进行 X 线检查，若小肠充气减少，结肠充气时，证明肠梗阻有所缓解。

2. 纠正水、电解质紊乱和酸碱失衡

水和电解质的补充应根据梗阻的部位、梗阻的时间及实验室检查结果进行补充。由于呕吐与胃肠减压所丢失的液体与细胞外液相似，因此补充的液体以等渗液为主。对严重脱水的患者，如需要手术，术前进行血容量的补充尤其重要，否则在麻醉情况下可引起血压下降。而绞窄性肠梗阻，除补充等渗液体外，血浆及全血的补充尤为重要，特别是在血压及脉率已发生改变时。水、电解质紊乱和酸碱失衡是肠梗阻最突出的生理紊乱，故应及早予以纠正。

3. 抗感染

肠梗阻后，肠壁血液循环有障碍，肠黏膜屏障功能受损而有肠道细菌移位，或者是肠腔内的细菌直接穿透肠壁直至腹腔内造成感染。肠腔内的细菌亦可迅速繁殖。同时，因为膈肌升高而影响肺部气体交换和分泌物的排出，故亦发生肺部感染。

4. 其他治疗

如患者肺部功能差，可予以吸氧；也可适当予以生长抑素减轻胃液分泌量。

（四）手术疗法

1. 肠扭转手术

[适应证] 因肠扭转而致梗阻者。

[操作方法]

①体位选择仰卧位。

②采用持续硬脊膜外麻醉或气管内插管全身麻醉。

③在中腹部取直切口，可根据病变的部位向上或向下方延长。

④辨认方向：即辨认肠扭转的方向，方法是用双手将扭转的肠段托至腹腔外，若肠管尚未明显缺血坏死，则与其肠扭转相反的方向进行旋转复位。待复位完成后，需将肠系膜用缝合线缩短，以防再次复发。

⑤在先天性中肠回转不全所致肠扭转中，需要同时剪开十二指肠第二段前面的纤维韧带，从而解除其对十二指肠的压迫，使盲肠恢复其左上腹位置。

⑥当乙状结肠扭转复位后，应将结肠系膜固定在外侧腹膜上，同时排出肠内容物，可经肛门置入肛管至梗阻部位上方，留置2~3天后方可移出。

[注意事项]

①肠扭转部分已发生明显肠坏死，则应将坏死的肠段切掉，后行肠吻合术。

②乙状结肠扭转坏死者，肠切除后，近端结肠造瘘，待以后作二期修复。

2. 肠套叠手术

[适应证] 因肠套叠而致梗阻者。

[操作方法]

①体位选择仰卧位。

②采用持续硬脊膜外麻醉或气管内插管全身麻醉。

③在右腹部取直切口。

④套叠处理：一般套叠部位多发生在回盲部。针对外观无肠坏死的肠套叠者，一般采用挤压外推法，即和挤牛奶一样将套入的肠管挤出。具体操作：应先在套叠部分远端肠管

处握住肠管并靠近套叠部分，缓缓地握紧并逐渐增加挤压力，待肠套叠复位后应观察肠系膜动脉的搏动情况、静脉是否堵塞、肠壁损伤程度，同时应注意检查肠壁或肠管部有无引起套叠的诱因，如肿瘤等。若检查后，不存在上述这些情况，则可以用温生理盐水垫湿敷复位后的肠段。观察肠管是否可以恢复正常并记录，对一些游离度较大的盲肠，可用不可吸收线缝合，并将其固定在后腹膜上，以防套叠的再次发生。

［注意事项］

①套叠处理过程中，切忌生拉硬扯，极易产生肠管浆肌层被撕裂甚至肠管全层的破裂。

②套叠部不能复位或其顶端有肿瘤时，可将该肠段切除或区域性根治切除，行肠对端吻合术。

3. 粘连松解术

［适应证］因粘连引起的机械性肠梗阻者。

［操作方法］

①体位选择仰卧位。

②采用持续硬脊膜外麻醉或气管内插管全身麻醉。

③切口选择：若腹部原本就有手术切口，则应考虑粘连可能在切口的邻近处。故应从原切口进入，但是肠袢很可能粘着在腹壁切口的下方，若直接进入很容易造成二次伤害。所以切口应选择在超过原切口任意一端4~5cm的部位。

④判断梗阻部位：进入腹腔后，应跟随扩胀（梗阻近端）或空虚（梗阻远端）的肠管进行探查。若肠梗阻的部位就在切口处，应将肠袢自切口处分离下来，梗阻即已解决，但仍可见到扩胀与空虚的肠管，判断梗阻部的所在。

⑤若遇到肠管扩张明显且占满整个腹腔难探查时，可先行减压后再探查。当找到梗阻的部位后，判断导致梗阻的原因。如为束带，则应切断束带的起点和附着点，后尽力修补浆膜。粘连束带多是一端在肠袢上，另一端在另一部位的肠系膜或后腹膜上。

⑥有时不是粘连带而是成片的粘连使肠管成锐角粘着引起的肠梗阻，则应将其粘连松解，再细心地分离，进行锐性分离。若进行钝性分离，则创伤可能大，加大破损肠管的机会甚至撕破肠管。

⑦分离的肠管粗糙应考虑修补后是否将形成狭窄，一般都应依横轴加以修补。

［注意事项］

①在此手术中应选择合适的切口，因为肠粘连与原腹部切口、腹腔内原手术部位有着密切的关系。

②此术式为单纯解除梗阻的手术，有时虽然手术后仍可形成粘连，但在非手术治疗难以消除梗阻粘连的情况下，手术仍是有效的方法。

4. 肠部分切除吻合术

［适应证］

①因肠道肿瘤、炎症性狭窄或局部肠袢已失活坏死者。

②绞窄性肠梗阻。

［操作方法］

①体位选择仰卧位。

②采用持续硬脊膜外麻醉或气管内插管全身麻醉。

③取中腹部正中切口或右中下腹经腹直肌切口。

④确定切除范围：开腹后应注意保护切口，动作应轻柔，按顺序进行。将梗阻、坏死的肠管提出切口，其余肠管还纳入腹腔。确定肠管的切除部位，一般切除部分应包括相应的肠系膜。

⑤切断肠管，肠系膜分离后，在预定切断肠管的两端，各上 1 把肠钳进行斜行钳夹，使钳与肠管横轴约成 30° 角。然后在两肠钳的两侧 3~4cm 处再上 2 把直止血钳。干纱布垫于两钳之间，靠近大直止血钳侧切断肠管，移去切除的肠段和纱布。肠管断端用碘伏棉球清拭消毒。

⑥肠吻合一般采用对端吻合，方法是将两把肠钳相互靠拢，两肠腔相互对齐，切勿发生扭曲。肠管的系膜和系膜要对齐，先在系膜侧与系膜对侧距离切断缘约 0.5cm 处，用 1 号丝线两针全层间断缝合，两针中间可再缝合一针，提起此三条缝线，两肠管切断端对合整齐，继续行全层间断缝合。

［注意事项］

①由于梗阻后的肠管近、远两端肠管的直径与肠壁的厚薄程度相差较大，吻合时可根据情况行端端、端侧或侧侧吻合术。

②在切除肠段时应考虑保留肠管的长度及是否有回盲部。一般要求空回肠保留 100cm 以上并有回盲部，若回盲部不能保留则肠管应在 150cm 以上，因为过短的肠管则难以维持患者术后的营养需要，易产生短肠综合征。

5. 肠捷径手术

［适应证］

①因肠粘连严重无法剥离或者产生梗阻的部位无法切除者。

②患者情况不允许做范围大、操作复杂的手术。

［操作方法］

①体位选择仰卧位。

②采用持续硬脊膜外麻醉或气管内插管全身麻醉。

③取右腹部直切口。

④在梗阻的近端扩张肠管与远端空瘪肠管的吻合。

⑤吻合口选择：应将吻合口靠近梗阻部，以减少旷置肠袢的长度及防止盲袢综合征的发生。通常行近端肠管与远端肠管的侧 – 侧吻合，吻合口大小相当 2 倍肠管的直径。

⑥有时肠梗阻的部位较高，难以在屈氏韧带以下部分找到扩张的近端肠袢，则可考虑将梗阻远端的肠管与胃做侧 – 侧吻合。

［注意事项］肠梗阻患者的肠管尤其是近端肠管常有水肿、炎症，为了保证捷径吻合口的愈合，可以在吻合口的近端肠管上做肠造口插管减压。

6. 剖腹探查术

［适应证］诊断尚不清楚但有急腹症的手术指征。

［操作方法］

①体位选择仰卧位。

②采用持续硬脊膜外麻醉或气管内插管全身麻醉。

③取中腹部直切口，根据病变的可能部位向上或向下延长。

④寻找肠梗阻的部位和原因。首先将膨胀的肠段移置于腹腔外，覆盖以盐水纱垫，以便于腹腔内操作。寻找梗阻部位时，注意找到萎陷的肠段，在萎陷和扩张的肠段交接处，一般便是梗阻的所在。

⑤若无萎陷的肠段，则应注意盲肠和结肠是否充气膨胀，当盲肠有明显充气扩张时，说明梗阻部位在回盲部以下。

⑥对于粘连性肠梗阻在腹腔内探查的过程中，可将粘连索带切除，恢复肠道通畅。

⑦当遇有绞窄性肠梗阻时，肠管可能已经坏死，此时不必将扭转复位，可以将扭转上下肠段钳闭切断，切除坏死肠段后再行肠吻合术。

⑧若为广泛的肠坏死，可在肠系膜上血管处注入 0.5％普鲁卡因溶液、温热盐水纱垫覆盖约 20 分钟，再检查肠壁的颜色是否恢复、系膜边缘血管是否恢复搏动；若需行肠切除吻合时，则必须确定两侧肠端血运良好。

[注意事项]

①切开腹膜后，注意腹腔内游离液体的量和性质，并采取样品送细菌培养。

②急性肠梗阻手术时，特别是在病程的晚期，肠管高度膨胀、变薄，极易被损伤穿破，此时可行肠减压术。若主要为肠内充气，可用小穿刺针连接吸引器抽出气体减压，穿刺口以细线缝闭；若肠内容物主要为液体，则可经小切口放入双套吸引器，吸除肠内容物，并可经此切口放入肠造瘘管。

十二、现代研究进展

中医药现代研究进展表明：关于中药作用模式的研究认为一组配合得当的中药在治疗时能起到针对病灶的主靶点和针对全身治疗的副靶点有机协同，并从各个方面阐明了通里攻下、活血化瘀、清热解毒等药物互相配伍，可以协同发挥多方面的作用：① 增强胃肠道蠕动功能，减少内毒素的吸收，防止细菌移位，纠正肠道菌群失调；② 降低毛细血管通透性，改善微循环和血液流变性，增加肠壁和腹腔血供，缓解肠梗阻时缺血、缺氧的状态；③ 抗炎，促进腹膜炎症的吸收；④ 增强补体水平和免疫功能，清除自由基，抗脂质过氧化，保护细胞膜；⑤ 调节组织的修复和再生，对重要脏器的缺血－再灌注损伤有较好的保护作用。

第四节　直肠子宫内膜异位症

具有生长活力的子宫内膜组织在子宫腔以外的部位生长称为子宫内膜异位症。当异位的子宫内膜生长在直肠时，则称为直肠子宫内膜异位症。该病主要以痛经、肛门坠胀、便秘、腹泻为主要表现。特点是随着卵巢激素的周期性变化，症状和体征也会发生相应的变化。中医学可根据其临床表现归属于"痛经""癥瘕""经行便血""经行便秘"等范畴。

一、病名溯源

《华佗神方·华佗治痛经神方》："妇人行经时，腹痛如绞，谓之痛经。"此是关于痛经病名的首次记载。癥瘕病名始见于《金匮要略·疟病脉证并治》，其云："病疟，以月一日发，当以十五日愈；设不差，当月尽解；如其不差，当如何？师曰：此结为癥瘕。"《素问·骨空论》："督脉者，起于少腹以下骨中央，女子入系廷孔，其孔，溺孔之端也，其……此生病从少腹上冲心，而痛不得前后，为冲疝，其女子不孕"，正式提出了不孕的病名。

二、流行病学资料

对于肠道内子宫内膜异位症来说，直肠及乙状结肠是最常受侵犯的部位，占72%，前位直肠和直肠阴道隔受累者占14%，回肠占7%，盲肠占4%，阑尾占3%。育龄期是肠道子宫内膜异位症的高发年龄，发病年龄多数在25~45岁之间，其中生育少、生育晚的妇女发病明显多于多生育者。20岁下的年轻患者近年来发病率呈上升趋势，与社会经济状况呈正相关。慢性盆腔疼痛及痛经的患者发病率为20%~50%，25%~35%不孕患者与此病有关。本病潜伏期一般为1~3年，最短45天，最长可达14年。

三、病因病机

（一）中医病因病机

中医认为本病为女子所特有疾病，主要与情志不畅、气血不和、冲任不调等因素有关。妇人情绪多舛，易怒易郁，久则耗伤心血，心失所养，则神不守舍，出现恍惚；思虑过度，引发肝气郁结，气滞则血瘀，可出现痛经、冲任失调、月事紊乱，出现不孕症，继而横逆犯脾，升清别浊失常，清阳不升，浊阴下迫，则出现肛门坠胀；脾失健运，水谷不化，则出现腹泻不止；气血生化之源不足，肾精得不到润养，则天癸不充，受孕艰难；津液不足，致大便干结，努挣不下，引发便秘。

（二）西医病因病机

关于异位子宫内膜的来源尚未阐明，目前有以下几种观点。

（1）种植学说：又称经血逆流学说，是重要的发病原因。由于宫颈狭窄或闭锁，或子宫后倾后屈时经血外流受阻，月经期间脱落的子宫内膜碎屑随经血倒流入输卵管，溢出后种植在盆腔、腹膜、卵巢等组织表面继续生长，最后发展成子宫内膜异位症。

（2）化生学说：由于盆腔腹膜、卵巢生发上皮及女性生殖系统上皮都起源于原始体腔上皮，因而推测卵巢的生发上皮及盆腔腹膜均可有先天性的静止"细胞巢"，在某种病理因素的刺激下化生为子宫内膜样组织。所以认为异位的子宫内膜组织来自于异位器官的局部体腔上皮的化生。

（3）良性转移学说：子宫内膜碎屑偶然进入淋巴或血管，而播散到其他部位。

（4）基因学说：某些子宫内膜异位症患者可能有家族性倾向，在一级亲属中发病率的增加提示该病可能是一种单基因或多基因的遗传病。

（5）免疫调节学说：越来越多的证据表明免疫调节异常在内异症的发生、发展各环节起重要作用，表现为免疫监视、免疫杀伤功能的细胞如NK细胞等细胞毒作用减弱而不能有效清除异位内膜，免疫活性细胞释放IL-6、EGF、FGF等细胞因子促进异位内膜存活、增殖并导致局部纤维增生、粘连，细胞黏附分子异常表达，协同参与异位内膜的移植、定位和黏附等。

四、病理

本病的基本病理变化为异位子宫内膜随着卵巢激素的变化而发生周期性出血，导致周围显微组织增生和囊肿、粘连形成，在病变区出现紫褐色斑点或者小泡，最终发展为大小不等的紫褐色实质性结节或包块。直肠子宫内膜异位症病变一般位于浆膜层，有时可累及肌层，极少破坏黏膜。异位内膜的细胞像肿瘤细胞一样具有增殖活力，并受内分泌的控制，按月经周期增殖和退化。增殖的子宫内膜具有较强的破坏作用，可引起组织坏死、炎症及纤维化。当妇女绝经后，异位内膜也就失去了活力，但往往这时已经造成了比较严重的瘢痕组织，影响肠道功能。

五、中医辨证分型

1.肝郁气滞

证候：肛门坠胀不适，尤以经前为重，伴小腹疼痛，月事不调，大便解而不爽，伴有脘腹痞满，两胁胀痛，嗳气，纳呆舌淡红，脉弦。

2.瘀阻肠络

证候：小腹坠痛，痛有定处，经期尤甚，经后痛减，经血晦暗，夹有血块，大便困难，解而不畅，伴有面色晦滞，舌边有瘀斑或舌质暗红，脉沉涩。

3.气血亏虚

证候：小腹坠胀，痛疼隐隐，月经量少，经色淡红，带下清稀，伴有少气，懒言，神疲，面色萎黄，大便燥结，低热盗汗，舌淡苔白，脉细数。

4.脾肾阳虚

证候：小腹隐痛，喜温喜按，肛门坠胀不适，大便稀溏，有滑脱不禁感，月经不调，经量少且色淡，伴有形寒畏冷，纳差，腰背酸软，舌淡苔薄，脉虚细。

六、西医分类

根据直肠子宫内膜异位症病灶浸润深度分为Ⅳ级。

Ⅰ级：病灶浸润达浅表的浆膜下肌层。

Ⅱ级：病灶部分深入黏膜层。

Ⅲ级：全层浸润。

Ⅳ级：全层节段性浸润。

七、临床表现

（一）症状

（1）月经异常：主要表现为痛经、经量过多或月经不规则。一般痛经呈继发性并进行性加重，严重时疼痛可放射至阴道、会阴及肛门部。痛经主要是由于异位的子宫内膜在经期前水肿、经期出血、刺激或牵粘周围组织所致。经量过多或月经不规则主要与卵巢间质受到子宫内膜的侵犯和破坏、卵巢周围重度粘连不能排卵、卵巢激素分泌失调等有关。

（2）性交困难：经前由于性交疼痛较为明显，患者因此拒绝性生活而导致性冷淡，致使受孕机会减少。与性交中触动子宫颈使子宫异位，刺激充血的盆腔腹膜有关。

（3）不孕：一般表现为原发性或继发性不孕，且大多数患者腹腔镜检查可见到异位病灶。不孕与输卵管梗阻、排卵障碍、受精卵运送障碍、卵巢组织挤压、黄体功能不足、未破裂卵泡黄素化综合征、卵泡成熟及卵子受精障碍、着床障碍及腹腔的微环境等因素有关。

（4）肠道症状：直肠受累初期可有腹胀、腹泻、排便痛等肠道症状。病灶较大或病变侵入肠黏膜时可出现经期便秘，经期便血等症状，一般多呈周期性，经前一天或经期加重，有时便血无周期，病程较长者可伴有不同程度的贫血。有些患者也可表现为进行性便秘及下腹部痉挛性疼痛等部分肠梗阻症状，严重时可发展为完全性肠梗阻。

（二）体征

常见的体征包括：直肠子宫陷凹压痛、直肠子宫陷凹包块和宫颈举痛。一般来说，直肠子宫陷凹以下和附近的异位病灶可以在妇科医生仔细的体检中发现。当病变波及直肠与子宫后壁并发生粘连时，直肠阴道隔增厚甚至会形成包块。有直肠狭窄的患者，直肠指检可发现狭窄处环周组织明显增厚、变硬。

八、实验室及其他辅助检查

（1）CEA、CA125 等肿瘤相关标志物检查有助诊断，但无特异性。

（2）X 线检查：主要为钡剂灌肠检查，典型表现有：①直肠及乙状结肠有较长的充盈缺损，有直肠狭窄，且狭窄部边缘清晰而黏膜完整；②狭窄部肠道仅有轻度炎症表现，且固定。指诊有触痛，略不规则，但不似癌肿那样僵直或破溃；③在月经中期及月经的第二天各做一次钡剂灌肠，观察肠道狭窄部位病变的变化，这一步骤对诊断很有帮助。

（3）超声检查：包括经阴道超声、经直肠超声和超声内镜，有助于了解子宫内膜异位症及其大小，偶尔能发现盆腔检查未能扪及的肿块。超声检查是一种较为廉价且高效的检查方法，但是超声检查的准确性与操作者的临床经验有很大关系。

（4）MRI 检查：MRI 检查子宫内膜异位症附件包块的水平较高，其敏感性、特异性和预见性分别为 90%、98%、96%。诊断盆腔散在病变的准确率高于超声，但敏感度较低。该检查可运用于术前观察盆腔粘连程度，且一旦诊断成功后，以后可用于检测治疗效果。

（5）肠镜检查：典型的肠镜下表现有：①病变位于直肠前壁或侧壁；②病变部位黏膜有轻微或明显的皱缩，多呈一侧性或半周性放射状排列，偶见黏膜下暗紫色出血斑；③异位内膜具有浸润性，引起炎症和纤维增生；④黏膜可见突出肠腔的肿块表面糜烂、溃疡或伴出血。如黏膜有可疑病变，应取活检组织做病理检查。

（6）腹腔镜检查：是目前诊断肠道子宫内膜异位症有效的检查方法。通过腹腔镜检查不仅可以直接看到病灶的部位，还可以了解病变的范围及程度，并可借以分离轻度的粘连或电凝异位的病灶，必要时可同时行活体组织检查。

（7）穿刺吸引细胞学检查：对子宫直肠陷凹或直肠阴道间的肿块，可经阴道用细针穿刺，负压吸引，将抽吸物做涂片，固定染色后做细胞学检查。如见到成团的子宫内膜细胞、陈旧的红细胞和含铁血黄素可帮助诊断。

九、诊断

1.中医诊断要点

中医认为本病病位在胞宫，涉及大肠，与心、肝、脾、肾诸脏关系密切。本病为妇人所特有疾病，与情志不畅、气血不和、冲任不调等因素有关，辨证应从肝郁、气滞、血瘀、肾气虚等方面入手。瘀血是子宫内膜异位症的病理产物，肝郁气滞是子宫内膜异位症发展的主要因素，肾气虚、冲任失司是子宫内膜异位症发生的根本原因。

2.西医诊断要点

（1）多发于育龄期妇女，症状的变化与经期密切相关，常伴有月经异常、不育等病史；

（2）肠道症状：包括腹痛、腹胀、腹泻、进行性便秘、周期性便血、排便时肛门坠胀不适或疼痛、腰骶部坠胀等；

（3）妇科检查拟诊为子宫内膜异位症者，应疑有肠道子宫内膜异位。

（4）盆腔检查时要注意子宫直肠陷凹、子宫骶骨韧带、直肠阴道隔及直肠情况，注意有无触痛性结节、肿块或直肠狭窄等。

十、鉴别诊断

（1）肠道肿瘤：二者均可出现便血、肛门坠胀不适等症状。但肠道肿瘤特点是病变肠段呈局限性环行狭窄，肠段分界清晰和黏膜破坏，伴有排便习惯改变、体重减轻等症状，多见于老年人，症状与月经周期无明显关系。通过 X 线钡剂灌肠、肠镜及病理活检可鉴别。

（2）腹腔转移性肿瘤：当腹腔转移性肿瘤盆腔种植时，也可产生与本病相类似的症状，但后者常伴有不同程度的腹水并且有原发病灶的存在，通过仔细询问病史及腹部 CT 检查可鉴别。

（3）炎症性肠病：二者均可有腹胀、腹痛、腹泻、便血等肠道症状，但往往症状的变化与月经周期无关，且各个年龄段均可发生。通过 X 线钡剂造影、肠镜及病理活检可鉴别。

十一、治疗

（一）中医内治法

1.肝郁气滞

［治法］疏肝解郁，理气调经。

［方药］逍遥散加减（《太平惠民和剂局方》）。

［常用药］柴胡、当归、白术、白芍、茯苓、甘草、生姜。

［加减］若两胁胀痛、脉弦有力，加延胡索、郁金、夏枯草；若小腹坠痛、面色晦滞、脉涩者，加红花、蒲黄；若嗳气呕恶、纳呆甚者，加旋覆花、半夏、山楂。

2.瘀阻肠络

［治法］化瘀通络，和营止痛。

［方药］少腹逐瘀汤加减（《医林改错》）。

［常用药］小茴香、干姜（炒）、延胡索各 3g，当归 9g，川芎、官桂各 3g，赤芍 6g，蒲黄 9g，五灵脂 6g。

［加减］若大便干燥、努挣便血较多时，加地榆、槐花、芝麻仁；若神疲、乏力、肢倦、自汗者，加党参、白术、黄芪；若纳呆食滞、腰酸胀满时，加槟榔、麦芽。

3. 气血亏虚

［治法］补益气血，调经和营。

［方药］八珍汤加减（《瑞竹堂经验方》）。

［常用药］人参、白术、茯苓、甘草、当归、白芍、地黄、川芎。

［加减］若肛门坠胀甚，大便虚坐努责明显时，加升麻，重用黄芪；若心慌、气短、失眠者，加煅龙骨、莲子心；若夹气滞，症见嗳气、两胁窜痛甚者，加莱菔子、柴胡、郁金。

4. 脾肾阳虚

［治法］滋补脾肾，调和冲任。

［方药］五子衍宗丸加减（《医学入门》）。

［常用药］枸杞子，菟丝子（炒），覆盆子，五味子（蒸），车前子（盐炒）。

［加减］脾阳虚甚者，重用党参、白术，加炮姜；肾阳虚甚者，加附子、补骨脂；肛门坠胀兼有滑脱不禁者，加黄芪、升麻；若经血量少，腰膝酸痛者，加金毛狗脊、紫河车。

（二）中医外治法

（1）中药灌肠法：适用于各型病症。

选用张东闽经验方：柴胡 9g、郁金 10g、黄芪 15g、白术 10g、当归 10g、熟地黄 12g、白芍 10g、川芎 12g、路路通 10g、昆布 10g、海藻 12g、红花 6g、丹参 10g、土鳖虫 6g、紫河车 10g、延胡索 12g。

具体方法：水煎 100~150ml，缓慢经肛门滴入保留灌肠，保留时间以患者忍耐力为度，越久越好，每日睡前 1 次，疗程为 1 个月。

（2）针灸疗法：取足三里、三阴交、太冲、肾俞、关元、天枢为主穴。

操作手法：直刺。留针时间：10~15 分钟。其中肾俞、三阴交、足三里可配合艾灸。

（三）西医非手术疗法

（1）假孕疗法：原理是使用人工合成的高效孕激素造成类似于妊娠的人工闭经，从而使异位的子宫内膜产生蜕膜反应，继而间质水肿，内膜坏死、萎缩。此方法适用于病情较轻、要求生育的年轻患者及手术后症状复发者。该方法疗效短暂，不增加受孕机会，且副反应较重，长时间用药可能导致肝脏损害，停药后又易复发，因此难以达到根治的目的。常用药物为安宫黄体酮。

（2）假绝经疗法：原理是通过药物诱导的假绝经，从而暂时减少卵巢激素的分泌，使子宫内膜萎缩。常用药物有：①丹那唑：此药可缓解患者疼痛，且副作用较小，故患者容易耐受，是目前治疗子宫内膜异位症较为理想的药物。②棉酚：此药价廉，来源足，但由于药物有一定的副作用，目前治疗范围只限于中年以上患者。③垂体促性腺激素释放激素增效剂：此药可引起面色潮红、性欲减退、阴道干燥等症状，但却没有丹那唑所致的男性化、水肿、体重增加等症状，一般停药后 4~6 周月经自然恢复，症状消失。

（3）雄激素疗法：雄激素有对抗雌激素的作用，可直接作用于异位的子宫内膜使之退化，从而对消除子宫内膜异位症引起的疼痛有特效。此疗法疗效较快，方法简单，但停药后易复发。若长期用药或剂量过大时，可出现痤疮、多毛等男性化表现。常用药物为甲基睾丸素、丙酸睾丸酮。

（4）微波药物离子导入疗法：方法是用特制的微波治疗器，涂抹对症治疗的中西药，直接插入直肠内，利用微波的热穿透性，将药物直接作用于病灶上取得效果。

（四）手术疗法

子宫内膜异位症的手术治疗应根据患者的具体情况而采取个体化的方案，选择经开腹或经腹腔镜手术，必要时可与妇科医师共同商讨。其中直肠子宫内膜异位症手术治疗可采用以下方法。

1. 肠壁刮切术

此方法适用于直径在 1cm 以下的病灶。具体方法是剔除或对肠壁表面病灶进行简单的灼伤，并适当进行创口缝合，相当于非全层病灶切除。

2. 黏膜剥离术

此方法适用于位于直肠前方、非球形的较小异位病灶。具体方法是从病灶表面一直剥除到未受影响的黏膜层，再间断缝合浆肌层。

3. 直肠前壁开窗术

[适应证] 位于直肠前壁较大的异位病灶。

[操作方法]

①体位选择仰卧位。

②采用硬脊膜外麻醉。

③开腹及暴露直肠。

④直肠前壁开窗，切除病灶。

⑤按缝合肠管要求，采用横向缝合，先浆肌层缝合，后浆膜层缝合。

⑥检查无肠瘘，缝合完好，冲洗腹腔后常规关腹。

[注意事项]

①术前要做肠道准备。

②术后要注重结合抗生素和止血药。

4. 肠段切除术

[适应证] 较大、多个异位病灶或已经造成肠扭转等解剖位置变化的病灶者。

[操作方法]

①体位选择仰卧位。

②采取硬脊膜外麻醉或全身麻醉。

③开腹。

④先做完妇科手术，肠道手术后做。

⑤游离肠管并切除有病肠段。

⑥以肠吻合器进行端端吻合，先将两段肠端以荷包缝合，包埋吻合器两端，推动吻合器，两端对合完成，对合断端，多余部分随吻合器切下。

⑦术毕用大量生理盐水冲洗腹腔，直至水清为止，并关闭腹腔。

[注意事项] 术后要注意禁食及药物的对症支持治疗。

十二、现代研究进展

目前临床上对于直肠子宫内膜异位症的手术治疗包括常规的开腹手术及腹腔镜手术。开腹手术在实施治疗过程中有诸多缺点，包括对患者的机体造成较大创伤，手术时间较长，术中出血量较大等。随着微创手术疗法逐渐发展，腹腔镜手术是一种非常适合治疗直肠子宫内膜异位症的方法。与传统开腹手术相比，腹腔镜手术具有以下优点：① 创伤小、安全性高。腹腔镜手术不会对患者身体造成较大创伤，可显著缩短排气时间，促进胃肠功能恢复，减轻术后疼痛感，患者临床依从性和接受程度更高。② 手术视野清晰。腹腔镜手术能够充分暴露盆腔及肠道，获取清晰视野，便于探查患者盆腔或者肠道内的具体情况。腹腔镜具备放大功能，便于对手术视野进行调整，能够观察到微小病灶，病灶清除效果更好，还能够控制疾病复发。③ 降低术后肠粘连风险。腹腔镜手术与开腹手术均较难避免出现囊壁破裂情况，导致囊液外流，但在腹腔镜下可更为彻底地进行清洗，利于防止粘连、感染等不良事件发生。此外，在腹腔镜引导下进行手术，操作人员手套不会与患者盆腔、肠管组织直接接触，肠管不会受到明显刺激，可降低术后肠粘连风险。④ 提高妊娠率。针对合并不孕患者，采用腹腔镜手术对其进行治疗，能够达到松解粘连的目的，有利于促进患者卵巢、输卵管功能恢复。但是，从进行病灶剔除到肠管切除等各种手术方式，其成败取决于术者的经验和技术，术者必须十分熟悉其解剖结构，并需要妇科、外科、肛肠科的医生组成团队共同来完成，这是一个典型的多学科合作完成的手术。

第五节　结直肠肛管损伤

结直肠肛管损伤是指因各种外伤如钝器伤、锐器伤、枪伤、跌仆损伤，或烧伤，或药物腐蚀灼伤等损伤结肠、直肠、肛管所引起的疾病。其损伤范围和程度往往难于料定，有时只是腹膜外损伤，有时也可损及腹腔内，或可伴发其他内脏损伤或骨折，重者甚至危及生命。后期还可引起肛门狭窄，大便失禁及肠瘘等并发症。临床应予高度重视，必须做全面检查和严密观察，避免因漏诊误诊而延误治疗，造成不可挽回的损失。中医学属于跌仆伤科范畴。

一、病名溯源

唐·《诸病源候论》云："夫金疮断肠者，肠二头见者可速续之。先以针缕如法连续断肠，便取鸡血涂其际，勿令气泄，即推内（纳）之。"可见中医学对本病早有记载。明·《寿世保元·折伤》曾记载："夫折仆坠堕，皮不破而内损者，必有瘀血，若金石伤，皮破血出，或致之血过多，二者不可同法而治。有瘀者，宜攻利之，若出血者，兼补行之，或察其所伤，有轻重上下浅深之异，经络气血多少之殊。惟宜先逐瘀血，通经络，和血止痛，后调气养血，补益胃气，无不效也。"详尽地提出了本病的治疗法则，对后世临床起着积极的指导意义。

二、流行病学资料

结肠包括回盲部、升结肠、横结肠、降结肠及乙状结肠，除回盲部及乙状结肠的部分肠管外，其余均位于腹腔内，故损伤后易污染腹腔并造成腹腔后间隙感染。结肠损伤以横结肠最为多见，发病率约为 9.4%。直肠及肛管由于骨盆壁及臀部较多软组织的保护，故损伤机会相对较少，占腹部损伤的 0.5% ~5.5%，在和平时期约占 4% 左右，在战争时期，虽然直肠肛管损伤发生率较平时高，但因所使用的武器不同，也有较大差异，发病率约为 4% ~25% 不等，且多为复合性损伤，单纯伤及直肠或肛管者甚少。

三、病因病机

（一）中医病因病机

中医认为结直肠肛管的损伤多系外伤、杖伤、跌仆损伤或高空坠下所致，常因恶血留内，瘀血阻络或瘀结胸胁而发生胸满腹胀、大小便不通，或红肿青紫，或疼痛昏闷、内壅欲死等症。正如清·《张氏医通·跌仆》中所说："人有堕坠、恶血留内，腹中胀满，不得前后，先饮利药……从高坠下腹中瘀血满痛不得出，短气，二便不通，千金桃仁汤。挫闪气血不顺，腰胁疼痛，或发寒热，香谷散加桃仁、苏木。跌仆闪挫、瘀结胸胁，大便不通，调营活络饮。跌仆损伤，瘀蓄大便不通，红肿青紫，疼痛昏闷，内壅欲死者，当归导气散。"该论述不仅分析了损伤的病因病机而且进行了恰当的辨证施治。

（二）西医病因病机

（1）外伤：车祸、房屋倒塌、重物砸伤等暴力性较强的意外事故，多合并有其他脏器的损伤，常见于骨盆骨折后碎片刺戳伤；也可因钝性暴力瞬间挤压腹部，导致乙状结肠的气体冲入直肠，由于肛门经常处于闭锁状态，使直肠成为闭袢，可造成无腹膜覆盖的直肠破裂；或钢筋、树桩、栅栏、工具柄等刺入肛门直肠内造成损伤。

（2）武器伤：在战争时期多见，如枪弹、炸弹、刺刀等所致的损伤；或因打架、斗殴事件发生而致刀、枪弹等刺入肛门、直肠或臀部而造成损伤。

（3）医源性损伤：手术损伤多见于直肠、前列腺或会阴部等手术中医者缺乏经验或操作粗暴所致；直肠或乙状镜检查中医者对解剖结构不熟悉或缺乏经验所致；内窥镜检查或治疗中经内窥镜电灼、电凝或取活检可致肠道穿孔；钡剂灌肠检查或治疗中肠壁因套叠已受压过久，再加上压力过大可致肠道穿孔；测肛温时体温计破裂致腐蚀性液体外漏造成损伤。

（4）放射性损伤：结直肠等恶性肿瘤经长期放射治疗后可有肠黏膜及周围组织的损伤、坏死，而造成严重的排便障碍。

（5）其他：妇女生产时损伤会阴、直肠及肛管；烧伤致结直肠肛管损伤；肠道异物如鱼刺、鸡骨、竹片等经过肠道时致损伤直肠或肠道的慢性溃疡穿孔；呕吐、举重腹压过度骤然增加而致盲肠自发性破裂而损伤。

四、病理

结肠、直肠、肛管可因损伤程度及部位的不同而有相应的病理变化。位于腹膜腔内的结肠或直肠如有损伤破裂，肠内容物容易流入腹腔，引起局部或全腹腹膜炎，引发局部反应并伴全身中毒症状；如损伤在中段直肠，此段肠管在腹膜返折以下，肛提肌之上，直肠周围有较多的疏松结缔组织，且血液循环比较丰富，损伤后除容易形成血肿外，还可并发严重的直肠周围炎或盆腔炎，感染症状较重，易引起脓毒血症或败血症；下段直肠与肛管相连，部位比较表浅，感染后容易引流，但较易引起肛门括约肌的损伤，造成排便功能障碍；化学药物腐蚀损伤或放射物损伤，则局部会形成瘢痕，溃疡，肠壁增厚。病理检查见组织残存腺体增生，杯状细胞增多，黏膜充血、水肿，炎细胞浸润等；合并有泌尿生殖系统的损伤，二者可相互污染，病理变化更为剧烈、复杂。

五、中医辨证分型

1. 热毒蕴结

证候：症见伤后腹痛、腹胀，恶寒、发热、口苦咽干，甚则神昏恍惚，肛门局部或患处红肿热痛，小便短赤，大便干结，舌质红绛，苔黄，脉洪数。

2. 气滞血瘀

证候：症见胸胁腹部胀满疼痛，烦躁易怒，痛有定处，腹壁僵硬拒按，或直肠壁内瘀血肿块，坠胀疼痛，舌质紫暗，苔黄，脉弦或涩。

3. 气随血脱

证候：症见面色㿠白，四肢厥冷，大汗淋漓，甚至晕厥，不省人事，常因肛门直肠损伤后失血过多，血脱而气无以附，气随血脱，气脱阳亡，严重者可发生阴阳离绝而暴脱，舌淡、苔薄白，脉微细或芤。

六、西医分类

（一）按损伤情况分类

（1）闭合性损伤：此类型无外伤伤口，结直肠肛管一般无破裂损伤，可表现为结直肠肛管组织的挫伤，皮下或黏膜下及周围间隙瘀血青紫，常发生于挤压伤、跌仆损伤或钝器损伤等。闭合性损伤在战时比较少见，平时较多见。

（2）开放性损伤：此类型有外伤伤口，可见结直肠肛管破裂、穿孔或肠道与体外有贯通伤，局部组织充血、水肿，有炎细胞浸润，多见于刀、枪伤或肠内检查误伤等。开放性损伤在战时较为多见，且多有会阴部、臀部等软组织损伤或合并多脏器损伤。

（二）按改良 Robertson 分类

（1）单纯性直肠损伤：腹膜返折以上的直肠损伤；腹膜返折以下的直肠损伤；肛提肌以下的肛门括约肌及周围皮肤的损伤。

（2）复杂性直肠损伤：有腹腔内外脏器的合并伤，或直肠广泛挫伤伴难以控制的大出血，或直肠多处损伤。

七、临床表现

结直肠肛管损伤的临床表现因损伤部位、范围、是否有合并伤及致伤原因不同而临床表现不同。

（1）疼痛：可因损伤的部位、范围及致伤原因不同而导致疼痛的部位及轻重不同。损伤较轻者，可仅有肛门局部疼痛，一般疼痛较轻；腹膜内有损伤者，表现为下腹部疼痛并发展为全腹疼痛，也可放射至会阴部，疼痛较甚并呈逐渐加重趋势；若有骨盆骨折、膀胱和尿道破裂时，耻骨部也可有疼痛。

（2）直肠周围炎：常见于腹膜返折以下的直肠损伤。一般临床表现较轻，可因直肠周围炎的刺激出现里急后重感。炎症可引起严重的直肠周围感染，并易向下腹部腹膜外组织伸展，但一般预后较好。

（3）腹膜炎：主要见于腹膜返折以上的直肠损伤。在损伤后早期，若是单独直肠损伤的穿孔或直肠内空虚者症状往往不明显而被忽视，待细菌在腹腔内繁殖出现明显腹膜炎时，多已较晚。腹膜炎的严重程度与损伤范围、肠腔内容物漏出的多少及合并伤的情况有明显关系。其中武器性损伤表现最为明显，最早为下腹部疼痛逐渐扩大到全腹疼痛，且程度不断加剧，表现为弥漫性腹膜炎。腹部查体见明显压痛、反跳痛及肌紧张。若气体进入腹腔，叩诊可叩及肝浊音区缩小或消失。若腹腔渗液不断增多，叩诊移动性浊音阳性。晚期可有明显腹胀症状，听诊可闻及肠鸣音减弱或消失。

（4）出血：一般见于结直肠肛管损伤较轻者。在损伤早期肛门流血是最常见的表现，常伴直肠周围感染，有时也可表现为肛门坠胀感。

（5）休克：一般多见于合并其他脏器的损伤。由于结直肠肛管损伤较重，有的大出血很难控制，尤其是合并腹膜后大出血和大血管损伤者，往往引起失血性休克。且此时血液积存于盆底部不易引流，而形成血肿，使盆腔胀满，肠内容物可沿伤口进入周围软组织内，使感染迅速扩散而引起感染性休克。若感染性休克与失血性休克同时存在，病情往往十分凶险，临床死亡率很高。

（6）合并伤症状：合并伤症状可由于合并伤的不同而有很大的差异，甚至出现以合并伤为主的症状后直肠本身的损伤被忽视而漏诊。火器穿透伤同时有膀胱或尿道损伤时，除可发生排尿困难外，还可有肛门漏尿或尿带粪、带血、带气等表现；女性损伤如同时有阴道损伤时，则粪便可由阴道溢出；肛管撕裂伤合并肛门括约肌损伤者可有大小便失禁；开放性直肠肛门损伤，不论是贯通伤、盲管伤或是刺伤等，均有粪便自伤口外溢。

八、实验室及其他辅助检查

（1）肛门直肠指诊：是最有价值的检查方法之一。对任何怀疑有结直肠肛管损伤的患者，应常规进行肛门直肠指检，检查有无出血、异物、直肠壁缺损程度及肛门括约肌的损伤情况。若指套退出有血染或扪及血块，而肛管周围完整无损，多为直肠高位损伤；若扪及直肠壁有裂口，破损区肿胀和压痛，多为直肠下段损伤；若当指套退出时见肛门有血尿流出，多为膀胱合并有损伤；若发现大便失禁时，表示肛门门约肌受损。男性患者应常规检查前列腺，女性患者应做阴道检查。

（2）X线检查：X线检查可确定金属异物存留盆腔的位置；骨盆骨折的情况有助于判断有无直肠损伤；腹膜内直肠损伤时X线检查可见膈下游离气体，但无游离气体者并不能完全排除直肠损伤的可能性。需注意，当怀疑有肠道穿孔时，无论进行任何检查，绝对不能向肛门内注入空气、液体、钡剂或其他物质，以免肠液或粪便从穿孔处溢出，加速感染的扩散。

（3）超声检查：主要为腔内超声检查，对于结直肠肛管损伤后判断肛门括约肌有无损伤有着重要的价值，尤其是对于结直肠肛管损伤后伴大便失禁的患者或指检未发现肛门括约肌损伤的患者。

（4）CT检查：腹部和盆腔CT检查可以判断有无其他脏器的合并损伤及肠周有无血肿等。

九、诊断

1. 中医诊断要点

本病病位在大肠，可涉及肝、脾、肾、膀胱等脏腑，与经络、气血有关。本病属实证，进展比较迅速，如不及时医治病情凶险可危及生命。因跌仆损伤等致恶血排出不畅造成瘀血阻络或瘀结胸胁引起胸满腹胀、肛门坠胀疼痛等；因外伤感染而导致体内热毒蕴结，引起恶寒、发热、神魂恍惚、肛门局部红肿热痛等；因损伤后失血过多，血脱而气无以附，气随血脱，气脱阳亡，严重者可发生阴阳离决而暴脱。如伤后出血不得外溢而郁于体内，亦可成为瘀血内阻，而瘀血又极易化热而成热毒蕴结。

2. 西医诊断要点

肛管损伤容易诊断，结直肠损伤则诊断较难，尤其是合并有其他脏器损伤时，故早期诊断和及时处理十分重要。应详细询问患者病史并了解摔下的高度、受伤时的姿势、受伤的时间、刺入物的性质、刺入的方向及异物是否取出等。同时也应了解自伤口或肠内有无血、尿、粪或气体排出，出血量及伤口的污染情况。有下列情况之一者均应考虑结直肠肛管损伤：①肛门流血；②大便失禁或肛门溢尿、溢粪；③腹膜刺激症状；④腹部检查肝浊音区缩小或消失；⑤指检扪及直肠壁有裂口，指套血染；⑥腹部X线检查可见膈下游离气体。

十、鉴别诊断

消化道溃疡穿孔：二者均可出现疼痛、腹膜炎等表现。但结直肠肛管损伤一般有明确外伤史，消化道溃疡穿孔既往有消化道溃疡病史，消化道溃疡穿孔引起的腹膜炎往往进展迅速，且无粪便溢出。通过详细询问病史及X线检查可鉴别。

十一、治疗

（一）中医内治法

1. 热毒蕴结

［治法］清热解毒，活血散瘀。

［方剂］五味消毒饮加味（《医宗金鉴》）。

［常用药］金银花 9g、野菊花 9g、紫地丁 9g、天葵子 9g、蒲公英 12g。

2. 气滞血瘀

［治法］行气、活血化瘀。

［方剂］膈下逐瘀汤加减（《医林改错》）。

［常用药］桃仁（研如泥）、当归、红花、五灵脂（炒）、甘草各 9g，川芎、赤芍、丹皮、乌药各 6g，延胡索、香附各 3g，枳壳 5g。

3. 气随血脱

［治法］益气、回阳固脱。

［方剂］独参汤或参附汤急煎频服（《十药神书》）。

［常用药］人参 9g，附子（炮，去皮）6g。

（二）中医外治法

（1）中药熏洗疗法：适用于肛管会阴部损伤较轻的患者。

选用苦参汤：苦参 60g、蛇床子 30g、白芷 15g、金银花 30g、野菊花 60g、黄柏 15g、地肤子 15g、石菖蒲 9g。

具体方法：将中药浓煎至 200ml 后兑水约 800ml，先熏后洗，每日 1~2 次，每次约 10~15 分钟，温度控制在 38~42℃。

（2）敷药疗法：适用于清创缝合后的肛门会阴部浅表伤口、损伤已感染或直肠内伤口。

具体方法：伤口用紫草油或凡士林纱条换药引流。若伤口肉腐脓多，换药时可掺以渴龙奔江丹祛腐生新；若伤口创面肉芽鲜嫩，可用六乙生肌散换药收口；若伤口周围红肿发炎明显，可用金黄散外敷。同时肛内可注入熊珍膏、肤痔清软膏、马应龙麝香痔疮膏、太宁栓等塞肛换药。

（三）西医非手术疗法

（1）止血及抗休克：创伤严重或大出血的患者往往有休克发生。此时患者出现面色苍白、烦躁、脉率增快、血压持续性降低等休克表现，应立即估计失血量并建立静脉通道，快速输血以补充血容量，为手术及止血创造条件。对于出血性休克的患者除了紧急手术止血、输血外还应该抗休克并使用升压药物等。同时在损伤发生后也可酌情使用止血药，以减少和防止伤口和内脏的出血。

（2）抗生素的应用：结直肠肛管损伤后感染发生率甚高，因感染而带来一系列的并发症。包括伤口和手术切口的感染、感染性休克、肠瘘、膀胱瘘等，不但加重病情的发展，还可发生危及生命的败血症。为预防和控制感染，应及早开始应用大剂量广谱抗生素，包括对厌氧菌的特异性药物。

（3）水、电解质紊乱及酸碱失衡的纠正：结直肠肛管损伤的患者往往有水、电解质紊乱及酸碱失衡的表现，尤其是就诊时间较晚或伤情复杂的患者更为严重。应立即根据相关辅助检查结果予以补充和纠正。

（4）开放性伤口的处理：常规应用破伤风抗毒血清。对受伤组织周围污物彻底清创、冲洗，凡坏死及被污染的组织均应剪除，并根据伤口污染程度给予缝合修复或暂不修复，并注重引流。

（5）留置导尿管：对于合并有尿道及膀胱损伤的患者必须采取的处置。不仅可以减少尿液对伤口的污染，还可观察全身液体的出入量。

（6）营养支持治疗：由于严重的创伤和出血，再加上禁食和消耗所造成营养和能量的不足，必须补充足够的氨基酸、脂肪、糖类、维生素、微量元素等，加强全身的营养支持，促进患者恢复。

（四）手术疗法

结直肠肛管损伤的患者在临床上病情往往千变万化，某些因素如损伤时间、合并结直肠细菌数量、粪便污染程度等不能作为决定手术方式的唯一标准，患者的全身情况比局部因素更为重要，在处理上不应拘泥于传统的标准，要灵活性地采用个体化治疗。除腹膜外直肠针尖状的小穿透伤可行保守治疗外，结直肠肛管损伤原则上均应行手术治疗，可根据具体情况选择不同的术式。如同时合并有肝、脾等腹腔脏器及膀胱、尿道、阴道等损伤者，则应先处理合并伤，再处理结肛管直肠损伤。

1. 经腹单纯直肠修补术

［适应证］

①直肠腹膜反折以上的较小损伤，有较少或无肠内容物溢漏者。

②经充分肠道准备的医源性损伤者，如内镜检查、息肉电切、术中误伤等。

［操作方法］

①体位选择仰卧位。

②采用硬脊膜外麻醉或全麻。

③经下腹正中切口或左下腹经腹直肌切口逐层开腹。

④腹腔探查，找到直肠破口后以 1-0 不可吸收线全层间断缝合，然后浆肌层间断缝合加强。

⑤彻底清洗腹腔，修补口附近放置烟卷引流及橡皮管引流各一根。

⑥逐层关腹，术毕。

［注意事项］

①腹腔探查应仔细、彻底，切不可遗漏合并伤。

②应严格掌握手术适应证，对损伤较大、腹腔污染较严重者，不可勉强行单纯修补，应同时作乙状结肠造瘘术。

③引流应可靠，引流管应放置在修补口附近，不可与修补口直接接触。

④烟卷引流可于术后 2~3 天拔除，橡皮管引流待患者排气排便，确定无肠瘘后拔除。

⑤如无膀胱、尿道、阴道等合并伤，应在膀胱功能恢复后尽早拔除导尿管。

2. 经腹直肠修补、乙状结肠造瘘术

［适应证］

①术前无条件行肠道准备，估计单纯修补术后形成漏的可能性较大者。

②结直肠肛管损伤较严重者。

［操作方法］

①体位选择仰卧位。

②采用硬脊膜外麻醉或全麻。

③左下腹经腹直肌切口逐层开腹。

④腹腔探查，找到直肠破口，仔细清除破口周围溃烂、破损组织，以 1-0 不可吸收线全层间断缝合破口，然后浆肌层间断缝合加强。

⑤若破口位于腹膜返折线附近，可游离直肠周围，显露直肠破口进行缝合或定位缝合，继而将盆腔腹膜缝于破口近侧直肠，使裂口位于腹膜外，并在腹膜外破口附近放置负压引流，术后 3~5 天拔除。

⑥彻底清洗腹腔，选择移动度较大的一段乙状结肠提出做切口，切开乙状结肠系膜约3cm 宽，结扎止血，经此裂孔将腹膜缝合，并将结肠系膜及肠壁的脂肪垂缝于腹膜上，缝闭乙状结肠上、下两端的腹膜。

⑦同法依次缝合腹直肌前鞘、皮下组织及皮肤，使远、近端肠袢分开。

⑧肠袢下放置一玻璃棒并妥善固定。

[注意事项]

①若低位直肠损伤经腹腔不易修补，可改为经骶尾入路修补。

②应选择移动度较大部位的乙状结肠作造口，并使乙状结肠的位置自然，以免发生扭曲或牵拉过紧。

③腹壁切口缝合松紧要适当。过紧可影响造瘘肠袢的血液循环及引起排便不畅；过松可引起肠脱出。一般以缝合后结肠旁能伸入一示指较为合适。

④术后 3 个月左右行二次手术，关闭结肠造口。

3. 经骶尾部直肠修补、乙状结肠造瘘术

[适应证] 腹膜返折以下、肛提肌以上的直肠损伤者。

[操作方法]

①体位先仰卧位，后侧卧位。

②采用硬脊膜外麻醉或全麻。

③左下腹经腹直肌切口逐层开腹。

④腹腔探查后行乙状结肠造瘘。

⑤患者改侧卧位，骶尾部消毒铺巾，尾骨上作纵切口，游离切除尾骨。

⑥切开直肠周围的筋膜，止血后进入骶骨前凹和直肠周围间隙，清除血肿中的血块、异物和骨折片，反复冲洗。

⑦游离直肠破口，以 1-0 不可吸收线全层间断缝合，然后浆肌层间断缝合加强。

⑧骶前放置烟卷引流，由切口引出并缝合部分切口，术后 3~5 天拔除。

[注意事项]

①术后 2~3 天沿结肠带纵向切开造口肠壁，切口长度须在 3cm 以上方能达到粪便完全转流、远端肠段旷置的目的。更换造口周围敷料，配置合适的造口袋。

②术后 5~7 天经造口行造口远端肠段灌洗，保持远端肠段清洁。

③支撑肠段的玻璃棒在术后 2 周内拔除，不宜过早，以免外置肠段缩入腹腔。

4. 经会阴直肠肛管修补、乙状结肠造瘘术

[适应证]

①肛管及会阴部撕裂伤、挤压伤。

②腹膜外直肠损伤者。

[操作方法]

①体位选择截石位。

②采用硬脊膜外麻醉或全麻。

③左下腹经腹直肌切口逐层开腹。

④腹腔探查后行乙状结肠去功能性造瘘，一期切开造瘘口，造瘘口远端彻底冲洗。

⑤会阴部消毒，清创，酌情缝合修复肛管直肠黏膜、括约肌、皮下组织和皮肤。

⑥直肠周围间隙放置引流。

[注意事项]

①若损伤位于肛提肌以下，损伤较轻，污染不重，可单纯经会阴修补而不必加做乙状结肠造瘘。

②根据损伤时间、污染情况，对肛管直肠损伤应尽可能行一期修补，必要时亦可先作结肠造口，再行二期处理。

③肛管损伤在进行彻底清创的同时，应尽可能保留其解剖、生理和功能的完整性。如肛门括约肌有缺损者，应作妥善修补，并保持充分引流。在肛管有广泛撕裂伤时，为了避免日后畸形，可作定位缝合，但引流必须通畅。

④术后3个月还纳造口。

5. 经腹会阴直肠切除、乙状结肠造瘘术

[适应证]

①会阴部、肛管、肛门括约肌、腹膜外直肠严重毁损伤者。

②直肠损伤并有严重血运障碍。

③直肠癌合并直肠损伤。

[操作方法]

①体位选择截石位。

②采用硬脊膜外麻醉或全麻。

③切口选择：采用下腹正中切口或左下腹直肠切口。

④探查腹腔：首先探查肝、胃、胆囊、结肠及盆腔（女性患者探查子宫、卵巢），之后探查腹主动脉旁、肠系膜下动脉旁、盆壁淋巴结肿大及转移，最后探查直肠肿物，以决定是否能切除。探查时触及直肠肿物较小可切除，如肿物较大，可先游离盆底，似乎有些松动也可决定切除。

⑤提起乙状结肠，在预定切线上用布带扎紧肠管，剪开乙状结肠侧腹膜，剪开乙状结肠两侧腹膜及肠系膜浆膜，并向盆底部延长至膀胱陷凹。分别自乙状结肠两侧分离乙状结肠系膜，注意避开左侧、右侧输尿管分离肠系膜至肠系膜下动脉根部。

⑥清扫肠系膜根部淋巴结、脂肪组织，分离直肠上动、静脉，剪断并结扎。

⑦分离直肠后壁：沿直肠后侧固有筋膜与骶前筋膜之间疏松纤维组织间用剪刀或长柄电刀锐性分离，向下达尾骨尖及提肛肌平面。

⑧分离直肠前壁：分离直肠前壁与膀胱后壁（女性为阴道后壁）的间隙，锐性向下方推移。并注意勿伤及精囊、输精管和女性阴道后壁。

⑨分离直肠两侧韧带：用止血钳钳夹两侧直肠侧韧带剪开并结扎。将直肠分离至肛提

肌平面。

⑩切断上段乙状结肠，近端乙状结肠自造口通道引出，远端用无菌手套包裹、结扎，防止污染术野。

⑪建立人工肛门：在髂前上棘与脐连线的中内 1/3 处作直径约 2.5cm 的圆形切口，切除皮肤、皮下组织，"+"字形剪开腹直肌前鞘。钝性分离腹直肌，必要时切除少量腹直肌，再分离至腹膜，适当剪开腹膜，形成造口通道。

⑫肠造口缝合固定：将腹膜、腹直肌前鞘间断与结肠壁缝合，肠断缘与皮肤缝合。注意腹壁造口处突出肠管的高度在 0.3~0.5cm 为佳，肠腔可以开放。

⑬会阴部切除肛门：首先用 7 号线环形缝合肛门，关闭肛门口。距肛门缘 2.0cm 处绕肛门环形切开皮肤、皮下组织。切断肛尾韧带，向上继续分离至肛提肌，剪开肛提肌并结扎。用手指钝性分离骶尾部并进入已游离完毕的直肠后间隙，然后向两侧扩大，自此孔牵下断端乙状结肠，切断两侧耻骨尾骨肌。分离直肠前壁与前列腺间隙（女性为阴道壁）、尿道间隔、切断耻骨直肠肌，最后将直肠、肛管和乙状结肠切除。创面用温盐水冲洗后，腹部手术关闭盆底腹膜；会阴部于骶前置一枚胶管引流自会阴部引出，缝合肛提肌、会阴部皮肤。

⑭关闭盆底腹膜、缝合腹壁切口。

[注意事项]

①如不合并直肠癌，肛管直肠损伤行手术时，可仅结扎直肠上动脉，而不必自肠系膜下动脉根部结扎，游离直肠可紧贴肠壁进行，术中也不必行淋巴结清扫。

②术后人工肛门口应及时更换敷料，造口处可用凡士林纱布围绕、覆盖，同时应避免纱布直接接触引起肠黏膜损伤。

③会阴部胶管引流可接负压吸引袋，术后 5~7 天可拔出此管。

十二、现代研究进展

结直肠肛管损伤近年来有增多的趋势，但是由于其解剖生理学的特殊性，治疗难度较大，治疗方法尚不统一。以下几个特点值得重视。

（1）肠道内粪便所携带细菌最多，一旦损伤后极易形成感染。

（2）直肠下段周围组织间隙多且疏松，血运功能差，形成感染后极易扩散。

（3）常伴有合并伤，如骨盆骨折引起直肠撕裂伤、尿道伤及大出血等。

（4）因其发病率较低，临床上易造成漏诊和误诊，处理也不够完善，尤其是结直肠肛管损伤常常被合并其他脏器损伤的症状所掩盖，尤其是闭合性损伤。

（5）后期并发症较多。

故在治疗结直肠肛管损伤时要注意以下几点。

（1）严重的结直肠肛管损伤要注意其原有解剖结构和肛门括约肌的修复，否则后期极易引起大便失禁甚至永久性致残。

（2）肛门区括约肌撕裂伤初期在注重修复的同时，后期要进行及时、定期的扩肛，以免造成后期肛门严重的瘢痕性狭窄。

（3）初期对伤口要进行彻底清洗、清除坏死组织和异物，并注重术后引流，以免造成感染。

第六节 结肠憩室

结肠憩室是指多处结肠黏膜及黏膜下层经肠壁肌层缺损处向外突出形成袋状隆起而成的一种疾病。结肠憩室可分为先天性和后天性两种，其中先天性很少见，常位于靠近回盲瓣的盲肠壁，憩室壁具有外肌层结构，多为全层性膨出的真性憩室。而多数结肠憩室是后天性的，多为无肌层膨出的假性憩室。憩室可单发，但多数为多发，结肠的多发憩室称为结肠憩室病。该病主要以腹痛、腹泻、便血、便秘等为主要临床表现，发病部位一般为降结肠及乙状结肠。中医学属于"腹痛""泄泻""便血""便秘"的范畴。

一、病名溯源

限于古代医学技术的发展尚不完善，并无内镜技术可发现结肠憩室的存在，故历代古医籍中并未有关于本病的记载，但根据本病所引起的症状可归属于"腹痛""泄泻""便血""便秘"等范畴。

二、流行病学资料

结肠憩室的发生具有明显的地域差别，在西方国家颇为常见，且随着年龄的增长，发病率逐步增高，患者以女性居多，男女之比约为 2∶3，其中 60 岁以上人群患病率在 35%~50%。而我国发病率远远低于西方国家，一般 40 岁前很少发病，人群平均患病率为 0.17%~1.87%，但随着年龄的增长，发病率也逐渐增高，60 岁以上患病率虽明显提高，但仍低于5%。该病一般以良性者居多，偶尔可因反复发炎而癌变。

三、病因病机

（一）中医病因病机

对本病的认识，主要是外感时邪、内传于里，饮食不节、肠胃受伤，情志失调、气滞血瘀等，导致经络阻滞而发病。或阴血素亏、脏腑失于润养而为病。

（二）西医病因病机

1. 先天性因素
多与肠壁的胚胎先天发育不良或异常有关。

2. 后天性因素
（1）解剖学因素：与肠壁解剖层次的薄弱、缺如有关，结肠壁上营养血管穿过的地方是形成憩室的薄弱点。老年人肠壁结构的退行性改变如胶原、弹力蛋白和网状组织增多或者肥胖者肠壁脂肪浸润，使得结肠壁张力降低和顺应性下降，调节压力能力减退，易发生憩室。

（2）肠内压增高因素：各种原因如肠道远端慢性不完全性功能性或器质性的阻塞，常见于便秘、肠内气体长时间停留、排便时努责，药物或者精神紧张引起的大肠收缩，均可导致肠内压升高。

（3）饮食性因素：长期的低纤维饮食也是引起肠憩室的重要原因之一。因为食物纤维能增加肠腔容量，从而使大肠直径变大，起到保护肠壁的作用。

（4）医源性因素：由于外科手术或其他原因导致腹膜下垂，牵拉肠系膜及大网膜等而形成憩室。

四、病理

结肠憩室在病理上多呈囊状，大小不一，多少不等，一般常为多发，少数情况下全结肠可多达数百个。多发性者则沿结肠带侧旁排列成串，其结构包括结肠黏膜及覆盖的浆膜，而不含肌层，实际上是一个假性憩室。憩室开口大小多在 1.0cm×1.0cm 以内，单发憩室一般多较大，巨大者直径有大至 3~15cm 者。憩室与肠腔常有一狭窄的颈部小孔相通，肠内容物及气体容易进入憩室而不易排出，如引流不畅可继发憩室炎，一旦炎症形成，可见憩室口及周围黏膜充血、水肿甚至糜烂，并可伴有血性物渗出或憩室内有粪渣积存，往往可导致穿孔、腹膜炎、腹腔脓肿、肠瘘等较严重的并发症。

五、中医辨证分型

1. 脾气虚弱
证候：大便时溏时泻，迁延反复，纳少，食后脘腹不舒，遇食油腻、生冷食物后腹泻次数增加，伴有面色萎黄、神疲倦怠，舌淡苔薄，脉细弱。

2. 脾虚湿困
证候：腹痛隐隐，腹胀纳差，身重困倦，大便溏薄，夹有黏液，久泻不止，舌淡苔白腻，脉沉缓。

3. 脾胃阳虚
证候：腹部隐痛，喜暖喜按，肠鸣腹胀，纳呆身困，遇寒或食生冷食物后腹痛加重，腹泻日久，便下清冷稀薄，舌淡苔薄白，脉沉迟。

4. 湿热壅阻
证候：腹痛剧烈，腹泻，下痢赤白黏液，肛门灼热，胸脘痞闷，口黏不思饮，腹胀身重，小便短赤，舌红苔黄，脉滑数。

5. 阴虚燥热
证候：腹部灼痛，里急后重，大便干燥，夹有赤白黏液或见紫暗血块，量不多，努挣难解，心烦口渴，低热盗汗，纳呆痞满，舌红苔少，脉细数。

六、西医分类

（1）先天性憩室：又称为真性憩室。此类型很少见，是由于结肠壁的先天性全层薄弱而形成，憩室壁具有外肌层结构，一般以青年人居多，且多为孤立性，好发于盲肠及升结肠。

（2）后天性憩室：又称为假性憩室。临床上一般多为此类型，具有很薄的黏膜、黏膜下层和浆膜层，没有肠壁的各肌层。一般以中、老年人为主。

七、临床表现

结肠憩室患者一般情况下没有自觉症状，大多数人都是在X线检查、钡剂灌肠或内镜检查中偶然发现的。仅少数患者会有腹痛、腹泻、便血和排便习惯的改变，但是这些症状没有特异性，其发生也可能与肠功能紊乱有关。体检常无特殊阳性体征，偶尔可有腹部的压痛，只有当并发症出现时才会有明显的症状和体征。并且在相当一部分患者中，并发症可为首发症状。

（1）憩室炎：由于肠壁肌收缩而挤压憩室颈部，使憩室内的分泌物及粪便不能及时排空，从而引起结肠憩室炎。一般憩室炎可发源于单个憩室，当炎症范围扩大后可影响邻近憩室的排空而使更多的憩室发炎。急性憩室炎的临床表现为急性腹痛发作，疼痛轻重不一，部位一般位于左下腹或耻骨上，下腹部查体有压痛、肌紧张，并伴低热及血液中白细胞增多。也可出现便秘、腹泻交替出现的症状，大便潜血可呈阳性，当肛门排气后可使疼痛减轻。若炎症部位临近膀胱，可出现尿频、尿急、尿痛等膀胱刺激征。当憩室周围炎症范围扩大或加重时，可在下腹隐约触及边界不清且有压痛的肿块，但由于患者大多为老年人，敏感性降低且反应能力比较差，极易被误认为肿瘤。当憩室炎反复发作时，也可导致不完全性或完全性肠梗阻，表现为顽固性的便秘。

（2）结肠周围脓肿：由于重症憩室炎和憩室周围炎，形成局限性腹膜炎，使大网膜、腹膜和肠管发生粘连而形成结肠周围脓肿。一般表现为局部压痛明显，并可触及明显包块，与阑尾发炎引起的周围脓肿极其相似。

（3）结肠穿孔：指的是肠系膜附着部分以外的憩室穿孔。由于不被大网膜和其他脏器所覆盖，故穿孔后可引起广泛性的腹膜炎，严重时甚至可危及生命。

（4）肠梗阻：肠挛缩可致急性期的肠道梗阻。若是由于肠壁纤维组织增生、肠壁肥厚或者和周围脏器组织的粘连而引起肠腔狭小、肠管缩短所致可表现为慢性期的肠道梗阻。但大多数表现为肠内容物通过不畅的不完全性肠梗阻。X线检查可见狭窄口侧的肠管不扩张。

（5）结肠瘘管：一般都是由于大肠周围脓肿所引起的。其中肠外瘘孔好发部位为腹壁或会阴之间，而肠内瘘孔好发部位为肠道、膀胱、子宫、阴道之间。临床上最常见的为乙状结肠膀胱瘘。

（6）消化道大出血：憩室的发生部位往往靠近经过肠壁的血管支，当血管被侵蚀、溃破后即可引起出血，表现为便血。出血大多为无痛性并且不伴发憩室炎，往往是由于憩室内压增高引起黏膜坏死或憩室内粪石直接损伤黏膜所致，严重时可消化道大出血而发生失血性休克，危及生命安全。

八、实验室及其他辅助检查

1. 实验室检查

当合并急性憩室炎时，血常规可见白细胞增高，中性粒细胞数增多，大便常规可见红、白细胞；当合并消化道出血时，血常规可见血红蛋白降低，大便常规提示隐血阳性。

2. 肛门直肠指检

指诊的目的不是在于诊断结肠憩室，而是为了排除乙状结肠憩室炎是否在直肠陷窝而形成脓肿，一旦有脓肿形成，指诊时直肠前陷窝则有抵抗感和饱满感。

3. 肠镜检查

结肠镜是最直接最有价值的诊断方法。镜下检查可见光滑圆形或椭圆形开口的肠壁下陷，黏膜色泽正常，囊内可见血管纹理。当合并憩室炎时，憩室腔内易积存粪便，憩室口周围黏膜充血、水肿，有时可见血液流出或炎性分泌物。同时肠镜检查也可以直观地与其他肛门直肠疾病进行鉴别。

4.X 线检查

（1）腹部平片：单纯憩室的腹部平片检查通常都是正常的；当合并憩室炎时，因肠壁移位或狭窄，黏膜改变，在病变近端或远端肠段内可见到多发憩室；当合并肠梗阻时，腹平片可见气液平面；当继发急性肠穿孔时，可见膈下游离气体。

（2）钡剂灌肠、结肠气钡双重对比造影：可以显示憩室的大小、形态、数目和分布等。典型的憩室为突出于肠腔外的圆形或烧瓶形阴影，大小约 1~2 cm，与肠腔间有窄颈相连，底部常可见粪块引起的充盈缺损，影像成杯状，憩室常为多发，多位于乙状结肠。合并憩室炎时则显示为肠腔狭窄和变形，肠壁边缘不整齐，两侧不对称的锯齿状阴影。注意：在炎症较重或腹膜刺激征较明显的情况下不易做钡剂灌肠检查。

5.CT 检查

可发现结肠壁增厚，结肠周围炎症、瘘管、窦道、脓肿和狭窄。急性憩室炎的诊断并不需要 CT 检查，当出现以下情况时应进行 CT 检查：①急性期对憩室炎诊断并不肯定时；②临床怀疑有脓肿或瘘管时；③保守治疗后情况没有改善时；④右半结肠憩室炎或巨大憩室炎时。

6. 超声检查

此方法在结肠憩室检查时较少应用，当炎症较重或腹膜刺激征较明显的紧急情况下，因不易行钡剂灌肠或肠镜检查时可采用。具有无损伤性、经济、方便等优点，且对于鉴别炎性肿块和脓肿作用较大。

九、诊断

1. 中医诊断要点

病位在大肠，恢复期可影响脾胃，涉及肝、肾等脏，与经络、气血、津液均有关。本病属里证、虚证，有时也可呈虚实夹杂。本病病因复杂，分型繁多，肺有燥热下移大肠，易致大肠气机失畅，津液耗伤，故出现便秘；肝气不舒，郁久化火，灼伤肠络，引起便血；脾失健运，升清失权，水谷不化，则出现泄泻；久病耗损肾阴，阴损及阳，可出现阴寒内聚、气滞血凝的腹痛。

2. 西医诊断要点

结肠憩室患者以老年人居多，由于身体机能的退化及敏感性降低，往往没有自觉症状，只有当并发症出现时才会有明显的症状和体征。而大多数人都是在 X 线检查、钡剂灌肠或内镜检查时偶然发现的。仅少数患者会有腹痛、腹泻、便血或便秘等症状，但是这些症状并没有特异性，其发生也可能与肠功能紊乱有关。故临床上应详细询问患者病史（有无长期便秘史、肠道慢性梗阻、炎症性肠病等），详细的体格检查，结合辅助检查如：钡剂灌肠、结肠气钡双重对比造影、肠镜检查等，即可明确诊断。

十、鉴别诊断

（1）急性阑尾炎：当大肠憩室病变在右侧，尤其是并发憩室炎时，临床症状与急性阑尾炎极其相似，均可出现转移性右下腹痛、压痛及反跳痛等症状。可通过肠镜或大肠气钡双重造影鉴别。

（2）缺血性肠病：结肠憩室和缺血性肠病都是老年人易发的常见病，在老龄人合并心血管疾病或有高凝倾向，突然出现腹痛、鲜血便及腹部压痛和反跳痛时，应注意考虑缺血性肠病的可能，血管造影可显示狭窄的血管段，肠镜检查缺血肠段黏膜充血水肿、糜烂出血。通过肠镜检查可鉴别。

（3）炎症性肠病：溃疡性结肠炎和结肠憩室均可出现腹痛、腹泻、便血等症状，溃疡性结肠炎的患者肠镜检查可见弥漫性多发性糜烂或溃疡，可通过肠镜检查鉴别。克隆恩病和憩室炎均可形成窦道、梗阻和脓肿等，当造影发现多发的腔内病变和纵形的黏膜下瘘管，则克罗恩病的可能性较大，当老年患者的憩室病和克罗恩病较难鉴别时，可通过灌肠或内镜检查鉴别。

（4）肠道肿瘤：直肠肿瘤也可出现腹痛、腹泻、便血等与结肠憩室相类似的症状，但伴有消瘦、体重减轻等全身症状。且部分憩室可与大肠癌并存，症状常重叠，大肠癌早期诊断困难，中晚期可出现便血，但腹痛程度不如憩室合并炎症重。通过肠镜和组织病理学检查可鉴别。

十一、治疗

（一）中医内治法

1.脾气虚弱

［治法］补中益气，和胃止泻。

［方剂］补中益气汤加减（《内外伤辨惑论》）。

［常用药］黄芪 15~20g，甘草 5g，人参、当归各 10g，橘皮 6g，升麻 3g，柴胡 3g，白术 10g。

［加减］若脾气下陷重者，加重党参、黄芪药量；若夹食滞嗳气频者，加鸡内金、莱菔子；若泄泻日久，脾虚夹湿，肠鸣辘辘者，去白术，加苍术、厚朴、防风。

2.脾虚湿困

［治法］健脾益气，化湿和中。

［方剂］参苓白术散加减（《太平惠民和剂局方》）。

［常用药］莲子肉、薏苡仁、砂仁、桔梗各 20g，白扁豆 10g，白茯苓、人参、甘草、白术、山药各 10g。

［加减］若腹胀甚，气滞湿阻症状明显者，去炙甘草，加厚朴；若湿蕴化热，舌苔黄腻者，加黄芩、滑石；若腹痛肢冷者，加炮姜、吴茱萸。

3.脾胃阳虚

［治法］温中健脾，散寒祛湿。

［方剂］理中汤合胃苓散（《太平惠民和剂局方》《普济方》）。

［常用药］人参、干姜、炙甘草、白术各9g。

［加减］若腹中冷痛、畏寒肢冷者，加制香附、补骨脂；若小腹拘急冷痛者，加小茴香、乌药；若寒热错杂、呕吐吞酸者，加黄连、桂枝。

4. 湿热壅阻

［治法］清泄湿热，理气和血。

［方剂］白头翁汤合三仁汤加减（《伤寒论》《温病条辨》）。

［常用药］白头翁15g，黄柏12g，黄连4~6g，秦皮12g。

［加减］若夹食滞而腹胀满拒按者，加槟榔、谷芽、麦芽；若恶心、呕吐甚者，加半夏、竹茹；若口渴、小便短赤者，加天花粉、木通、玉竹。

5. 阴虚燥热

［治法］滋阴清热，润肠通便。

［方剂］驻车丸合青蒿鳖甲汤加减（《千金方》《温病条辨》）。

［常用药］青蒿6g，鳖甲15g，生地12g，知母6g，牡丹皮9g。

［加减］若兼便下鲜血者，加地榆、赤芍、槐花；午后低热明显者，加地骨皮、白薇；热甚、心烦、失眠者，加生大黄、莲子心。

（二）西医非手术疗法

（1）一般疗法：单纯性结肠憩室和无自觉症状者无需进行治疗。只需平时注意高纤维饮食，避免辛辣刺激性食物，保持大便通畅即可。

（2）药物治疗：对于便秘者可每晚服30~60ml液体石蜡，但要忌导泻剂及反复灌肠，以避免引起肠穿孔；对于合并急性憩室炎者，可予以禁食、补液、抗感染等对症治疗；对于合并消化道出血者，可予以药物止血或输血治疗；对于合并肠梗阻症状者，可予以禁食、鼻胃管减压等对症治疗。

（三）手术疗法

结肠憩室最常见的发生部位为乙状结肠，故以乙状结肠憩室为例介绍下列手术方式：

1. Ⅰ期切除吻合术

［适应证］

①一般情况较好，肠道准备充分的择期手术者。

②部分结肠憩室合并大出血者。

［操作方法］

①体位选择仰卧位。

②采用硬膜外麻醉或全身麻醉。

③开腹后将乙状结肠和一部分直肠游离出来，分离粘连，使乙状结肠恢复正常活动状态。在有病变肠管近端肠系膜和乙状结肠无硬变部分切断乙状结肠，在直肠上端下方约1.5~2.5cm处切断直肠，将乙状结肠及其憩室切除。

④对于急性结肠憩室炎，开腹后在腹腔内常看到乙状结肠憩室炎是一个体积较大且固定的肿块，这类肿块常向下在腹膜反折上方止于无炎症的正常直肠。可在肿块外侧切开腹膜，以指尖由炎症肿块外侧向内侧钝性分离，将肿块完全游离，再将肿块和乙状结肠整块

切除。

⑤冲洗手术区，修剪乙状结肠和直肠断端，作端端吻合。

［注意事项］

①操作过程中注意避免损伤腹膜后器官。

②术后要注重抗生素的应用和选择。

2.Ⅱ期切除吻合术

［适应证］憩室炎、憩室穿孔、脓肿形成合并肠梗阻而全身状况不佳的患者。

［操作方法］

①体位选择仰卧位。

②采用硬膜外麻醉或者全身麻醉。

③切除乙状结肠憩室，乙状结肠近端牵到腹壁作端造口术，并缝合直肠断端。

③待病情好转，急性炎症消散后（一般为6周），再做二次开腹手术。游离出直肠并牵入腹腔，拆除乙状结肠造口和直肠断端缝线，修剪乙状结肠和直肠断端，端端吻合。

［注意事项］

①术后要注意结肠造口有无回缩、脱出、出血、坏死等，注意造口周围皮肤的保护，并指导患者如何进行造口的护理。

②为了防止直肠陷入盆腔后第Ⅱ期吻合直肠困难，可将直肠断端固定于骶岬上，或在缝合直肠断端的两角穿入粗丝线并留长5~6cm，放入盆腔为标志。

③腹腔冲洗后，需留置腹腔引流管。

3.Ⅲ期乙状结肠切除术

［适应证］

①憩室坏疽、游离穿孔、全腹膜炎、脓肿和复杂瘘管不能安全游离乙状结肠者。

②病情危重和全身衰弱不能耐受者。

［操作方法］

①体位选择仰卧位。

②采用硬膜外麻醉或者全身麻醉。

③先作左横结肠袢状造口术和乙状结肠憩室炎感染区引流，引流时需分离炎性肿块，分开各个小腔，使引流通畅。

④数周或数月后切除有病变的乙状结肠，与直肠作端端吻合。

⑤切除吻合数月后闭合横结肠造口。

［注意事项］结肠造口后不能停止憩室炎的进一步发展，由于远侧结肠收缩影响引流，可使无功能结肠内的憩室炎加重，在延迟切除期间围绕乙状结肠感染和化脓，易生成大量纤维组织，增加切除吻合困难。

十二、现代研究进展

近年来随着微创外科的发展，越来越多的传统开腹手术被腹腔镜手术所替代，腹腔镜在结肠憩室的早期治疗上已经显出明显的优势。在欧美发达国家，腹腔镜技术早已应用于结肠憩室的治疗。目前，部分学者认为临床有开腹探查适应证者均可行腹腔镜探查术，腹腔镜探查术有助于结肠憩室的分类处理，不但可直接明确结肠憩室的部位、性质、类型、大小等，同时还可在腹腔镜下进行相应的手术治疗及辅助手术方案的选择，能够有效避免开放式剖腹探查的盲目性及由此带来的创伤。腹腔镜手术中除了可完全在镜下操作，还可将病变肠管提出腹腔外操作，与传统开腹手术相比，腹腔镜手术操作简单、创伤小、出血少、安全可靠，可避免肠管以外其他脏器的触摸刺激，降低术后肠粘连的发生率。

第七节　肛门周围化脓性汗腺炎

化脓性汗腺炎（hidradenitis suppuratuve，HS）是一种慢性、反复发作、以大汗腺化脓为主的皮肤病，青壮年发病为多。常见于腋下和腹股沟，其次累及会阴、肛周、耻骨上区、乳房下区和腹部皱襞。典型临床表现为疼痛、炎症性丘疹、结节、脓肿，严重时在黑头粉刺或皮肤挛缩的基础上，形成窦道。潜行不规则溃疡，条索状、瘢痕样隆起，个别患者继发鳞状细胞癌。严重影响患者生活质量，导致生活和工作能力下降，并引发心理和精神疾患，而发生在肛门周围称之为肛门周围化脓性汗腺炎。属于中医"蜂窝瘘""串臀瘘"的范畴。

一、流行病学资料

据患病率与发病情况：从现有资料分析，美国人群的一生患病危险系数约为1%，患病率为1：500，发病年龄10~59岁，主要集中在20~34岁，患病率更高。在澳大利亚平均每年470人住院治疗，女性70.6%，男性29.4%。0~9岁及60岁以上的患者小于5%。法国分析了164例HS，平均年龄34±11岁，平均发病年龄23岁，男女比例1：2.8，42%的患者超重、82%的患者吸烟、30%有家族史。

二、病因病机

（一）中医病因病机

中医认为本病多因外感六淫，过食膏粱厚味，内郁湿热火毒，致邪毒积集聚肛门而发，或心脾两虚，水湿不运，痰湿内生，结聚肛门而成。

（二）西医病因病机

西医学认为本病病因复杂，可能与体内激素失衡、胚胎发育不良、局部潮湿、吸烟过多、细菌感染等诸多因素有关，或误服含有雄激素的药、食物所致，或个人局部卫生欠佳、多汗、吸烟、搔抓、摩擦等各种刺激下诱发本病，亦与家族遗传病有关。

三、中医辨证分型

1.湿热内蕴

证候特点：肛门周围红肿、结块、疼痛，时感瘙痒，抓破溃脓流水，此愈彼起，缠绵不愈，口干而不欲饮，胸闷纳呆，苔黄而腻，脉濡数。

2.脾虚毒蕴

证候特点：肛周皮肤颜色晦暗，结节硬肿，迟不作脓，或脓水清稀淋漓或皮肤窜空，形成瘘管，伴面色苍白，神疲乏力，食少懒言，舌质淡，苔薄白脉虚无力。

四、西医分类

Hurler 将 HS 在临床上分三期，I 期为单发或多发的孤立性脓肿，无窦道和瘢痕；Ⅱ期为多发性脓肿，有窦道和瘢痕形成；Ⅲ期为局部发现有许多相通的窦道、脓肿和瘢痕，伴有炎症和慢性溢脓。

五、临床表现

有肛门周围反复疼痛流脓病史。多发生在健康、皮肤油脂过多，常有痤疮的青年人。初期在肛门周围皮肤可出现单个或多个与毛囊大小一致发红、肿胀的小硬节、疖肿、脓胞，有的小硬节数周后可消散，但常反复发作；有的小硬节连成斑块，逐渐扩大成较大的硬节，高出皮肤，红肿明显，有痒痛感，多化脓自然破溃，流出黏稠有臭味的脓性分泌物，硬节反复不愈可出现患部皮肤窜空，形成大小不同窦道，但病变部位仅位于皮下，不深入括约肌。随着窦道相继形成融合成片，皮下发生广泛坏死，皮肤溃烂，可对外蔓延到会阴、臀部，病变范围呈弥漫性或结节状。愈合后皮下硬化和瘢痕形成，但全身症状不明显。

六、实验室及其他辅助检查

血常规：白细胞分类计数升高。脓液细菌培养见金黄色葡萄球菌等致病菌或非致病菌。

七、鉴别诊断

（1）肛门周围皮肤疖肿：肛周皮肤有一红色结块上有白色脓头，灼热疼痛，突起根浅，出脓即愈，不与肛门直肠相通。

（2）肛瘘：有肛痈发作史，肛门指诊可触及内口，而本病不与直肠相通。

（3）藏毛窦：位于肛门后位，脓性分泌物中可见毛发。

（4）畸胎瘤：瘘管很深，常通入明显的脓腔。

八、治疗

（一）中医内治法

1.湿热内蕴

［治法］清热利湿解毒。

［方剂］五味消毒饮和燥湿解毒汤加减。

［常用中药］金银花、野菊花、蒲公英、紫花地丁、紫背天葵子、白芷、苍耳子、苦参、黄柏、川椒、萆薢、地肤子、白藓皮、当归、赤芍、炒白术、薏苡仁等。

2.脾虚毒蕴

［治法］健脾利湿。

［方剂］健脾燥湿汤加减。

［常用中药］苍术、白术、炒薏苡仁、生山药、黄连、肉桂、诃子、桂枝、补骨脂、甘草等。

（二）中医外治法

（1）熏洗法：红肿者用马齿苋洗剂、生皮硝洗剂等；溃脓者用祛毒汤等；收口者用明矾洗剂熏洗或热敷患处；汗多者用葛根洗剂湿敷。

（2）敷药法：未溃用金黄膏，已溃用大黄膏。

（3）提脓祛腐法：适用已溃、脓水未净或瘘管形成者，常用八二丹、九一丹等药线引流。

（4）生肌法：适用脓肿已溃创面肉芽新鲜，切开引流创面腐肉已净或瘘管手术后者用生肌散祛腐生肌收口，或用黛柏散收敛生肌。

（三）西医非手术疗法

（1）抗感染：急性期可酌情应用抗生素，一般根据细菌培养和药敏实验，决定选用抗生素的种类。常选用的药物有甲硝唑、庆大霉素、头孢菌素、青霉素、红霉素、万古霉素等，但因本病常反复发作，病灶周围纤维化，抗生素可能不易透入，所以药敏实验不一定与临床效果一致。

（2）生物制剂：美国一项最新研究表明，中度至重度的化脓性汗腺炎（HS）患者每周接受 1 次阿达木单抗治疗有效。该研究结果显示，每周 1 次阿达木单抗治疗的患者获得临床反应的比例明显大于安慰剂组。每周接受阿达木单抗的患者至少有一半的病灶数在16 周时得到改善，并且这些改善在第 4 周时就已出现。

（3）异维甲酸：每日 0.5~0.8mg/kg，疗程 4~6 个月，虽然部分报道尝试使用异维 A 酸来治疗化脓性汗腺炎，效果令人失望。但近年来有报道 Sorria 等用异维 A 酸对化脓性汗腺炎治疗，平均治疗时间为 7.8 个月，平均剂量为 44mg /d（20~140mg/d），其中取得一定的疗效。故异维 A 酸用于化脓性汗腺炎治疗需进一步研究评价。

（4）肾上腺皮质激素：泼尼松龙、地塞米松等应用，可控制炎症，但不宜久用。

（5）抗雄性激素：近年来研究应用雄性激素药物环丙氯地孕酮（CPA）治疗化脓性汗腺炎取得了较好的效果。

（四）手术疗法

1. 顶端切除术

将病变区全部切开，切除瘘管两侧，只留瘘道基底部，目的是去除可能因炎症的纤维化反应而使大汗腺管阻塞，防止病变复发。适用于反复发作，有蔓延趋势者。此方法也存在组织损伤大、修复时间长的缺点。

2. 切缝引流术

采用切除所有瘘道后进行间断 I 期缝合各切口的切缝引流术。但是此手术存在着诸如不能最大限度的切除病变腺体、缝合时张力过大，引流不通畅、容易复发等问题。适用于慢性型肛周化脓性汗腺炎病灶范围较小者。

3. 术后处理

总结相关文献，目前化脓性汗腺炎的手术方式基本为前两种方式，但是在术后处理上，经过许多临床医师不断总结，产生许多有效术后处理。其中主要分以下几类。

（1）中医术后处理：不少的文献报道临床医师采用中医中药或外治的方式处理化脓性汗腺炎术后，如中药口服、中药熏洗法及中药敷药法等，不管采用何种方式，对伤口的愈合及预防复发，均起到很好疗效。总结相关文献，采用的中药汤剂均为清热解毒，消肿溃坚中药汤剂，中医膏药有去腐生肌的疗效。

（2）西医术后处理：高锰酸钾坐盆：术后每日用 1∶5000 高锰酸钾溶液坐浴、换药；VSD 负压封闭引流术：负压封闭引流术（VSD）是一种新型深部引流技术，多用于复杂创面的处理中。临床研究指出，VSD 可有效促进创口愈合，有利于缩短治疗时间，减轻患者痛苦。

九、预防和调护

（1）饮食有规律，少食辛辣刺激性食物，防止便秘和腹泻。

（2）炎热夏季要注意防暑降温，保持肛周局部皮肤清洁干燥。

（3）早期治疗，避免广泛蔓延。

十、现代研究进展

（一）基础研究

肛周化脓性汗腺炎的诊断误诊率为 81%，其中 37% 误诊为肛瘘，28% 误诊为毛囊炎，16% 误诊为肛周脓肿，28% 误诊为毛囊炎，16% 误诊为肛周脓肿。肛周化脓性汗腺炎与肛瘘的主要鉴别点为，肛瘘有明确内口（肛隐窝）。

（二）临床研究

手术治疗是肛周化脓性汗腺炎的主要治疗方式，能够在很大程度上控制病情发展，改善患者预后，提高生活质量。目前临床上常用的手术方法较为多样，但大多伴随有较高的复发率。若进行单纯切开引流，患者的复发率几乎高达 100%。手术方式的选择直接关系到肛周化脓性汗腺炎的治疗效果及术后复发。去顶开窗术是 20 世纪 50 年代末由 Mullins 首次提出的，该方法能够很好地去除因炎性反应致腺管阻塞的瘘管顶端皮肤组织，保留瘘管基底部，有利于创面愈合，该手术术野清晰，有效避免了瘘道遗漏，降低了复发率；但此方法也存在组织损伤大、修复时间长的缺点。切开旷置引流术属微创治疗方法，具有创伤小、术后恢复快等特点，手术采用黄连水纱条贯穿引流，使瘘道在无菌条件下愈合，明显降低了术后感染的风险，纱条的异物刺激也有利于肛周组织的生长，促进肛门功能恢复，两种手术治疗总有效率和复发率均无明显差异，但切开旷置引流术在缩短疼痛及水肿时间、促进创面愈合方面更具优势。

第八节　肛周皮脂腺囊肿

肛周皮脂腺囊肿（sebaceous cyst）主要由于肛周皮脂腺排泄管阻塞，皮脂腺囊状上皮被逐渐增多的内容物膨胀所形成的潴留性囊肿。其特点为缓慢增长的良性病变，可发生于任何年龄，但以青壮年多见，好发于颈项、胸背及臀部皮脂腺丰富部位。皮脂腺囊肿突出于皮肤表面，肿物呈球形，单发或多发，大小不等，囊内有白色豆渣样或糊膏状分泌物，内容物为皮脂和破碎的皮脂腺细胞，常有腐臭味，一般无自觉症状，但由于囊内分泌皮脂腺和脱落上皮细胞过多，张力太大，容易合并感染，若并发感染可出现红、肿、热、痛炎性反应。

一、病名溯源

（一）中医的认识

中医学称皮脂腺囊肿为"粉瘤""脂瘤""渣瘤"，俗称"豆腐渣瘤"。"粉瘤"病名可追溯至明代医学大家张景岳《景岳全书·外科钤》，书中概述："盖此以腠理津沫，偶有所滞，聚而不散，则渐已成瘤，是亦粉刺之属，但有浅深尔，深者在皮里渐成大瘤也。"故治疗上以清热利湿，健脾化痰为主，佐以消脂之品。

（二）西医的认识

皮脂腺分布于全身，来源于中胚叶，属真皮组织。正常情况下皮脂腺以全浆分泌形式通过导管向皮肤分泌皮脂，当毛囊皮脂腺口堵塞时，皮脂腺积成囊肿，因此一般皮脂腺囊肿均位于皮内，与皮肤紧密粘连。皮脂腺囊肿多为单发，偶见多发，形状为圆形，硬度中等或有弹性，无波动感。内容物为白色豆腐渣样物，皮脂腺囊肿与表皮样囊肿临床上统称为皮脂囊肿。

二、流行病学资料

本病又称粉瘤，在人体的任何部位都可发生，以青壮年多见，多发于头部、耳周、颈顶部、肩部、背部等皮脂腺丰富部位，囊肿大小不等，一般儿童在 2cm 以内，呈圆形，局限，多与表皮粘连在一起，常有破溃、出血，感染少数，也有恶变可能，因此一旦发现这种肿瘤应尽早手术切除为宜。皮脂腺囊肿是外科常见病，据报道有 2.2%~4% 的恶变率。

三、病因病机

（一）中医病因病机

津沫所致是痰湿积聚，形成肿块的原因。若本病继发感染，伴有局部红肿热痛称"脂瘤染毒"，化脓者成为"脓瘤"，盖因痰湿积聚，经络阻滞，气血不畅，蕴久化热，湿热壅滞，热盛肉腐，化腐成脓而成。由此可知，本病由于腑脏功能失调，湿热内蕴，痰瘀积聚于肌肤所致。

（二）西医病因病机

为皮脂腺导管阻塞，导致皮脂腺排泄障碍淤积而成，皮脂腺导管阻塞多为灰尘堵塞及细菌感染所致。

四、病理

皮脂腺囊肿表面多有小孔，切面可见内充满油状液体。镜下可见囊肿由很薄的复层鳞状上皮组成，囊壁外可见散在皮脂腺组织，囊内容物为嗜酸性无定型物质。皮脂腺囊肿癌变的概率很低。

五、临床表现

皮脂腺囊肿突出于皮肤表面，好发于皮脂腺丰富部位，如头皮、颜面、胸背等处，多数生长缓慢，未合并感染时，患者一般无自觉症状。肿物呈球形，单发或多发，大小不等，小者数毫米，大者近10cm。中等硬度，有弹性，高出皮面，与皮肤有粘连，不易推动，表面光滑，无波动感，其中心部位有针头大脐孔凹样开口，呈蓝黑色，形如针头粉刺，挤压可出豆腐渣或面泥样内容物，内容物为皮脂和破碎的皮脂腺细胞，常有腐臭味。皮脂腺囊肿癌变极为罕见，但易继发感染，若并发感染可出现红、肿、热、痛炎性反应。囊肿在外力下可以破裂而暂时消退，但会形成瘢痕，且易于复发。

六、实验室及其他辅助检查

（1）超声检查：必要时可行超声检查了解囊肿性质，及其与周围组织的关系。

（2）实验室检查：囊肿合并感染时，血常规示白细胞总数及中性粒细胞比例明显升高，必要时行脓液或血的细菌培养及药物敏感性试验。

（3）组织病理学检查：术前一般不需要活检，可术后送病理检查。

七、诊断及鉴别诊断

本病根据临床表现及相关检查即可确诊。

（一）中医鉴别诊断

（1）有头疽：发生于肌肤之间的急性化脓性疾病，临床特点是初起时红肿结块，随即出现粟粒样脓头，皮肤灼赤红肿胀痛，脓头相继增多，溃后状如莲蓬、蜂窝、脓肿易向深部及周围扩散，脓液不易畅泄，肿块范围较大，多在9~12cm之间，甚至可达30cm，严重者可导致疽毒内陷。好发于枕项部、脊背等皮肤肌肉丰厚坚韧之处。可发于任何季节、年纪和性别，临床以老年男性为主。

（2）臀痈：是发生在臀部肌肉丰厚处的急性化脓性疾病。其特点是病位较一般痈深，范围也大，采势急骤，容易腐溃。俗名"针毒结块"，相当于西医的臀部蜂窝组织炎。

（二）西医鉴别诊断

（1）皮样囊肿：是一种由偏离原位的皮肤细胞形成的先天性囊肿，位于皮下，不与皮肤粘连而与基底部组织粘连甚紧，常长在身体中线附近，好发于眼眶周围，鼻根、枕部及口底等处，属错构瘤。

（2）表皮样囊肿：又称外伤性表皮囊肿。是一种真皮内含有角质的囊肿，多因外伤（尤其刺伤）将表皮植入真皮而成，肿物表面常有角质增生，好发于手及足踝等易受外伤和压迫的部位。

（3）皮下脂肪瘤：脂肪瘤呈扁平分叶状，位于皮下，用手指沿肿物两侧相向推挤局部皮肤，可出现橘皮样征。

八、治疗

（一）中医内治法

本病重在辨明虚实，以分证论治，防止脓毒内陷。病程一般较长，中医治以清热利湿，健脾化痰为主，佐以消脂之品；正虚者宜补益气血。

1. 湿热蕴结证

［证候特点］多见于去腐阶段，肛周红肿灼热，伴有发热，口干、口苦，大便秘结，小便赤短，舌红，苔黄腻，脉滑数等。

［治法］清热利湿，和营托毒。

［方剂］犀角地黄汤合四妙丸加减。

［常用中药］犀角（水牛角代替）、生地、赤芍、丹皮、黄柏、苍术、牛膝、薏苡仁、甘草等。

2. 气血两虚证

［证候特点］多见于术后收口生肌阶段，创面肉色淡白，脓液清稀，新肌不生，创口难收，伴有神疲乏力，面色、唇甲淡白，舌质淡，苔薄白，脉沉细弱。

［治法］治以益气补血，托里生肌。

［方剂］十全大补汤加减。

［常用中药］人参、茯苓、白术、炙甘草、川芎、当归、白芍、熟地黄、黄芪、肉桂等。

（二）中医外治法

疮肿成脓后应尽早行外科手术切开排脓，首选"十"字切开引流＋囊肿内壁搔刮术，其次诸如三联法（"十"字切开引流＋囊肿内壁搔刮＋2% 磺酒破坏囊壁内侧面）、针刀、火针等特色中医外治方法均有不错的临床疗效。

（1）术式操作"十"字切开引流＋囊肿内壁搔刮术，手术切口尽量延伸至脓腔边缘，适当修剪切口周边皮瓣，充分暴露术野，便于探查、搔刮囊壁及日后换药，保持引流通畅；切开后，用刮匙将囊壁充分刮净；术中将黑色粗大毛囊孔连同疮肿一并切除，减少日后复发率。

（2）术式分析：综合有序地联合运用敷贴、掺药、蚕食、垫棉等其他中医外科临床独特的诊疗技术进行治疗，临床疗效理想，临床治愈率高，创面愈合时间短，和西医手术方式相比，无需等待手术时机便可根治，免去了二次手术之苦，且患者复发率低，愈合后创面瘢痕小，临床操作简便。

（3）术后换药：根据外治法祛腐和生肌的不同阶段，辨证用药。"祛腐"阶段：运用红油膏及掺丹药拔脓去腐；"生肌"阶段，运用生肌散、生肌白玉膏盖贴。

（三）西医非手术疗法

皮脂腺囊肿往往并发感染，造成囊肿破裂而暂时消退，但会形成瘢痕，并且易于复发。手术是皮脂腺囊肿唯一的治疗方法，如术前并发感染，常规抗感染控制，待炎症消退后再行手术。

（四）手术疗法

感染化脓者即为有手术指征，最常用的根治方法是局麻下行囊肿切开引流术 + 切除手术。

（1）术式操作：对脓肿行"一"字形切开引流术，经过术后换药，待切口愈合、炎症消退一段时间后予再行第 2 次手术，切除囊肿。

（2）术式分析：皮脂腺囊肿是体表小肿物，手术简单，在门诊即可进行。应当尽量完整地摘除，不残留囊壁，否则易复发。手术切除时应考虑到美容效果，可采用小切口切除面颈部皮脂腺囊肿，皮肤在无张力下缝合，可避免切开瘢痕生长，以达到美观效果。

（3）术前有感染及手术后为预防感染，均要适当使用抗生素类药物。已合并感染的皮脂腺囊肿应在感染控制后再手术切除病灶，对于局部感染不能控制或已经合并脓肿者应切开引流。

（4）CO_2 激光、电离子微创法被认为是治疗无合并感染的囊肿的好方法，由于其操作简单，切口小，出血少，不用缝合，几乎不留瘢痕，复发率低，尤其适合于颜面部皮脂腺囊肿的治疗。

九、现代研究进展

栾淑芬等人用火针对 50 名粉瘤患者进行治疗，操作步骤：将患处局部常规消毒，将三棱针在酒精灯上烧红，点刺粉瘤中心，以刺透囊壁为度，挤压囊肿部位，挤净皮脂腺，用止血钳取出囊壁，挤压创口，无菌纱布敷盖固定，3~5 天创口痂落愈合。治愈 46 例，总有效率达 92%。韩贵庆对 3 年累计 62 名面部皮脂腺囊肿患者，进行搔刮冲洗法治疗。对治疗 3 天后有无疼痛进行评价，3 天内无痛者为优良，44 人，5 天内恢复正常者 10 人，4 例 2 周后痊愈。结果：治疗总有效率达 88.7%。李艳等人对 68 例临床诊断的皮脂腺囊肿患者，其中 20 例曾有感染史、粘连或钙化症状，行微创摘除术，余 48 例无感染史采用无创清除术。结果提示皮脂腺囊肿无创清除术与微创摘除术对于术后瘢痕有明显统计学意义（P < 0.01）。陆建元等人对 38 例经手术和病理证实的皮脂腺囊肿的超声资料进行回顾性分析，结果：诊断符合率为 97%，高于其他体表良性肿块。结论：高频超声对了解皮脂腺囊肿性质及其与周围组织的关系，鉴别肿块良恶性，指导临床、判断预后有重要意义。段旭东等人对 20 例不同部位皮脂腺囊肿继发感染化脓的患者予中西医综合治疗，结果：治愈率达 100%。郭洪春等人对 82 例不同部位的 87 个皮脂腺囊肿进行小切口刮出囊肿内容

物及内壁，结果：一次治愈 81 例 86 个粉瘤，治愈率达 98.8%。肯定了小切口治法的明显疗效。刘安民等人对 159 例皮脂腺囊肿患者进行中医外治法综合治疗。结果：159 例患者全部痊愈，痊愈率达 100%。随访 6 个月，无 1 例复发。肯定了中医外治法在治疗皮脂腺囊肿上的显著疗效，对指导临床治疗有重要意义。

参考文献

［1］黄乃健．中国肛肠病学［M］．济南：山东科学技术出版社，1996：1444–1446.

［2］徐廷翰．中国痔瘘诊疗学［M］．成都：四川科学技术出社，2008：510–513.

［3］张庆荣．临床肛门大肠外科学［M］．天津：天津科技翻译出版社，1992：305–306.

［4］钱海华．结直肠肛管疾病诊断治疗新进展［M］．上海：上海中医药大学出版社，2009，（09）：137–140.

［5］荣文舟．中华肛肠病学图谱［M］．北京：科学技术文献出版社，2004：272–277.

［6］金定国．肛肠病中西医治疗学［M］．上海：上海科学技术出版社，2014：183–186.

［7］阎良，黄建平，许文捷，等．性自慰致直肠异物嵌顿诊治体会（附 4 例报道）［J］．中华男科学杂志，2011，（09）：849–851.

［8］蔡碧波，张振勇，张霓．肛管直肠异物嵌顿的诊治体会［J］．实用医学杂志，2013，（07）：1147–1149.

［9］吴阶平，裘法祖，黄家驷．外科学．第 6 版．［M］．北京：人民卫生出版社，2000.

［10］孟惠彦，王跃欣，吕炳蓉．植物性肠结石致肠梗阻 26 例分析［J］．现代中西医结合杂志，2001，（06）：516–517.

［11］袁泉良．大肠粪石症的临床诊断和治疗［J］．健康必读（下旬刊），2012（6）：53.

［12］高文庆．中西医结合内科治疗粪石性肠梗阻 98 例［J］．转化医学电子杂志，2015，（04）：71+73.

［13］胡刚，娄礼广．粪石性肠梗阻临床诊治体会［J］．中国冶金工业医学杂志，2013，（04）：481–482.

［14］刘峰，杨伟金，田野，等．12 例结肠粪性溃疡穿孔诊治分析［J］．广州医药，2016，（04）：25–27.

［15］刘宝军，鲁增．结肠粪性穿孔 8 例诊治探讨［J］．中国医药导报，2008，（17）：166–168.

［16］王长友，陈建立，宫凤玲，等．肠石性肠梗阻误诊分析：附病例报告［J］．中国全科医学，2013，（38）：3840–3842.

［17］陈孝平，汪建平．外科学［M］．第 8 版．北京：人民卫生出版社，2013：373–380.

［18］姜良铎．中医急诊学［M］．北京：中国中医药出版社，2003：213–217.

［19］姜洪池，汪大伟. 肠梗阻治疗策略选择的今日观［J］. 中华普外科手术学杂志（电子版），2011，（03）：246-250.

［20］吕云福. 肠梗阻的常见病因分类与治疗策略［J］. 中华普外科手术学杂志（电子版），2011，（03）：251-255.

［21］巫桁锞，熊慧生，蒋参. 肠梗阻的中医治疗进展［J］. 中国中医急症，2013，（09）：1572-1574.

［22］宋希根. CT、X 线片及超声在肠梗阻诊断中的应用价值分析［J］. 中外医学研究，2017，（05）：49-50.

［23］秦成坤，李乐平. 现代肝胆胃肠外科手术学［M］. 济南：山东科学技术出版社，2009：214-220.

［24］朱维铭. 肠梗阻的手术治疗［J］. 中国实用外科杂志，2008，（09）：692-694.

［25］张俊仲，张培达，尹丽荣. 直肠子宫内膜异位症诊治研究进展［J］. 疑难病杂志，2008，（05）：311-314.

［26］姚书忠，梁炎春. 肠道子宫内膜异位症诊断及治疗［J］. 中国实用妇科与产科杂志，2013，（01）：14-17.

［27］王业皇. 肛肠科疾病中医治疗全书［M］. 广州：广东科技出版社，2000，09：427-433.

［28］石一复. 子宫内膜异位症［M］. 上海：上海科学技术出版社，2002，08：277-288.

［29］葛恒发，于仁，陶国全，等. 腹腔镜下结直肠子宫内膜异位症的诊断与治疗［J］. 重庆医学，2010，（24）：3392-3393.

［30］申利，蒋依玲，张博，等. 腹腔镜与结肠镜双镜联合在直肠子宫内膜异位症中的应用探讨［J］. 中国妇幼保健，2015，（13）：2103-2106.

［31］张薇，黎福荣，唐彬，等. 子宫直肠陷凹子宫内膜异位症对 Wistar 大鼠生殖能力影响的研究［J］. 实验动物科学，2015，（03）：19-22+53.

［32］朱峰城. shRNA 靶向抑制 NF-κB 基因治疗食蟹猴子宫内膜异位症的研究［D］. 南方医科大学，2015.

［33］田洪裕，林建江，张宏志. 直肠肛管损伤的特点及诊治［J］. 中华创伤杂志，2004，（04）：64-65.

［34］Robertson MD，Ray JE，Ferrari BT，et al. Management of rectal trauma［J］. Surg Gynecol Obstet，1982，154（2）B：161-164.

［35］金定国. 中西医结合肛肠病治疗学［M］. 合肥：安徽科学技术出版社，2004：329-331.

［36］曾俊，胡卫建. 肛管直肠损伤的诊断和治疗［J］. 四川医学，2003，（10）：998-1000.

［37］李涛. 肛管直肠外伤46例诊治疗效［J］. 中华普通外科学文献（电子版）.2014，（06）：473-475.

［38］艾中立，何跃明. 直肠肛管损伤的早期诊断和手术原则［J］. 临床外科杂志，2004，（06）：326-327.

［39］符江. 骨盆骨折伴直肠肛管损伤患者死亡风险调查及急诊处理研究［J］. 结直肠肛门外科, 2016,（04）: 391–394.

［40］吴军卫. 伴发直肠肛管损伤的开放性骨盆骨折的治疗［D］. 山东大学, 2009.

［41］赵威. 中国人结肠憩室发病特点研究［D］. 第二军医大学, 2007.

［42］所剑, 李伟, 王大广. 结肠憩室病诊断及治疗策略［J］. 中国实用外科杂志, 2015,（05）: 562–563+566.

［43］张泰昌. 消化系统少见疾病［M］. 济南: 山东科技出版社, 2000, 10: 176–181.

［44］汪望月, 夏冰, 陈光兰, 等. 结肠憩室的内镜特点及临床分析165例［J］. 世界华人消化杂志, 2007,（02）: 189–192.

［45］姜亨. 结肠憩室病患者的长期随访及憩室炎发展情况［J］. 中国普外基础与临床杂志, 2016,（10）: 1242.

［46］叶正武. MSCT在结肠憩室诊断中的价值［J］. 现代实用医学, 2015,（05）: 569–570.

［47］刘海军, 刘清安, 陈新文. 腹腔镜与开腹结肠憩室切除术的疗效对比［J］. 腹腔镜外科杂志, 2011,（03）: 200–201.

［48］曹烽, 江文华. 开腹与腹腔镜下行结肠憩室切除术的临床价值分析［J］. 中国医学创新, 2013,（29）: 17–18.

［49］付琦, 袁鹏, 李春雨. 肛周化脓性汗腺炎13例临床分析［J］. 中国普外基础与临床杂志, 2016, 23（8）: 995–997.

［50］桂新华. 去顶开窗术和切开旷置引流术治疗肛周化脓性汗腺炎的疗效对比［J］. 临床合理用药, 2016, 9（11C）: 39–40.

［51］杜秀康. 去顶开窗手术治疗肛周化脓性汗腺炎疗效分析［J］. 中外医学研究, 2015, 13（12）: 153–155.

［52］李娜, 叶心忠, 晁芳芳, 等. 中西医结合治疗肛周化脓性汗腺炎21例［J］. 实用中西医结合临床, 2015, 15（07）: 75–76.

［53］陈仕星, 黄春晓, 谭美华. 不同手术方法治疗肛周大面积化脓性汗腺炎的效果比较分析［J］. 广东医学院学报, 2016, 34（4）: 428–431.

［54］唐莉. VSD负压封闭引流术在肛周化脓性汗腺炎中的应用［J］. 中外医疗, 2016, 35（13）: 56–58

［55］裴璐, 徐浩翔, 王妍妍, 等. 8例化脓性汗腺炎患者的围手术期护理［J］. 实用皮肤病杂志, 2015, 8（2）: 135–136.

［56］栾淑芬, 洪喜福. 火针治疗面颈部粉瘤50例［J］. 中国针灸, 1995,（06）: 19–20.

［57］韩贵庆. 搔刮冲洗法治疗面部皮脂腺囊肿62例［J］. 中华医学美容杂志, 1998,（01）: 8.

［58］李艳, 邱宏, 李英弟. 皮脂腺囊肿无创清除术与微创摘除术的疗效比较［J］. 宁夏医学杂志, 2009,（12）: 1220–1221.

［59］陆建元, 姜丽. 皮脂腺囊肿的高频超声诊断［J］. 实用医技杂志, 2013,（11）: 1174–1175.

［60］段旭东，赵辉. 中西医结合治疗皮脂腺囊肿继发感染 20 例［J］. 河北中医，2003，（11）：859.

［61］郭洪春，杨金武. 小切口刮除法治疗面部粉瘤 82 例［J］. 中国民族民间医药，2011，（17）：89.

［62］刘安民，徐杰男，阙华发. 中医外治为主治疗皮脂腺囊肿感染 159 例［J］. 中医外治杂志，2012，（01）：30.

附录　肛肠科方药

一画

一贯煎（《柳州医话》）

【组成】北沙参、麦冬、当归身各 10g，生地黄 30g，枸杞子 12g，川楝子 5g。

【用法】水煎，去滓，温服。

【功效】滋阴疏肝。

【主治】肝肾阴虚，血燥气郁。

二画

二陈汤（《太平惠民和剂局方》）

【组成】陈皮、制半夏各 15g，茯苓 9g，甘草 5g。

【用法】水煎服。

【功效】燥湿化痰，理气和中。

【主治】疮疡、痰浊凝结之证。

十全大补汤（《太平惠民和剂局方》）

【组成】人参 3g，白术 10g，茯苓 8g，甘草 5g，当归 10g，白芍 8g，地黄 15g，川芎 5g，黄芪 15g，肉桂 8g。

【用法】水煎服。

【功效】补气补血。

【主治】疮疡气血虚弱，溃疡脓液清稀，经久难愈者。

人参养荣汤（《太平惠民和剂局方》）

【组成】人参、黄芪、当归、白术（煨）、桂心（去粗皮）、陈皮、甘草（炙）各 30g，白芍 90g，熟地黄、茯苓、五味子各 20g，远志（炒，去心）15g。

【用法】每服 12g，用水 1 盏半、生姜 3 片、大枣 2 枚，煎至 7 分，去滓温服。

【功效】益气补血，养心安神。

【主治】久病、便血日久或大肠癌化疗等所致气血两虚，心神不宁者。

八珍汤（《正体类要》）

【组成】人参 3g，白术 10g，茯苓 8g，甘草 5g，当归 10g，白芍 8g，地黄 15g，川芎 5g。

【用法】清水 2 盅，加生姜 3 片，大枣 2 枚，煎至 8 分，食前服。

【功效】补益气血，健脾止泻。

【主治】脾胃久虚，呕吐泄泻不止者。

八正散（《太平惠民和剂局方》）

【组成】瞿麦、萹蓄、车前子、滑石、山栀子、炙甘草、木通、大黄各等份。

【用法】水煎服。

【功效】清热泻火，利水通淋。

【主治】用于小便短赤，尿频尿痛或术后小便不畅，甚则癃闭不通者。

二妙散（《丹溪心法》）

【组成】黄柏（炒）、苍术（米泔浸炒）各等份。

【制法】上两味共研细末。

【用法】每服 3~5g，亦可作汤剂水煎服。

【功效】清热燥湿。

【主治】湿热下注之肛门湿疹等。

七味白术散（《小儿药证直诀》）

【组成】人参 7g，白茯苓、白术各 15g，甘草 3g，藿香叶 15g，木香 6g，葛根 15g（渴者加至 30g）。

【用法】水煎服。

【功效】补气健脾止泻。

【主治】肛肠病属于脾胃久虚者。

八正散（《太平惠民和剂局方》）

【组成】木通、瞿麦、车前子、萹蓄、滑石、炙甘草、山栀子、大黄各等份。

【用法】水煎服。

【功效】清热泻火，利尿通淋。

【主治】湿热下注，小便淋漓不畅甚或癃闭不通，小腹急满，口燥咽干，舌苔黄腻，脉滑数。

二味拔毒散（《医宗金鉴》）

【组成】白矾 30g，明雄黄 6g。

【制法】上药研为细末，清茶调化。

【用法】用鹅翎蘸扫患处。

【功效】消疹止痒。

【主治】热疖、痈、痤、疥疹、风湿痒疮。

七三丹（《中医外科学》）

【组成】熟石膏 21g，升丹 9g。

【制法】共研细末。

【用法】掺于疮口上，或用药线蘸药插入疮中，外用膏药或油膏盖贴。

【功效】提脓祛腐。

【主治】肛周痈疽溃后腐肉难脱，脓水不净者。

九华膏（《中医外科学》）

【组成】滑石 600g，月石 90g，龙骨 120g，川贝、冰片、朱砂（亦可用银朱）各 18g。

【制法】共研细末，放凡士林中调匀，使成 20% 的软膏，冬季可适当加入香油。

【用法】外用。

【功效】消肿止痛，生肌润肤。

【主治】内外痔发炎及内痔术后。

七仙条（《药蔹启秘》）

【组成】白降丹、红升、熟石膏各等份，冰片少许。

【制法】共研细末，米糊为条，阴干备用。

【用法】插入瘘管中或痔核内。

【功效】清热解毒，消肿止痛，腐蚀瘘管、痔核。

【主治】肛瘘、内痔。

三画

三仁汤（《温病条辨》）

【组成】杏仁 15g，飞滑石 18g，白通草、白蔻仁、竹叶、厚朴各 6g，生薏仁 18g，半夏 15g。

【用法】水煎服。

【功效】宣畅气机，清热利湿。

【主治】湿温初起及暑温夹湿，邪蕴气分证。症见头痛恶寒，身重疼痛，面色淡黄，胸闷不饥，午后身热等。

大承气汤（《伤寒论》）

【组成】大黄 12g，厚朴 15g，枳实 12g，芒硝 9g。

【用法】水煎服。

【功效】峻下热结。

【主治】阳明腑实证，痞满燥实俱在者。

大柴胡汤（《金匮要略》）

【组成】柴胡 15g，黄芩、白芍、半夏、枳实各 9g，大黄 6g，生姜 15g，大枣 5 枚。

【用法】水煎 2 次，去渣，再煎，分 2 次温服。

【功效】和解少阳，内泄热结。

【主治】少阳、阳明合病。

小承气汤（《伤寒论》）

【组成】大黄 12g，厚朴（去皮，炙）6g，枳实（炙）9g。

【用法】水煎服。

【功效】轻下热结。

【主治】阳明腑实证。谵语，潮热，大便秘结。胸腹痞满，舌苔老黄，脉滑而疾；痢疾初起，腹中胀痛，或脘腹胀满，里急后重者，亦可用之。

小建中汤（《伤寒论》）

【组成】桂枝 6~9g，白芍 12~18g，甘草

3~6g，生姜 2~5 片，大枣 5~7 枚，饴糖（冲）30~60g。

【用法】水煎去渣，加入饴糖烊化，分 2 次温服。

【功效】温中补虚，和里缓急。

【主治】中焦脾胃虚寒所致的胃脘挛痛，喜热喜按，得食则减；或虚劳发热；或心气不足、心悸虚烦等证候。

三黄片（经验方）

【组成】大黄、黄连、黄柏。

【制法】共为细末、压片。

【用法】每服 4 片，1 日 3 次。

【功效】泻火解毒，清热通便。

【主治】疮疡阳证，便秘。

三黄洗剂（《中医外科学》）

【组成】大黄、黄柏、黄芩、苦参各等份。

【制法】研细末，以上药 10~15g，加入蒸馏水 100ml、医用碳酸 1ml，摇匀。

【用法】以棉签蘸药搽患处。

【功效】清热解毒，燥湿止痒。

【主治】急性皮肤病及疮疖红肿焮痒出水者。

三仙丹（《医宗金鉴》）

【组成】水银 30g，白矾 24g，火硝 21g。

【制法】按照升华方法炼制而成（略）。

【用法】掺疮口中，亦可用药线蘸药插入，一般用熟石膏稀释成九一丹、八二丹、七三丹、五五丹应用。

【功效】提脓祛腐。

【主治】主要用于溃疡腐肉未脱等。

三品一条枪（《外科正宗》）

【组成】白砒 45g，明矾 60g，明雄黄 7.2g，乳香 3.6g。

【制法】将砒、矾二物研成细末，入小罐内，煅至青烟尽白烟起，片时，约上下通红，住火，放置一宿，取出研末，约可得净末 30g；再加雄黄、乳香二药，共研细末，厚糊调稠，

搓条如线，阴干备用。

【用法】将药条插入患处。

【功效】腐蚀。

【主治】痔疮，肛瘘等。

三妙丸（《医学正传》）

【组成】黄柏（酒拌，略炒，120g）、苍术（米泔水浸，焙干，180g）、怀牛膝（去芦，60g）。

【用法】为末，面糊为丸，如梧桐子大，空腹以姜、盐汤达服，每服 50~70 丸。

【功效】利湿消肿。

【主治】用于湿热下注，两脚麻木，足趾湿烂，小便赤浊之证。

三黄膏

【组成】大黄、黄连、黄柏、冰片。

【用法】研为细末，凡士林油或茶油调成 20% 软膏外用。

【功效】清热解毒，消肿止痛。

【主治】用于肛门脓肿。

大黄䗪虫丸（《金匮要略》）

【组成】大黄（蒸）300g，甘草 90g，黄芩、桃仁、杏仁、水蛭、虻虫、蛴螬各 60g，芍药 120g，干地黄 300g，干漆、䗪虫各 30g。

【用法】制丸，每次 3g，每日服 1~2 次。

【功效】活血化瘀，消癥通经。

【主治】用于血瘀积块。五劳虚极，干血内停证。形体羸瘦，少腹挛急，腹痛拒按，或按之不减，腹满食少，肌肤甲错，两目无神，目眶暗黑，舌有瘀斑，脉沉涩或弦。

四画

五仁丸（《世医得效方》）

【组成】桃仁 15g，杏仁 30g，柏子仁 3.75g，松子仁 3g，郁李仁 3g，陈皮 120g。

【用法】研为膏，再入陈皮末研匀，炼蜜为丸，如梧桐子大，每服五十丸，空心时米饮送下（现代用法：上药为末，炼蜜为丸，每服

12g，研为膏，再入陈皮末研匀，炼蜜为丸，如梧桐子大，每服五十丸，空腹时温开水送下）。

【功效】润肠通便。

【主治】津枯便秘。大便干燥，艰涩难出，以及年老或产后血虚便秘。

五玉丹（安阿玥《肛肠病学》）

【组成】煅石膏、升丹。

【用法】共为细末，撒于疮口中，或用药线蘸药插入。

【功效】提脓祛腐。

【主治】用于流脓，附骨疽，瘰疬，肛瘘。

五神汤（《洞天奥旨》）

【组成】茯苓20g，金银花90g，牛膝10g，车前子15g，紫花地丁20g。

【用法】水煎服。

【功效】清热利湿，分利湿热。

【主治】多骨痈、腿痈、委中毒、下肢丹毒。

木香槟榔丸（《丹溪心法》引张子和方））

【组成】木香、槟榔、青皮、陈皮、莪术、枳壳、黄连、黄柏各30g，大黄15g，香附、牵牛子各60g。

【用法】上为细末，水丸，如梧子大，每服五六十丸，煎水下，量虚实与之（现代用法：为细末，水泛小丸，每服3~6g，温开水下，日2次）。

【功效】行气导滞，泻热通便。

【主治】用于积滞内停，大便秘结，以及赤、白痢疾和里急后重等症。

无砒枯痔钉（安阿玥《肛肠病学》）

【组成】一方：枯矾、五倍子、黄连素、黄芪粉。二方：黄连、黄柏、白及、三七、淀粉。

【用法】捻成药条，插入内痔。

【功效】使内痔坏死。

【主治】用于治疗内痔。

五味消毒饮（《医宗金鉴》）

【组成】金银花20g，野菊花、紫地丁、天葵子、蒲公英各15g。

【用法】水煎服。

【功效】清热解毒。

【主治】肛周脓肿、肛瘘炎症期、术后伤口感染等，亦用于疔疮疖肿。

天麻钩藤饮（《杂病证治新义》）

【组成】天麻、山栀、黄芩、杜仲、益母草、桑寄生、夜交藤、朱茯神各9g，钩藤（后下）、川牛膝各12g，石决明（先煎）18g。

【用法】水煎服。

【功效】平肝息风，清热活血，补益肝肾。

【主治】大肠癌患者放疗、化疗后出现肝阳偏亢、风阳上扰之证。

止痛如神汤（《外科启玄》）

【组成】秦艽、桃仁、皂角仁各3g，苍术、防风各2g，黄柏1.5g，当归尾、泽泻各1g，槟榔0.5g，大黄3g。

【用法】水煎服。

【功效】清热、利湿、消肿止痛。

【主治】痔瘘肿胀疼痛等。

内疏黄连汤（《医宗金鉴》）

【组成】槟榔、木香、栀子、连翘、薄荷、黄芩、黄连、甘草、桔梗、大黄、当归、白芍。

【用法】水煎，饭前服。

【功效】清火解毒，除里热。

【主治】肛周脓肿、肛窦炎、肛乳头炎等属里热者。

内托黄芪散（《医宗金鉴·外科心法要诀》卷六十四方）

【组成】当归、炒白芍药、川芎、白术（土炒）、陈皮、炒穿山甲、皂角刺、黄芪各3g，槟榔1g，肉桂1.5g。

【用法】水煎，食前服。

【功效】扶助正气，破痈排脓。

【主治】用于肛周脓肿已成，红色光亮，未破溃者。或疮疡因气血虚而不能发长者。

云南白药

【组成】从略。

【用法】散剂。每服 0.4~0.5g，每日二次，一般用温开水调服，外伤肿瘤而未出血者，可用黄酒调服，出血者，开水调服并外敷伤口，疮毒已成脓者，只需内服。瓶内装有保险子 1 粒，凡遇较重的跌打损伤可先用黄酒送服 1 粒，但病情较轻者及一般情况下不必服用。

【功效】止血止痛，祛瘀生新。

【主治】用于各种内外出血，跌打损伤等病症。

六磨汤（《世医得效方》）

【组成】槟榔、沉香、木香、乌药、大黄、枳壳各等份。

【制法】以上 6 味，用水磨取汁 75ml，和匀。

【用法】温服。

【功效】行气导滞。

【主治】气滞腹胀，大便秘涩。

六君子汤（《妇人良方》）

【组成】人参（去芦）10g，白术、茯苓（去皮）、陈皮各 9g，半夏（制）12g，甘草（炙）6g。

【用法】水煎服。

【功效】健脾止呕。

【主治】脾胃气虚兼有痰湿。症见不思饮食，恶心呕吐，胸脘痞闷，大便不实等。

化毒除湿汤（《疡科心得集》）

【组成】当归尾、泽兰、薏苡仁、丹皮、赤芍、金银花、枳壳、通草。

【用法】水煎服。

【功效】清热利湿。

【主治】用于会阴部渗出性炎症。

凤雏膏（安阿玥《肛肠病学》）

【组成】熟鸡蛋黄、香油。

【用法】放火上加热，炭化后调成膏，外用。

【功效】促进肉芽生长。

【主治】用于创面久不愈合者。

少腹逐瘀汤（《医林改错》）

【组成】小茴香（炒）1.5g，干姜（炒）、延胡索各 3g，当归 9g，川芎、官桂各 3g，赤芍 6g，蒲黄 9g，五灵脂 6g。

【用法】水煎服。

【功效】活血祛瘀，温经止痛。

【主治】少腹瘀血积块疼痛或不痛，或痛而无积块，或少腹胀满等。

化斑解毒汤（《外科正宗》）

【组成】玄参、知母、石膏、黄连、升麻、连翘、牛蒡子、人中黄、甘草、淡竹叶。

【用法】水煎服。

【功效】清热凉血，利湿，解毒。

【主治】接触性皮炎等。

五虎追风散（《晋南史·全恩家传方》）

【组成】蝉衣、南星、天麻、全蝎、僵蚕。

【制法】共研细末。

【用法】每次口服 3~6g，每日 2~3 次，亦可水煎服。

【功效】祛风镇静。

【主治】破伤风。

六柱散（《济生方》）

【组成】人参、附子、茯苓、木香、肉豆蔻、诃子。

【用法】水煎服。

【功效】温补脾肾，收涩固脱。

【主治】脾肾阳虚而久泄久痢、滑脱不禁者。

丹栀逍遥散（《内科摘要》）

【组成】丹皮、栀子、柴胡、当归、白术、白芍、茯苓、甘草、生姜、薄荷。

【制法】上为粗末。

【用法】每用 6~9g。煎服亦可作丸。

【功效】疏肝健脾，和血泻火。

【主治】肝脾血虚，化火生热。烦躁易怒，头痛目涩，少腹作痛，或少腹坠胀、小便涩痛。

内消瘰疬丸 (《疡医大全》)

【组成】夏枯草 240g，玄参 150g，青盐 150g，海藻、贝母、薄荷、花粉、海蛤、白蔹、连翘、生地、熟大黄、生甘草、桔梗、当归、硝石、枳壳各 30g。

【制法】磨细，酒糊为丸。

【用法】每服 9g，1 日 2 次。

【功效】滋阴清热，软坚散结。

【主治】皮肤结核。

六神丸 (《雷允上诵芬堂方》)

【组成】珍珠、牛黄、麝香各 4.5g，雄黄、蟾酥、冰片各 3g。

【制法】各研细末，用酒化蟾酥，与前药末调匀为丸，如芥子大，百草霜为衣。

【用法】每服 5~10 丸，每日 2~3 次；亦可外用。

【功效】清热解毒，消炎止痛。

【主治】痈疽，疔疮。

六味地黄丸 (《小儿药证直诀》)

【组成】熟地 240g，山萸肉、干山药各 120g，丹皮、白茯苓、泽泻各 90g。

【制法】上药为末，糊丸如梧桐子大。

【用法】每服 9g，淡盐汤送下；亦可酌量为汤剂煎服。

【功效】滋补肝肾。

【主治】用于长期便血、溃脓、泄泻而致阴虚火旺，症见腰膝酸软，头目眩晕，耳鸣耳聋，盗汗遗精，骨蒸潮热，手足心热，口燥咽干，舌红少苔，脉细数者。

月华丸 (《医学心悟》)

【组成】天冬（去心，蒸）、麦冬、生地（酒洗）、熟地（九蒸晒）、山药（乳蒸）、百部（蒸）、沙参（蒸）、川贝母（去心，蒸）、阿胶各 30g，茯苓（乳蒸）、獭肝、广三七各 15g。

【制法】用白菊花（去蒂）60g，霜桑叶 60g。熬膏，将阿胶化入膏内，稍加炼蜜为丸，每丸重 15g。

【用法】每服 1 丸，含化，日 3 服。

【功效】滋阴润肺，镇咳止血。

【主治】肝肾阴虚，结核中晚期，五心烦热，舌红少津。大便难，胸闷食少。

乌梅丸 (《伤寒论》)

【组成】乌梅 300g，细辛、制附子、桂枝、人参、黄柏各 180g，干姜 300g，黄连 480g，当归、川椒（炒）各 120g。

【制法】先将乌梅醋浸一夜，去核，蒸熟捣烂，余药为末，和蜜为丸，梧桐子大。

【用法】每次服 10~20 丸，日服 3 次。

【功效】温脏安蛔。

【主治】蛔厥症及久痢久泻。

五倍子汤 (《疡科选粹》)

【组成】五倍子、朴硝、桑寄生、莲房、荆芥各 30g。

【用法】煎汤熏洗患处。

【功效】消肿止痛，收敛止血。

【主治】痔疮、脱肛、肛瘘等。

五倍子散 (《外科正宗》)

【组成】五倍子、轻粉、冰片。

【制法】五倍子大者，敲一小孔，用阴干车前草揉碎，填塞五倍子内，用纸塞孔，湿纸包煨，片时许取出待冷；去纸，碾为细末，每 3g 加轻粉 0.9g、冰片 0.15g，共研极细末。

【用法】先用洗痔枳壳汤洗患处后，用此药干搽痔上，即睡勿动，其肿痛即除。

【功效】收敛止血。

【主治】痔疮肿痛，出血。

五五丹 (《医宗金鉴》)

【组成】熟石膏、红升丹各等份。

【制法】各研极细，和匀。

【用法】掺于疮口中，或用药线蘸药插入，外盖膏药或油膏，每日换药1~2次。

【功效】提脓祛腐。

【主治】肛周痈疽溃后腐肉难脱、脓水不净者。

太乙膏（《外科正宗》）

【组成】玄参、白芷、归身、肉桂、赤芍、大黄、生地黄、土木鳖各60g，阿魏9g，轻粉12g，柳、槐枝各100段，血余30g，东丹1200g，乳香15g，没药9g，麻油2500g。

【制法】除东丹外，将余药入油浸泡一昼夜，熬至药枯，滤去渣滓，再加入东丹，慢火，充分搅匀成膏，至滴入水成珠黏着力适度即可。

【用法】隔火炖烊，摊于纸上，随疮口大小敷于患处。

【功效】消肿清火，解毒生肌。

【主治】一切疮疡已溃或未溃者。

五画

甘麦大枣汤（《金匮要略》）

【组成】甘草9g，小麦9~15g，大枣5~7枚。

【用法】水煎服。

【功效】养心安神，和中缓急，亦补脾气。

【主治】肛门神经症，症见精神恍惚，悲伤欲哭，睡眠不安，甚则言行失常，呵欠频作，舌红少苔。

龙胆泻肝汤（《医方集解》）

【组成】龙胆草6g，黄芩、栀子、生地各9g，当归3g，生甘草6g，泽泻12g，柴胡6g，木通、车前子各9g。

【用法】水煎服，1日2次。

【功效】泻肝胆实火，清下焦湿热。

【主治】肛门湿疹，急性皮炎等。

四物汤（《太平惠民和剂局方》）

【组成】熟地黄、归身、白芍、川芎。

【用法】水煎服。

【功效】补血调血。

【主治】疮疡血虚之证。

四君子汤（《太平惠民和剂局方》）

【组成】人参（去芦）10g，白术、茯苓（去皮）各9g，甘草（炙）16g。

【用法】水煎服

【功效】益气健脾。

【主治】脾胃气虚。症见面色萎白，语声低微，四肢无力，食少或便溏，舌淡，脉细缓。

归脾汤（《济生方》）

【组成】人参、炒白术、炒黄芪、茯苓、龙眼肉、当归、远志、炒枣仁各10g，木香、炙甘草各5g。

【用法】水煎服。

【功效】健脾养心，益气补血。

【主治】心脾两虚型肛门直肠神经症，时感肛门不洁，洗之不去，伴瘙痒或虫行感等，多思善虑，心悸胆怯，夜不成寐，面色无华，头晕神疲，食欲不振，舌质淡，脉细弱。

白头翁汤（《伤寒论》）

【组成】白头翁15g，黄柏12g，黄连4~6g，秦皮12g。

【用法】水煎，分2次温服。亦可浓煎为100ml，分2次保留灌肠。

【功效】清热解毒，凉血止痢。

【主治】热痢。腹痛，里急后重，肛门灼热，泻下脓血，赤多白少，渴欲饮水，舌红苔黄，脉弦数。

加味白虎汤（《中医皮肤病学简编》）

【组成】生石膏12g，知母6g，连翘9g，黄连3g，黄柏6g，玄参9g，蝉蜕6g。

【用法】水煎服，1日2次。

【功效】清热凉血，祛风解毒。

【主治】神经性皮炎，漆性皮炎。

四物消风饮（《外科证治全书》）

【组成】生地黄 20g，当归身、赤芍各 10g，荆芥、薄荷、蝉蜕各 8g，柴胡、川芎、黄芩、甘草各 6g。

【用法】水煎服，1 日 2 次。

【功效】养血活血，散风止痒。

【主治】肛门湿疹，肛门瘙痒，神经性皮炎等。

生地饮（《中医皮肤病学简编》）

【组成】生地、玄参、黄芩各 30g，金银花 25g，栀子 15g，赤芍、丹皮、白蒺藜、野菊花、生甘草各 9g。

【用法】水煎服，1 日 2 次。

【功效】滋阴清热，祛风止痒。

【主治】肛门癣。

仙方活命饮（《妇人良方》）

【组成】穿山甲、白芷、天花粉、皂角刺（炒）、当归尾、甘草、赤芍、乳香、没药、防风、贝母各 3g，陈皮、金银花各 9g。

【用法】水煎服，或水、酒各半煎服，1 日 2 次。

【功效】清热解毒，消肿溃坚，活血止痛。

【主治】痈疡肿毒初起。

玉屏风散（《丹溪心法》）

【组成】黄芪 30g，防风 30g，白术 60g。

【用法】共为细末，每服 9g，每日三次。

【功效】固表，祛风，止汗。

【主治】用于盗汗或术后自汗。

玉露散（《药奁启秘》）

【组成】芙蓉叶不拘多少。

【制法】研末。

【用法】用银花露同蜜调，或以菜油调敷。

【功效】清热凉血，消肿。

【主治】一切热毒之症。

玉真散（《外科正宗》）

【组成】白附子、天南星、天麻、防风、白芷、羌活各等份。

【用法】共研细末，每次服 6g，1 日 2~3 次，热酒调服，并外敷伤处。

【功效】祛风化痰，解痉止痛。

【主治】破伤风。

5%~10%石炭酸甘油（安阿玥《肛肠病学》）

【组成】石炭酸甘油。

【用法】灭菌后，备注射用。

【功效】使内痔硬化或坏死脱落。

【主治】用于内痔，直肠脱垂。

龙骨散（《疡医大全》）

【组成】龙骨 7.5g，煨诃子、没石子各 2 个，赤石脂、罂粟壳各 6g。

【制法】共为细末。

【用法】食前米饮调下。

【功效】收敛固脱。

【主治】小儿脱肛。

四逆散（《伤寒论》）

【组成】甘草（炙）、枳实（破，水渍炙干）、柴胡、白芍各 6g。

【用法】水煎服。

【功效】透邪解郁，疏肝理脾。

【主治】少阳病，四逆之证；或咳，或悸，或小便不利，或腹中痛，或泄痢下重；也可用于慢性非特异性结肠炎、肠道易激综合征等证属肝脾不调者。

左归丸（《景岳全书》）

【组成】熟地黄 240g，山药（炒）、枸杞、山茱萸、菟丝子（制）、鹿胶（敲碎炒珠）、龟胶（切碎炒珠）各 120g、川牛膝（酒洗蒸熟）90g。

【制法】先将熟地黄蒸烂杵膏，加他药炼蜜为丸，每丸约重 15g。

【用法】早晚空腹时各服 1 丸，淡盐汤送下。亦可按原方用量比例酌情增减，水煎服。

【功效】滋阴补肾。

【主治】肛肠疾病患者属真阴不足，症见头晕目眩，腰膝酸软，遗精滑泄，自汗盗汗等。

右归丸（《景岳全书》）

【组成】熟地黄240g，山药（炒）、枸杞（微炒）、鹿角胶（炒）、菟丝子（制）、杜仲（姜汁炒）各120g，山茱萸（微炒）、当归各90g，肉桂60~120g，制附子60~180g。

【制法】同左归丸。

【用法】同左归丸。

【功效】温补肾阳，填精补血。

【主治】肾阳不足，命门火衰，症见久病气衰神疲，畏寒肢冷；或大便不臭，甚则完谷不化之肛肠疾病。

四神丸（《证治准绳》）

【组成】肉豆蔻60g，补骨脂120g，五味子60g，吴茱萸（浸炒）30g。

【制法】研为末，生姜240g、红枣100枚，煮熟取枣肉，和末为丸，如梧桐子大。

【用法】每服6~9g，每日1~2次，空腹或饭前温开水服下。

【功效】温补脾肾，涩肠止泻。

【主治】脾肾虚寒之久泄久痢，症见腰酸肢冷，神疲乏力，不思饮食，五更洞泻等。

半硫丸（《太平惠民和剂局方》）

【组成】半夏、硫黄、姜汁。

【用法】制成丸剂，每服3~5g，日服1~2次，温开水送服。

【功效】温肾通便。

【主治】年老体弱，肾阳不足的虚冷性便秘；对肾阳虚的泄泻，亦可使大便转为正常。

平胬丹（《外科诊疗学》）

【组成】乌梅肉（煅存性）4.5g，轻粉1.5g，月石4.5g，冰片0.9g。

【制法】共为极细末。

【用法】掺于疮面上，外盖膏药。

【功效】腐蚀平胬。

【主治】疮疡有胬肉突出，影响排脓者，用之可使胬肉平复。

生皮散（《临床痔瘘证治》）

【组成】熟石膏30g，炉甘石30g，赤石脂30g，炙象皮15g。

【制法】共研极细末。

【用法】外用，掺于患处。

【功效】敛皮收口。

【主治】用于创口新肉已平，上皮难敛者。

生肌散（《中国痔瘘学》）

【组成】制炉甘石15g，钟乳石9g，滑石30g，琥珀9g，朱砂3g，冰片0.3g。

【制法】将药研为极细末。

【用法】掺于疮口中，外盖膏药或药膏。

【功效】生肌收口。

【主治】痈疽溃后，脓水将尽者。

皮粘散（《中国痔瘘学》）

【组成】炉甘石60g，朱砂6g，琥珀24g，硼砂4.5g，熊胆12g，珍珠1.2g，麝香、冰片各0.6g。

【制法】为细末，混匀。

【用法】喷撒于患处。

【功效】生肌收敛。

【主治】肛门溃疡，痔疮术后和伤口不敛、久不生肌者。

白降丹（《外科正宗》）

【组成】朱砂、雄黄各6g，水银30g，硼砂15g，火硝、食盐、白矾、皂矾各45g。

【制法】以升华法制成。

【用法】撒疮面，或以药捻蘸白降丹纳入窦道内，或以水调涂疮头上，间日换药1次，一般用1~2次，腐肉即可脱净。

【功效】腐蚀，平胬。

【主治】疮疡腐肉难去，或已成漏管，或肿疡成脓不能自溃，以及赘疣等证。

四黄膏（《朱仁康临床经验集》）

【组成】黄连、黄芩、土大黄、黄柏、芙

蓉叶、泽兰叶各 30g。

【制法】上药共研细末，另用麻油 500ml，入锅加温，加入黄蜡 125g 熔化，离火再加入上述药末调和成膏。

【用法】用纱布块涂药一层，贴肿块上，胶布固定。

【功效】清热解毒，消肿。

【主治】一切肿毒。

生肌玉红膏（《外科正宗》）

【组成】当归 60g，白芷 15g，白蜡 60g，轻粉 12g，甘草 36g，紫草 6g，血竭 12g，麻油 500ml。

【制法】先将当归、白芷、紫草、甘草 4 味入油内浸 3 日，大杓内慢火熬微枯，细绢滤清，复入杓内煎滚，入血竭化尽，次入白蜡，微火化开。用茶盅 4 个，预炖水中，将膏分作 4 份，倾入盅内，候片时，下研细轻粉，每盅 3g 搅匀。

【用法】外用，敷贴患处。

【功效】活血祛腐，解毒镇痛，润肤生肌。

【主治】脓肿溃后脓水将尽，肛门病术后创面肉芽生长缓慢者。

六画

安氏熏洗剂（安阿玥《肛肠病学》）

【组成】益母草，五倍子，芒硝，马齿苋，苦参，侧柏叶，花椒等。

【用法】开水浸泡，温水坐浴。

【功效】清热、利湿、解毒、收敛、止血、消肿。

【主治】用于痔术后以及肛周感染等。

芍药汤（《保命集》）

【组成】芍药 15~20g，当归 9g，黄连 5~9g，槟榔、木香、甘草（炒）各 5g，大黄、黄芩各 9g，官桂 2~5g。

【用法】共为粗末，每次 10g，水煎服。

【功效】调和气血，清热解毒。

【主治】湿热痢。

托里温中汤

【组成】沉香、丁香、益智仁、茴香、陈皮各 3g，木香 4.5g，甘草（炙）6g，羌活、干姜（炮）各 9 克，黑附子（炮，去皮、脐）12g。

【用法】水煎服。

【功效】温阳散寒，扶正托里。

【主治】用于阴性疽疮，毒邪内蕴者。

托里透脓汤（《医宗金鉴》）

【组成】人参、白术、穿山甲（炒、研）、白芷各 3g，升麻、甘草节各 1.5g，当归 6g，生黄芪 9g，皂角刺 4.5g，青皮（炒）1.5g。

【用法】水煎服。病在下部，先服药，后饮酒。

【功效】扶正托里，和血解毒。

【主治】痈疽已成未溃。

当归拈痛汤（《外科正宗》）

【组成】羌活、当归、防风、茵陈、苍术各 3g，苦参、升麻、白术各 2.1g，葛根、甘草、黄芩、知母、泽泻、猪苓、人参各 1.5g，黄柏 1g。

【用法】水 2 盅，煎 8 分，食前服。

【功效】清热利湿，消肿止痛。

【主治】湿热下注之痔疮肿痛。

红花桃仁汤（《兰室秘藏》）

【组成】黄柏、生地、泽泻、苍术、当归、汉防己、防风、猪苓、麻黄、红花、桃仁。

【用法】水煎服。

【功效】清热燥湿，活血消肿。

【主治】痔疮肿痛。

阳和汤（《外科全生集》）

【组成】熟地 30g，肉桂（去皮，研粉）3g，麻黄 2g，鹿角胶 9g，白芥子 6g，姜炭 2g，生甘草 3g。

【用法】水煎服。

【功效】温阳补血，散寒通滞。

【主治】痈疽阴证，其人营血本虚，寒凝

痰结，患处漫肿无头，酸痛无热，皮色不变，如结核性脓肿、肠结核等。

托里消毒散（《医宗金鉴》）

【组成】人参 6g，生黄芪 15g，川芎 3g，当归 10g，白芍 10g，白术 10g，金银花 10g，茯苓 15g，白芷 10g，皂角刺 10g，甘草 5g，桔梗 10g。

【用法】水煎服。

【功效】补益气血，托毒消肿。

【主治】气虚不能托毒外出而见疮形平塌，难溃难腐，身热神倦者。

防风通圣散（《宣明论方》）

【组成】防风、荆芥、连翘、麻黄、薄荷、川芎、当归、白芍、白术、山栀、大黄、芒硝各 15g，石膏、黄芩、桔梗各 30g，甘草 60g，滑石 90g。

【用法】共为细粉，水泛为丸，滑石为衣。每服 6g，每日 3 次。

【功效】解表通里，疏风清热。

【主治】用于湿疹，皮肤瘙痒。

至宝丹（《太平惠民和剂局方》）

【组成】生乌犀屑（研）、朱砂（研飞）、生玳瑁屑（研）、琥珀（研）、雄黄（研飞）各 30g，麝香（研）、龙脑（研）7.5g，牛黄（研）15g，金箔（半入药，半为衣）、银箔（研）各 50 片，安息香 45g（为末，以无灰酒搅澄飞过，滤去沙土，约得净数 30g，慢火熬成膏）。

【制法】将生乌犀、玳瑁为细末，入余药研匀。将安息香膏重汤煮，凝成后，入诸药中和搜成剂。盛不津器中，并旋圆如桐子大。现代制法：犀角、玳瑁、安息香、琥珀分别研碎成细末；朱砂、雄黄分别水飞或粉碎成极细末；将牛黄、麝香、冰片研细，与上述粉末配研过筛，混匀。加适量炼蜜制成蜜丸，每丸 3g。

【用法】口服，每次 1 丸，1 日 1 次。

【功效】清热开窍，化浊解毒。

【主治】温病痰热内闭。神昏谵语，身热烦躁，痰盛气粗，舌红苔黄厚腻，脉滑数，以及小儿惊厥属于痰热内闭者。

安宫牛黄丸（《温病条辨》）

【组成】牛黄、郁金、犀角、黄连、黄芩、山栀、朱砂、雄黄各 30g，梅片、麝香各 7.5g，珍珠 15g，金箔衣。

【制法】研为极细末，炼老蜜为丸，每丸 3g，金箔为衣，蜡护。

【用法】每服 1 丸，1 日 1 次，甚或 2 次。

【功效】清热解毒，豁痰开窍。

【主治】热邪内陷心包，痰热壅闭心窍。症见高热烦躁，神昏谵语以及中风昏迷，小儿惊厥属邪热内闭者。

汗斑方（《中医皮肤病学简编》）

【组成】浙贝母、生硼砂各 15g，冰片 4g，枯矾 3g。

【用法】上药共为细末，分 5~7 次外用。

【功效】清热解毒，杀虫止痒。

【主治】肛门癣。

红升丹（《医宗金鉴》）

【组成】朱砂、雄黄各 15g，水银、白矾各 30g，火硝 120g，皂矾 18g。

【制法】以升华方法炼制成丹，研为极细粉，装入瓷瓶，密封备用。

【用法】以药粉少许撒于疮口上，亦可用药捻蘸药少许，放入疮口内，以膏药敷盖。

【功效】拔毒去腐，生肌长肉。

【主治】一切疮疡溃后，疮口坚硬，肉暗紫黑者。

红粉生肌膏（安阿玥《肛肠病学》）

【组成】红粉、朱砂、生肌膏。

【用法】前两味加生肌膏制成油纱条外敷创面。

【功效】化腐生肌。

【主治】用于瘘管术后、残留管壁未清及增生瘢肉。

冲和膏（《外科正宗》）

【组成】炒紫荆皮150g，炒独活90g，炒赤芍60g，白芷30g，石菖蒲45g。

【制法】上药研极细末。

【用法】用葱汤、热酒调敷患处。

【功效】疏风消肿，活血祛寒、散结。

【主治】肛周脓肿阴阳不和，冷热相凝者。

阳和解凝膏（《外科全生集》）

【组成】鲜牛蒡子根、叶、梗1.5kg，鲜白凤仙梗120g，川芎120g，川附、桂枝、大黄、当归、川乌、官桂、肉桂、草乌、地龙、僵蚕、赤芍、白芷、白蔹、白及、乳香、没药各60g，续断、防风、荆芥、五灵脂、木香、香橼、陈皮各30g，苏合油120g，麝香30g，菜油5kg。

【制法】白凤仙熬枯去渣，次日除乳香、没药、麝香、苏合油外，余药俱入锅煎枯，去渣滤净，秤准份量，每取500g油加黄丹（烘透）210g，熬至滴水成珠，不粘指为度，撤下锅来，将乳香、没药、麝香、苏合油加入搅和，半月后可用。

【用法】用时置铜杓中，加热烊化，摊布上，贴患处。

【功效】温经和阳，行气和血，祛风散寒，化痰通络。

【主治】疮疡阴证、结核性脓肿等。

江子线（《中华肛肠病学》）

【组成】生栀子、生南星、大生地、黄柏、黄连、白砒、甘草各12g，苦参30g，牛黄9g，冰片3g，金墨12g，巴豆2500g，丝线（8号）60g。

【制法】将植物药加水煎煮3次，取浓汁，用药汁磨化金墨；牛黄、冰片、白砒研成细粉备用；将巴豆去壳压榨取油，将丝线浸泡于巴豆油中24小时，晒干备用；然后将白砒等细粉混入浓药汁中，将丝线全部浸入拌湿，取出晒干，再侵入拌湿，直至药汁浸完为止。取出丝线晒干，于露天夜露两日，晾干放入瓶中加入

少许麝香保养，密封储存备用。

【用法】肛瘘挂线或置入瘘道引流。

【功效】消炎，枯脱。

【主治】肛瘘、脓肿。

七画

苏子降气汤（《太平惠民和剂局方》）

【组成】紫苏子、半夏（酒洗）各9g，川当归（去芦）、甘草（炙）、前胡（去芦）、厚朴（去粗皮，姜汁拌炒）各6g，肉桂（去皮）3g。

【用法】水煎服，煎时加生姜2片、大枣1枚，苏叶2g。

【功效】降气平喘，祛痰止咳。

【主治】肺失肃降，胃肠气机不利之便秘。

补中汤（《兰室秘藏》）

【组成】升麻、柴胡、当归各0.6g，神曲（炒）0.9g，泽泻1.2g，大麦芽面、苍术各1.5g，黄芪2.5g，炙甘草2.4g，红花少许，五味子20个。

【用法】水煎，空腹服。

【功效】补益中气。

【主治】脾胃气虚，而见面黄肢重，纳呆，腹痛等症者。

补中益气汤（《脾胃论》）

【组成】黄芪15~20g，甘草5g，人参、当归各10g，橘皮6g，升麻3g，柴胡3g，白术10g。

【用法】水煎服。

【功效】补中益气，升阳举陷。

【主治】气虚下陷所致的脱肛、久泻久痢、便血、失禁等。

附子理中汤（《三因极一病证方论》）

【组成】大附子（炮，去皮、脐）、人参、干姜（炮）、甘草（炙）、白术各等份。

【用法】上药锉散。每服12g，用水225ml，煎取160ml，去滓，不拘时服。

【功效】温补脾肾。

【主治】肛肠病证属脾肾阳虚者。

连理汤（安阿玥《肛肠病学》）

【组成】人参，甘草，白术，黑姜，黄连。

【用法】水煎服。

【功效】温里散寒。

【主治】用于寒热错杂之腹泻，慢性结肠炎大便脓血者。

更衣丸（安阿玥《肛肠病学》）

【组成】芦荟，朱砂。

【用法】滴少许好酒为丸。每服 3~6g，用酒或开水送下。

【功效】泻火通便。

【主治】用于肝火旺的失眠，心烦易怒，大便秘结者。

赤小豆当归散（《金匮要略》）

【组成】赤小豆 750g，当归 300g。

【制法】共研细粉末。

【用法】每服 6g，1 日 3 次。

【功效】活血祛湿。

【主治】大便下血，先血后便或便中带血。

苁蓉润肠丸（《济生方》）

【组成】肉苁蓉 20g，沉香 6g。

【制法】上药共为细末，炼蜜为丸如梧桐子大。

【用法】每服 6g，1 日 2 次。

【功效】润肠通便。

【主治】习惯性便秘。

芙蓉膏（安阿玥《肛肠病学》）

【组成】芙蓉叶，泽兰，黄芩，黄连，黄柏，大黄。

【用法】上药共研细末，用凡士林 500g，调匀成膏，外用。

【功效】清热、消肿、止痛。

【主治】用于痈疽已溃、未溃之症。

当归引子（《医宗金鉴》）

【组成】当归、川芎、白芍、生地、防风、白蒺藜、荆芥、何首乌、黄芪、甘草。

【功效】养血祛风。用于血虚风燥型的瘾疹、湿疹、牛皮癣等。

【用法】水煎服。

当归补血汤（《内外伤辨惑论》）

【组成】黄芪 30g，当归 6g。

【用法】水煎服。

【功效】补血生血。

【主治】适用于劳倦内伤，血虚发热及疮疡溃后，久不愈合者。

八画

青蒿鳖甲汤（《温病条辨》）

【组成】青蒿 6g，鳖甲 15g，生地 12g，知母 6g，牡丹皮 9g。

【用法】水煎服。

【功效】养阴透热。

【主治】温病后期，阴液已伤，邪留阴分。症见夜热早凉，热退无汗，舌红少苔，脉细（弦）数。

固阴煎（《景岳全书》）

【组成】人参、熟地黄、炒山药、山茱萸、炒远志、炙甘草、五味子、菟丝子。

【用法】水煎服。

【功效】养阴固精。

【主治】肾阴精亏诸证。

固肠汤（《观聚方要补》）

【组成】诃子肉、炮姜、木香、陈皮、罂粟壳、陈米、甘草。

【用法】水煎服。

【功效】温中散寒，涩肠止泻。

【主治】脾阳虚衰，久泻不止。

固肠汤（《三因极一病证方论》）

【组成】酸石榴皮 15g，黄连（炒）、地榆各 30g，罂粟壳（醋炙）、茯苓各 45g。

【制法】上药锉散。

【用法】每服 12g，用水 220ml，加生姜 5

片，乌梅 1 个，煎至 160ml，去滓，空腹时服。

【功效】涩肠止泻。

【主治】大肠虚寒，利下青白，肠中雷鸣，小便赤黄，气上冲胸，不能久立，身肿腹急，当脐疼痛。

治疣汤 （《中医皮肤病学简编》）

【组成】桃仁、红花、熟地、归尾、赤芍、川芎各 9g，白术、炮山甲、首乌各 6g，板蓝根、夏枯草各 15g。

【用法】水煎服。

【功效】活血化瘀，养阴，解毒。

【主治】寻常疣，扁平疣，尖锐湿疣。

参附汤 （《正体类要》）

【组成】人参 9g，附子（炮，去皮）6g。

【用法】水煎服。阳气脱陷者倍用。

【功效】回阳固脱。

【主治】阳气暴脱。症见手足逆冷，头晕气短，汗出脉微。

参苓白术散 （《太平惠民和剂局方》）

【组成】莲子肉、薏苡仁、缩砂仁、桔梗各 500g，白扁豆 750g，白茯苓、人参、甘草、白术、山药各 1000g。

【制法】上药为细末。

【用法】每服 6g，枣汤调服；若煎汤服，按原方比例酌减。

【功效】补气健脾，渗湿止泻，理气化痰。

【主治】慢性胃肠炎、腹泻、阴部疱疹、黄水疮等。

知柏地黄丸 （《医宗金鉴》）

【组成】熟地 240g，山萸肉、山药各 120g，泽泻、牡丹皮、白茯苓各 90g，知母、黄柏各 60g。

【制法】共研细末，炼蜜为丸，如梧桐子大。

【用法】每服 9g，空腹或食前用温开水或淡盐汤送服。

【功效】滋阴降火。

【主治】阴虚火旺所致的骨蒸潮热、盗汗、咽喉燥痛。

泻肝安神丸 （《实用中医学》）

【组成】龙胆草、白蒺藜、栀子、黄芩、泽泻、车前子、当归、生地、麦冬、生石决明、珍珠母、生龙骨、生牡蛎、朱茯神、炒枣仁、远志、柏子仁、甘草。

【用法】制成丸剂，每服 10g，1 日 2 次。

【功效】平肝泻火，养心安神。

【主治】心肝热盛，心烦失眠，头晕胀痛，耳鸣，性情急躁者。

苦参汤 （《疡科心得集》）

【组成】苦参 60g，蛇床子 30g，白芷 15g，银花 30g，菊花 60g，黄柏、地肤子各 15g，大菖蒲 9g。

【用法】水煎熏洗患处。

【功效】祛风除湿，杀虫止痒。

【主治】肛门潮湿、瘙痒。

炉甘石洗剂 （《实用皮肤病学》）

【组成】炉甘石 10g，氧化锌 5g，石炭酸 1g，甘油 5g，蒸馏水加至 100ml。

【用法】制成洗剂，用时摇匀，涂擦患处，1 日 2~3 次。

【功效】解毒防腐生肌，收湿止痒。

【主治】无渗液的急性及亚急性皮炎。

青黛散 （《杂病源流犀烛》）

【组成】黄连、黄柏各 9g，牙硝、青黛、朱砂各 1.8g，雄黄、牛黄、硼砂各 0.9g，冰片 0.3g。

【用法】制成散剂外用。

【功效】祛湿止痒。

【主治】肛门湿疹、瘙痒症。

栀子金花丸

【组成】栀子、黄连、黄芩、黄柏、大黄、金银花、知母、天花粉。

【用法】共为细粉，水为丸。

【功效】清热泻火，凉血解毒。

【主治】肺胃热盛，口舌生疮，牙龈肿痛，

目赤眩晕，咽喉肿痛，大便秘结。

金黄散（《医宗金鉴》）

【组成】大黄、黄柏、姜黄、白芷各2500g，南星、陈皮、苍术、厚朴、甘草各1000g，天花粉5000g。

【制法】共研细末。

【用法】可用葱汁、酒、油、蜜、菊花露、银花露、丝瓜叶捣汁等调敷。

【功效】清热除湿，散瘀化痰，止痛消肿。

【主治】疮疡阳证。

附：金黄膏：凡士林8/10，金黄散2/10，调匀成膏。用法：纱布摊敷患处。功效、主治同金黄散。

金玉膏（《中医皮肤病学简编》）

【组成】当归身、甘草各31g，白芷、姜黄各9g，轻粉6g，冰片3g，白蜡90~125g，胡麻油1250ml。

【制法】将前4味药放入麻油内，浸3天，以文火炸至微黄，滤去渣，入白蜡化净，微凉时加入轻粉及冰片收膏。

【用法】外用，涂擦患处。

【功效】活血、祛风、止痒。

【主治】神经性皮炎。

金铃子散（《素问病机气宜保命集》）

【组成】金铃子、元胡各30g。

【用法】为末，每服9g，酒或开水送下。

【功效】疏肝泻热，活血止痛。

【主治】心腹胁肋诸痛，时发时止。

青黛膏（《中医护理学》）

【组成】青黛散75g，凡士林300g。

【用法】蘸药涂或将药膏涂于纱布上贴患处。

【功效】祛湿止痒。

【主治】肛门湿疹、瘙痒症。

九画

复元活血汤（《医学发明》）

【组成】当归、栝蒌根各9g，柴胡15g，红花、甘草、穿山甲（炮）各6g，大黄（酒浸）30g，桃仁（酒浸，去皮尖，研如泥）9g。

【用法】水煎服。

【功效】活血祛瘀，消肿止痛。

【主治】血瘀肿痛等。

济川煎（《景岳全书》）

【组成】当归9~15g，牛膝6g，肉苁蓉（酒洗去咸）6~9g，泽泻4.5g，升麻1.5~3g，枳壳3g。

【用法】水煎，食前服。

【功效】温肾益精，润肠通便。

【主治】老年肾虚。大便秘结，小便清长，头目眩晕，腰膝酸软。

活血散瘀汤（《外科正宗》）

【组成】当归尾、赤芍、桃仁、大黄、川芎、苏木、丹皮、枳壳、栝楼仁、槟榔。

【用法】水煎服。

【功效】活血散瘀，消肿止痛。

【主治】肛门重坠，红肿疼痛，血栓性外痔，嵌顿性内痔，肛周脓肿，肛瘘等。

活血润肤汤（安阿玥《肛肠病学》）

【组成】丹参、赤白芍、当归、红花、桃仁、鬼箭羽、生地、首乌。

【用法】水煎服。

【功效】养血止痒。

【主治】用于肌肤干燥，肛门瘙痒，皲裂。

宣肺汤（《百一选方》）

【组成】细辛6g，甘草3g，防风（去芦）6g，麻黄10g。

【用法】水煎服。

【功效】宣肺平喘。

【主治】外感风寒，肺气不宣，恶寒发热，咳嗽气喘，苔白脉浮。

除湿胃苓汤 (《医宗金鉴》)

【组成】苍术、厚朴、陈皮、猪苓、泽泻、赤苓、白术、滑石各9g，山栀、防风各6g，木通4g，肉桂3g，甘草3g，灯心1g。

【用法】水煎服。

【功效】健脾除湿，利水消肿。

【主治】肛门湿疹，皮炎，直肠炎。

荆防败毒散 (《摄生众妙方》)

【组成】羌活、独活、柴胡、前胡、枳壳、茯苓、荆芥、防风、桔梗、川芎、甘草。

【用法】水煎服。

【功效】发汗解表，消疮止痛。

【主治】肛肠病初起而复感受风寒者。

柴胡疏肝散 (《景岳全书》)

【组成】陈皮（醋炒）、柴胡各6g，川芎、香附、枳壳（麸炒）、白芍各4.5g，甘草（炙）1.5g。

【用法】水1盅半，煎8分，食前服。

【功效】疏肝行气，和血止痛。

【主治】肝郁血滞，疼痛。

枳实导滞丸 (《内外伤辨惑论》)

【组成】大黄30g，枳实、神曲各15g，茯苓、黄芩、黄连、白术各9g，泽泻6g。

【用法】共为细末，水泛小丸，每服6~9g，温开水送下，每日2次。

【功效】消积导滞，清利湿热。

【主治】用于积滞内阻，蕴生湿热。

珍珠粉 (安阿玥《肛肠病学》)

【组成】石决明，龙骨，轻粉，石膏，海螵蛸，珍珠。

【用法】先将珍珠放入豆腐内沸水煮10余分钟，研细粉加入上药内，和匀备用。使用时可干撒或调以玉黄膏外敷创口。

【功效】补养气血，生肌长皮，敛口杀菌。

【主治】用于疮疡溃烂，脓腐已尽，久不收口者。

神功内托散 (《外科正宗》)

【组成】当归、白术、黄芪、人参、白芍、茯苓、陈皮、川芎、炮附子、木香、炙甘草、穿山甲。

【用法】为粗末，加煨姜3片，大枣2枚，水煎，食远服。

【功效】益气温经，扶正透脓。

【主治】痈疽疮疡，久不腐溃，疮不高肿，身凉脉细者。

济生肾气丸 (《济生方》)

【组成】干地黄240g，山药、山茱萸各120g，泽泻、茯苓、丹皮各90g，桂枝、炮附子各30g，牛膝15g，车前子30g。

【用法】以上诸药为末，炼蜜为丸，梧桐子大。每服9g，1日2次，温开水或淡盐汤送下。

【功效】温补肾阳，利水消肿。

【主治】肾阳不足，腰重脚肿，水肿，小便不利之证。

济川煎 (《景岳全书》)

【组成】当归9~15g，牛膝6g，肉苁蓉6~9g，泽泻4.5g，升麻3g，枳壳3g。

【用法】水煎服。

【功效】补肾养血，润肠通便。

【主治】用于肾虚血虚，腰酸腹胀，肠燥津亏，大便不爽，对习惯性便秘有良好效果。

除湿胃苓汤 (安阿玥《肛肠病学》)

【组成】猪苓，泽泻，白术，茯苓，肉桂，苍术，厚朴，陈皮，甘草。

【用法】水煎服。

【功效】利湿健脾。

【主治】用于饮食停滞，浮肿，便溏或泻泄及肛门瘙痒。

祛毒汤 (《外科大成》)

【组成】瓦松、马齿苋、生甘草各15g，川文蛤、川椒、苍术、防风、葱白、枳壳、侧柏叶各 9g，朴硝 30g。

　　【用法】煎水熏洗。

　　【功效】清热解毒，消肿止痛。

　　【主治】肛门肿痛。

祛湿散（《临床痔瘘证治》）

　　【组成】枯矾、宫粉、樟丹、炉甘石各 3g，冰片 1.5g.，白芷 3g，象皮、乳香、没药、儿茶各 3g。

　　【制法】共研细末。

　　【用法】外用。

　　【功效】祛湿止痒。

　　【主治】肛门潮湿瘙痒者。

洗痔枳壳汤（《外科正宗》）

　　【组成】枳壳、车前草各 60g。

　　【用法】水煎熏洗患处，1 日 3 次。

　　【功效】解毒消肿，通络活血。

　　【主治】炎性外痔。

珍珠散（《外科正宗》）

　　【组成】青缸花 1.5g，珍珠（以新白为好，入豆腐内煮数滚，研极细无声时可用）3g，轻粉 30g。

　　【制法】上药共研极细，如飞面，入罐备用。

　　【功效】生肌长皮。

　　【主治】用于肛周脓肿术后疮面皮肤不长者，促进上皮生长。

复方紫草油（《中国痔瘘学》）

　　【组成】紫草 248g，黄连 155g，生地榆、地榆炭、鸡血藤各 248g，甘草 62g，乳香、没药、象皮粉各 31g，黄芪 100g，菜油 5000ml。

　　【制法】将上药放入菜油中，浸泡 1 周以上，滤出药渣，取滤出油一半，连同药渣放入铁锅内，置于文火上，煎熬至药渣变焦而中心发黄时，将油倒入另一半滤出的油中，待药渣降温后，再过滤去渣，滤出的油装瓶备用。

　　【用法】直接搽抹患处；或将纱布做成适当大小，加复方紫草油浸透，用时剪取适当大小，敷盖患处，或放入引流口引流换药。

　　【功效】清热消炎。

　　【主治】烫伤，肛门直肠疾病术后换药。

十画

秦艽苍术汤（《兰室秘藏》）

　　【组成】秦艽、桃仁、皂角仁（烧存性另研）各 10g，苍术、防风各 10g，黄柏 15g，当归梢、泽泻各 10g，槟榔 5g，大黄少许。

　　【用法】水煎服。

　　【功效】祛湿热，消肿坠。

　　【主治】痔瘘肿痛，下坠不适，慢性结肠炎等。

秦艽防风汤（《兰室秘藏》）

　　【组成】秦艽、防风、当归、白术各 15g，炙甘草、泽泻各 10g，黄柏 15g，大黄、桂皮各 9g，柴胡、升麻各 6g，桃仁 30 个，红花少许。

　　【用法】水煎服。

　　【功效】清热除湿，疏风和血。

　　【主治】痔疮肿痛。

真人养脏汤（《太平惠民和剂局方》）

　　【组成】人参、当归、白术、肉豆蔻、肉桂、炙甘草、白芍、木香、诃子、罂粟壳。

　　【用法】水煎服。

　　【功效】涩肠固脱，温补脾肾。

　　【主治】大便滑脱不禁，腹痛喜温喜按，或下痢赤白，或便脓血，日夜无度、里急后重，脐腹绞痛，倦怠食少。

桃红四物汤（《医宗金鉴》）

　　【组成】熟地黄（或干地黄）15g，当归 12g，白芍药（炒）10g，川芎 8g，桃仁 6g，红花 4g。

　　【用法】水煎，日服 3 次。

　　【功效】养血，活血，逐瘀。

　　【主治】大肠肿瘤，腹痛腹胀者。

凉血地黄汤（《外科正宗》）

【组成】川芎、当归、白芍、甘草、生地、白术、茯苓、黄连、地榆、人参、山栀、天花粉各1.5g。

【用法】水2盅，煎8分，食前服。

【功效】凉血止血。

【主治】内痔出血，大便干燥。

秦艽丸（《太平惠民和剂局方》）

【组成】秦艽（去苗）60g，苦参（锉）60g，川大黄（锉碎，微炒）60g，黄芪（锉）60g，防风（去芦头）45g，漏芦45g，黄连45g，乌蛇（酒浸，去皮、骨，炙令微黄）120g。

【用法】上药捣罗为末，炼蜜和捣三二百杵，丸如梧桐子大。每于食后，以温酒下30丸。

【功效】散风止痒，清热解毒。

【主治】用于肛门瘙痒。

调胃承气汤（《伤寒论》）

【组成】大黄（酒洗）12g，炙甘草6g，芒硝9g。

【用法】前2味水煎去渣，再入芒硝微煮，温服。

【功效】泻热导滞。

【主治】胃肠积热证。症见潮热，口渴，腹痛拒按，便秘，舌苔黄，脉滑数。

透脓散（《外科正宗》）

【组成】当归6g，生黄芪12g，炒山甲3g，川芎9g，皂角刺5g。

【用法】水煎服。

【功效】透脓托毒。

【主治】痈疽诸毒内毒已成，不易外溃者。

凉膈散（《太平惠民和剂局方》）

【组成】大黄、朴硝、甘草各600g，山栀子仁、薄荷、黄芩各300g，连翘1.25kg。

【制法】上药共为粗末。

【用法】每服6~12g，加竹叶3g，蜜少许，水煎服。

【功效】泻火通便，清上泄下。

【主治】全身热势较甚，胸膈烦热而便秘溲赤者。

消风散（《外科正宗》）

【组成】木通、苍术、苦参、知母、荆芥、防风、当归、胡麻仁各9g，牛蒡子15g，蝉蜕、生甘草各6g，煅石膏31g，生地12g。

【用法】水煎服。

【功效】疏风消肿，清热除湿。

【主治】肛门湿疹、瘙痒。

消痔散（《疡科大全》）

【组成】儿茶1.5g，黄连、寒水石各2g，硼砂0.3g，赤石脂2g，炉甘石3g，熊胆0.6g，甘草1g，冰片0.15g。

【制法】共研细末和匀。

【用法】清茶调或油调外敷。

【功效】消痔退肿止痛。

夏枯草膏（《丸散膏丹集成》）

【组成】夏枯草750g，当归、白芍、玄参、乌药、浙贝母（去心）、僵蚕各15g，昆布、桔梗、陈皮、川芎、甘草各9g，香附30g，红花6g。

【制法】加水煎浓后，再加蜂蜜240g，熬成膏。

【用法】开水冲服，每日1次，每次30g。

【功效】滋阴清热，化痰软坚散结。

【主治】肛门皮肤结核。

脏连丸（《外科正宗》）

【组成】黄连（净末）240g，公猪大肠尽头一段，长约35cm。

【制法】用温汤将猪大肠洗净，将黄连末灌入肠内，两端用线扎紧，用黄酒750ml，砂锅内煮，酒将干为宜，取起肠物，共捣如泥，药烂再晒一时许，复捣丸如桐子大。

【用法】每服70丸，空心温酒送下。

【功效】清肠化痔。

【主治】痔疮便血，脱出。

润肠丸（《兰室秘藏》）

【组成】生地、甘草、大黄（炒）、熟地、当归、升麻、桃仁、火麻仁各30g，红花10g。

【制法】研为细末，炼蜜为丸。

【用法】每服6g，日服3次。

【功效】润肠通便。

【主治】血虚肠燥，大便秘涩。

通关丸（又名滋肾丸）（《兰室秘藏》）

【组成】黄柏、知母各30g，肉桂1.5g。

【制法】共为细末，炼蜜成丸。

【用法】每服6~9g，日服2次，温开水送服。

【功效】清湿热，助气化。

【主治】湿热蕴结膀胱，癃闭不通，小腹胀满，尿道涩痛。

桂麝散（《药蔹启秘》）

【组成】麻黄、细辛各15g，肉桂、丁香各30g，皂角9g，生半夏、生南星各24g，麝香1.8g，冰片1.2g。

【制法】研细末。

【用法】外敷患处。

【功效】温化痰湿，消肿止痛。

【主治】阴疽肿痛。

唤痔散（《外科正宗》）

【组成】草乌（生用）、刺猬皮（烧存性）各3g，枯矾15g，食盐（炒）9g，麝香1.5g，冰片1g。

【制法】上碾细末。

【用法】先用温汤洗净肛门，随用津唾调药9g，填入肛门，片时痔即当出，去药，上护痔膏。

【功效】唤痔外出。

十一画

黄土汤（《金匮要略》）

【组成】甘草、干地黄、白术、附子、阿胶、黄芩各9g，灶心黄土30g。

【用法】先将灶心黄土水煎取汤，再煎余药，分温2服。

【功效】温阳健脾，养血止血。

【主治】大便下血，血色晦暗，四肢不温，面色萎黄。

黄芪汤（《医宗金鉴》）

【组成】黄芪、熟地黄各9g，牡蛎、炒白术、麦冬各6g，茯苓、防风各3g，炙甘草9g，浮小麦30g。

【用法】水煎服。

【功效】补益气血，养阴生津。

【主治】气血两虚便秘，直肠脱垂等。

黄连解毒汤（《外台秘要》引崔氏方）

【组成】黄连3~9g，黄芩、黄柏各6g，栀子9g。

【用法】水煎服。

【功效】泻火解毒。

【主治】一切实热火毒，三焦热盛之证。

黄芪鳖甲汤（安阿玥《肛肠病学》）

【组成】黄芪、鳖甲、天冬、地骨皮、秦艽、茯苓、柴胡、紫菀、半夏、生地黄、白芍、桑皮、甘草、人参、桔梗、肉桂。

【用法】水煎服，生姜引。

【功效】补阴阳，益气血。

【主治】用于脱肛，肛门松弛，括约肌无力。

理中汤（《伤寒论》）

【组成】人参、干姜、炙甘草、白术各9g。

【用法】水煎服。

【功效】温中祛寒，补气健脾。

【主治】脾胃虚寒，寒湿内侵所致的呕吐、泄泻，大便清稀，脘腹冷痛。

萆薢渗湿汤（《疡科心得集》）

【组成】萆薢、苡仁各30g，黄柏12g，赤茯苓、丹皮、泽泻各15g，滑石30g，通草6g。

【用法】水煎服。

【功效】清热利湿。

【主治】丹毒及湿疹等症。

清肝饮（《症因脉治》）

【组成】当归、川芎、生地、柴胡、黄芩、白芍、丹皮、山栀、青皮。

【用法】水煎服。

【功效】清泻肝火。

【主治】肝火亢盛，五心烦热等。

清肠饮（《辨证录》）

【组成】金银花30g，当归、地榆各20g，麦冬、玄参各15g，生甘草9g，薏苡仁15g，黄芩6g。

【用法】水煎服。

【功效】清热解毒，消肿散结。

【主治】肠痈。

银翘散（《温病条辨》）

【组成】连翘、银花各9g，苦桔梗、薄荷各6g，竹叶4g，生甘草、荆芥穗、淡豆豉各5g，牛蒡子9g。

【用法】水煎服。

【功效】辛凉透表，清热解毒。

【主治】感受风热，温病初起者。

麻子仁丸（《伤寒论》）

【组成】麻子仁、大黄（去皮）各500g，杏仁（去皮尖）、白芍、炒枳实、厚朴（炙）各250g。

【用法】上6味，蜜为丸，梧桐子大。每服9g，日服3次。

【功效】润肠泄热，行气通便。

【主治】肠胃燥热，大便秘结。

清解片（《方剂学》）

【组成】大黄、黄芩、黄柏、苍术各等份。

【用法】制成片剂。每服5~10片，1日2~3次。

【功效】清热解毒，化湿通便。

【主治】疮疡湿热内盛，里实便秘。

清肛汤（《理瀹骈文》）

【组成】山豆根30g。

【用法】水煎熏洗患处。

【功效】解毒，消肿，止痛。

【主治】肛门疾病。

黄连膏（《医宗金鉴》）

【组成】黄连、黄柏、姜黄各9g，生地30g，当归15g，紫草45g，黄蜡120g，麻油360g。

【制法】上述诸药，除黄蜡外，放入麻油中，浸泡24小时，熬至药枯，过滤去渣，加入黄蜡，溶解后，收贮备用。

【用法】涂患处。

【功效】润燥，清热，解毒，消肿，止痛。

【主治】各种阳性疮疡，痔疮肿痛。

麻仁丸（《中国药典》）

【组成】火麻仁200g，苦杏仁100g，大黄200g，枳实（炒）200g，厚朴（姜制）100g，白芍（炒）200g。

【用法】上六味，除火麻仁、苦杏仁外，其余大黄等四味粉碎成细粉，再与火麻仁、苦杏仁掺研成细粉，过筛，混匀。每100g粉末用炼蜜30~40g加适量的水泛丸，干燥，制成水蜜丸；或加炼蜜90~110g制成小蜜丸或大蜜丸，即得。口服，水蜜丸一次6g，小蜜丸一次9g，大蜜丸一次9g丸，一日1~2次。

【功效】润肠通便。

【主治】用于胃肠燥热，大便秘结，习惯性便秘，肛裂便秘。

清营解毒汤（《疡科心得集》）

【组成】鲜生地、金银花、丹皮、赤芍、山栀、紫花地丁、甘草、连翘。

【用法】水煎服。

【功效】清热解毒，凉血散结。

【主治】用于未溃疮疡，痈疽。

清骨散 (《证治准绳》)

【组成】银柴胡 5g，胡黄连、秦艽、鳖甲、地骨皮、青蒿、知母各 3g，甘草 2g。

【用法】水煎服。

【功效】清虚热，退骨蒸。

【主治】阴虚内热，虚劳骨蒸。午后或夜间潮热，肢蒸心烦，嗌干盗汗，舌红少苔，脉象细数。用于阴虚内热结核性疾病。

猪胆汁导法 (《伤寒论》)

【组成】猪胆 1 枚。

【用法】加醋少许，混合均匀，灌肠。

【功效】清热润燥，通导大便。

【主治】用于阳明病，津亏便秘。

十二画

葛根黄芩黄连汤 (《伤寒论》)

【组成】葛根 25g，甘草 6g，黄芩、黄连各 9g。

【用法】水煎服。

【功效】解表清热。

【主治】外感表证未解，热邪入里。症见身热下利，肛门有灼热感，胸脘烦热，口干作渴，喘而汗出，舌红苔黄，脉数。

葛根麻黄汤 (安阿玥《肛肠病学》)

【组成】葛根、麻黄、桂枝、芍药、甘草、生姜、大枣。

【用法】水煎服。

【功效】通络健肌。

【主治】用于肛门括约肌松弛无力。

葛根芩连汤 (《伤寒论》)

【组成】葛根 15g，甘草 6g，黄芩 9g，黄连 9g。

【用法】水煎服。

【功效】解肌透表，清热利湿。

【主治】用于菌痢、肠炎伴发热心烦、口渴汗出者。

散肿溃坚汤 (《薛氏医案》)

【组成】柴胡、升麻、龙胆草、黄芩、桔梗、黄柏、黄连、葛根、昆布、当归尾、白芍、三棱、木番、天花粉、甘草。

【用法】水煎服，用量酌情而用。

【功效】清热除湿，化瘀消肿，软坚散结。

【主治】大肠癌。

滋阴除湿汤 (《外科正宗》)

【组成】川芎、当归、白芍、熟地、柴胡、黄芩、陈皮、贝母、知母、地骨皮、泽泻、甘草、生姜。

【用法】水煎服。

【功效】滋阴除湿，化痰通络。

【主治】用于结核性肛周脓肿、湿毒伤阴、术后久不收口者。

痛泻要方 (《景岳全书》引刘草窗方)

【组成】白术 90g，白芍、防风各 60g，陈皮 45g。

【用法】参照原方比例，酌定用量。水煎服。

【功效】泻肝补脾。

【主治】肠鸣腹痛，大便泄泻，泻后仍腹痛，即肝旺脾虚所致的腹痛泄泻。

提肛散 (《外科正宗》)

【组成】人参、白术、川芎、黄芪、陈皮、当归、甘草各 3g，柴胡、升麻、黄芩、黄连、白芷各 2g。

【制法】共为粗末。

【用法】水煎服。

【功效】益气升阳，举陷固脱。

【主治】气虚脱肛下坠，脱肛便血。

雄黄散 (经验方)

【组成】雄黄、寒水石、白矾各 30g。

【用法】上药共研细末，干撒患处。

【功效】解毒，杀虫，止痒。

【主治】神经性皮炎。

黑了脱敏洗剂（《中医皮肤病学简编》）

【组成】黑面神、了哥王、蛇泡簕、乌桕叶、地胆头、十大功劳各62g，明矾25g。

【用法】上药切碎，加水6000ml，煎1~2小时。外洗患处。

【功效】清热解毒，消肿散结。

【主治】湿疹，皮炎，漆疮，痈肿。

黑退消（《中医外科学》）

【组成】生川乌、生草乌、生南星、生半夏、生磁石、公丁香、肉桂、制乳没各15g，制松香、硇砂各9g，冰片、麝香各6g。

【用法】制成散剂，将药粉撒于膏药或油膏上，敷贴患处。

【功效】温散寒凝，活血消肿。

【主治】阴疽肿痛。

湿疹膏（《肛门直肠病学》）

【组成】甘草、石膏各100g，滑石粉50g，黄柏100g。

【制法】共研细末，制成20%油膏。

【用法】外敷患处。

【功效】祛湿清热。

【主治】肛门湿疹。

十三画

椿皮丸（《普济本事方》）

【组成】臭椿白皮、苍术、枳壳。

【制法】共为细末，醋糊为丸，梧桐子大。

【用法】每服30~40g，食前米汤送下。

【功效】清热化湿、止血。

【主治】肠风脏毒，大便下血。

锡类散（《金匮翼》）

【组成】牛黄0.06g，冰片、珍珠各0.09g，人指甲（男病用女，女病用男）0.15g，象牙屑（焙）0.9g，青黛（去灰脚，净）1.8g，壁钱（焙）20个。

【制法】共为极细末。

【用法】保留灌肠。

【功效】消炎解毒，去腐生新。

【主治】直肠、乙状结肠的慢性溃疡。

十四画

膈下逐瘀汤（《医林改错》）

【组成】桃仁（研如泥）、当归、红花、五灵脂（炒）、甘草各9g，川芎、赤芍、丹皮、乌药各6g，延胡索、香附各3g，枳壳5g。

【用法】水煎服。

【功效】活血祛瘀，行气止痛。

【主治】大肠肿瘤。腹部痞块疼痛，痛处不移。

槐花散（《本事方》）

【组成】槐花、柏叶各1g，荆芥穗、枳壳各6g。

【用法】水煎服。

【功效】清肠止血，疏风下气。

【主治】肠风脏毒下血。便前出血，或便后出血，或粪中带血，血色鲜红或晦暗。

槐角丸（《太平惠民和剂局方》）

【组成】槐角500g，地榆、当归、防风、黄芩、炒枳壳各250g。

【制法】共研细末，炼蜜为丸。

【用法】每服9g，吞或水煎服。

【功效】清肠止血，疏风利气。

【主治】肠风下血，痔疮，脱肛属风邪热毒或湿热者。

槐角丸（《扶寿精方》）

【组成】槐角子30g，枳壳（麸炒）、当归尾、黄芩、黄柏、侧柏叶（各酒炒）、黄连、荆芥穗、防风、地榆各15g。

【制法】上为末，酒糊为丸，如梧桐子大。

【用法】每服70丸，空腹时米汤送下。

【功效】清肠凉血。

【主治】肠风下血。

槐角丸（《疡科选粹》）

【组成】槐角30g，地榆、黄芩、防风、当归、枳壳各 240g。

【制法】上药共为末，酒糊为丸，如梧桐子大。

【用法】每次服 30 丸，空心米饮送下。

【功效】清肠利气，凉血止血。

【主治】痔瘘，脱肛，肠风下血等证。

十五画以上

增液汤（《温病条辨》）

【组成】玄参 30g，麦冬、细生地各 24g。

【用法】水煎服。

【功效】滋阴清热，润燥通便。

【主治】津液不足，大便秘结。

蜜煎导法（安阿玥《肛肠病学》）

【组成】蜂蜜。

【用法】制成如手指粗的条状，纳入肛门内。

【功效】甘温滋润，通导大便。

【主治】用于津亏液耗之便秘。

藿朴夏苓汤（《医原》）

【组成】杜藿香 6g，真川朴 3g，姜半夏 4.5g，赤苓、杏仁各 9g，生苡仁 12g，白蔻仁 1.8g，猪苓 4.5g，淡香豉 9g，建泽泻 4.5g。

【用法】水煎服。

【功效】理气化湿，疏表和中。

【主治】湿温初起，恶寒无汗，身热不扬，肢体困倦，面色垢腻，口不渴，大便溏而不爽，舌苔白腻，脉濡缓或沉细似伏。

癣复康（《中国肛肠病学》）

【组成】当归 15g，首乌、丹参各 30g，乌梢蛇 9g，白蒺藜 15g，白鲜皮 12g，土茯苓 30g，土槿皮 12g。

【用法】水煎服，1 日 2 次。

【功效】养血活血，祛风止痒。

【主治】肛门癣。

彩 插

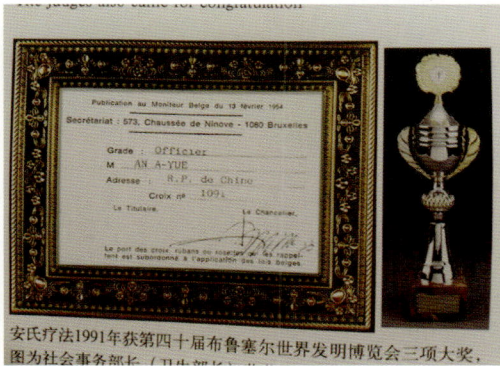

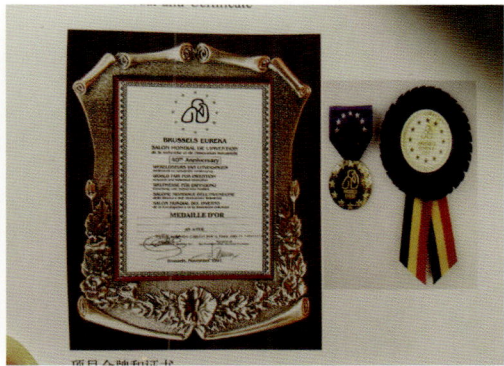

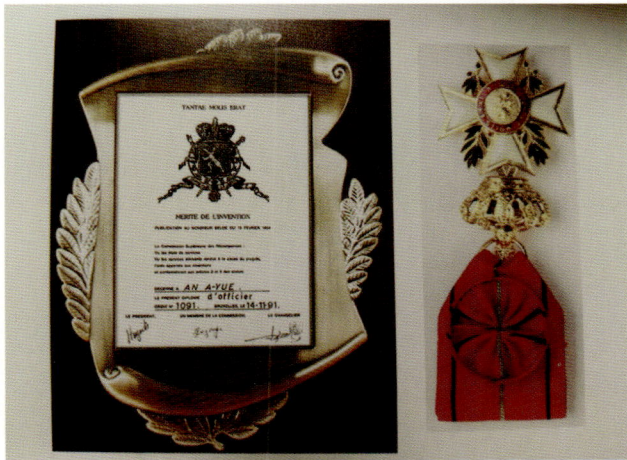

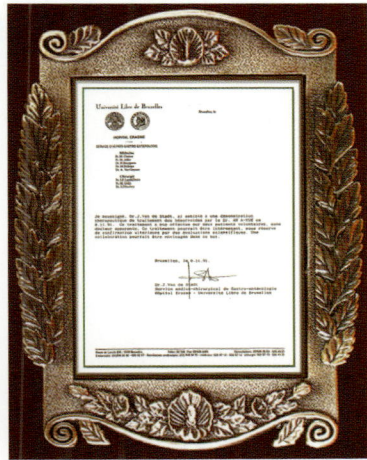

彩图 1　布鲁塞尔博览会获奖证书与奖章、奖碑

第二章 结直肠解剖与生理

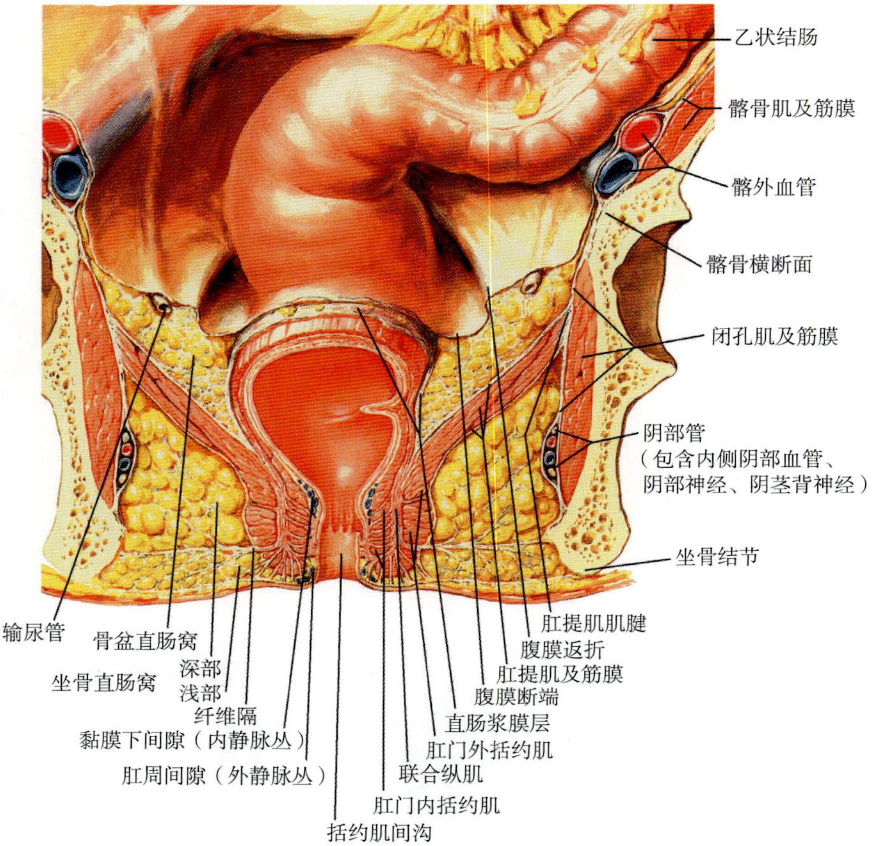

乙状结肠

髂骨肌及筋膜

髂外血管

髂骨横断面

闭孔肌及筋膜

阴部管
（包含内侧阴部血管、
阴茎背神经、
阴部神经）

坐骨结节

肛提肌肌腱

腹膜返折

肛提肌及筋膜

直肠浆膜层

肛门外括约肌

联合纵肌

肛门内括约肌

括约肌间沟

输尿管

骨盆直肠窝

坐骨直肠窝

深部

浅部

纤维隔

黏膜下间隙（内静脉丛）

肛周间隙（外静脉丛）

彩图 2-9-1 肛门直肠间隙

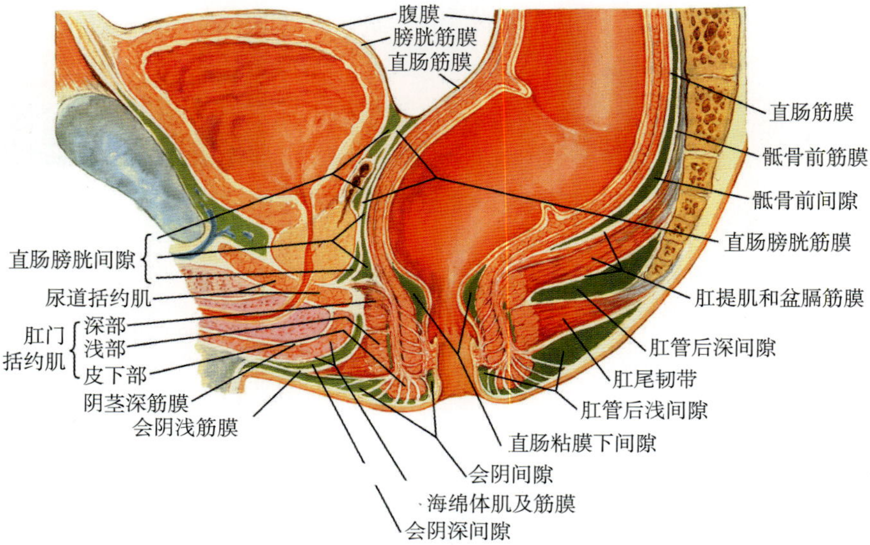

腹膜

膀胱筋膜

直肠筋膜

直肠筋膜

骶骨前筋膜

骶骨前间隙

直肠膀胱筋膜

肛提肌和盆膈筋膜

肛管后深间隙

肛尾韧带

肛管后浅间隙

直肠黏膜下间隙

会阴间隙

海绵体肌及筋膜

会阴深间隙

直肠膀胱间隙

尿道括约肌

肛门
括约肌

深部

浅部

皮下部

阴茎深筋膜

会阴浅筋膜

彩图 2-9-2 肛门直肠前后间隙

第十章　痔

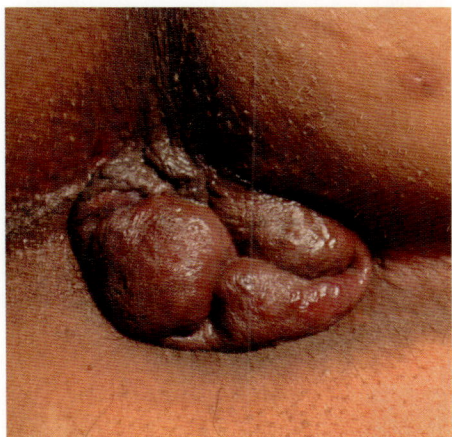

彩图 10-1　静脉曲张性外痔

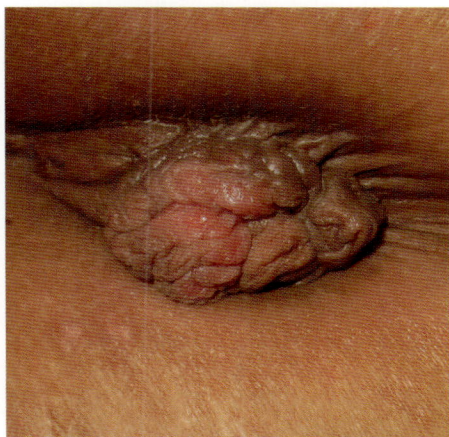

彩图 10-2　结缔组织外痔

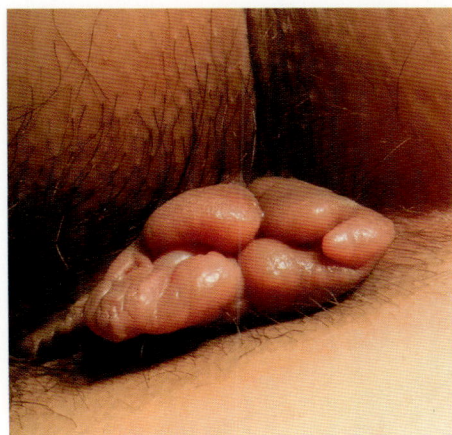

彩图 10-3　炎性外痔

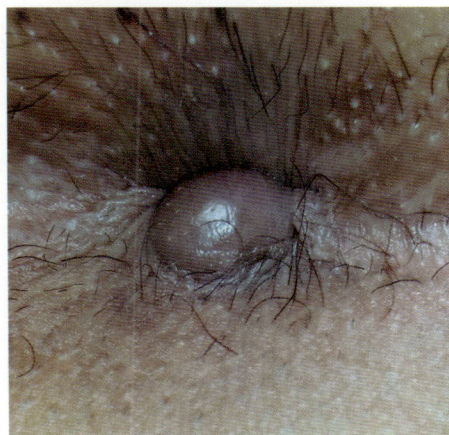

彩图 10-4　血栓外痔

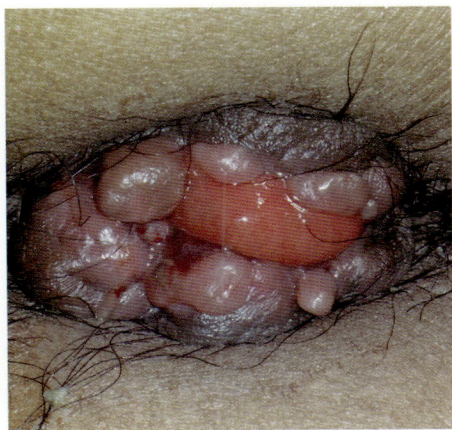

彩图 10-5　环状结缔组织型混合痔

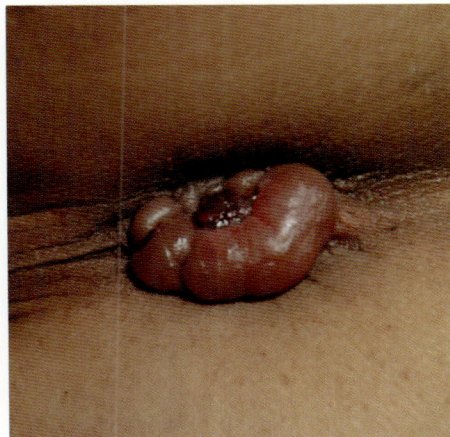

彩图 10-6　半环状炎性水肿型混合痔

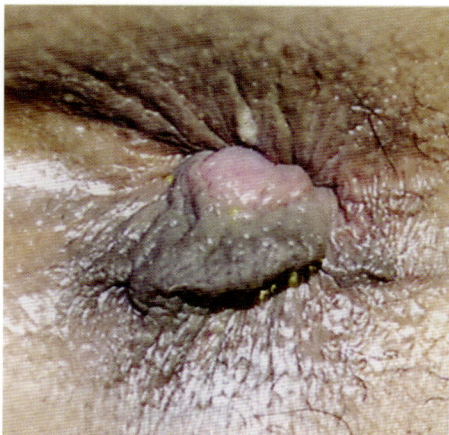

彩图 10-7　非环状结缔组织型混合痔

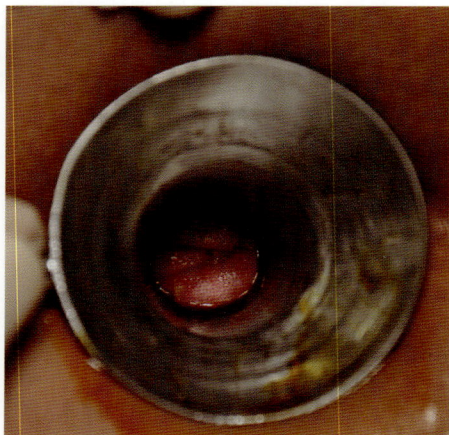

彩图 10-8a　芍倍注射液注射前

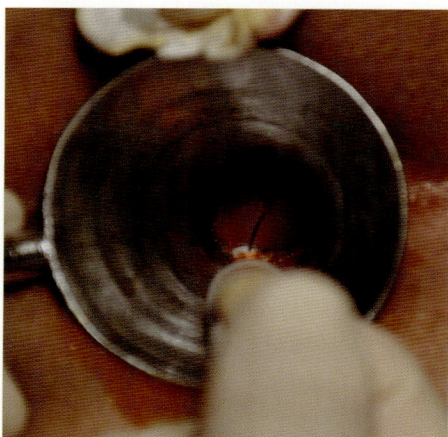

彩图 10-8b　芍倍注射液注射中

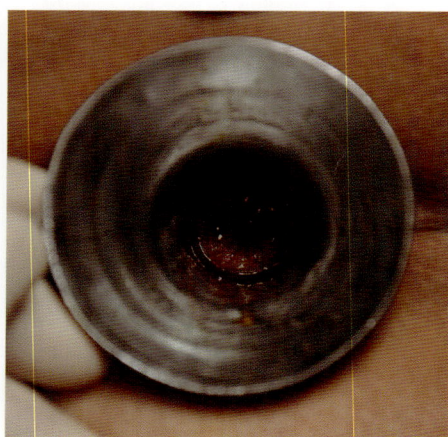

彩图 10-8c　芍倍注射液注射后

第十二章　肛乳头纤维瘤

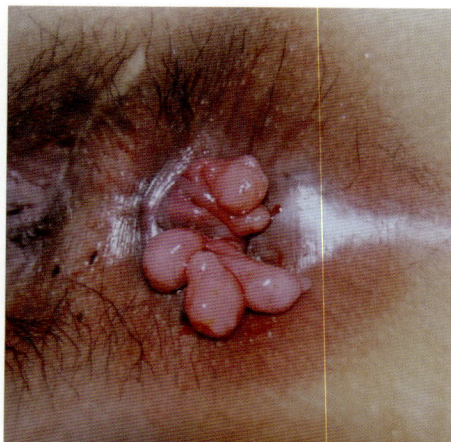

彩图 12-1　肛乳头瘤

第十三章　肛裂

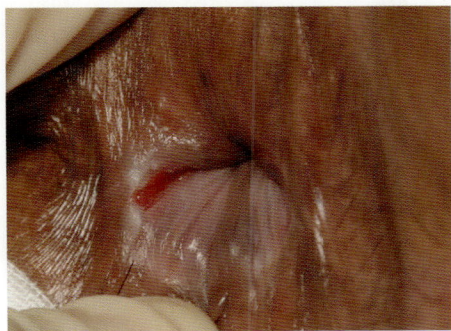

彩图 13-1　早期肛裂

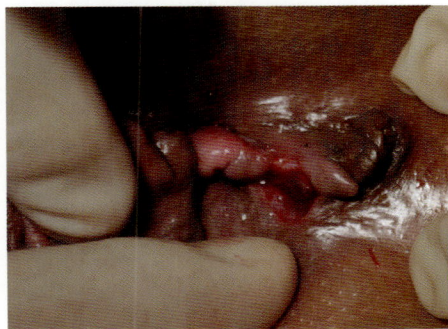

彩图 13-2　陈旧性肛裂

第十四章　肛门直肠周围脓肿

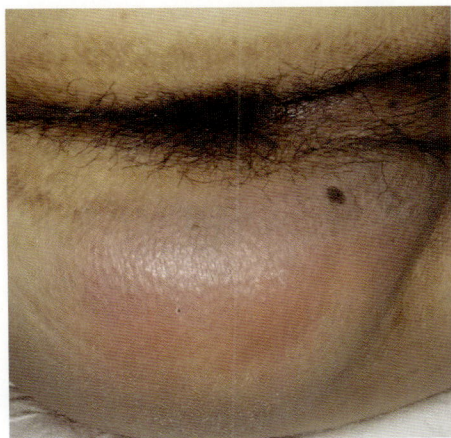

彩图 14-1　坐骨直肠间隙脓肿

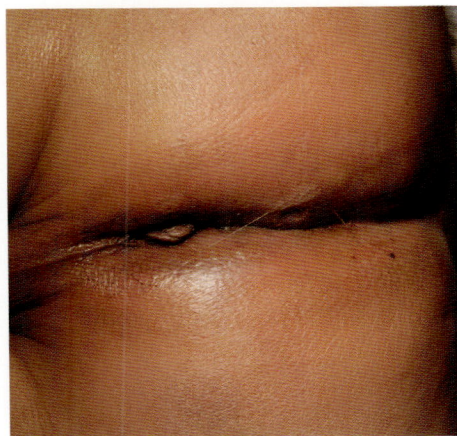

彩图 14-2　全马蹄形肛周脓肿

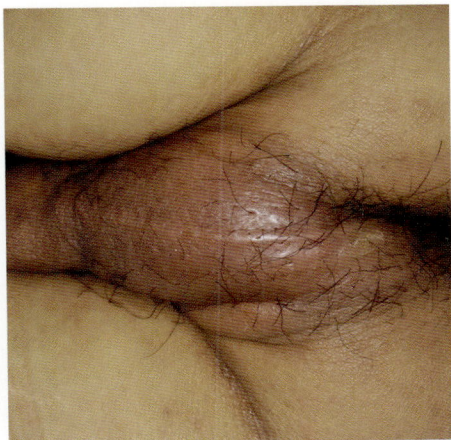

彩图 14-3　会阴部脓肿

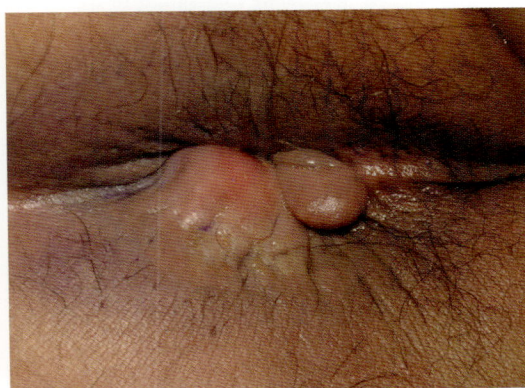

彩图 14-4　低位肌间脓肿

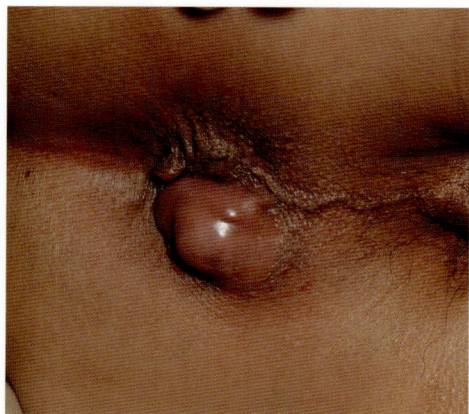

彩图 14-5　肛门周围皮下脓肿

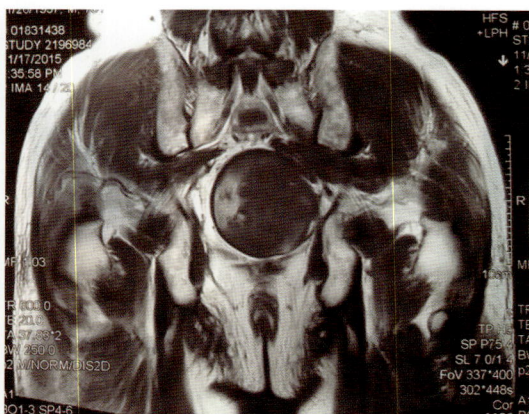

彩图 14-6　骶前囊肿

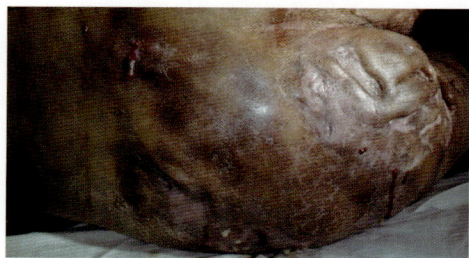

彩图 14-7　肛周化脓性汗腺炎

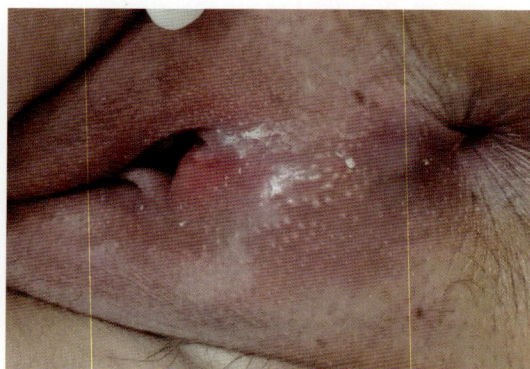

彩图 14-8　前庭大腺囊肿感染伴脓肿形成

第十五章　肛周坏死性筋膜炎

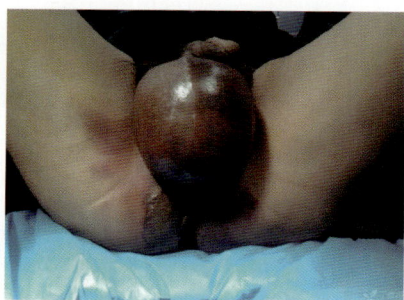

彩图 15-1　肛周坏死性筋膜炎（波及整个阴囊）

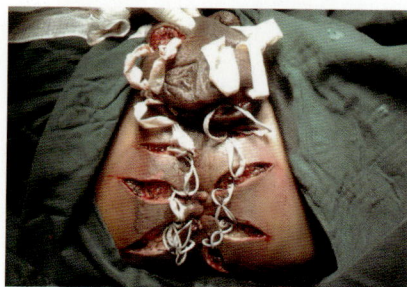

彩图 15-2　肛周坏死性筋膜炎术后（留置橡皮条）

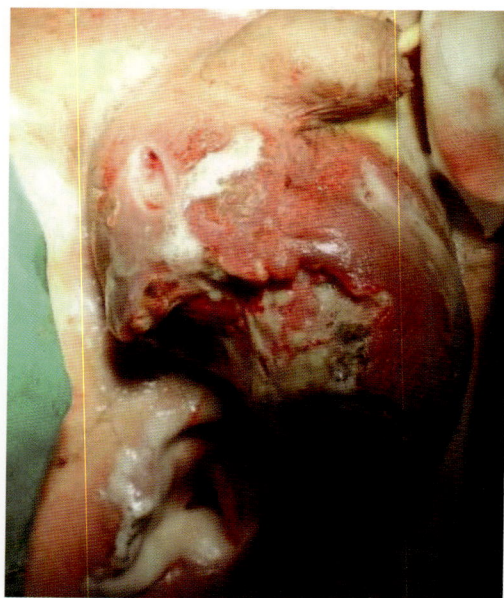

彩图 15-3　肛周坏死性筋膜炎（渗出液，奇臭）

第十六章　肛门直肠瘘

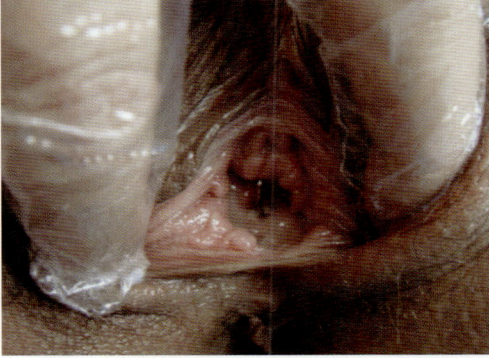

彩图 16-1　直肠阴道瘘

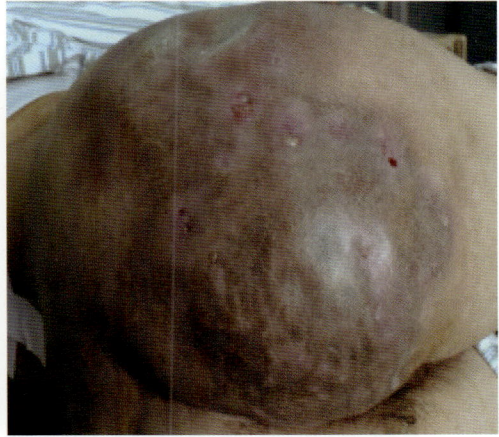

彩图 16-2　化脓性汗腺炎

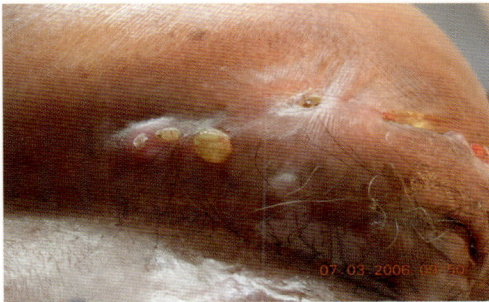

彩图 16-3　肛瘘黏液样分泌物

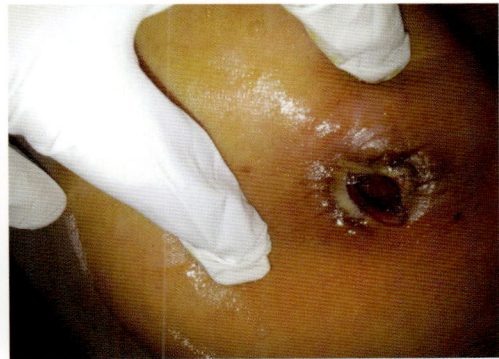

彩图 16-4　坐骨结节囊肿

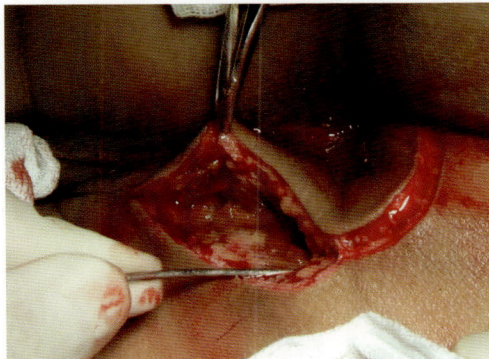

彩图 16-5　肛瘘弧形切开

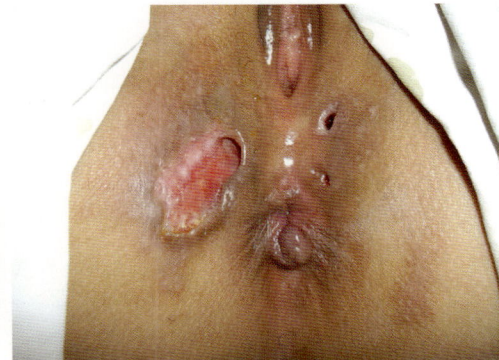

彩图 16-6　结核性肛瘘临床特点

第十九章　直肠脱垂

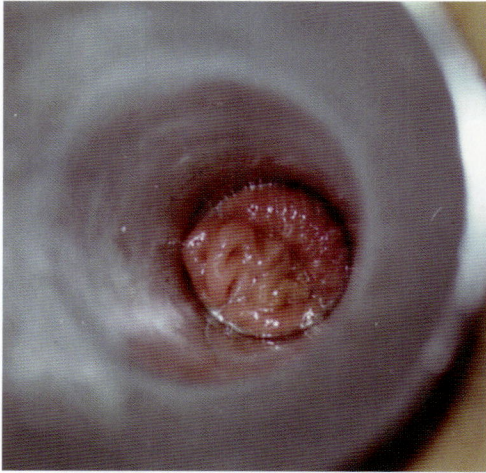
彩图 19-1　直肠黏膜内脱垂

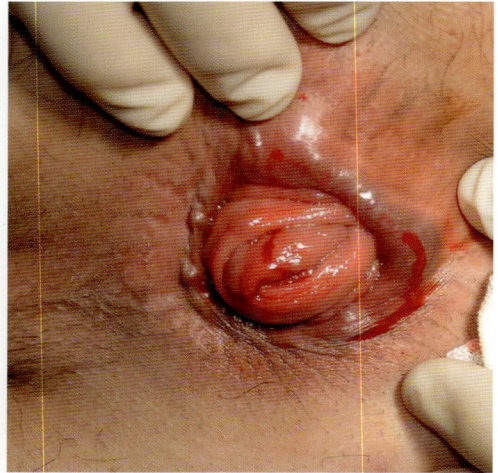
彩图 19-2　Ⅰ度直肠脱垂

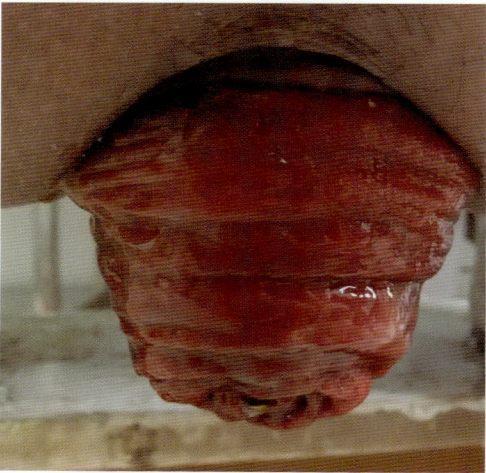
彩图 19-3　Ⅱ度直肠脱垂

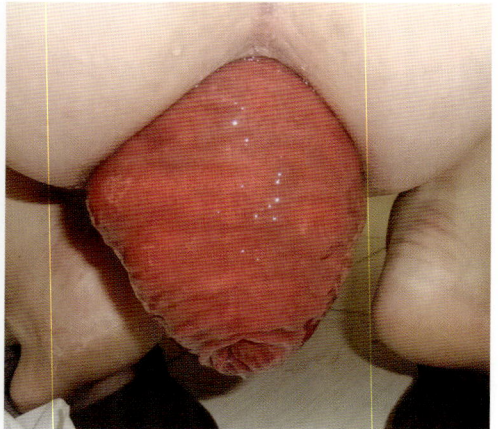
彩图 19-4　Ⅲ度直肠脱垂

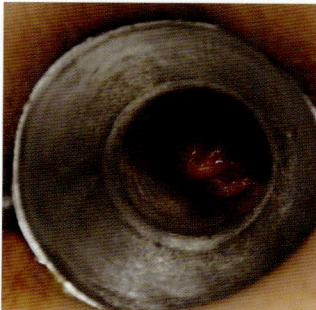
彩图 19-5　暴露松弛隆起部位

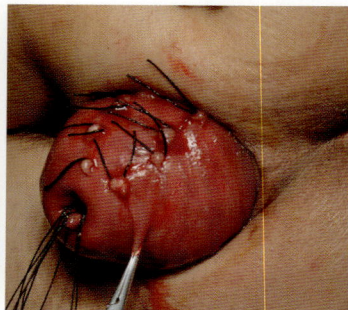
彩图 19-6a　结扎

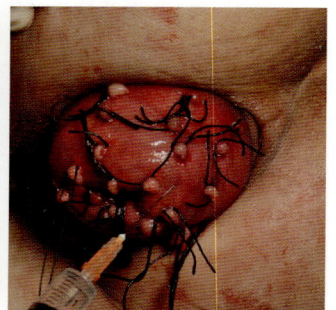
彩图 19-6b　柱状注射

第二十章　肛门直肠狭窄

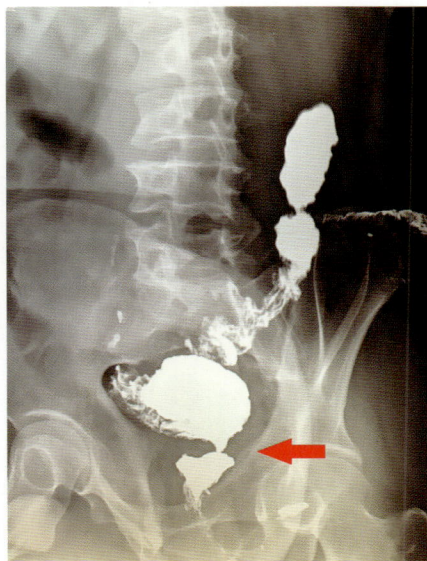

彩图 20-1　环状狭窄

第二十四章　肛周皮肤病和性病

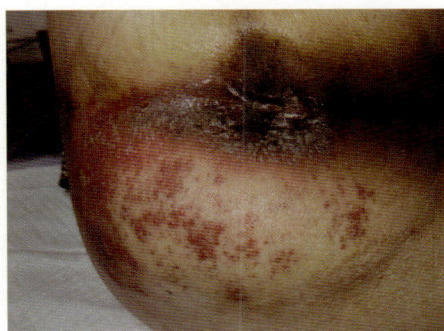

彩图 24-1-1　肛周急性湿疹

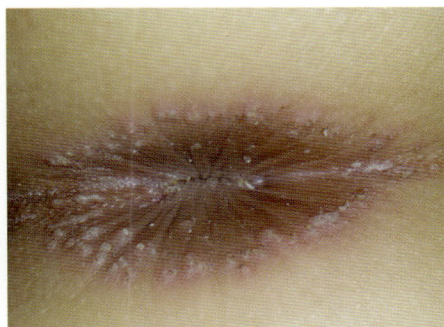

彩图 24-1-2　肛周亚急性湿疹

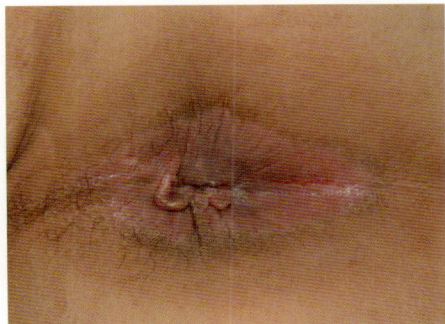

彩图 24-1-3　肛周慢性性湿疹

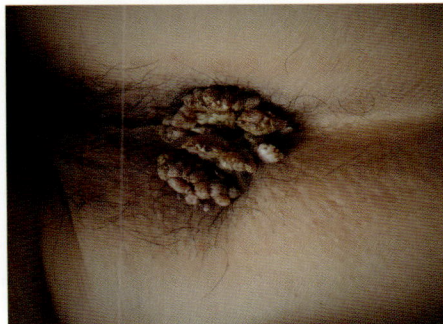

彩图 24-8-1　肛周尖锐湿疣

第二十五章　大肠息肉

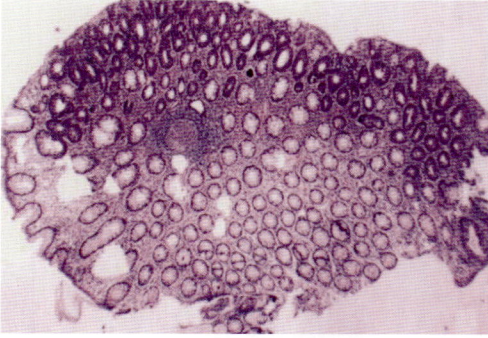

彩图 25-2-1　管状腺瘤

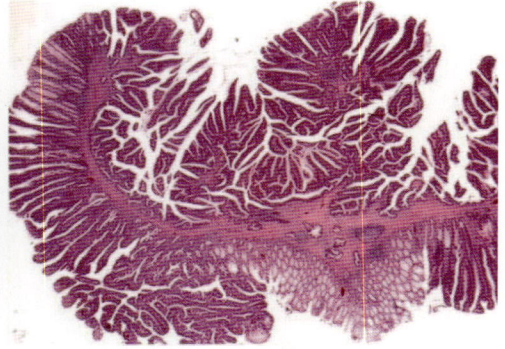

彩图 25-2-2　绒毛状腺瘤

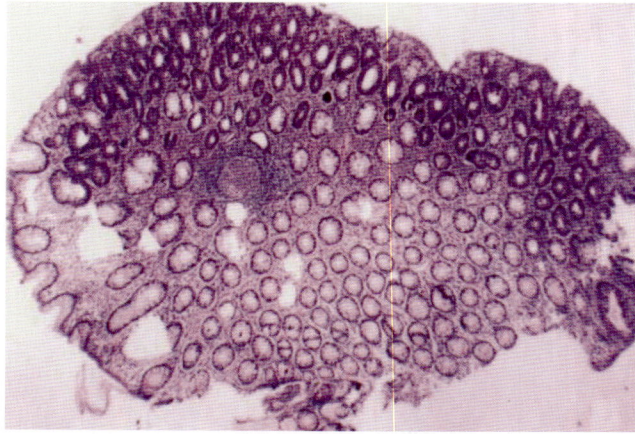

彩图 25-2-3　绒毛管状腺瘤

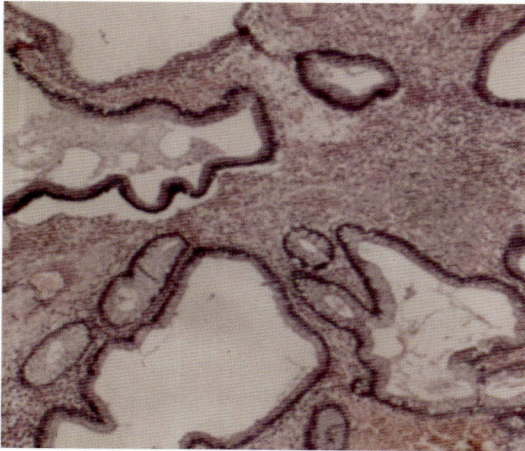

彩图 25-3-1　错构瘤

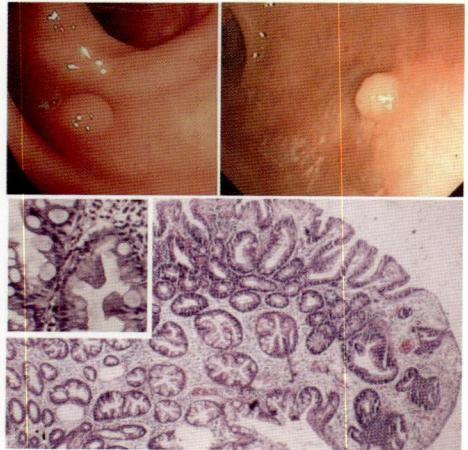

彩图 25-5-1　增生性息肉

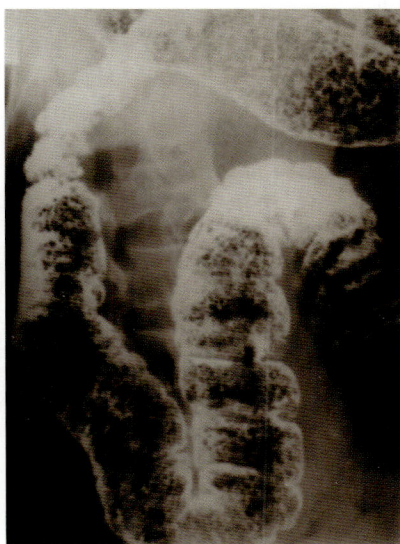

彩图 25-6-1　结肠气钡双重造影
（家族性腺瘤性息肉病）

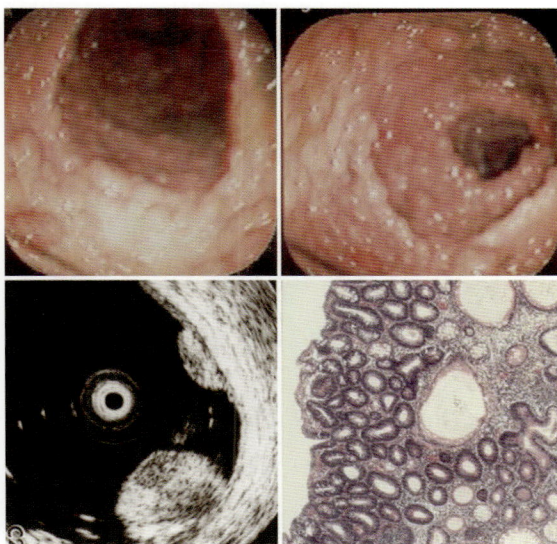

彩图 25-6-2　内镜及病理
（家族性腺瘤性息肉病）

第二十九章　非特异性肠病

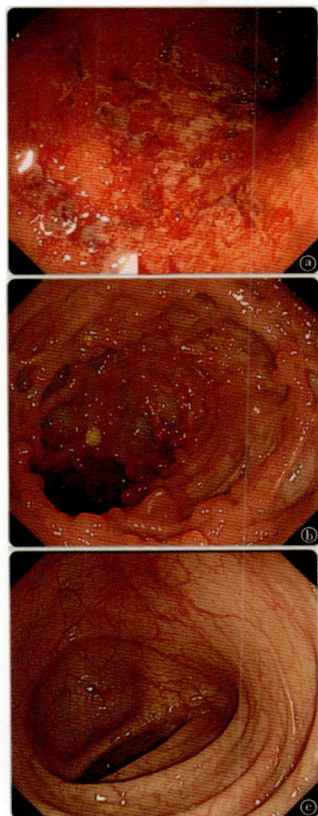

彩图 29-1-1　结肠镜
（溃疡性结肠炎）

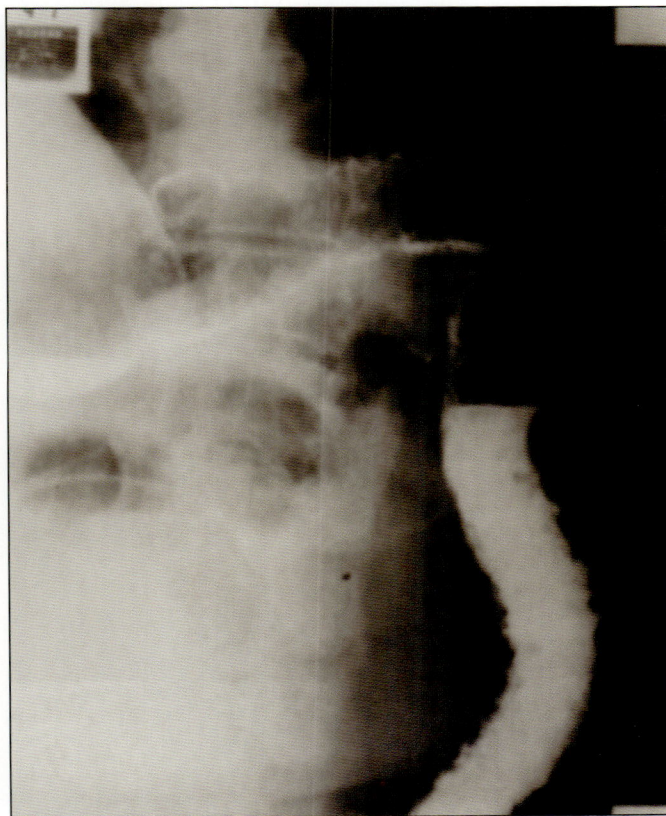

彩图 29-1-2　溃疡性结肠炎 X 线片结肠袋消失呈管状